CHIRURGIE

FÜR STUDIUM UND PRAXIS

Unter Berücksichtigung des Gegenstandskataloges und der mündlichen Examina
in den Ärztlichen Prüfungen

5. Auflage

2000/01

Markus Müller
und Mitarbeiter

Medizinische Verlags- und Informationsdienste • Breisach

Autor:

Dr. med. Markus Müller
Neutorplatz 4
D-79206 Breisach a. Rh.
E-mail: med.verlag-dr.mueller@t-online.de

5. Auflage, Jahrgang 2000/2001

ISSN 1437-6717
ISBN 3-929851-04-0

<u>Wichtiger Hinweis:</u> Medizin als Wissenschaft ist im ständigen Fluss. Hinsichtlich der in diesem Buch angegebenen Anwendungen von Therapien und Dosierungen von Medikamenten wurde die größtmögliche Sorgfalt beachtet. Dennoch ist der Leser aufgefordert, die entsprechenden Empfehlungen der Hersteller zu den verwendeten Präparaten zu prüfen, um in eigener Verantwortung festzustellen, ob die Indikation, Dosierungen und Hinweise auf Kontraindikationen gegenüber den Angaben in diesem Buch abweichen. Dies ist insbesondere wichtig bei selten verwendeten Präparaten oder solchen, die neu auf den Markt gebracht worden sind. Aus der Bezeichnung einer Ware mit dem für sie eingetragenen Warenzeichen kann bei Fehlen des Vermerkes ® od. ™ nicht geschlossen werden, dass es sich um einen freien Warennamen handelt. Jegliche Haftung, die auf irgendeine Art aus der Benutzung der in diesem Buch enthaltenen Informationen oder Teilen davon entsteht, wird ausgeschlossen.

Bezug u. Vertrieb über:

Medizinische Verlags-
und Informationsdienste
Neutorplatz 4
D-79206 Breisach/Rh.

und über den Buchhandel

Bestellungen im Direktversand im **Inland** sind per Postkarte (hinten beigefügt) zum Einzelpreis von DM 48,-- [24,50 Euro] inkl. MwSt. und aller Porto- und Versandkosten bei nebenstehender Adresse möglich. Die Lieferung erfolgt nach Zahlungseingang (Überweisungen auf Kto. 3004 72 - 757, BLZ 660 100 75 bei der Postbank Karlsruhe) od. bei beigefügtem Verrechnungs-/Euroscheck **sofort**.

<u>Sonderpreise bei Direktbezug im Inland:</u> Ab 5 Exemplare DM 44,-- [22,50 Euro] pro Exemplar, ab 10 Exemplare DM 40,-- [20,45 Euro] pro Exemplar.

Bestellungen aus dem **Ausland** sind gegen Überweisungen auf die Postbank Karlsruhe in Deutschland (IBAN: DE85 6601 0075 0300 4727 57) möglich. Die Lieferung erfolgt nach Zahlungseingang.
Einzelpreis: 52,-- DM [26,60 Euro], ab 10 Expl. DM 45,-- [23,00 Euro] pro Exemplar.

Die Deutsche Bibliothek - CIP-Einheitsaufnahme

Müller, Markus:
Chirurgie für Studium und Praxis : unter Berücksichtigung des Gegenstandskataloges und der mündlichen Examina in den ärztlichen Prüfungen 2000/01 / Markus Müller und Mitarb. - 5. Aufl. - Breisach/Rh. : Med. Verl.- und Informationsdienste, 2000
ISSN 1437-6717   ISBN 3-929851-04-0

Danksagung

Bedanken möchte ich mich bei allen meinen Freunden und Kollegen, die mir mit Anregung, Rat, Tat und Korrektur hilfreich zur Seite standen. Ein besonderer Dank an meine Mitarbeiter:

- **Dr. Achim Elsen**, Speicher (Mitarbeit am Kapitel Allgemeine und Spezielle Traumatologie)
- **Dr. Dieter Schilling**, Monsheim (Mitarbeit am Kapitel Ösophagus, Magen u. Darm)
- M. Backes, Ingelheim (Mitarbeit am Kapitel Schilddrüse)
- Dr. D. Dosis, Hannover (Mitarbeit bei Transplantationen)
- Dr. R. Volb, Mehlingen (Mitarbeit am Kapitel Herzchirurgie)
- Dr. Ch. Lörke, Ubstadt-Weiher (Mitarbeit am Kapitel Gefäßchirurgie und Hernien)
- Dr. M. Sander, Horkheim, Dr. J. Zimmermann, Köln, Dr. H. A. Müller, Ludwigshafen und Dr. M. Maier, Starnberg (Mitarbeit am Kapitel Allgemeine und Spezielle Traumatologie)
- Dr. R. Wunsch, Villingen-Schwenningen und Dr. P. Fuck, Koblenz (Mitarbeit zur Röntgendiagnostik)

Weiterhin gilt unser gemeinsamer Dank den Professoren und Dozenten der Universität Mainz aus den Abteilungen Allgemeinchirurgie, Herz- und Thoraxchirurgie, Kinderchirurgie, Neurochirurgie und Unfallchirurgie sowie den Professoren und Dozenten an den Lehrkrankenhäusern der Universität Mainz in Ludwigshafen und Koblenz für die Anregungen, die wir aus ihren Vorlesungen und Unterrichten entnehmen konnten.

Vorwort

Berücksichtigt wurden viele **chirurgische Lehrbücher** und der **Gegenstandskatalog** sowie aktuelle **chirurgische Fachzeitschriften** aus dem In- und Ausland. Für alle Tumoren werden neben den gebräuchlichen klinischen Einteilungen stets die aktuelle **TNM-Klassifikation** angegeben (Diskrepanzen zu anderen Lehrbüchern ergeben sich aus den dort noch zitierten alten TNM-Klassifikationen). Die **klinischen Einteilungen** des Buches sind allgemein gebräuchlich (die Autoren sind dabei jeweils angegeben). An den verschiedenen Universitäten werden aber oft zusätzliche oder andere eigene Klassifizierungen benutzt, die der/die Leser/in selbst ergänzen möchte. Die internationale Klassifizierung der Krankheiten **ICD-10** (verpflichtende Anwendung ab 1.1.2000) ist jeweils im Textteil und als alphabetische Hitliste im Appendix zu finden. Neu aufgenommen wurden die bekannten **Selbsthilfegruppen** mit aktueller Anschrift und soweit vorhanden mit Internet-/E-mail-Adresse sowie eine Sammlung aller wichtigen **Internet-Adressen** rund um die Medizin.

Zur Entstehung dieses Buches:

Am Anfang stand die Idee, den Studenten/innen ein Chirurgiebuch an die Hand zu geben, das es ermöglichen soll, den relevanten Stoff der Chirurgie in realistischer Zeit anzueignen. Dabei will und kann dieses Buch kein großes Lehrbuch der Chirurgie ersetzen, jedoch soll die klar strukturierte Gliederung des Stoffes eine wertvolle Hilfe vor allem in der Zeit der Prüfungen geben. Der konsequente didaktische Aufbau soll die Leser und Lernenden dabei besonders unterstützen.

Ein weiteres Anliegen war es, auf allen Gebieten den heutigen aktuellen Wissensstand zusammenzutragen und zusammenzufassen. Es blieb dabei nicht aus, dass einzelne Kapitel weit über das normale Wissen hinaus spezielle Aspekte beinhalten. Das soll dem/r interessierten Leser/in die Möglichkeit zur Vertiefung geben. Nach eigener Erfahrung muss dies kein Nachteil sein, da der/die Student/in zur Zeit der Prüfungen sich die wichtigsten Punkte jeweils erarbeitet, später als Student/in im Praktischen Jahr, AiP/AiP oder junge/r Assistent/in für weitergehende Hinweise dankbar ist. So wird dies nicht nur ein Buch für die Zeit der Prüfungen, sondern auch darüber hinaus sein. Die häufigen Neuauflagen sollen der Aktualität und dem ständigen Fluss des medizinischen Wissens, gerade unter dem Aspekt der rasanten Entwicklung in der endoskopischen Chirurgie Rechnung tragen.

Ein Wort zur Werbung in diesem Buch. Diese haben wir aufgenommen, um durch den finanziellen Beitrag der Firmen dieses Buch trotz des gestiegenen Umfanges weiterhin günstig anbieten zu können. Für die freundliche Unterstützung möchten wir uns an dieser Stelle bedanken.

Um künftig das Wissen sowohl aktuell zu halten als auch die Verbindung zum/r Lernenden nicht zu verlieren, hoffen wir nicht nur auf, sondern wünschen uns ausdrücklich Anregungen, Hinweise und Kritik aus dem Leserkreis, gerne auch per E-mail.

Markus Müller und Mitarbeiter

ABKÜRZUNGSVERZEICHNIS

A., Aa. = Arteria, Arteriae
a.p. = anterior-posterior
Abb. = Abbildung
Ag = Antigen
AG = Atemgeräusch
Ak = Antikörper
allg. = allgemein
Amp. = Ampullen
art. = arteriell
asc. = ascendens
ASS = Acetylsalicylsäure
Ät: = Ätiologie
aut. = autosomal
AV = arterio-venös
AVK = arterielle Verschlusskrankheit
AZ = Allgemeinzustand
B = Billroth
bakt. = bakteriell
BB = Blutbild
Bev. = Bevölkerung
bezgl. = bezüglich
BGH = Bundesgerichtshof
Bsp. = Beispiel
BWK = Brustwirbelkörper
BWS = Brustwirbelsäule
Ca = Karzinom
ca. = circa
Cap. = Capitulum
CCT = craniales CT
Ch = 1 Charrière = 1/3mm
chron. = chronisch
CT = Computer Tomographie
d. = der, die, das
d.F. = der Fälle
d.h. = das heißt
DC = dynamische Kompression
DD: = Differentialdiagnosen
Def: = Definition
desc. = descendens
Diag: = Diagnostik
DIC = Verbrauchskoagulopathie
Dig. = Digitus
DIP = distales interphalangeal Gelenk
Disp. = Disposition
dist. = distal
DMS = Durchbltg. Motorik Sensibilität
dom. = dominant
DSA = Digitale Subtraktionsangiogr.
Duct. ᵧ = Ductus
E. = Escherichia
ECV = Extrazellulärvolumen
EMG = Elektromyographie
ERCP = endoskopische retrograde Cho-
ledochopankreatikographie
Etlg: = Einteilung
evtl. = eventuell
ext. = externus
Extr. = Extremität
Fakt. = Faktor
fktl. = funktionell
Frakt. = Fraktur
genet. = genetisch
GI = Gastrointestinal
GÖD = Gastro-Ösophageo-Duodenoskopie
gr/Gr. = groß/Größe
Hb = Hämoglobin
HEP = Hemi-Endoprothese
histo. = histologisch
Histo: = Histologie
HWK = Halswirbelkörper
HWS = Halswirbelsäule
i.m. = intramuskulär
i.R. = im Rahmen
i.S. = im Serum
i.U. = im Urin
i.v. = intravenös
ICR = Interkostalraum

ICV = Intrazellulärvolumen
I.E. = internat. Einheiten
Ind: = Indikation
inkl. = inklusive
insb. = insbesondere
int. = internus
ITN = Intubationsnarkose
IVP = intravenöse Pyelographie
J. = Jahre
JÜR = Jahres-Überlebens-Rate
Kap. = Kapitel
KE = Kontrasteinlauf
kg = Kilogramm
KG = Körpergewicht
KG. = Krankengymnastik
KHK = koronare Herzkrankheit
K.-Ind: = Kontraindikationen
kl. = klein
Klin: = Klinik, Symptome
KM = Kontrastmittel
Kompl = Komplikationen
kons. = konservativ
körpl. = körperlich
KS = Klopfschall
l = Liter
LA = Lokalanästhesie
lat. = lateral
li. = links
Lig. = Ligamentum
LJ. = Lebensjahr
Lk = Lymphknoten
Lok: = Lokalisation
Lux. = Luxation
LWK = Lendenwirbelkörper
LWS = Lendenwirbelsäule
m = männlich
M., Mm. = Musculus, Musculi
max. = maximal
MCP = metacarpo-phalangeal Gelenk
MdE = Minderung d. Erwerbsfähigkeit
MDP = Magen-Darm-Passage
ME = Metallentfernung
med. = medial
Met. = Metastasen
Meth. = Methode
min. = minimal
Min. = Minute
mind. = mindestens
Mio. = Millionen
Mo. = Monate
mögl. = möglich
MRT = Magnetresonanztomographie
n. = nach
N., Nn. = Nervus, Nervi
Nach: = Nachsorge
NAS = Nierenarterienstenose
neg. = negativ
NLG = Nervenleitgeschwindigkeit
Nll. = Nodi lymphatici
NMR = Magnetresonanztomographie
NNH = Nasennebenhöhlen
NSA = nicht steroidale Antiphlogistika
NW: = Nebenwirkungen
o.B. = ohne pathologischen Befund
OA = Oberarm
od. = oder
OÖS = oberer Ösophagussphinkter
Op = Operation
OS = Oberschenkel
OSG = oberes Sprunggelenk
p.a. = posterior-anterior
Pat. = Patient
path. = pathologisch
Path: = Pathogenese
PE = Probeentnahme
phys. = physiologisch
PIP = prox. interphalangeal Gelenk
postop. = postoperativ
PPI = Protonenpumpeninhibitoren
Prädisp. = Prädisposition
präop. = präoperativ

Präp. = Präparate
prim. = primär
Proc. = Processus
prof. = profundus
Prog: = Prognose
Proph: = Prophylaxe
prox. = proximal
QF = Querfinger
re. = rechts
rel. = relativ
rez. = rezessiv
RF: = Risikofaktoren
RG's = Rasselgeräusche
RIA = Radio-Immunoassay
Rö = Röntgen
RR = Blutdruck
s. = siehe
s.c. = subcutan
s.o. = siehe oben
s.u. = siehe unten
seitl. = seitlich
sek. = sekundär
Sek. = Sekunden
SH = Schleimhaut
SHT = Schädel-Hirn-Trauma
sog. = sogenannt
Stad. = Stadium
Stag: = Staging
Std. = Stunde
Str. = Stratum
Supp. = Suppositorium
symp. = sympathisch
Sympt. = Symptome
Syn: = Synonyma
Syst. = System
syst. = systemisch
TBC = Tuberkulose
TEA = Thrombendarteriektomie
TEP = Total-Endoprothese
Tg. = Tage
tgl. = täglich
Ther: = Therapie
TNM = Tumor, Nodi, Metastase
Tomo. = Tomographie
Tr. = Truncus
Tub. = Tuberculum
u. = und
UA = Unterarm
UÖS = unterer Ösophagussphinkter
US = Unterschenkel
USG = unteres Sprunggelenk
V., Vv. = Vena, Venae
v. = von
V. a. = Verdacht auf
v. a. = vor allem
ven. = venös
VW = Verbandswechsel
w = weiblich
w.o. = wie oben
Wdh. = Wiederholung
wg. = wegen
WHO = Weltgesundheitsorganisation
Wo. = Wochen
WS = Wirbelsäule
z.B. = zum Beispiel
Z.n. = Zustand nach
z.Zt. = zur Zeit
zus. = zusätzlich
ZVD = zentraler Venendruck
ZVK = zentraler Venenkatheter
zw. = zwischen

Sonstige Zeichen:

®, ™ = eingetragene Warenzeichen
°C = Grad Celsius
m = milli
µ = mikro
< = kleiner
> = größer
§ = Paragraph
⇨ = daraus folgt
Abkürzungen für Laborwerte, s. dort

INHALTSVERZEICHNIS

Schrittmachertherapie 120
Cardiomyoplastie 121
Perikarderkrankungen 121
Herztumoren 122
Herztransplantation 123

Mamma
Anatomie 125
Kongenitale Anomalien der Mamma 126
Mastitis 126
Gynäkomastie 127
Mastopathie 128
Gutartige Tumoren der Brust 129
Fibroadenom 129
Papillom 130
Mamma-Karzinom 130

Bauprinzip des GI-Traktes und Tumorklassifikation 135

Ösophagus
Anatomie 136
Ösophagusverletzungen 137
Ösophagusverätzung 137
Ösophagusdivertikel 138
Achalasie 139
Refluxösophagitis 141
Gutartige Tumoren des Ösophagus 142
Ösophaguskarzinom 143

Magen
Anatomie 145
Fehlbildungen 145
Gastritis 146
Ulcus ventriculi 147
Ménétrier-Faltenhyperplasie 150
Magenkarzinom 150
Krankheiten des operierten Magens 154

Duodenum
Anatomie 155
Fehlbildungen 155
Ulcus duodeni 155
Duodenaltumoren 157

Dünndarm
Anatomie 158
Anomalien und Missbildungen 158
Dünndarmverletzungen 159
Meckel-Divertikel 159
Dünndarmtumoren 160

Kolon und Rektum
Anatomie 162
Appendizitis 162
Divertikulose / Divertikulitis 165
Polypen des Kolons 167
Kolon-Karzinom 169
Rektum-Karzinom 172

Anus
Anatomie 174

Anmerkung zum Thema Umweltschutz

- Dieses Buch ist auf **chlorfrei** gebleichtem und holzfreiem (= alterungsbeständigem) Papier gedruckt.
- Auf den Einsatz von Kunststofffolien zum Verkauf haben wir bewusst verzichtet (das akademische Wissen lässt sich durch die im Buchhandel üblichen „Frischhaltefolien" für Bücher nicht konservieren, sondern bedarf der ständigen Überarbeitung und Aktualisierung).
- Der Versand erfolgt in wiederverwertbaren Kartonagen, hergestellt aus Recycling-Material, ohne Kunststoffeinsätze zur Polsterung und Verpackung.

ALLGEMEINE CHIRURGIE

WUNDE, WUNDHEILUNG UND -BEHANDLUNG

WUNDE ICD-10: T14

Def: **Defekt des schützenden Deckgewebes** (Haut, innere Oberflächen) und Gewebezerstörung durch äußere Einwirkung.
* Einfache Wunde = ohne Organbeteiligung
* Zusammengesetzte/komplizierte Wunde = mit Organbeteiligung
* Geschlossene Wunden: Prellung, Quetschung
* Offene Wunden

Ät: 1.) **Mechanisch:**
   – **Schürfwunde:** Nur Epidermis verletzt, keine spezielle Behandlung
   – **Schnittwunde:** Glatte Wundränder (Sonderform: Operationswunde)
   – **Stichwunde:** Dünner Kanal in die Tiefe, Verletzung tiefer Strukturen prüfen, Röntgen: Fremdkörper?
   Bei tiefer Wunde Infektionsgefahr ⇨ keine Naht, damit Wundsekret ablaufen kann
   – **Risswunde:** Zerfetzte Wundränder
   – **Bisswunde:** Stich-/Quetschwunde durch Tierzähne dürfen nicht genäht werden (Ausnahme: Kindergesicht), Infektionsgefahr der Weichteile (20 % d.F.) und Osteomyelitis mögl., Tollwutverdacht klären!
   – **Platzwunde:** Riss-Quetschwunde über Knochen mit Gewebebrücken
   – **Ablederung (Décollement, Avulsion):** Schichtweise Ablösung der Haut, z.B. Skalpierungsverletzung
   – **Abtrennungswunde:** Inkomplette Amputation eines Körperteils
   – **Schusswunde:** Durchschuss (Ein- u. Ausschuss) oder Steckschuss? Immer Röntgen-Diagnostik mit Weichteilen! ⇨ Projektil/Fragmente?, Schussfraktur?
   – **Pfählungsverletzung:** Im Anorektalbereich. Wichtig: Fremdkörper präklinisch belassen
   2.) **Thermisch:** Wunde durch **Wärme-** oder **Kälteexposition**
   3.) **Chemisch:**
   – **Säuren** ⇨ Koagulationsnekrosen
   – **Laugen** ⇨ Kolliquationsnekrosen (Verflüssigung des Gewebes ⇨ tiefere Schäden)
   4.) **Strahlung:** Gewebeschaden durch radioaktive Strahlung ⇨ Hautnekrosen, Strahlenulkus

WUNDHEILUNG

Primäre Wundheilung: (Sanatio per primam intentionem) Minimale Bindegewebsbildung, primäre Adaptation der Wundränder. Erosionen und Exkoriationen der Haut heilen ohne Narben ab. Knochen, Mukosa und Bindegewebe bilden wieder organtypisches Gewebe.

Sekundäre Wundheilung: (Sanatio per secundam intentionem) Granulationsgewebebildung, sekundäre Wundrandadaptation durch Zusammenziehung der Wunde, Defektheilung mit Narbe.

Tertiäre Wundheilung: Kombination aus sekundärer Wundheilung = Bildung v. Granulationsgewebe u. anschließender Hauttransplantation (mit primärer Wundheilung).

Reparationsphasen:

1. - 3. Tag: **Exsudative Phase** (Substrat- od. Latenzphase): Blutstillung, Fibrinverklebung, Entzündungsreaktion und Entzündungszeichen, Infektabwehr, Exsudation

4. - 7. Tag: **Proliferationsphase** (Kollagen- od. Granulationsphase): Fibroblasten- und Kapillareneinsprossung ⇨ Kollagensynthese

8. - 12. Tag: **Reparationsphase** (Narbenphase): Ausbildung der kollagenen Fasern, Wundkontraktion ⇨ zunehmende Reißfestigkeit

ab 2. - 3. Woche: **Differenzierungsphase**: Ausrichtung der Kollagenfaserbündel, weitere Wundkontraktion ⇨ belastungsstabiles Bindegewebe oder spezifisches Gewebe

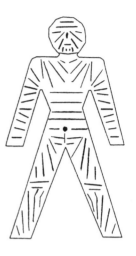

Heilungsdauer: Haut: 8 - 10 Tage, vollständige Belastbarkeit nach ca. 3 Wochen, Entfernung der Hautfäden je nach Region (s.u.).

Wichtig für Operationen:
Durch Schnittführung im Verlauf der **Spaltlinien der Haut** (LANGER-Linien, s. Abb.) klaffen Wunden weniger und führen durch zusätzliche Wundkontraktion zu besserer Heilung mit geringerer Narbenbildung.

WUNDBEHANDLUNG

Angestrebt wird die **primäre chirurgische Wundversorgung** (FRIEDRICH, 1916)
Was ist bei der Behandlung der Wunde zu beachten:

1.) Begleitverletzungen? ⇨ **Durchblutung, Motorik** und **Sensibilität** (DMS) **prüfen!**
⇨ Wichtig: Dokumentieren!

2.) Wie alt ist die Wunde? ⇨ Bis **6 Std.** kann primär genäht werden

3.) Was für eine Wundart? ⇨ Keine primäre Naht bei Biss-, Stich- und verschmutzten Wunden

4.) Wundrandbeschaffenheit? ⇨ glatt ⇨ Wahrscheinlich wird nur wenig nekrotisches Gewebe entstehen, nur geringe Angriffsfläche für Bakterien, gute Heilungstendenz, geringe Narbenbildung.
⇨ zerfetzt ⇨ Wundinfektionsgefahr

5.) Lokalisation der Wunde? ⇨ Wichtig für die Durchblutung u. Heilung: Gut am Kopf, schlechter an den Extremitäten

Chirurgische Wundversorgung (nach FRIEDRICH):

1.) **Reinigung und Desinfektion** der umliegenden Haut (ca. 20 cm, mit alkoholischen Präparaten, z.B. Merfen® für 3 Min.), bei starker Behaarung Rasur des Op-Gebietes (Haarflaum u. Kurzhaar werden belassen, keine Rasur bei Wunden im Bereich der Augenbrauen)

2.) **Lokalanästhesie** oder Leitungsanästhesie (Finger, Zehen), dann sterile Abdeckung der Wunde

3.) **Inspektion** der Wunde (Fremdkörper, Blutungen, Verletzung tiefer Strukturen?)

4.) **Exzision** des Wundrandes (zurückhaltend in Gesicht und Finger, nicht bei Schürfwunden), evtl. Ausräumung von nekrotischem Gewebe (Débridement).
Wundtoilette: Bei verschmutzten Wunden Spülung mit H_2O_2 und Nachspülen mit NaCl- od. Ringer-Lösung

5.) **Spannungsfreie Wundadaptation** mit Wundnaht; bei großen od. gekammerten Wunden oder Hohlräumen Einlage einer Redon-Drainage und zusätzliche Subkutannähte

6.) Steriler Verband und Ruhigstellung (soweit möglich)

7.) Prüfung des **TETANUSSCHUTZES!** (im Zweifel immer simultan impfen: Tetanol® + Tetagam®, genaueres siehe Kap. Spezielle chirurgische Infektionen, Tetanus)

Naht: – Primärnaht: 6 Std. bis max. 12 Std. bei allen unkomplizierten Wunden
– Verzögerte/aufgeschobene Primärnaht: Bei großer Weichteilbeteiligung/Polytrauma ⇨ Naht nach Stabilisierung des Zustandes des Pat.
– Sekundärnaht: Nach Tagen (ca. 3 - 8) bei Vorliegen von sauberem Granulationsgewebe im Wundgebiet

Fadenentfernung (ICD-10: Z48.0): Richtwerte differieren je nach Alter, Allgemeinzustand, Wundausdehnung usw.: Kopf / Hals: 4. - 8. postoperativer Tag
Rumpf / Extremitäten: 10. - 15. postoperativer Tag

Offene Wundversorgung:
Bei **infizierten**, gekammerten, zerfetzten oder fremdkörperhaltigen Wunden sowie bei Biss- und Schusswunden durchzuführen:
– Mechanische Wundreinigung, Débridement von nekrotischem Gewebe und Exzision des Wundrandes
– Evtl. Einlage einer Lasche oder Gazestreifens, feuchter Verband, Ruhigstellung
– Nach Bildung von sauberem Granulationsgewebe (ca. 3 - 8 Tage) evtl. Sekundärnaht
– Ggf. Antibiose (nach Keimbestimmung u. Antibiogramm od. Breitspektrumantibiose, Doxycyclin)

Spezielle Wundbehandlungen

*   Stichwunden im Abdomen: Immer eine **diagnostische Laparotomie** durchführen, falls das Peritoneum verletzt wurde. Ausschluss einer abdominellen Verletzung. Dann chirurgische Wundversorgung.
*   Stichwunden im Thorax: Röntgen: Pneumothorax? ⇨ **Saugdrainage** (z.B. Bülaudrainage, 4.ICR) einlegen. Chirurgische Wundversorgung.
*   Décollement (Ableitung, Avulsionsverletzung): Versuch der Replantation, sonst plastische Deckung, z.B. mit Maschentransplantaten oder Verschiebeplastiken.
*   Chemische Wunden: Schädigendes Agens entfernen. Ausgiebiges Spülen mit Wasser!
*   Bisswunden: Tier- und Menschenbisse ⇨ Wundausschneidung und **offene Wundversorgung!** (Ausnahme: Situationsnaht bei Gesichtsverletzungen), ggf. stationäre Beobachtung und Ruhigstellung. Bei Tierbissen an **Tollwut**- und Tetanusschutz denken, ggf. zusätzlich Antibiose (Doxycyclin, Supracyclin® od. Clindamycin, Sobelin®). Bei Schlangenbissen an mögl. Antidotbehandlung denken.
*   Pfählungsverletzungen: Präklinisch Fremdkörper nicht entfernen. Laparotomie und operative Entfernung des Fremdkörpers (auf Blutung achten!!). Kontinenzverlust durch Läsion der Beckenbodenmuskulatur möglich.

WUNDHEILUNGSSTÖRUNGEN

Faktoren, die die Wundheilung stören:

♦ **Allgemein:**	▪ Höheres Alter ▪ Eiweißmangelzustände, Kachexie ▪ Anämie, Leukopenie ▪ Immunsuppression, Glukokortikoide, Zytostatikatherapie, Radiatio, Polytrauma ▪ Vitamin-C-Mangel (Vit. C ist wichtig für die Kollagenbiosynthese) ▪ Begleiterkrankungen wie Diabetes mellitus, Arteriosklerose, konsumierende Prozesse (Tumoren, Tuberkulose, Sepsis etc.), Adipositas
♦ **Lokal:**	▪ Wundinfektion, Wundtaschen, Nekrosen ▪ Minderdurchblutung, Wundödem, Hämatom, Serom ▪ Spannung der Wundränder (Defekt od. ungünstige Körperstelle) ▪ Mangelnde Ruhigstellung ▪ Fremdkörper, Implantate ▪ Traumatisierende Operationstechnik, intraoperative Asepsis ▪ Vorgeschädigtes Gewebe (Bestrahlung, Voroperation)

WUNDINFEKTION

Def: Infektion einer Wunde durch Mikroorganismen oder Parasiten

Formen: 1. Oberflächliche Infektionen: **Erysipel** (Streptokokken), Erysipeloid ("Schweine-Rotlauf", Erysipelothrix rhusiopathia), **Phlegmone, Lymphangitis** (Volksmund: "Blutvergiftung")
2. Einschmelzende Infektionen (sind abgegrenzt): Schweißdrüsenabszess, Follikulitis, Furunkel, Karbunkel (meist Staphylokokken)
3. Tiefe Weichteilinfektionen: **Abszess** mit Abszessmembran und Abszesshöhle, Pyodermia fistulans, Gasphlegmone
4. Infektionen in (präformierten) Körperhöhlen: **Empyeme** (z.B. Pleura, Gelenke), subphrenischer Abszess, tiefe Phlegmone

Ät: – Primär offene und verschmutzte Wunden, Fremdkörper
– Iatrogen: Zugänge (Venenkatheter, Blasenkatheter), chirurgische Wunden (Infektion im Operationsgebiet innerhal von 30 Tagen postop.), Implantate

Path: ♦ Als Eintrittspforte traumatische oder iatrogene (chirurgische) Wunden ⇨ Infektion
♦ Ungenügende äußere Schutzmechanismen des Körpers: Immunsystem (IgA auf Schleimhäuten), Gewebedurchblutung, Flimmerepithel (Respirationstrakt), physiologische Bakterienflora, Bakterizide (z.B. Lysozym)
♦ Bevorzugte Keime: Staphylococcus aureus, E.coli, Pseudomonas aeroginosa, Enterokokken, Staphylococcus epidermidis, Proteus mirabilis, Bacteroides

Epid: ◊ Geschlossene chirurgische Wundversorgung: 1 - 3 % Infektionsrate
◊ Offene Wundversorgung: 5 - 10 % Infektionsrate

Klin: Die 5 Kardinalsymptome der Entzündung

Rubor, Calor, Dolor, Tumor (Ödem) und **Functio laesa**

Ther: • Grundsatz: **Ubi pus, ibi evacua!** = Eiteransammlungen entfernen
• Fremdkörper entfernen, Reinigung, Wundrevision = Öffnen und Spreizen der Wunde, Drainage ⇨ **offene Wundbehandlung**
• Ruhigstellung der entzündeten Wunde (insb. bei Lymphangitis)
• Evtl. antiseptische Salben und feuchte Verbände
• Möglichst keine lokalen Antibiotika (wegen Allergisierung, Resistenzentwicklung, Zerstörung der physiologischen Keimflora, Wundheilungsstörungen), wenn Antibiotika notwendig: **systemische Antibiose!** (z.B. Doxycyclin)

Kompl: ✳ Chronische Entzündungen ⇨ Narben
✳ Septischer Schock

Proph: ♥ Strenge Asepsis bei jeglicher chirurgischer Wundbehandlung. Postoperativ darf mit einer versorgten Wunde geduscht werden (ergibt keine erhöhte Infektionsgefahr).
♥ Magen-/Darmoperationen: Antibiotische perioperative Kurzzeitprophylaxe
♥ Implantat-Chirurgie: Einmalige intraoperative antibiotische Prophylaxe

---

WUNDDEHISZENZ / WUNDRUPTUR

Path: ♦ Mangelnde Ruhigstellung (Husten, Niesen, Erbrechen)
♦ Infektion, Alter, Adipositas, konsumierende Prozesse, zytostatische Therapie, Malnutrition, Marasmus, Hypalbuminämie, gestörte Kollagensynthese mit fehlender Narbenbildung, Bindegewebeerkrankungen (z.B. Sklerodermie, Marfan-Syndrom), Faktor-XIII-Mangel

Oberflächliche Wunddehiszenz: Ther: Wundrevision, Entfernung von Nekrosen, durchgreifende Nähte, bei Fakt. XIII-Mangel Substitution

Platzbauch: Epid: Nach Laparotomien in 1 - 3 % der Fälle
Path: Husten, Niesen, Erbrechen ⇨ mangelnde Ruhigstellung der Wunde
Marasmus
Formen: Inkomplett (ohne Peritoneum), komplett (alle Schichten)
Inapparent (noch geschlossene Hautnaht, subkutane Dehiszenz ⇨ leicht übersehbar!, Gefahr der Darmeinklemmung)
Apparent (freiliegende Darmschlingen = Eventeration)
Septischer Platzbauch: Infektion ⇨ Peritonitis ⇨ Platzbauch
Ther: Sofortige Operation mit durchgreifender Bauchdeckennaht
Septischer Platzbauch: Offene Wundbehandlung!, evtl. kontinuierliche Saug-Spül-Drainage, evtl. Implantation eines Bauchnetzes (Marlex®)
Proph: Bei Risiko-Patienten keine mediale Laparotomie, elastischer Leibeswickel (Tricodur®) für die postoperative Zeit, evtl. Fakt.-XIII-Substitution
Kompl: Später Narbenhernien

SEROM

Def: Hohlräume im Wundbereich mit Lymphe und Wundsekret gefüllt

Klin: Schwellung, die nicht druckdolent oder verfärbt ist (DD: Entzündung, Hämatom)

Diag: Sonographie

Ther: • Abpunktieren und Kompression des Inhalts
• Bei Rezidiv und zur Prophylaxe bei allen größeren Wundhöhlen ⇨ Einlegen einer Redon-Drainage

---

HÄMATOM / NACHBLUTUNG

Def: Einblutung oder Nachblutung in einem Wundbereich

Diag: 1. Sonographie (DD: Abszess, Serom?)
2. Ausschluss systemischer Ursachen (Gerinnung)

Ther: • Kleine Hämatome resorbieren sich von selbst.
• Größere Hämatome ⇨ **Punktion oder Ausräumung** des Hämatoms nur unter strengen **aseptischen** Bedingungen, da Gefahr der bakteriellen Kontamination!
• Große Hämatome: Operative Eröffnung und Ausräumung, Einlegen großer Redon-Drainagen (16er)
• Starke Nachblutungen und Hämatombildung: Operative Revision, gründliche Blutstillung mit Koagulation, Ligatur od. Umstechung blutender Gefäße

---

WUNDKELOID

Syn: Keloid, Narbenkeloid

Path: ♦ Überschießende Bindegewebeproliferation aufgrund **individueller Disposition** und ungünstiger Schnittführung bei Op (nicht in den LANGER-Linien, nicht spannungsfreie Wund-

verhältnisse) und nach Verbrennungen.
♦ Lok: Besonders gefährdete Stellen sind **Sternum** und Schulterregion

Klin: ⇒ Frühstadium: Gerötete, juckende Wundfläche ⇨ Ther: Kompressionsverband
⇒ Spätstadium: 6 - 12 Monate postoperativ ⇨ bleibender geröteter "Tumor", evtl. auch
funktionelle Störungen

Ther: • Operativ: Exzision der gesamten Narbe (auch subkutan)
• Evtl. Radiatio, Druckverband, Kortikoideinspritzung, Vit.-A-Applikation

Prog: Zu Narbenkeloid neigende Patienten bilden das Keloid meist auch nach dem Versuch der
Keloidentfernung wieder aus **(häufig sogar noch stärker)**. Unbedingt den Patient darüber
aufklären! Es kann versucht werden, sofort nach der Op durch Radiatio die Bildung zu verringern. Insgesamt **sehr zurückhaltende Op-Indikationsstellung** zur Keloidentfernung!

DD: Hypertrophe Narbe: Im Unterschied zum Keloid wird die hypertrophe Narbe nach ca. 1 Jahr
blass und hat keinen Juckreiz und die Hypertrophie bleibt auf die Narbe begrenzt; Problem:
Narbenkontrakturen ⇨ operative Korrektur (z.B. Z-Plastik zur Verlängerung) meist notwendig
und indiziert (frühestens aber nach ca. 9 Monaten)

NAHTMATERIAL

Arten:

> **I. Resorbierbares Nahtmaterial:**
> **Synthetisch**: Polyglycolsäuren (Vicryl®, Dexon®), Polydioxanon (PDS)
> **Naturfäden**: Catgut, chromiertes Catgut
>
> **II. Nicht resorbierbares Nahtmaterial:**
> **Kunststoff** (Polypropylen, Polyester, Polyamid): Monofil (Prolene®, Miralene®,
> Ethilon®, Seralon®) oder gezwirnt (Mersilene®)
> **Seide**, Zwirn (Flachs)
> **Draht**: Monofil oder gezwirnt, Edelstahl

Ind: I. Resorbierbares Nahtmaterial:
- **Vicryl®, Dexon®**: für alle Nähte, die nicht entfernt werden müssen ⇨ Ligaturen, Umste-
chungen, Magen-Darm-, Faszien-, Muskel-, Subkutannähte. Resorption in 6 Wochen,
NW: selten Gewebereaktionen und Narbenbildung
- **PDS**: für Bandnähte (PDS-Banding in der Unfallchirurgie), Resorption nach ca. 12 Wo-
chen
- **Catgut**: Nur noch für Schleimhäute verwendet, sonst durch das o.g. synthetische resor-
bierbare Nahtmaterial verdrängt. Aus Tierdärmen, Resorption in 8 - 12 Tagen, chro-
miertes Catgut mit verzögerter Resorption (2 - 4 Wochen). NW: Fremdkörperreaktion
II. Nicht resorbierbares Nahtmaterial:
- **Prolene®, Miralene®, Ethilon®, Seralon®, Mersilene®**: für **Hautnähte**, Intrakutannähte.
Vorteil: wenig Angriffsfläche für Bakterien, keine Fremdkörperreaktion. Nachteil: Naht-
material muss nach der Wundheilung entfernt werden.
- Seide: für Hautnähte, Gore-Tex-Implantate
- Draht: für Zerklagen, z.B. zum Verschluss einer Sternotomie

Fadenstärken:
Es gibt verschiedene Stärkebezeichnungen für chirurgisches Nahtmaterial. Im Op am gebräuch-
lichsten ist die amerikanische Pharmakopoe **USP**. Die europäische Pharmakopoe ist nach dem
metrischen System ausgerichtet, die Angabe entspricht dabei in etwa 1/10 mm Fadenstärke (beide Angaben, USP und metric, sind auf allen Nahtmaterialpackungen zu finden). Die angegebenen
USP gelten für alle Nahtmaterialien außer Catgut ⇨ je 1 Einheit höher im USP bei gleicher Stärke.

Folgende Fadenstärken sind am gebräuchlichsten:

Hautnaht an Rumpf und Extremitäten 3-0	Muskelnaht 0 bis 2
Hautnaht im Gesicht/Finger/Kinder 5-0	Fasziennaht 1 bis 3
Subkutannaht 3-0	Gefäßnaht 5-0 bis 7-0
Gefäßligaturen 2-0	Nervennaht 8-0 bis 10-0

Umrechnung der Größenangaben:

USP	metric	in mm	USP	metric	in mm
12-0	0,01	0,001 - 0,009	2-0	2,5	0,250 - 0,299
11-0	0,1	0,010 - 0,019	2-0	3	0,300 - 0,349
10-0	0,2	0,020 - 0,029	0	3,5	0,350 - 0,399
9-0	0,3	0,030 - 0,039	1	4	0,400 - 0,499
8-0	0,4	0,040 - 0,049	2	5	0,500 - 0,599
7-0	0,5	0,050 - 0,069	3	6	0,600 - 0,699
6-0	0,7	0,070 - 0,099	4	7	0,700 - 0,799
5-0	1	0,100 - 0,149	5	8	0,800 - 0,899
4-0	1,5	0,150 - 0,199	6	9	0,900 - 0,999
3-0	2	0,200 - 0,249			

Nadeln:
* Art: **Atraumatisch:** Nahtmaterial im Nadelschaft versenkt (öhrlose Nadel) ⇨ keine Kante am Fadenansatz
Traumatisch: Nadel mit Nadelöhr durch das der Faden geführt wird
* Form (wird mit einem Buchstaben kodiert): Gerade (G) oder **gebogen** mit 1/4 Kreis (V), **3/8 Kreis (D), 1/2 Kreis (H),** 5/8 Kreis (F)
* Profil (wird mit einem Buchstaben kodiert): Rund (R), schneidend (S), trokar (T), Spatel (SP), Lanzette (L)
* Länge: Angabe in mm (bei gebogenen Nadeln wird die gestreckte Länge angegeben)

Andere Wundverschlussarten:

– **Hautklammern** mit Klammergerät (skin stapler), Entfernung der Klammern mit Hautklammer-Entferner. Vorteil zur Naht: große Zeitersparnis, gleiches kosmetisches Ergebnis, Nachteil: teurer
– **Klebestreifen** (Steristrip®) in verschiedenen Breiten zur zusätzlichen Wundrandadaptation
– **Fibrinkleber** (TISSUCOL®, Beriplast®) für kleine Wunden und spezielle Anwendungen
– **Metallclips** für Ligatur von Gefäßen und spezielle kombinierte Klammernaht- und Schneidegeräte für die endoskopischen Chirurgie
– Spezielle Schneide- und Klammernahtgeräte für die Darmchirurgie

Nahttechnik:

• Allgemein: Alle 1 bis 1,5 cm legen einer Naht, Ein- und Ausstich erfolgt etwa im Abstand von 0,5 - 1 cm vom Wundrand unter Mitfassen des oberflächlich angeschnittenen Unterhautfettgewebes.

• Einzelknopfnaht

• Rückstichnaht nach Donati

- Rückstichnaht nach Allgöwer (Modifikation der Donati-Naht mit einseitig intrakutanem Verlauf)

- Fortlaufende Naht: Als überwendliche Naht = Kürschnernaht,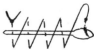

Durchschlungene Naht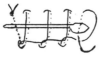

- Tabaksbeutelnaht (z.B. bei Appendektomie)

U-Naht = Matratzennaht

- Intrakutannaht (als fortlaufende intracutane U-Naht, Ein- und Ausstich nur am Anfang und Ende der Wunde)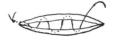

REGIONALANÄSTHESIE

Art: # **Oberflächenanästhesie:** Schleimhautanästhesie mit Sprays oder Gelen, z.B. Lidocain als Xylocain®-Spray für Nasen-Rachenraum, Xylocain®-Gel für Urethra oder Instillagel® für Prokto- u. Rektoskopien, Vereisungsspray (Ethylchlorid) für Stichinzisionen bei Abszessen

Infiltrationsanästhesie: Lokalanästhesie, sog. *Field-Block,* fächerförmige Injektion um den zu anästhesierenden Operationsbereich mit dünner Nadel, Scandicain® 1%ig 10 - 20ml

Periphere Nervenblockade: OBERST-**Leitungsanästhesie** an Finger und Zehen, perineurale Injektion am Finger-/Zehenursprung (ohne Vasokonstringentienzusatz), auch einzelne periphere Nerven mögl., z.B. N.tibialis post. für Fußsohle

Plexusblockade: Infiltration im Bereich des Plexus brachialis mit 30 ml 0,5 % Bupivacain

Intravenöse Regionalanästhesie nach BIER: Intravenöse Applikation von Lokalanästhetikum in eine Vene bei proximaler Blutsperre

Peri̱dura̱lanästhesie (PDA): extradurale Ausschaltung der Nervenwurzeln, mit einem Katheter ⇨ Vorteil: Nachinjektionen möglich, Bupivacain (Carbostesin®) 0,75 %ig 20 ml

Spinalanästhesie: Lokalanästhetikum im Subarachnoidalraum, Mepivacain (Scandicain®) 4 %ig hyperbar 2 ml oder Bupivacain (Carbostesin®) 0,5 %ig hyperbar 4 ml
Reihenfolge der Ausschaltung: Autonome Nerven, Schmerz und Temperatur, Druck und Berührung und zuletzt Motorik

Präp: • Heute nur noch Aminoamide gebräuchlich, wegen geringerer Allergiequote:
- **Lidocain** (Xylocain®) 0,5 - 2 %ig, Wirkungsdauer 1 - 2 Std.
- **Mepivacain** (Scandicain®) 0,5 - 2 %ig, 4 %ig hyperbar, Wirkungsdauer 1 - 2 Std.
- **Prilocain** (Xylonest®) 0,5 - 2 %ig, neutraler pH-Wert, Wirkungsdauer 1 – 2 Std.
- **Bupivacain** (Carbostesin®) 0,25 - 0,75 %ig, 0,5 %ig hyperbar, längste Wirkungsdauer mit 5 - 7 Std.

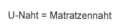

- Zusätze: Vasokonstringentien (Adrenalin, Ornipressin, Phenylephrin) zur Wirkungsverlängerung, **nicht** für Anästhesie an den **Akren**, Nase, Ohr und Penis (führt zu Ischämie und Gangrän) verwenden!
- **Cave: Vor Applikation von Lokalanästhetika immer nach Überempfindlichkeiten/ Allergien fragen!**

Kompl: * Lokalanästhesie: Die **höchste Dosis** liegt zwischen 150 u. 300 mg (4 mg/kgKG bei Xylocain®, 2,9 mg/kgKG bei Scandicain®, 2 mg/kgKG bei Carbostesin®, bei Zusatz von Adrenalin 2 - 2,5-fache Dosis möglich, da verlängerte Resorptionszeit)

Richtwerte: ⇨ bei Xylocain® 1 %ig 20 ml Höchstdosis (ohne Adrenalinzusatz)

⇨ bei Scandicain® 1 %ig 30 ml Höchstdosis (ohne Adrenalinzusatz)

⇨ bei Carbostesin® 0,5 %ig 30 ml Höchstdosis (ohne Adrenalinzusatz)

* Zeichen der Überdosierung: Taubheitsgefühl der Mundregion, Sehstörungen, metallisches taubes Gefühl auf der Zunge ⇨ Ther: Benzodiazepine, venöser Zugang, O$_2$-Insufflation
* **Versehentliche intravasale Injektion** oder schwere Überdosierung: Epileptiforme Krämpfe, Brady-/Arrhythmien, Herz-Kreislaufversagen ⇨ Intubation, Beatmung, Reanimation
* **Überempfindlichkeitsreaktionen** bis anaphylaktischer Schock (anamnestisch erfragen und den Pat. über das Risiko aufklären)
* Störungen der Blutgerinnung
* In entzündlichem Gewebe (lokale Azidose) kann die Wirksamkeit der Lokalanästhetika vermindert bis aufgehoben sein
* Spinalanästhesie: Postpunktionelles Syndrom (Kopfschmerzen durch Liquoraustritt aus der Punktionsstelle)

Vorsicht bei Störungen der Blutgerinnung (Gefahr einer Blutung im Bereich des Rückenmarkkanals), daher immer vor einer Spinalanästhesie anamnestisch nach mögl. Gerinnungsstörungen fragen.

OPERATIONSVORBEREITUNGEN

Diag: 1. **Anamnese** (aktuelle Krankheit, Vorerkrankungen, Voroperationen, Medikamentenanamnese, frühere z.B. perioperative Blutungsereignisse) und **klinische Untersuchung**, Größe, Gewicht, Blutdruck, Puls
2. Routinelabor: Blutbild, BSG, Elektrolyte, Blutgerinnung (Quick, PTT), Leberwerte, Nierenretentionswerte, Gesamteiweiß, Blutzucker, HIV-Test (mit Einwilligung des Patienten), Urin-Status, Blutgruppe und ggf. Kreuzprobe für Konserven je nach Op.
3. Röntgen: Thorax in 2 Ebenen (bei Pat. > 30. LJ. oder je nach Klinik)
4. Ruhe-EKG (bei Pat. > 30. LJ. oder je nach Klinik)
5. Sonographie-Abdomen empfehlenswert

Indikationseinteilung für operative Eingriffe:

Notfalleingriff = absolute Op-Indikation (dringlicher Eingriff ohne Alternativen)
Elektiveingriff (Wahleingriff) = relative Op-Indikation (Alternativen mögl.)
Palliativeingriff = lebensverlängernde Maßnahme/Beseitigung bestimmter Symptome, ohne Beseitigung des Grundleidens
Kontraindikation = fehlende Op-Fähigkeit, Inoperabilität

Daneben gibt es noch eine diagnostische Indikation (Eingriff zur Diagnostik, z.B. Staging-Laparotomie), prophylaktische Operationen (z.B. Herdsanierung vor Chemotherapie) und kosmetische Eingriffe (z.B. Schönheitsoperationen).

● Allgemeine Maßnahmen vor der Operation:
- **Aufklärung** und Einwilligung des Patienten in den operativen Eingriff (mind. einen Tag vor der geplanten Operation (BGH, 1992), Ausnahme bei einer Notoperation)
- Rasur des Operationsfeldes nur bei starker Behaarung (Haarflaum und Kurzhaar werden heute entgegen früherer Empfehlungen belassen!), möglichst unmittelbar vor der Op.
- **Nahrungskarenz** ab Vorabend der Operation
- Am Morgen des Operationstag Nahrungs-, Nikotin- und Flüssigkeitskarenz (Blutdrucktabletten od. Antiepileptika können mit einem kleinen Schluck Wasser eingenommen werden)
- Anlage eines Blasenkatheters bei größeren Eingriffen
- Diabetiker müssen je nach Stoffwechsellage präoperativ auf Insulin umgestellt werden (siehe Kap. Diabetes mellitus)
- **Thromboseprophylaxe** (außer bei Thoraxeingriffen, dort erst postoperativ) mit Low-dose-Heparin 3 x 5.000E/2 x 7.500E s.c. oder 1 x tgl. mit niedermolekularem Heparin s.c., z.B. Enoxaparin (Clexane®), Nadroparin (Fraxiparin®), Certoparin (Mono-Embolex®NM) Antithrombosestrümpfe! (ab Tag der Operation)
Bei Patienten unter Antikoagulation: Absetzen des Phenprocoumon (Marcumar®) ca. 3 Tg. vor Op, bei Risikopatienten Heparinperfusor und Vollheparinisierung (200 - 600 IE/Std. unter tgl. Laborkontrolle), sonst Low-dose-Heparinisierung beginnen ab Quick > 40 %. Bei Notfalleingriffen Anheben des Quick (Prothrombinzeit) mit Frischplasma (FFP) auf mind. 40 %
Bei Pat. mit ASS- od. NSA-Medikation oder Willebrand-Jürgens-Syndrom: Antagonisierung der Thrombozytendysfunktion mit Vasopressinanalogon Desmopressin i.v. (Minirin® parenteral, 0,3 µg/kgKG) 1/2 Std. vor Op oder falls erforderlich Thrombozytensubstitution

● Spezielle Maßnahmen bei einzelnen Eingriffen vor der Operation:
- Je nach Größe des Eingriffs kreuzen und anfordern von ausreichend **Blutkonserven**. Als Anhalt (je nach Symptomatik und Krankenhaus verschieden) gilt bei folgenden Eingriffen:

Neck dissection	4 Konserven	Hiatushernie	2 Konserven
Lunge	4 Konserven	Kolon, Sigma, Rektum	4 Konserven
Pneumothorax	2 Konserven	Akutes Abdomen, Ileus	4 Konserven
Mediastinoskopie	2 Konserven	Gallenblase	2 Konserven
Herz	6 Konserven	Splenektomie	2 Konserven
Aortenneurysma	10 Konserven	Nephrektomie	4 Konserven
Ösophagus	6 Konserven	Hüfte, TEP	4 Konserven
Magen	4 Konserven	Amputationen	4 Konserven
Sel.prox.Vagotomie	2 Konserven	Kraniotomie	6 Konserven

Die Anzahl der Blutkonserven ist als Sicherheitsmaßnahme zu sehen, meist wird bei den operativen Eingriffen kein Blut benötigt.
Zunehmend findet auch die **Eigenblutspende** Anwendung (max. 2 Liter mögl.)
Vorgehen: 4 Wo., 3 Wo., 2 Wo. und 1 Wo. vor dem geplanten Eingriff jeweils 500 ml Blutspende (Konserven sind max. 7 Wo. lagerungsfähig, < 2 Tage vor dem Eingriff keine Spende mehr, damit dem Körper Zeit zur Regeneration bleibt, ab 1. Spende oder besser 1 Woche zuvor sollte Eisen substituiert werden, 300 mg Eisen-(II)-Sulfat/Tag, z.B. Eryfer® 100, neuerdings kann auch rekombinantes humanes Erythropoetin gegeben werden).
Über die Möglichkeit der Eigenblutspende muss aufgeklärt werden!
- Anlage eines **ZVK** bei allen großen Eingriffen im Magen-Darmtrakt ca. 2 - 3 Tage präoperativ und Vorbereitung mit hochkalorischer Infusion (z.B. 2 l Combiplasmal®/Tag) u. Humanalbumin (je nach Gesamteiweiß, 3 x 50 ml 20 %ig/Tag)
- **Lungenfunktionsprüfung** (Vitalkapazität, Tiffeneau-Test) und Blutgasanalyse bei Thoraxeingriffen sowie Atemtraining prä- und postoperativ
- **Darmreinigung**: Retrograd mit Klysma oder Einlauf (1,5 - 2 Liter)
Orthograd mit 3 Liter Golytely-Trinklösung (bei Kolon-, Sigma-, Rektum-Op.) oder mit Cascara-Salax® Tbl. u. Pulver und 3 Liter zu trinken oder
mit stark wirksamem Laxans (Prepacol®) und 3 Liter zu trinken
- **Perioperative Antibiotikaprophylaxe**: bei Darmoperationen (z.B. 2,0 g Ceftriaxon Rocephin® od. 2,0 g Cefotaxim Claforan® + 0,5 g Metronidazol Clont®), Ösophagus-, Magen-, Gallen-Op

(z.B. 2,0 g Ceftriaxon Rocephin®), Lungenoperationen (z.B. 4,0 g Mezlocillin Baypen®), septischen Wunden/offenen Frakturen (z.B. 1,5 g Cefuroxim, Zinacef® od. 1,0 g Oxacillin Stapenor®) und Implantation von Endoprothesen (Gelenkersatz, Gefäßprothesen). Der ideale Zeitpunkt der prophylaktischen Antibiose ist ½ - **2 Std. präoperativ i.v.** für max. 24 Std. (meist sind 1 – 2 Dosen ausreichend)

● Anästhesiologische Maßnahmen:
Beurteilung des Risikos nach der ASA-Klassifikation (American Society of Anaesthesiology, 1963)

ASA I	**Normaler, gesunder Patient**
ASA II	**Pat. mit leichter Allgemeinerkrankung**
ASA III	**Pat. mit schwerer Allgemeinerkrankung und Leistungsminderung**
ASA IV	**Pat. mit inaktivierender Allgemeinerkrankung, ständige Lebensbedrohung**
ASA V	**Moribunder Pat., Prog. innerhalb der nächsten 24 Std. infaust**

Prämedikation: Meist am Abend vor dem Eingriff (z.B. Dikaliumclorazepat, Tranxilium® 50 mg) und am Morgen des Eingriffs (z.B. Promethazin, Atosil® 50 mg + Buprenorphin, Temgesic® 0,2 mg od. Piritramid, Dipidolor® i.m. 1 - 2 Amp.). Durch den Einsatz der Prämedikation lässt sich der Bedarf an Narkotika intraoperativ verringern.

Op. K-Ind: ʊ Herzinfarkt innerhalb der letzten 6 Monate
ʊ Nicht rekompensierbare Herzinsuffizienz
ʊ Lungenfunktion mit VK < 2 l, Tiffeneau-Test (FEV1) < 1 l/Sek.
ʊ Bei Elektiveingriffen: Infektionen des Respirationstraktes
ʊ Relativ: Adipositas per magna bei Elektiveingriffen ⇨ Gewichtsreduktion präop.

AUFKLÄRUNG

Je weniger dringlich der Eingriff (elektive Operation, s.o.), um so gründlicher und ausführlicher muss die ärztliche Aufklärung und deren Dokumentation sein! Bei Notfalleingriffen (vitale Indikation) kann die Aufklärung auf ein Minimum beschränkt werden. Bei bewusstlosen Patienten gilt eine 'Geschäftsführung ohne Auftrag' und eine Einwilligung des Patienten ist anzunehmen. Ein ärztlicher Eingriff ohne Einwilligung des Patienten ist eine strafbare Körperverletzung! Über die Einwilligung sollten schriftliche Unterlagen angefertigt werden (z.B. perimed®-Aufklärungsbögen).

Folgende Punkte muss die Aufklärung beinhalten:
● **Art des durchzuführenden Eingriffs** und Aufklärung über Art und Bedeutung der Krankheit des Patienten
● **Alternative Behandlungsmöglichkeiten** (z.B. konservative Therapieverfahren)
● **Eventuelle Erweiterung** des Eingriffs mit dem Patienten besprechen und dokumentieren (z.B. Erweiterung einer Knotenexstirpation auf eine Ablatio mammae bei intraoperativem Mammakarzinomnachweis von großer Größe)
● Hinweise zum normalen **postoperativen Verlauf** (z.B. Anlage von Drainagen, Kathetern, Intensivstation, Infusionstherapie, Nahrungskarenz, postoperative Medikamenteneinnahme)
● Bei Elektiveingriffen Aufklärung über die Möglichkeit einer **Eigenblutspende** vor dem operativen Eingriff, bzw. Aufklärung über die Risiken der Fremdblutspende (Hepatitis, HIV), Urteil des BGH v. 17.12.91
● Bei Elektiveingriffen muss dem Patienten genügend Zeit zwischen Aufklärung und der geplanten Operation verbleiben, um Nutzen und Risiken des Eingriffes abwägen zu können (mind. einen Tag vor der geplanten Operation, Urteil des BGH v. 7.4.92)

* **Allgemeine Operationskomplikationen**
– Wundinfektion
– Gefäßverletzungen, Blutung, Nachblutung, Hämatom, Durchblutungsstörungen
– Narbenbildung, Keloid

- Sensibilitätsstörungen im Wundgebiet
- Mögliche Reoperation bei akuten Komplikationen (z.B. Nachblutung)
- Rezidivrisiko
- Thrombose, Embolie

* **Typische spezielle Operationskomplikationen**, egal ob diese häufig oder sehr selten vorkommen (es müssen nur für den Eingriff typische Komplikationen sein), z.B.:
 - N.laryngeus-recurrens-Verletzung oder Hypoparathyreoidismus bei Strumaresektion
 - Verletzung oder Einengung der Samenstranggebilde bei Leistenhernien-Op
 - Milzverletzung bei allen Oberbaucheingriffen
 - Andere spezielle Komplikationen ⇨ siehe in den jeweiligen einzelnen Kapiteln

• Außerdem muss eine Aufklärung durch den **Anästhesisten** bezüglich der Narkose am Vorabend der Operation (bei Elektiveingriffen) erfolgen.

TRANSPLANTATIONEN

Organe die heute routinemäßig transplantiert werden:

Herz, Lunge, Leber, Niere, Pankreas, Cornea, Knochenmark, Haut, Knorpel, Knochen, Gehörknöchelchen. In Deutschland wurden 1998 insg. 3.918 Organtransplantationen (Herz, Lunge, Leber, Niere, Pankreas) vorgenommen (aber mehr als 13.000 Pat. warten z. Zt. auf ein Organ!).
Im Versuchsstadium: Dünndarm, Inselzellen des Pankreas bei Diabetes mellitus, Dopamin-produzierende Gehirnzellen bei Morbus Parkinson.

Transplantation von Organen hirntoter Patienten

Def: **Hirntod:** Zustand der irreversibel erloschenen Gesamtfunktion des Großhirns, des Kleinhirns und des Hirnstamms. Dabei wird durch kontrollierte Beatmung die Herz- und Kreislauffunktion noch künstlich aufrechterhalten (Angaben nach der 3. Fortschreibung des Wissenschaftlichen Beirates der Bundesärztekammer v. 1997).

Voraussetzungen für eine Organentnahme:
 - Akute schwere **primäre Hirnverletzung** (schweres SHT, intrakranielle Blutung, Hirninfarkt, akuter Okklusionshydrozephalus, selten auch maligne Hirntumoren)
 oder **sekundäre Hirnverletzung** (Hypoxie, kardial bedingter Kreislaufstillstand, langandauernder Schock)
 - **Ausschluss** anderer Ursachen: Intoxikationen, neuromuskuläre Blockade, Unterkühlung, endokrines oder metabolisches Koma, zentral dämpfende Medikamente.
 - Keine absoluten **medizinischen Kontraindikationen** gegen die Organentnahme: Sepsis, Malignome (Ausnahme: Primäre Hirntumoren), i.v.-Drogenabhängigkeit, HIV-Infektion;
 - Relative Kontraindikationen: Beatmung > 10 Tage (Lungen-Tx > 7 Tage, Knochenmarkspende > 2 Tage), Kreislaufschock, Hypoxie, unklare Grundkrankheit

Allg: ♦ Die **Irreversibilität des Hirntodes** muss durch klinische Beobachtung während angemessener Beobachtungszeit oder durch ergänzende diagnostische Maßnahmen nachgewiesen werden.
 ♦ Das Vorliegen der klinischen Symptome muss übereinstimmend von **zwei erfahrenen Untersuchern** festgestellt und dokumentiert werden. Bei geplanter Organentnahme müssen diese beiden Untersucher **unabhängig** von dem Transplantations-Team sein.
 ♦ Als Todeszeitpunkt wird der Zeitpunkt angenommen, an dem die endgültige Feststellung des Hirntodes von den beiden Ärzten getroffen wird.
 ♦ Rechtssituation: Es gilt in Deutschland gem. dem Transplantationsgesetz vom 1.12.1997 die **erweiterte Zustimmungslösung** (der hirntote Spender hat zu Lebzeiten [z.B. mit Organspenderausweis] seine Bereitschaft erklärt oder seine Angehörigen müssen einer Ex-

plantation zustimmen). Als Vorlage für ein Transplantationsgesetz wurden zuvor auch die strenge Zustimmungslösung (der Spender muss zu Lebzeiten zugestimmt haben), die Informationslösung (Angehörige werden informiert; die Explantation ist möglich, wenn die Angehörigen sich nicht dagegen aussprechen) sowie die Widerspruchslösung (Explantation immer möglich, wenn kein ausdrücklich bekannter Widerspruch des hirntoten Spenders vorliegt) diskutiert. In Vorbereitung ist ein Gesetz über den Verbot d. Organhandels.

Klinische Symptome des Ausfalls der Hirnfunktion:

⇒ Bewusstlosigkeit (Koma)

⇒ Beide Pupillen lichtstarr und mindestens mittel, meistens maximal weit

⇒ Fehlen des okulozephalen Reflexes (Puppenkopfphänomen)

⇒ Fehlen des Kornealreflexes

⇒ Fehlende Reaktionen auf Schmerzreize im Trigeminusbereich

⇒ Fehlen des Pharyngeal-/Tracheal-Reflexes

⇒ Ausfall der Spontanatmung (obligatorischer *Apnoe-Test* mit Hypoventilationsphase und Diskonnektion vom Atemgerät ⇨ keine spontane Atemzüge)

Ergänzende diagnostische Maßnahmen:

1. Voraussetzung für den Einsatz der diagnostischen Maßnahmen ist das Vorliegen **aller** bisher genannten Punkte (insb. Apnoe-Test)!
Ein Hirntod ohne weitere Untersuchung kann angenommen werden, wenn alle bisher genannten Punkte während mind. 12 Std. bei primärer Hirnschädigung und mind. 72 Std. bei sekundärer Hirnschädigung mehrfach nachgewiesen wurden. (Bei Säuglingen und Kleinkindern bis 2 Jahren werden bei primärer Hirnschädigung 24 Std., bei Neugeborenen grundsätzlich 72 Std. gewartet und eine der drei u.g. Untersuchungen muss zusätzlich durchgeführt werden)

oder alternativ

2. EEG: **Null-Linien-EEG** über mind. 30 Min. (mit Elektrodenlage nach dem 10:20-System und mit mind. 8 EEG-Kanälen von einem entsprechend erfahrenen Arzt) ⇨ der Hirntod ist gesichert

oder alternativ

3. **Evozierte Potentiale:** Beidseitiges Erlöschen der frühen akustisch evozierten Potentiale (FAEP, Welle III-V) od. der somatosensibel evozierten Potentiale (Medianus-SEP, N13, N11/P11) zeigt Irreversibilität des Hirnstammfunktionsausfalles an ⇨ der Hirntod ist gesichert

oder alternativ

4. **Zerebraler Zirkulationsstillstand:** Mit Dopplersonographie (extrakraniell und transkraniell) oder zerebrale Perfusionsszintigraphie (^{99m}Tc-HMPAO) oder zerebrale intraarterielle Angiographie (bds. A.carotis + A.vertebralis) Nachweis des zerebralen Zirkulationsstillstandes ⇨ der Hirntod ist gesichert.

Transplantationsarten (Übereinstimmung von Spender und Empfänger)

Autogene (autologe) Transplantation = Empfänger und Spender identisch (z.B. Gefäßtransplantation der V.saphena mag. für einen aorto-koronaren Bypass)
Syngene (isologe) Transplantation = genetisch identische Individuen (eineiige Zwillinge)
Allogene (homologe) Transplantation = genetisch differente Individuen derselben Spezies (Transplantation aller heute mögl. Organe von Hirntoten oder Lebendspenden nicht eineiiger Zwillinge)
Xenogene (heterologe) Transplantation = Individuen verschiedener Spezies (z.B. Schweineherzklappen)

Transplantationsort (Übereinstimmung von Explantations- und Transplantationsort)

Isotope Transplantation = örtliche und gewebliche Übereinstimmung

Orthotope Transplantation = örtliche Übereinstimmung (z.B. bei Herztransplantation)

Heterotope Transplantation = keine örtliche Übereinstimmung (z.B. bei Nierentransplantation)

Transplantatfunktion

Allovitale Transplantation = volle Funktionstüchtigkeit und Vitalität
Allostatische Transplantation = zeitlich begrenzte Funktion des Transplantats
Auxiliäre Transplantation = Unterstützung eines kranken Organs
Substitutive Transplantation = Ersatz eines funktionslosen Organs

Technik der Organentnahme

Heute in der Regel als **Mehrorganentnahme.**
Vorgehen: Darstellung der wichtigsten anatomischen Strukturen und freipräparieren der Gefäße, Einbringen der Perfusionskanülen, Heparinisierung, venöse Entlastung ⇨ Perfusion simultan für alle Organe mit kalter Perfusionslösung (z.b. University-of-Wisconsin-Lösung), Entnahme der Organe (Reihenfolge: Herz/Lunge, Leber/Pankreas, Nieren) und Milz + Lymphknoten zur Typisierung, ggf. zusätzliche Organentnahme (z.b. Cornea, Gehörknöchelchen). Die Feinpräparation (z.b. Cholezystektomie und Spülung der Gallenwege bei der Leber) erfolgt ex situ vor der Implantation.

Immunreaktionen

Host versus graft = Immunreaktion des Empfängers gegen das Transplantat durch Unterschiede der Histokompatibilitätsantigene (HLA-System) vermittelt durch zytotoxische Lymphozyten und Antikörper.
Graft versus host bei Knochenmarktransplantation = Immunreaktion des Transplantats (Knochenmark mit immunkompetenten Zellen) gegen den Empfänger

Abstoßungsreaktionen (= Rejektion)

* Hyperakute Abstoßungsreaktion = innerhalb v. 48 Std. durch zytotoxische Antikörper
* Akzelerierte Abstoßungsreaktion = zwischen 2. und 5. postop. Tag durch zelluläre Abstoßung
* Akute Abstoßungsreaktion = innerhalb der ersten 3 Monate durch zelluläre Abstoßungsreaktion (T-Lymphozyten (T-Zell-Rezeptor/CD3-Komplex) + Rezeptoren mit akzessorischen Signalen, z.B. CD2, CD25, CD28, IL2R), meist 10 - 20 Tg. postop.
* Chronische Abstoßungsreaktion = langsame progrediente Funktionseinbuße des Transplantats mit geringer Beeinflussbarkeit ⇨ oft Retransplantation notwendig

Prinzipien der immunsuppressiven Therapie

• Ziel ist die Erzeugung einer **Transplantat-spezifischen Immuntoleranz.**
• Zur Verhinderung akuter u. chronischer Abstoßungsreaktionen werden heute Standardkombinationen aus Glukokortikoiden, Azathioprin (Imurek®) und Ciclosporin A (Sandimmun®) oder Analoga (z.B. Pilzprodukt Tacrolimus [FK 506], Prograf®) gegeben. In Erprobung sind monoklonale Antikörper OKT3 od. gegen CD25 und Substanzen, die die intrazelluläre Signalübertragung hemmen.

Lebendspende von Organen

Als Verwandtenspende zw. **Eltern und Kind** oder **unter Geschwistern** (insb. eineiige Zwillinge) mit besseren Transplantationsergebnissen aufgrund der besseren genetischen Übereinstimmung als bei einer Fremdspende möglich.
Heute bei Knochenmark, Niere, Teil-Leber (= split-liver) und Pankreassegment mögl.

Adressen:

Auskunft und Transplantationen an fast allen Universitätskliniken in Deutschland mögl., Organisationszentrale für Deutschland, Postfach 15 62, 63235 Neu Isenburg, Tel.: (0 61 02) 399 99
Eurotransplant in 2312 BK Leiden, Rynsburgerweg 10, Niederlande, Tel.: 00 31 / 71 - 18 28 38, Internet: http://www.transplant.org mit vielen weitergehenden Informationen zu allen Gebieten der Transplantationschirurgie
Knochenmark: Deutsche Knochenmarkspenderdatei, Postfach 14 05, 72004 Tübingen, Tel.: (0 70 71) 5 15 15
Infomaterial und Organspenderausweise: Deutsche Lebenswacht e.V. (kostenlos gegen Rückumschlag), Postfach 17 02 62, 60076 Frankfurt
Selbsthilfegruppen: Verband Organtransplantierter Deutschlands e.V., Wielandstr. 28a, 32545 Bad Oeynhausen, Tel.: (0 57 31) 79 21 - 81, Fax: - 82

ALLGEMEINE TUMORKLASSIFIKATION

TNM-Klassifikation maligner Tumoren

Aktuell z.Zt. in der **5. Auflage der UICC** (Union Internationale Contre le Cancer) **von 1997** (deutsche Übersetzung 3/1998); alle TNM-Klassifizierungen in diesem Buch entsprechen der aktuellen, gültigen Nomenklatur. Abweichungen zu anderen Lehrbüchern ergeben sich durch die dort eventuell noch alten zitierten Klassifikationen.

Einteilung anhand des klinischen Aspekts und klinischer Untersuchung:

T = Primärtumor: T_0 = Kein Anhalt für einen Primärtumor
T_x = Primärtumor kann nicht beurteilt werden
T_{is} = Carcinoma in situ
T_{1-4} = Zunehmende Größe und/oder lokale Ausdehnung des Primärtumors

N = Nodi = regionäre Lymphknotenmetastasen:
N_0 = Keine regionären Lymphknotenmetastasen
N_x = Lymphknotenmetastasen nicht beurteilbar
N_{1-3} = Zunehmender Befall regionärer Lymphknoten
(Anmerkung: Metastasen in entfernten Lymphknoten werden als Fernmetastasen klassifiziert)

M = Fernmetastasen: M_0 = Keine Fernmetastasen
M_x = Fernmetastasen nicht beurteilbar,
M_1 = Fernmetastasen vorhanden, dazu zählen auch alle *nicht lokoregionären Lk-Metastasen*

Neue fakultative Kategorien:
L = Lymphgefäßinvasion: L_0 = keine Lymphgefäßinvasion, L_1 = Lymphgefäßinvasion
Sentinel-Lymphknoten = 1. Lymphknoten im Abflussgebiet des Primärtumors

V = Veneninvasion: V_0 = keine Veneninvasion, V_1 = mikroskopische Veneninvasion,
V_2 = makroskopische Veneninvasion

C-Faktor: C_1 = Diagnosesicherung durch Standardverfahren (Rö, Endoskopie), C_2 = Diagnosesicherung durch spezielle Verfahren (NMR, Nuklearmedizin, Biopsie), C_3 = Diagnosesicherung durch chirurgische Exploration mit Biopsie, C_4 = Diagnosesicherung durch **definitive Chirurgie** und **pathologische Untersuchung**, C_5 = Autopsie

Die pTNM-Klassifikation ist gleich wie die o.g. klinische TNM, sie wird postoperativ vom Pathologen anhand des histologischen Präparates gestellt (entspricht also dem C-Faktor C_4).

Häufige zusätzliche Klassifikation: **Residualtumor-(R)-Klassifikation**
R_0 = kein Residualtumor
R_x = Vorhandensein eines Residualtumors kann nicht beurteilt werden
R_1 = mikroskopischer Residualtumor (Tumor an den Resektionsrändern im histologischen Präparat noch sichtbar)
R_2 = makroskopischer Residualtumor an den Resektionsrändern am Operationspräparat sichtbar.

Histopathologisches Grading

G1: gut differenzierter Tumor, **G2**: mäßig differenzierter Tumor, **G3**: schlecht differenzierter Tumor, **G4**: undifferenzierter = entdifferenzierter = anaplastischer Tumor
Bei manchen Einteilungen wird G3 und G4 zusammengefasst.

Karnofsky-Index (1984):

Dieser wird in der Onkologie zur Beschreibung des Zustandes des Patienten verwendet (100 % - 10 %) = sog. **Aktivitätsindex**. 100 % = volle Aktivität ohne Beschwerden, 70 % = Arbeitsunfähigkeit, Pat. kann sich aber noch selbst versorgen, < 40 % = Pflegefall, 10 % = Moribund.

ALLGEMEINE TUMORNACHSORGE

Nach allen Eingriffen, die einen malignen Prozess in der histopathologischen Untersuchung ergeben, muss ein Staging durchgeführt werden (falls dies nicht schon präoperativ erfolgt ist) sowie künftig die Tumornachsorge betrieben werden. ICD-10: Z08

Staging: ♦ Röntgen des Thorax, ggf. CT-Thorax
♦ Sonographie des Abdomens, ggf. CT-Abdomen/Becken
♦ Skelettszintigraphie
♦ Bei verdächtigen Lk ⇨ Biopsie/Exstirpation und histologische Untersuchung
♦ Tumormarker (möglichst schon präop. um einen Verlaufsparameter zu haben)

Ther: • Allgemeiner zeitlicher Ablauf der Nachsorgeuntersuchungen: 1. Kontrolle nach 1 Monat, dann für 1 - 2 Jahre in 3-monatigem Abstand, dann für 2 – 3 Jahre in 6-monatigem Abstand, danach nur noch jährliche Nachuntersuchung (dies gilt nur für komplikationslose = rezidivfreie Verläufe, bei Auftreten von Rezidiven müssen die Zeitintervalle verkürzt werden)
• **Zwischenanamnese** (Leistungsfähigkeit, Gewichtsabnahme, Fieber, Nachtschweiß) und klinische Untersuchung (allg. körperlicher Status, Lokalbefund, Lymphknoten-Status)
• **Routinelabor** (BB, BSG, Leberwerte, Nierenwerte), okkultes Blut im Stuhl, präoperativ tumorspezifische **Tumormarker** (nur falls diese präoperativ erhöht waren, sind sie als Verlaufs- und Rezidivkontrollparameter geeignet)
• Röntgen: Thorax (2 Ebenen)
• Sonographie: Abdominalorgane (insb. Leber wichtig)
• Spezielle Untersuchungen (nicht bei jeder Tumornachsorge notwendig):
  – CT-Abdomen bei V.a. intraabdominelle Filiae
  – Tumoren im oberen GI-Trakt: Ösophago-/Gastroskopie
  – Tumoren im unteren GI-Trakt: Koloskopie
  – Mamma-Tumoren: Mammographie, Skelettszintigraphie
  – Lungen-Tumoren: Bronchoskopie, Skelettszintigraphie

Proph: Allgemeine Empfehlungen für Tumorpatienten:
♥ Stress vermeiden, ausreichend Schlaf und Erholung
♥ Kein Nikotin und weniger (kein) Alkohol
♥ Ausgewogene Ernährung, ausreichend Spurenelemente und Vitamine (A, E, C)
♥ Möglichkeit des Versuchs einer Immunstimulationstherapie mit Mistelpräparaten (z.B. Helixor®, Iscador®)
♥ Selbsthilfegruppen: Deutsche Krebshilfe e.V., Thomas-Mann-Str. 40, 53111 Bonn, Tel.: (02 28) 7 29 90 – 0, Fax: - 11, Internet: http://www.krebshilfe.de
Regionale Adressen über NAKOS (Nationale Kontakt- und Informationsstelle der Deutschen Selbsthilfegruppen), Albrecht-Achilles-Str. 65, 10709 Berlin, Tel.: (0 30) 8 91 40 19, Internet: http://www.nakos.de, E-mail: nakos@gmx.de
♥ Weitere aktuelle wissenschaftliche Informationen zu allen Tumorarten bei Cancernet im Internet: http://www.meb.uni-bonn.de/cancernet und beim Deutschen Krebsforschungszentrum – Krebsinformationsdienst (KID), Im Neuenheimer Feld 280, 69120 Heidelberg, Tel.: (0 62 21) 41 01 21, Internet: http://www.dkfz-heidelberg.de/kid/kid.htm

ALLGEMEINE KOMPLIKATIONEN

POSTOPERATIVES FIEBER

Ät: – Wundinfektion, Wunddehiszenz, Serom, nekrotisierende Wunde
- i.v.-Zugang-Infekt, zentraler Venenkatheter, Wunddrainagen, Fremdkörper
- Septischer Herd, Abszess, Empyem, infiziertes Hämatom
- Harnwegsinfekt, insb. bei Blasenkatheterismus
- Pulmo: Atelektase in der Lunge, Pneumonie, Lungenempyem, Lungenembolie, Infektion durch Intubation und Beatmung, Aspirationspneumonie
- Phlebitis, Phlebothrombose
- Peritonitis, Cholezystitis („Stressgallenblase"), Meningitis, Osteomyelitis
- Resorptionsfieber bedingt durch das Op-Trauma
- Unverträglichkeitsreaktionen: Bluttransfusion, Medikamente
- Hypothalamische Läsion in der Neurochirurgie oder durch SHT
- Maligne Hyperthermie

Path: ◆ **Pyrogene** (z.B. bakterielle Endotoxine, Interleukin-1)
◆ Besonders gefährdet für Infektionen sind Pat. mit septischer Op od. vorausgehende Sepsis, gastrointestinale Op, hohes Alter, Vorbehandlung mit Antibiotika, parenterale Ernährung, immunsupprimierte Patienten, Polytrauma
◆ Bevorzugte Keime: **Staphylococcus** aureus u. epidermidis, E.coli, Enterokokken
◆ Opportunistische (nosokomiale) Infektionen: Pseudomonas aeruginosa, Serratia marcescens, Legionellen, Candida, Cytomegalie-Viren
◆ Traumatische Störung der Thermoregulation im Hypothalamus

Häufige Ursachen anhand des postoperativen Zeitpunktes:

Intra- oder perioperatives Fieber:
Septische Op, Atelektase in der Lunge, Bluttransfusion, neurochirurgische Op, maligne Hyperthermie

---

Fieber innerhalb der ersten 2 Tage postop.:
Nekrotisierende Wunde, Atelektase in der Lunge, Bluttransfusion

---

Fieber am 2. - 4. Tag postop.:
i.v.-Zugang-Infekt, Harnwegsinfekt, Pneumonie, Atelektase in der Lunge, Lungenembolie, Phlebitis

---

Fieber am 5. - 10. Tag postop.:
Wundinfektion, Wunddehiszenz, Serom, Harnwegsinfekt, i.v.-Zugang-Infekt, Phlebitis
Abdomen: Anastomoseninsuffizienz, intraabdomineller Abszess, Peritonitis
Pulmo: Pneumonie, Empyem, Lungenembolie
Primär verkannte oder übersehene Verletzungen, Fremdkörper

Klin: ⟹ Temperatur > 37,5°C
⟹ Zeichen einer Wundinfektion (s.o., Kap. Wundinfektion)

Diag: 1. Anamnese (chirurgische Grunderkrankung) und klinische Untersuchung: Rektale Temperaturmessung, Inspektion des Wundgebietes, Druckschmerzhaftigkeit
2. Labor: Blutbild (Leukozytenzahl), BSG, CRP, Harnsediment, Blutkulturen (während des

Fieberanstiegs und möglichst vor einer Antibiotikagabe abnehmen) ⇨ Suche nach Erreger und Bestimmung der Resistenz (Antibiogramm)
3. Röntgen: Thorax zum Ausschluss v. Pneumonie u. Atelektasen
4. Bronchoskopie bei V.a. Atelektasen
5. Chirurgische (diagnostische) Reoperation als ultima ratio bei unklarem Befund

Ther: • **Beseitigung der Ursache!**

• Konservativ: Antibiose bei Infektionen (zuerst Breitband-Antibiotika und nach Antibiogramm gezielte Antibiose geben)
Symptomatisch: Kühlen, Medikamente wie Acetylsalicylsäure, Paracetamol od. Metamizol (= Hemmung der Prostaglandinsynthese)

• Operativ: Chirurgische Revision bei unklaren Wundverhältnissen und Fieber

Kompl: ∗ Multiresistente Keime, insb. MRSA (Methicillin-resistente Staphylococcus aureus), Problem z.B. in Intensivstationen. Ther: Isolierung des Pat. und stets Händedesinfektion nach Kontakt mit dem Pat., Mupirocin-Nasensalbe (Turixin®) + Vancomycin i.v.

Proph: ♥ Operationsvorbereitung: Bei Darmeingriffen orthograde Spülung zur Keimreduktion, aseptisches Vorgehen / Op-Feld-Vorbereitungen (Reinigung, Rasur)
♥ Op: Strenge Asepsis, atraumatisches Operieren, Vermeidung von Blutverlusten
♥ Perioperative Antibiose bei kontaminierten Wunden, Dickdarmeingriffen, Implantaten
♥ Postoperativ: Zugänge immer nur so lange wie nötig belassen, Händedesinfektion vor Wundbehandlung oder Pflege von Kathetern

POSTAGGRESSIONSSYNDROM

Syn: **Postoperative Krankheit**, ICD-10: Y88.3

Def: Allgemeine Reaktionen des Organismus auf Operationstraumen und Narkose mit transitorischen Funktionsstörungen des Herz-Kreislaufsystems, des Energie- und Wasserhaushaltes und der Psyche (ähnliche Vorgänge auch bei der Verletzungskrankheit bei polytraumatisierten Patienten).

Abhängig von: – Größe, Schwere und Dauer des Eingriffs
– Lokalisation der Operation (Bauchhöhle, Thorakotomie)
– Alter des Patienten
– Begleiterkrankungen: Herzinfarkt, Niereninsuffizienz, Leberzirrhose

Path: ♦ Erhöhte arterio-venöse O_2-Differenz durch erhöhten peripheren O_2-Verbrauch bei erhöhtem Grundumsatz (**Postaggressionsstoffwechsel** = Stresshormone erhöht) ⇨ HZV (Herz-Zeit-Volumen) steigt um >30 % an
♦ **Entzündungsmediatoren** (auch ohne Infekt und Sepsis) ⇨ Fieber, Müdigkeit, Pulszunahme, international auch SIRS (systemic inflammatory response syndrome) genannt
♦ **Glukoseverwertungsstörung** bei gleichzeitigem Protein- und Fett**katabolismus** (= Abbau von Eiweißen und Fetten, negative Stickstoffbilanz, Ketonkörper++, Ketoazidose)
♦ Aldosteron und ADH-Erhöhung ⇨ Wasser- und Na-Retention, Hypokaliämie ⇨ generalisierte Ödeme
♦ **Gerinnungsaktivierung**, Thrombozytenaggregationen, Blutverlust
⇨ thromboembolische Komplikationen
♦ **Gestörte Infektabwehr** durch Verminderung von Immunglobulinen und Komplement durch Erhöhung von Katecholaminen und Kortikoiden
♦ Vasokonstriktion, Zentralisierung ⇨ **Schock** bis hin zum Tod

Epid: ◊ Beschwerdefreiheit meist am 1.Tag postoperativ
◊ Beschwerdemaximum meist 2. - 4. postoperativer Tag
◊ Dauer: Einige Tage bis wenige Wochen

Klin: ⇒ **Fieber** (Resorptionsfieber), Adynamie, Müdigkeit, Puls und Atmung beschleunigt
⇒ Appetitlosigkeit, Durst, Oligurie
⇒ Seelische Verstimmung
⇒ Mögliche Laborveränderungen: BSG u. CRP erhöht, Leukozytose, Anämie, Anstieg harnpflichtiger Substanzen, Na^+ erhöht, K^+ vermindert, Glukose erhöht, Hyperbilirubinämie

Ther: Bei Auftreten von Symptomen: **Intensivmedizinische** Überwachung und Behandlung (genaues Bilanzieren, bedarfsorientierte Infusionstherapie)

Proph: ♥ **Schonende Anästhesie!**
♥ Keine ungezielte antibiotische Prophylaxe
♥ Keine unnötigen Kortikoid-Applikationen

Schock

Def: Missverhältnis zwischen Gefäßfüllung und Gefäßkapazität, Missverhältnis zwischen O_2-Angebot und O_2-Bedarf, Verminderung der Mikrozirkulation und daraus folgende metabolische, funktionelle und strukturelle Gewebeveränderungen. ICD-10: R57.9

Ät: – **Volumenmangel** durch **Blutung** (nach außen oder nach innen durch Trauma, Tumor, Operationen), Plasmaverlust/Eiweißverlust **(Verbrennungen)**, H_2O- und Elektrolytverlust (Ileus, schwere Diarrhoe, Erbrechen)
– **Kardiogener Schock:** ⇨ Manifeste Herzinsuffizienz (Pumpversagen des Herzens) bei großem **Myokardinfarkt** (> 20 - 40 % Myokard infarziert), **Lungenembolie,** Kardiomyopathien, Herzbeuteltamponade (200 - 400 ml Einblutung ins Perikard), konstriktive Perikarditis, Myokarditis, Arrhythmien, Kammerflimmern, elektromechanische Entkoppelung
DD zum Volumen-Mangel: Halsvenenstauung, da ZVD erhöht!
– **Anaphylaktischer Schock:** Führt über Vasodilatation zu einem Volumenmangel (Toxine, Blutgruppenunverträglichkeitsreaktion, Medikamente, iodhaltige Kontrastmittel)
– **Septischer Schock:** Iatrogen!, nosokomial, v.a. gram-neg. Bakterien, toxic shock syndrome durch Staphylokokken, toxic shock-like syndrome durch Streptococcus pyogenes (Grp. A)
– **Neurogener Schock:** Dysregulation der Gefäßtonisierung durch extremen Schmerz, SHT, Hirnblutungen, Intoxikationen

Path: ♦ Circulus vitiosus des Schocks nach MOON:
Hypovolämie ⇨ Verminderung des Herzzeitvolumens ⇨ Hypoxie und Gewebsazidose ⇨ Atonie der Gefäße ⇨ erhöhte Kapillarpermeabilität ⇨ führt zur weiteren Zunahme der **Hypovolämie** (= Schockspirale)
♦ Zentralisation: Gehirn- und Herzdurchblutung bleibt zunächst unverändert zu Ungunsten von: Niere, Splanchnicus-Gebiet: Leber, Pankreas, Darm und d. Extremitäten (durch unterschiedliche Verteilung der α- und ß-Rezeptoren ⇨ Vasokonstriktion, ß ⇨ Vasodilatation) ⇨ Verminderung der O_2-Versorgung der Organe ⇨ anaerober Stoffwechsel der Zellen ⇨ Anfall von Laktat und Stoffwechselendprodukten ⇨ **Azidose** (Versuch der respiratorischen Kompensation der Azidose durch Mehratmung ⇨ aber: mehr O_2 wird für die verstärkte Atmung verbraucht ⇨ keine wesentliche Verbesserung der Gewebehypoxidose) ⇨ metabolisch bedingte präkapillare Dilatation bei bestehender postkapillarer Konstriktion (präkapillar reagieren die Gefäße empfindlicher auf eine Azidose) ⇨ Blut „versackt" im Kapillarbett ⇨ Plasmaabfluss ins Interstitium ⇨ **Hypovolämie, Sludge-Phänomen** der Erythrozyten, Bildung von **Mikrothromben** (bis hin zur Verbrauchskoagulopathie = DIC)
♦ Anaphylaxie: Ag-Ak-Reaktion, Mediatorenfreisetzung (z.B. aus Mastzellen): Histaminausschüttung ⇨ Dilatation der Arteriolen, Konstriktion der Venolen ⇨ alles Blut versackt im Kapillarbett ⇨ Plasmaabfluss ins Interstitium ⇨ **Hypovolämie**
♦ Sepsis: Bakterien ⇨ Ektotoxine, Endotoxine führen zur Eröffnung der physiologischen AV-Fisteln ⇨ Hyperzirkulation des Blutes (O_2-Gehalt im venösen Blut hoch ⇨ rosige Far-

be der Haut) aber Minderversorgung der Organe, zusätzlich wird O_2 in den Zellen nicht richtig verwertet (ursächlicher Mechanismus unklar) ⇨ Azidose und Folgen wie oben
♦ Schockorgane: Niere: Oligurie, akutes Nierenversagen
Myokard: Koronare Perfusion sinkt, Herzmuskelinsuffizienz
Leber: Hypoxidose ⇨ Nekrosen (histologisch: zentral um die Lebervenen beginnend), Leberversagen
Lunge: ARDS (s.u.), respiratorische Insuffizienz, Infektanfälligkeit

Etlg: # Hypovolämie: Bis 1000 ml Blutverlust gute Kompensation,
>1.000ml Blutverlust Schockgefahr! (= ab **20% Volumendefizit**, Index ca.1)

Schockindex: Puls / systolischer Blutdruck = physiologisch ca. 0,5
Index > 1 Schockgefahr!!

Anaphylaktische Reaktion: Schweregrade

I: Allgemeinsymptome (Schwindel,Kopfschmerz) + Hautreaktion (Juckreiz, Urtikaria)   **II:** Zusätzlich: Blutdruckabfall + Tachykardie + Übelkeit, Erbrechen   **III:** Zusätzlich: Bronchokonstriktion + Schock   **IV:** Kreislaufversagen

Klin: ⇨ Volumen-Mangel-Schock: **Tachykardie, blasses Hautkolorit** (eine Zyanose ist meist durch den Hb-Abfall nicht direkt erkennbar), **Blutdruckabfall**, Kaltschweißigkeit
⇨ Sistieren der Urin-Ausscheidung
⇨ Tachypnoe (Volumenmangel- und respiratorische Azidosekompensation)
⇨ Anaphylaxie: Akute respiratorische Insuffizienz durch Bronchokonstriktion (Histaminwirkung), Urtikaria (Quaddeln), evtl. Lungenödem, Quincke-Ödem (Augenlider, Glottis + Larynx ⇨ inspiratorischer Stridor)
⇨ Sepsis: Eher rosige Hautfarbe (Hyperzirkulation)

Diag: 1. Anamnese und klinische Untersuchung: Ansprechbarkeit, Atmung (und Pulsoxymetrie), Puls, Blutdruck, Pupillenreaktion, Hautfarbe, Rekapillarisationszeit (Druck auf den Fingernagel und loslassen ⇨ nach ca. 1 sec ist der Nagel beim Gesunden wieder rosig), Temperatur, Diurese (⇨ Blasenkatheter, Bilanzierung).
2. ZVD (zentraler Venendruck, gemessen in Höhe des rechten Vorhofes, physiologisch sind 3 - 10 cm H_2O) erniedrigt bei Volumenmangel, erhöht bei kardiogenem Schock (Stau des Blutes vor dem insuffizienten Herzen)
3. Labor: Blutbild mit Hb, Hkt (⇨ Blutverlust)
Gerinnung! (auf AT III-, Fibrinogen- od. Thrombozytenabfall, Nachweis von Fibrinspaltprodukten achten ⇨ Verbrauchskoagulopathie)
Leukozyten (Leukozytose, bei Sepsis auch Leukozytensturz mögl.)
Blutgasanalyse: O_2, CO_2, pH (Azidose), Base excess
4. EKG und EKG-Monitoring: Kardiale Funktionskontrolle, Infarktausschluss
5. Röntgen: Lunge! (auf Infiltrate und ARDS achten, s.u.)
6. Rechtsherzkatheter (Swan-Ganz-Einschwemmkatheter): Pulmonalarteriendruck, indirekte Messung des li.Vorhofdrucks durch pulmonalkapilläre Druckmessung, Bestimmung des Herzminutenvolumens

Ther: • Allgemeinmaßnahmen: Flachlagerung mit 15° angehobenen Beinen bei Hypovolämie (nicht bei kardiogenem Schock ⇨ sitzende Haltung)
O_2-Zufuhr über Nasensonde (8 - 12 l/min.) oder evtl. Intubation und Beatmung (100 %ige O_2, ggf. mit PEEP) ⇨ Klinikeinweisung, Intensivstation!
• Durchbrechen des Circulus vitiosus:
Volumenersatz initial mit 500 - 1000 ml Plasmaexpander (**HAES** oder Dextran) und mit isotonischer Kochsalzlösung/Ringerlaktat (in etwa gleicher Menge) i.v. und bei Kinder <3.LJ. kein i.v.-Zugang zu bekommen ist, auch als intraossäre Infusion über Tibiapunktion), diskutiert wird auch der Einsatz von hyperosmolarer Kochsalzlösung 7,5 %ig 4ml/kgKG als Bolusinfusion mit 6 % Dextran 70 als sog. small volume resuscitation, evtl.

Acidose-Ausgleich mit Na-Bicarbonat, Bluttransfusion ab 1,5 l Blutverlust oder Hb < 7 - 10 g/dl mit Erythrozytenkonzentrat (EK) oder Frischblut (in der Klinik).

- Behandlung der Ursache:
  - *Septischer Schock:* **Operative Sanierung bei vorhandenem Eiterherd,** hochdosierte Antibiose, auf akutes Nierenversagen und ARDS achten!
  - *Kardiogener Schock:* Kausale Behandlung je nach Ursache (Asystolie, Kammerflimmern, Infarkt). Cave: bei Volumenmangel nur vorsichtiger Volumenersatz (wg. Belastung des Herzens), Dopamin-/Dobutamin-Perfusor, ggf. intraaortale Ballongegenpulsation
  - *Anaphylaxie:* 1. Adrenalin (Suprarenin® als Spray und 1:10 verdünnt i.v.)
    2. Antihistaminika (H$_1$- und auch H$_2$-Blocker)
    3. Kortikosteroide (Prednisolon 1.000 mg)
    Bei Bronchokonstriktion zusätzlich Theophyllin (Euphyllin®)
  - *Neurogener Schock:* Zur Tonisierung der Gefäße Adrenalin, Dopamin, Dobutamin i.v., Schmerzbekämpfung
  - *Verbrauchskoagulopathie (DIC):* FFP (fresh frozen plasma = Frischplasma), AT III-Substitution, (in der Frühphase: Heparin), Thrombozytenkonzentrat (bei Thrombozytensturz), Fibrinogensubstitution
  - *Nierenversagen:* Diurese ⇨ Furosemid, Dobutamin-Perfusor, Bilanzierung von Ein- und Ausfuhr, evtl. Hämofiltration oder Hämodialyse
  - *Bei Kreislaufstillstand:* Reanimation, Adrenalin (s.u., Kap. Herz-Kreislaufversagen)

Prog: Jeder Patient, der das Stadium des manifesten Schocks erreicht, hat eine sehr ernste Prognose mit hoher Letalität.

Kompl: * Akutes Nierenversagen
  * ARDS (akute respiratorische Insuffizienz)
  * Multiorganversagen, DIC, Kreislaufversagen ⇨ Tod
  * Weichgewebenekrosen, Myositis, nekrotisierende Fasciitis, Gangrän

Proph: ♥ Schonende Op- und Anästhesietechnik
  ♥ Bei intraoperativen Blutverlusten: Rechtzeitige und ausreichende Substitution

---

ARDS

Syn: ARDS = adult respiratory distress syndrome, akutes Lungenversagen, akute respiratorische Insuffizienz, Schocklunge, ARF = acute respiratory failure, ICD-10: J80

Ät: - **Protrahierter Schock, Thoraxtrauma, Polytrauma**, sehr belastende Op
  - **Sepsis**, Infektionen, insb. Pneumocystis carinii, Legionella pneumophila, HIV-Patienten
  - Inhalation von **Reizgasen** (Rauchgase, NO$_2$), hyperbarer Sauerstoff, großflächige Verbrennungen, Intoxikationen (Paraquat, Narkotika)
  - Inokulation von Flüssigkeiten in die Lunge (z.B. Ertrinken, Aspiration von Magensaft)

Path: ♦ Hypoxie, Azidose (Schock) ⇨ **Permeabilitätsstörungen** ⇨ exsudative Phase ⇨ interstitielles Lungenödem
  ♦ Unzureichende Bildung von **Surfactant** durch Untergang der Pneumozyten II ⇨ alveoläres Lungenödem, Atelektasen, hyaline Membranen
  ♦ Entzündungsmediatoren, Endotoxine ⇨ Mikroembolien ⇨ **hyaline Membranen** infolge Extravasation von Fibrinmonomeren in die Alveolen
  ⇨**Globale respiratorische Insuffizienz**, Fibrosierung der Alveolarwände (irreversibel) durch Endothelproliferation der Alveolarkapillaren = proliferative Phase

Klin: Dyspnoe bis Orthopnoe, Bewusstseinsstörung ⇨ Koma

Etlg: v. STEPPLING (1987) nach Klinik, Blutgasen und Rö-Befund

> Stad. I: **Latenzphase**, Dyspnoe, geringe Hypoxie (Hyperventilation ⇨ respiratorische Alkalose), Röntgen: bds. unscharfe Hiluszeichnung
>
> Stad. II: Orthopnoe, starke Hypoxie, Zyanose, Tachykardie, Verwirrtheit, Röntgen: interstitielles Lungenödem, Transparenzminderung
>
> Stad. III: **Terminalphase**, respiratorische Globalinsuffizienz, extreme Hypoxie, Schock, Koma, Röntgen: konfluierende grobfleckige Verdichtungen

Diag: 1. Anamnese (Trauma, Op, Schock) und klinische Untersuchung (Auskultation)
Das ARDS im Stad. I kann leicht verkannt/übersehen werden.
2. Röntgen-Thorax:
Stad. I: Perihiläre streifige Verdichtung, beginnendes interstitielles Ödem
Stad. II: Diffuse, mehr homogene Verdichtungen, evtl. Schmetterlingsfigur
Stad. III: Verdichtungszunahme durch Bronchuswandödem, pos. Pneumobronchogramm
Stad. IV: Zunehmend konfluierende grobfleckige Verschattungen
Stad. V: Großflächige Infiltrationen
3. EKG-Monitoring und Herzechographie: kardiale Funktion
4. Ggf. Pulmonalarterienkatheter (Swan-Ganz-Einschwemmkatheter): pulmonalkap. Druck?

Ther: • Kausal: Ursache bekämpfen, Grunderkrankung behandeln
• **Frühzeitige Beatmung** mit PEEP (positive endexpiratory pressure ⇨ Verhindert das Kollabieren der Alveolen) und inflation hold (IRV = inversed ratio ventilation: Inspiratorisches Plateau 2 - 3x länger als die Exspiration; Anfangs für 30 Min. 100 % O_2, dann kontinuierlich reduzieren (in Abhängigkeit von der Blutgasanalyse)
• Hochdosiert **Glukokortikoide**
• **Heparin** zur Prophylaxe einer Verbrauchskoagulopathie (unter PTT-Kontrolle, Ziel: 2-fach)
• Antibiotikaprophylaxe (Pneumonie) und NSDD (= nicht selektive Darmdekontamination durch orthograde Darmspülung), evtl. Katecholamine, Surfactantgabe, Aprotinin (= Kallikrein-Inhibitor, Trasylol®, der Einsatz ist jedoch umstritten)
• Plasmaersatzmittel (niedermolekulare Dextrane), Albumin-Infusion (Ziel: Gesamteiweiß >60 g/l)
• Wechselnde Rücken/Bauchlagerung mit Rotationsbett (Pat. als "Sandwich")
• Bei Versagen der konventionellen Beatmung: Künstlicher Oxygenator (ECMO = extrakorporaler Membranoxygenator), wenn trotz 100 % O_2-Beatmung der arterielle pO_2 nicht über 50 mmHg ansteigt.

Prog: Sehr ernst, Letalität zwischen **50 - 90 %!**

Kompl: * Manifester Schock   * Akutes Nierenversagen
* Multiorganversagen   * Verbrauchskoagulopathie

DD: – Lungenödem kardialer Genese
– Pneumonie, insb. interstitielle Pneumonien

VERBRAUCHSKOAGULOPATHIE

Syn: **DIC** = disseminated intravascular coagulation, disseminierte intravasale Gerinnung, Defibrinationssyndrom, ICD-10: D65

Ät: – Jeder **Schock** jeglicher Genese kann zur DIC führen

- **Operationen an thrombokinasereichen Organen:** Pulmo, Prostata, Pankreas, Plazenta
- **Sepsis:** Insb. gram-neg. Bakterien, Meningokokken (Waterhouse-Friedrichsen-Syndrom), Staphylokokken (toxic shock syndrome [TSS], Tamponkrankheit), (Sanarelli-Schwartzmanpyndrom, experimentell beschrieben mit Bakterientoxininjektionen), septischer Abort
- Akute Pankreatitis
- Polytrauma, großflächige Gewebezerstörung (⇨ Aktivierung von Gewebsthromboplastin)
- Para-/postinfektiös: Purpura fulminans meist mit Entwicklung eines Schocks und Ausbildung schwerer ausgedehnter Weichteilnekrosen
- Hämolysen (Blutgruppenunverträglichkeit, Seifenlaugenabort, Schlangengifte)
- Geburtshilfliche Komplikationen (Fruchtwasserembolie, vorzeitige Plazentalösung, Deadfetus-Syndrom bei Missed abortion = verhaltener Abort über mehrere Wochen)
- Herz-Lungen-Maschine = extrakorporaler Kreislauf (= Kontaktaktivierung des Gerinnungssystems)
- Crush durch Rhabdomyolyse, zirkulierende Immunkomplexe, zerfallende Tumoren
- Kortikoide, Leberinsuffizienz ⇨ Beeinträchtigung des RES/RHS

P˜th: ♦ Schock, Hämostase, Hypoxie, Azidose, Endotoxine ⇨ intravasale Aktivierung des Gerinnungssystems (Prothrombin-Aktivierung) = Hyperkoagulabilität ⇨ **multiple Mikrothromben** ⇨ **Verbrauch von Thrombozyten und plasmatischen Gerinnungsfaktoren** (insb. Fibrinogen, AT III, Fakt. V + VIII) ⇨ **hämorrhagische Diathese** = Hypokoagulabilität mit multiplen Blutungen und **sekundärer Hyperfibrinolyse** (verstärkt zusätzlich den Faktorenverbrauch) ⇨ Schock (Circulus vitiosus)
♦ Das **RES / RHS** (reticulo endotheliales/histiozytäres System) hat eine Abbaufunktion für gerinnungsaktivierende Substanzen. Im Schock, bei Tumorkrankheit oder unter Immunsuppression (Kortikoide) ist diese Funktion nicht mehr ausreichend gewährleistet ⇨ Mikrothrombosierung begünstigt!

Etlg: Verlauf der DIC

I:	**Aktivierungsphase:** Gerinnungsaktivierung, beginnender Thrombozytenabfall
II:	**Frühe Verbrauchsphase:** Abfall v. Thrombozyten u. plasmatischen Gerinnungsfaktoren
III:	**Späte Verbrauchsphase + Hyperfibrinolyse:** Manifeste hämorrhagische Diathese

Klin: ⇒ Die DIC wird oft erst im Stadium der Blutungen erkannt
⇒ Multiple Schleimhautblutungen (Nase, Rachen, Vagina, Anus), gastrointestinale Blutungen, petechiale oder großflächige Hautblutungen

Diag: 1. Anamnese (Op, Schock, Sepsis) und klinische Untersuchung (Haut-/ Schleimhautblutungen)
2. Labor: Empfindlicher Parameter: **Thrombozytenzahl** (< 30.000/µl Blutungen) **Fibrinogen, AT III**, Quick, evtl. Faktorenbestimmung (keine Routine)
Fibrinspaltprodukte (FSP, D-Dimer > 3µg/ml ⇨ zeigen Hyperfibrinolyse an)

Ther: • **Grundkrankheit behandeln**, Ursache beseitigen!
• In der Aktivierungsphase (Stad. I) und Übergang in II: **Heparin i.v.** 5.000 - 10.000 IE/Tag (Ziel: PTT 2-fache der Norm)
• Substitution von **AT III** (ab AT III <70 %)
• Substitution von Gerinnungsfaktoren: FFP (fresh frozen plasma)
• Im Stadium III: AT III, FFP, Frischblut, Thrombozytenkonzentrat
• Bei Nierenversagen: Hämodialyse
• Merke: Die Hyperfibrinolyse darf **nicht** gestoppt werden, um über diesen Weg die Mikrothromben wieder aufzulösen und die Mikrozirkulation sicherzustellen (lebenswichtig für die Funktionsfähigkeit der Organe, insb. Niere, Gehirn, Lunge, Leber) ⇨ **Antifibrinolytika kontraindiziert!**

Prog: Wird das Stadium II akut überschritten ist die Prognose sehr ernst.

Kompl: * Jede DIC kann zum manifesten **Schock** führen!
* Nierenrindennekrosen, akutes Nierenversagen
* Akute respiratorische Insuffizienz, ARDS

Proph: ♥ Low-dose Heparinisierung (3 x 5.000 IE/Tag) bei allen Operationen und Erkrankungen mit dem Risiko einer DIC-Entwicklung (insb. Lungen-, Prostata- und Pankreasoperationen)

DD: − Eine chronische DIC ist bei Malignomen zu beobachten (Thrombosen od. Blutungen mögl.)
− Blutungen bei Thrombozytopenien: Idiopathisch (M.Werlhof), bei Tumoren, Knochenmarkprozessen, Hypersplenismus, thrombotisch-thrombozytopenische Purpura (Morbus Moschcowitz), hämolytisch-urämisches Syndrom (Gasser-Syndrom), medikamentös (Heparin-induzierte Thrombozytopenie)
− Hämophilie A, B; von-Willebrand-Jürgens-Syndrom
− Vasopathien: Purpura Schönlein Henoch (postinfektiöse/allergische Vaskulitis)

HERZ-KREISLAUFVERSAGEN

Syn: Herz-Kreislaufstillstand, Kreislaufstillstand, Herzstillstand, ICD-10: I46

Def: Bedingt durch Kammerflimmern/Kammerflattern oder Asystolie

Ät: 1. Kardial (> 90 % d.F.)
− **Herzinfarkt**, Perikardtamponade, Contusio cordis
− Asystolie, Kammerflimmern, Hyposystolie (weak action = Herzaktion im EKG, aber keine Pumpleistung des Herzens), Kardiomyopathie, Sick-Sinus- oder AV-Knoten-Krankheit
2. Extrakardial
− Zirkulatorisch: **Schock**, massive Lungenembolie
− Respiratorisch: Verlegung der Atemwege (Fremdkörper, Zurückfallen der Zunge bei Bewusstlosigkeit), Thoraxeinklemmung, Spannungspneumothorax, Aspiration, zentrale Atemlähmung, Ertrinken
− Reflektorisch: Vasovagale Synkope, Herzmanipulation, Omentummanipulation, Elektrounfall, starke Unterkühlung, Karotissinusreflex
− Toxisch: Vergiftungen, Medikamente (Digitalis, Narkotika, Atropin), starke Elektrolytverschiebungen (insb. K^+ und Ca^{++})

Path: ♦ Bewusstlosigkeit nach ca. 5 - 10 Sek.
♦ Atemstillstand tritt nach ca. 1 Min. ein
♦ Weite Pupillen nach ca. 2 Min., (Cave: bei Vergiftungen evtl. auch enge Pupillen)
♦ **Irreversible zerebrale Schädigung** nach ca. **5 Min.** (bei Kleinkindern, unter Hypothermie oder bei Schlafmittelintoxikation kann sich diese Zeit um ein vielfaches verlängern)

Klin: ⇒ Bewusstlosigkeit, keine Atmung mehr hörbar/sichtbar/fühlbar, fehlende Thoraxexkursionen (evtl. Schnappatmung durch Zwerchfellkontraktionen nach ca. ½ Min.), grau-blassezyanotische Hautfarbe, fehlender Puls
⇒ **Weite Pupillen** nach ca. 2 Min., völlig **reaktionslose** Pupillen nach ca. 5 Min.

Diag: 1. Fremdanamnese und klinische Untersuchung (Atmung, Karotispuls, sichtbare gr. Verletzungen/Blutungen, graulivide Hautfarbe) ⇨ **KEIN ZEITVERLUST!** durch andere, unnötige Untersuchungen (z.B. Blutdruckmessung...), sofort mit Reanimation beginnen
2. Nach der Reanimation muss in der Klinik ein kompletter Organstatus erhoben werden: Rö-Thorax, EKG, Ultraschall-Abdomen, Nierenfunktion

Ther: • Sofortmaßnahmen: **Kardiopulmonale Reanimation** nach der **ABC**-Regel:
− Atemwege freimachen (manuell, absaugen)

– <u>B</u>eatmen (Kopf überstrecken, Mund-zu-Mund, **Intubation** sobald als möglich)
– <u>C</u>irculation (= Herzdruckmassage, im unteren Drittel des Sternums, bei korrekter Durchführung sind 100 mmHg erreichbar ⇨ Femoralispuls dann tastbar)
  1 Helfer-Methode: Beatmung/Herzmassage 2 : 15
  2 Helfer-Methode: Beatmung/Herzmassage 1 : 5
  Mindestfrequenzen: 60 Herzmassagen/Min. + 12 Beatmungen/Min.
  Dauer einer Reanimation: mind. 30 Min. (Kinder, Schlafmittelintoxikation mind. 45 Min.,
  Unterkühlung bis zur vollständigen Erwärmung), dies sind aber nur grobe Anhaltswerte.
- <u>NAW/Intensivstation:</u> **EKG-Monitoring** ⇨ Kammerflimmern ⇨ Defibrillation, evtl. mit
  Adrenalin (1ml auf 10ml verdünnt) und Lidocaininjektion (1mg/kgKG) i.v. (intrakardiale
  Injektionen sind heute obsolet!)
  Asystolie ⇨ **Adrenalin** (2 - 3 ml auf 10 ml NaCl-Lösung verdünnt als **endobronchiale**
  Applikation über den Tubus oder **i.v.** 1 ml auf 10 ml verdünnt), externer Schrittmacher
  Na-Bicarbonat (initial 1 mmol/kgKG i.v.) erst dann einsetzen, wenn die anderen Maß-
  nahmen erfolglos waren (eine leichte Azidose gilt heute für die Reanimation eher als
  günstig).
- Erfolgskontrolle: Pupillenreaktion (Miosis), tastbarer Puls, Spontanatmung
- Therapie der Ursache (z.B. bei äußeren Blutungen Druckverband)
- Vergiftungen: Informationen bei akuter Vergiftung über die Informationszentren, Telefon:
  1 92 40 (Vorwahlen je nach Bundesland: 0 30, 05 51, 0 61 31, 0 68 41, 07 61, 0 89)

Prog: Irreversible Gehirnschädigungen sind ab 3 Min. Kreislaufstillstand zu erwarten (längere
Ischämietoleranz wird bei unterkühlten Pat. und Kleinkindern beobachtet). Jeder längerer
Kreislaufstillstand erhöht die Gefahr des Komas mit der Entwicklung eines Apalli-
schen/Dekortikations-Syndroms nach dann evtl. "erfolgreicher" Reanimation.

Kompl: Reanimation: Rippen-/Sternumfraktur, Herzverletzung, Aortenruptur, Perikarderguss,
Pneumothorax, Verletzung/Perforation von Magen (Fehlbeatmung), Leber oder Milz.

LUNGENEMBOLIE

Syn: "Akutes Cor pulmonale", Lungenarterienembolie, ICD-10: I26

Ät: – Verschleppung von **venösen Thromben** = Embolie, zu 90 % aus der **unteren Extremität**
mit den allgemeinen Ursachen der tiefen Phlebothrombose (siehe dort, insb. Immobilisation), der Rest stammt aus dem rechten Herz oder Zustromgebiet der V.cava sup.
– Fettembolie (Frakturen langer Röhrenknochen mit Abschwemmung des fettreichen Kno-
chenmarkes, Fettaggregation der Blutlipide im Schock)
– Luftembolie (Verletzungen, versehentliche Injektion, Thorax- od. Herz-Op)
  ⇨ ca. **70 ml** Luft intravasal führen zur Kontraktion aller Pulmonalarterienäste
– Fremdkörper (z.B. abgebrochene Katheterspitze, Tumorbestandteile)

Prädisp: ➲ **Immobilität**, Adipositas, Varikosis, Schwangerschaft, hormonale Kontrazeptiva
  ➲ Langes Sitzen (Abknicken der V.poplitea, z.B. Langstreckenflugkrankheit, sog. "Eco-
  nomy-class-syndrome")
  ➲ Exsikkose (z.B. forcierte Diurese), Malignome, Thrombozytose, Polyglobulie
  ➲ AT III-, Protein S-, Protein C, Heparin-Kofaktor-II-Mangel (dies sind alles Gerinnungs-
  inhibitoren)
  ➲ Plötzliche Anstrengung, Defäkation (Pressen), manifeste Herzinsuffizienz

Path: ♦ Verlegung einer Pulmonalarterie ⇨ **Rechtsherzbelastung** (akutes Cor pulmonale)
  ♦ Pulmonale Blutpassage wird vermehrt über AV-Shunts geführt ⇨ **Hypoxämie**
  ♦ HZV sinkt, da weniger Blut das linke Herz erreichen kann ⇨ **Kreislaufschock**
  ♦ Ein Lungeninfarkt bildet sich nicht immer aus, da die Vasa privata (Aa.bronchiales) der

Lunge nicht betroffen sind und eine Nekrose des Gewebes verhindern. Bei vorbestehender Linksherzinsuffizienz kann sich ein hämorrhagischer Lungeninfarkt ausbilden (Hämoptoe als Symptom mögl.).

Epid: ◊ Größtes Lungenembolierisiko besteht um den **7. postop.** Tag! (5. - 12. postop.-Tag)

◊ Besonders gefährdet sind Operationen von Frakturen, Verletzungen an der unteren Extremität und Hüfte, Gefäß-Op

Etlg: Schweregrade nach SCHULTE (1987)

I:	Kleine Embolie (< 25 % Blockade), normale Blutgase, Dyspnoe
II:	Submassive Embolie (25 - 50 % Blockade), pCO_2 < 35 mmHg, Tachypnoe
III:	Massive Embolie (50 - 80 % Blockade), pCO_2 < 30 mmHg, pO_2 < 65 mmHg, Zyanose, Tachykardie, kardiogener Schock
IV:	Fulminante Embolie (> 80 % Blockade), Herz-Kreislauf-Stillstand, pO_2 < 50 mmHg

Klin: ⇒ Kleine Embolien sind oft nur oligosymptomatisch und werden häufig verkannt

⇒ Plötzliche akute **Dyspnoe** und Tachypnoe, Husten, evtl. Hämoptoe = Bluthusten, Schmerz im Thorax, Tachykardie, subfebrile Temperaturen

⇒ Beklemmungsgefühl und Angst, Schweißausbruch, Übelkeit, Brechreiz

⇒ Rezidivierende kleine Embolien: Belastungsdyspnoe, Neigung zu Synkopen unter Belastung, Tachykardien

⇒ Jede Pneumonie bei Bettlägerigen sollte an eine Lungenembolie denken lassen

Diag: 1. Anamnese (Prädispositionsfaktoren) und klinische Untersuchung
2. **EKG:** McGinn-White-Syndrom = SI-QIII-Typ (tiefe S-Zacke in Einthoven I und Q-Zacke in III), Tachykardie, Rechtsschenkelblock, ST-Hebung in III u. terminal neg.T in III, P-dextrocardiale (überhöhtes P > 3mm)
3. **Röntgen-Thorax:** Auftreten von "Gefäßlücken" bis zur "Hilusamputation" und Transparenzzunahme, betroffen meist die Unterlappen (re > li), einseitiger Zwerchfellhochstand und verminderte Exkursionen, evtl. kleine Plattenatelektasen, dilatiertes re. Herz. *Aber oft auch nur Normalbefund!*
DSA oder **Pulmonalisangiographie:** Nachweis des Verschlusses als präoperative Diagnostik notwendig
4. **Blutgase:** Abnahme des CO_2 (Hypokapnie) wegen der Tachypnoe, Abnahme des O_2, normale Blutgase schließen eine Lungenembolie jedoch nicht aus.
5. **Perfusionsszintigraphie** und **Ventilationsszintigraphie** (auch Inhalationsszintigraphie genannt) der Lunge (sog. Kombilunge) zeigt *beweisend* die Verteilungsstörungen
6. **ZVD:** Steigt durch Rückstau in das Venensystem an
7. **Echokardiographie** (evtl. auch transösophageal) zeigt Dilatation des rechten Herzens
8. **Pulmonalisangiographie** und **Rechtsherzkatheter:** *Beweisender* angiographischer Nachweis einer Embolie mögl. Messung des Pulmonalarterienmitteldruckes (phys. 10 – 20 mmHg), steigt ab Schweregrad II an und erreicht 25 - 50 mmHg, kritisch: **PA-Druck >30 mmHg** (Katheter über die Armvene einführen!, über V.femoralis könnten zusätzliche Thromben verschleppt werden)

Ther: • Notfallmaßnahmen: Sedierung und Schmerzbekämpfung (z.B. Dolantin, Diazepam i.v.), O_2-Nasensonde, halbsitzende Lagerung, 5.000 IE **Heparin** i.v. als Bolus, Schockbehandlung (falls erforderlich Intubation, Beatmung)
• Konservativ: Schweregrad I + II: **Heparin-Perfusor** mit 30 - 50.000 IE/24h für 7 - 10 Tage (PTT soll das 2-fache der Norm betragen), anschließend überlappend Antikoagulation mit Vitamin-K-Antagonisten (Cumarine: Phenprocoumon, Marcumar®) für mind. 6 Monate.
Schweregrad III + IV: Systemische **Lysetherapie** oder Katheterlyse (gleichzeitig Pulmonalisangiographie) mit Strepto-, Urokinase, rt-PA (Actilyse®) oder APSAC (als Kurzzeitlyse über 6 Stunden od. Langzeitlyse für mehrere Tage entsprechend der Klinik des Patienten unter ständiger Kontrolle des Gerinnungsstatus), anschließend Vorgehen wie oben (Heparin, Cumarine).
• Operativ: Ind: Stad. IV, Stad. III wenn konservativ nicht innerhalb der ersten Stunde beherrschbar

- Evtl. Versuch der interventionellen Embolektomie mit Pulmonalarterien-Saugkatheter von der V.femoralis aus
- Mit Einsatz der Herz-Lungen-Maschine: Op nach Scharf u. Cooley, extrakorporaler Kreislauf zuerst über A.+V.femoralis oder V.jugularis, Sternotomie, extrakorporaler Kreislauf jetzt über V.cava inf. und A.femoralis, **Embolektomie** mittels Saugkatheter, Fogarty-Katheter oder Fasszange
- Embolektomie nach Trendelenburg: Wenn Einsatz einer Herz-Lungen-Maschine nicht möglich: Kurzzeitiges Abklemmen des Tr.pulmonalis, Eröffnung der Arterie und Absaugung/Entfernung des Embolus
- Bei rezidivierenden Embolien und auch bei akuter Op: Einsatz eines **Schirmchens** in die V.cava inf. (Schirm nach Günther, Spinne nach Greenfield ⇨ Einsetzen über einen spez. Katheter) oder V.cava Doppelkammklemme von außen (Adams-DeWeese-Klipp) unterhalb der Nierenvenen ⇨ Verhindert Durchstrom von Thromben aus der unteren Körperhälfte und den unteren Extremitäten (Blut kann aufgrund der Kammform noch durch die V.cava strömen)
• Postoperative Nachbehandlung wie oben (Heparin, Cumarine)

Prog: Stad. III + IV haben eine ernste Prognose. Kann die konservative Therapie nicht gelingen, ist die operative Therapie mit einer Letalität von 50 - 60 % behaftet. Wichtig ist die **Rezidivprophylaxe** (Rezidive sonst in 30 - 70 % d.F.). Mit V.cava-Schirm Rezidiv nur noch in 3 % d.F.

Kompl: ∗ Entwicklung eines Schocks, Rechtsherzversagen durch Gefügedilatation ⇨ Tod irreversible respiratorische Insuffizienz, irreversible Schockniere
∗ Atelektase, hämorrhagischer Lungeninfarkt mit Hämoptoe
∗ Entwicklung eines chronischen Cor pulmonale/pulmonale Hypertonie

Proph: ♥ Jede Immobilisation erfordert konsequent eine **Thromboseprophylaxe** mit 3 x 5.000 IE (alternativ 2 x 7.500 IE) Heparin s.c. (oder 1 x tgl. mit einem niedermolekularen Heparin, z.B. Enoxaparin (Clexane®), Nadroparin (Fraxiparin®), Certoparin (Mono-Embolex®NM)) sowie Thrombosestrümpfe oder Wickeln der Beine. Immobilisation immer nur solange wie nötig!
♥ Nach einer Lungenembolie: Rezidivprophylaxe mit Cumarinderivaten für mind. 6 Monate, bei Risikopatienten (z.B. AT III-Mangel) evtl. lebenslang und V.cava-Schirm.

DD: – Akuter Myokardinfarkt, Angina pectoris, akute Aortendissektion, Perikarditis
– Pneumothorax, Lungenödem, Asthmaanfall, Pleuropneumonie
– Hämoptoe anderer Genese (Bronchialkarzinom, TBC, hämorrhagische Bronchitis, Lungenabszess, Goodpasture-Syndrom)
– Psychogene Hyperventilation

WASSER- UND ELEKTROLYTHAUSHALTSTÖRUNGEN

Störungen im Elektrolythaushalt:

Etlg: # **Natrium-Haushalt** korreliert eng mit dem Wasserhaushalt (s.u.)

Kalium-Haushalt
Hyperkaliämie bei Niereninsuffizienz, ausgedehnten Weichteiltraumen, lange Ischämie von Extremitäten, Transfusion überlagerter Blutkonserven, Spironolacton-Medikation, katabole Stoffwechsellage, Azidose, Insulin-Mangel.
Klin: Herzrhythmusstörungen jeglicher Art, Kammerflimmern, Herzstillstand
Ther: Indiziert bei Werten > 6 mmol/l ⇨ Kaliumrestriktion und 40 %ige Glukoselösung i.v (100 ml) + 10 E Insulin, Ionenaustauscharze per os, als ultima ratio bei schweren Fällen Hämodialyse
Hypokaliämie bei perioperativen Verlusten gastrointestinaler Sekrete, Alkalose, postoperativer Hyperaldosteronismus, in der polyurischen Phase eines Nierenversagens, unzu-

reichender Substitution im Rahmen einer Infusionstherapie.

Klin: Adynamie, Hypomotilität des Gastrointestinaltraktes, Lähmungen der Blasen- und Darmmuskulatur, Herzrhythmusstörungen

Ther: 100 - 200 mmol Kaliumchlorid über 24 Stunden für 1 mmol Serumkaliumausgleich notwendig (Cave: Maximaldosis 20 mmol/Std!)

Kalzium-Haushalt

Hyperkalzämie bei Hyperparathyreoidismus, malignen Tumoren, Immobilisation.

Klin. u. Kompl: Organkalzinose, hyperkalzämische Krisen mit Polyurie, Erbrechen, Exsikkose, psychotischen Erscheinungen, Niereninsuffizienz, Herzrhythmusstörungen, Somnolenz bis hin zum Koma

Ther: Forcierte Diurese mit Furosemid und bis 5 l/Tag 0,9 %ige NaCl-Lösung, dazu Biphosphonate

Bei Therapieresistenz: Kalzitonin 4 - 6 x pro Tag 100 E, evtl. auch Zytostatikum Mithramycin

Cave beim Einsatz von Herzglykosiden und Thiaziddiuretika!

Bei Niereninsuffizienz Dialyse mit verstärkter Phosphateliminierung.

Hypokalzämie bei akuter Pankreatitis, Malabsorptionssyndrom, Hypoparathyreoidismus.

Klin: Tetanie, psychische Störungen, Hautveränderungen

Ther: Kalzium und Vitamin D für einige Tage, schwere Fälle 1 - 2 g Kalziumglukonat i.v. entsprechend dem Bedarf und unter Laborkontrolle

Magnesium-Haushalt

Hypomagnesiämie bei postoperativem Malabsorptionssyndrom, polyurischen Störungen, parenteraler Ernährung.

Klin: Muskelkrämpfe, Darmspasmen, Herzrhythmusstörungen

Ther: Magnesiumsubstitution

Hypermagnesiämie (selten) bei Niereninsuffizienz, Diabetes mellitus.

Klin: Muskelschwäche, Atemstörungen, Reizleitungsstörungen des Herzens

Ther: Wie bei Hyperkaliämie

Störungen im Wasserhaushalt:

Klin: ⇒ Dehydratationen: Verminderter Gewebeturgor, trockene Haut, ausgetrocknete Schleimhäute, Abnahme des Körpergewichtes, erniedrigter ZVD, Blutdruckabfall, Tachykardie, Hämokonzentration.

⇒ Hyperhydratationen: Gesteigerter Gewebeturgor (Ödeme), ZVD erhöht, Blutdruckerhöhung als Komplikation: Alveoläres Lungenödem, Steigerung des Hirndruckes.

Übersicht über Ursachen und Therapie zu Störungen des Wasserhaushaltes:

	Isotone Dehydratation	Hypertone Dehydratation	Hypotone Dehydratation
Auslösende Ursachen	Erbrechen, Durchfälle Magen-Darm-Drainagen Darmfisteln, Stomata Blut- und Plasmaverluste Osmotische Diurese Nephropathie mit Salzverlust Saluretika Verbrennungen	Fehlendes Durstgefühl (mangelnde Wasserzufuhr) Fieberzustände Diabetes insipidus Diabetes mellitus (osmot. Diurese) Hyperkalzämie Polyurie bei Niereninsuff.	Gestörte Osmoregulation Natriumverluste bei Nebennierenrindeninsuff. Diuretika Unzureichende Na-Zufuhr
Natrium	normal Bestand vermindert	erhöht Bestand normal od. vermindert	erniedrigt Bestand vermindert
Osmolalität	normal	gesteigert	vermindert
ECV	vermindert	vermindert	vermindert
ICV	normal	vermindert	erhöht
Therapie	Ausgleich mit 0,9 %iger NaCl- od. Vollelektrolytlösung	5 %ige Glukoselösung od. Halbelektrolyt-Laevoselösung	Hypertone Elektrolytlösung

	Isotone Hyperhydratation	Hypertone Hyperhydratation	Hypot. Hyperhydratation
Auslösende Ursachen	Überinfusion physiologischer Kochsalzlösung Niereninsuffizienz Hyperaldosteronismus Herzinsuffizienz Hepatopathie Hypoproteinämie	Exzessive Na-Zufuhr Conn-Syndrom Cushing-Syndrom Chron. Steroidgabe	Überinfusion (z.B. Glukose-Lösung) Inadäquate ADH-Sekretion Nephropathie mit Oligurie Nephrotisches Syndrom Herz- od. Leberinsuffizienz mit Verdünnungssyndrom Hypothyreose NNR-Insuffizienz
Natrium	normal Bestand erhöht	erhöht Bestand gesteigert	erniedrigt Best. normal od. gesteigert
Osmolalität	normal	gesteigert	vermindert
ECV	erhöht	gesteigert	erhöht
ICV	normal	vermindert	erhöht
Therapie	Wasserzufuhr vermindern Diuretika, Herzglykoside ggf. Hämodialyse	Reduzierung der Na-Zufuhr Natriumfreie Lösungen + Saluretika ggf. Hämodialyse	Reduzierung der Zufuhr von freiem Wasser Diuretika, Herzglykoside ggf. Hämodialyse

DIABETES MELLITUS IN DER CHIRURGIE

Syn: „Zuckerkrankheit", ICD-10: Typ I E10, Typ II E11

Ät: Einteilung nach WHO und American Diabetes Association (1997)
1. **Diabetes mellitus Typ I** (früher juveniler D.m. od. IDDM = insulin-dependent diabetes mellitus genannt) 10 % d.f., wahrscheinlich Autoimmunerkrankung, genetische Faktoren (HLA DR3, DR4), selten auch idiopathisch
2. **Diabetes mellitus Typ II** (früher NIDDM = non-insulin-dependent diabetes mellitus genannt) meist **mit Adipositas** (häufigste Form, mit zusätzlichem Risiko durch die Adipositas, „Wohlstands-Krankheit", metabolisches Syndrom), 90 % d.F.; auch ohne Adipositas mögl. = normalgewichtiger Pat.
3. Andere spezifische Formen:
   - Genetische Defekte/Immunologisch: Chrom. 7, 12, 20 (alle früher MODY = maturity onset diabetes of the young bezeichnet), mitochondriale DNA, anti-Insulin-Rezeptor-Antikörper, sekundäre Folge bei Down- (Trisomie 21), Turner- (X0) od. Klinefelter-Syndrom (XXY)
   - Endokrinopathien (Ausschüttung kontrainsulinärer Hormone): Cushing-Syndrom (Glukokortikoide), Phäochromozytom (Katecholamine), Akromegalie (STH), Hyperthyreose, Glukagonom, Somatostatinom, Aldosteronom
   - Krankheiten des exokrinen Pankreas, fortgeschrittene Hämochromatose (Eisenspeicherkrankheit)
   - Infektiös: Pankreatitis, kongenitale Röteln, Zytomegalie, Parotitis epidemica (Mumps)
   - Medikamentös: Glukokortikoide, Katecholamine
4. Schwangerschaftsdiabetes (Syn: Gestationsdiabetes), 3 % aller Schwangeren, dieser normalisiert sich jedoch i.d.R. nach der Schwangerschaft wieder

Sonstige Formen:
   - Operative Pankreatektomie (z.B. wegen Pankreaskarzinom)
   - "Brittle Diabetes" = extrem instabiler und damit schlecht einstellbarer Diabetes
   - Malnutritiv bedingter Diabetes (3. Welt, Proteinmangel)

Path: Die Gefährdung des Patienten ist im wesentlichen von der Ausbildung und Ausprägung sekundärer **vaskulärer u. neuropathischer Störungen** und ihren Komplikationen und somit von der Güte der Diabeteseinstellung in der vergangenen Zeit abhängig. Weiterhin müssen akute Entgleisungen des Glukosestoffwechsels sowie des Wasser- u. Elektrolythaushaltes sicher ausgeschlossen sein (s. Übersicht zum Risikopotential des Diabetes mellitus).

Epid: Geschätzt 4 – 7 % der Bevölkerung in Deutschland/Europa/USA haben einen Diabetes mellitus

Klin: Übersicht zum Risikopotential des Diabetes mellitus

MAKROANGIOPATHIE

Arteriosklerose
Arterielle Hypertonie
Myokardinfarkt
Zerebrale Durchblutungsstörungen
Periphere arterielle Durchblutungsstörungen
Plazentaminderperfusion
Gangrän („diabetischer Fuß")

MIKROANGIOPATHIE

Allgemeine Gewebsischämie, Gangrän
Nephropathie
Glomerulosklerose Kimmelstiel-Wilson
Albuminurie, Hypoalbuminämie
Retinopathie

ELEKTROLYT- UND VOLUMENVERSCHIEBUNGEN

Hypokaliämie, Phosphatverlust
Polydipsie, Adynamie
Osmotische Diurese
Hypovolämie, Exsikkose
Hyperviskosität
Mikrozirkulationsstörungen

INTRAOPERATIVE HYPOGLYKÄMIE

HYPERGLYKÄMIE

Proteinglykosilierung
Gesteigerte Blutviskosität
Erhöhte Gerinnbarkeit
HbA1c erhöht die Sauerstoff-
affinität ⇨ Gewebehypoxie

DIABETES MELLITUS

INFEKTIONEN

Verminderte Aktivität der Infektabwehr
Harnweginfektion, Pyelonephritiden
Wundheilungsstörungen

KETOAZIDOTISCHE STÖRUNGEN

Metabolische Azidose, Ketonkörper
Hyperlipazidämie, Fettleber
Erhöhung der Blutviskosität
Polyurie, Hypovolämie, Oligurie
Abdominelle Beschwerden
('Pseudoperitonitis')
Bewusstseinsstörungen bis hin zum
ketoazidotischen Koma

POLYNEUROPATHIE

Autonomes Nervensystem
  Hypotonie, orthostatische Dysregulation
  Kardioneuropathie mit Frequenzstarre,
    Ruhetachykardie
  Kardiorespiratorische Insuffizienz
  Ösophagusmotilitätsstörung
  Gastroparese
  Obstipation oder Diarrhoe
  Blasenentleerungsstörungen
    Blasenatonie, Überlaufblase
  Potenzstörungen
  Dyshidrosis, trophische Störungen

Sensomotorische Neuropathie
  Hypästhesie u. Parästhesien (strumpfförmig)
  Trophische Störungen des Integuments
  Malum perforans pedis

HYPEROSMOLARE STÖRUNGEN

Exzessive Hyperglykämie
Osmotische Diurese
Polyurie, Exsikkose
Bewusstseinsstörungen
Zerebrale Krampfanfälle

DIABETISCHE LAKTAZIDOSE

Auffällige Unruhe
Gastrointestinale Beschwerden
Gefahr bei der Ther. mit Biguaniden oder bei
verminderter Gewebeperfusion

Übersicht über Diabetes mellitus Typ I und II

	Typ-I-Diabetiker	Typ-II-Diabetiker
Verteilung	10 % der Fälle	90 % der Fälle
Insulinmangel	absolut	relativ / Insulinresistenz
Manifestationsalter	15. - 25. Lebensjahr	> 40. Lebensjahr
Beginn	oft rasch	schleichend
Ätiologie	Autoimmunerkrankung, Antikörper gegen Inselzellen, Insulin usw., genetische Faktoren	Insulinrezeptordefekt, Insulinresistenz, Überernährung mit Adipositas
B-Zellen	auf < 10 % vermindert	kaum vermindert
Körperbau	asthenisch	meist adipös / pyknisch
Plasmainsulin	niedrig bis fehlend	normal bis erhöht
Stoffwechsellage	labil	meist stabil
Ketoseneigung	hoch	gering, eher hyperosmolare Dehydratation
Komplikationen	häufig autonome Neuropathie	Hypovolämie
Insulintherapie	insulinpflichtig	nur bei Erschöpfung der Insulinreserve und perioperativ

Diag: 1. Anamnese: Diabetesdauer, Diabeteseinstellung, Diätführung, kardiale und andere Vorerkrankungen, diabetische Komplikationen, orthostatische Probleme, nächtliche Diarrhoen, Potenzstörungen, Ruhetachykardien, Hyp- oder Parästhesien (z.B. 'burning feet'), Medikamentenanamnese (Kortikosteroide, Diuretika, Schilddrüsenhormone, Östrogene)?
2. Klinische Untersuchung: Gefäßstatus, trophische und Heilungsstörungen, Herzauskultation (physiologische respiratorische Arrhythmie vorhanden? nein ⇨ vegetat. Nervensystem beeinträchtigt), distaler Vibrations- u. Lagesinn gestört (Polyneuropathie)
3. Labor: Blutglukosewert und Uringlukose (qualitativ), HbA1c (Ziel: < 6,5 %), Hämoglobin und Hämatokrit (Dehydratation?), Kreatinin, Harnstoff sowie Elektrolyte, Thrombozyten, PTT, Quick, Lipidstatus, Harnstatus (Glukose, Albumin, Ketonkörper, Bakterien, Leukozyten)
4. Bei Verdacht auf Stoffwechselentgleisung zusätzlich: Blutglukose (> 300 mg/dl oder < 45 mg/dl?), pH-Wert des Blutes (< 7,25 - 7,36?), Ketonkörper (> 7 mmol/l?), Osmolarität (>350 mosm/l?), Laktat (> 8 mmol/l?)
5. EKG: Hypoxische Schäden, früherer Infarkt?, evtl. mit Rhythmusstreifen in tiefer In- und Exspiration (physiologischerweise vorhandene respiratorische Arrhythmie? ⇨ fehlt bei autonomer Neuropathie)
6. Röntgen-Thorax, Sonographie des Abdomens (insb. Leber, Pankreas u. Nieren)
7. Evtl. ophthalmoskopische Untersuchung (Fundoskopie) zur Beurteilung des Gefäßsystems

Ther: • Ziel: Prophylaxe schwerer Entgleisungen des Glukosestoffwechsels (präoperativ, intraoperativ und in der Postaggressionsphase), **Stabilisierung des Blutzuckers im oberen Normbereich (150 – 250 mg/dl)**
• Präoperativ: Stationäre Aufnahme bei Elektiveingriffen 48 Stunden vor Op.
  – Insulintherapie notwendig bei bisher insulinunabhängigem Pat.?
    ⇨ Notwendig bei schlechter Voreinstellung = Nüchternglukosewerte > 200 mg/dl, multiplen Verletzungen, Verbrennungs- oder Schockpatient, septischen Infektionen, besonders schwerem od. langdauerndem, geplantem operativen Eingriff, wenn keine baldige postoperative Umstellung auf normale orale Ernährung möglich ist.
  – Patienten mit insulinpflichtigem Diabetes mellitus und stabiler Stoffwechsellage und geplantem kleineren Eingriff: 5 %ige Glukoseinfusion mit Zusatz von 20 mval/l KCI (125 ml/h/70kgKG) am Morgen des Op-Tages + ½ übliche morgendliche Insulindosis als Altinsulin i.m., ¼ unmittelbar postop. und ¼ am Abend des Op-Tages.

- Patienten mit insulinpflichtigem Diabetes mellitus und labiler Stoffwechsellage oder geplantem, sehr lang andauerndem, schwerem Eingriff: 5 %ige Glukoseinfusion mit Zusatz von 20 mval/l KCl (125 ml/Std./70kgKG) + Altinsulin kontinuierlich per infusionem i.v. 0,5 - 2 E/Std. (je nach Bedarf, bei besonders schweren Fällen bis zu 2 - 6 E/Std.), möglichst schon ein Tag präoperativ beginnen.

• Operativ:
  - Stündliche Blutzuckermessung intraoperativ
  - Strenges intra- u. postop. kardiales Monitoring (insb. bei autonomer Neuropathie)
  - Therapieregime siehe präoperativ

• Postoperativ: 6-stündliche Blutzuckerkontrollen (in den ersten 24 Std. post operationem), auf mögl. Miktionsstörungen, Blasenatonie, EKG-Veränderungen, Wundheilungsstörungen, Verschlechterung bestehender arterieller Verschlusskrankheit achten.
  Behandlungsregime wie prä-/intraoperativ durchführen, bis der Patient wieder normal essen und trinken kann.

• Allgemein: Blutzuckerspitzen (> 250 - 300 mg/dl) können mit 4 - 8 E Altinsulin i.m. abgefangen werden, Indikation zur Low-dose-Heparinisierung großzügig stellen.

• In der perioperativen Phase sind hypoglykämische Zustände besonders gefährlich ⇨ möglichst keine Werte < 100 mg/dl, wegen Gefahr der schnellen Entgleisung

⊍ KI für Operationen: Schwere Ketoazidose, hyperosmolare Störung, Laktazidose oder ein diabetisches Koma (Op für mind. 3 - 6 Stunden hinausschieben und Stabilisierung des Pat. durch Rehydrierung, Insulinsubstitution, Kaliumsubstitution und Azidoseausgleich)

Übersicht über diabetische Stoffwechselentgleisungen

	Diabetische Ketoazidose	Hyperosmolares Syndrom	Laktazidose
Bevorzugte Patienten	Bekannter Diabetes, in 15 % Erstmanifestation Typ I-Diabetes	häufig Erstmanifestation des Diabetes (40 % d.F.), **Typ-II-Diabetes**, Adipositas	Diabetiker mit zusätzlicher **Herz-, Kreislauf-, Lungen-, Leber-, Nierenerkrankung**
Manifestationsalter	jedes	> 50. LJ.	jedes
Beginn	innerhalb von **24 Std.**	1 – 14 Tage	innerhalb von 24 Std.
Auslösende Ursachen	**Infekte, Diätfehler Insulindosisreduktion** Vaskuläre Erkrankungen (Infekte,Apoplex,Gangrän) Endokrine Faktoren (Hyperthyreose,Gravidität) Medikamente (Kortikoide, Diuretika), Alkohol	Exzess. Kohlenhydratzufuhr inadäquate Flüssigkeitszufuhr Infekte Diätfehler Insulindosisreduktion Thiaziddiuretika	Krankheiten mit verminderter Gewebeperfusion ⇨ **anaerobe Glykolyse** Schwere Lebererkrankungen Generalisierte Krampfanfälle Alkoholintoxikation Malignome **Biguanide**
Symptome	Polyurie, Polydipsie Hypovolämie, Hypotension Tachykardie, Hypokaliämie Später: **Oligurie, Bewusstseinsstörungen** Abdominelle Beschwerden (Pseudoperitonitis diabetica) **Apfel-** oder **Azetongeruch**	Langsame Entwicklung Polyurie und Polydipsie **Exsikkose Bewusstseinsstörungen** Zerebrale Krampfanfälle Blutdruck normoton	Gastrointestinale Beschwerden, Muskelschmerzen Zentralnervöse Störungen **Auffällige Unruhe** Hypotonie
Atmung	vertieft, **Kussmaul**	normal	Verstärkt, Kussmaul
Blutzucker	400 - 800 mg/dl, selten mehr	> 600 bis über 1000 mg/dl	wechselnd hypo-/hyperglyk.
Glukosurie	++	+++	keine
Ketoseneigung	+++ (> 7 mmol/l)	keine bis leicht +	keine
Blut-pH	< 7,30	7,35 - 7,45	< 7,25
Plasmabikarbonat	< 15 mmol/l (erniedrigt)	> 18 mmol/l (normal)	< 10 mmol/l (sehr niedrig)
Laktat	erhöht	normal bis leicht erhöht	**stark erhöht** (> 6-8 mmol/l)
Serumosmolarität	erhöht	**stark erhöht** (>350 mosm/l)	normal
Komplikationen	Koma	Koma, Rhabdomyolyse	Koma

Kompl: Neben den dekompensierten Stoffwechsellagen ist insb. bei und nach Operationen auf vermehrte Komplikationen zu achten durch:
  * **Wundheilungsstörungen**, Wundinfektion, Druckläsionen
  * **Harnwegsinfekte**, Blasenatonie, Überlaufblase, Niereninsuffizienz
  * Kardiorespiratorische Insuffizienz, Gastroparese
  * Mikrozirkulationsstörungen, thromboembolische Komplikationen, TIA – Apoplex, Myokardinfarkt
  * Ein verminderter Insulinbedarf (Cave: Hypoglykämien) besteht nach Extremitätenamputation, Entfernung septischer Organe, Adrenalektomie, Hypophysektomie, Sectio caesarea

DEKUBITUS

Syn: Druckgeschwüre, Dekubitalulzera, ICD-10: L89

Ät: – **Schwere Grundkrankheiten** (Paresen, Schock, Koma, Polytrauma), alte multimorbide Patienten, große chirurgische Eingriffe
  – **Bettlägerige**, gelähmte (apoplektischer Insult, Querschnittslähmung) **immobile Patienten**
  – Mazeration der Haut durch **Feuchtigkeit** (Stuhl- u. Harninkontinenz)
  – Vorbestehende Durchblutungsstörungen, Exsikkose, **Kachexie**, Diabetes mellitus, Anämien, Eiweißverlust

Path: ♦ Allgemein: Verminderte Schmerzempfindung und/oder verminderte Spontanbeweglichkeit
  ♦ **Ischämische Nekrose** der Haut und/oder darunterliegender Gewebe aufgrund einer längeren Druckbelastung (>2 Stunden) ⇨ Grundlage jeglicher Therapie ist die **Druckentlastung** zur Wiedereröffnung der Arteriolen und Kapillaren (art. Kapillardruck beträgt ca. 30 mmHg, die Druckbelastung darf nicht höher sein als dieser Wert, idealerweise sollte der Auflagedruck noch unter dem venösen Druck liegen < 12mmHg)
  ♦ Flächenhafte Rötung, dann Ulzerationen mit schlechter Granulations- u. Heilungstendenz
  ♦ Heilung: Verläuft über 3 Stadien: Reinigung, Granulation, Epithelialisierung
  ♦ Lok: Insb. über Knochenvorsprüngen: **Os sacrum**, Steißbein, Schulterblätter, Dornfortsätze der Wirbelsäule, Trochanter major (insb. bei 90° Seitenlagerung), Fersen, Malleolen, Epikondylen der Knie- und Ellenbogengelenke, Ellenbogen

Epid: 1 - 11 % aller hospitalisierten Patienten entwickeln einen Dekubitus (je nach Patientengut und abhängig von der Grunderkrankung).

Etlg:

Stadium I: Umschriebene **Hautrötung** bei intakter Haut
Stadium II: Hautdefekt mit freiliegendem Subkutangewebe
Stadium III: Defekt umfasst **alle Weichteilschichten** (Cutis, Subcutis, Fett- und Bindegewebe, Muskeln, Sehnen und Bänder sind sichtbar)
Stadium IV: Defekt umfasst zusätzlich auch den Knochen

Klin: ⇒ Geröteter Hautbezirk (nicht wegdrückbar), schmerzhaft
  ⇒ Ulzerationen

Diag: 1. Anamnese (Grunderkrankungen) und typisches klinisches Bild
  2. Röntgen: Vor operativer plastischer Deckung Beckenübersicht zum Ausschluss einer Osteitis und Beurteilung von Skelettdeformitäten, periartikuläre Verkalkungen

Ther: • Konservativ: **DRUCKENTLASTUNG!** (z.B. Polsterungen, zuschneidbare Schaumstoffe, Fersenringe/-kappen, Gelkissen, Spezialmatratzen, pneumatische Matratzen, Clinitron®-

Mikroglaskugelbett, häufiges Umlagern)
Patienten mit Sakralulzera sollten in **30° Schräglage** (nach SEILER) gelagert werden (nicht komplett auf der Seite = 90° um die Trochanterregion nicht zu gefährden)
- Trockene Verbände mit Mercuchrom® bei oberflächlichen Läsionen
- Lokaltherapie: Entfernung von Nekrosen
  Eitrige und fibrinöse Beläge können mit proteolytischen Enzymen (Debrisorb®, Fibrolan®, Varidase®) entfernt werden (auch sog. „Biochirurgie" durch Einbringen von Fliegenlarven mögl.)
  Hydrokolloidplatten (z.B. Varihesive®, Comfeel® ➪ bilden eine feuchte Kammer) und keimreduzierende Maßnahmen durch Spülungen mit Ringer-Lösung oder mit Polyvidon-iod (z.B. Betaisodona® ➪ Wunddesinfizienzen beeinträchtigen aber selbst die Wundheilung und sollten daher nur begrenzt angewendet werden)
  Granulationsförderung mit Perubalsam und Granugenol®, auch Vakuumversiegelung des Wundgebietes zur Granulationsförderung mögl.
- Kohlensäurebäder als physikalische Lokaltherapie mögl.
- Operativ: Ind: Dekubitalulzera des Stadiums III und IV
  Nekrektomie, Umschneidung und **plastische Defektdeckung** (Lappenplastik mit muskulokutanem Lappen), evtl. in mehreren Sitzungen nach Ausbildung von intaktem Granulationsgewebe. Perioperative Antibiotikaprophylaxe mit einem Cephalosporin und Metronidazol (Clont®).

Prog: Abhängig von der sorgfältigen Pflege.

Kompl: ✳ Fortschreiten des Krankheitsprozesses bei mangelnder Pflege
   ✳ Im Stadium III und IV drohen septische Komplikationen
   ✳ Stadium IV: Entstehung einer Osteomyelitis

Proph: ♥ Regelmäßiger **Lagerungswechsel** bei bettlägerigen Patienten (alle 2 - 3 Std.), sorgfältige Polsterung gefährdeter Stellen und Vermeidung von Falten der Unterlage usw., regelmäßige Kontrolle gefährdeter Hautstellen
   ♥ Regelmäßige Pflege der Haut mit spez. Hautpflegemitteln (z.B. PC 30 V®), insb. im Stadium I des Dekubitus wichtig
   ♥ Keine feuchte Nässe ➪ sorgfältige Hygiene bei Kathetern und Defäkation
   ♥ Bei Risikopatienten (z.B: Querschnittsgelähmten) frühzeitig Spezialbetten: Stryker Bett (Sandwich-Bett), Clinitron®-Bett oder Luftkissenbett
   ♥ Thromboseprophylaxe

DD: Am Fuss/Ferse: Ulzera aufgrund einer chronischen AVK, venöses Ulcus cruris od. Malum perforans bei Polyneuropathie

SPEZIELLE CHIRURGISCHE INFEKTIONEN

TETANUS

Syn: **Wundstarrkrampf**, ICD-10: A35

Ät: **Clostridium tetani**, sehr **widerstandsfähiger Anaerobier** (grampositives, sporenbildendes Stäbchen) mit ubiquitärem Vorkommen, bevorzugt in faulem Holz, feuchter Erde, Tierkot (auch im Darm des Menschen) od. an Pflanzen. Die Sporen können monatelang überleben.

Path: ♦ Der Erreger Clostridium tetani produziert **Neurotoxine** (Tetanospasmin, Tetanolysin), die von der primären Wunde über d. Axon/Nervenscheide retrograd zu den **Motoneuronen** im Rückenmark u. Medulla/Hirnnervenkerne (auch über Blut- und Lymphweg mögl.) gelangen u. dort zur Aufhebung der Renshaw-Hemmung führen ➪ **erhöhte motorische Aktivitätsbereitschaft**, Tetanie der Muskulatur bei kleinsten Reizen (z.B. Geräusche, Berührung)

♦ Übertragungsmodus: **Jede Wunde kann Eintrittspforte sein**, besonders gefährdet sind tiefe Wunden mit Fremdkörpereintritt, Kammern- und Taschenbildung, Gewebetrümmern u. Nekrosen sowie Verbrennungen. Auch jahrelang bestehende Fremdkörper können Sporen beinhalten, die bei einer Fremdkörperentfernung dann freigesetzt werden können.

♦ Sonderformen: Nabelschnurtetanus (Tetanus neonatorum), Tetanus post abortum

♦ Iatrogen: Tetanus post operationem

Epid: ◊ Inzidenz: 15 /1.000.000 Verletzte, durch die Schutzimpfung heute nur noch ca. 10 - 20 Erkrankungsfälle/Jahr in Deutschland, weltweit noch besonders häufig in den tropischen Entwicklungsländern vorkommend (ca. 1.000.000 Fälle/Jahr)

◊ Inkubationszeit: 4 - 14 Tage, im Durchschnitt 1 Wo. (je später der Krankheitsbeginn, desto besser die Prognose), auch Spättetanus mit einer Inkubationszeit von Monaten bis ein Jahr mögl.

◊ Meldepflichtig! (bei Erkrankung und Tod)

Etlg: Nach EYRICH

Grad I:	**Muskelrigidität**, Trismus, Opisthotonus, Schluckbeschwerden
Grad II:	Erhebliche Muskelrigidität bis fast zur Ateminsuffizienz, leichte Krampfneigung
Grad III:	Starke Muskelrigidität, **Ateminsuffizienz**, generalisierte Krämpfe, Kreislauflabilität

Klin: ⇒ Prodromi: Kopfschmerzen, Schwitzen, motorische Unruhe, Müdigkeit, Parästhesien im Wundbereich

⇒ Schmerzhafte klonische Muskelkrämpfe: **Risus sardonicus** (unwillkürlich verkrampft grinsendes Gesicht), **Trismus** (Kieferklemme), **Opisthotonus** (Reklination des Kopfes und Überstreckung des Rumpfes, seltener auch Pleurothotonus = seitl., Emprosthotonus = nach vorne, Orthotonus = gerade gestreckter Rumpf mögl.), allgemein erfolgt die Krampfausbreitung in kranio-kaudaler Richtung, typische **Verstärkung durch äußere Reize** (sensible oder sensorische)

⇒ Krämpfe der Zwerchfellmuskulatur mit Singultus, Dyspnoe, Hypoxie, Azidose, Atemlähmung

⇒ Schwindel, Schlaflosigkeit, Myalgien und Myopathie, Hyperthermie bis 42° C

⇒ Herzrhythmusstörungen, arterielle Hypertonie

⇒ Das Bewusstsein der Kranken bleibt bis zum Schluss klar

Diag: 1. Anamnese (Verletzung, offene Wunden, Fremdkörper?) und klinische Untersuchung: als Frühsymptom sind schnelle Wechselbewegungen mit dem Kiefer erschwert, es folgt später der Trismus
2. Evtl. Erregernachweis im Wundabstrich
3. Labor: Tetanus-Antitoxin Nachweis im Serum (Impfschutz bei > 0,1 IE/ml)
4. EMG: Ständige Aktivitätspotentiale (keine silent periods)

Ther: • Bei Wundstarrkrampf (manifeste Erkrankung):
- Korrekte Wundbehandlung, **großzügige Wundexzision** der Primärwunde (Débridement zur Keimreduktion, Entfernung von Fremdkörpern)
- **Offene Wundbehandlung**
- Immunbehandlung: Initial 4 x 0,5 ml **Tetanustoxoid** (Tetanol®) **und** 10.000 IE **Tetanus-Immunglobulin** (Tetagam®) i.m. an kontralateralen Körperstellen, in den folgenden Tagen 3.000 IE Tetanus-Immunglobulin/Tag, Dauer in Abhängigkeit vom Krankheitsbild
- Med: **Glukokortikoide** (Prednison 1mg/kgKG/Tag i.v.) zur Dämpfung der Toxinwirkung auf die Nervenzellen
- Muskelkrampfbehandlung durch **Sedierung**: Phenobarbital (Luminal®) + Diazepam (Valium®), bei schwerer Form Relaxation mit Succinylcholin und kontrollierte Beatmung
• Allgemeine Maßnahmen: **Intensivüberwachung**, Isolierung in abgedunkeltem und ruhigem Raum, Thromboseprophylaxe, allgemeine Infektionsprophylaxe mit **Breitbandantibiose**, Ausgleich der Azidose, Ein- u. Ausfuhrkontrolle, ggf. hochkalorische parenterale Ernährung, Intubation, Relaxation und kontrollierte Beatmung oder assistierte Beatmung, Hypothermie

Prog: **Schlecht**, Letalität bei Krankheitsausbruch auch bei Intensivtherapie bis 50 % ➪ immer an die Impfprophylaxe bei jeder noch so kleinen Verletzung denken! Je kürzer die Inkubationszeit, desto schlechter die Prog. Letalitätsgipfel 1 - 5 Tage nach Krankheitsausbruch. Die Erholung dauert bei Überleben Monate. Auch nach Erkrankung keine zuverlässige Immunität.

Kompl: * Bei Krämpfen Wirbelkörperfrakturen od. Frakturen der langen Röhrenknochen mögl.
* Aspirationspneumonie, Tod durch Dyspnoe, Kammerflimmern, Asystolie mögl.
* Impfung: Urtikaria, allergische Reaktionen, Übelkeit, Fieber, lokale Reaktionen (Rötung, Schwellung), Mono-, Polyneuropathien ➪ insb. bei zu häufigem Impfen, der Abstand von 10 Jahren (sofern keine Verletzung zwischenzeitlich vorliegt) sollte nicht unterschritten werden. Ggf. vor einer Auffrischimpfung Tetanus-Antitoxin-Konzentration im Serum bestimmen.
Cave: Versehentliche intravenöse Injektion von Impfstoff ➪ allergische Reaktionen bis hin zum Schock mögl.!

Proph: ♥ **Tetanus-Schutzimpfung:** Aktive **Grundimmunisierung** (➪ Vollschutz für 10 Jahre) durch 3-malige Injektion (intramuskulär in M.deltoideus, bei Antikoagulanzientherapie od. hämorrhagischer Diathese auch s.c.) von 0,5 ml Tetanustoxoid = Tetanusimpfstoff (hochgereinigtes, formaldehydbehandeltes Tetanustoxin an Aluminiumhydroxid adsorbiert, Tetanol®). Applikationszeiten: 1. Tag, dann nach 4 - 8 Wochen und nach 6 - 12 Monaten. Bei Säuglingen ab 3. Monat, insg. 3 Impfungen: 1. + 2. im Abstand von 4 Wo. und eine Impfung im 2. LJ. mit DT-Impfstoff = Diphtherie- + Tetanus-Toxoid, bzw. heute zusätzlich + Pertussis + Polio + Haemophilus influenzae Typ b = Infanrix®-IPV+Hib).
Auffrischimpfung: Lebenslang in Abständen von 10 Jahren nach Grundimmunisierung mit 1 x 0,5ml Tetanustoxoid, bzw. Td-Impfstoff (Tetanus- u. weniger Diphtherietoxoid ab 7. LJ.). Vor einer Auffrischimpfung ist eine Tetanus-Antikörper Bestimmung möglich ➪ Auffrischimpfung dann nach Bedarf durchführen (bei < 0,1 IE/ml)
Anmerkung: **Alle Impfungen immer in den internationalen Impfausweis eintragen!**
♥ **Bei jeder Verletzung immer Impfstatus prüfen** (Impfpass)!
Im Zweifel immer Simultanprophylaxe durchführen!
Jede Wunde sorgfältig reinigen (Keimreduktion)!
♥ Verletzungen bei Personen **ohne Impfschutz** gegen Tetanus:
Simultanprophylaxe (gleichzeitige Gabe von Tetanustoxoid und TIG = Tetanus-immunglobulin vom Menschen) mit 0,5 ml Tetanol® und 250 IE Tetagam® i.m. an kon-

tralateralen Körperstellen (bei chirurgisch nicht einwandfrei versorgbaren oder vernachlässigten Wunden und ausgedehnten Verbrennungen 500 IE Tetagam® initial und bei ausgedehnten Verbrennungen noch einmal 250 IE Tetagam® nach 36 Std.), danach im Abstand von 4 - 8 Wo. und 6 - 12 Mo. weitere Tetanol®-Applikation (zur Grundimmunisierung) - wurden 500 IE Tetagam® gegeben zusätzlich nach 3 Monaten noch eine Tetanol®-Applikation.

♥ Verletzungen bei Personen mit **unvollständigem Impfschutz** gegen Tetanus:
 nach 1 Tetanusimpfung: < 2 Wochen zurückliegend ⇨ 250 IE Tetagam®
 \> 2 Wochen ⇨ Simultanprophylaxe
 nach 2 Tetanusimpfungen:
 – < 2 Wochen nach letzter Impfung ⇨ 250 IE Tetagam®
 – 2 Wo. - 6 Mo. nach letzter Impfung keine sofortige Impfung nötig, normale Impfung nach 6 - 12 Monaten nach der 2.Impfung mit 0,5 ml Tetanol® (= normale Grundimmunisierung)
 – 6 - 12 Mo. nach letzter Impfung ⇨ Gabe von Tetanol®-Impfung (= normale Grundimmunisierung)
 – > 1 Jahr ⇨ Simultanprophylaxe (wenn Verletzung > 24 Std. zurückliegt), sonst nur Tetanol®-Impfung (= normale Grundimmunisierung)

♥ Verletzungen bei Personen mit **vollständigem Impfschutz** gegen Tetanus:
 – Letzte Impfung < 5 Jahre: keine sofortige Impfung erforderlich
 – Letzte Impfung > 5 Jahre und tiefe, verschmutzte Wunde: 0,5 ml i.m. Tetanol® (= Auffrischimpfung), bei geringfügigen sauberen Wunden nur wenn > 10 J. vergangen sind

♥ Verletzungen bei Personen mit bekannten Immundefekten/immunsuppressiver Therapie neben der entsprechenden Tetanol®-Impfung (je nach Impfstatus) immer + Tetagam®

<u>DD:</u> – Zerebrale Krämpfe
 – Tetanie (Hyperventilation), Hypokalzämie, hysterische Krämpfe
 – Lyssa (Rabies, Tollwut)
 – Strychninvergiftung (der Strychnintetanus bevorzugt die Extremitäten)
 – Trismus: Reflektorisch bei Entzündungen im Bereich des Kiefergelenkes, Mundbodenphlegmone, Überempfindlichkeit gegen Depot-Neuroleptika
 – Opisthotonus: Zerebrale Blutung, Hirnstammeinklemmung, Dezerebration, Meningitis

GASBRAND

<u>Syn:</u> Gasödemerkrankung, Gasödem, malignes Ödem, ICD-10: A48.0

<u>Path:</u> ♦ **Clostridium perfringens** (grampositiver, sporenbildender Anaerobier), selten auch: Clostridium septicum, histolyticum, novyi, gigas
 Ubiquitär vorkommende Keime und Sporen (auch im Darm d. Menschen)
 ♦ Krankheitssymptome durch Ektotoxin (enzymatisch, lytisch wirkend) ⇨ Verflüssigung und Zerfall von Gewebe mit Gasbildung
 ♦ Besonders gefährdet sind tiefe, erdverschmutzte Weichteilwunden mit Taschen, Kammern, schlechter Durchblutung und Nekrosen, oft Mischinfektionen
 ♦ Sonderformen: Darmbrand, traumatisches Uterus-Gasödem

<u>Epid:</u> ◊ Inkubationszeit: Stunden bis 5 Tage
 ◊ Meldepflichtig! (Erkrankung und Tod)

<u>Klin:</u> ⇒ Plötzlich sich verstärkender Wundschmerz
 ⇒ Ausgedehnt ödematös geschwollene Wunde
 ⇒ **Knistern der Wunde**, fad-süßlich riechend, auf Druck entweichen Gasblasen, kein bis wenig Eiter = relativ trockene Wunde

⇒ Allgemeinsymptome im fortgeschrittenen Stadium: **Rascher Verfall** des Kranken mit schwerem Krankheitsbild mit **Tachykardie**, Hypotonie, Zyanose, vertiefter Atmung, Unruhe oder Benommenheit, Anämie, Ikterus
⇒ im Verlauf: Anurisches Nierenversagen, Sepsis, toxisches Herz-Kreislaufversagen mögl.

Diag: 1. Anamnese und klinische Untersuchung: Wenig eiternde Wunde, schwarze Verfärbung der Wunde, Knistern der Wunde, auf Druck entweichen Gasblasen, Muskulatur sieht wie gekochter Schinken aus, trotz schwerem Krankheitsbild kaum Temperaturerhöhung
2. Röntgen: Charakteristisch **gefiederte Muskulatur**
3. Erregernachweis aus der Wunde mögl. (anaerober Transport!), dauert aber einige Tage
⇨ **Therapie schon bei Verdacht** ohne Erregernachweis indiziert!

Ther: • Operativ: Ind: Schon bei Verdacht Therapie einleiten!
– Großzügige Revision der Wundverhältnisse, Ausräumung aller Nekrosen, Spaltung der Muskelfaszien, Spülung mit H_2O_2, offene Wundversorgung (⇨ **aerobe Wundverhältnisse** schaffen)
– **Hyperbare Oxygenation** (3 bar) sofort postoperativ (Clostridium ist Anaerobier!)
• Antibiose: Penicillin G + Metronidazol (Clont®)
• Intensivmedizinische Überwachung, Schockbehandlung, Hämodialyse bei Nierenversagen
• Ultima ratio: Extremitätenamputation
• Gabe von polyvalentem Gasödem-Antitoxin ist umstritten und weitgehend verlassen

Prog: Bei Nichtbehandlung innerhalb von Tagen letal. Letalität hängt vom **frühzeitigen!** Behandlungsbeginn ab. Gesamtletalität bis 30 %.

Kompl: * Gangrän der benachbarten Muskulatur
* Toxisches Herz-Kreislaufversagen, Schock

Proph: ♥ Tiefe, zerfetzte, stark verschmutzte Wunden sollten neben der chirurgischen Wundversorgung auch antibiotisch abgedeckt werden.

DD: – Hautemphysem (z.B. bei Lungen-, Mediastinal-Eingriffe, Pneumothorax)
– Abszesse mit Gasbildung bei Mischinfektionen (⇨ eher viel Eiter)
– Verletzungen mit Presslufteinwirkung

TOLLWUT

Syn: **Rabies, Lyssa**, Hundswut, Hydrophobie, ICD-10: A82

Ät: **Rabies-Virus**, RNA-Virus der Gattung Lyssa-Virus (gehört zur Gruppe der Rhabdoviren aus der Gruppe der Arbo-Virosen = arthropode-borne) mit weltweiter Verbreitung

Path: ♦ Übertragung: Über den **Speichel** durch **Biss** von **Fuchs**, Wolf, Dachs, Marder, Ratte, Maus, **Hunde**, Katzen (virale Zoonose) ⇨ Ausbreitung aus der primären Wunde auf (vermutlich sensible) Nervenbahnen ⇨ Zielorgan: Befall der Perikaryen des ZNS im Rückenmark und/oder Gehirn
♦ Allgemein: Infektiosität gering, nur ca. 20 % der Infizierten erkranken, größtes Risiko haben Bissverletzungen am Hals, Gesicht und Kopf
♦ Lok: Enzephalitische Herde im Hippocampus, Limbischen System, Kleinhirn und Stammhirnbereich

Epid: ◊ Inkubationszeit: 10 Tage bis mehrere Monate (im Durchschnitt **3 - 4 Wochen**)
◊ **Meldepflichtig!** (schon bei **Krankheitsverdacht** und bei Erkrankung sowie Tod), auch ein tollwutverdächtiges Tier ist meldepflichtig!

Klin: ⇒ Keine Warnsymptome. Treten erste Krankheitssymptome auf, ist die Tollwut bereits manifest ⇨ **Therapie bei Verdacht** (abnormes Verhalten des beißenden Tieres)
⇒ Prodromalphase: Kopfschmerz, Übelkeit, Erbrechen, Appetitlosigkeit, Lethargie, Reizbarkeit, Erregung, Depressionen, Angstzustände
⇒ „Verspäteter" Wundschmerz und Parästhesien an der Bissstelle
⇒ Akute neurologische Symptome: Überempfindlichkeit gegen Sinnesreize, Speichelfluss, Dysphagie und Schlundkrämpfe (pharyngealer Spasmus), Hydrophobie (= qualvoller Durst, ohne schlucken zu können), aufsteigende Lähmungen bis zur Ateminsuffizienz, Wesensänderung, Wutanfälle, Aggressivität
⇒ Endstadium: Tonisch-klonische Krämpfe bei Sinnesreizen, HN-Lähmungen und Paresen von Extremitäten- u. Stammmuskulatur
⇒ Atemstillstand, Herzlähmung und Tod bei klarem Bewusstsein

Diag: 1. Anamnese (Umstände des Tierbisses und Verhalten des Tieres) und klinische, neurologische Untersuchung
2. Labor: Serologischer Nachweis nur nach Krankheitsausbruch mögl. ⇨ kein direkter Nachweis/Ausschluss in der Inkubationszeit mögl. (nur über das Tier)
3. Liquorpunktion: Leichte Pleozytose mit Lymphozyten
4. Abschuss und Sektion des verdächtigen Tieres: Histo im Gehirn zeigt mikroskopisch die typischen **Negri-Körperchen** (intraplasmatische Einschlusskörperchen, insb. im Ammonshorn zu finden)

Ther: • Bei Verdacht auf Tollwutinfektion ⇨ Impfung!
– **Großzügige Wundausschneidung,** Auswaschen der Wunde mit viruziden Detergentien (Seifenlösung, Äthanol 70 %ig), **offene Wundversorgung** (= keine Primärnaht)
– Sofortige (postexpositionelle) **Schutzimpfung mit HDC-Vakzine** (= human diploid cell strain, Rabivac®) 1ml i.m. = 2,5 I.E., weitere Impfung nach 3 Tagen, 1, 2, 4 Wochen und 3 Monaten (der Impfschutz wird innerhalb von 1 Wo. erreicht, also noch vor Ablauf der Inkubationszeit)
Lok: M.deltoideus i.m. (auch tief s.c. mögl.)
– Außerdem immer auch **Tetanusprophylaxe** durchführen (s.o.)!
– Bei Krankheitsmanifestation oder bei Verdacht auf Tollwut mit Biss an Gesicht oder Hals: Simultanbehandlung mit HDC-Vakzine + exakt 20 IE/KgKG Rabiesimmunglobulin (Berirab®, keine Überdosierung wegen Blockade der aktiven Immunisierung) lokal um die Bisswunde herum und den Rest i.m. an kontralateraler Körperstelle, anschließend weiter mit der postexpositionellen HDC-Vakzination (nach obigem Schema).
– Intensivtherapie bei Krankheitsausbruch und Progredienz

Prog: Sehr ernst, unbehandelt Tod innerhalb von wenigen Tagen nach Krankheitsausbruch.

Kompl: * Ateminsuffizienz
* Aspirationspneumonie
* Kardiale Arrhythmien, Herzlähmung

Proph: ♥ Schutzimpfung = präexpositionelle Grundimmunisierung bei Risikogruppen (Förster, Jäger, Tierärzten, Tierpfleger, Metzger, Landwirtschaft): 3 Impfungen mit HDC-Vakzine je 1ml = 2,5 I.E. i.m. 1. + 2. Impfung im Abstand von vier Wochen und eine Auffrischimpfung nach 1 Jahr (dann Auffrischimpfung alle 3 - 5 Jahre)
Bei Exposition und Grundimmunisierung < 5 Jahren ⇨ Impfung am Tag 0 und 3, liegt der Impfschutz > 5 Jahren zurück, oder kopfnahe Verletzung ⇨ vollständiger Impfzyklus wie bei ungeimpften Personen.
♥ Impfung von Hunden, Füchsen mögl.
♥ Auf auffällige Tiere achten!

DD: – Virusenzephalitis
– Intoxikationen, Tetanus

AIDS

Syn: AIDS = <u>a</u>cquired <u>i</u>mmune <u>d</u>eficiency <u>s</u>yndrome, erworbenes Immundefektsyndrom, ICD-10: B20 - B24

Ät: HIV = <u>h</u>uman <u>i</u>mmunodeficiency <u>v</u>irus (frühere Bezeichnung HTLV III) Typ 1 (bisher 10 Subtypen bekannt: A - H u. 2x Typ O) und Typ 2 (4 Subtypen A - D) sind RNS-haltige **Retroviren** (= enthalten eine Reverse Transkriptase), direkt **lymphozytotrop** und auch **neurotrop.** In Deutschland haben 85 % d. Pat. den Subtyp HIV-1B, weltweit am verbreitetsten ist der Subtyp HIV-1C gefolgt von -1A und -1B.

Path: ♦ HIV befällt die **T4-Helfer-Lymphozyten,** Makrophagen und Langerhans-Haut-Zellen (als Eintrittspforte dient der CD4-Rezeptor)
   ♦ **Serokonversion** = Auftreten von HIV-Antikörpern im Blut nach ca. 2 - 8 Wochen (Durchschnittlich nach 2 Monaten, nach 6 Mo. sind 95 % HIV-Ak pos., einzelne Fälle zeigen noch spätere oder selten auch keine Serokonversion (Menschen mit Mutation des CCR-5-Gens scheinen gegen eine Infektion resistent zu sein)
   ♦ Es vermindert sich der Quotient T-Helfer zu T-Suppressorzellen (T_4/T_8, Norm = 2) durch Abnahme der absoluten (Norm: ca. 1.000/µl) und relativen Zahl der T-Helferzellen und Anstieg der T-Suppressorzellen (auf T_4/T_8 < 1,2) und es folgt die allg. Abwehrschwäche

Epid: ◊ Erstbeschreibung 1976 in Zaire, 1982 in Deutschland
   ◊ **M >> w,** z.Zt. 4 : 1 bei den AIDS-Infizierten und 9 : 1 bei den AIDS-Erkrankten in Deutschland, auf der Welt hingegen mittlerweile fast ausgeglichenes Verhältnis
   ◊ Infektionsmodus: **Ungeschützter Sexualkontakt,** i.v.-**Drogenmissbrauch,** Blut- bzw. Blutprodukteübertragung, Organtransplantation, Neugeborene infizierter Mütter (in 25 – 40 % intrauterine/intrapartale Übertragung od. auch beim Stillen (> 5. Monat, frühzeitiges Abstillen verhindert die Infektion) = vertikale Infektion, diese kann durch Ther. der Mutter mit Zidovudin (Retrovir®) während der Schwangerschaft auf 8 % gesenkt werden), in der 3.Welt rituelle Beschneidung der Frauen, rituelle Tätowierungen, medizinisches Personal: **Nadelstichverletzungen** und Blutkontakt
   ◊ Risikogruppen: Promiskuitive Bi-/**Homosexuelle** (meist Männer, 50 % d.F.), intravenös **Drogenabhängige** (15 % d.F.), Hämophiliepatienten, Krankenhauspersonal durch Umgang mit Körperflüssigkeiten von infizierten Patienten (das Risiko ist aber selbst bei einer Stichverletzung an einer infizierten Nadel nur 0,3 - 5 %, bei Schleimhautexpositon 0,1 %, Weltweit ca. 150, in Deutschland 4 Fälle bekannt).
   Die „Risikogruppe" **Heterosexuelle** nimmt in den letzten 3 Jahren bei uns stetig zu und beträgt z.Zt. 17 % der Infizierten. Weltweit gesehen ist die heterosexuelle Infektion der häufigste Übertragungsweg! (Übertragungsrisiko bei HIV-pos. Sexualpartner ca. 1 %).

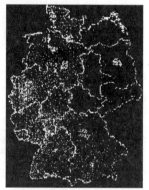

   ◊ Epizentren in Deutschland: Berlin-West, Hamburg, München, Frankfurt, Köln, Düsseldorf (allgemein Ballungszentren der alten Bundesländer, s. Abb.)
   ◊ Infektionsinzidenz: In Deutschland derzeit pro Jahr auf **2.000 - 2.500** (= Zahl der **Neuinfektionen,** nicht die der tatsächlich erkrankten Personen, dies sind etwa 900)

AIDS-Fälle in Deutschland

geschätzt. Der noch vor Jahren prognostizierte steile Anstieg der Zahl HIV-Infizierter hat sich in Deutschland deutlich **verlangsamt** (Aufklärungserfolg!). Auf der Welt beträgt die Steigerungsrate aber immer noch ca. 20 % pro Jahr. Weltweit werden jährlich alleine 590.000 HIV-infizierte Kinder geboren.
   ◊ Infektionsprävalenz (= Gesamtzahl gemeldeter HIV-**Infizierter**) in Deutschland (Stand: bis 1/1999) ca. 60.000 Personen, in Europa 510.000 geschätzt.
   United Nation u. WHO schätzen die Zahl infizierter Personen auf der **Welt auf 33,4 Mio.** (für das Jahr 2000 werden > 40 Mio. erwartet), **95 % der HIV-Infizierten leben in den**

Entwicklungsländern! (sog. Pattern-II-Länder)
◊ In Deutschland (Stand: bis 1/1999) **17.955 gemeldete erkrankte** Patienten seit 1982 (= kumulierte Inzidenz: 220 auf 1 Mio. Einwohner), davon sind 11.502 bereits verstorben. In Europa 200.531 gemeldete Krankheitsfälle (Spitzenreiter ist **Spanien**! mit extrem vielen i.v.-Drogenabhängigen, gefolgt von Frankreich, Italien und mit Abstand Deutschland u. Großbritannien), Welt 1.987.217 gemeldete Krankheitsfälle (geschätzt werden 2,5 Mio.)
◊ **Mortalität:** Bis 1/1999 sind auf der Welt 13,9 Mio. Menschen an AIDS gestorben
◊ Neueste Infos zur Epidemiologie: Robert Koch-Institut, Stresemannstr. 90 - 102, 10963 Berlin, Fax-Abruf (0 30) 45 47 - 35 66 oder im Internet: http://www.rki.de

Etlg: Einteilung nach **CDC** (Centers for Disease Control, Atlanta USA, 1987) I-IV: Mit positiver Serologie, bzw. dokumentierter Serokonversion. Eine Rückstufung (z.B. III ⇨ II) ist bei der Klassifikation eines Patienten nicht zulässig.

I:	Akute HIV-Infektion, **Mononukleose-ähnliches Krankheitsbild**
II:	A **Latenzstadium, asymptomatische** HIV-Infektion über Jahre möglich B Latenzstadium, asymptomatische HIV-Infektion mit pathol. Laborbefunden **Die asymptomatischen Virusträger sind aber INFEKTIÖS!**
III:	LAS = **Lymphadenopathie-Syndrom** ohne Allgemeinsymptome A mind. 2 extrainguinale Lymphknotenstationen vergrößert B wie A + pathol. Laborbefunde, wie Lymphozytopenie, T4/T8-Verminderung
IV:	**Manifestes Immunmangelsyndrom**, ARC (= AIDS related complex, Untergrp. A), AIDS (= Untergruppe B - E). Mehrere Untergruppen können dabei gleichzeitig vorhanden sein. A Allgemeinsymptome wie Fieber, Nachtschweiß, Gewichtsverlust, persistierende Diarrhoe, etc. B Neurologische Symptome unterschiedlichster neurologischer Systeme, AIDS-dementia complex C1 Stadium der opportunistischen Infektionen: Protozoen, Viren, Pilze, Bakterien C2 Zus. Infektionen: Generalisierter **Herpes zoster**, oral hairy-leukoplakia D AIDS-definierende Malignome: Kaposi-Sarkom, **primäre Hirntumoren**, Non-Hodgkin-Lymphome E Andere: Interstitielle Pneumonie, Thrombozytopenie und andere HIV-assoziierte Tumoren

CDC-Klassifikation für Kinder in P 0 - 2:
P0: Säuglinge/Kleinkinder bis 15 Monate HIV-Ak pos. ohne sicheren Nachweis der Infektion (HIV im PCR) bei perinataler Exposition, P1: ähnlich CDC II, P2 A-F: ähnlich CDC IV

WHO-Stadien (v. 1991) und CDC-Einteilung v. 1993 [in Klammern], wobei in den USA bei Helferzellen < 200/µl = immer Stadium 3 klassifiziert wird. Berücksichtigt werden 3 Laborkategorien (1 - 3) und 3 klinische Kategorien (A - C):

Kategorien	A = Pat. asympt. od. persistierende Lymphadenopathie	B = Kandidose, Fieber, Listeriose, Herpes zoster, Haarleukoplakie	C = typische AIDS-definierende Erkrankungen
1 = Helferzellen > 500/µl	[A1] Stadium 1	[B1]	[C1] Stadium
2 = Helferzellen 200 – 499/µl	[A2]	[B2]	[C2] 3
3 = Helferzellen < 200/µl	[A3] Stadium 2	[B3]	[C3] (AIDS)

Klin: ⇒ Allgemeinsymptome: Fieber, Nachtschweiß, Gewichtsverlust (HIV-Kachexie, Wasting-Syndrom), Diarrhoen, Lk-Schwellung, Gerinnungsstörungen ⇨ **Hirnblutungen, Hirninfarkt**, hypophysärer Infarkt mögl.

⇒ Opportunistische Infektionen:
Bakt.: Atypische **Mykobakteriosen** (z.B. avium), **Tuberkulose, aggressive Neurolues**, Nokardiose, Salmonellensepsis, Legionellenpneumonie, bazilläre Angiomatose
Viral: **Zytomegalie** (auf Sehstörungen achten), **Herpes simplex** in ulzerierender Form, **Varizella-Zoster**, Hepatitis C, (insb. als Doppelinfektion bei Drogenabhängigen mit rascherer Zirrhoseentwicklung), Papova-Virus

Protozoen: **Pneumocystis carinii**-Pneumonie = häufigste Infektion (etwa 60 - 80 % aller AIDS-Erkrankten machen diese Infektion durch, neurologisch auch Retinitis mögl.), **Toxoplasmose**, Isosporiasis (Kokzidiose), Kryptosporidiose, Lamblienruhr, Amöbiasis
Helminthen: Strongyloidiasis
Fungi: **Kandidose** (insb. im GI-Trakt, aber auch **Hirnabszesse**), **Kryptokokkose**, **Aspergillose**, Histoplasmose

⇒ Neurologische Symptome (30 - 40 % d. F.): **Persönlichkeitsveränderungen** (HIV-Enzephalopathie) bis hin zur **Demenz** (AIDS-dementia complex), Meningoenzephalitis (zerebrale Toxoplasmose, Kryptokokken-Meningitis), Myelopathie (Pyramidenbahn, Hinterstränge), periphere Polyneuropathie mit sensiblen (Parästhesien), vegetativen (Inkontinenz) und motorischen (Paresen) Störungen bis hin zum Guillain-Barré-Syndrom, N.oculomotorius-Parese, Polymyositis, diffuse Ataxie, infektiöse progressive multifokale Leukenzephalopathie (Papova-Virus-Infektion) mögl., zentrale pontine Myelinolyse

⇒ Dermatologische Symptome: Makulopapulöses rubeoliformes Exanthem, Dermatitis seborrhoides + Psoriasis vulgaris = "Seborrhiasis", orale Haarleukoplakie (EBV-Infektion), **Herpes zoster ulzerierend**, Molluscum contagiosum (Gruppe d. Pocken-Viren), Condyloma acuminata (HPV), Candidiasis u. Soor ulzerierend, Stomatitis, Pyodermien

⇒ Malignome: Generalisiertes (kutan, viszeral und im ZNS) **Kaposi-Sarkom** bei AIDS (humanes Herpesvirus 8 als Kofaktor), Non-Hodgkin-Lymphome, **primäre ZNS-Lymphome oder intrazerebrale Metastasen** von System-Lymphomen, Mycosis fungoides

⇒ Konnatale Symptome: Dystrophie, Frühgeburt, kortikale Atrophie und Verkalkungen, opportunistische Infektionen, Hepatosplenomegalie, generalisierte Lymphadenopathie

Diag: 1. Anamnese (Infektion ist meist schon länger bekannt od. Risikogruppe) oder **HIV-Ak-Nachweis** als Screening (mit ELISA), wenn positiv Immunoblot als Bestätigungstest unbedingt erforderlich wegen der geringen Spezifität des Screening-Tests + Bestätigung mit einer 2. Blutprobe, um auch Verwechslungen auszuschließen. Neueste Methode: **PCR** (polymerase-chain-reaction = Amplifikation von Genfragmenten, die dann nachgewiesen werden können) ⇨ HIV-Gennachweis mögl. (jedoch auch falsch positive Befunde mögl.)

2. Labor: **Verminderte T4-Lymphozytenzahl** (< 500/μl), **T4/T8-Verhältnis vermindert** (<1,2), Anstieg der Zahl aktivierter T8-Lymphozyten (CD 8/38-Antigen), Vermehrung von IgG durch B-Zell-Überproduktion ⇨ "nonsense"-Globuline, Thrombozytopenie, Anämie. Bestimmung des **Virusload** (HIV-RNA) = Virusäquivalente/ml Plasma ⇨ tatsächliche Menge an Virus im Plasma, somit Aktivität der Infektion und Wirksamkeitskontrolle der Therapie messbar (< 1.000 Kopien/ml ⇨ Verlaufsbeobachtung, > 50.000 Kopien/ml ⇨ Indikation zum Dreifachtherapiebeginn)

Ther: • **Allgemein:** Gesunde Lebensführung, psychosoziale Betreuung, psychotherapeutische Gespräche. Medikamentöse Therapie bei verminderter Lymphozytenzahl (< 500/μl) und vermehrtem Virusload (> 50.000 Kopien/ml Plasma) beginnen.

• **Med:** Grundsätzlich stehen derzeit **Nukleosidanaloga, Proteaseninhibitoren** und **nicht nukleosidale reverse Transkriptase Inhibitoren** (NNRTI) zur Verfügung
   1. Nukleosidanaloga (wirken alle durch Einbau „falscher" DNA-Basenbausteine):
   – **AZT** = 3-Acido-3'Desoxythymidin (Zidovudin Retrovir®) ab Stadium IIB, den T4-Zellzahl unter 500/μl oder schnellem T4-Abfall zur Verzögerung des Krankheitsbeginns indiziert, Dosierung: 1200 mg/Tag (auf 4 - 6 Einzeldosen verteilt), NW: Myelotoxisch, toxische Myopathie
   – **ddI** = 2',3'-Dideoxyinosin (Didanosin Videx®, Dosis: 8 mg/kgKG/Tag auf 2 Einzeldosen verteilt), wirkt wie AZT als falscher DNA-Basenbaustein, NW: insg. weniger als bei AZT, jedoch häufig Pankreatitis
   – **ddC** = 2',3'-Didesoxycytidin (Zalcitabin HIVID®, Dosis: 2,25 mg/Tag)
   – Neuere: **3TC** (Lamivudin Epivir™ 2 x 150 mg/Tag, wirkt wie ddI od. ddC, hat aber **bessere Liquorgängigkeit**), d4T (Stavudin Zerit®), Guanosin-Analogon (Abacavir)
   2. Proteaseninhibitoren: **Indinavir** (Crixivan® 3 x 800 mg/Tag), **Ritonavir** (Norvir®), **Saquinavir** (Invirase® od. Fortovase™), Nelfinavir (Viracept™) führen durch Hemmung der Polyproteinspaltung zum Bau von nicht infektionsfähigen Virionen
   3. Suramin, HPA 23 hemmen direkt oder indirekt die Reverse Transkriptase (nur vorübergehend und bedingt wirksam), neue Med. dieser Gruppe (NNRTI): Delavirdin (Rescriptor™), Nevirapin (Viramune™) od. Efavirenz (Sustiva™)

⇒ Die **aktuellen Therapiekonzepte** bevorzugen eine **Dreifach-Kombinationstherapie** o.g. Medikamente (2 Nukleosidanaloga + 1 Proteasen-Inhibitor), z.B. **AZT + 3TC + Indinavir** (od. Saquinavir od. Ritonavir)

- Opportunistische Infektionen: jeweils **erregerspezifische Therapie** durchführen
  - Prophylaxe einer Pneumocystis-Carinii-Pneumonie (ab T4 < 250/µl): Pentamidin-Inhalation (Pentacarinat®, 1x pro Monat) oder Cotrimoxazol (Bactrim® 3x pro Woche)
  - Prophylaxe, bzw. Ther. einer Zytomegalie-Infektion: Ganciclovir Cymeven® (Nutzen der Prophylaxe ist noch umstritten)
  - α2A-Interferon b. Kaposi-Sarkom zur Stimulation des Immunsystems, in Erprobung auch Foscarnet (Foscavir® gegen Herpesvirus-8-Infektion)
- Infizierte: Ab Stad. II (bekannte Infektion) ➪ **½-jährige Kontrolluntersuchungen** (klinische Untersuchung, Laborkontrolle von T4/T8, Virusload)
- Selbsthilfegruppen: In jeder größeren Stadt, Adressen über Deutsche AIDS-Hilfe e.V., Dieffenbachstr. 33, 10967 Berlin, Tel.: (0 30) 69 00 87 - 0, Fax: - 42, Internet: http://www.aidshilfe.de. Kostenloses Informationsmaterial über Bundeszentrale für gesundheitliche Aufklärung, Ostmerheimer Str. 200, 51109 Köln, Tel.: (02 21) 89 92 - 0, Fax: - 3 00, Internet: http://www.bzga.de

Prog: 50 - 70 % der HIV-Positiven erreichen innerhalb von 10 Jahren das CDC-Stadium IV (Personen > 40. LJ. haben dabei ein 4 - 8x höhere Wahrscheinlichkeit als die unter 20 J.). Im Stadium IV (= AIDS-Vollbild) schlechte 5-Jahresüberlebensrate, mittlere Überlebensdauer 2 Jahre (eine AZT-Therapie verzögert dabei den Krankheitsverlauf um ca. 1,5 Jahre). Die neue **Dreifach-Kombination** in der AIDS-Therapie senkt die Mortalität bis zu 75 %. Die ältesten bekannten LTNP (long term non progression) haben seit fast 20 J. eine bekannte Infektion ohne jegliche Krankheitszeichen (Ursache noch ?). AIDS-infizierte Neugeborene haben eine schlechte Prognose (Letalität um 80 %, insb. ein Problem in der Dritten Welt = Pattern-II-Länder).

Proph: ♥ **Allgemein: Aufklärung der Bevölkerung, Kondome, Meidung von Promiskuität, Safer Sex** für Hetero- und insb. Homosexuelle
Fixer: Einmalbestecke (kein "needle sharing"), Förderung von Beratungsstellen

♥ Blutbanken: **HIV-Screening** von Blutkonserven und Blutprodukten obligat. Trotzdem bleibt ein rechnerisches Restrisiko von 1:493.000 eine infizierte Blutkonserven zu bekommen (darüber und über die Möglichkeit einer Eigenblutspende muss aufgeklärt werden! Wesentlich höher ist in diesem Zusammenhang das Risiko einer Posttransfusionshepatitis mit einem Risiko von 1 : 34.000)

Klinik: **Vorsicht beim Umgang mit Blut!** – es gelten die gleichen Schutzempfehlungen wie beim Umgang mit Sekreten und sonstigen Körperflüssigkeiten von Hepatitis B-Erkrankten (jedoch reichen normale Vinylhandschuhe nicht aus, **Latex-Handschuhe** benutzen!). Eine berufsbedingte HIV-Infektion ist eine Berufskrankheit (daher nach fraglichem Kontakt/Verletzungen immer Kontrollen durchführen und dokumentieren!).

Chirurgie: Vor jedem elektiven Eingriff sollte obligat ein HIV-Test beim Pat. durchgeführt werden, bei Notfalleingriffen sollte er anschließend nachgeholt werden. Wichtig: Der Patient muss über die Durchführung des Testes **aufgeklärt** werden! Bei Op von HIV-positiven Patienten doppelte Handschuhe tragen.

♥ Patienten: sollten Ihren Arzt od. Zahnarzt über das Vorliegen einer Infektion informieren

♥ **Bei Verdacht auf Kontamination** = Verletzungen mit **hohem** Risiko (z.B. Hohlnadel-stichverletzung oder tiefe Stich-/Schnittverletzung im Op) ➪ medikamentöse Postexpositionsprophylaxe gem. Robert-Koch-Institut u. Konsensuskonferenz (11/1997). Wunde intensiv ausbluten lassen (Blutung anregen), großzügige Desinfektion (Alkoholpräparat 2 - 4 Min., sollte schmerzen, z.B. durch spreizen des Stichkanals ➪ nur dann effektiv), möglichst unmittelbar in den ersten 15 - 30 Min. 500 mg Zidovudin (Retrovir®) + 150 mg Lamivudin (Epivir™) + 800 mg Indinavir (Crixivan®, Cave: nicht bei Schwangeren!) einnehmen, D-Arzt-Bericht anfertigen! Dann Retrovir® 2 x 250 mg/Tag + 2 x 150 mg Lamivudin (Epivir™) + 3 x 800 mg Indinavir (Crixivan®, nicht bei Schwangeren) für 2, besser 4 Wochen einnehmen, wenn Patient HIV-positiv ist. Eigener HIV-Test noch am 1.Tag, nach 6 Wo., 3 u. 6 Mon. zur Dokumentation durchführen.

DD: – Idiopathisches CD4-T-Lymphozytopenie-Syndrom

KLEINE CHIRURGIE

PANARITIUM

Syn: Fingereiterung, Nagelkrankheit, Nagelgeschwür, ICD-10: L03.0

Ät: – Kleine Hautverletzungen als Eintrittspforte (insb. im Nagelgebiet)
– Stichverletzungen, Bisswunden
– Offene Phalangenfraktur

Path: ♦ Volarseitige Fingerinfektion mit Gewebeeinschmelzung, streckseitige Abszedierungen (Handrücken) sind seltener
♦ Meist hoch virulente Staphylokokken, Streptokokken oder Mischinfektion

Etlg: # **Oberflächliche Panaritien der Finger**
Panaritium cutaneum, Panaritium subcutaneum, Kragenknopfpanaritium (= cutaner Befall mit kleiner Verbindung zur subkutanen Schicht, die ausgedehnt befallen ist), Panaritium periunguale und subunguale (= Nagelpanaritium)
Tiefe Panaritien der Finger (als Komplikation der oberflächlichen Panaritien)
Panaritium periostale, Panaritium ossale (meist Endphalangen), Panaritium articulare, Panaritium tendinosum (= Sehnenscheidenphlegmone)
Panaritium der Hand: **Hohlhandphlegmone** (im Bereich der Palmaraponeurose oder der Beugesehnenfächer oder noch darunter), Interdigitalphlegmone (Zwischenfingerraum) oder **V-Phlegmone** (Daumen- + Kleinfingerpanaritium in den Sehnenscheiden, Verbindung über den Karpaltunnel).
Cave: Ausbreitung auf Handwurzelgelenk und Unterarm mögl.

Klin: ⇒ Rötung, Überwärmung, Schwellung, Ödem, **pulsierender Schmerz**, Schonhaltung
⇒ Panaritium tendinosum: Druckempfindlichkeit der Sehnenscheide, **Schonhaltung** des betroffenen Fingers (Beugestellung), Bewegungsschmerz
⇒ Bei fortgeschrittenem Krankheitsbild (z.B. Hohlhandphlegmone) Fieber, Schüttelfrost, Leukozytose

Diag: 1. Anamnese und klinische Untersuchung: Auf Druck- und Klopfschmerzhaftigkeit der Beugesehnen achten (Entwicklung einer Phlegmone?)
2. Röntgen: bei ossärer Beteiligung des Panaritiums subperiostale Einschmelzungen und Knochensequestrierung, bei Gelenkbeteiligung verbreiterter Gelenkspalt
3. Intraoperativer Abstrich: Keim- und Resistenzbestimmung

Ther: • Operativ: Ind: Immer gegeben, um eine Ausbreitung zu verhindern
– *Panaritium cutaneum:* Inzision der oberflächlichen Eiterblase (Inspektion, ob ein Fistelgang nach subkutan besteht = Kragenknopfpanaritium?)
Wundbehandlung mit Abszesssalbe (z.B. Furacin®) und Rivanol®-Verband
– *Panaritium subcutaneum:* Seitliche Inzision (Schonung der Fingerbeere), Ausräumung, evtl. Gummilasche, Drainage, Ruhigstellung (Böhler-Schiene)
– *Panaritium subunguale:* Nagelinzision
– *Interdigitalphlegmone:* Palmare Inzision im Interdigitalraum (prox. der Interdigitalfalte ohne diese zu durchtrennen) und dorsale Gegeninzision, Drainage
– *Panaritium tendinosum:* Sofortige/frühzeitige Operation! Prox. u. distale Darstellung der Sehnenscheide und Spülung, Spüldrainage über kleine Katheter in den Sehnenfächern

- **V-Phlegmone:** Sofortige/frühzeitige Operation! Spaltung des Karpaltunnels zur Druckentlastung und weiteres Vorgehen wie bei Panaritium tendinosum
- **Hohlhandphlegmone:** Sofortige/frühzeitige Operation! Inzision, evtl. Resektion der Palmaraponeurose, Spülung, Drainage
- **Panaritium ossale:** Curettage des Knochens, bei Knochennekrosen (Knochensequester) Entfernung des nekrotischen Teils, Drainage
- **Panaritium articulare:** Inzision und Spülung der Gelenkhöhle, Drainage, bei Therapieresistenz als ultima ratio Arthrodese (= Gelenkversteifung)
- Möglichst bei allen Panaritien einen Abstrich zur Keim- und Resistenzbestimmung (Antibiogramm) durchführen
- Liegen schon Nekrosen vor, muss ein sorgfältiges Debridement vorgenommen werden
- Bei allen tieferen Panaritien zusätzlich zur operativen Sanierung systemische Antibiose und konsequente Ruhigstellung der Hand für einige Tage

Kompl: ∗ **Ausbreitung** und Entwicklung einer Hohlhandphlegmone, Unterarmphlegmone aus jedem Panaritium möglich!

∗ Panaritium tendinosum: Ischämische Sehnennekrose durch Ödem (⇨ Druck auf die versorgenden Gefäße), Spätfolgen durch die Entzündung können Verklebungen der Sehne mit der Sehnenscheide und damit Funktionsbeeinträchtigung sein

∗ V-Phlegmone: Kompression des N.medianus im Karpaltunnel

∗ Lymphangitis (Volksmund: "Blutvergiftung")

DD: - **Paronychie** (= Nagelumlauf, Nagelfalzentzündung, Panaritium periunguale), häufigste Infektion an der Hand:

Akute Paronychie durch Staphylokokken ⇨ Ther: Inzision, Salbenverband, Emmert-Plastik bei Unguis incarnatus

Chronische Paronychie durch Candidabefall ⇨ Ther: Phenol, Antimykotika

- Gangränöse Veränderungen bei arterieller Durchblutungsstörung

---

UNGUIS INCARNATUS

Syn: Eingewachsener Nagel, ICD-10: L60

Path: ♦ Nagelbett zu breit oder Nagel stark verformt ⇨ Nagel wächst in den Nagelfalz ein
♦ Seitlicher Druck auf den Nagel durch zu enges Schuhwerk
♦ Chronische Entzündung an dem durch den Nagelrand gedrückten Nagelfalz (= Paronychie) ⇨ **Granulationsgewebe, Taschenbildung**
♦ Lok: Meist Großzehe (medialer Teil des Dig. I)

Klin: ⇒ Schwellung durch Granulationsgewebe, Druckschmerz, Taschenbildung
⇒ Schmerzen und Entzündungszeichen

Ther: • Konservativ: Fußpflege kann nur die Komplikationen (Entzündung) verhindern.
Akute Entzündung: Kamille- oder Polyvidon-Iod-Fußbäder (Betaisodona®), offenes Schuhwerk ⇨ im Intervall dann Op.
• Operativ:
- OBERST-Leitungsanästhesie (ohne Adrenalinzusatz!, z.B. mit Mepivacain 1 %ig, Scandicain®) u. Blutsperre am Zehengrundgelenk (z.B. mit abgeschnittenem Fingerling)
- **Emmert-Nagelplastik** (= Nagelkeilexzision, s. Abb.): Partielle Nagelresektion und Keilexzision des Nagelfalzes <u>und</u> des dazugehörigen Nagelbettes (1/3 oder 1/4 des Nagels werden reseziert) mit der dazugehörigen Nagelwurzel

- <u>Postoperativ:</u> **Offene Wundversorgung** (keine Naht, die ehemalige Nagelmatrix soll epithelialisieren) mit Branolind®-Salbenkompressen und elastischen Binden, offenen Schuhen und Gehhilfen (Entlastung der Zehe) für 2 - 3 Wochen
- Eine Phenol-Verödung des Nagelbetts für 3 Min. nach lediglich Nagelteilresektion ergibt keine so guten Ergebnisse wie die Emmert-Plastik, bei der die Nagelmatrix komplett entfernt wird.

Kompl: * Akute Paronychie (= Nagelumlauf, Nagelfalzentzündung)
<u>Op:</u> * Wundheilungsstörungen, sekundäre Infektion
* Rezidiv durch neue Granulombildung (keine geschlossenen Schuhe postop.!)

Proph: ♥ **Gerader Nagelschnitt an den Zehen, Überragenlassen der Nagelecken**

DD: - **Onychogryphosis** (= Verdickung, Verhärtung, Krümmung des Nagels), sog. Krallennagel
Vorkommen: Insb. bei älteren Menschen
Ther: Nagelentfernung in Oberst-Leitungsanästhesie
- **Nagel-** und **Fußmykose** (sollte vor operativer Korrektur therapiert werden)

SUBUNGUALES HÄMATOM/FREMDKÖRPER

Syn: Nagelhämatom

Ät: - Quetschverletzungen durch Hammerschlag, Autotür
- Einspießung von Fremdkörpern

Path: ♦ Quetschung des Fingers ⇨ subunguale Blutungen durch Gefäßeinrisse
♦ Schmerz durch Druckanstieg im subungualen Raum (Selbsttamponade der Blutung im begrenzten subungualen Raum)

Klin: ⇒ Starke Schmerzhaftigkeit
⇒ Blaufärbung der Nagelmatrix
⇒ Fremdkörper: Rötung, Schwellung, Schmerzen

Diag: 1. Anamnese (Trauma?) und klinische Untersuchung
2. <u>Röntgen:</u> Finger/Hand, um Fraktur durch die Quetschverletzung auszuschließen, Fremdkörper sichtbar?

Ther: • <u>Operativ:</u>
- <u>Nagelhämatom:</u> **Nageltrepanation** mit glühender Büronadel od. 1er-Kanüle ⇨ Perforation des Nagels und somit Entlastung des Hämatoms (Nagel wird belassen!)
- <u>Fremdkörper:</u> Oberflächliche Fremdkörper können direkt gezogen werden.
- Tiefere Fremdkörper: Oberst-Leitungsanästhesie und Fremdkörperentfernung durch Nagelkeilexzision, offene Wundversorgung
• Tetanusprophylaxe!

Kompl: * Fraktur der Endphalanx bei der Quetschverletzung oder Fremdkörpereinspießung
* Fremdkörper: Wundinfektion, Tetanus

DD: - Subungualer Naevuszellnaevus, subunguales Melanom!
- Glomustumor (arterio-venöse Anastomose)
- Chronische Onychomykose

GANGLION

Syn: "Überbein", ICD-10: M67.4

Path: ♦ Zystische Veränderungen im Sehnengleitlager oder Gelenkkapsel durch **mukoide/myxoide Degeneration** (schleimiger Umbau) des umgebenden Bindegewebes
♦ Bei vorangegangenem Trauma ist der Inhalt des Ganglions auch manchmal blutig
♦ Lok: Handrücken, Streck- und Beugeseite der radialen Handwurzel, Fußrücken, Sprunggelenk, Kniekehle, lateraler Meniskus, selten auch intraossär (Femurkopf, Malleolus, Handwurzelknochen)

Epid: Vorwiegend bindegewebsschwache, junge Frauen

Klin: ⇒ **Prallelastischer,** gut abgrenzbarer, runder, glatter, nicht verschieblicher Tumor
⇒ Langsames Wachstum
⇒ Hervortreten meist nur bei bestimmten Gelenkstellungen / Bewegungsprovokation
⇒ Schmerzen, Bewegungseinschränkung ⇨ Ind. zur Op.

Diag: 1. Anamnese und klinische Untersuchung: Typischer Inspektionsbefund (Provokation)
2. Sonographie: Zystische Veränderung

Ther: • Konservativ: Zertrümmerungs-/Verödungsbehandlungen führen meist zu Rezidiven ⇨ Op
• Operativ: Ind: Nur gegeben bei Beschwerden, z.B. Schmerzen, Bewegungseinschränkung (Anmerkung: Das Auffinden kann manchmal schwierig sein, wenn das Ganglion nicht immer sichtbar ist)
– Plexusanästhesie, Blutsperre
– **Vollständige** Exstirpation
– Postoperativ: Ruhigstellung mit Gipsschiene für 10 Tage

Kompl: Op: Bei nicht vollständiger Exstirpation ⇨ Rezidive häufig! (bis 25 %)

DD: – Tumoren im Bereich des Sehnengleitgewebes: Lipome, Atherome, Fibroblastom, Fibrosarkom, Hämangiom, Synovialom, Xanthom, Riesenzelltumoren, Granulome
– Sehnenscheidenhygrom: Sackartige Erweiterung der **Sehnenscheide** bei chron. Entzündung (Rheuma, TBC), Lok: Fingerbeuger, Sehne des M.fibularis
Klin: Verdickte Sehnenscheide mit tastbaren Fibringranula ("Reiskörner")
Ther: Exstirpation des Hygroms/Sehnenscheide

PARATENONITIS CREPITANS

Syn: Peritenonitis crepitans, Paratendinitis, ICD-10: M70 (oft fälschlich Sehnenscheidenentzündung genannt)

Ät: – Krankheiten des rheumatischen Formenkreises
– Überlastung
– Stumpfe Traumen, Kontusionen

Path: ♦ Entzündliche Veränderung (aseptisch) des Sehnengleitgewebes von sehnenscheidenlosen Sehnen ⇨ Reizerguss, Fibrinausscheidung und anschließende Organisation
♦ Lok: Streckseite der Hand, Achillessehne, Mm.peronaei- und Mm.tibiales-Sehnen

Klin: ⇒ Bewegungsschmerzen, Druckschmerzhaftigkeit
⇒ Tastbares Bewegungsknirschen ("Schneeballknirschen", "Seidenpapierknirschen")
⇒ Schwellung, Überwärmung

Ther: • Konservativ: **Ruhigstellung** im Gipsverband, Schonung der betroffenen Extremität, nichtsteroidale Antiphlogistika
• Lokale Injektion von Lokalanästhetika und/oder Kortikoiden (Cave: Sehnennekrose)

Kompl: Wiederholte Kortikoideinspritzungen können zu Sehnenrupturen und verstärkter Kalkeinlagerung führen

DD: Tendovaginitis crepitans: Entzündung des Sehnengleitlagers bei Sehnen mit Sehnengleitlager

---

ATHEROM / LIPOM - ENTFERNUNG

Syn: Atherom sog. "Grützbeutel", ICD-10: L72.1; Lipoma (Fettgewebsgeschwulst), ICD-10: D17

Path: ♦ **Echtes Atherom: Epidermoidzyste** aus embryonal verstreuten und abgekapselten Epidermis- oder Drüsenzellen (echte Atherome zeigen daher auch keine Öffnung)
Falsches Atherom: Talgretentionszysten = Stauung von Drüsensekreten der Haartalgdrüsen (meist eine Öffnung sichtbar/Follikelgang), Neigung zur Abszessbildung
Lok: Echte Atherome: **Capillitium** (= behaarte Kopfhaut, oft multipel), Stirn, periokulär
Falsche Atherome: Gesicht, Brust, Rücken, Skrotum
♦ **Lipome:** Gutartige Fettgewebsgeschwulst
Lok: Meist im Unterhautfettgewebe an OA, UA, OS, Bauch, Flanke
Formen: L.fibrosum   = Lipom mit zus. Fibrose
L.pendulum   = gestieltes Lipom
L.arborescens = Lipom der Gelenkkapsel (insb. Kniegelenk, Hoffa-Krankh.)
Lipomatose   = zahlreiche Lipome, oft symmetrisch (z.B. Lipomatosis colli, Syn: Madelung-Fetthals)

Klin: ⇒ Atherom: Gut verschiebliche, prallelastische, **relativ harte**, halbkugelige, tastbare Zyste
⇒ Lipom: Langsames Wachstum, **weicher**, diffus tastbarer Knoten

Diag: 1. Anamnese und klinische Untersuchung (insb. bei Lipomen kann die von außen tastbare Größe täuschen und diese können sich intraoperativ tiefer und ausgedehnter darstellen)
2. Sonographie: Ausdehnung der Raumforderung
3. Röntgen: Schädelübersicht bei Lok. am Kopf zum Ausschluss von Schädel-Osteomen
4. **Operativ gewonnenes Material immer zur histologischen Untersuchung geben!**

Ther: • Operativ:
– Lokalanästhesie als **Field-Block** (z.B. mit Mepivacain, Scandicain® 1 %ig)
– Atherome: **Enukleation** (mit der gesamten Kapsel, möglichst ohne diese zu eröffnen), kleine Atherome können digital ausgelöst werden, größere müssen stumpf/scharf präpariert werden
– Bei infizierten Atheromen Mitentfernung des umliegenden Gewebes
– Lipome: Exzision des Lipoms **mit seiner Kapsel** durch stumpfe/scharfe Präparation
– Hautnaht als Einzelknopf- oder intracutane Naht, steriler Verband
– Bei sehr großen Exzidaten zusätzlich Subkutannaht und evtl. Einlage einer Redon-Drainage

Kompl: Op: Blutungen, Infektionen, Wundheilungsstörungen, Hautnarbe

DD: – Fibrom, Epitheliom, Spiegler-Tumoren (= Zylindrom), Hämangiom, Desmoid, Lymphangiom / Lymphozele / Lymphadenopathien, Myome (Rhabdomyom = quergestreifte Muskulatur; Leiomyom = glatte Muskulatur), Schwannom, Neurofibromatose (v.Recklinghausen)
– Ganglion, Sehnenscheidenhygrom

– Abszess, Furunkel, Phlegmone
– Fremdkörperzysten, Epithelzysten (traumatische Verschleppung von Epidermiszellen in die Subkutis, insb. an den Fingern), Hämatomzysten, parasitäre Zysten
– Maligne: Liposarkom, malignes Histiozytom, Rhabdomyosarkom, Fibrosarkom, Synovialsarkom, malignes Schwannom

MYOSITIS OSSIFICANS

Syn: Muskelverkalkungen, ICD-10: M61

Ät: – Trauma, rezidivierende mechanische Läsion (z.B. sog. Reiterknochen in der Adduktorengruppe [M.sartorius] am OS), Muskelprellung, Muskelfaserrisse (insb. am OS und bei Rezidivrissen)
– Zu frühe Mobilisation nach Traumen, Muskelfaserrissen durch passive Bewegungsübungen, posttraumatische Massagen, Wärmebehandlung
– Generalisiert bei polytraumatisierten Patienten, Querschnittslähmungen, apallischem Syndrom vorkommend
– Selten angeboren / spontan entstehend

Path: ♦ Durch **Metaplasie** ⇨ Umwandlung von Muskelsepten zu Knochengewebe durch pathologische Einlagerung von Kalk
♦ Lok: M.brachialis, Adduktorengruppe (insb. bei Reitern), M.quadriceps femoris
Allgemein: eher im Muskelbauch, als im Sehnenansatzbereich

Klin: Harte Stellen in der Muskulatur tastbar, druckempfindlich

Diag: 1. Anamnese (Trauma, mechanische Belastungen?) und klinische Untersuchung
2. Röntgen: Kalkdichte Verschattungen in der Muskulatur

Ther: • Konservativ: Kortikoid- und Hyaluronidaseeinspritzungen bei beginnendem Umbau
• Operativ: Exstirpation der verkalkten Areale (abgeschlossener Umbau)

Prog: Postop. häufig rezidivierend, daher Op-Indikation zurückhaltend stellen

DD: – Paraartikuläre Ossifikationen
– Thibièrge-Weissenbach-Syndrom (subkutane Verkalkungen bei progressiver systemischer Sklerodermie)
– Myositis ossificans multiplex progressiva (Münchmeyer-Syndrom, angeboren, wahrscheinlich aut.-dom.), meist mit zusätzlichen Fehlbildungen, insb. Mikrodaktylie von Dig. I an Hand und Fuß ⇨ Körperversteifung durch zunehmende Verknöcherung der Muskulatur

GEFÄSSCHIRURGIE - ARTERIEN

ARTERIENVERLETZUNGEN

Ät: – <u>Direkte Arterienverletzung:</u> **Scharfe**, meist offene, penetrierende Verletzung (95 % d.F.): Messer, scharfe Frakturkanten, iatrogene Manipulationen (z.b. arterielle Katheter) **Stumpfe**, meist geschlossene Verletzungen: Anpralltrauma, Kontusion, Quetschung, Kompression

– <u>Indirekte Arterienverletzung:</u> Bei Überdehnung der Arterien (z.B. Gelenkluxationen, Biegungsfraktur, Repositionsmanöver) oder starken Beschleunigungs- oder Scherkräften (z.B. Auffahrunfall ⇨ Dezelerationstrauma der thorakalen Aorta bis hin zur kompletten Ruptur, insb. im Aortenisthmusbereich)

Path: ♦ <u>Scharfe Verletzung:</u> Führt zur **Diskontinuität** des Gefäßes mit starker arterieller **Blutung** nach außen.

♦ <u>Stumpfe Verletzung:</u> Führt durch Media- und/oder Intimaschädigung zur **Verlegung der Strombahn**, keine äußere Blutung. Gefahr der Arterienruptur und der Ausbildung eines Aneurysma dissecans.

♦ <u>Indirekte Verletzung:</u> **Überdehnung** oder **Dezelerationstrauma** führt zum Intima- und Mediaeinriss ⇨ intramurales Hämatom und Lappenbildung / Einrollung ⇨ Gefäßverlegung (oder komplette Ruptur möglich)

Etlg: Zusammengefasste Einteilung nach VOLLMAR (1975) der direkten Arterienverletzung durch scharfe oder stumpfe Gewalt (anatomisches Substrat und Klinik):

Schweregrad I: Strombahn nicht verlegt, keine Blutung, **keine periphere Ischämie**
Schweregrad II: Eröffnung des Lumens oder Intima- + Medialäsion, Blutung oder Thrombose, evtl. periphere Ischämie
Schweregrad III: Durchtrennung oder Zerquetschung der Arterie, schwere Blutung oder kompletter Verschluss, **periphere Ischämie obligat**

Klin: ⇒ Sichtbare Wunde mit äußerer (spritzender, hellroter) Blutung, periphere Ischämie (Pulslosigkeit, Blässe, Kälte)

⇒ Großes Weichteilhämatom, <u>Cave:</u> **Blutverlust** in den Oberschenkel kann bis zu 3 Liter betragen ⇨ Schockgefahr!, ebenso ist eine innere Blutung durch Verletzung intraabdomineller Gefäße lebensgefährlich

⇒ Aorta thoracica bei Dezelerationstrauma: Periphere Pulslosigkeit, Schock, Querschnittssymptomatik

⇒ Bei Gliedmaßenfrakturen immer den Fraktur-distalen Puls prüfen!!
DMS-Regel bei Frakturen = <u>immer Durchblutung, Motorik und Sensibilität prüfen!</u>

Diag: 1. Anamnese (Unfallhergang) und klinische Untersuchung: Pulsstatus
2. <u>Röntgen:</u> Thorax: Breites Mediastinum bei Aortenverletzung
Angiographie mittels Katheter in Seldinger-Technik (perkutane Punktion der Arterie mit Nadel + Hülse, meist A.femoralis oder auch A.brachialis, Entfernen der Nadel, Einführen und Vorschieben eines Drahtmandrins durch die Hülse, Entfernen der Hülse, Einführen eines Katheters über den liegenden Drahtmandrin)
Ind: Bei geschlossenen Verletzungen, wenn nach Frakturreposition keine Pulse mehr tastbar sind ⇨ Darstellung des Gefäßschadens und genaue Lokalisation
3. Sonographie bei Bauchtrauma: Freie Flüssigkeit im Abdomen
4. Farbdopplersonographie zur orientierenden Untersuchung

Ther: • Akute Erstversorgung: **Kompression** der Blutung durch Kompressionsverband oder Abdrücken. Abbinden (Tourniquet) oder blindes Fassen mit einer Klemme ist obsolet! **Kein Hoch- oder Tieflagern, keine Wärme oder Kälte!**
Schockbekämpfung und unverzüglicher Transport in die Klinik.
• Konservativ: Gefäßverletzungen Grad I können konservativ versorgt werden.
• Operativ: Ind: Starke oder unstillbare arterielle Blutung (Grad III), elektive Indikation bei Verletzungen des Schweregrad II, Dezelerationstrauma, progrediente Dissektionsprozesse oder posttraumatisches Aneurysma der Aorta
  – Freilegung des verletzten Gefäßes, Gefäßrekonstruktion durch primäre Gefäßnaht: **End-zu-End-Nähte**, evtl. nach Anschrägen der Gefäßränder (größerer Querschnitt, damit besser zu nähen) mit 5-0 atraumatischem monofilem Faden als **evertierte Allschichtnaht** (dadurch legt sich Intima an Intima an ⇨ keine Gefahr der Intimaablederung) in Abständen von ca. 1 - 2 mm. Anschließend 5 Min. Mullkompression zur Stillung der obligaten Stichkanalblutung.
  – Größere Verletzung: Resektion der traumatisierten Gefäßstrecke, **Patchverschluss** oder **Interponat** (periphere Arterien mit autologer Vena saphena magna, zentrale Arterien mit PTFE-Prothese)
  – Offene Frakturen III. (IV.) Grades (inkomplette oder komplette traumatische Amputation einer Gliedmaße): 1. Versorgung der Fraktur (aus Zeitgründen zuerst stabilisierende Maßnahmen einsetzen), 2. Rekonstruktion der Venen, 3. Rekonstruktion der Arterien, 4. Rekonstruktion der Nerven, 5. Weichteilversorgung: Muskeladaptation und Hautnaht
  – Thorakale Aorta: Abwartende Haltung um nicht im Schock operieren zu müssen (schlechte Prognose), nach 3 - 7 Tagen Op. mit extrakorporaler Zirkulation (Herz-Lungen-Maschine), Wiederherstellung der Aorta durch Resektion des verletzten Abschnittes und Interposition einer Kunststoffprothese
  – Fehlende Rekonstruktionsmöglichkeiten oder absolute Lebensgefahr: Extremitätenamputation ("life before limb")
  – Postoperativ: Redon-Drainagen, Antibiose, Überwachung, Voll-Heparinisierung (ca. 20 - 30.000 IE i.v. für 2 - 4 Tage über Perfusor [PTT soll 2-fache der Norm betragen ⇨ individuelle Dosierung und tägl. PTT-Kontrolle]), danach low-dose-Heparinisierung = 3 x 5.000 IE s.c. als Thromboseprophylaxe

Prog: Dezelerationstrauma mit Ruptur der Aorta erreichen die Klinik selten lebend. Abwartende Op. bei der Dezelerations-Aortenverletzung hat bessere Prognose.
Amputationsrate bei Extremitätengefäßverletzungen heute bei ca. 5 %

Kompl: ∗ Aneurysma spurium (falsum, posttraumatisch), Nahtaneurysma
∗ Infektion im Bereich der Gefäßanastomose
∗ Reverschluss, Verschluss im Bereich der Anastomose
∗ Ausbildung einer posttraumatischen arterio-venösen Fistel
∗ Kompartmentsyndrom, Tourniquet-Syndrom durch die Ischämie

AKUTE ARTERIENVERSCHLÜSSE

Syn: Akute arterielle Verschlusskrankheit, akutes Ischämiesyndrom, akuter Aortenverschluss (= Leriche-Syndrom)

Ät: – **Embolien** (= verschlepptes Material): Aus dem linken Vorhof bei Vorhofflimmern, Mitralklappenfehler, dilatative Kardiomyopathie, absolute Arrhythmie, Z.n. Herzinfarkt mit wandständigen Thromben, arterielles Aneurysma als Ursprung, paradoxe Embolie (venöser Thrombus der durch offenes Foramen ovale vom rechten in d. linke Herzen kommt u. somit in den großen Kreislauf embolisiert), thromboulzeröse Endokarditis (bakt. Embolie), Vorhofmyxom (selten ⇨ Histologie zum Ausschluss bei jedem entfernten Embolus)
  ⇨ **insgesamt 90 % kardiale Ursache!**
  – **Akute arterielle Thrombose:** Bei Arteriosklerose (mit ihren Risikofaktoren), Endarteriitis

obliterans bei peripherem Aneurysma (z.B. A.poplitea-Aneurysma), Gefäßprothese, trauma-
tische Gefäßwandschäden, Polyglobulie, Thrombozytosen, schlechte kardiale Kreislaufsi-
tuation mit Stase (low output-Syndrom), hormonale Kontrazeptiva, infolge kompletter
Venenthrombose (Phlegmasia coerulea dolens): Stase des arteriellen Flusses
- Aneurysma dissecans, welches das Lumen verlegt
- Arteriospasmus durch Kontrastmittelinjektion, iatrogene Läsionen mit Embolien, Ergotismus
(sehr selten)
- Coarctatio der Aorta (angeborene od. entzündliche Stenose)

Path: ♦ Akute Gefäßverschlüsse ⇨ kaum Kollateralkreislauf (insb. bei akuter Embolie) ⇨ mehr
oder minder ausgeprägte Ischämie und Beschwerden abhängig von der Ischämietoleranz
des betroffenen Gewebes ⇨ ohne schnelle Therapie: irreversible Strukturveränderungen
= **Nekrosen**

♦ Lok: Jedes Stromgebiet möglich, häufig betroffen ist die **A.carotis** communis od. interna
(60 %), untere Extremität (28 %) durch Aorta u. Aortenbifurkation (Leriche-Syndrom),
A.iliaca, A.femoralis communis und A.poplitea, A.renalis und seltener Mesenterialarterien
(6 %) und obere Extremität (6 %, A.brachialis)

Klin: ⇒ A.carotis Stromgebiet: TIA, PRIND, Apoplex, s.u.

⇒ Leriche-Syndrom: Plötzlicher Schmerz in beiden Beinen, fehlende beidseitige Leisten-
und periphere Pulse an den Beinen, periphere neurologische Ausfälle innerhalb von
Stunden

⇒ Mesenterialarterienverschluss: Sofortschmerz bis akutes Abdomen, s.u.

⇒ A.renalis ⇨ Nierenversagen

⇒ Extremitäten: Die 6 "P" nach PRATT:

Pain (Schmerz)	Paleness / Pallor (Blässe)
Pulselessness (Pulslosigkeit)	Paresthesia (Gefühlsstörungen)
Paralysis (Bewegungsstörung)	Prostration (Erschöpfung, Schock)

⇒ Embolien: Beginnen absolut akut, anamnestisch Herzerkrankungen.
Arterielle Thrombosen: Subakut, mäßiger bis starker Schmerz, anamnest. AVK

Diag: 1. Anamnese und klinische Untersuchung sind führend: **Pulsstatus, Hauttemperatur,
Blässe**, Motorik, neurologische Ausfälle
2. Ultraschall-Doppler-Untersuchung, Farbdopplersonographie
3. Röntgen: Angiographie (DSA), nicht notwendig bei eindeutiger arterieller Embolie, indiziert bei art. Thrombose um das gesamte betroffene Gefäßsystem zu beurteilen
⇨ Embolien: Kurzstreckiger Verschluss, kuppelförmiger Abbruch
⇨ Thrombosen: Häufig langstreckiger Verschluss

Ther: • Akut: Heparin 5.000 IE i.v. im Bolus, Tieflagerung und Wattepolsterung der Extremität,
Schockbekämpfung, sofortige Klinikeinweisung! (kein Zeitverlust), starke Analgetika
• Konservativ:
Fibrinolyse-Therapie: Mit Streptokinase oder Urokinase systemisch (für max. 4 - 5 Tage) oder über lokale Katheterlyse direkt in den Thrombus, insb. bei den peripheren Em-
bolien. Neuerdings auch mit rt-PA (recombinant human tissue-type plasminogen activator
= gentechnologischer Plasminogenaktivator, Actilyse®) als Kurzzeitlyse über 6 Std. (bis
max. 4 Zyklen) kombiniert mit Heparininfusion.
Zusätzlich kann nach erfolgreicher Lyse eine PTA (perkutane transluminale Angioplastie), evtl. mit Stent-Implantation zur Lumenerweiterung durchgeführt werden.
Vasodilatative Medikamente werden wegen des Steal-Effektes nicht eingesetzt.
• Operativ: Ind: **Komplettes Ischämiesyndrom** = Aufhebung der Oberflächensensibilität
und der Motorik der betroffenen Extremität, operiert wird an der oberen
Extr. bei Verschlüssen von proximal bis zur A.cubitalis, an der unteren Extr.
bis zur A.poplitea, die Abdominalgefäße, A.carotis-Thromboembolie, Aneurysma dissecans Typ III
Chirurgische Zeitgrenze: **6 Std.!** (max 10 Std.) nach komplettem Ischämiesyndrom

– **Indirekte Fernembolektomie** mittels FOGARTY-**Katheter** (nach Fogarty, 1963): In Lokalanästhesie Freilegung der Arterie (Femoralisgabel, Kubitalgabel, A.poplitea), Arteriotomie, **Ballonkatheter** wird endovaskulär über den Embolus hinausgeschoben, Ballon gefüllt und dann mit d. Embolus zurückgezogen, evtl. mehrfach, Verschluss der Arteriotomie durch Naht

– Direkte Freilegung der Arterie: Arteriotomie und **Thrombendarteriektomie** (TEA) mittels Dissektionsspatel od. Ringdesobliteration / Ringstripper, evtl. Erweiterung der Arteriotomie/Stenose durch Einnähen eines Venenpatches

– Postoperativ: Heparin i.v. (PTT 2-fach)

• Später: **Ausschalten der Emboliequelle!** zur Rezidivprophylaxe, z.B. Therapie der Rhythmusstörungen, evtl. Antikoagulation mit Cumarinderivaten (Phenprocoumon, Marcumar®)

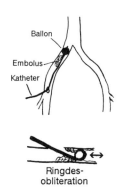

Ballon
Embolus
Katheter

Ringdesobliteration

Prog: Gute Prognose bei Embolektomie innerhalb von 6 Std., schlechtere Prognose hat eine Spätembolektomie, sehr zweifelhafte Prognose haben die Viszeralgefäßverschlüsse (s.u.)

Kompl: ∗ **Tourniquet-Syndrom** (= Stauschlauch-Syndrom) insb. bei Verschlüssen > 6 – 10 Std. durch postischämisches Ödem ⇨ Azidose und Hyperkaliämie, Rhabdomyolyse, Myoglobinämie, Myoglobinurie, Hämokonzentration ⇨ hypovolämischer Schock, drohendes Nierenversagen (Crush-Niere), vital bedrohter Patient

∗ Kreislaufversagen ⇨ Schock

∗ Viszeralgefäße: Paralytischer Ileus, Darmnekrose

∗ Extremitäten: Kompartmentsyndrom durch postischämisches Ödem

∗ Aneurysmaperforation ⇨ hypovolämischer Schock

Proph: ♥ Rezidivprophylaxe wichtig ⇨ kardiale Grunderkrankungen therapieren

♥ Bei rezidivierenden Embolien: Antikoagulation mit Vit.-K-Antagonisten (Cumarine: Phenprocoumon, Marcumar® od. Warfarin, Coumadin®), anzustreben ist ein Quick von 15 - 25 % (bzw. Laborwert INR = international normalized ratio: 3,0 - 4,0)

DD: – Akute Venenthrombose, Phlegmasia coerulea dolens (gesamter Querschnitt des Venensystem einer Extremität verschlossen ⇨ Abflussstörung und reflektorische Minderperfusion der Arterien ⇨ ebenfalls fehlender Puls)

– Akutes Raynaud-Syndrom an den Akren

ARTERIELLE ANEURYSMEN

Def: **Aussackung** der Gefäßwand, wobei mindestens eine Schicht der Gefäßwand defekt ist, ICD-10: I71-I72. (DD: Ektasie = Dehnung der Wand ohne Defekt)

Ät: – **Arteriosklerose** (insb. bei art. Hypertonie)

– Trauma: Nach vorhergegangenen Gefäßverletzungen, Dezeleration, iatrogen (Punktion)

– Entzündlich: Mykotische Aneurysmen (meist bakterielle Infektion), Lues, unspezifische Arteriitiden, zystische Medianekrose, Kawasaki-Syndrom

– Funktionell: Nach einer arteriellen Stenose ⇨ poststenotische Erweiterung

– Angeboren: Marfan-Syndrom (Missbildungssyndrom des Mesenchyms), häufig in Verbindung mit Aortenklappeninsuffizienz, Ehlers-Danlos-Syndrom Typ IV (Kollagendysplasie) Neuerdings wird auch eine allgemeine genetische Disposition für die Ausbildung eines Aneurysma diskutiert

Epid: ◊ Das infrarenale Aortenaneurysma hat den Altersgipfel zw. 60 u. 70 Jahren, **m > w (= 5:1)**
◊ Prävalenz: 2 - 5 % in höherem Lebensalter, bei Hypertonikern bis 10 % betroffen

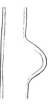

verum

Etlg: # **Aneurysma verum** (echtes Aneurysma): Sack- oder spindelförmige Erweiterung **aller drei Wandschichten** (Intima, Media u. Adventitia).

Aneurysma dissecans: Durch Intimaeinriss wühlt sich Blut unter die Intima u. spaltet die **Intimaschicht** der Arterie nach distal hin auf (= Dissektion, Wühlblutung) ⇨ **Doppellumen**, das u.U. vom Aortenbogen bis hin zur Aortenbifurkation reichen kann. Dabei Überdehnung der äußeren Wand u. Verschluss der abgehenden Seitenäste (⇨ absteigendes Ischämiesyndrom). Wiedereintritt des Blutes aus dem Dissekat in das Gefäßlumen durch Intimafenster möglich (= re-entry), vorübergehende Selbstheilung, verhindert aber nicht eine spätere Ruptur.

Einteilung nach DEBAKEY:
Typ I: Entry in der Aorta ascendens (Segment 1, s.u.), Ausdehnung bis Femoralisgabel mögl. (Segment 5 und weiter)
Typ II: Entry in der Aorta ascendens, Beschränkt auf das Segment 1
Typ III: Entry in der Aorta descendens (Segment 3), Ausdehnung bis Femoralisgabel mögl. (5 % d.F.)

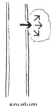

spurium

Einteilung nach STANFORD:
Typ A: Prox. Einriss betrifft die Aorta ascendens oder Aortenbogen ⇨ dringliche Op-Indikation
Typ B: Prox. Einriss betrifft die Aorta descendens distal des Abgangs der linken A.subclavia

Aneurysma spurium (oder falsum): Durch ein Leck in der Arterienwand gelangt Blut nach extravasal, bildet ein **paravasales Hämatom**, wird organisiert und es bildet sich eine **Hämatommembran** (bindegewebige Kapsel = keine Gefäßwand, deswegen <u>falsches</u> Aneurysma). Entstehen traumatisch od. iatrogen (bei Gefäßpunktion, nach Gefäß-Op wegen zu weiter Naht oder zweizeitig nach Infektion der Anastomose und folgender Auflösung des abdichtenden Nahtthrombus = Aneurysma mycoticum). **Absolute Op-Indikation, da Penetrations- u. Blutungsgefahr!**

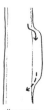

dissecans

<u>Aneurysmaformen beschreibend:</u> Sacciforme (sackförmig), fusiforme (spindelförmig), saccifusiforme (gemischt), cuneiforme (kahnförmig), serpentinum (= schlangenförmig aus mehreren Aneurysmen bestehend = Aneurysmosis).

Lok: ◆ <u>Aortenaneurysmen:</u> 85 % infrarenal (Segment 5, meist arteriosklerotisch bedingt), 15 % thorakal (evtl. auch luetisch od. mykotisch bedingt, Segment 1 + 2), sehr selten thorakoabdominal oder suprarenal (Seg. 3 + 4 ⇨ Rekonstruktion mit schrittweisem Anschluss der Viszeralarterien, zur Vermeidung von Durchblutungsstörungen in den Eingeweiden).

◆ <u>Periphere Aneurysmen:</u> Sehr selten als Aneurysma verum, evtl. gefährlich als Embolus-Streuherd ⇨ meist absolute Op Indikation (Lok: A.carotis, A.poplitea)

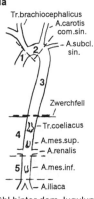

Tr.brachiocephalicus
A.carotis com.sin.
A.subcl. sin.
Zwerchfell
Tr.coeliacus
A.mes.sup.
A.renalis
A.mes.inf.
A.iliaca

Klin: ⇒ In 30 % d.F. Zufallsbefund, z.B. bei der Sonographie, ohne klinische Symptomatik

⇒ In 45 % symptomatisch: Rücken-, oder Flankenschmerz, Druckgefühl hinter dem Jugulum u. Sternum, Dyspnoe (thorakale Aneurysmen), Verdrängung von Organen, Nierenkolik od. Lumbago mit Ausstrahlung in den Oberschenkel vortäuschend (abdominale Aneurysmen)

⇒ In 25 % Ruptur mit Blutverlust ⇨ Volumenmangelschock, extrem hohe Letalität (bis 90%)!

⇒ Thorakale Aneurysmen: Evtl. Horner-Komplex, Recurrensparese ⇨ Heiserkeit

⇒ Gastrointestinale, häufig schubweise Blutung bei Perforation in das Duodenum oder Je-
junum
⇒ Arterielle periphere Embolie aus einem Aneurysma ⇨ chronisch rezidivierende AVK-
Symptomatik
⇒ Typisch sind schwere Begleiterkrankungen: KHK (in 55 % d.F.), art. Hypertonie + AVK
(40 %), Herzinsuffizienz (30 %), Diabetes mellitus (10 %)

Diag: 1. Anamnese und klinische Untersuchung: Palpation: **Pulsierender** Tumor im Bauchraum,
Auskultation: Syst. Strömungsgeräusch, Schwirren
2. Sonographie und Duplex-Scan/Farbdoppler: Flüssigkeit im Abdomen, Aneurysmadar-
stellung, ggf. TEE (transösophageale Sonographie)
3. Röntgen: Thorax, Abdomen: Evtl. sichelförmige **Kalkschale** sichtbar, bei Ruptur: Pleura-
oder Perikarderguss
DSA/Angiographie: Bei thrombosierten Aneurysmen unergiebig, wichtig aber für die
Beurteilung des Abgangs der Nierenarterie (⇨ infra- oder suprarenales Aneurysma?) und
der Zu- und Abflussverhältnisse
4. CT des Abdomens (typisch: 'Spiegelei'): Trotz Angiographie wegen der genauen Zuordnung zur Nierenarterie notwendig, neu und besser als Spiral-CT, ggf. NMR
CT des Thorax: Zur Abgrenzung mediastinaler Raumforderungen anderer Genese (insb.
Lymphome, Sarkoidose)
5. Präoperativ: Rö-Thorax, Carotis Doppler: Ausschluss einer hämodynamisch wirksamen
Stenose, internistisches Konsil mit der Fragestellung der Operabilität: EKG + Echokardiographie + Lungenfunktionsprüfung, i.v. Ausscheidungsurographie, nach Möglichkeit
heute auch eine Eigenblutspende anstreben.

Ther: • Konservativ: Bei abwartendem Verhalten regelmäßige Ultraschallkontrollen (jährliche
Größenzunahme max. 0,4 cm), evtl. antihypertensive Therapie, Ind: bei Aneurysma diss-
ecans Typ III, sehr kleine Aneurysmen
• Interventionell (radiologisch): Einbringen eines Kunststoff-beschichteten Stents in den
Aneurysmabereich mittels Katheter bei jüngeren Pat. mit kleinem Aneurysma mögl.
• Operativ: Ind: Symptomatisches Aneurysma: Op innerhalb von Stunden
Notfall-Op: Gedeckte oder freie Ruptur
Elektiv-Op (keine Schmerzen):
< 70 Jahre: Jedes Aneurysma bei fehlenden Risikofaktoren für Op
70 - 80 Jahre: Bei > 5 - 6 cm u. begrenztes, vertretbares Op-Risiko
> 80 Jahre: Asymptomatische Aneurysmen werden nicht operiert
– Allgemein: Darstellen des Aneurysmas, Preclotting der Prothese (Vorbehandlung der
Prothese im Blutbad ⇨ Prothese wird dicht, es gibt auch preclotted-Prothesen), Injekti-
on von Heparin in die distale Aorta vor dem Abklemmen.
Die Versorgung mit Prothesen erfolgt
heute in **Inklusionstechnik** (Inlay-
Technik) mit lediglich partieller Resektion des Aneurysmas:
Die Prothesen werden dabei in das
Gefäß eingesetzt und anschließend
wird das vorhandene Gefäß-/Aneu-
rysmaendothel über der Prothese
wieder vernäht (s. Abb.).

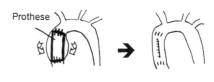

Prothese

– Aorta ascendens und Aortenbogen: Zugang über mediane Sternotomie
Aorta descendens: Zugang über laterale Thorakotomie (5. ICR li.)
Die Operation erfordert meist Einsatz einer **Herz-Lungen-Maschine** mit kardiopulmo-
nalem Bypass (auch atriofemoraler Bypass bei Aneurysmen der Aorta descendens
möglich), sowie einen **Cell-saver** zur Einsparung von Fremdblutersatz.
Sackförmige Aneurysmen ⇨ Abtragung und Vernähung des Defektes
Kurzstreckige Aneurysmen: Evtl. Resektion und End-zu-End-Naht
Aneurysma dissecans Typ I und II: Kunststoffprothese in Inklusionstechnik und je nach
Ausdehnung mit Insertion der abgehenden Gefäße
Typ III: Kurze Segmentprothese (proximaler Teil von Segment 3) in Inklusionstechnik
– Thorakoabdominale Aneurysmen: Zugang über laterale Thorakotomie + mediane Lapa-

rotomie (Zweihöhleneingriff). Prothesenversorgung in Inklusionstechnik.
Die A.radicularis magna (ADAMKIEWICZ ⇨ sonst Gefahr der Querschnittslähmung) sowie beide Nierenarterien (falls betroffen) müssen dabei in die Prothese wieder integriert werden.

– Abdominelle Aneurysmen: Zugang über medialen Längsschnitt (ein retroperitonealer Zugang ist auch mögl.), Mobilisation des Dünndarms (bei suprarenalem Aneurysma auch li. Hemikolon, Milz und Pankreasschwanz) und Darstellung der retroperitonealen Aorta, Versorgung mit Prothese in Inklusionstechnik. Rekonstruktion durch aorto-aortale Protheseninterposition (= Rohrprothese), aorto-iliakale oder aorto-femorale Protheseninterposition (= Y-Prothese).
Die A.mesenterica inferior kann dabei fast immer abgesetzt werden (Ausnahme: Fehlende Riolan-Anastomose von der A.mesenterica sup.).
Bei Beteiligung der Nierengefäße ⇨ Reinsertion der Nierenarterie in die Prothese.
Die Versorgung erfordert in aller Regel keine Herz-Lungen-Maschine oder Linksherz-Bypass (Extremitäten haben ca. 6 Std. Ischämietoleranz).

• Bei allen Prothesen-Implantation perioperative Antibiotikaprophylaxe (mit Cephalosporinen, z.B. 2,0 g Cefazolin, Gramaxin®) u. postop. intensivmedizinische Überwachung

Prog: Ruptur aller Aneurysmen ohne Therapie 50 % innerhalb von 10 Jahren, bereits symptomatische Aortenaneurysmen rupturieren unbehandelt zu 90 % in 1 - 2 J.!
Letalität für die Elektivoperation beträgt 7 % (bei Zweihöhleneingriff bis 25 %), die Ruptur hat eine Letalität von 50 - 90 %!

Kompl: * **Ruptur:** Gedeckt (z.B. Pleura, Retroperitoneum) oder frei (z.B. Bauchhöhle)
* Perforation mit Fistelbildung, z.B. aorto-cavale oder aorto-duodenale Fistel
* Gefahr der **Embolie** aus einem Aneurysma
* Periphere kleine Aneurysmen (A.poplitea) neigen zur **arteriellen Thrombose**
* Kompression von Nachbarorganen durch große Aneurysmen: Harnleiter, N.ischiadicus, Lendenwirbelkörperarrosion
* Verlegung supraaortaler Gefäße, Koronararterien, ADAMKIEWICZ-Arterie (= A.radicularis magna versorgt das Lumbalmark mit Blut, aus der Aorta abdominalis meist bei Th9 links)

Op: * Nahtinsuffizienzen an den Anastomosenstellen, Nachblutung
* Ischämische Kolitis bis zur Gangrän des linken Hemikolon (fehlende Revaskularisierung/Anastomose der A.mesenterica inf.) mit hoher Letalität (50 %), Diag: Laktaterhöhung im Serum bei intestinaler Ischämie nachweisbar
* Bei Op von Rupturen mit Schock: 2. - 5. postop.-Tag sehr kritisch, wegen häufigem Multiorganversagen (Niere, Lunge, Leber)
* Protheseninfektion bis zur aortalen Fistel (z.B aorto-duodenale Fistel), insb. durch Staphylokokken
* Thorakale Aortenaneurysmen: Recurrensparese li. (meist nur passager)
* Inkompletter Querschnitt/Paraparese/Paraplegie, Blasen-, Mastdarmstörungen, Ejakulationsstörungen

DD: – Akute Aortendissektion: Herzinfarkt
– Urologischer, gastroenterologischer, orthopädischer Bauchschmerz

ZEREBROVASKULÄRE INSUFFIZIENZ

Syn: **Ischämischer Insult**, zerebraler Gefäßinsult, Apoplexie, Apoplexia cerebri, Schlaganfall, engl. apoplexy, stroke, cerebrovascular accident, TIA, PRIND, Hirninfarkt, ICD-10: I63 - I67

Physiologie: RR-Regulation im zerebralen Stromgebiet über BAYLISS-Effekt, dieser hält den RR durch Dilatation oder Konstriktion der Gefäße konstant (**Autoregulation**) bei systemischen RR-Werten von 70 - 180 mmHg.

Anatomie: Vorderes Stromgebiet = **A.carotis** (Durchfluss: 300 - 400 ml/Min.), hinteres Stromgebiet = **A.vertebralis** (100 ml/Min.). Verbindung zwischen den Stromgebieten über den **Circulus arteriosus cerebri** WILLISII über paarige A.communicans post. und auch zwischen den beiden Hemisphären (s. Abb.). Sehr viele anatomische **Variationen!**, nur 50 % haben einen vollständigen Circulus.

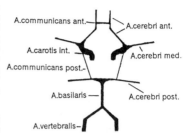

Ät: – Generalisierte Veränderungen der Hirnarterien oder der extrakraniellen zuführenden Hirngefäße durch **Arteriosklerose** bei **arterieller Hypertonie** (wichtigster Risikofaktor, bei 70 % d. Pat., 12-faches Risiko), **Nikotinabusus**, Diabetes mellitus, Hypercholesterinämie, Adipositas, Hyperurikämie, hormonale Kontrazeptiva (insb. in Kombination mit Nikotinabusus), hoher Alkoholkonsum
- **Thromboembolien**, insb. bei Herzerkrankungen wie **absolute Arrhythmie**, dilatative Kardiomyopathie, Herzinfarkt, Mitralvitien mit Vorhofthrombus, Vorhofmyxom oder **arterio-arterielle Embolien** (z.B. aus Plaques in d. Karotisgabel), A.carotis-Stenose
- Aneurysma dissecans (z.B. spontan bei fibromuskulärer Dysplasie, traumatisch nach SHT-Trauma, Schleudertrauma, chiropraktischer Manipulation)
- Angiitis, Panarteriitis nodosa, Polyzythämie, systemischer Lupus erythematodes, SNEDDON-Syndrom (subintimale Arterienhyperplasie, Lumeneinengung und generalisierte Livedo racemosa), CADASIL (Cerebrale aut.-dom. Arteriopathie mit subkortikalen Infarkten und Leukenzephalopathie, Defekt auf Chromosom 19)
- Kinder (selten): Gefäßdefekte, Herzvitien, Gerinnugsstörungen

Path: ♦ **85 % ischämisch** bedingt, 15 % Massenblutung
♦ Pathophysiologie:
1. **Territorialinfarkt - embolisch** bedingt (ein gesamtes Stromgebiet betroffen, z.B. A.lenticulostriata- oder A.cerebri media-versorgtes-Gebiet) durch kardiale oder arterio-arterielle Embolie = atheromatöse Ulzerationen/Plaques (**Makroangiopathie**) der Hirngefäße oder im präzerebralen Gefäßbereich, insb. Alteration der Abgänge bzw. Gefäßgabeln (insb. der Karotisgabel) oder bei pathoanatomischen Veränderungen: Schlängelung (kinking), Schlingenbildung (coiling), Knickstenosen (meist kurzstreckige Veränderungen)

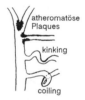

2. **Endstrom-/Grenzzoneninfarkt - hämodynamisch** bedingte Minderversorgung (**Makroangiopathie**) im Endstromgebiet oder hämodynamisches **Perfusionsdefizit** im Grenzgebiet zwischen 2 Gefäßversorgungsgebieten („Wasserscheidengebiet", z.B. zwischen A.cerebri ant. und A.cerebri med.), z.B. durch Stenosen der zuführenden Gefäße
3. Lakunäre (kleine 2 - 10 mm, multiple) Läsionen - **Mikroangiopathie** (hypertensive Arteriosklerose, BINSWANGER-Krankheit, Status lacunaris, CADASIL)
♦ Stenosen-Lok: **Vorderes Stromgebiet** (A.carotis): Sinus caroticus (**Karotisgabel**) 60 %, Aortenbogensyndrom (= Abgänge der Gefäße vom Aortenbogen) / A.carotis com. 10 %, Aortenbogensyndrom / Truncus brachiocephalicus 10 %, **Hinteres Stromgebiet:** A.vertebralis 10 %, A.subclavia 10 %
♦ Totale Ischämie: Nach 2 - 8 Sek. kein freies O_2 ⇨ 12 Sek. Bewusstlosigkeit, 30 - 40 Sek. Null-Linien-EEG, 3 - 4 Min. irreversible Nekrosen, 9 Min. Hirntod
♦ Histo: Kolliquationsnekrose der betroffenen ischämischen Hirnareale, Zystenbildung, Fasergliose

Epid: ◊ Inzidenz: 250.000 Schlaganfälle/Jahr in Deutschland, m = w
◊ Prädisp.alter: 60. - 70. LJ.
◊ Bei den > 65. LJ. haben Männer in 9 %, Frauen in 7 % eine Karotisstenose
◊ 3.-häufigste Todesursache in Deutschland (nach Herzerkrankungen und Krebs)

Etlg: Nach der Klinik

I:	Stenosen u. Verschlüsse **ohne Klinik** (gute Kollateralen über Circulus arteriosus WILLISII)
IIa:	**TIA** (transitorische ischämische Attacke) oft brachiofazial betonte, kontralaterale Hemisymptomatik, die innerhalb **von 24 h voll reversibel** ist
IIb:	**PRIND** (prolongiertes reversibles ischämisches neurologisches Defizit) Rückbildung innerhalb von 7 Tagen bis 3 Wochen
III:	**Großer ischämischer Schlaganfall**, fortschreitender Insult (progressive stroke / stroke in evolution, Crescendo-TIA), Symptome nur teilweise reversibel
IV:	**Kompletter Apoplex** (completed stroke) ⇨ Defektheilung ⇨ bleibendes (chronisches) neurologisches Defizit

Klin:
⇒ A.cerebri med.-Gebiet (am häufigsten betroffen sind die *lenticostriären Äste* der A.cerebri media, die u.a. die **Capsula interna** versorgen): **Kontralaterale** brachiofazial betonte **Paresen** (initial schlaffe dann **spastische** mono-, hemi- u. faziale Paresen je nach Ausdehnung des Infarktgebietes), Parästhesien, **Aphasie** (in 85 % d. F. wenn die dominante Hemisphäre [meist li.] betroffen ist), Babinski pos., Schluckstörungen, patholog. Lachen u. Weinen, Hemianopsie kontralateral, Kopf u. Augen sind der Herdseite zugewandt, **zirkumduzierender Gang** (wenn Gang wieder mögl., sog. WERNICKE-MANN-Prädilektionstyp der Hemiplegie mit angewinkeltem Arm, adduzierter Hand und Fingern, durchgestrecktem Knie und plantarflektiertem Fuß, s. Abb.)
⇒ Amaurosis fugax (ipsilateral, bei rezidiv. Embolien der A.ophthalmica)
⇒ Hemianopsie bei A.cerebri post.-Infarkt
⇒ A.basilaris / A.vertebralis-Gebiet: **Hirnstammsyndrome** mit Schwindel, Gleichgewichtsstörungen, Tinnitus (Ohrgeräusche), Kopfschmerzen, Doppelbildern, Nystagmus und zerebellarer Ataxie
⇒ Psychoorganische Veränderungen bei multiplen lakunären Infarkten = **subkortikale arteriosklerotische Enzephalopathie**, Leukenzephalopathie, CADASIL: Emotionale Verflachung, Aufmerksamkeitsstörung, Antriebsstörung bis hin zur schwerwiegenden Demenz (Multiinfarktdemenz) und organischen Psychosen
⇒ Einseitige Stenosen (evtl. sogar Verschlüsse) können ohne Symptomatik durch die Kompensation über den Circulus arteriosus cerebri WILLISII sein (umgekehrt können auch sehr früh Symptome auftreten, z.B. bei Fehlen der Aa.communicantes), Symptome meist erst bei Stenosen > 50 %

Diag:
1. Anamnese (Beginn, Dauer der Symptome, frühere Ereignisse, sonstige Gefäßerkrankungen, kardiale Vorerkrankungen) und klinische Untersuchung: Halbseitensymptomatik, Apraxie, gesteigerte Muskeleigenreflexe, positive Pyramidenbahnzeichen, Sprache (Aphasie), Fingerperimetrie (Sehen), Palpation (**Pulsstatus** komplett, Seitenvergleich) und **Auskultation**: bei 80 % ist bei einer Karotisgabelstenose ein Strömungsgeräusch zu hören
2. **CCT** (nativ = ohne KM): Heute die **Standarddiagnostik** akut zur DD zwischen Ischämie (akut isodens = Normalbefund, nach ca. 24 Std. hypodens) und Hirnblutung (hyperdens), Ausschluss von Hirnerweichungsherden oder sonstigen raumfordernden Prozessen
3. Carotis-Doppler: Frequenzerhöhung über der Stenose (ab 50 % erkennbar); retrograder Fluss über der A.supratrochlearis
   Duplex-Sonographie: Morphologische Darstellung der Stenosen (auch schon unter 50 % sichtbar) und des Flusses
   Transkranieller Doppler: Flussverhältnisse intrazerebral
4. Internistische Untersuchung: EKG, Langzeit-EKG, Langzeit-RR-Messung, Echokardiographie, TEE (trans-esophageale Echokardiographie), Labordiagnostik (Gerinnungsstörungen)
5. **Angiographie** (als selektive **intraarterielle DSA**): Exakte Vermessung der Stenosen, Ausschluss intrazerebraler Stenosen, Beurteilung des Aortenbogens und dessen Gefäßabgänge

6. SPECT (Single-Photon-Emission-Computerized-Tomography): Beurteilung der Perfusion des Gehirnes im Seitenvergleich (keine Routineuntersuchung)
7. PET (Positronen-Emissions-Tomographie): Präzise Auskunft über die Stoffwechselsituation des Gehirnes (O_2-Verbrauch), regionale Hirndurchblutung, Ischämien um das Insultgebiet (**Penumbra**), Glukosestoffwechsel od. Rezeptorstatus, nur in wenigen Zentren mögl.)
8. Präoperative Diagnostik: Neurologisches Konsil (Status vor der Operation), Rö-Thorax, Lungenfunktionsprüfung, Echokardiographie, internistisches Konsil, EEG (ggf. auch intraoperativ)

Ther: • Konservativ: Akut: Rheologische Maßnahmen mit **Hämodilution** (z.B. HAES, zur Besserung der Hämodynamik, wenn der Pat. kardial belastbar ist, Ziel ist ein Hkt von 0,4), Vollheparinisierung (24.000 IE/24 Std. für 14 Tage, Ziel ist das 2-fache der Normal-PTT), Blutdruck im oberen Bereich halten 130 - 200/70 – 100 mmHg.
   • Später bei ischämischen Insulten auf Dauer: **Thrombozytenaggregationshemmer** ASS = **Acetylsalicylsäure** (Aspirin®) 300 mg/Tag od. ggf. ADP-Antagonisten Ticlopidin 2 x 250 mg/Tag (Tiklyd®) od. Clopidogrel (Plavix®, Iscover®) 1 x 75 mg/Tag
   Bei rezidivierenden kardialen Embolien (bei Vorhofflimmern) **Antikoagulation** mit Vit.-K-Antagonist (Cumarinderivat) Phenprocoumon (Marcumar®) auf Dauer (Ziel: Quick 25 - 35 % oder Laborwert INR = international normalized ratio (= 2,0 - 3,0)
   • Neuerdings in Erprobung: Bei kleinem ischämischem Infarkt im hinteren Stromgebiet (wegen Blutungsrisiko bei großem Infarkt kontraindiziert) und schnellem Therapiebeginn (< 6 Std., besser < 3 Std.) **Thrombolyse** mit rt-PA (Alteplase®) 0,9 mg/kgKG für 1 Stunde
   • Interventionell: PTA (perkutane transluminale Angioplastie) = Ballondilatation bei Stenosen im Bereich der A.vertebralis
   • Operativ: Ind: Stad. II (= symptomatische Stenosen, > 50 % Stenose), Stad. I nur bei hochgradigen Stenosen (> 70 %) od. bei zusätzlichen kraniellen arteriellen Veränderungen ⇨ **Ziel ist die Schlaganfallprophylaxe** (spontane Häufigkeit: 6 - 7 %/Jahr)
   Stad. III: Bei nicht bewusstlosen Patienten innerhalb der ersten 6 Stunden
   Stad. IV: Nur bei gleichzeitiger kontralateraler hochgradiger Karotisstenose od. –verschluss ⇨ Prophylaxe eines weiteren Infarktes
   Bei akutem Verschluss keine Op > 6 Std., wegen der Gefahr der sekundären Einblutung in entstandene Erweichungsherde nach Revaskularisation
   – Op: Offene **Desobliteration mit TEA** (Thrombendarteriektomie), evtl. mit Patch-Plastik aus Dacron oder autologer V.saphena (⇨ verbreitert das Lumen ⇨ Stenose-Prophylaxe)
   Bei Kinking oder Coiling (nur wenn mit Symptomatik) ⇨ Kürzung u. Reinsertion
   Ringdesobliteration
   – Alternativ: Bei langstreckigem Verschluss der A.carotis interna: Extra-intrakranieller Bypass zwischen A.temporalis superficialis und A.cerebri media nach Kraniotomie. Vorher Desobliteration des A.carotis externa Abgangs
   – Ob intraoperativ ein intraluminaler Shunt zur Aufrechterhaltung der Zirkulation notwendig ist, wird noch diskutiert. In den Kliniken, in denen dies nicht routinemäßig durchgeführt wird, erfolgt während der Abklemmphase ein EEG-Monitoring durch den Neurologen zur Kontrolle der Hirnfunktion
   – Adjuvante anästhesiologische Maßnahmen perioperativ: Hämodilution, Heparinapplikation, konstanter Blutdruck, in der Abklemmphase eher Hypertension
   • Selbsthilfegruppen: Stiftung Deutsche Schlaganfall-Hilfe, Carl-Bertelsmann-Straße 256, 33311 Gütersloh, Tel.: (0 52 41) 97 70 - 0

Prog: Symptome nach einem Apoplex können sich über einen langen Zeitraum (Monate-Jahre) bessern oder ganz zurückbilden. 50 % d. Pat. mit einem Insult bleiben aber **arbeitsunfähig**, von diesen haben die Hälfte eine schwere Behinderung und sind pflegebedürftig. Bei extrakraniellen Stenosen ohne OP: 35 % d. Pat. (im Stadium II) entwickeln Schlaganfall innerhalb von 5 J., mit OP nur 5 - 7 % Schlaganfall innerhalb 5 Jahren.

Proph: ♥ Primärprävention: Ausschaltung der Risikofaktoren (s. Ätiologie), insb. des **arteriellen Hypertonus**. Mäßiger Alkoholkonsum von 10 - 20 g/Tag (unabhängig vom Getränk) hat

nach dem Stand heutiger Studien einen protektiven Effekt auf das Gefäßsystem.
♥ Sekundärprävention (nach einem Infarkt): Konsequente Ther. (s.o.), optimale Einstellung eines Hypertonus, Diabetes mellitus, ggf. Gewichtsreduktion, körperliches Ausdauertraining, Nikotinkarenz

Kompl: * Konservativ: Einblutung durch rheologische Maßnahmen und Vollheparinisierung 3 %
<u>Op:</u> * Intraoperativer Apoplex 2 - 3 %, Läsion des N.hypoglossus 4 %, Läsion des N.vagus, Blutung, Op-Letalität: 1 - 2 % (intraoperativer Herzinfarkt, Schlaganfall)

DD: – **Hirnblutung** (15 % der Apoplexe sind intrazerebrale Blutungen ⇨ immer CCT zur DD durchführen)
– Andere neurologische Erkrankungen: Hirntumoren (mit Einblutung), Multiple Sklerose, Hirnabsesse, Enzephalitis, Migräne accompagnée, TODD-Paralyse nach Epilepsie
– Sinusvenenthrombose
– Fettembolie, Luftembolie
– Internistisch: Synkopen, Hypoglykämie, Hypotonie

SUBCLAVIAN STEAL SYNDROME

Syn: **A.subclavia-Anzapfsyndrom**, Subclavia-Anzapf-Syndrom, A.subclavia-Entzugssyndrom, A.vertebralis-Anzapfsyndrom

Path: Proximaler Verschluss der A.subclavia (vor dem Abgang der A.vertebralis; in 70 % links) od. des re. Truncus brachiocephalicus). Es kommt v. a. bei **Belastung des Armes** zu einem **Steal-Effekt** aus dem Stromgebiet der A.vertebralis zur A.axillaris hin (Flussumkehr) ⇨ Blutentzug aus dem vertebrobasilären Stromgebiet zugunsten der Armversorgung.

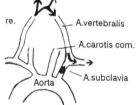

Klin: ⇨ Beschwerden entstehen bei Belastung des Armes durch den Steal-Effekt
⇨ Intermittierende **Hirnstammsymptomatik: Schwindel**, Ataxie, Drop Attacks (plötzliches Hinstürzen), zentrale Sehstörungen, Parästhesien, rezidivierende Nackenschmerzen
⇨ Brachialgie, Claudicatio des Armes bei Belastung, seltener in Ruhe, da gute Kollateralen und Steal-Blut den Arm versorgt

Diag: 1. Anamnese und klinische Untersuchung: Radialispuls abgeschwächt od. ausgefallen, **Blutdruckdifferenz** an den Armen (> 30 mmHg), Faustschluss-Probe als Provokationstest, evtl. Stenosegeräusch über der A.subclavia auskultierbar
2. Carotis Doppler: **Strömungsumkehr** in der A.vertebralis nachweisbar
3. Röntgen: Nachweis der Stenose in der **Angiographie**; Überprüfung auf weitere Gefäßanomalien (bei > 50 % der Fall)

Ther: • Interventionell: **Ballondilatation** (**PTA** = perkutane transluminale Angioplastie) der Stenose (ca. 10 %ige Rezidivrate)
• Operativ: Ind: Nur bei ausgeprägter Symptomatik gegeben
– Extraanatomischer Bypass: Von der homolateralen A.carotis communis zur A.subclavia oder von der kontralateralen A.subclavia zur betroffenen A.subclavia mit Dacron-Prothese und V.saphena-Transplantat
– Anatomischer Bypass: Von der Aorta desc. zur A.subclavia

Prog: Operationsletalität: 0.5 %, die interventionelle Technik zeigt gute Ergebnisse, daher heute Therapie der ersten Wahl.

DD: Aortenbogensyndrom

THORACIC OUTLET SYNDROME

Syn: Thorax-Kompressionssyndrom, Schultergürtelsyndrom

Def: Kompression von Plexus brachialis, A.subclavia oder V.subclavia im Bereich des Schultergürtels

Ät: – **Skalenussyndrom:** Skalenushypertrophie (M.scalenus anterior, Gewichtheber), Skalenusfibrose (nach einem Muskelriss)
- **Halsrippe** (Häufigkeit: 0.1 - 1 % d.Bev., in nur 10 % symptomatisch)
- Kostoklavikulasyndrom, Steilstand der 1. Rippe (beim Astheniker), Exostosen der ersten Rippe
- Überschießende Kallusbildung nach medialer Klavikulafraktur
- HWS-Schleudertrauma
- Physiologisches Absinken des Schultergürtels im Alter

Etlg: # Kompression der Skalenuslücke: Halsrippensyndrom, Syndrom der 1. Rippe, Skalenussyndrom
Kompression d. Kostoklavikulaspaltes: Kostoklavikulasyndrom, Hyperabduktionssyndrom
Kompression des Korakopektoralraumes: Korakopektoralsyndrom

Klin: ⇒ Lokal: Schmerzen, mit Ausstrahlung in das Schulterblatt, zervikal oder in die Brust
⇒ Neurologisch: Irritation des Plexus brachialis mit Parästhesien und Taubheitsgefühl (Entlang des N.ulnaris-Versorgungsgebietes)
⇒ Vegetativ neurologisch: Raynaud-Phänomen (Gefäßspasmen an den Akren)
⇒ Arteriell: Stenosegeräusch oder Pulsverlust der Arme (25 %), insb. bei Provokation (Hyperabduktion oder Retroversion) ⇨ leichte Ermüdbarkeit des betreffenden Armes, Absinken der Hauttemperatur

Diag: 1. Anamnese und klinische Untersuchung: **Provokationen:** Hyperabduktion der Arme und Kopf nach hinten und zur Seite drehen (ADSON-Test)
AER-Test (Abduktion, Elevation, Rotation): Arm 90° abduzieren, im Ellenbogen beugen und Hände pronieren ⇨ Schmerz oder Ischämie oder Blauverfärbung nach 3 Minuten
Beidseitige Blutdruckmessung in Provokationsstellung
2. Röntgen: **Thorax** und **HWS** in 4 Ebenen (= mit Foramina intervertebralia) und ggf. Zielaufnahmen der oberen Thoraxapertur zum Ausschluss einer Halsrippe, Exostosen, abnorme Proc. transversi
Dynamische Armangiographie (= mit Provokation): Aufnahmen in unterschiedlicher Armstellung, Kopfstellung
Phlebographie (mit Provokation) bei V.a. venöse Thrombose
3. Evtl. Prüfung der N.ulnaris-Nervenleitungsgeschwindigkeit (NLG)

Ther: • Konservativ: Physiotherapie mit Massagen/Wärme zur Lockerung, KG zur Kräftigung insuffizienter Muskulatur
• Operativ: Ind: Bei ausgeprägten vaskulären u. neurologischen Symptomen
- Operative Entfernung der Halsrippe bzw. der ersten Rippe oder komprimierender Muskel-/Bandstrukturen über supraklavikulären (laterales Halsdreieck) oder transaxillären Zugang. Durchtrennung des M.scalenus anterior ⇨ dadurch wird die Skalenuslücke u. der Kostoklavikularspalt erweitert
- Evtl. gefäßchirurgisch: Resektion eines poststenotischen Aneurysmas
• Postoperativ: Rö-Kontrolle des Thorax ⇨ Pneumothorax?

Prog: In 90 % gute Ergebnisse mit Beschwerdefreiheit nach Op, ungünstiger bei präop. bereits vorhandenen neurologischen Komplikationen

Kompl: * Mikroembolien aus einem **poststenotischen Aneurysma** der A.subclavia
* Thrombotische Komplikationen bei Kompression der V.subclavia

DD: – Venös: Thrombose der V.subclavia (Paget-von Schroetter-Syndrom)
– Arteriell: Verschlüsse der A.subclavia / Aortenabgang, Takayasu-Arteriitis
– Neurologisch: HWS-Syndrom, zervikales Wurzelsyndrom, Syringomyelie, unspezifische Neuritiden, Armplexuslähmung, neuralgische Schulteramyotrophie, Pancoast-Tumor mit Nervenkompression, Brachialgia paraesthetica nocturna/Karpaltunnel-Syndrom (N.medianus), Loge de Guyon-Syndrom (N.ulnaris)
– Raynaud-Syndrom: I. primär ⇨ durch Ischämie (Kältereiz)
II. sekundär ⇨ bei progressiver systemischer Sklerodermie, Lupus erythematodes, Sudeck-Dystrophie, paraneoplastisch (Plasmozytom), Vibrationstrauma (z.B. Presslufthammer)

VERSCHLÜSSE DER VISZERALGEFÄSSE

Syn: Akut: **Mesenterialinfarkt**, intestinale Ischämie, ICD-10: K55.0
Chronisch: Angina abdominalis, Angina visceralis, Angina intestinalis, Claudicatio intermittens abdominalis (Ortner-Syndrom II), ICD-10: K55.1

Anatomie: Die drei Viszeralarterien (**Truncus coeliacus, A.mesenterica sup., A.mesenterica inf.**) stehen durch zahlreiche Kollateralen/Anastomosen in Verbindung, sodass sich Abgangsstenosen od. Verschlüsse oft nur als Zufallsbefund in der Angiographie finden. Anastomosen: zu den Rr.oesophagei, BÜHLER-Anastomose (pankreatikoduodenale Arkade), RIOLAN-Anastomose (A.mes.sup.-inf.-Arkade am Colon transversum) und Marginalarterien nach DRUMMOND (ebenfalls A.mes.sup.-inf.) sowie zum Plexus rectalis superior.

Ät: – **Arterielle Embolie:** Vorhofflimmern, Mitralfehler oder Z.n. Herzinfarkt mit Aneurysma ⇨ akuter Mesenterialinfarkt, hochakutes Ereignis
– **Arteriosklerose**, arterielle Thrombose, Arteriitis, dissezierendes Bauchaortenaneurysma, Viszeralarterienaneurysma, Kompression von außen: Tumoren, Morbus Ormond (= retroperitoneale Fibrose) ⇨ eher chronische intestinale Durchblutungsinsuffizienz
– Funktionell: Neurovaskuläres Kompressionssyndrom des Truncus coeliacus ⇨ verursacht durch Kompression des Zwerchfellpfeiler am Hiatus aorticus
– Iatrogen: Bauchaortenanurysma-Op.
– **Non-occlusive mesenteriale Ischämie** (NOMI): Vasokonstriktion bei Hypovolämie, Hypotonie, Herzinsuffizienz, Aortenisthmusstenose, Steal-Syndrom, Lok: v.a. A.mesenterica-superior-Versorgungsgebiet
– **Venenthrombose:** Primär (idiopathisch, multifaktoriell)
Sekundär bei Pfortaderthrombose, portaler Hypertonie, Polyzythämie, Leukämie, nach Splenektomie, Einnahme hormonaler Kontrazeptiva und als Komplikation eines arteriellen Verschlusses

Path: ♦ Chronische Verschlüsse der Viszeralarterien verursachen wenig Symptome, da gute Kollateralisierung und Querverbindungen (z.B. RIOLAN-Arkade = A.mesenterica sup.[colica media] - inf.[colica sinistra]-Anastomose od. Plexus rectalis)
♦ Durch die Kollateralisierung kommt es bei akuten Verschlüssen zur **hämorrhagischen Infarzierung** (Blut strömt noch in das Kapillargebiet ein, reicht aber zur Perfusion nicht mehr aus und bleibt liegen)

Etlg: # Akuter Mesenterialinfarkt: In über 90 % ist die A.mesenterica sup. betroffen, doppelt so häufig durch Embolien, als durch Thrombosen verursacht ⇨ manifestiert sich klinisch unter dem Krankheitsbild des 'Akuten Abdomens'
Chronische Verschlussprozesse: Meist proximaler Verschluss/Alteration der A.mesenterica sup., des Truncus coeliacus oder Stenosen u. Verschlüsse im Stammbereich der A.mesenterica inf.
NOMI in bis zu 50 % d.F.
Mesenterialvenenthrombose (relativ selten)

Klin: ⇒ Akuter Verschluss: **Akute abdominelle Schmerzen** und Diarrhoe bis Schock (für ca. 6 Std.), danach **freies Intervall** für 6 - 12 Std. mit relativ blandem Lokalbefund, wenig Schmerzen in **Diskrepanz** zur zunehmenden Verschlechterung des AZ (Stadium der Wandnekrose, "fauler Friede")
Spätphase (> 12 Std., Durchwanderungsperitonitis): Meteorismus, paralytischer Dünndarm-Ileus, **akutes Abdomen** (Nekrose), bretthart gespannte Bauchdecke, Erbrechen, blutige Durchfälle durch Einblutung in die nekrotische Darmwand
⇒ Chronischer Verschluss:
Stad. I: Keine Beschwerden (Angiozufallsbefund)
Stad. II: Postprandiale Angina abdominalis mit small meal syndrom (= Verzicht auf Nahrungsaufnahme wegen der Angst vor den Schmerzen)
Stad. III: Abdomen-Dauerschmerzen, Meteorismus, chronische Malassimilation (Maldigestion + Malabsorption)
Stad. IV: Ileus, Durchwanderungsperitonitis, Darmgangrän, akutes Abdomen
⇒ **Bei Pat. mit Herzerkrankung + Bauchbeschwerden: an Mesenterialinfarkt denken!**

Diag: 1. Anamnese und klinische Untersuchung: Verdachtsdiagnose aufgrund klinischer Befunde! Evtl. Stenosegeräusch über dem Abdomen
2. Röntgen: Abdomenübersicht: Geblähte Dünndarmschlingen, evtl. Spiegel bei Ileus Beweisend: **Angiographie**, wird wegen der Zeitnot nicht empfohlen
3. Sonographie: Evtl. Embolusnachweis in einem Gefäß, verdickte Darmwand (postischämisches Ödem) ⇨ Spätzeichen
4. Labor: Ansteigende Leukozytose (15 - 20.000/µl oder auch Leukozytensturz bei Sepsis), Azidose (Laktat erhöht durch die Nekrosen)
5. **Probelaparotomie** bei V.a. akuten Mesenterialarterieninfarkt! Frühzeitige Diagnostik und Eingriff, um die Möglichkeit einer Revaskularisierung nicht zu verlieren.

Ther: • Konservativ: Keine Therapie bei chron. Verschluss im Stadium I Mesenterialvenenthrombose: Fibrinolyse NOMI: Papaverin systemisch oder über Angiographiekatheter
• Operativ: Ind: Akut immer gegeben, chronisch bei vorhandener Klinik
  – Akuter Mesenterialinfarkt: **Frühzeitig** (< 6 Std.) Versuch der Revaskularisation durch Thrombendarteriektomie und Patch-Plastik, evtl. Anastomose mit der distalen abgesetzten A.lienalis nach Splenektomie oder aortomesenterialer Bypass mit autologer V.saphena
  – Bereits infarzierter Darm: Resektion der nekrotischen Darmanteile als ultima ratio ⇨ Prognose schlecht, parenterale Ernährung nach Totalresektion, evtl. second-look-Op nach 24 Std.
  – Neurovaskuläres Kompressionssyndrom: Therapeutische Spaltung der Zwerchfellzwinge
  – Postoperativ: Thrombozytenaggregationshemmer, bzw. Antikoagulation mit Cumarinderivaten (Phenprocoumon, Marcumar®) bei kardialen Rhythmusstörungen
• Eine Revaskularisation der A.mesenterica inf. im Rahmen der Versorgung eines Aortenaneurysmas ist indiziert, wenn die RIOLAN-Anastomose fehlt.

Prog: Akuter Mesenterialinfarkt: Letalität 50 - 90 % bei über 12-stündigem Verlauf!, d.h. die **Diagnose wird meist zu spät** gestellt! Chronische Verschlüsse: Im Stadium I und II relativ gute Prognose, geringe Op-Letalität.

Kompl: * Aufpfropfen einer Mesenterialvenenthrombose auf einen arteriellen Verschluss
* Durchwanderungsperitonitis

DD: Akutes Abdomen (s. dort), z.B. Ulkusperforation, Pankreatitis, Ileus, Bauchaortenaneurysma

AVK DER NIERENARTERIEN

Syn: Nierenarterienstenose (NAS), engl. renal artery stenosis, ICD-10: I70.1

Ät: – **Arteriosklerose** (70 %)
– **Fibromuskuläre Prozesse** (Dysplasie) an der A.renalis, angeboren/idiopathisch (25 %)
– Sonstige Veränderungen (5 %; Aneurysma der A.renalis, AV-Fisteln, externe Kompression, kongenitale Hypoplasie, Verschluss durch Embolie)

Path: Poststenotischer Druckabfall löst im juxtaglomerulären Apparat die Sekretion von Renin aus, das über den Angiotensin-Aldosteron Mechanismus eine renovaskuläre Hypertonie erzeugt (**Goldblatt-Mechanismus** ⇨ sekundäre Hypertonie, insg. 1 - 5 % aller Hypertoniker)

Etlg: # Arteriosklerotische Nierenarterienstenose, Lok: proximales Drittel der A.renalis
Fibromuskuläre Dysplasie, Lok: eher im mittleren Abschnitt d. A.renalis und an den Segmentarterien der Niere

Klin: ⇒ Arterielle Hypertonie (häufig Kopfschmerzen), insb. diastolisch
⇒ Hochdruckkrise: Gefahr des Schlaganfalls, Linksherzüberlastung

Diag: 1. Anamnese und klinische Untersuchung: In 40 % ist ein **Stenosegeräusch** über der A.renalis/paraumbilikal auskultierbar, Spiegelung des Augenhintergrundes: Fundus hypertonicus unterschiedlichen Ausmaßes (verengte Arterien, AV-Kreuzungszeichen, Cotton-wool-Herde, Blutungen, Papillenödem)
2. i.v.-Pyelogramm mit Frühaufnahme während der ersten 5 Min.: verspätete Nierenbekkenkontrastierung, kleinerer Längsdurchmesser der betroffenen Niere (Drosselniere, >1,5 cm Unterschied), allerdings in 50 % d.F. beide Nieren betroffen!
3. Nierensequenzszintigraphie mit seitengetrennter Iod-Hippuran-Clearance: Minderperfusion der betroffenen Niere (K-Ind: Schrumpfniere!)
4. Arterielle Angiographie oder DSA (Digitale Subtraktionsangiographie): Darstellung der Stenose u. intrarenaler Gefäße u. des übrigen Arterienstatus, evtl. Doppler-Sonographie
5. Seitengetrennte Reninbestimmung in den Nierenvenen mittels Katheter: Quotient > 1.5 ist beweisend
6. Captopril-Test: Gabe eines Angiotensin-1-Converting-Enzym-Hemmers führt zu deutlichem RR-Abfall und massivem Anstieg der Reninkonzentration im Serum

Ther: • Konservativ: **Perkutane transluminale Angioplastie** (PTA) = Katheterdilatation mittels Ballon, geringes Risiko, daher heute Mittel der ersten Wahl.
• Operativ: Ind: Hängt von verschiedenen Faktoren ab: Versagen der Angioplastie, Gefahr des Nierenarterienverschlusses mit Organverlust, fehlende medikamentöse Einstellbarkeit der Hypertonie, akute Embolie, traumat. Läsion.
Bereits schwerwiegender Parenchymuntergang der poststenotischen Niere oder Befall der Segmentarterien gilt als Kontraindikation zur Op.
– Desobliteration durch Thrombendarteriektomie (TEA) und Patch-Plastik zur Erweiterung des Gefäßdurchmessers
– Interposition der V.saphena magna oder einer Prothese als aorto-renaler Bypass (insb. bei fibromuskulärer NAS)
• Bei vitaler Schädigung der Niere oder wiederholten vergeblichen Revaskularisationsversuchen: einseitige Nephrektomie

Prog: Funktionelles Langzeitergebnis (5 Jahre) ist mit 70 - 85 % Normalisierung des Bluthochdrucks gut bis sehr gut. Die fibromuskuläre NAS schneidet dabei insgesamt besser ab. Op-Letalität 1 - 5 %, bei bereits bestehender Funktionsstörung der Niere bis zu 50 %

Kompl: Anastomosenaneurysma ⇨ Blutung, Restenosierung, Urämie, Wundinfektion

CHRONISCHE AVK DER UNTEREN EXTREMITÄT

Syn: pAVK = periphere arterielle Verschlusskrankheit, ICD-10: I70.2

Anatomie: Einteilung in einen Beckentyp (Aorta, A.iliaca), Oberschenkeltyp (A.femoralis u. femoralis prof.) u. einen Unterschenkeltyp (A.poplitea teilt sich in die A.tibialis ant. + post. u. fibularis/peronaea), s. Abb.

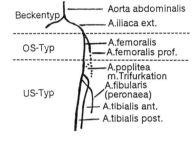

Ät: – „Endogene" Risikofaktoren: **Diabetes mellitus, arterielle Hypertonie, Hyperlipid- und Hypercholesterinämie** (erhöhtes LDL > 160 mg/dl, vermindertes HDL < 35 mg/dl), Hyperurikämie, Kollagenosen, Vaskulitiden, Angioneuropathien (Raynaud-Phänomen)
– Exogene Risikofaktoren: **Nikotinabusus**, Adipositas ab 30 % Übergewicht, mangelnde Bewegung, Ergotismus, hormonale Kontrazeptiva

Path: ♦ Die **Arteriosklerose** verläuft in folgenden Stadien:
    1. **Gefäßendothelläsion** (Prädilektionsstellen sind die Gefäßgabeln) ⇨ **Intimaödem** (noch reversibler Schaden!)
    2. **Einlagerung** von Lipiden, Lipoproteinen und Cholesterin in die Intima und beginnend auch in die Media ⇨ **Atherome** ⇨ Stenosen
    3. Durch den Reiz **Einsprossung von Fibroblasten** ⇨ führt zur **Sklerose** der Gefäßwand bis hin zur Verkalkung
    4. An den in das Lumen vorspringenden **Skleroseplaques** können sich durch Thrombozytenaggregation und Flussminderung **Thromben bilden** ⇨ zunehmende Stenosierung ⇨ Verschluss des Gefäßes oder Emboliequelle
♦ Juvenile Form der Arteriosklerose: Es herrscht zelluläre Proliferation der Intima vor
♦ Mediaverkalkung vom Typ Mönckeberg: Steinharte Kalkeinlagerungen, oft spangenartig (Gänsegurgelarterien) ohne Intimaverdickung mit offenem Lumen
♦ Entzündlich verursachte Verschlussprozesse: Fibromuskuläre Hyperplasie, Riesenzellarteriitis, Angioneuropathien (Raynaud-Phänomen)
Thrombangiitis obliterans (Winiwarter-Buerger): Degenerative und entzündliche Veränderungen v.a. an kleineren Gefäßen (distal von Knie und Ellenbogen)
♦ Diabetische Angiopathie: Insb. kleinere und mittlere Gefäße betroffen (auch die peripheren Vasa nervorum ⇨ Polyneuropathie)

Epid: ◊ **M > w** (5:1), Prädisp.alter: > 50. LJ., mit zunehmendem Alter steigende Inzidenz

Etlg: # **Typen:** Aorten- (Leriche-Syndrom), Becken-, Oberschenkel-, Unterschenkeltyp = peripher
Stadieneinteilung der chronischen **AVK** nach FONTAINE

Stadium I:	Stenosen oder Verschlüsse **ohne Beschwerden**
Stadium IIa:	**Claudicatio intermittens** mit einer freien Gehstrecke > 100 m
Stadium IIb:	Claudicatio intermittens mit einer freien Gehstrecke < 100 m
Stadium III:	**Ruheschmerzen** und Nachtschmerzen
Stadium IV:	Ischämie: IVa: Mit trophischen Störungen, **Nekrosen**
	IVb: Sekundäre **Infektion** der Nekrosen

In manchen Büchern/Kliniken wird statt 100 m auch 200 m als Gehstrecke angegeben.

Klin: ⇒ **Bis zu 50 % Stenose meist asymptomatisch!**
⇒ **Schaufenstergang = Claudicatio intermittens** (nach einer gewissen Gehstrecke muss schmerzbedingt eine Gehpause eingelegt werden)
Ruheschmerzen, v.a. in Horizontallage u. in der Nacht, Pat. lässt das betroffene Bein aus

dem Bett heraushängen (DD: Venöser Schmerz: Hochlagerung)

⇒ Schmerzlokalisation ⇨ abhängig von der Verschlusslokalisation (allg. gilt: Schmerzlokation distal der Stenose, Etagenkrankheit):
- Gluteal und/oder gesamtes Bein und/oder Potenzstörungen ⇨ Aortentyp (Leriche-Syndrom, Bifurkationssyndrom)
- Oberschenkel ⇨ Beckentyp
- Waden ⇨ Oberschenkeltyp
- Füße ⇨ Unterschenkeltyp

⇒ Steal-Effekt beim Gehen aus dem arteriellen Stromgebiet des Abdomens bei generalisierter Arteriosklerose ⇨ Bauchschmerzen (aortoiliakales Steal-Syndrom, mesenterisches Steal-Syndrom)

⇒ **Trophische Störungen** der Haut und Weichteile, Blässe der Haut, fehlende Venenfüllung

⇒ Mumifikation des betroffenen Areals (ohne bakt. Besiedlung) = Nekrose, **trockene Gangrän**, Beginn: meist Großzehe

⇒ Allgemein Neigung zu Weichteilinfektionen und **Wundheilungsstörungen**, feuchte Gangrän = bakterielle Infektion der Nekrose

⇒ Bei Diabetes mellitus: Häufig Kombination der Stadien II u. IV (schmerzlose trophische Störungen durch gleichzeitige periphere Polyneuropathie)

Diag: 1. Anamnese und klinische Untersuchung: Angabe der Schmerzlokalisation ⇨ Verschluss liegt i.d.R. eine Etage über der Schmerzlokalisation. **Inspektion** der Haut. Auf Wundheilungsstörungen achten.
Palpation: Pulsstatus aller Gefäßgebiete erheben! (A.femoralis, A.poplitea, A.tibialis post., A.dorsalis pedis, A.brachialis, A.radialis, A.carotis com., A.temporalis), Extremitäten-Hauttemperatur (mit Handrücken) prüfen
Bei Diabetes mellitus kann eine AVK trotz tastbarem peripherem Puls vorliegen (Mikroangiopathie).
Auskultation: Über dem Abdomen, A.femoralis und auch A.carotis ⇨ Geräusch ab ca. 40 % Stenose nachweisbar
Lagerungsprobe nach Ratschow: Beine 2 Min. nach oben halten ⇨ herunterhängen lassen ⇨ nach 5 Sek. muss Rötung erfolgen
Gehstreckenmessung (mit einem standardisierten Verfahren)
2. Dopplersonographische Messung der Verschlussdrücke
3. Angiographie (DSA) vor geplanter OP obligat oder im Rahmen eines interventionellen radiologischen Eingriffs (Katheterdilatation oder perkutane Atherektomie) mit Darstellung aller Etagen: **Gefäßverhältnisse** vor dem Verschluss/Stenose und Zustand der folgenden **Ausflussbahn** ⇨ wichtig für die Prognose/Operabilität!
Wichtig: **Keine "Bilder" operieren, sondern immer die Klinik des Pat. beachten!**
4. Präop.: Klärung der Operabilität: Ausschluss koronarer, renaler, cerebraler Durchblutungsstörungen (Karotisstenose?), Karzinome, Lungenfunktion, Herz-Kreislauf-Zustand (EKG, Rö-Thorax), Urogramm zur Lokalisation der Ureteren.
Im Stadium IV mit Nekrosen muss eine Ostitis ausgeschlossen werden (Rö: Vorfuß).

Ther: • **Konservativ:** Domäne der Inneren Medizin im Stadium I und IIa
Allg.: **Ausschalten von Risikofaktoren (Nikotinverbot,** Hypertonie einstellen, Diabetes einstellen, Adipositas, Fette, Cholesterin).
Vermeidung von Verletzungen oder Infektionen an der betroffenen Extremität (z.B. unsachgemäße Manipulation an Zehennägeln, Hornhautschwielen etc.)

Arteriosklerose ist nicht heilbar ⇨ Prophylaxe wichtig!

Gehtraining: Bei chron. Verschluss der A.femoralis superficialis ⇨ Zunahme der Kollateralisierung über die A.profunda femoris zur A.poplitea. (Erzwungene Azidose führt zur Dilatation u. Reduktion des peripheren Widerstandes ⇨ dazu muss Patient bis zur Schmerzgrenze gehen, spezielle Belastungen: Zehen- und Hackengang üben).
Voraussetzung: Palpabler Leistenpuls (guter arterieller Einstrom, freie A.profunda femoris u. poplitea, K-Ind: Stadium III + IV).
Therapie mit vasoaktiven Substanzen (z.B. Prostaglandin E1 Prostavasin®, Pentoxifyllin Trental®, Naftidrofuryl Dusodril®)
Rheologische Maßnahmen: Aderlass u. Ersatz des Volumens mit HAES (Hy-

droxyäthylstärke) = makromolekulare Infusionslösung, angestrebt wird ein **Hkt von 35 – 40 %** zur Verbesserung der Fließeigenschaften und der Mikrozirkulation (Hb sollte aber nicht < 12 g/dl, HKT nicht < 30 % fallen ⇨ zu schlechte Sauerstoffversorgung)

• Interventionelle Radiologie: **PTA = perkutane transluminale Angioplastie** (Ballon-katheterdilatation, Dotter-Grüntzig-Verfahren) mit anschließender Marcumarisierung (OS) oder Therapie mit ASS (Becken), Ind: Kurzstreckige Stenose, z.B. der Beckenarterien oder Femoralarterien bis max. 10 cm. Zusätzlich kann über den Katheter eine oder mehrere Endoprothesen (**Stents**, insb. bei Restenosen) implantiert werden.
PAT (perkutane Aspirations-Thrombembolektomie) bei längeren Verschlüssen mögl.
Versucht werden auch perkutane Laserangioplastie (Abtragung von Plaques mittels in einen Katheter integrierten Lasers) und die Rotablation (rotierender Schleifkopf an der Spitze des Katheters zum Abfräsen von Plaques).

• Operativ: Ind: Stadium II ⇨ relative OP-Ind: Großzügiger für die Beckenetage (> 200 - 300 m) zurückhaltender für die OS-Etage (ab < 100 m = IIb) zu stellen.
Absolute OP-Indikation: Stadium **III** u. **IV**

  – Atheromatöses Ulkus der Aorta mit peripherer Mikroembolisation:
Offene TEA = **Thrombendarteriektomie** (Ausschälung von Intima mit Teil der Media) mittels Dissektionsspatel oder Ringdesoblitera-tion mit Ringstripper oder einer Gefäßkürette ("Pilz"), evtl. Pat-cherweiterung, postoperativ für 2 - 3 Monate Marcumarisierung.

Gefäßkürette
mit Pilz-Kopf

  – Hoher Aortenverschluss: **"Y"-Prothese** als **aorto-bifemoraler** Kunststoff-**Bypass** oder seltener aorto-biiliakaler Bypass, seltenst aorto-biprofundaler Bypass

  – Verschluss einer A.iliaca com.: Iliaco-iliacaler Crossover-Bypass oder Y-Prothese

  – Verschluss der A.femoralis superficialis mit Abgangsstenose der A.profunda femoralis u. offener A.poplitea: Profundaplastik mit autologer Vene (V.saphena mag. mit zerstörten Venenklappen oder anterograde Implantation) oder Gefäßprothese

  – Langstreckiger Verschluss der A.femoralis superficialis bis distal des Kniegelenkes (evtl. kombiniert mit einer Profundaabgangsstenose): Profundaplastik und Kniegelenk-überschreitender femoropoplitealer Bypass

  – Verschluss im Bereich der A.poplitea-Trifurkation (A.tibialis ant., A.tibialis post., A.fibularis): femoro-kruraler Bypass mit peripherem Anschluss an eine oder zwei Unterschenkel-Arterien

  – Bei Risikopatienten u. bei Patienten mit Infektionen nach vorausgegangener Gefäßoperation mit Stenosen im aorto-iliakalen Bereich: Extraanatomische Bypässe = (femoro-femoraler Cross-over-Bypass, axillo-bi-/femoraler-Bypass (subkutane Lage))

  – Ultima ratio im Stad. IV: Amputation ca. 3 % d.F.

Prog: Nach 5 Jahren liegt die Rate der offenen Gefäßprothesen zwischen 60 u. 85 %, nach 10 Jahren zwischen 40 - 60 % (Abhängig vom Zustand der Zustrom- und Ausflussbahn).
Op-Letalität 1 - 2 % für das Stad. II und bis zu 10 % im Stadium IV.

Kompl: * Zweiterkrankung im Gefäßsystem: 50 – 90 % d. Pat. haben zusätzlich eine **koronare Herzkrankheit** oder/und **zerebrovaskuläre Durchblutungsstörungen**

  Op: * Nachblutung u. früher Rezidivverschluss (insb. bei extraanatomischem Bypass)
     * Protheseninfektion: Häufigkeit 1 %
     Klinisch: Phlegmone, Wundabszess, Sepsis, falsches Aneurysma, Blutung
     Letalität: **40 %!** Je zentraler gelegen, desto schlechter die Prognose
     Ther: extraanatomischer Bypass, Amputation
     * Ischämische Kolitis, ischämische Gluteanekrose
     * Impotenz bei Op im Bereich der infrarenalen Aorta
     * Ureterverletzung bei Op im Beckenbereich

DD: – **Venöse Thrombose:** Geschwollene, bläulich gefärbte leicht zyanotische, warme Beine, gestaute Hautvenen, Ödem, Linderung der Schmerzen bei Hochlagerung

  – LWS-Syndrom, Ischialgie, Bandscheibenvorfall, Osteoporose

  – Zur Claudicatio intermittens: Polyarthritis hat Morgensteifigkeit, Arthrose hat Anlaufschmerz

  – Polyneuropathie: Häufig vorkommend, insb. bei Diabetes mellitus ⇨ Pat. haben trotz "faulender" Beine kaum Schmerzen

ARTERIO-VENÖSE-FISTELN

Syn: AV-Shunts, ICD-10: I77.0

Def: Pathologische Kurzschlussverbindung zwischen arteriellem und venösem Gefäßgebiet (extrakardial), das Shuntvolumen bedingt einen Anstieg der Blutumlaufgeschwindigkeit, eine Venenstauung und somit eine chronische Volumenbelastung des Herzens.

Ät: – **Angeboren** (kongenitale AV-Fisteln, ICD-10: Q27.3): Gehirn und Lunge, Extremitäten bis zum Gigantismus der betroffenen Extremität, Ductus arteriosus Botalli persistens (zw. Aorta und A.pulmonalis)
– Traumatisch: Perforierende Verletzungen
– Zweizeitiger Einbruch/Perforation eines Aneurysmas in die begleitende Vene
– Iatrogen: Probebiopsien, arterio-venöse Massenligaturen, Hämodialyseshunts

Etlg: # Kongenitale Fisteln (nach VOLLMAR):
Typ I: Kurzstreckige direkte lokalisierte Verbindung, Ductus Botalli
Typ II: Typ-F.P.Weber-Syndrom: Generalisierte Shuntform, ein ganzer Extremitäten abschnitt ist durch hämangiomatöse Bezirke betroffen
Typ III: Lokalisierte tumoröse Form: Kavernöse Hohlraumverbindungen, meist im Bereich des Kopfes und Gehirns (Aneurysma corsoides, Rankenangiom, sehr selten), häufig in Kombination mit anderen Missbildungen (Klippel-Trénaunay-Syndrom, Sturge-Weber-Syndrom, F.P.Weber-Syndrom)
Direkte AV-Fisteln: Arterie und Vene liegen direkt nebeneinander
Indirekte AV-Fisteln: Aneurysmatischer Sack dazwischengeschaltet
Lok: 50 % Extremitäten, 15 % Bauchraum, 15 % Lungen, 10 % Hals u. Kopf

Klin: ⇒ Einseitige ausgeprägte Varikosis, **pulsierende Varizen**, Stauungsödem
⇒ **Kardiale Insuffizienz** u. Herzvergrößerung (durch chronisch erhöhtes Blutvolumen), Polyglobulie, arterielle u. venöse Distension
⇒ Akute Hypovolämie: "Verblutung" in d. venöse Niederdrucksystem bei akutem Entstehen
⇒ Zeichen einer Mangeldurchblutung: Angina abdominalis

Diag: 1. Anamnese und klinische Untersuchung: Palpation ⇨ tastbarer Tumor
Auskultation ⇨ Schwirren (Maschinengeräusch)
NICOLADONI-BRANHAM-Test: Bei Kompression der zuführenden Arterie oder der Fistel ⇨ Pulsverlangsamung durch abnehmendes Shuntvolumen
2. Röntgen: Thorax ⇨ Herzgröße?, Angiographie bei unklarem Befund
3. Ultraschall-Doppler-Verfahren: Hyperzirkulation
4. Bestimmung des HZV, des Gesamt-Blutvolumens, O_2-Sättigung im ven. Blut

Ther: • Konservativ: Transluminale Katheterembolisation: In Seldinger-Technik, Verödung bzw. Thrombosierung der Fistel
Therapie der Herzinsuffizienz (Diuretika, Digitalis)
• Operativ: Ind: Alle größeren Fisteln, die zu einer Herzmuskelinsuffizienz führen, müssen operativ versorgt werden. Aneurysmaperforationen
– **Separationsmethode:** Isolierung und Trennung der Fistel, Naht der Stümpfe
– **Kontinuitätsresektion:** Fistelbereich wird reseziert, Arterie und Vene mittels Naht wieder adaptiert
– Wenn erhaltende Maßnahme nicht möglich ist: Vierpunkteligatur von Arterie und Vene proximal und distal der Fistel
– Angeborene Extremitätenfisteln: Skelettierungs-Op der großen Arterien, bei extremer angeborener Malformation ist die Gliedmaßenamputation manchmal nicht zu vermeiden.

Prog: Im allgemeinen funktionell zufriedenstellend

Kompl: * Aorto-kavale und aorto-portale Fisteln können zu Pfortaderhochdruck führen
* Kongenitale Fisteln neigen zum Rezidiv proximal der ursprünglichen Fistel

HÄMODIALYSE-SHUNTS

Def: Sicherer, hämodynamisch ausreichender und wiederholt gut punktabler Gefäßzugang mit einem Shunt-Volumen von ca. 200 ml/Min. zwischen einer Extremitätenarterie u. -vene.

Ind: Patienten, die eine chronische intermittierende Dialyse bei terminaler Niereninsuffizienz benötigen (z.Zt. ca. 40.000 Hämodialysepatienten in Deutschland)

Ther: • Akut wird eine Hämodialyse heute mit nur einem dicklumigem Zugang (sog. Shaldon-Katheter, doppellumig) im "Single-needle-Verfahren" (= Dialyse erfolgt mittels Pumpen über nur einen einzigen Zugang) über d. V.jugularis int. od. V.subclavia durchgeführt

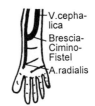

V.cepha-
lica
Brescia-
Cimino-
Fistel
A.radialis

• Einfache arteriovenöse (= AV)-Fistel: Subkutane (autologe) **Brescia-Cimino-Fistel** zwischen: **A.radialis** und **V.cephalica** an der radialen Innenseite des **distalen Unterarmes**.
Durchführung: In Lokalanästhesie Aufsuchen der Arterie und Vene, Mobilisation der Vene und **End-zu-Seit**-Naht auf die Arterie.
Weitere Möglichkeiten: A.cubitalis und V.cephalica in der Ellenbeuge, A.poplitea u. V.saphena magna am Bein

• Alloplastische AV-Fistel: **Scribner-Shunt** aus Kunststoff (PTFE, Ø 6 mm) als Schleifenshunt (Loop) am Unterarm, gestreckter Shunt am Oberarm od. Oberschenkel mit subkutaner Shuntanlage (Nachteil: kürzere Haltbarkeit, häufiger Infektionen u. Shuntthrombosen ⇨ werden erst eingesetzt, wenn keine autologe Shuntanlage mehr möglich ist)

• Selbsthilfegruppen: Dialysepatienten Deutschlands e.V., Weberstr. 2, 55130 Mainz, Tel.: (0 61 31) 8 51 52, Internet: http://www.dialyse-online.de/dd

Prog: Der Cimino-Shunt kann nach 4 Wochen benutzt werden (Dilatation der Vene), Shunttrainig in dieser Zeit (wiederholtes proximales Abbinden zur Dilatation), ein Shunt kann bis zu 10 Jahren halten.

Kompl: * Steal-Phänomen distal des Shunts (z.B. kalte Hände, Parästhesien, Nekrosen)
* **Thrombosierung** ⇨ Auskultation: Fehlendes Strömungsgeräusch (ein auskultatorisches und palpatorisches Schwirren ist bei einem durchgängigen Shunt vorhanden)
* **Infektion** ⇨ Sepsis, Aneurysmabildung (⇨ Perforations- u. Emboliegefahr), Blutung
* **Karpaltunnelsyndrom** (Engpass durch venöse Dilatation)

GEFÄSSCHIRURGIE - VENEN

THROMBOPHLEBITIS

Def: Oberflächliche (epifasziale) **Venenentzündung** mit einem verschließenden Thrombus, ICD-10: I80

Ät: – Aseptische Form durch Intimareizung (z.B. **Trauma**, Varikosis, Medikamente, Infusionen)
– Infektiöse Form durch Keimverschleppung

Klin: ⇒ Geröteter, tastbarer, schmerzhafter Strang, Periphlebitis
⇒ Nur geringe Schwellung des perivasalen Gewebes (als DD zur tiefen Venenthrombose mit generalisierter Schwellung, da 9/10 des venösen Blutes über das tiefe Venensystem abfließen)

Diag: Anamnese und klinische Untersuchung

Ther: • Konservativ: **Heparin-Salbenverband** mit Kompressen und **Kompression** mit elastischen Binden, **Mobilisation** (Pat. laufen lassen), evtl. Antiphlogistika, Enzympräparate (z.B. Wobenzym®, Traumanase®) u. Analgetika
• ASS 100 mg/Tag zur Prophylaxe einer Thrombose, keine Antikoagulanzien

Prog: Gut, als DD zur Phlebothrombose ⇨ keine Lungenembolie mögl. (Gefahr sehr gering), kein postthrombotisches Syndrom.

Kompl: * Bei Immobilisation Übergriff auf tiefes Venensystem mögl.!
* Abszedierende Thrombophlebitis: Lokale Einschmelzung (z.B. Infektion einer Punktionsstelle, meist Staphylokokken) ⇨ Abszesse durch Inzision spalten, Antibiose
* Varikophlebitis: Varixknoten-Thrombose und Entzündung ⇨ sehr schmerzhaft
Ther: Inzision und Entfernung des Thrombus

DD: – **Erysipel** ⇨ Streptokokkeninfekt, Sympt: Eher Fieber (Schüttelfrost bis zu septischen Temperaturen) als Erythema migrans der Haut (wandert innerhalb von Stunden), Eintrittspforte evtl. zu sehen (kleine Verletzungen), Prädisp.: Diabetes, Alter, Abwehrschwäche, paraneoplastisch
– **Thrombophlebitis migrans** / saltans: Springende rezidivierende Thrombophlebitiden häufig mit Malignomen, Autoimmunerkrankungen, Appendizitis oder mit anderen Infektionen vergesellschaftet ⇨ Fokussuche und Sanierung des Fokus, evtl. NSA, Kortikosteroide

PHLEBOTHROMBOSE

Syn: Tiefe Venenthrombose, Beinvenenthrombose, ICD-10: I82.9

Def: Kompletter oder teilweiser Verschluss des **tiefen Venensystems**

Ät: VIRCHOW-**Trias:** Veränderung der **Blutzusammensetzung** (Viskosität), der Strömungsgeschwindigkeit (= **Stase**) und **Endothelläsion**
– **Immobilisation!!** (Bettlägerigkeit, Polytrauma, Schlaganfall, Frakturbehandlung, lange Reisen in Zwangshaltung, z.B. im Flugzeug "economy-class-syndrome" genannt)

– Trauma (Quetschung, Frakturen, Stichverletzungen) ⇨ Gefäßinnenwandschädigung
– **Gerinnungsstörungen**: AT-III-Mangel, Protein-S-Mangel, Protein-C-Mangel, APC-Resistenz (⇨ aut.-dom., Faktor-V-Genmutation, APC = aktiviertes Protein C), Faktor-II-Mutation, Polyzythämie, Thrombozytose, Heparin-induzierte Thrombozytopenie (HIT)
– Einnahme von **hormonalen Kontrazeptiva, Nikotin** (hormonalen Kontrazeptiva + Rauchen haben ein potenziertes Risiko, Faktor 7-fach!), während oder nach einer Schwangerschaft, Exsikkose, Diabetes mellitus, Adipositas, Kokainabusus
– Lokale Faktoren: Linksseitiger Beckenvenensporn (pulsabhängige Einklemmung der V.iliaca com. sinistra zwischen LWK u. A.iliaca com. dextra, die sie überkreuzt), Kompression der V.femoralis durch Femoralhernie, frühere Phlebothrombose, Status varicosis
– Lokale Kompression oder Wandinfiltration der Beckenvenen durch maligne Prozesse, Lk-Metastasen, retroperitoneale Fibrose, Schwangerschaft, frühere Thrombosen
– Perioperativ: lange Op, Op am Bein od. Hüftgelenk (z.B. TEP), Wadendruck auf dem Op-Tisch, Flüssigkeitsverlust, postoperative Immobilisation (Thrombosegipfel um den 7. Tag)
– Paraneoplastisches Syndrom (Trousseau-Syndrom, Viskositätsänderung ⇨ bei Karzinomen von Lunge, Pankreas, Verdauungstrakt, Ovar, Uterus und bei Leukosen)

Path: ♦ **9/10 des venösen Blutes** am Bein fließen über das **tiefe Venensystem** zum rechten Herz zurück. Wichtige Determinanten für den venösen Rückstrom sind die **Muskelpumpe** und Gelenkpumpe in Verbindung mit der Suffizienz der **Venenklappen**.
♦ Thrombusbildung:
  1. Bildung eines weißen Gerinnsels (aus Thrombozyten), Emboliegefahr
  2. Einlagerung von Fibrin und Erythrozyten
  3. Stadium der Schrumpfung des Thrombus ⇨ Emboliegefahr (ca. 8. - 12. Tag)
  4. Thrombus-Organisation: Thrombus wird entweder gefäßwandständig oder es kommt zur Rekanalisation der Vene (die Venenklappen bleiben dabei aber in der Regel defekt ⇨ **postthrombotisches Syndrom)**
♦ Lok: Meist Bein- (tiefes Unterschenkelvenensystem) oder Becken-/Beinvenenthrombose, auch V.iliaca/V.cava mögl., V.subclavia/ V.axillaris (Paget-v.Schroetter-Syndrom), Phlegmasia coerulea dolens (gesamter venöser Querschnitt einer Extremität thrombosiert, s.u.)

Epid: ◊ Nach chirurgischen Operationen entstehen in ca. 0,5 % d.F. klinisch manifeste Thrombosen (wahrscheinlich insg. in ca. 2 - 5 % d.F., die aber meist klinisch stumm bleiben)
◊ Allgemeine Inzidenz der Phlebothrombose: 100/100.000/Jahr

Klin: ⇒ Thrombosen verlaufen häufig symptomlos ⇨ durch die dann fehlende Immobilisation des Patienten besteht **Emboliegefahr!**
⇒ Erhöhte Konsistenz d. Wadenmuskulatur, Druckschmerz der tiefen Venenstämme
⇒ Nächtliche Waden- u. Oberschenkelkrämpfe, Zerreißungsschmerz in der Wade beim Gehen, Fußsohlenschmerz beim Gehen oder spontan
⇒ Zyanotische Hautfarbe bei Verschluss mehrerer tiefen Venen, sichtbare prätibiale Venen = PRATT-Warnvenen
⇒ Tiefrote bis violette Verfärbung, starke Schwellung, Blasenbildung der Haut
⇒ Evtl. Fieberzacke und Tachykardie
⇒ Phlegmasia alba dolens = weiße Schwellung des Beines bei aufsteigender Beinvenenthrombose in das Becken (reflektorische art. Minderdurchblutung)

Diag: 1. Anamnese und **klinische Untersuchungen:**
Umfangsmessung: **Seitendifferenz** > 1 cm ist pathologisch
Druckschmerzen in der Leiste (RIELANDER-Zeichen), über dem Adduktorenkanal, Kniekehle (TSCHMARKE-Zeichen) oder am Unterschenkel, Schmerzen bei Husten im Bein (LOUVEL-Zeichen)
LOWENBERG-Test: Manschettendruck zwischen 60 und 120 mmHg auf der betroffenen Seite schmerzhaft (bei Gesunden Schmerz erst bei über 180 mmHg)

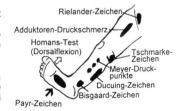

Rielander-Zeichen
Adduktoren-Druckschmerz
Homans-Test (Dorsalflexion)
Tschmarke-Zeichen
Meyer-Druckpunkte
Ducuing-Zeichen
Bisgaard-Zeichen
Payr-Zeichen

DUCUING-Zeichen: Ballottement der Wadenmuskulatur schmerzhaft

MEYER-Druckpunkte: Druckschmerz im Verlauf der V.saphena magna an den Perforans-venen-Austrittsstellen

HOMANS-Test: Wadenschmerz bei Dorsalflexion des Fußes ⇨ Unterschenkelvenen-thrombose

PAYR-Zeichen: Druckschmerz der Plantarmuskulatur, auch spontan (DENECKE-Zeichen)

BISGAARD-Zeichen: Kulissendruckschmerz retromalleolär

Bei klinischem Verdacht auf eine Thrombose muss d. Diagnose erzwungen werden!

⇨ **Phlebographie bei Verdacht indiziert** ⇦

2. Labor: Bestimmung der **D-Dimere** (Abbauprodukt des Fibrins) ⇨ erhöht bei Thrombose Ausschluss einer Gerinnungsstörung (AT-III-, Protein-S-, Protein-C-Mangel, APC-Resistenz) insb. bei jungen Pat. mit einer Thrombose (< 45. LJ.)

3. Röntgen: Bein-Becken-**Phlebographie** zur genauen Bestimmung von Lokalisation und Ausdehnung der Thrombose, Kollateralisierung

4. Sonographie: a.) Doppler-Sonographie: Die Aussagekraft ist von der Erfahrung des Untersuchers abhängig, gut geeignet für Becken und Oberschenkel
b) Bildgebender Ultraschall gut für die Diagnose von intraluminären Strukturen
c) **Farbkodierte Duplex-Sonographie** ⇨ Kombination aus a.) u. b.) mit sehr guter Sensitivität und Spezifität (95 %)

5. Bei Versagen von Rö. u. Sono (z.B. komplette Thrombose ohne Fluss) auch NMR, Angio-NMR oder Phlebo-CT zur Beurteilung mögl.

6. Szintigraphie: Mit Radioiod-markiertem Fibrin, Technetium-markiertem Plasmin oder auch radioaktiv markierten Antifibrin-Antikörpern

Ther: • Konservativ: **Kompression** mit Druckverband bis zur Leiste, Hochlagerung des Beines (Braun-Schiene) u. Bettruhe für 7 Tage bei Pat. die perioperativ eine Thrombose bekommen haben. Bei den übrigen Pat. wird heute nur noch ein kurze (2 Tage) Bettruhe, bzw. eine direkte Mobilisation durchgeführt.
+ Antikoagulation: 20 - 30.000 IE Heparin/Tag über 5 Tage (Zielwert: PTT 2-fach), alternativ wird heute meist die **gewichtsadaptierte Gabe** (gem. Herstelleranweisung) von **niedermolekularem Heparin** mit 2 x tägl. Nadroparin [Fraxiparin®] od. 1 x tägl. Tinzaparin [innohep®20.000 Anti-Xa I.E./ml] durchgeführt. Nach 2 Tagen überlappender, einschleichender Beginn der Antikoagulation mit **Cumarin-Derivaten** (= orale Vit.-K-Antagonisten, Phenprocoumon Marcumar®, Warfarin Coumadin®) für 6 Monate (Zielwert: Quick um 25 %, INR 2,0 - 3,0), bei Rezidivthrombose od. Gerinnungsstörungen für 12 Monate, ggf. auch lebenslang.

• Thrombolyse: Mit Strepto-, Urokinase, rt-PA oder APSAC (Anisoylderivat des Plasminogen-Streptokinase-Aktivatorkomplex), wird heute zunehmend weniger durchgeführt. Ind: junger Pat., Mehretagenthrombose < 8 Tage alt, aszendierende Unterschenkel-Oberschenkelvenenthrombose (chirurgisch ungünstig). Je früher um so bessere Ergebnisse!, K-Ind. für Lyse: hohes Alter, art. Hypertonie, GI-Ulzera, Nephrolithiasis, unmittelbar nach anderen Operationen, vorangegangene arterielle Punktionen. Durchführung: Langzeitlyse über 4 - 6 Tage (unter Gerinnungskontrollen), anschließend überlappend Vollheparinisierung und dann Marcumarisierung (wie oben).

• Operativ: Ind: **Phlegmasia coerulea dolens**, flottierender Thrombus (Emboliegefahr), segmentale Oberschenkel- oder Beckenvenenthrombose, erfolglose Lyse
– Intraoperative Oberkörperhochlagerung (Anti-Trendelenburg-Lagerung), Bauchpresse und Überdruckbeatmung zur Vermeidung einer intraoperativen Lungenembolie, bei Op-Beginn 5.000 IE Heparin i.v.

– **Thrombektomie** (s. Abb.): Freilegung der beiden Vv.femorales in der Leiste. Von der gesunden Seite Vorschieben eines Ballonkatheters bis in die V.cava und Blockade (um Abstrom von thrombotischem Material zu verhindern), Entfernung der Thromben auf der erkrankten Seite mittels Fernembolektomie entsprechend dem Fogarty-Katheter-Manöver und Auswickeln der Beine von distal nach proximal. Zur Rezidivprophylaxe bei weit proximalen Verschlüssen: temporäre AV-Fistel für ca. 6 Monate.

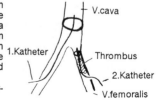
V.cava
1.Katheter
Thrombus
2.Katheter
V.femoralis

– Postoperativ: Druckverband, Heparinisierung u. Frühmobilisation (Aktivierung der Muskelpumpe), anschließend überlappend für mind. 6 Monate Marcumarisierung (ohne Kompl. Absetzen nach längstens 2 Jahren) wie oben
– Selbsthilfegruppen: Deutsche Gesellschaft Venen e.V., Postfach 18 10, 90007 Nürnberg, Tel.: (09 11) 5 98 89 00, E-mail: dgvenen@lxcosmail.com

Prog: Gute Resultate bei frühzeitiger Thrombektomie (innerhalb d. ersten 2 - 3 Tagen) Operationsletalität ca. 1 %, Letalität bei kons. Therapie < 0,5 % Unbehandelt entwickelt sich in 80 % d.F. ein postthrombotisches Syndrom.

Kompl: * **Lungenembolie:** Insb. bei flottierenden Thromben in der femoro-iliakal-Region. Insgesamt entwickeln 2 % d. Pat. innerhalb von 5 Jahren nach dem akuten Ereignis eine Lungenembolie, Ther: s. Lungenembolien.

* **Postthrombotisches Syndrom:** Durch bleibende chronische venöse Insuffizienz (Klappenschaden, Ektasie der tiefen Venen ⇨ Klappeninsuffizienz) erfolgt der Blutfluss vermehrt über die insuffizienten Perforansvenen in die oberflächlichen Venen ⇨ Varikosis, Stauung, Ödem, Unterschenkeldermatosen, trophische Störungen bis zum Ulcus cruris

* Heparinisierung: in 0,5 – 3 % d.F. (das Risiko ist bei niedermolekularen Heparinen deutlich geringer) **Heparin-induzierte Thrombozytopenie** (HIT Typ II, „Heparinallergie") = nach ca. 5 Tagen plötzlicher Thrombozytenabfall ⇨ Thrombosen, Lungenembolie, Extremitätenischämie, Myokardinfarkt, Apoplex, Fieber durch Antikörper-bedingte Bildung von Thrombozytenaggregaten (white-clot syndrome), Letalität bis 20 %. Diag: HIPA-Test (Heparin-induzierter Plättchen-Aktivierungstest) od. Nachweis v. Heparin-Plättchenfaktor-4-Komplexen, ELISA-Test auf HIT-Immunglobuline. Ther: Heparin sofort absetzen, Antikoagulation mit Thrombininhibitor Lepirudin (Refludan®), Desirudin (Revasc®) oder Danaparoid (Orgaran®). Proph: bei Heparingabe stets regelmäßig **Thrombozytenzahl kontrollieren** (Tag 0, 5, 7, 9, 11, 14, dann 1x/Woche), aufklärungspflichtige Kompl!

Proph: ♥ **Vermeidung jeglicher unnötiger Immobilisation!** Bei Immobilisation **Wickeln** der Beine / Antithrombosestrümpfe (also insb. bei jedem operativen Eingriff)
♥ Klinik: Postoperativ und bei Immobilisation **low-dose Heparinisierung** mit 3 x 5.000 IE Heparin s.c. (oder auch 2 x 7.500 IE) oder 1 x tägl. mit niedermolekularem Heparin s.c. z.B. Enoxaparin (Clexane®), Nadroparin (Fraxiparin®), Certoparin (Mono-Embolex®NM)

DD: – Arterieller Verschluss (fehlender Puls, kühle Haut, kein Ödem)
– Trauma mit Muskelfaserriss, Muskelhämatom, rupturierte Baker-Zyste (Schmerz in d. Kniekehle), Leistenhernie, rasch wachsendes Sarkom
– Bei unerklärlichen rezidivierenden Thrombosen an Karzinome des Pankreas und des Verdauungstraktes denken!
– Ischiassyndrom mit Schmerzausstrahlung
– Lymphödem (auf die Zehen übergreifend), Erysipel (Fieber, Erythema migrans), hereditäres Angioödem, kardiale Ödeme

PHLEGMASIA COERULEA DOLENS

Syn: Pseudoembolische Phlebitis, venöse Gangrän, ICD-10: I80.2

Def: Maximalvariante einer **akuten** tiefen Venenthrombose ⇨ der **gesamte venöse Gefäßquerschnitt einer Extremität** ist verschlossen (zur Ät. s.o. bei Phlebothrombose)

Path: ♦ Durch das Sistieren des gesamten venösen Abflusses kommt es zur Aufhebung auch der kapillaren Perfusion und somit zur Störung des arteriellen Zuflusses, evtl. sind zusätzlich auch venös-arterielle Reflexe für die arterielle Minderperfusion zuständig
♦ Häufig als Aufpfropfung auf eine bestehende Venenthrombose

Klin: ⇒ Trias: **Ödem, Zyanose** und **Schmerz**
⇒ Schwellung (venöse Stauung), aber kühle Haut (arterieller Zufluss gemindert)

⇒ Venenstauung, Blaufärbung, Hautblutungen
⇒ Nekrosen bis zur Gangrän
⇒ Hypovolämischer Schock (mehrere Liter Blut können in einer Extremität eingeschlossen werden)

Diag: 1. Anamnese und klinische Untersuchung: Pulsstatus
2. Ultraschall-Doppler-Untersuchung
3. Röntgen: Phlebographie

Ther: • Operativ: Ind: Die Phlegmasia coerulea dolens ist ein gefäßchirurgischer Notfall
  – **Venöse Thrombektomie** (Mittel der ersten Wahl): Embolieschutz mit V.cava-clip, Thrombektomie mit Fogarty-Katheter-Manöver
  – Als ultima ratio bleibt noch die Grenzzonenamputation bei bereits bestehenden ausgedehnten Nekrosen und Fehlschlagen der Rekanalisierung
  – Postoperativ Antikoagulation (Marcumar) für mind. 6 Monate
• Konservativ: bei Versagen der operativen Therapie Versuch d. Fibrinolysetherapie mögl.

Prog: Ernstes Krankheitsbild mit hoher Mortalität (> 50 %)

Kompl: * Nekrosen bis zur **Gangrän der Extremität** ⇨ Amputation
* **Lungenembolie**
* Kompartmentsyndrom, Myoglobinolyse Ther: Rechtzeitige Fasziotomie bei Verdacht auf ein sich entwickelndes Kompartmentsyndrom.
* Schock mit Verbrauchskoagulopathie
* Postthrombotisches Syndrom (s.o.)

DD: – Arterielle Embolie/Thrombose: Keine Schwellung der Extremität
– Cumarinnekrose

PAGET-V.SCHROETTER-SYNDROM

Syn: Arm-/Achselvenenthrombose, Achselvenenstau, Thrombose par effort, Effort-Thrombose

Def: Akute Thrombose der V.subclavia oder V.axillaris durch Enge od. Endothelläsion

Ät: – Trauma, Überanstrengung (Tennis, Schwimmen, Kegeln, Gewichtheben, Holzhacken)
– Kompression des venösen Abflusses: Schultergürtelsyndrome (Skalenussyndrom, Halsrippe usw.), Klavikula-Fraktur (Kallusbildung), Aneurysma der A.subclavia, mediastinale Tumore, Lymphknotenvergrößerungen, längere ungünstige Zwangshaltung (z.B. im Schlaf)
– Junge Frauen: Hormonale Kontrazeptiva (meist + Nikotinabusus)
– Iatrogen: Thrombose entlang eines ZVK von der V.basilica aus
  Medikamente: Zytostatika, hypertone Lösungen

Klin: ⇒ **Schmerzen, Schwellung,** livide zyanotische Verfärbung des betroffenen Armes
⇒ Schwere- und Spannungsgefühl im betroffenen Arm, Druckgefühl in der Axilla
⇒ Sichtbarer Kollateralkreislauf über V.cephalica, jugularis und laterale Thoraxvenen

Diag: 1. Anamnese und klinische Untersuchung
2. Doppler-Sonographie
3. Röntgen: **Phlebographie** des Armes, evtl. mit Belastungsstellung
4. Szintigraphie: Mit Radioiod-markiertem Fibrin

Ther: • Konservativ: Hochlagerung, Kompressionsverbände, Vollheparinisierung oder Fibrinolyse (Streptokinase, Urokinase, rt-PA, APSAC), anschließend für 3 Mon. Antikoagulation mit Cumarinderivaten (= orale Vit.-K-Antagonisten, Phenprocoumon, Marcumar®)

- **Operativ:** Ind: Versagen der kons. Therapie, persistierende Kompressionsursache, rezidivierende Thrombosen (selten)
  - Trendelenburg-Lagerung, Darstellung der V.axillaris, Thrombektomie mittels Fogarty-Katheter und Auswickeln des Armes, Op der Ursache (z.B. Entfernung einer Halsrippe, Skalenotomie)
  - Postoperative Röntgen-Kontrolle: Pneumothorax?
  - Überlappende Heparin-Marcumartherapie für mind. 3 Monate

DD: - Lymphödem des Armes, insb. nach axillärer Lymphonodektomie oder Radiatio bei Mamma-Karzinom
  - Mondor-Krankheit: Thrombophlebitis der Vv.thoracoepigastricae, insb. nach Mamma-Op.

VARIKOSIS

Syn: Krampfadern, altdt. Krummadern, Varizen, varix = der Knoten, ICD-10: I83.9

Def: Sack- oder knotenförmige Erweiterung oberflächlicher Venen, v.a. an der unteren Extremität

Anatomie: 3 Venensysteme am Bein:
1. **Oberflächlich**, subkutan: V.saphena magna (am Innenknöchel beginnend bis zum Venenstern = Krosse) und die V.saphena parva sowie alle davon ausgehenden Seitenäste
2. **Tief**, intermuskulär: Zwischen Faszien, die tiefen Beinvenen übernehmen 90 % des venösen Rückstroms durch **Muskelpumpe** (Hauptwirkung) und Gelenkpumpe mit Hilfe der Venenklappen (Paternoster-Prinzip = Blut wird durch Kompression von Klappe zu Klappe nach oben transportiert), Pulswellen der perivenös gelegenen Arterien, Inspiration des Thorax und Herzvorhofsog (= negativer Druck)
   Intramuskulär: Soleussystem dient gleichzeitig als Blutspeicher und mündet in das tiefe Venensystem.
3. **Perforans-Venen**: Verbindung zwischen oberflächlichem und tiefem System. Die physiologische Flussrichtung ist dabei von außen nach innen, durch Venenklappen gesichert, gerichtet.
   a.) DODD-Gruppe: Innenseite des mittleren Oberschenkels.
   b.) BOYD-Gruppe: Innenseite des Unterschenkels direkt unterhalb des Knies
   c.) COCKETT-Gruppe: 3 Perforans-Venen an der Innenseite des Unterschenkels im unteren Drittel ca. 7, 14 und 18 cm von der Fußsohle entfernt.
   LINTON-Linie: Bildet eine Gerade vom Innenknöchel zum Knie auf dem die Perforans-Venen-Gruppen b. und c. liegen.

Ät: - Bindegewebsschwäche / idiopathisch ⇨ primäre Varikosis
  - **Klappeninsuffizienz** (erworben, s.u.) / fehlende Venenklappen (angeboren) oder dysplastische Venenklappen (= Klippel-Trénaunay-Syndrom mit Gliedmaßenriesenwuchs und Naevus flammeus u. evtl. dysplast. Lymphsystem)
  - **Postthrombotisches Syndrom:** Stau/Druckerhöhung bei Insuffizienz der Klappen im tiefen System ⇨ Rückfluss in das oberflächliche Venensystem ⇨ Varikosis (in mehr als 80 % d.F. nach einer nicht behandelten akuten tiefen Beinvenenthrombose mit einer Latenz von 1-2, manchmal 10 bis 30 Jahren auftretend) ⇨ Austritt von Flüssigkeit durch den erhöhten hydrostatischen Druck (Starling-Hypothese) führt zum Ödem und sekundär zu trophischen Störungen durch Minderperfusion
  - **Prädisponierend:** Gravidität (hormonelle Einflüsse und Stase des ven. Abflusses durch intraperitoneale "Raumforderung"), Adipositas, Kompression (z.B. durch Leibbänder, Kompression durch Tumoren im venösen Abstromgebiet
  - Erhöhter hydrostatischer Druck (häufiges langes Stehen)
  - Nicht ausreichende Muskel-/Gelenkpumpe (wenig laufen)

Path: ♦ **Primäre Varikosis** (vom oberflächlichen Venensystem ausgehend): Primäre Erweiterung der V.saphena magna o. parva mit konsekutiver Klappeninsuffizienz, meist nachweisbare genetische Disposition (angeborene Bindegewebeschwäche) und unphysiologische Belastung: Stehende Berufe, wenig laufen

♦ **Sekundäre Varikosis:** Folgen anderer Venenerkrankungen (meist vom tiefen Venensystem ausgehend): Posttraumatisch, **postthrombotisch**, Insuffizienz der Vv.perforantes, AV-Fisteln, Schwangerschaftsvarikosis, portale Hypertension

Epid: ◊ Fast jeder zweite > 50 L.J. leidet an Varizen oder deren Folgen

◊ Ca. 10 % aller Berufstätigen haben eine Varikosis mit Krankheitswert, 25 % davon haben bereits Komplikationen.

Etlg: # **Chronisch venöse Insuffizienz** (CVI), Einteilung nach WIDMER:
I: **Kölbchenvenen, Ödemneigung** perimalleolär (Bisgaard-Kulisse)
II: **Trophische Hautveränderungen** mit Hyper- u. Depigmentation
III: Florides oder abgeheiltes **Ulcus cruris**

Erscheinungsformen der Varikosis:
– Besenreiservarikosis, Kölbchenvenen (z.B: Corona paraplantaris phlebectatica)
– retikuläre Varikosis (netzartige Erweiterungen subkutaner Venen)
– Stammvarikosis (V.saphena magna oder parva oder Seitenäste), Etlg. n. HACH:
Stad. I: Insuffizienz d. Mündungsklappe d. V.saphena mag. am Venenstern
Stad. II: I + variköse Veränderung bis oberhalb des Kniegelenkspaltes
Stad. III: I + II + variköse Veränderung bis ca. 5 cm unterhalb d. Knies
Stad. IV: I - III + fingerdicke variköse Veränderung bis zum Knöchel
– Perforans-Varikose = "blow-out"-Varizen bei insuffizienten Vv.perforantes
– Varizenpolster / Rezidivvarizen
– Ulcus cruris venosum (ca. 30 % bei Stad. IV vorhanden)

Klin: ⇒ Primäre Varizen machen nur selten Beschwerden: Evtl. Schwere- u. Spannungsgefühl und Schmerzen bei längerem Stehen

⇒ Sekundäre Varizen: Ausgeprägtes Schwere- u. Spannungsgefühl, Schmerzen, Schwellung des Beines (DD: Keine Schwellung bei arteriellem Verschluss), Juckreiz, Ekzeme, Stauungsdermatitis, Hyperpigmentation, Ulkus cruris venosum (typische Stelle über dem Malleolus medialis), evtl. Atrophie blanche (Arteriolen reflektorisch verengt)

⇒ Klinische Stadieneinteilung nach MARSHALL (1967):

Stad. I: **Keine Beschwerden**, allenfalls kosmetisch störend
Stad. II: **Stauungsgefühl**, nächtliche Krämpfe, Parästhesien
Stad. III: **Ödem, Hautinduration**, Pigmentierung, abgeheiltes Ulcus cruris
Stad. IV: **Ulcus cruris** venosum

Diag: 1. Inspektion: Sichtbare **Ausbuchtungen** und Erweiterungen im Stehen, gestörte Hauttrophik, geschwollene Knöchelregion = BISGAARD-Kulisse, Ulzera cruris etc.
Palpation von **Faszienlücken** an den Durchtrittsstellen der insuffizienten Perforansvenen, "**blow-out**"-Phänomen (hervortretende Perforans-Venen)

2. Trendelenburg-Test: Überprüft Suffizienz der Perforantes und der Klappen. Patient liegt, Beine hochgelagert ⇨ Ausstreichen der Varizen, Kompression der V.saphena mag. am Oberschenkel durch eine Staubinde
anschließend: Beobachtung der oberflächl. Venen im Stehen, normal sehr langsame oder gar keine Füllung der Venen ⇨ Perforantes suffizient
nach Abnahme der Stauung keine retrograde Füllung der oberflächlichen Venen ⇨ Venenklappen intakt.
Trendelenburg I positiv: Schnelle Venenfüllung bei noch liegender Stauung (< 15 Sek.) ⇨ Perforantes insuffizient
Trendelenburg II positiv: Retrograde Füllung nach Abnahme der Stauung ⇨ Klappeninsuffizienz (= Stammvarikosis)
Zur Abklärung der Lokalisation: Staubinde am Ober- und Unterschenkel

3. PERTHES-Test: Überprüft die Durchgängigkeit der tiefen Venen u. somit die Op-Fähigkeit: eine Staubinde am Oberschenkel im Stehen anlegen, Pat. umhergehen lassen: normal: Entleerung der Venen am US durch Muskelpumpe ⇨ tiefe Venen o.b. PERTHES-Test positiv: Varizen werden praller und schmerzen ⇨ Abflussbehinderung der tiefen Beinvenen (sekundäre Varikosis)

4. MAHORNER-OCHSNER-Test: Zur Prüfung der Perforans-Insuffizienz: Mittels 2 Staubinden wird ein Areal abgeschnürt ⇨ Pat. gehen lassen ⇨ sind die Perforans-Venen in diesem Areal defekt zeigt sich eine Venenfüllung (ähnlich funktioniert der PRATT-Test mit 2 elast. Binden und einem Stauschlauch oder der COOPER-Test mit 3 Staubinden)

5. **Aszendierende Phlebographie** der Bein- u. Beckenvenen (vom Fußrücken aus): Gibt Auskunft über die Durchgängigkeit der tiefen Venen, über die Insuffizienz der Perforantes u. das Ausmaß der Varikosis

6. Doppler-Sonographie u. bildgebender Ultraschall, bzw. farbkodierte Duplex-Sonographie: Pathologisch: Kaliberzunahme u. retrograder Flow d. Vv.saphenae, Strömungsumkehr der Vv.perforantes (blow out)

Ther: • Konservativ: Gut sitzende **Kompressionsstrümpfe + Bewegung** (Muskelpumpe!); Venentonika (z.B. Rosskastanienextrakte); In der Ödemphase Verbände, danach Strümpfe (Kompressionsklasse II). Hochlagern der Beine.
Merksatz für Patienten: S meiden, **L tun** (S = nicht sitzen, stehen ⇨ L = liegen, laufen)

• Perkutane Verödungsbehandlung = Sklerotherapie nach Sigg bei Besenreiservarikosis, kleinen Nebenästen, kleine Rest- oder Rezidivvarizen: Injektion von 1-2ml Luft (air-block) und anschließend Verödungsmittel (z.B. Endoxisklerol®) direkt in die Varize, Kompressionsverband ⇨ lokale Verklebung u. Thrombose ⇨ Verschluss der Varize, meist mehrere Sitzungen notwendig. Cave! Keine Injektion in das tiefe Venensystem/Vv.perforantes!

• Operativ: Ind: Primäre Varikosis. Bei sekundärer Varikosis Ind. gegeben, wenn das tiefe Venensystem für den Rücktransport ausreicht (kein pathologischer Perthes-Test, Phlebographie o.B.) ⇨ die Entfernung der sekundären Varizen beschleunigt den Rückfluss in d. tiefen Venen u. reduziert somit auch die Thrombosegefahr.

– **Wichtig vor Op: Präoperativ** muss der Varizenstatus am **stehenden Patient detailliert angezeichnet** werden! (im Liegen auf dem Op-Tisch sind die Venen kollabiert und nicht mehr sichtbar)

– Methode der Wahl ist das **Venen-Stripping** der **V.saphena magna** mit der **Babcock-Sonde**:

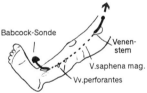

Babcock-Sonde
Venen-stern
V.saphena mag.
Vv.perforantes

1. Schnitt 2 QF über dem Innenknöchel, Aufsuchen der Vene
2. Schnitt in der Leiste und Aufsuchen des Venenstern (auch Krosse genannt = Einmündung der V.saphena magna in die V.femoralis)
3. Distales Einbringen der Sonde und Vorschieben bis in die Leiste
4. Sorgfältige Unterbindung der peripheren Äste am Venenstern in der Leiste, um ein Rezidiv zu vermeiden (= **Crossektomie**)

+ Insuffiziente **Perforans-Venen** am Bein sind über kleine Extrainzisionen in der LINTON-Linie aufzusuchen und mit größter Sorgfalt zu **ligieren**/umstechen (subfaszial) und unter anschließender Fasziennaht zu versenken

+ **Exhairese**/Ligatur aller oberflächlichen (vorher eingezeichneten) **Venenkonvolute** über kleine Extrainzisionen

Am Ende der Op wird die V.saphena magna von der Leiste her mit der Babcock-Sonde herausgerissen (s. Abb.) und das Bein mit elastischen Binden gewickelt.

– Postoperativ: Fäden ex nach 10 Tagen, Kompressionsstrümpfe Klasse II für 2 - 3 Monate, ausreichend Bewegung

Prog: Rezidivrate der Sklerosetherapie 40 - 80 % innerhalb von 5 Jahren, Rezidivrate der Op: 5 - 15 % (insb. durch unversorgte Vv.perforantes!), Letalität: 0,02 %

Kompl: * Varizenruptur, Varikophlebitis, tiefe Venenthrombosen, Lungenembolie

* Sklerotherapie: Paravenöse Injektion ⇨ lokale Reizung, Allergien

<u>Op:</u> * **Verletzungen der V.femoralis** an der Einmündungsstelle der V.saphena magna u. der A.femoralis superficialis

* Blutungen, **Hämatome**, Serome, Ödeme (Ther: Kompressionsverband, abschwellende Maßnahmen mit Lymphdrainage, Enzympräparate, z.B. Wobenzym®N)

* Wundheilungsstörungen (insb. wenn eine ekzematöse Hautveränderung bereits präoperativ bestand, <u>nicht operieren bei akuten Ekzemen!</u>)

* Sensibilitätsstörungen über der Hautinzision (15 %, meist reversibel)

* Lymphfisteln (5 %)

ULCUS CRURIS

Syn: Ulcus cruris venosum, venöses Ulkus, ICD-10: 83.0

Ät: Ulzeröse Form der **chronisch venösen Insuffizienz** / Endstadium (häufigste Komplikation)

Epid: ca. 30 % der Pat. im Stad. IV der Stammvarikosis haben ein Ulcus venosum

Klin: ⇒ Tiefrotes Ulcus (häufig am medialen Unterschenkel/Knöchel), umgebende Haut meist hyperpigmentiert, trophische Störungen

⇒ Juckreiz, unbestimmtes Schmerzgefühl ("restless legs")

Ther: • <u>Konservativ:</u> **Kompression!**, ohne Kompression keine Heilung (nur durch die Kompression kann das Ödem zurückgedrängt werden und über die somit verkürzte Diffusionsstrecke die Zellen wieder mit O_2 und Nährstoffen versorgt werden ⇨ Voraussetzung für eine Heilung)

Hydrokolloidverbände (Varihesive®, Comfeel®) zur Wundreinigung und Konditionierung des Wundgrundes (diese können mehrere Tage auf der Wunde belassen werden)

• <u>Operativ:</u> Ind: wenn das Ulcus unter konsequenter! (1 - 2 Mon.) Kompression nicht abheilt
– Wundtoilette: Säuberung des Ulkusgrundes, Abtragen von Nekrosen, unter Kompressionsverband oder Vakuumversiegelung **Granulationsgewebe** bilden lassen
Bei ausreichendem Granulationsgewebe ⇨ Hauttransplantation (Mesh-Graft, Spalthaut ⇨ muss perforiert sein, um Sekretverhaltung zu verhindern) + Kompressionsverband
– Bei extremer trophischer Störung: Fasziotomie der paratibialen Muskelfaszie (zur Druckentlastung) und anschließende (ein- od. zweizeitige) plastische Deckung des Ulcus
– Biochirurgie: Einbringen von sterilen Fliegenlarven (Lucilia sericata, sind reine Nekrophagen) für 2 Tage zum „Abfressen" der Nekrosen und Förderung der reparativen Wundheilung (Ind. z.B. wenn keine Narkose zur Nekrosenabtragung mögl. ist)

Prog: Die Therapie erfordert **viel Geduld**, bei konsequentem Therapieregime und guter Compliance des Patienten können sehr gute Ergebnisse erzielt werden.

DD: – Arterielles Ulcus (Pulsstatus), eher über der Tibia lokalisiert
– Ulcus bei Diabetes mellitus, eher am lat. Unterschenkel lokalisiert
– Ulcus trophoneuroticum = Malum perforans (Polyneuropathie, Diabetes mellitus) eher an der Fußsohle lokalisiert
– Ulcus neoplasticum bei Tumoren
– Ulcus allergischer, toxischer oder infektiöser Genese

GEFÄßCHIRURGIE - LYMPHGEFÄSSE

ANATOMIE:

Die Lymphe aus der unt. Extremität und dem Abdomen (Tr.intestinalis) trifft sich in der **Cisterna chyli** (liegt am Hiatus aorticus). Von dort wird die Lymphe weitergegeben an den **Duct.thoracicus** ("Milchbrustgang") der im linken Venenwinkel (Angulus venosus sin. zwischen V.subclavia und V.jugularis int.) endet. Der Lymphabfluss des li. Armes und der li. Kopf-/Halshälfte erfolgt ebenfalls in den li. Venenwinkel. Der rechte Arm und die re. Kopf-/Halshälfte endet am re. Venenwinkel. Weitere mögliche lymphatische Einmündungsstellen (Varietäten) gibt es in die V.cava inf. und V.azygos.

Lymphknoten: Diese sind als Filterstationen in die Lymphbahnen zwischengeschaltet. Größere Stationen finden sich in der Leiste, Axilla, Abdomen, parahilär der Lunge und am Hals.

Funktion: Abwehrfunktion (Lymphozyten), Filterfunktion (Lymphknoten), Transportfunktion (Proteine, Fette), Drainage der interstitiellen Flüssigkeit (ca. 2 l/Tag).

LYMPHANGITIS

Syn: Volksmund: *"Blutvergiftung"*, mit Befall der Lymphknoten = Lymphadenitis, ICD-10: I89.1

Ät: Bakterielle Lymphbahnenentzündung: meist Staphylokokken und Streptokokken mit Abszess, Furunkel, Phlegmone od. Panaritium als Quelle, in den Tropen oft Filariosen

Path: ◆ Die Infektion breitet sich über die Lymphbahnen aus (roter Streifen, Volksmund: „Blutvergiftung") und mündet an den großen Lymphknotenstationen (Leiste oder Axilla) und gehen dort mit einer schmerzhaften Schwellung einher.
◆ Wird nicht rechtzeitig therapiert geht die Infektion über die Mündung des Lymphsystems in das venöse Gefäßsystem über ⇨ Sepsis!

Klin: ⇒ **Roter Streifen,** als druckschmerzhafter Strang, lokale Überwärmung
⇒ Schmerzen an der Eintrittspforte (häufig nicht mehr sichtbar)
⇒ **Schmerzhafte Schwellung der regionären Lymphknotenstationen**
⇒ Evtl. Fieber, Leukozytose, Schüttelfrost ⇨ **Cave: Sepsis!**

Diag: 1. Anamnese und klinische Untersuchung (Eintrittspforte?)
2. Szintigraphie: Speicherfähigkeit der Lk herabgesetzt
3. Röntgen: Lymphangiographie (nur in chron. Stadium erforderlich)

Ther: ● Konservativ: Ruhigstellung der Extremität, Verbände mit Rivanol-Lösung, Antibiose, **Tetanusschutz!**
● Operativ: Ind: Bei sichtbarem Abszess, Furunkel, Phlegmone, etc.
– Sanierung der Eintrittspforte (chirurgische Inzision)

Kompl: ＊ Nicht rechtzeitiges Einschreiten ⇨ **Gefahr der Sepsis!**
＊ Bei rezidivierenden Lymphangitiden ⇨ chronische Lymphangitis mit Lymphödem mögl.

DD: – Oberflächliche Thrombophlebitis, Phlebitis migrans
– Lymphadenitis bei Systemerkrankungen, Tumoren

LYMPHÖDEM

Syn: Engl. lymphoedema, ICD-10: I89.0

Ät: – <u>Angeboren (hereditäres Lymphödem) oder sporadisch:</u> Aplasie/Hypoplasie des Lymphgefäßsystems (Nonne-Milroy-Syndrom, Meige-Syndrom), Dysplasien der Lymphwege mit Lymphangiomen bei Klippel-Trénaunay-Syndrom.
- **Iatrogen: Entfernung** regionärer Lymphknoten (z.B. Ausräumung der tiefen Axilla-Lk bei Mamma-Ca), **Bestrahlung** regionärer Lymphknoten ⇨ Fibrose der Lymphbahnen
- <u>Entzündlich:</u> Rezidivierende Lymphangitis od. Erysipel, Lymphangitis durch Wurmbefall der Lymphgefäße: Filariose mit Wuchereria bancrofti ⇨ Elephantiasis (= Maximalform eines Lymphödems)
- Neoplastisch = Lymphoedema tardum, Leukämien, Lk-Metastasen
- Posttraumatisch, Narben unterschiedlicher Genese

Epid: ◊ Primäre Lymphödeme: < 30. L.J. beginnend, bei späterem Beginn muss immer an einen malignen Prozess gedacht werden (sek. Form). In 90 % d.F. **Frauen** betroffen.
◊ Nach Mamma-Ca-Lymphonodektomie der Axilla in 10 % d.F., bei zusätzlicher Radiatio in bis zu 50 % d.F.!

Etlg: # <u>Primäres Lymphödem:</u> Angeborene Insuffizienz des Lymphgefäßsystems (familiär bedingt, selten auch sporadisch)
<u>Sekundäres Lymphödem:</u> Postoperativ, posttraumatisch, post radiationem, entzündlich, neoplastisch
<u>Stadien:</u>

I:	Latentes Lymphödem (Schwellungen nach banalen Traumen, z.B. Mückenstich)
II:	Reversibles Lymphödem, insb. abends auftretend, Haut unverändert
III:	Irreversibles Lymphödem: Hart, blasses, nicht eindrückbares Ödem, Hauthypertrophie
IV:	**Elephantiasis** (= fibrosklerotisches Lymphödem), entstellende Deformation

Klin: ⇒ Lymphödem: Harte, glatte, nicht eindrückbare Haut, Hauthypertrophie, eher kühle Haut
⇒ Primäres Lymphödem: Meist an Zehen, Fußrücken und Knöchel
STEMMER-Zeichen: Tiefe einschneidende, starre Querfalten an den Zehen
⇒ Sekundäre Lymphödeme: Meist ganzes Bein/Arm betroffen

Diag: 1. **Anamnese** (Operationen, Verletzungen, Radiatio?) und klinische Untersuchung
2. <u>Röntgen:</u> Lymphographie ⇨ Nachweis path. Gefäßveränderungen
3. Lymphsequenzszintigraphie: Speicherungsdefekte

Ther: • <u>Konservativ:</u> Konsequentes Tragen von Kompressionsverbänden, Hochlagerung der Extremität, **manuelle Lymphdrainagetherapie**
Evtl. schonende Diurese, Antibiose, niedrigdosiert Kortikoide
• <u>Operativ:</u> Ind: Stad. (III) IV = invalidisierendes Lymphödem
- **Innere Drainage-Op** nach THOMPSON: Keilresektion von Subkutangewebe + Faszie, Einschlagen des epidermisbefreiten Hautstreifens in eine darunterliegende Muskelloge ⇨ Ableitung des oberflächlichen Lymphstroms in die tiefen Lymphbahnen

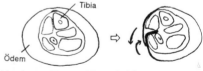

- Op n. NIEBULOWICZ: Anschluss von Lymphknoten an Venen ⇨ Lymphabfluss
- Op n. CHARLES: Abtragung des gesamten ödematösen Subkutangewebes

Prog: In 3/4 d.F. lassen sich gute bis befriedigende Op-Ergebnisse erzielen

Kompl: ∗ Rezidivierendes Erysipel, Thrombophlebitiden

* Stewart-Treves-Syndrom: Angioplastisches Sarkom (selten) auf dem Boden eines chronischen Lymphödems mit einer Latenz von ca. 10 Jahren

Op: * Evtl. Verstärkung des distalen Lymphödems (Fuß)

Proph: ♥ **Nach Mamma-Ca-Lymphonodektomie und/oder Radiatio:** keine Injektionen am betroffenen Arm (auch wenn noch kein Ödem vorhanden ist!), keine übermäßige Kälte/Wärme, keine Überbeanspruchung des Armes, keine mechanische Reize

DD: – Schwellung und Ödem durch **chronisch venöse Insuffizienz**, bei Überschreitung der Transportkapazität des Lymphgefäßsystems auch kombiniertes Ödem bei venöser Insuffizienz möglich.
– **Lipödem:** Fettverteilungsstörung (eher Hüfte und Oberschenkel)
– Traumatisch: Sudeck-Dystrophie
– Kardial bedingtes Ödem (Herzinsuffizienz) ⇨ Druck: bleibende Dellen!
– Renal/hepatisch bedingtes Ödem (Albuminurie, Hypoproteinämie)

LYMPHZYSTEN/FISTELN

Syn: Lymphozelen, variköse Lymphektasien

Ät: Nach Lymphgangdurchtrennung durch Trauma, iatrogen (Operationen, Probeexzisionen) ⇨ Retentionszysten, Fisteln

Klin: ⇒ Evtl. druckschmerzhafte Raumforderungen

Diag: 1. Anamnese (Op, Trauma?) und klinische Untersuchung
2. Röntgen: Lymphographie, Fisteldarstellung

Ther: • Konservativ: Bei kleineren Zysten/Fisteln ⇨ Kompressionsverbände
• Operativ: Ausschälen der Zyste und Unterbindung des Zuflusses

---

VISZERALE LYMPHZYSTEN/FISTELN

Syn: **Chylaszites** (Chyloperitoneum, Chylaskos), **Chylothorax**

Ät: – Traumatisch oder iatrogen: Operationen/Punktionen (z.B. thorakale Aortenaneurysmen, Pneumektomie, Pleurapunktion, Subclavia-Katheter)
– Tumoren: Lymphosarkome, Lymphome, Pleuratumoren, M.Hodgkin
– Angeborene chylöse Zysten

Klin: ⇒ Raumforderung im Thorax ⇨ evtl. Dyspnoe, Chylusrefluxsyndrom in das Abdomen u. Beinperipherie
⇒ Abdomen: Freie Flüssigkeit

Diag: 1. Anamnese (Trauma, Op) und klinische Untersuchung
2. Röntgen: Thorax, Abdomen
3. Sonographie: Nachweis von Pleuraerguss oder freier Flüssigkeit im Abdomen
4. Pleura- od. Aszitespunktion zur DD (z.B. Flüssigkeit bei malignem Prozess)

Ther: • Konservativ: Chylothorax: Drainagebehandlung und parenterale fettfreie Diät für ca. 2 Wochen versuchen (s. Kap. Chylothorax)
Abdomen: Aszitespunktionen ⇨ wenn keine Abnahme des nachlaufenden Chylus ⇨ Op

- **Operativ:** Ind: Versagen der kons. Therapie
  - Fistelumstechung, Deckung der Leckage, Fibrinklebung
  - Abdomen: Lymphogene Anastomose zu einer Vene, evtl. Darmresektion des fistelbetroffenen Darmabschnittes

Kompl: * Ausbildung von Lymphfisteln: Harnwege (⇨ Chylurie), Thorax, Abdomen

---

LYMPHADENOPATHIE

Syn: Lymphknotenschwellung, Lymphadenitis, ICD-10: I88/R59.9

Anatomie: Lymphknoten-Abwehrgebiete:
  I. Kopfbereich: Nll.occipitales, mastoidei, retro- u. praeauriculares, submandibulares, submentales
  II. Hals und Nacken: Nll.cervicales superficiales et profundi (sup. et inf.)
  III. Obere Rumpfhälfte u. Extremität: Nll.pectorales, axillares, cubitales
  IV. Untere Rumpfhälfte u. Extremität: Nll.inguinales, poplitei

Ät: – **Entzündung/Infektion** im Zuflussgebiet der Lymphknoten (z.B. Lymphangitis, virale Infektionen im HNO-Bereich) meist Staphylokokken od. Streptokokken, aber auch an **HIV, Tuberkulose,** Toxoplasmose, Brucellose, Yersinien (⇨ mesenterial), Mononukleose (Morbus Pfeiffer ⇨ Halslymphknotenschwellung), Röteln (⇨ nuchal/retroaurikulär), Sarkoidose (M. Boeck ⇨ Mediastinum/Lunge) denken.
  – **Maligne Lymphome** (Non-Hodgkin-Lymphome), **Lymphogranulomatose** (M. Hodgkin), Lymphosarkom
  – **Metastase** eines Tumors vom Zuflussgebiet der Lymphknoten (z.B. HNO-Tumoren ⇨ Hals-Lk, Mamma-Ca ⇨ Axilla, Bronchial-Ca ⇨ Mediastinum, usw.), der erste betroffene Lk wird dabei als Sentinel-Lk (engl. der Wachposten) bezeichnet

Klin: ⇒ Schmerzhafte oder nicht schmerzhafte Schwellung der Lymphknoten
  ⇒ Infektiös: Schmerz, Schonhaltung, Fieber, evtl. Schüttelfrost (Cave: Sepsis), lokale Überwärmung und Rötung

Diag: 1. Anamnese (Dauer?) und klinische Untersuchung, HIV-Test
  2. Jede länger bestehende Lymphadenopathie muss der **Histologie** zugeführt werden ⇨ Op: **Probebiopsie** oder **Exstirpation** (gesamter Lk), Histologie, Untersuchung auf TBC
  3. Bei V.a. malignes Lymphom ⇨ Knochenmarkpunktion, Thorax- und Abdomen-CT
  4. Röntgen: Verbreitertes Mediastinum? ⇨ bei Verdacht Mediastinoskopie und Histologie
  5. Bei V.a. Metastasen ⇨ Untersuchung des Zuflussgebiets (s.o.) der Lymphknoten

Kompl: Infektion ⇨ Lymphdrüseneinschmelzung ⇨ Abszess, Sepsis

THORAXCHIRURGIE

ANATOMIE:

Orientierungslinien: Von vorne Mitte nach hinten zur Wirbelsäule geordnet
Mediosternallinie - Parasternallinie - Medioklavikularlinie -- vordere Axillarlinie - mittlere Axillarlinie - hintere Axillarlinie -- Skapularlinie - Paravertebrallinie - Mediovertebrallinie.

Pleura: **Pleura visceralis** überzieht die Lunge, **Pleura parietalis** hat die Teile pars mediastinalis, costalis und diaphragmatica. Im Pleuraspalt Exsudation und Resorption bis 1 Liter/Tag möglich. Ausgeprägte gute arterielle, venöse und lymphatische Versorgung.
Intrapleuraler Druck: -7 (Inspiration) bis -3 cm H_2O (Exspiration) bis +6 cm H_2O (Pressen)

Mediastinum: Begrenzung vorne Sternum, hinten BWS, seitlich Pleurasäcke, unten Centrum tendineum des Diaphragma, oben Eintritt v. Ösophagus, Trachea und supraaortalen Gefäßen.

Pulmo: **Rechts 10 Lungensegmente:** 3 Ober-, 2 Mittel-, 5 Unterlappen)
Links 9 oder 10 Lungensegmente: 3 Ober-, 2 Lingula, 4 oder 5 Unterlappen (Oberlappen und Lingula (= Segment 4 und 5) haben gemeinsam einen Bronchus, Segment 7 fehlt).
Röntgenologisch: Lungenoberfeld = Lungenspitze bis Höhe 2. Rippe, Mittelfeld = 2. - 4. Rippe, Unterfeld = 4. Rippe bis Zwerchfell.

Tracheobronchialbaum: Trachea - Trachealbifurkation (Carina) - Hauptbronchus - Lappenbronchus - Segmentbronchien, pro Segment je ein Versorgungsgefäß
Lage des Bronchus zu den Gefäßen:
Linke Lunge: Arterie Bronchus Vene (von kranial nach kaudal)
Rechte Lunge: Bronchus Arterie Vene (von kranial nach kaudal)

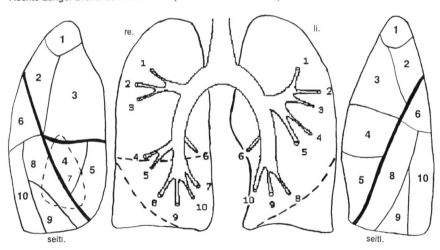

Lymphstationen der Lunge:
Peribronchial:
1. Nodi lymphatici pulmonales = intrapulmonal, an Bronchiengabelungen
2. Nodi lymphatici bronchopulmonales = Hilus-Lymphknoten

Mediastinal:
3. Nodi lymphatici tracheobronchales = direkt sup. und inf. der Tracheabifurkation
4. Nodi lymphatici paratracheales = Lymphknoten entlang der Trachea
   Nodi lymphatici paraaortales, paraösophageales oder am Lig. pulmonale
Extrathorakal:
5. Nodi lymphatici supraclaviculares (zählen noch als regionäre Lk im TNM-System)
6. Nodi lymphatici cervicales profundi (zählen als Fernmetastasen im TNM-System)

Fehlbildungen:
Angeborene Deformitäten: Trichterbrust, Hühnerbrust, Sternumspalten, Kyphose, Skoliose
Pleurazysten: Hohlräume mit Epithelauskleidung (meist angeboren)
Lungensequestration: Fehlender bronchialer Anschluss eines Lungenanteils und vaskuläre Missbildung
Missbildungen des Tracheobronchialsystems: Bronchogene Zysten, lobäres Emphysem, zystische Adenomatose

---

THORAXTRAUMA

Syn: Engl. chest trauma, ICD-10: S20 - S29

Ät: – **Stumpf** (Verkehrs- oder Arbeitsunfälle) durch Anprall (häufig)
– Penetrierend = offen (Stich-, Schuss- oder Pfählungsverletzungen, insg. seltener)

Epid: ◊ 25 % aller tödlichen Unfallverletzten sterben an den Thoraxverletzungen
◊ 70 % haben keine alleinige Thoraxverletzung! ⇨ zusätzliche Diagnostik wichtig! Immer an ein **Polytrauma** denken!

Etlg: # Verletzung des Brustkorbes (Thoraxprellungen, Rippenserienfrakturen, Sternumfraktur)
Verletzung des Mediastinums (Herzkontusion, Aortenruptur)
Verletzung der Lungen: Lungenkontusion, Lungeneinriss, Bronchusruptur, Pneumo- und Hämatothorax

Diag: 1. Anamnese (Unfallhergang) und klinische Untersuchung:
   – Inspektion: Prellmarken, seitendifferente Atemexkursionen, Zyanose, Vorwölbungen am Thorax, Instabilität, atemabhängige Schmerzen, Einflussstauung, schlürfendes Geräusch (offener Thorax), blutiges Sputum
   – Palpation: Hautemphysem, Druck- od. Kompressionsschmerz, Krepitation
   – Perkussion: Dämpfung oder hypersonorer KS, Atembeweglichkeit
   – Auskultation: Abgeschwächtes AG, seitendifferente AG
   – Immer gesamten Körper untersuchen (Ausschluss von Begleitverletzungen)
2. Röntgen: Thorax in 2 Ebenen, ggf. orientierendes CT, evtl. kurzfristige Wiederholungen notwendig! Knöchernes Skelett zum Ausschluss von Begleitverletzungen.
3. **Pulsoxymetrie** bereits präklinisch durch den Notarzt, Labor: Blutgasanalyse, ZVD; EKG
4. Sonographie: Abdomen ⇨ Begleitverletzungen ausschließen, Pulmo ⇨ Ergüsse?
5. Bei V.a. Gefäßverletzungen ⇨ Angiographie in Op-Bereitschaft
6. Bei V.a. Bronchusruptur ⇨ Bronchoskopie

Ther: • Notfallmaßnahme: Sicherstellung der Atmung (Atemwege freihalten), ggf. frühzeitige Intubation u. kontrollierte Beatmung, Entlastung eines Spannungspneumothorax, Schockbehandlung, Oberkörperhochlagerung od. Lagerung des Pat. auf der verletzten Thoraxseite
• Konservativ: Stumpfes Thoraxtrauma mit Hämatothorax, Pleuraerguss ⇨ **frühzeitige Pleuradrainage** (bei anhaltendem Blutverlust über die Drainage > 200 ml/Std. ⇨ Op-Ind.)

- **Operativ:** Ind: Stumpfes Thoraxtrauma mit persistierenden Blutungen bei Gefäßverletzungen, Herzbeuteltamponade, Tracheobronchialsystemrupturen, Ösophagusruptur.
  Offenes Thoraxtrauma mit penetrierender Verletzung von Herz, Gefäßen, Tracheobronchialsystem oder Ösophagus.
  - Zugang: Antero-laterale oder postero-laterale Thorakotomie, bei sicherer Herzbeteiligung Sternotomie
  - Op der betroffenen Strukturen (siehe jeweiliges Kapitel)

Kompl: * **Kreislaufinsuffizienz:** Durch Volumenmangel, Gefäßverletzungen (V.cava, Aorta, Koronargefäße), myogene Herzinsuffizienz, Herzkontusion mit Herzmuskelödem, Koronarthrombose mit Myokardinfarkt, Verletzung innerer Herzstrukturen (Papillarmuskelriss, Klappenein- od. -abriss) od. Herzbeuteltamponade

* **Respiratorische Insuffizienz** (z.b: Durch schmerzbedingte Hypoventilation, Lungenparenchymkompression durch Spannungspneumothorax, Hämatothorax, Schocklunge, Entwicklung eines ARDS, Verletzung des Tracheobronchialsystems, instabiler Thorax)

* **Rippen- / Rippenserienfraktur,** Sternumfraktur als Impressions- oder Stückfraktur
  ⇨ evtl. schmerzbedingte Hypoventilation, **instabiler Thorax,** paradoxe Atmung, Lungenkontusion, Pneumothorax, Spannungspneumothorax, Schocklunge, Herzkontusion

* **Pneumothorax / Spannungspneumothorax,** Bronchusruptur, Bronchialfistel

* **Hämatothorax** (Blutungen in die Pleurahöhle)

* Chylothorax (Verletzung des Duct. thoracicus)

* Mediastinal- / Hautemphysem

* Bronchopleurale Fistel, Pleuraempyem, Pneumonie, Pleuraschwarte (Spät-Kompl.)

* Ösophagusverletzung (evtl. mit anschließender Mediastinitis)

* Zwerchfellruptur (⇨ Herniation abdomineller Organe in den Thoraxraum mit Verdrängung der Lunge oder Mitverletzung von Leber, Milz, Magen, Colon, Dünndarm)

* Herzbeuteltamponade ⇨ Kreislaufinsuffizienz (Ther: Punktion)

* Aortenruptur (bei starkem Dezelerationstrauma, thorakale Aorta meist distal d. Isthmus)

* Offene Thoraxverletzung ⇨ offener Pneumothorax, evtl. Pleuritis, Mediastinitis

* **Immer an Mitverletzung anderer Organe denken!** = Polytrauma, Zweihöhlenverletzung

PNEUMOTHORAX

Syn: Klinisch oft nur "Pneu" genannt, ICD-10: J93

Ät: - **Spontan:** Ruptur einer od. mehrerer subpleural gelegener **Emphysemblasen** (= Abhebung der Pleura visceralis vom Lungenparenchym durch innere 'Lungenverletzung', meist apikal), insb. bei Rauchern, Asthmatikern, jugendlichen Sportlern oder auch bei TBC-Kavernen, durchgebrochenem Karzinom = Pneumothorax **von innen** (geschlossener Pneu)
- Penetrierendes Thoraxtrauma ⇨ Durchspießung der Brustwand **von außen** (offener Pneu) oder traumatischer Bronchusriss ⇨ es entsteht daraus fast immer ein Spannungspneumothorax (= Ventilpneumothorax)
- Iatrogen: Subklavia-Katheter, Überdruckbeatmung, Pleurapunktion und **jede Operation am eröffneten Thorax!**

Path: ◆ Durch eine Eröffnung des Pleuraraumes geht der vorhandene **Unterdruck** durch Druckausgleich zwischen innen und außen verloren ⇨ Luft im Pleuraraum, die Lunge kollabiert.
◆ Offener Pneumothorax: Die Lunge kollabiert, durch die Verbindung nach außen. Bei der In- und Exspiration kommt es zum Hin- und Herpendeln des Mediastinums in Richtung der gesunden Seite; ebenso wandert in den Bronchien Luft hin- und her = **Pendelluft** genannt.
◆ Spannungspneumothorax: Durch den **Ventilmechanismus** gelangt bei jeder Inspiration Luft in den Pleuraraum, die aber bei Exspiration nicht mehr entweichen kann ⇨ zuneh-

mende intrapleurale Drucksteigerung ⇨ **Verlagerung des Mediastinums** zur gesunden Seite, Kompression der noch gesunden Lunge, Kompression des Herzens mit Behinderung des venösen Rückstroms (Erhöhung des ZVD). Eine Beatmung des ateminsuffizienten Patienten, insb. mit Überdruck, verschlimmert dabei den Zustand durch weitere Kompression.

Etlg: # Offener Pneumothorax führt zum Mediastinalflattern/-pendeln
Einfacher, geschlossener Pneumothorax = ohne Verlagerung des Mediastinums
  – Primär = Spontanpneumothorax: Minimale Traumen bei degenerativen Veränderungen im Lungengewebe, v.a. Lungenspitze
  – Sekundär: Als Folge einer Lungenerkrankung (z.B. Emphysem, Kavernen, Abszesse)
Spannungspneumothorax/Ventilpneumothorax führt zur Mediastinalverlagerung
Innerer: Durch Verletzung der Lungenoberfläche
Äußerer: Durch Verletzung der Thoraxwand

Klin: ⇨ Plötzlich eintretende Atemnot (erst relativ spät!, dann v.a. bei Belastung), Schmerzen im Thorax, Husten (trocken)
⇨ Spannungspneu: zunehmende Atemnot, Zyanose, Schmerzen, Tachykardie, Einflussstauung (sichtbar an deutlich dilatierten Vv.jugulares und Venen des Zungengrundes), Schockgefahr!
⇨ Evtl. Hautemphysem um die Verletzungsstelle
⇨ Fieber, wenn der Pneumothorax längere Zeit besteht

Diag: 1. Anamnese (Thoraxtrauma, Spontan: Jüngerer Patient) und klinische Untersuchung: Perkussion ⇨ **hypersonorer Klopfschall**, Seitenvergleich!
Auskultation ⇨ **abgeschwächtes Atemgeräusch** (selten ganz fehlend) auf der Seite des Pneumothorax
2. Röntgen: Thorax in Exspirationsstellung ⇨ Lungenkollaps mit "leerem Thorax", Mediastinalverlagerung

Ther: • **Akute Behandlung**
  – Offener Pneumothorax: Verschluss der Eintrittspforte mit luftdichtem Verband
  – Spannungspneumothorax: **Unverzügliche Entlastung** durch **Punktion** des Pleuraraumes, z.B. mit großlumiger Kanüle/Braunüle im 2. ICR medioklavikulär (am Rippenknochenoberrand eingehen) oder mit Pleurakanüle nach Matthys (mit einem eingebauten Ventil) / Tiegel'sche Kanüle (= Kanüle mit eingeschnittenem Fingerling: Luft kann raus, aber nicht mehr rein). Vor jeglicher Beatmung muss beim Spannungspneumothorax eine Saugdrainage angelegt werden!
• **Bei allen Pneumothoraces Anlegen einer Pleurasaugdrainage:**
Hautdesinfektion, Lokalanästhesie, Stichinzision der Haut (diese wird **1 - 2 ICR tiefer** durchgeführt als die Durchtrittstelle des Trokars in den Pleuraraum (s.u.), um eine Abdichtung zu gewährleisten), über einen Trokar Einführen des Katheters in den Pleuraraum (Cave: Interkostalgefäße befinden sich an der Unterseite der Costae, daher Trokar immer an der Oberseite der Rippen entlangführen)
Zwei Durchtrittsstellen sind heute gebräuchlich:
- **4. ICR** hintere Axillarlinie (BÜLAU-Saugdrainage) und intrapleural hochschieben des Katheters bis ca. in die Höhe des 1. - 2. ICR
- **2. ICR** Medioklavikularlinie (MONALDI-Lage)
Exakter Wundverschluss und Fixation der Drainage, Anschluss des Sogs (ca. 20 cmH$_2$O)
Rö.: Thorax zur Kontrolle der Katheterlage
• Spontaner Pneumothorax durch Emphysemblasenruptur: Saugdrainage, bzw. HEIMLICH-Ventil (Luft kann raus, aber nicht hinein) für 5 - 10 Tage.
Fibrinpleurodese (Verkleben der Pleurablätter) bei Versagen der Saugdrainagentherapie, bzw. bei rezidivierendem Spontanpneumothorax.
Sehr kleine spontane Pneumothoraces (Mantelpneu) resorbieren sich von selbst und müssen nur kontrolliert werden.
• Bei Rupturen von Aorta, Ösophagus oder Haupt- od. Lappen-/Segmentbronchien muss thorakotomiert und die Verletzung operativ versorgt werden.

- **Operativ:** Bei großen bronchopleuralen Fisteln (Pneu mit Saugdrainage nicht zu beheben) oder Bronchusruptur: Thorakotomie und Übernähen der Fistel oder Lungensegmentresektion. Bei rezidivierendem Spontanpneumothoraces offene parietale Pleuraresektion.
Auch ***thorakoskopische*** (minimal invasive Chirurgie) partielle (apikale) Pleuraresektion oder Pleurodese durch Koagulation der apikalen Pleura mit dem Argon-Laser (führt zur Verklebung der Pleurablätter) und insb. **endoskopische Übernähung von Emphysemblasen** (mit spez. Klammergeräten = Endo-GIA) oder endoskopische Fibrinklebung mit guten Ergebnissen möglich (zumindest für Bullae bis 1 cm Größe).

Kompl: * Respiratorische Insuffizienz, Spannungspneu: Zusätzlich kardiale Insuffizienz
  ⇨ Entwicklung eines Schocks mit ernster Prognose
  * Pleurainfiltrat: Seropneumothorax ⇨ Vernarbung, Fibrothorax
  * Rezidive bei Emphysemblasen
 Op: * Interkostal-Nerven/Gefäß-Verletzung durch den Kathetertrokar
  * Infektion und Keimverschleppung
  * Bronchusanschluss der Drainage (⇨fehlende Sogwirkung)

DD: – Hämatothorax bei Rippenserienfrakturen ⇨ Ther: Pleurapunktion (8.ICR hintere Axillarlinie)
 – Instabiler Thorax mit paradoxer Atmung bei Rippenserienfrakturen

PLEURAERGUSS

Def: Flüssigkeit in der Pleurahöhle, ICD-10: J90

Ät: – **Mitreaktion bei Entzündungen:**
Intrathorakale Entzündungen, z.B. Pneumonie, Bronchopneumonie
Mediastinale Entzündungen, z.B. nach Traumata (Ösophagusperforation, Boerhaave-Syndrom)
Intraabdominelle Entzündungen, z.B. bei Peritonitis, Cholezystits, Pankreatitis, Leberabszess, subphrenischem Abszess
 – Nicht entzündlich: Mediastinum od. Thorax: **Herzinsuffizienz**, Atelektasen, Pneumothorax, Abdomen: Leberzirrhose
 – **Tumoren:** Lunge, Pleura (primär oder metastatisch), Ovarialfibrom (Meigs-Syndrom)
 – Systemisch/rheumatische Erkrankungen, Kollagenosen unter Einbeziehung der Pleura

Path: ♦ Formen: Serothorax, Hämatothorax, Pyothorax, Chylothorax
  ♦ **Transsudat** < 1015 spez. Gewicht, < 3 g/dl Eiweiß: bei kardiovaskulären Erkrankungen, Hypoproteinämie (Leberzirrhose, nephrotisches Syndrom), Urämie.
  ♦ **Exsudat** > 1015 spez. Gewicht, > 3 g/dl Eiweiß: bei Infektion oder Malignomen.

Klin: ⇒ Atemnot, Dyspnoe
  ⇒ Evtl. Schmerzen

Diag: 1. Anamnese und klinische Untersuchung: Perkussion ⇨ Dämpfung (erst ab ca. 500 ml Erguss), Auskultation: Abgeschwächtes Atemgeräusch
 2. Sonographie
 3. Röntgen: Thorax in 2 Ebenen ⇨ Erguss sichtbar ab 100 ml in Seitenlage (ab 300 ml im Stehen), CT-Thorax
 4. **Klärung der Ursache durch Punktion** mit Rotanda-Spritze: Punktion im geschlossenen System (3-Wege-Spritze)
Punktion im Sitzen von hinten, Patient sitzt nach vorne gebeugt: Lokalanästhesie, Stichrichtung: Horizontal in Höhe des 7. oder 8. ICR in der hinteren Axillarlinie bis Brustwand durchstochen ist, dann Stichrichtung etwas nach oben.

⇨ **Untersuchung des Punktates:**
- **Bakteriologisch** (auch auf TBC) und ggf. Antibiogramm
- Pathologie/**Zytologie** (Tumoren?)
- Erythrozyten-, Leukozytenzahl
- Eiweißgehalt
- Amylase
Evtl. pH-Messung (z.B. zur Diagnose eines Boerhaave-Syndroms)

Ther: • Punktion mit Rotanda-Spritze: Entfernung von ca. 200 ml/Tag
⇨ Verbesserung der respiratorischen Funktion
• Bei rezidivierendem Erguss: Thoraxdrainage, ca. 5./6. ICR mittlere Axillarlinie
• **Behandlung des Grundleidens!**

Kompl: * Ausbildung eines chronischen Pleuraergusses
* Ausbildung e. Pleuraschwarte (Granulationsgewebe) ⇨ Lungenfunktionseinschränkung
Pkt: * Infektion!

CHYLOTHORAX

Syn: Intrapleurale Ansammlung von Lymphflüssigkeit, ICD-10: J94.0

Ät: – **Trauma** (Wirbelkörperfrakturen, Rippenfrakturen, Schuss- oder Stichverletzungen)
– **Iatrogen** (Eingriffe an der Aorta, Ösophagus, Lunge, Thoraxdrainage)
– Kongenital (Aplasien, Lymphangiome, Lymphangioleiomyomatose)
idiopathisch (meist mit Chylaskos = Lymphe intraperitoneal)
– Symptomatisch (bei Entzündungen, malignen Lymphomen oder tumorösen Fisteln mit Abflussbehinderung)

Path: ♦ Einriss des Ductus thoracicus oder der Cisterna chyli
♦ Ein längeres Zeitintervall zwischen Trauma und Chylothorax ist möglich

Diag: 1. Punktion ergibt **sterile**, milchig trübe Flüssigkeit **mit Lymphozyten**
2. Labor: **Hoher Lipidgehalt** des Punktates
3. Ggf. Szintigraphie mit ^{123}I-Pentadekansäure zur Lokalisation des Defektes

Ther: • Konservativ: Punktionen, besser Bülau-Drainage, Überdruckbeatmung mit PEEP, Versuch der totalen **parenteralen fettfreien Ernährung** bis zu 4 Wochen und anschließende fettarme Diät (Ceres®-Diät), diuretische Med: Spironolacton, Furosemid
• Operativ: Ind: Konservativ nicht sistierende Lymphsekretion (> 6 Wo. od. > 1.000 ml/Tag)
– Verschluss der Lymphfistel durch Umstechung
– Ligatur des Dct. thoracicus über transthorakalen oder subdiaphragmalen Zugang

Kompl: Zusätzlich Chylaskos (= Chylaszites, Chyloperitoneum, subdiaphragmaler Lymphaustritt)

HÄMATOTHORAX

Syn: Hämothorax, ICD-10: S27.1

Ät: – Trauma: **Rippenserienfrakturen, Thoraxkompressionstrauma**
– Iatrogen: Postoperative Nachblutungen, Punktionen, Lungenbiopsien, Punktion für zentralen Venenkatheter

– Hämorrhagische Ergüsse: Pleuramesotheliom, Lungenembolie, Infarkt

Path: Lok. der Blutungsquellen: Interkostal-Arterien, A.mammaria interna, Mediastinalgefäße (Aorta, Lungenhilusgefäße), Lungengefäße (Blutungen aus dem Lungenparenchym sind aber selten)

Klin: ⇒ Behinderung der Atmung abhängig von der Größe des Ergusses ⇨ Dyspnoe, Hämoptoe
⇒ Evtl. Schocksymptomatik

Diag: 1. Anamnese (Trauma, iatrogene Eingriffe?) und klinische Untersuchung:
Perkussion: Dämpfung der unteren Thoraxpartien
Auskultation: Abgeschwächtes AG
2. Röntgen-Thorax in 2 Ebenen: Verschattung, evtl. Mediastinalverdrängung, ggf. CT
3. Pleurapunktion fördert Blut

Ther: • Konservativ: Entlastung der Pleurahöhle durch Pleurapunktion (bei frischem noch flüssigem Blut), Thoraxsaugdrainage (dick, ca. 28 Ch)
• Operativ: Ind: Blutverlust > 500 ml/Std. oder 800 ml/Tag (selten)
– Thorakotomie, Aufsuchen der Blutungsstelle und Übernähung / Resektion
• Wichtig ist die vollständige Entfernung des Blutes aus dem Pleuraraum

Kompl: * Lungenkompression, Herzinsuffizienz, Globalinsuffizienz, hämorrhagischer Schock
* Infektion
* Spätfolgen: Schwartenbildung

PLEURAEMPYEM

Syn: **Pyothorax**, ICD-10: J86

Def: Empyem = Eiter in präformierter Höhle, hier Pleura

Ät: – Entzündung: Pneumonie (Pneumo- od. Staphylokokken, Infarktpneumonie), Bronchiektasen, Lungenabszess, peripherer Lungentumor, Ösophagusperforation, bronchopleurale Fistel, Mediastinitis, TBC (Kavernenruptur), ARDS
Peritonitis, Leberabszess, Pankreatitis od. subphrenischer Abszess (als hämatogen gestreute Infektion oder per continuitatem)
– Trauma: Perforation, Penetration, offener Pneumothorax
– Iatrogen – postoperativ: Lungen-Op., Ösophagus-Op., Thoraxdrainagen

Path: ♦ Stadien: 1. Exsudation mit diffuser Eiterung (2 Tage)
2. fibrinöse Phasen, beginnende Septierung der Pleurahöhlen (ca. 1 Woche)
3. Abgrenzung durch Granulationsgewebswall ⇨ Organisation und Verschwielung mit Ausbildung einer Pleuraschwarte
♦ Durchbruch nach außen durch Thoraxwand = Empyema necessitatis (außen imponierend als Abszess) oder Anschluss ans Bronchialsystem ⇨ Abhusten von putridem Sekret
♦ Erregerspektrum: Staphylococcus aureus, Pneumokokken, Streptokokken, E. coli, Klebsiellen, selten TBC od. Pilze
♦ Lok: Meist basale Eiteransammlungen, seltener Mittel- od. Obergeschoss oder interlobär

Klin: ⇒ Schwere Infektion: Hohes Fieber (bei TBC meist nur subfebrile Temp.), Kreislaufdepression, eingeschränkte Lungenfunktion, Dyspnoe, Sepsis
⇒ Evtl. Husten mit Eiter
⇒ Thorax- und Schulterschmerz
⇒ Lokale Überwärmung und Rötung, Vorwölbung und Schmerz bei Empyema necessitatis

Diag: 1. Anamnese und klinische Untersuchung: perkutorisch dumpfer Klopfschall, auskultatorisch: abgeschwächtes AG
2. Labor: Leukozytose, CRP- und BSG-Erhöhung
3. Röntgen: Thorax ⇨ Verschattungen, evtl. sichtbare Spiegelbildung durch Eiterhöhlen
4. Sonographie
5. **Pleurapunktion** ⇨ pH < 7,2, LDH > 1.000 U/l, Bakteriennachweis und Antibiogramm, Untersuchung auf TBC

Ther: • Konservativ: Großlumige Thoraxsaugdrainage, systemische Antibiose für 4 - 6 Wo., evtl. Fibrinauflösung in d. Empyemhöhlen durch Instillation von Varidase® in NaCl-Lösung ⇨ Frage: Ausheilung?, sonst operative Schwartenentfernung (spätestens nach 8 Wo.)
• Operativ: Ind: Pleuraschwartenbildung bei weiter entzündlichem Prozess, stark gekammerte Empyeme
  – Offene Thorakotomie: **Dekortikation** und Spülung der Pleurahöhle
  – Endoskopischer thoraxchirurgischer Eingriff bei gekammerten Empyemen: Vereinigung und Drainage der Empyemhöhlen
  – Bronchopleurale Fisteln müssen zur Parenchymsanierung reseziert/übernäht werden
  – Selten Thorakoplastik notwendig (Resektion von Pleura + Rippen)
• Postoperativ: Thoraxsaugdrainage, weiter systemische Antibiose

Prog: Letalität 3 bis 20 %

Kompl: * Entwicklung einer Sepsis
* Ausbildung gekammerter Empyeme (insb. nach Punktionen) = Stadium 2
* Ausbildung einer bronchopleuralen Fistel
* Durchbruch nach außen durch die Thoraxwand = Empyema necessitatis (außen imponierend als Abszess)
* **Pleuraschwartenbildung** (= Stadium 3), Zwerchfellhochstand, Thoraxhälftenschrumpfung, Mediastinalverlagerung, Skoliose, Cor pulmonale, Amyloidose
  Op: * Thorakoplastik: Thoraxdeformierung, Skoliose, Ventilationseinbuße, Cor pulmonale

DD: Pleuratumoren, insb. bei Pleuraverschwartung

PLEURATUMOREN

Etlg: # **Primäre Pleuratumoren:**
70 % **benigne** (Lipome, Fibrome, Hämangiome) ⇨ Op.-Indikation gegeben, da Dignitätsänderung von benigne in maligne möglich
Maligne: Werden alle **Pleuramesotheliom** genannt, ICD-10: C45.0
Sekundäre Pleuratumoren = **Metastasen** (Mamma-, Bronchial-, Magen-, Ovarial-Karzinom), Lymphangiosis carcinomatosa

Ät: – Pleuramesotheliom: **Asbestexposition**
– Metastasen: Absiedlungen auf hämatologischem Weg, auch per continuitatem (Bronchial-, selten Mamma-Karzinom) mögl.

Path: ♦ Formen: Pleuramesotheliom breitbasig, gestielt (Solitärknoten, lokale Form mit günstigerer Prognose) oder flächenhaft (diffus, Prognose schlecht) wachsend
♦ TNM des Pleuramesothelioms:
T1 = Tumor begrenzt auf ipsilaterale Pleura, T2 = ipsilaterale Lunge od. Zwerchfell/Perikard, T3 = Tumor infiltriert ipsilaterale Brustwandmuskulatur/Rippen oder mediastinale Organe
T4 = Befall kontralateraler Pleura/Lunge od. Peritoneum, intraabdomineller Organe od. Hals
N1 = Metastasen in ipsilateralen peribronchialen oder hilären Lk, N2 = Metastasen in ipsilateralen mediastinalen Lk, N3 = Metastasen in kontralateralen mediastinalen Lk od. ipsi-/kontralaterale Skalenus- oder supraklavikuläre Lk

Klin: ⇒ Gutartige Tumoren werden meist asymptomatisch als Zufallsbefund entdeckt
⇒ Schmerzen
⇒ Ergussbildung (Tumoren behalten meist die Eigenschaften der Pleurazellen bei)
unklarer **Pleuraerguss, wenn hämorrhagisch** ⇨ Verdacht auf Pleuramesotheliom
⇒ Atemnot, kardiorespiratorische Insuffizienz bei massivem Erguss

Diag: 1. Anamnese und klinische Untersuchung: Perkussion: Dämpfung
2. Röntgen: Thorax in 2 Ebenen: Rundherd ⇨ CT
3. Punktion des Ergusses (aber: Nur bei 15 % der Mesotheliompatienten ist der zytologische Befund positiv)
4. Thorakoskopie mit PE

Ther: • Operativ: Ind: Lokalisiertes Mesotheliom, benigne Pleuratumoren
– Pleuramesotheliom: **Radikale Operation** mit Entfernung der Pleura mit Pulmo = Pleuropneumektomie + Entfernung des homolateralen Herzbeutels und Zwerchfells, Zwerchfellersatz durch Mersilenenetz + Omentum majus, Thoraxwandresektion
– Palliativ im Spätstadium des Pleuramesothelioms: Lediglich Pleurektomie und Radiatio
– Pleurametastasen: Meist nur palliative resezierende Maßnahmen oder Radiatio möglich

Prog: Pleuramesotheliom: **Schlechte** 5-Jahres-Überlebensrate = ca. 5 - 10 % (durchschnittliche Überlebenszeit nur 1 - 2 Jahre nach Diagnosestellung)

LUNGENABSZESS

Syn: Engl. lung abscess, ICD-10: J85

Def: Umschriebene Lungengewebeeinschmelzung mit Erweichungshöhlen und eitrigem Inhalt.

Ät: – Pneumonien
– Fremdkörperaspiration, Aspiration von purulentem Sekret aus NNH od. Tonsillen
– Lungeninfarkt, Emphysemblasen, Bronchiektasen ⇨ Superinfektion
– Bronchialkarzinom mit Tumorzerfall oder retrostenotischer Pneumonie
– Nach penetrierenden Thoraxverletzungen
– Subphrenische Abszesse mit transdiaphragmaler Ausbreitung
– Hämatogene Streuung septischer Herde (z.B. Osteomyelitis, Prostatitis)
– Lymphogene Streuung bei Oberlippenfurunkel, Mundbodenphlegmonen
– Allg. Infektabwehrschwäche ⇨ konsumierende Prozesse, Kachexie, okkulte Karzinome, Alkoholismus, Drogenkonsum, HIV ausschließen

Path: ♦ Eiterung des Lungengewebes mit Parenchymeinschmelzung und Höhlenbildung (nicht tuberkulös)
♦ Erregerspektrum: **Staphylokokken, Pneumokokken**
♦ Verlauf: Innere spontane Drainage in das Bronchialsystem ⇨ eitriges Sputum, Foetor ex ore, Luftspiegel über den Abszessen im Rö-Thorax
oder Chronifizierung mit Kapselbildung

Klin: ⇒ Husten und Auswurf (eitrig, putride riechend, wenn der Abszess Anschluss an das Bronchialsystem hat, zweischichtiges Sputum)
⇒ Lokaler Atemschmerz, Thoraxschmerz (pleurale Mitbeteiligung)
⇒ Dyspnoe, schweres Krankheitsbild, Fieber

Diag: 1. Anamnese (vorangegangene Pneumonie od. Lungenembolie?) und klinische Untersuchung, Perkussion und Auskultation

2. <u>Röntgen:</u> Thorax und konventionelle Tomographie zeigen Abszesshöhlen, evtl. Spiegelbildung und Verdichtungsbezirke, ggf. CT mit KM
3. <u>Labor:</u> BSG stark erhöht, Leukozytose, Anämie
4. Bronchoskopie, Abszessdrainage ⇨ Erreger- und Resistenzbestimmung, TBC ausschließen

Ther: • <u>Konservativ:</u> Primär: systemische Antibiose, Behandlung der Grunderkrankung
Vibrationsmassage, wiederholte bronchoskopische Absaugungen
• <u>Operativ:</u> Ind: Versagen der konservativen Therapie, Resektion bei operativ beseitigbarer Ursache
– Abszessdrainage
– Segmentresektion od. Lobektomie bei Bronchiektasen oder Tumoren

Kompl: ✳ Durchbruch in den Pleuraraum ⇨ Pleuraempyem
✳ Abszedierende Lungengangrän bei Fäulniserreger
✳ Bronchialfistel

DD: – <u>Tuberkulose:</u> Tuberkulom, Kavernen, Kavernensystem (destroyed lung), Lymphknotentuberkulose
Ther: Primär Tuberkulostatika, bei Therapieresistenz, Komplikationen, Restkavernen oder narbigen Veränderungen (Bronchusstenosen, Tracheakompression) unter tuberkulostatischer Behandlung resezierende Verfahren (Segmentresektion, Lobektomie, Pneumektomie)
– Candida albicans-Granulome, Aspergillom, Aktinomykose-Granulome, Nokardia-Granulome, Echinokokkuszysten
– Sarkoidose
– Lungentumoren

BRONCHIEKTASEN

Syn: Engl. bronchiectases, ICD-10: J47, angeb. Q33.4

Ät: – <u>Primär, angeboren:</u> Schwäche der Bronchuswand u. Schleimhauthypertrophie, insb. bei **Mukoviszidose** (Syn: zystische Fibrose, häufigstes Erbleiden!, defekt auf Chrom. 7, 1:2.000 Kinder), Kartagener-Syndrom, Williams-Campbell-Syndrom
– <u>Sekundär, erworben:</u> Chronisch **asthmatische** spastische Bronchitis (COLD = chronic obstructive lung disease) ⇨ rezidivierende Infektionen (führen zur Wandzerstörung und folgender Ektasie), postinfektiöse Bronchusstarre (nach TBC), Fremdkörperaspiration, benigne Tumoren, Keuchhusten

Path: ♦ Erweiterungen (zylindrisch od. sakkulär) der Segment-/Subsegmentbronchien
♦ In Kombination mit einer chronischen, produktiven Infektion der Bronchuswand
⇨ führen zur weiteren Schleimhauthypertrophie
♦ <u>Lok:</u> Basaler Unterlappen, Lingula oder Mittellappen, re. > li.

Klin: ⇒ Morgendlicher **produktiver Husten** (mundvolle Expektorationen), Hämoptysen, sog. **dreigeschichtetes Sputum** (trüber Schleim; klarer Speichel, dichter Eiter)
⇒ Rezidivierende pulmonale Infekte, chronische Bronchitis, rezidivierendes Fieber
⇒ Chronische Hypoxie: Entwicklungsverzögerung u. Minderwuchs bei Kindern, Trommelschlegelfinger mit Uhrglasnägeln (sog. hippokratische Nägel)

Diag: 1. Anamnese und klinische Untersuchung: Auskultation: mittel- bis grobblasige RG
2. Röntgen-Thorax: streifige Verschattungen in den unteren Segmenten
3. CT-Thorax
4. Bronchographie: zeigt Ektasien deutlich, insb. der Unterlappenbronchien

5. Lungenventilationsszintigraphie: Messung der mukoziliären Clearance

Ther: • Konservativ: Internistische Therapie der Grunderkrankung, Mukolytika (z.B. Fluimucil®, ACC®), evtl. i.v.-Antibiose, krankengymnastische Therapie (Lagerungsdrainage, Vibrax, Atemgymnastik)

• Operativ: Ind: Erhebliche Beeinträchtigung des Allgemeinzustandes und Versagen der konservativen Therapie (und lokalisierte Veränderungen = resezierbar), als Herdsanierung vor anderen Eingriffen (z.B. vor Transplantationen)
– Segmentresektion oder Lobektomie (auch beidseitig mögl.)
– Eingriff heute vermehrt als thorakoskopische Op

Prog: Rezidivneigung in den verbliebenen Lungenabschnitten ist je nach Grunderkrankung hoch.

Kompl: * Rezidivierende Infektionen, Abszessbildung, Pneumonien
* Parenchymschrumpfung
* Lungenemphysem, ICD-10: J43, Ther: Lungenvolumenreduktions-Op bei schwerem Emphysem zur Verbesserung der Ventilation der verbleibenden Restlunge
* Amyloidose

TUMOREN DER THORAXWAND

Ät: – Benigne: **Chondrome** (50 %), eosinophiles Granulom, fibröse Dysplasie, Hämangiome, Fibrome, Neurofibrome, Lymphangiome
– Maligne: Chondrosarkome, osteogene Sarkome, Ewing-Sarkom, Myelome
– Metastasen oder direkte Infiltration: Mamma-Karzinom, maligne Pleuratumoren, Bronchialkarzinom, Hypernephrom, Prostatakarzinom

Klin: ⇒ Lokale Schwellung
⇒ Evtl. schmerzhaft und schmerzbedingte Schonatmung

Diag: 1. Anamnese und klinische Untersuchung
2. Röntgen: Thorax und konventionelle Tomographie des Lokalbefundes, knöcherner Thorax zur Beurteilung von Rippendestruktionen, CT
3. Knochenszintigraphie
4. Biopsie des Lokalbefundes

Ther: • Operativ:
– Lokalexstirpation des Befundes (benigne Tumoren)
– Thoraxwandresektion (maligne Tumoren)
• Radiatio als Palliativmaßnahme bei schlechtem Allgemeinzustand oder bei nicht möglicher radikaler Tumorentfernung (= keine Entfernung im Gesunden)

BRONCHIALKARZINOM

Syn: Lungenkarzinom, umgangsprachlich „Lungenkrebs", bronchogenes Karzinom, engl. bronchial carcinoma, ICD-10: C34

Ät: – **Nikotinabusus** (85 % d.F.) mit einer Expositionszeit und Latenz von ca. 15 - 30 Jahren (**männliche Raucher** haben ein **28-faches Risiko**, Frauen ein 8-faches Risiko gegenüber Nichtrauchern/innen), auch Passivrauchen (mehr als 15 J.) verdoppelt das Risiko gegenüber "Nie-Rauchern"

– **Umweltgifte**, chemisch-toxisch (5 - 10 %), industrielle Substanzen (selten) ⇨ **Berufskrankheiten** (BeKV-Nr. in Klammer): z.B. bei ionisierender Strahlung (2402, z.B. Uran, Radon), Nickel- (4109), Arsen- (1108), Chrom- (1103), halogenierte Alkylaryloxid- (1310, z.B. Bischlormethylether), halogenierte Alkylarylsulfid- (1311, z.B. Senfgas, Lost), Asbestexposition (4104, in Zusammenhang mit Nikotinabusus potenziert sich dabei das Risiko!) oder Kokereirohgase (4110, Benzo[a]pyren und andere polyzyklische aromatische Kohlenwasserstoffe)
– Narbenkarzinom (nach Lungennarben), Kavernenkarzinom (nach Tuberkulose)
– Natürliche Radonstrahlung ⇨ Alpha-Strahler, der nur direkt auf der Schleimhaut wirkt. Rechnerisch entstehen theoretisch durch Extrapolation 4 % der Lungentumoren durch die (geringe) natürliche Strahlenbelastung, möglicherweise hat eine geringe Strahlenbelastung aber auch einen protektiven Effekt (durch Induktion von zellulären Reparaturmechanismen). Vorkommen: In umbauten, schlecht gelüfteten Räumen, insb. Kellern, insb. bei Rissen in den Fundamenten der Häuser (Radon wird aus dem Boden freigesetzt). Berufliche Radonexposition bei Bergarbeitern in Uranminen ⇨ dann 4-fach höheres Bronchialkarzinomrisiko

Path: ♦ Geht fast immer vom Epithel der Bronchien aus (98 % der Lungentumoren sind Bronchialkarzinome, nur 2 - 5 % sind alveolären Ursprunges)
♦ Karzinome werden von Bronchialarterien versorgt ⇨ Gefahr der Abszedierung, wenn der Tumor sehr groß wird und die versorgende Arterie nicht mehr ausreicht (führt zur zentralen Tumor-Nekrose)
♦ Histologie: 95 % lassen sich in die 4 häufigsten Gruppen einteilen
1. **Plattenepithel-Karzinom** (45 %): Verhornend und nicht verhornend, 2/3 zentral wachsend ⇨ Lumenverschluss durch intraluminales Wachstum ⇨ Atelektase, kann auch peribronchial wachsen (Möglichkeit, dass die Schleimhaut bronchoskopisch o.B. ist) ⇨ führt zur Kompressionsstenose des betreffenden Bronchus
2. **Adeno-Karzinom** (20 %): ¾ liegen peripher im Lungenparenchym, insg. langsames Wachstum, Gefäßinvasion ⇨ sehr frühe hämatogene Metastasen (selten lymphogen) Sonderformen: Broncho-alveolär in den Alveolen, sehr differenziert, als solitärer Rundherd, peripher oder multilokulär
3. **Großzelliges Bronchialkarzinom** (10 %): Undifferenziert, sehr rasche hämatogene und lymphogene Metastasierung
4. **Kleinzelliges Bronchialkarzinom (SCLC** = small cell lung cancer, 20 %): Insb. zentral liegend, sehr aggressiv (hochmaligne). Frühzeitige lymphogene und hämatogene Metastasen, paraneoplastische Symptome (Kulchitzky-Zell-Karzinom Typ 3 mit Hormonbildung, siehe auch Kapitel APUD / Karzinoid), sehr früher Knochenbefall (praktisch immer schon bei Diagnosestellung vorhanden) ⇨ selten operabel!

♦ Lok: Rechts häufiger als links
Oberlappen > Unterlappen > Mittellappen
Zentral (hilusnah) 70 % > peripher 25 % (Stammbronchus > Lappenbronchien) > diffus

♦ Ausbreitungswege
I. Kontinuierlich:
1. Im Lungenparenchym: Segment- und Lappengrenzen überschreitend
2. Einwachsend in Gewebe außerhalb der Lunge:
   * Pleura (Schmerzen erst, wenn Pleura parietalis erreicht ist)
   * Perikard ⇨ Perikarderguss ⇨ keine Op.
   * Ösophagus ⇨ Stenose, Schluckbeschwerden
   * V.cava superior ⇨ obere Einflussstauung
   * N.recurrens-Alteration ⇨ Heiserkeit
   * N.phrenicus-Alteration ⇨ zunächst keine Symptomatik, evtl. Singultus
   * Pancoast-Tumor ⇨ Plexus brachialis (insb. N.ulnaris = C8-Gebiet)
   * Ganglion stellatum ⇨ Horner-Syndrom
II. Lymphogen (um den Lungenhilus herum = „Lymphsammelbecken"):
   * Paraaortal, paratracheal, araösophageal
   * Kontralaterale lymphogene Metastasierung möglich! (häufiger von links ⇨ rechts, als umgekehrt)
III. Hämatogen: * Leber (unabhängig von der Histologie)
   * Skelett (osteolytische Knochenmetastasen, insb. Wirbelsäule)

* Nebennieren und Nieren
* ZNS (v.a. beim kleinzelligen Bronchialkarzinom)

Epid: ◊ Zunahme der Inzidenz in den letzten Jahren, weltweit **häufigste Tumormortalität beim Mann**, dritthäufigste bei der Frau (nach Mamma- u. Magenkarzinom), weltweite Inzidenz ca. 1.300.000 Neuerkrankungen/Jahr, in Deutschland 45.000/Jahr
◊ Altersgipfel: **50. - 60. LJ.**
◊ **M > w (= 4:1**, Ausnahme: Adenokarzinom 1:6), mit Verdopplung des Frauenanteils in den letzten 10 Jahren (mehr rauchende Frauen!)
◊ Historie: 1. Pneumektomie 1932 in USA

Etlg: # **Klinische Einteilung nach** HOLOYE

A: *"Limited disease"* = nur ipsilateraler Befall, keine größeren Obstruktion, keine Beteiligung der V.cava, keine Rekurrensparese
B: *"Extensive disease"* = beidseitiger Befall, Pleuraerguss, Atelektase, Infiltration der V.cava, Rekurrensparese
C: *Extrathorakale Ausbreitung* = supraklavikulärer Lk-Befall, Fernmetastasen

TNM-Stadien der Lungentumoren

TX	Positive Zytologie: Maligne Zellen im Sputum ohne radiologisch oder bronchoskopisch sichtbarer Tumor
T1	Tumor < 3cm, viszerale Pleura und Hauptbronchus tumorfrei
T2	Tumor > 3cm oder Befall des Hauptbronchus (aber > 2 cm von der Carina entfernt) oder Tumor infiltriert die viszerale Pleura oder assoziierte partielle Atelektase
T3	Tumor jeder Größe mit **Infiltration** der Brustwand oder Zwerchfell, mediastinale Pleura, parietales Perikard oder Befall des Hauptbronchus (< 2 cm von der Carina entfernt, aber Carina selbst tumorfrei) oder Tumor mit totaler Atelektase oder obstruktiver Pneumonie der ganzen Lunge
T4	Tumor jeder Größe mit Infiltration des Mediastinums, Herz, große Gefäße (Aorta, V.cava, A./V.pulmonalis, Trachea, Ösophagus, Wirbelkörper oder Carina oder maligner Pleuraerguss oder vom Primärtumor getrennter zweiter Tumor im gleichen Lungenlappen
N1	Metastasen in **ipsilateralen intrapulmonalen** peribronchialen oder hilären Lk
N2	Metastasen in **ipsilateralen mediastinalen** oder subcarinalen Lk
N3	Metastasen in **kontralateralen** hilären oder mediastinalen Lk oder in ipsi- od. kontralateralen Skalenus- oder **supraklavikulären Lk**
M1	**Fernmetastasen** (dazu zählt auch jugulärer Halslymphknotenbefall und vom Primärtumor getrennter zweiter Tumor in einem anderen Lungenlappen ipsi- od. kontralateral)

Histologisches Grading: G1 gut differenziert   G2 mäßig differenziert
                                    G3 schlecht differenziert   G4 undifferenziert

Klin: ⇒ 95 % haben erst deutliche Symptome, wenn der Tumor bereits fortgeschritten ist, da das **Bronchial-Karzinom lange Zeit bis zur Symptomentwicklung benötigt** ⇨ oft schon Zellaussaat (Metastasen) bei Diagnosestellung.
5 % sind asymptomatisch (Zufallsdiagnose, z.B. beim Rö-Thorax) ⇨ gute Prognose, da meist noch sehr klein

⇒ Allgemeine Symptome: **Husten** 79 %, **Auswurf** 64 % und Hämoptyse (blutiges Sputum) 37 %, Gewichtsverlust 48 %, Thoraxschmerzen 44 %, Nachtschweiß, Fieber
⇒ Spezielle Symptome (abhängig von der Lokalisation und Ausbreitung):
Pulmonal = Resultat eines Bronchusverschlusses:
– Husten (**jeder Reizhusten > 3 Wo. bei Pat. > 40 Jahren muss abgeklärt werden**)
– **Dyspnoe**
– Sputum (evtl. blutig oder mit blutigen Fasern)
Symptome aufgrund lokaler Tumor-Ausbreitung:
– **Thoraxschmerzen** beim Atmen (wenn der Tumor in die Pleura parietalis infiltriert)
– N.recurrens-Parese
– Lähmung des Zwerchfells durch Arrosion des N.phrenicus
– Horner-Syndrom (Miosis, Ptosis, Enophthalmus)
– Obere Einflussstauung

Beschwerden aufgrund von Metastasen:
- Knochen: pathologische Frakturen (Bagatelltrauma)
- Leber: Ikterus
- Gehirn: Persönlichkeitsveränderungen, Kopfschmerzen, Epilepsie, Lähmungen
- Peritoneum: Aszites

⇒ **Chronische Pneumonie?** ⇨ **immer an ein Bronchial-Karzinom denken!**

⇒ Symptome durch Hormonproduktion im Rahmen eines **paraneoplastischen Syndromes:**
- Cushing-Syndrom (ACTH erhöht durch den Tumor, aber meist mit reduziertem Allgemeinzustand im Gegensatz zum 'normalen' Cushing-Patient)
- ADH erhöht ⇨ H_2O-Intoxikation
- Karzinoid-Syndrom (Produktion vasoaktiver Amine): Diarrhoen, Flush-Syndrom, Hitzewallungen, Migräne-, Asthmaanfälle, Tachykardien, Tachypnoe, Kardiopathie, Bauchkoliken, Heißhungeranfälle, Teleangiektasien
- Parathormon-Produktion durch Tumor (Pseudohyperparathyreoidismus) ⇨ Hyperkalzämie-Syndrom mit folgenden klinischen Zeichen:
  * Durstige Patienten, da Kalzium osmotisch wirkt
  * Obstipation
  * Kardial: Rhythmusstörungen
  * Osteopathie, Hautveränderungen
  * Vaskuläre Symptome: Rezidivierende Thrombophlebitiden (⇨ DD: auch bei Pankreaskarzinom vorkommend)
- Myopathien, Myasthenie (Lambert-Eaton-Syndrom), Neuropathien
- Thromboembolische Komplikationen, Phlebothrombosen
- Gynäkomastie
- Arthritische Beschwerden

Diag: 1. Anamnese und klinische Untersuchung
2. **Röntgen: Thorax im Stehen** (p.a. und seitlich): In 98 % d.F. ist ein pathologischer Befund erhebbar.

Je älter der Patient und je größer der Rundherd, desto häufiger ist der Prozess maligne!

Bessere Beurteilung unter Durchleuchtung oder durch Schichtung des suspekten Befundes (= konventionelle Tomographie, durch CT heute eher im Hintergrund)
Röntgenzeichen neben dem soliden Rundherd: Atelektasen, Obstruktionsemphysem, Abszedierung, Ergussbildung, poststenotische Pneumonie, Karzinomkaverne
3. **CT-Thorax** heute Standard oder auch NMR
4. Morphologischer Tumor-Nachweis durch Sputumuntersuchung, v.a. zentral (90 % Treffer), peripher weniger geeignet, insg. mind. 3 x Wiederholung der **Zytologie**
5. **Bronchoskopie** (in Lokalanästhesie) mit beweglichem Bronchoskop und Versuch der Gewebegewinnung zur Histologie (Diagnosesicherung in 70 % d.F. mögl.)
6. **Mediastinoskopie** (heute seltener, da CT u. NMR gute Aussagen über den Lymphknotenstatus erlauben): Vollnarkose, Querinzision in der Fossa jugularis, Einführen des Mediastinoskops. Kompl: Mediastinitis oder Blutung (1 %)
7. Transthorakale Lungenfeinnadel-Punktion unter Röntgen-Kontrolle / CT-gesteuert (90 % Treffer), Kompl: Pneumothorax, Zellverschleppung im Stichkanal mögl. ⇨ Stichkanalmetastasierung od. Generalisierung
8. **Inhalations- und Perfusionsszintigraphie** und normale Lungenfunktion (Vitalkapazität, FEV_1): Zur Feststellung der Verteilungsverhältnisse der beiden Lungen (wichtig für die Beurteilung der Operabilität und der vermutlichen postoperativen Ventilationssituation)
9. **Metastasensuche / Staging** (immer präoperativ erforderlich):
Mindestprogramm:
- **Sonographie des Abdomen:** Metastasen in Leber, Niere, Nebenniere?
- **Skelettszintigraphie:** Osteolytische Metastasen?
- **CT-Thorax:** Mediastinale Metastasen?
- **Tumormarker:** können als Verlaufsparameter eingesetzt werden: SCA u. Cyfra 21-1 (bei Plattenepithel-Ca), NSE und neuer Tumormarker NCAM (neuronales Zelladhäsi-

onsmolekül) für den Kleinzeller, CEA (Adenokarzinom u. Großzeller), TPA (allgemein)
Zusätzlich ggf. erforderlich:
- HNO-Konsil: N.recurrens-Parese?
- Bei Pleuraerguss ⇨ Punktion und Zytologie
- Mediastinoskopie und Probeentnahme zur Beurteilung der Lk
- Lymphknoten-Biopsie (bei geschwollenen Halslymphknoten)
- Schädel-CT, v.a. bei kleinzelligem Bronchial-Karzinom
- Evtl. Knochenmarkbiopsie, v.a. beim kleinzelligen Karzinom
10. Evtl. diagnostische (+ gleichzeitig therapeutische) Probethorakotomie und offene Lungenbiopsie (bei unklaren Rundherden) oder thorakoskopische "offene" Lungenbiopsie

Ther: • Überprüfung der Operabilität:
1. *Lungenfunktion:* Vitalkapazität: < 50 % ⇨ Kontraindikation gegen Thorakotomie
Tiffeneau-Test = Sekundenapazität: FEV₁ > 2,5 l ⇨ gut operabel, < 1 l ⇨ keine Op.
mögl., bei Werten dazwischen muss individuell entschieden werden (altersabhängig sollten 75% des Sollwertes präoperativ erreicht werden).
Eine präoperative Vorbereitung mit Lungenatemtraining (Atemgymnastik, maschinelles Training, einfache Atemtrainer z.B. Voldyne®) kann die Situation verbessern und ist unerlässlich. Außerdem präoperativ Blutgasanalyse durchführen.
2. *Herzfunktion:* Kontraindikationen sind: Myokardinfarkt bis mind. 6 Wochen nach Infarkt, pulmonale Hypertonie, manifeste nicht rekompensierbare, dekompensierte Herzinsuffizienz ⇨ keine Thorakotomie möglich.
3. Kontraindikationen der radikal-chirurgischen Op.: (kurative Intention)
Ʊ Nachgewiesene Fernmetastasen hämatogen od. lymphogen
Ʊ Kontralaterale Lymphknotenmetastasen (homolaterale ergeben keine Kontraindikation)
Ʊ Befall nicht resezierbarer Strukturen im Mediastinum (V.cava, Oesophagus, Herz)
Ʊ Kleinzelliges Karzinom (außer im gesicherten Stadium N₀M₀)
Ʊ N.phrenicus-Parese (da Perikardbefall wahrscheinlich)
Ʊ N.recurrens-Parese rechts (linker N.recurrens liegt so nahe am Bronchus, dass es noch ein kleiner Tumor sein kann; rechter liegt weiter weg ⇨ größerer Tumor bei Befall)
Ʊ Invasion in die Pleura od. Thoraxwand ist nur eine relative Kontraindikation (erweiterte Lob-/Pneumektomie notwendig)

• Operativ:
- Anästhesie: **Seitengetrennte Intubation** ⇨ Ausschaltung der Lunge im Operationsgebiet möglich
- Zugang: Postero- od. anterolaterale **Thorakotomie**
  ▫ **Lobektomie** (= Standardverfahren): Absetzen des Lappenbronchus und der Gefäße mit dem Lungenlappen am Hauptbronchus (auch schon thorakoskopisch mögl.)
  ▫ **Manschettenresektion** (= bronchoplastische/bronchoangioplastische Verfahren, parenchymschonend bei eingeschränkter Lungenfunktion) bei zentral sitzendem Tumor im Bereich des Lappenbronchus, dieser Bereich wird reseziert und mit dem peripheren Rest des betroffenen Lungenlappens wieder anastomosiert.
  ▫ **Segmentresektion:** Bei eingeschränkter Lungenfunktion, heute mehr und mehr verdrängt von d. extraanatomischen Lungenteilresektion.
  ▫ **Extraanatomische Lungenteilresektion:** Atypische Segmentresektion, nicht den Segmentgrenzen folgend = **Keilresektion** peripherer Herde (Wedge-resection) Bei oberflächlichen Lungenherden (T₁N₀M₀) heute auch thorakoskopische Entfernung mit endoskopischen Klammernahtgeräten (Endo-GIA, Autosuture) zur Lungenparenchymnaht, Zugang s. Abb.

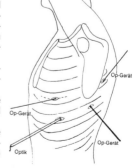

□ Totale **Pneumektomie:** Entfernung des gesamten Lungengewebes einer Seite direkt am Hauptbronchus. Dies verbessert die Prognose nicht im Vergleich zur Lobektomie, ist aber notwendig, wenn der Tumor sehr zentral sitzt oder mehrere Herde vorhanden sind und die Pneumektomie unter funktionellen Gesichtspunkten auch möglich ist = ausreichende Atemverhältnisse der anderen Lunge.

□ **Erweiterte Lob-/Pneumektomie:** Entfernung des gesamten Lungengewebes + benachbarte Gebilde, wie z.B. Perikard, parietale Pleura, Brustwand, Diaphragma oder komplette partielle Thoraxwandresektion ⇨ Defektdeckung mit Gore-tex-Material und gute Weichteilabdeckung des Implantates.

– Zusätzlich: Lokoregionäre (intrapulmonale u. hiläre) **ipsilaterale Lymphknotendissektion** und mediastinale Lk-Entfernung bei kurativer Operation

– Immer: Anlage einer **Bülau-Drainage,** perioperativer Antibiotikaschutz (z.B. 4,0 g Mezlocillin i.v., Baypen®)

– Postoperativ: Intensivmedizinische Überwachung und Infusionstherapie für ca. 2 - 3 Tage, Bülau-Drainage ex am 3. - 5. postop. Tag (Entfernung, wenn tgl. < 100 ml nachlaufen), dann intensives Atemtraining, Hautklammern ex am 10. Tag

• Postoperativer Heilungsverlauf der Lungen-Op:
Lobektomie: Restlunge erweitert sich ⇨ Defekt bald nicht mehr zu sehen
Pneumektomie: Zunächst Pleuraerguss (Serothorax) ⇨ Fibroblasteneinwanderung (Serofibrothorax) ⇨ Fibrothorax als Endzustand

• Konservativ (= palliativ): **Radiatio** in Megavolttechnik (in Verbindung mit zytostatischer Therapie beim kleinzelligen Bronchialkarzinom auch in kurativer Absicht).
Polychemotherapie: Insb. bei kleinzelligem Bronchialkarzinom mit 4 - 6 Zyklen nach dem CEV-Schema (= Carboplatin, Etoposid, Vincristin)
Bei nicht kleinzelligen Bronchialkarzinom zytostatische Therapie mit Cisplatin + Paclitaxel (Taxol®) und fraktionierter Radiatio nur palliativ lebensverlängernd wirksam.

• Palliative Verbesserung der Ventilationsverhältnisse: Laser- oder Kryotherapie mittels Bronchoskopie zur Wiederherstellung der Atempassage bei Bronchusstenosen

• Selbsthilfegruppen: Deutsche Lungenstiftung e.V., Podbielskistr. 380, 30659 Hannover, Tel.: (05 11) 9 06 33 47, Internet: http://www.ruhr-uni-bochum.de/lungenstiftung

Prog: **Sehr schlecht.** Nur 30 % sind resezierbar, 56 % bei Diagnosestellung bereits inoperabel!, 10 % stellen sich intraoperativ als inoperabel heraus (= nur Probethorakotomie).
Mittlere Überlebenszeit aller Patienten: 1 Jahr
Mittlere 5-Jahres-Überlebensrate aller Patienten: nur 5 % (Frauen besser als Männer), mittlere 5-JÜR nach Resektion: 23 %, bei Inoperabilität: 1 %
Plattenepithel-Ca: $T_1N_0M_0$ 5-JÜR 60 %, $T_2N_0M_0$ 40 %, $T_{1-2}N_1M_0$ 20 %
Kleinzelliges Bronchialkarzinom Heilungsrate ca. 5 – 10 %
Op-Risiko: Letalität bei Lobektomie ca. 2,5 %, Pneumektomie 7 - 15 %

Op-Kompl: * Bronchusstumpfinsuffizienz, Bronchusfistelbildung (insb. bei Manschettenresektionen, auch Insuffizienz der Gefäßanastomose), Pneumothorax
* Kardiorespiratorische Insuffizienz
* Pneumonie, Nachblutungen
* Narbenneurinome, Schultersteife mit Bewegungseinschränkung

Proph: ♥ Wichtigste Maßnahme zur Verbesserung der Therapiemöglichkeit und Prognose ist die **Frühdiagnose!**
♥ Eine hohe Zufuhr von Gemüse und Früchten hat einen protektiven Effekt
♥ Nachsorge: Jeweils in 3monatigem Abstand mit klinischer Untersuchung, Kontrolle der präoperativ erhöhten Tumormarker, Röntgen-Thorax, Sono-Abdomen, evtl. Knochenszintigraphie, Bronchoskopie

DD: – **Bei chronischer Pneumonie, chronischem Husten immer ein Bronchial-Karzinom ausschließen!**
– Rundherd in der Lunge als **Metastase:** Nierenzellkarzinom (Hypernephrom), Mamma-, Schilddrüsen-, Prostata-, Magen-, Hodenkarzinom, tiefsitzendes Rektumkarzinom, ossäre Sarkome, Weichteilsarkome

- **Lungentuberkulose**, Echinokokkuszyste, Lungenabszess
- Andere (meist gutartige) Lungentumoren: **Hamartome, Chondrom**, Neurinom, Fibrom, Osteom, Sarkom, **Bronchialadenom**, Zylindrom, Karzinoid (machen zusammen ca. 2 % aller Lungentumoren aus) Ther: operative Entfernung, da ein maligner Prozess ohne Op letztlich nicht ausgeschlossen werden kann.

PANCOAST-TUMOR

Syn: Sulkus-Tumor

Path: ◆ Sonderform des peripheren Bronchialkarzinoms, ausgehend von der oberen Lungenfurche
◆ Lok: Lungenspitze, Pleurakuppe (apikaler Oberlappen) ➪ Armplexus kann affiziert werden
◆ Frühzeitige Infiltration/Metastasierung in Rippen, Wirbelkörper, Muskulatur u. Weichteile (sog. „Ausbrecherkrebs")

Klin: ➪ Im Frühstadium meist klinisch stumm
➪ **Schmerzen**, wenn Pleura parietalis infiltriert (Interkostalneuralgie), bzw. Plexus alteriert (Arm- / Schulterschmerzen)
➪ **Horner-Trias** (Ptosis, Miosis, Enophthalmus) bei Infiltration des Ggl.stellatum
➪ Schweißsekretionsstörung des betroffenen Körperviertels
➪ **Parästhesien** / Dysästhesien im Unterarm bei Plexusinfiltration (insb. im Bereich des N.ulnaris, C_8-Th_1)
Muskelatrophien der kleinen Handmuskeln (untere Armplexusparese)
➪ Evtl. **Knochendestruktion** im Bereich BWK 1 oder 1. - 3. Rippe
➪ **Armschwellung** bei Lymph- / Venenstauung
➪ Evtl. paraneoplastische Symptome (s.o.)

Diag: 1. Anamnese und klinische Untersuchung
2. Röntgen: Gezielte Schichtaufnahme (oft kleiner Tumor, der sich hinter Klavikula versteckt) Destruktion der 1. - 3. Rippe mögl. ➪ **CT-Thorax** zur genauen Lokalisation

Ther: • Einziges Bronchial-Karzinom, das vorbestrahlt wird (macht selten Lk-Metastasen)
• Radikal-Op. (u.U. auch Amputation des Armes) in kurativer Absicht
• Bei Blutung aus dem Tumor od. abszedierendem Karzinom ➪ chirurgisch palliative Op.
• Palliativ: Bei poststenotische Komplikationen, Atelektasen, Schmerzen (Brustwandalterationen) ➪ Radiatio

Prog: Auch bei Radikal-Op. nur 30 % 5-Jahres-Überlebensrate.

DD: – Tumoren des hinteren/oberen Mediastinum (s. Mediastinaltumoren)
– Thoraxwandtumoren: Rhabdomyosarkom, Hämangioperizytom, Osteosarkom, Ewing-Sarkom, Askin-Tumor (kleinzelliger, primitiver neuroektodermaler Tumor bei Kindern)

LUNGENMETASTASEN

Ät: – Nierenzellkarzinom (Hypernephrom), Mamma-, Schilddrüsen-, Prostata-, Magen-, Hoden-, Ovarial-, Chorionkarzinom, malignes Melanom, Osteosarkome und Weichteilsarkome, Karzinome im HNO-Bereich
– Metastase eines kontralateralen Bronchialkarzinoms

Path: Metastasierung hämatogen oder lymphogen, seltenst per continuitatem

Klin: ⇒ Keine Frühsymptome
⇒ Später: Dyspnoe, Hämoptyse (blutiges Sputum) bis Hämoptoe (> 50 ml Blut, z.B. bei Gefäßarrosion)
⇒ Symptomatik des Primärtumors

Diag: 1. Anamnese (Primär-Tumor: bekannt?, kurabel?, Rezidiv?) und klinische Untersuchung
2. Staging: Noch weitere extrathorakale Tumoren vorhanden?
Szintigramm ⇨ Knochen?, Sonographie ⇨ Abdomen?, CT-Schädel
3. Röntgen: Thorax in 2 Ebenen, konventionelle Schichtung, **CT** u. insb. Spiral-CT
4. Evtl. Biopsie bei unklarem Befund zur histologischen Klärung
5. Präoperative Lungenfunktion: Vitalkapazität sollte > 2.000 ml sein, evtl. Perfusionsszintigramm zur genaueren Beurteilung der Verteilung

Ther: • Voraussetzungen zur Op.:
♎ Primär-Tumor muss kurabel oder bereits behandelt sein
♎ Risiko muss vertretbar sein (Patientenfaktoren) = keine allgemeinen K-Ind. gegen Op.
♎ Fehlen anderer Metastasen (extrathorakal)
♎ Keine therapeutischen Alternativen (Chemotherapie, Radiatio)
• Operativ:
– Parenchymschonende Entfernung der Metastasen im Gesunden = **extraanatomische Lungenteilresektion** = periphere Keilresektion (auch Wedge-resection genannt), heute insb. auch thorakoskopisch
– Beidseits vorhandene Lungenmetastasen stellen keine Kontraindikation dar, sondern können in zwei Eingriffen oder auch gleichzeitig über eine transsternale Thorakotomie entfernt werden (wenn die einzelne Metastase resektabel ist)
– Evtl. auch Segmentresektion, Lobektomie oder Pneumektomie
• Konservativ: Palliative Radiatio oder Chemotherapie (abhängig vom Primärtumor, z.B. bei Hoden-, Choriontumoren und Osteosarkomen)

Prog: 5-Jahres-Überlebensrate nach Metastasenresektion ca. 25 %, natürlich auch abhängig vom Primärtumorleiden

DD: – Primäre Lungentumoren
– TBC, Lungenabszess

LUNGENTRANSPLANTATION

Syn: LTx

Ind: – Allgemein: **Finale Lungenerkrankung**
– **Bronchiektasen, Lungenemphysem** (= COPD, chronic obstructive pulmonary disease)
– α1-Antitrypsin-Mangel
– **Mukoviszidose** (zystische Fibrose)
– **Idiopathische Lungenfibrose**, Silikose, Asbestose
– Primäre **pulmonale Hypertonie** od. Lungengerüsterkrankungen mit sekundärer pulmonaler Hypertonie (chron. Cor pulmonale)

Transplantationszeitpunkt: Alter < 55. - 65. LJ., Lebenserwartung ohne Transplantation < 1 - 2 Jahre, PO_2 < 60 mmHg (meist um 45 mmHg), FEV_1 < 50 %

K-Ind ♅ Fortgeschrittene Zweiterkrankungen: **Nicht ausreichende kardiale Funktion**, nicht kurable Malignome, Systemerkrankungen, schwere Nieren- od. akute gastrointestinale Erkrankung

U Akute Infekte, HIV-Infektion
U Nicht kooperativer Pat. (**aktiver Raucher**), Drogenabhängigkeit, Alter (s.o.)
U Systemische Dauer-Kortikoidmedikation > 10 - 20 mg/Tag

Epid: ◊ 1. Lungentransplantation 1963, seit 1986 Routineverfahren (führend ist Toronto), bis 1994 wurden weltweit 3.000 Lungentransplantationen durchgeführt
◊ In Deutschland 1998: 131 Lungentransplantationen, Wartezeit z.Zt. ca. ½ Jahr

Ther: • Verfahren: Als **Herz- +** (bei pulmonalen/vaskulären Erkrankungen) bilaterale **Lungentransplantation** (DL = double lung, bei obstruktiven Erkrankungen, wie Emphysem od. Mukoviszidose) oder nur **unilaterale Lungentransplantation** (SL = single lung, bei restriktiven Erkrankungen, wie Fibrosen)
• Explantation der Lungen (mit/ohne Herz dann mit Manschette des li. Vorhofes) am Spender (Voraussetzungen: allgemeine (s. Kap. Transplantationen) und zusätzlich Spender < 50. LJ., Beatmung < 7 Tage, Rö-Thorax o.B.), Konservierung in kalter modifizierter Euro-Collins Lösung (max. Ischämiezeit 4 - 6 Std.)
• Implantation:
  – Zugang: Quere Sternotomie und Aufklappen des gesamten Thorax in Höhe Costae 5 bei bilateraler Lungentransplantation od. Herz- u. Lungentransplantation (Thorax wird wie eine Motorhaube aufgeklappt)
  – Entnahme der Lunge/Lungen durch Absetzen von Lungenvenen, Lungenarterie und Hauptbronchus
  – Implantation der Spenderlunge/n durch End-zu-End-Anastomose von Lungenvenen, Hauptbronchus und Lungenarterie
  – Bronchoskopische Kontrolle der Bronchusanastomose noch intraoperativ
• Postoperativ: Beatmung mit PEEP für einige Tage, Bülau-Drainage, Antibiose (Cephalosporin + Aminoglykosid) + selektive Darmdekontamination (präop.), CMV-Hyperimmunglobulingabe für 5 Tage + Kaninchen-Antilymphozytenglobulin
• Nachbehandlung: Immunsuppression (Ciclosporin A + Azathioprin + orales Kortikoid), bei akuter Abstoßung i.v. Kortikoide + Antilymphozytenglobulin
• Nachkontrollen: Rö-Thorax, Lungenfunktionsprüfung, Bronchoskopie, Kontrolle der T-Lymphozyten-Subpopulationen

Prog: 1 JÜR 60 - 70 %, postop. wird meist ein PO_2 von 65 mmHg u. ein doppeltes FEV_1 erreicht.

Kompl: * **Infektionen** (pulmonal od. systemisch), insb. Zytomegalie-Pneumonie
* Akute **Abstoßung**, Transplantatversagen
Op: * Strikturen der Pulmonalarterie
* Bronchusanastomoseninsuffizienz (ischämische Störungen, Nahtinsuffizienz)

MEDIASTINUM

ANATOMIE:

Begrenzungen: Vorne: Sternum, hinten: BWS, seitlich: Pleurasäcke der beiden Lungenflügel, unten: Centrum tendineum des Diaphragma, oben: Eintritt v. Ösophagus, Trachea, N.vagus, N.laryngeus recurrens, N.phrenicus und Austritt der supraaortalen Gefäße.

Inhalt:
Vorderes Mediastinum: Thymus/Restkörper, Herz, N.phrenicus
Mittleres Mediastinum: Herz, Aortenbogen, Aa. und Vv.pulmonales, V.cava sup. und inf., Trachea, Bifurkation und Hauptbronchien.
Hinteres Mediastinum: Ösophagus, Aorta, N.vagus, Truncus sympathicus,Nn.splanchnici, Vv.azygos u. hemiazygos, Ductus thoracicus

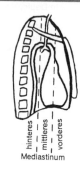

Mediastinum

MEDIASTINALEMPHYSEM

Syn: Pneumomediastinum, engl. mediastinal emphysema ICD-10: J98.2

Ät: – Traumatisch: Thoraxtrauma, Bronchusabriss, Ösophagusruptur
– Iatrogen: Perforation bei Endoskopie, Bougierung, Fremdkörperentfernung
– Spontan: Tumorarrosion von Bronchus oder Ösophagus, alveolar-interstitielles Lungenleck (bei lokalen Atelektasen, bronchialer Obstruktion, Beatmung), Pneumothorax
– Infektiös: Gasbildende Bakterien (Clostridium perfringens) im Bereich des Mediastinums

Klin: ⇒ Tastbares subkutanes **Hautemphysem** an Hals und Gesicht (Froschgesicht)
⇒ Schmerzen, Dyspnoe, Einflussstauung

Diag: 1. Anamnese und klinische Untersuchung: Schneeballknirschen des Hautemphysems
2. Röntgen: Thorax zeigt Pneumomediastinum, Doppelschatten entlang der linken Herzgrenze, evtl. Kontrastmittelpassage d. Ösophagus mit wasserlöslichem KM (kein Barium)
3. Endoskopie: Ösophagoskopie, Bronchoskopie
4. Mediastinoskopie

Ther: • Operative Versorgung bei Vorliegen einer Organperforation, Antibiose
• Chirurgische Druckentlastung des Mediastinalemphysems durch Drainage

Kompl: Mediastinitis, Kavakompression, extraperikardiale Herzbeuteltamponade

---

MEDIASTINITIS

Syn: Entzündung des Bindegewebes im Mediastinum, ICD-10: J98.5

Ät: – Mediastinalemphysem durch Ruptur von Ösophagus (Karzinomdurchbruch, Fremdkörper, Verätzung, Boerhaave-Syndrom) od. Tracheobronchialsystem ⇒ Infektion
– Iatrogen: Bronchusstumpfinsuffizienz nach Lungenresektion, Anastomoseninsuffizienz nach Ösophagus-Op., Mediastinoskopie, instrumentelle Perforation bei Endoskopie, Hals-Op.
– Übergriff von Pleuraempyem, Lungenabszessen oder Lymphknotenentzündung
– Fortgeleitete Infektion der Halsregion

Lok: Meist im oberen Mediastinum beginnend, dann früh auf gesamtes Mediastinum übergreifend

Klin: ⇒ **Schweres Krankheitsbild** mit septischen Temperaturen, Tachypnoe, Tachykardie, Schüttelfrost, Schock
⇒ Retrosternale Schmerzen, Halsschmerzen, paravertebrale Schmerzen
⇒ Husten, Dysphagie, Singultus
⇒ Evtl. Hautemphysem, Entzündung über dem Jugulum, obere Einflussstauung

Diag: 1. Anamnese und klinische Untersuchung
2. Röntgen: Thorax zeigt verbreitertes, unscharf begrenztes Mediastinum, parakardiale Doppelkontur, CT-Thorax
3. Evtl. Endoskopie: Ösophagoskopie, Bronchoskopie

Ther: • Therapie der Grunderkrankung (große Perforationen müssen operativ beseitigt werden)
• Hochdosierte Antibiose
• Operativ: Juguläre oder posteriore paravertebrale oder parasternale Mediastinotomie, Drainage des Mediastinums

Prog: 10 – 40 % Letalität!, je nach Schwere des Prozesses

Kompl: * Pleuritis, Perikarditis, Thrombose in der V.cava
* Sepsis mit Bakteriämie und Aussaat in Knochen, Gehirn, Leber usw.
* Chronische Entzündung ⇨ Mediastinalfibrose

DD: Chronische Mediastinitis nach Radiatio

MEDIASTINALTUMOREN

Ät: – Benigne: Thymome, Neurinome, Lipome, Xanthome, Hämangiome, Zysten, Fibrome, Teratome
– Maligne: malignes Lymphom, Ösophagus- od. Bronchialkarzinome, Retothelsarkom, Neurosarkom
– Pseudotumoren: endothorakale Struma, vergrößerte Lymphknoten, Aortenaneurysma, Zwerchfellhernie

Path: ♦ Thymome und Teratome: Benigne oder maligne mögl.
♦ Teratome: Tumoren aus allen 3 Keimblättern, können Epithelzysten, Haare, Zähne, Knochen, Knorpel usw. enthalten

Epid: Prädisp.alter der Thymome: 45. LJ., Teratome: 30. - 50. LJ.

Klin: ⇒ Mind. 50 % der Tumoren sind ein **Zufallsbefund** (= symptomlos) und meist gutartig
⇒ Im fortgeschrittenen Stadium: Thoraxschmerz, obere Einflussstauung, Stridor, Heiserkeit, Reizhusten, Dyspnoe, Dysphagie, Erbrechen, Singultus, Zwerchfellparese, Horner-Syndrom (Ptosis, Miosis, Enophthalmus), Herzrhythmusstörungen
⇒ Myasthenia gravis-Symptome bei Thymomen

Diag: 1. Anamnese und klinische Untersuchung: Karotispuls, Halsvenenstauung
HNO-Spiegelbefund: Stimmbänder? (N.laryngeus recurrens)
Neurologischer Befund: Horner-Komplex, Schweißsekretionsstörungen
2. Röntgen-Thorax: **Mediastinalverbreiterung**, evtl. Ösophagusbreischluck, Tracheazielaufnahme, Durchleuchtung (Aneurysmapulsation?)
CT zur Lokalisationsdiagnostik, evtl. CT-gesteuerte parasternale Biopsie
Evtl. Schilddrüsenszintigraphie bei V.a. retrosternale Struma
3. Sonographie: Endosonographie und Herzechographie über den Ösophagus (TEE)

4. Labor: Differentialblutbild (Lymphom?), Tumormarker (AFP (Teratome, embryonale Karzinome), CEA, NSE, SCA, TPA, HCG (Chorionkarzinome))
5. **Mediastinoskopie** (zervikaler oder parasternaler Zugang) und **Biopsie** (zur histologischen und bakteriologischen Untersuchung)
6. Diagnostische (und therapeutische) transthorakale Tumorexstirpation (offen oder thorakoskopisch, insb. für hinteres Mediastinum) ⇨ **Histologie!**

EINTEILUNG MEDIASTINALER RAUMFORDERNDER PROZESSE NACH IHRER LOKALISATION

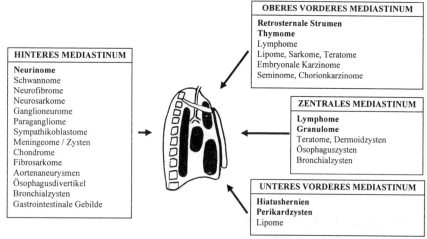

OBERES VORDERES MEDIASTINUM

Retrosternale Strumen
Thymome
Lymphome
Lipome, Sarkome, Teratome
Embryonale Karzinome
Seminome, Chorionkarzinome

HINTERES MEDIASTINUM

Neurinome
Schwannome
Neurofibrome
Neurosarkome
Ganglioneurome
Paragangliome
Sympathikoblastome
Meningeome / Zysten
Chondrome
Fibrosarkome
Aortenaneurysmen
Ösophagusdivertikel
Bronchialzysten
Gastrointestinale Gebilde

ZENTRALES MEDIASTINUM

Lymphome
Granulome
Teratome, Dermoidzysten
Ösophaguszysten
Bronchialzysten

UNTERES VORDERES MEDIASTINUM

Hiatushernien
Perikardzysten
Lipome

Ther: • Operativ: Ind: **Jeder mediastinale Tumor sollte entfernt werden** (aus diagnostischen Gründen und weil die benignen Tumoren maligne entarten können)
  – Thymome: Sternotomie (transsternaler Zugang), dann Tumorexstirpation
  – Retrosternale Strumen: Können meist über den Kocher-Kragenschnitt mitentfernt werden (s. Kap. Struma), sehr selten obere mediane Sternotomie notwendig
  – Bronchogene Zysten und Ösophagusdivertikel: Transpleuraler Zugang, Entfernung
  – Neurogene Tumoren: Transpleuraler Zugang, vollständige Exstirpation
• Maligne Thymome werden nachbestrahlt + Chemotherapie

Kompl: * Bronchogene Zysten und Ösophagusdivertikel werden meist erst symptomatisch bei Entzündung ⇨ Abszedierung, Mediastinitis, Empyem mögl.
  * Thymome: Zentrale Nekrotisierung oder Einblutung, dorsale Ausbreitung ⇨ Verdrängungssymptomatik
    Gutartige Thymome ⇨ können maligne entarten (Kapseldurchbruch beweisend)
  * Teratome: Maligne Entartung, Pleuraaussaat, Fernmetastasen, spontane Perforation
  * Lymphome: Bronchuseinbruch
  * Neurinome und Neurofibrome ⇨ Entartung zu Neurosarkomen mögl.
  Op: * Pneumothorax
    * Verletzung v. N.vagus, N.laryngeus recurrens, N.phrenicus, Duct.thoracicus

Proph: ♥ Tumornachsorge bei malignen Prozessen nach 3, 6 u. 12 Monaten, dann jährlich

DD: – Lymphome: Ausgehend von Bronchialkarzinom, TBC, Morbus Boeck (Sarkoidose), Morbus Hodgkin, Leukämie, Retikulosarkom, Mononukleose
  – Granulome: TBC, Morbus Boeck, Histoplasmose, HIV, Kokzidiose
  – Thymushyperplasie, Mediastinalfibrose (meist mit retroperitonealer Fibrose = Morbus Ormond)

HERZCHIRURGIE

ANATOMIE:

Das Herz ist im vorderen Mediastinum gelegen und vom Herzbeutel umgeben. Es hat die Form eines Kegels, dessen Basis (**Basis cordis**) nach rechts oben u. hinten und dessen Spitze (**Apex cordis**) nach links unten u. vorne weist.

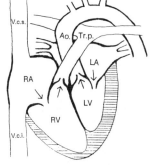

Die Oberfläche ist von einer dünnen serösen Haut, der Lamina visceralis pericardii (**Epikard**) bekleidet. Sie setzt sich auf den Anfangsteil der großen Gefäße (Aorta, Truncus pulmonalis, Vena cava superior) fort und geht hier in die Lamina parietalis pericardii (**Perikard**) über.

Die großen Gefäße lassen sich in einen arteriellen Pol, Porta arteriosa (Aorta und Truncus pulmonalis) sowie einen venösen Pol, Porta venosa (Vena cava sup. et inf. und Venae pulmonales) unterteilen.

Der Sulcus interventricularis anterior grenzt die rechte Kammer (Ventriculus dexter, RV) gegen die linke (Ventriculus sinister, LV) ab und läuft in die Incisura apicis cordis aus. Die Vorhöfe, Atrium dextrum und Atrium sinistrum, werden durch die Kranzfurche (**Sulcus coronarius**) von den Kammern getrennt. Der linke Vorhof (LA) nimmt die Vv.pulmonales, der rechte Vorhof (RA) die V.cavae sup. et inf. auf.

Koronararterien:

1. A.coronaria sinistra = LCA (<u>l</u>eft <u>c</u>oronary <u>a</u>rtery) dieser Hauptstamm teilt sich in:
   - RCX (<u>R</u>amus <u>c</u>ircumfle<u>x</u>us)
   - RIVA (<u>R</u>amus <u>i</u>nter<u>v</u>entricularis <u>a</u>nterior) = LAD (<u>l</u>eft <u>a</u>nterior <u>d</u>escending), läuft auf der Vorderfläche des Herzens im Sulcus interventricularis anterior zur Herzspitze und versorgt das linke Herz und die vorderen Anteile des Septum interventriculare.

2. A.coronaria dextra = RCA (<u>r</u>ight <u>c</u>oronary <u>a</u>rtery) läuft im Sulcus interventricularis posterior auf der Herzrückfläche mit dem RIVP (<u>R</u>amus <u>i</u>nter<u>v</u>entricularis <u>p</u>osterior) und versorgt das rechte Herz, die Hinterwand des li. Ventrikels und die hinteren Anteile des Septum interventriculare.

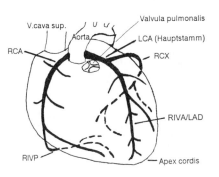

Hämodynamische Parameter:

– Schlagvolumen (SVI)	60 - 70 ml
– Herzminutenvolumen (CO)	5 - 6 l/min
– Herzindex (CI)	2.4 - 4,2 l/min/m^2
– Rechter Vorhof-Druck (ZVD/CVP)	2 - 8 mmHg (= 3 - 12 cm H$_2$O)
– Rechter Ventrikel-Druck (RVP)	15 - 30 mmHg
– Pulmonalarterien-Druck (PAP)	15-30 / 4 -12 / 9 -18 mmHg (syst./diast./Mitteldruck)
– Pulmonalkapillärer-Druck (PCWP)	5 - 12 mmHg
– Linker Vorhof-Druck (LAP)	2 - 12 mmHg
– Linker Ventrikel-Druck (LVP)	100 - 140 / 3 -12 mmHg (syst./enddiast.)

– Austreibungsfraktion (EF)   60 - 75 %
– Aortendruck   100 - 140 / 60 - 90 / 70 - 105 mmHg (syst./diast./Mitteldruck)
– Systemischer Strömungswiderstand (TSR)   700 - 1600 dyn*sec*cm^{-5}
– Pulmonaler Strömungswiderstand (TPR)   100 - 250 dyn*sec*cm^{-5}

Voraussetzungen für die Herzchirurgie:

Die Voraussetzung für eine längere Operation am offenen Herzen war die Beendigung der rhythmischen Kontraktion und die Möglichkeit der Übernahme der Kreislaufarbeit.
Frühere kardiochirurgische Eingriffe wurden am schlagenden Herzen ausgeführt. Die Ära der Kardiochirurgie begann Mitte der 50er Jahre mit der Entwicklung einer zuverlässigen Herz-Lungen-Maschine und der Kardioprotektion.

Herz-Lungen-Maschine (HLM):

Die erste Operation mit Hilfe einer funktionierenden HLM wurde von dem amerikanischen Chirurg GIBBON, 1953 (Verschluss eines Vorhofseptumdefektes bei einem kleinen Mädchen) erfolgreich vorgenommen. Ähnlich arbeiten die Maschinen noch heute.
Der Anschluss der HLM an das Kreislaufsystem des Patienten erfolgt über einen Spezialkatheter, der über den **rechten Vorhof in die untere und obere Hohlvene** eingeführt wird. Über ein ableitendes Schlauchsystem, an das die **Pumpeneinheit** (früher Rollerpumpen, heute Zentrifugalpumpe) angeschlossen ist, gelangt das Patientenblut in das Herzstück der Maschine, den **Oxygenator** (übernimmt die Lungenfunktion und reichert das venöse Blut mit Sauerstoff an; früher Bubbleoxygenatoren heute Membranoxygenatoren). Vom Oxygenator gelangt das Blut über einen **Wärmeaustauscher**, der die Bluttemperatur absenkt, über eine Silikonkanüle in die **Aorta ascendens** zum Patientenkreislauf zurück (s. Abb.).

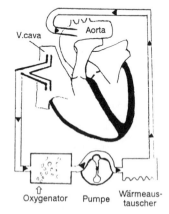

Wegen der erhebliche Thrombogenität der verwendeten Kunststoffleitungen muss die Gerinnungsfähigkeit des Patientenblutes abgesenkt werden ⇨ Heparin (2 - 3 mg/kgKG i.v.).
⇒ **Überwachung der Blutgerinnung** während und am Ende der Operation! Eine zu geringe Heparinmenge führt zur Bildung von Mikrothromben mit der Gefahr der Embolisation und der Verstopfung des Oxygenators sowie zur Aktivierung der Gerinnungskaskade. Eine zu hohe Dosis Heparin kann zu postoperativen Blutungskomplikationen durch Beeinträchtigung der Thrombozytenfunktion führen. Die Überwachung der Blutgerinnung erfolgt heute in den meisten Zentren mittels des sogenannten **ACT-Testes** (activated coagulation time, Norm: 80 - 100 Sek., erwünschter Wert für den kardiopulmonalen Bypass: 400 - 600 Sek.).
Bei Beendigung der Herz-Op und Entfernen der Kanülen wird die Blutgerinnung durch Neutralisierung des Heparins mit Protamin wieder hergestellt (etwa äquimolare Dosierung: 1 - 1,33 mg Protamin antagonisieren etwa 1 mg = 100 I.E. Heparin).

Kardioprotektion:

Um am Herzen arbeiten zu können und einen größeren Blutverlust sowie eine Luftembolisation zu vermeiden, wird nach einem **kardioplegischen Herzstillstand in Hypothermie** operiert. Nach Abtrennen des Herzens von der Zirkulation (Abklemmen der Aorta oberhalb der Koronarostien) wird 4°C kalte Kardioplegielösung über die Aortenwurzel in die Koronararterien infundiert und eine Oberflächenspülung des Herzens mit Eiswasser vorgenommen (⇨ **Myokardtemperatur < 10°C**). Hierdurch wird die Ischämietoleranz des Herzens stark verlängert (bis 180 Min.).

Zusammensetzung der Kardioplegie-Lösung:

NaCl	147 mmol/l		
KCl	20 mmol/l	CaCl$_2$	2 mmol/l
MgCl$_2$	16 mmol/l	Procain Hydrochlorid	1 mmol/l

Durch den Wärmeaustauscher der Herz-Lungen-Maschine wird die Patiententemperatur ebenfalls erniedrigt. Dies senkt den Stoffwechsel und erhöht die Ischämietoleranz der Organe. Es werden verschiedene Hypothermiegrade unterschieden (üblich ist bei Herz-Op. eine **mäßige bis tiefe Hypothermie**, ca. 25°C):

Leichte Hypothermie	37 - 32°C
Mäßige Hypothermie	32 - 28°C
Tiefe Hypothermie	28 - 18°C
Ausgeprägte Hypothermie	18 - 4°C

Durch zunehmende Hypothermie des Organismus wird die Viskosität des Blutes erhöht (⇨ Verminderung der Organperfusion und Gefahr der Thrombenbildung). Deshalb ist eine Hämodilution erforderlich (bis 20 - 25 % Hämatokrit). Für die Hämodilution werden balancierte, annähernd plasmaisotone Elektrolytlösungen verwendet.

KONGENITALE HERZ- UND THORAKALE GEFÄSSFEHLER

Ät: Zumeist unbekannt, Wechselwirkungen zwischen Umwelt und Erbgut werden vermutet. Prädisponierende Faktoren:
- – Chromosomenaberrationen (Trisomie 18, Trisomie 21, Turner-Syndrom)
- – Rötelnvirus-, Herpes simplex-Virus-, Zytomegalievirus-, Coxsackievirus-Infektionen
- – Medikamente: Thalidomid (Contergan), Phenytoin, Cumarine, Lithium, Folsäureantagonisten
- – Alkoholabusus

Epid: ◊ Angeborene Herzfehler sind **eine der häufigsten angeborenen Missbildungen.**
  ◊ In Deutschland beträgt die Inzidenz kongenitaler Vitien ca. 0,8 % ⇨ etwa 4000 Fälle pro Jahr

Etlg: # **Etwa 85 % aller angeborenen Vitien werden von den 8 häufigsten gebildet:**

– Ventrikelseptumdefekt (VSD)	28 %, ICD-10: Q21.0
– Vorhofseptumdefekt (ASD)	12 %, ICD-10: Q21.1
– Pulmonalstenose (Pst)	10 %, ICD-10: Q22.1
– Persistierender Ductus arteriosus (PDA)	10 %, ICD-10: Q25.0
– Fallot-Tetralogie (FT)	9 %, ICD-10: Q21.3
– Aortenstenose (Aost)	7 %
– Aortenisthmusstenose (CoA)	5 %
– Transposition der großen Arterien (TGA)	4 %, ICD-10: Q20.3

Eine einheitliche Einteilung der angeborenen Herzfehler existiert nicht. Eine Möglichkeit ist die Einteilung aufgrund des Leitsymptoms der **Zyanose** in primär zyanotische und primär azyanotische Herzfehler. Das klinische Kriterium der **Lungendurchblutung** ermöglicht eine weitere Einteilung in Vitien mit verminderter, normaler oder vermehrter Lungendurchblutung.

Azyanotische Herzfehler
Azyanotische Herzfehler mit normaler Lungendurchblutung
- – Pulmonalstenose
- – Aortenstenose
- – Aortenisthmusstenose (Coarctatio aortae)

Azyanotische Herzfehler mit vermehrter Lungendurchblutung
- – Vorhofseptumdefekt Typ II (ASD II)
- – Lutembacher-Syndrom (Kombination ASD II mit Mitralstenose)
- – Defekte des AV-Kanales (Endokardkissen-Defekte)
- – Ventrikelseptumdefekt
- – Persistierender Ductus arteriosus Botalli

Zyanotische Herzfehler

Zyanotische Herzfehler mit verminderter Lungendurchblutung
- Fallot-Tetralogie
- Trikuspidalklappenatresie, ICD-10: Q22.4
- Ebstein-Anomalie, ICD-10: Q22.5
- Truncus arteriosus communis (aus beiden Herzkammern geht nur ein Gefäß ab, Pulmonalarterie geht vom Truncus ab)

Zyanotische Herzfehler mit vermehrter Lungendurchblutung
- Transposition der großen Arterien
- Totale Lungenvenenfehlmündung

Path: ♦ **Azyanotische Herzfehler mit normaler Lungendurchblutung:**
Lok: Stenosen an den Ausflussbahnen der beiden Ventrikel oder an den großen Gefäßen ⇨ operatives Ziel ist die Beseitigung der Engstelle durch örtliche oder extraanatomische Korrektur, um die Ventrikel vor einer chronischen Druckbelastung zu schützen.

♦ **Primär azyanotische Herzfehler mit vermehrter Lungendurchblutung:**
Shuntvitien mit Kurzschlussverbindung zwischen Nieder- und Hochdrucksystem
⇨ **Links-Rechts-Shunt** (arterialisiertes Blut rezirkuliert in die Lungenstrombahn)
⇨ Volumenbelastung des Lungenkreislaufes, evtl. mit gleichzeitiger Druckbelastung. Abhängig von der Dauer dieser Belastung kann es zu sekundären Veränderungen in den Pulmonalgefäßen (fibromuskuläre Umwandlung) und zu einer Pulmonalgefäßsklerose mit fixierter pulmonaler Hypertonie und dann verminderter Lungendurchblutung kommen.
⇨ **Umwandlung** des Links-Rechts-Shunts **in einen Rechts-Links-Shunt** mögl. (= sog. EISENMENGER-Reaktion) = späte Zyanose (Fixierung des Krankheitsbildes ⇨ wenn der pulmonale Druck 80 % des Systemdrucks erreicht hat, ist eine operative Korrektur nicht mehr sinnvoll! ⇨ Transplantation von Herz und Lunge als Ultima ratio, ab einem Druckverhältnis von 40 % ist das Op-Risiko signifikant erhöht).
Lok: Vorhofebene (Vorhofseptumdefekt), Ventrikelebene (Ventrikelseptumdefekt) oder Ebene der großen Gefäße (persistierender Ductus arteriosus, aortopulmonales Fenster, Truncus arteriosus communis) mögl.

♦ **Zyanotische Herzfehler:** Primärer Rechts-Links-Shunt oder Rotationsanomalien
⇨ Einstrom von venösem Blut in den großen Kreislauf ⇨ zentrale Mischungszyanose (klinisch erkennbar an blaugefärbten Konjunktiven, Lippen, Schleimhäuten und Zunge). Kompensatorisch entwickelt sich meist eine Polyglobulie (liegt eine Anämie vor ist die klinische Symptomatik besonders schwer, jedoch ist die Zyanose durch Fehlen eines Mindestgehaltes von desoxygeniertem Hämoglobin kaschiert).
Kompl: Körperliche Entwicklungsverzögerung, Leistungsminderung der Kinder, synkopale Anfälle durch Ischämie des Gehirnes, septischen Komplikationen und Abszessbildung (Hirnabszesse)
Kinder mit zyanotischen Herzfehlern versuchen, durch die sog. **Hockerstellung** (= squatting, erhöht den peripheren Gefäßwiderstand ⇨ erhöht den enddiastolische Druck im linken Ventrikel und der Einstrom von rechtsventrikulärem venösem Blut in den Systemkreislauf sinkt) den Grad der Zyanose zu vermindern.

Diag: 1. Anamnese und klinische Untersuchung: Die meisten angeborenen Herzfehler werden bei Kindern zu etwa 80 % bei der Untersuchung direkt nach der Geburt (**U1**) oder in den **Vorsorgeuntersuchungen** (U2 - U8) festgestellt. Früherfassung auch pränatal mögl.
2. **Echokardiographie** mit Farbdoppler zur Darstellung der Flussverhältnisse, NMR zur Darstellung der anatomischen Verhältnisse
3. Röntgen: **Herzkatheteruntersuchung** mit Darstellung der Ventrikel, Vorhöfe, Ausflussbahn und Druckmessungen in den verschiedenen Abschnitten vor, im und nach dem Herzen.

Ther: • Das primäre Ziel ist die kardiale Korrektur der angeborenen Anomalie in der **Frühphase**. Ist diese primäre Korrektur technisch nicht möglich, so wird eine funktionelle Korrektur oder ein Palliativeingriff durchgeführt, um die Kinder in ein Alter zu bringen, in dem der Defekt korrigiert werden kann. Die vollständige Korrektur der angeborenen Herzfehler sollte bis zum Erreichen des Vorschulalters vorgenommen werden. Lediglich Operationen, die ein Einbringen von Klappen- oder Gefäßprothesen erfordern, sollten nach dem 6. LJ. erfolgen, da sonst das Wachstum der Kinder zu schnell in Relation zu den Prothesen fortschreitet.

- Die Operationen am Herzen erfordern stets den Einsatz der Herz-Lungen-Maschine
- Selbsthilfegruppen: Bundesverband Herzkranke Kinder e.V., Robensstr. 20 - 22, 52070 Aachen, Tel.: (02 41) 91 23 - 32, Fax: -33

Prog: Allgemein: Nur in wenigen Fällen heilt der angeborene Defekt spontan aus (einige Fälle des PDA und VSD). Das höchste Sterblichkeitsrisiko für die Kinder besteht unmittelbar nach der Geburt und nimmt danach ab (in den ersten 6 Lebensmonaten versterben genauso viele Kinder mit angeborenem Herzfehler wie in den folgenden 6 Jahren).

ANGEBORENE PULMONALSTENOSE

Path: In 90 % d.F. **valvuläre Stenose** (Klappen in den Kommissuren verschmolzen und an die Pulmonalarterienwand angelagert) ⇨ chronische **Druckbelastung** des **rechten Ventrikels**, die zu einer konzentrischen Hypertrophie führen kann.
Selten: Subvalvuläre (10 % d.F.), supravalvuläre oder periphere Stenosen

Klin: Je nach Ausprägung der Stenose keine Beschwerden bis schwerstkranke Kinder, evtl. rechtsventrikuläre Pulsationen und sog. Herzbuckel

Diag: Auskultation: 4/6 - 6/6 holosystolisches Preßstrahlgeräusch 2./3. ICR li mit Fortleitung nach lateral

Ther: **Valvuläre Stenosen:**
Konservativ: Sprengung der Pulmonalklappe (**Pulmonalvalvuloplastie**) durch die transkutane-transluminale Ballondilatation heute Methode der ersten Wahl.
Op.-Ind: Bei einem Ruhedruckgradienten über der Klappe von 50 - 60 mmHg oder bei Rechtsherzinsuffizienz.
Op: Ablösen und Inzision der an der Pulmonalarterienwand anhaftenden Kommissuren (= operative Valvulotomie)
Subvalvuläre, supravalvuläre oder periphere Stenose:
Resektion des Infundibulumbereichs oder Erweiterungsplastik der Ausflussbahn od. der peripheren Strombahn. Bei noch offenem Foramen ovale (häufig) gleichzeitiger Verschluss.

Prog: Sprengung der Pulmonalklappe sehr gut.
Operationssterblichkeit von 5 % bis zu 50 % (bei manifester Rechtsherzinsuffizienz).

ANGEBORENE AORTENSTENOSE

Lok: Meist (Verschmelzung einer oder mehrerer Kommissuren) bikuspid angelegte Klappe mit Neigung zu vorzeitiger Degeneration und Verkalkung.
Selten: Subvalvulärer fibrotischer Ring (Endokardleiste) oder hypertropher muskulärer Kanal

Path: Folge der Obstruktion ⇨ hochgradige Druckbelastung des linken Ventrikels ⇨ konzentrische muskuläre Hypertrophie mögl.

Klin: Pektanginöse Symptomatik und synkopale Anfälle bei hochgradiger Stenose mit vermindertem Ejektionsvolumen

Ther: Op.-Ind: Druckgradienten über der Klappe von mehr als 60 mmHg in Ruhe, Zeichen der beginnenden Linksherzinsuffizienz, Linksherzschädigungszeichen im EKG, Synkopen oder pektanginöse Anfälle.
Op: Bei valvulärer Obstruktion offene Kommissurotomie, bei Fibrosierung oder Verkalkung der Klappe ⇨ Prothese
Bei subvalvulärer Aortenstenose Resektion des fibrotischen Ringes oder Kardiomyotomie (n. BIGELOW)

Prog: Op-Risiko bei komplikationslosen Fällen zwischen 1 und 10 %. Langzeitprognose gut. Bei Zeichen der Linksherzinsuffizienz ist die Prognose schlechter und die Letalität höher.

AORTENISTHMUSSTENOSE

Lok: Einengung der Aorta, distal des Abgangs der linken A.subclavia, am Übergang vom Aortenbogen zur Aorta descendens

Etlg: Je nach Lagebeziehung zum Ductus arteriosus Botalli **präduktale** (infantile) u. **postduktale** (erwachsene) Form der Coarctatio aortae.

Path: Chronische Druckbelastung des linken Ventrikels.
Umgehungskreisläufe über die A.subclavia und die Interkostalarterien mögl. ⇨ keine Mangelversorgung der unteren Körperhälfte.

Klin: **Arterielle Hypertonie der oberen Körperhälfte**, mangelnde Durchblutung der unteren Körperpartien (Femoralispuls meist stark abgeschwächt oder nicht palpabel)
Kinder: Präduktale Form mit offenem Ductus Botalli ⇨ Blut strömt aus dem re. Herzen (A.pulmonalis) über den Ductus Botalli in die Aorta descendens ⇨ minderoxygeniertes Blut gelangt in die untere Körperpartie (Rechts-Links-Shunt mit Zyanose der unteren Körperpartie)

Diag: Röntgen-Thorax: **Usuren der Rippen** (bei längerem Bestehen durch hypertrophierte Interkostalarterien)

Ther: Op-Ind: Präduktale Form: Dekompensation des Leidens häufig schon in den ersten Lebensmonaten ⇨ frühe Op. notwendig
Postduktale Form: Häufig lange klinisch stumm, Op indiziert bei Linksherzinsuffizienz oder übermäßiger Hypertonie in der oberen Körperhälfte
Op: Kurzstreckige Stenosen ⇨ Resektion der Engstelle und End-zu-End Anastomose
Längerstreckige Stenosen ⇨ Einnähen eines Erweiterungspatches aus Dacron (nach VOßSCHULTE) oder Einsetzen der distal abgesetzten A.subclavia als Erweiterungspatch (Subclavian-Flap-Technik)

Prog: Mittlere Lebenserwartung ohne chirurgische Intervention 35 J.!
Operationssterblichkeit im Erwachsenenalter um 2 %, im Säuglingsalter bis zu 30 %

VORHOFSEPTUMDEFEKT TYP II

Syn: **ASD II**, Sekundum Vorhofdefekt, Ostium secundum-Defekt

Lok: **Hochsitzender Ostium-Defekt** = im zentralen Bereich des Vorhofseptums, in 10 - 20 % Kombination mit Fehlmündung der re. Lungenvenen in den re. Vorhof
Eigentlicher **Fossa-ovalis-Defekt** (in der Mitte des Septums), haben 25 % der Menschen jedoch nur in 5 % hämodynamisch relevant

Path: Häufigste Form der Vorhofseptumdefekte (80 % d. F.)
Kinder: Größe des Defektes von 2 - 17 mm
Erwachsene: Durchmesser des Defektes 1 - 4 cm
Ist der Defekt mehr als 2 x 2 cm groß, so sind beide Vorhöfe funktionell gleichgeschaltet (= "common atrium").
Bei lang bestehendem Defekt > 20 J. Entwicklung einer EISENMENGER-Reaktion häufig

Klin: Dyspnoe, gehäufte Bronchitiden, Leistungsinsuffizienz

Ther: Op-Ind: Shunt > **30 %** des Herzminutenvolumens. Der Eingriff ist meist elektiv und sollte vor dem 5. Lebensjahr stattfinden.
Op: Verschluss des Defektes durch direkte Naht oder Einnähen eines Kunststoffpatches

Prog: Operationssterblichkeit bei unkompliziertem Vorhofseptumdefekt < 1 %, bei stärkerer Drucksteigerung im kleinen Kreislauf (⇨ EISENMENGER-Reaktion) bis über 10 %

LUTEMBACHER-SYNDROM

Path: Kombination eines ASD II mit einer angeborenen oder erworbenen Mitralstenose
⇨ Obstruktion der linksventrikulären Einflussbahn ⇨ großer Links-Rechts-Shunt mit frühzeitig beginnender pulmonaler Hypertonie und Pulmonalgefäßsklerose

Ther: Offene Kommissurotomie od. prothetischer Ersatz der Mitralklappe + Verschluss des ASD II

Prog: Op-Letalität bei Erwachsenen < 5 %, bei Kindern mit angeborener Stenose und pulmonaler Hypertonie sehr hoch

DEFEKTE DES AV-KANALES

Syn: **Atrioventrikular**-Kanaldefekte, Endokardkissen-Defekte

Lok: Man unterscheidet einen totalen und einen partiellen AV-Kanal (mit einem Vorhofseptum-defekt vom Primum-Typ (ASD I):
ASD I (Ostium primum-Defekt) und **partieller AV-Kanal** betreffen den **tiefsitzenden** Anteil des Vorhofseptums mit leichter Mißbildung der AV-Klappen (**Spalten** ["cleft"] im anterioren Mitral- oder im septalen Trikuspidalsegel). Der AV-Klappenring ist komplett angelegt.
Beim **totalen AV-Kanal** besteht ein tiefsitzender Vorhofseptumdefekt, ein hoher Ventrikel-septumdefekt und durch den Verlust des septalen Klappenansatzes ein AV-Klappendefekt.

Path: Die Defekte des AV-Kanals beruhen auf einer Hemmungsmissbildung der Endokardkissen an der Kontaktstelle von Septum primum, Ventrikelseptum und AV-Klappenanlage.
Pathophysiologisch kommt es zu **Kurzschlussverbindungen** auf Vorhof- und Ventrikele-bene sowie zu Insuffizienzen der AV-Klappen

Klin: Partieller AV-Kanal + ASD I wie bei ASD II (s.o.).
Totaler AV-Kanal ⇨ pulmonale Hypertonie, Pulmonalgefäßsklerose, progrediente Links-herzinsuffizienz, frühzeitige Eisenmenger-Reaktion mögl.

Ther: Op-Ind. bei Diagnosestellung gegeben.
Op-Zeitpunkt: Partieller AV-Kanal und ASD I zw. 1. u. 3. LJ., totaler AV-Kanal Op oft schon im Säuglingsalter notwendig
Op: ASD I: Patchverschluss des Defektes
Partieller AV-Kanal: Rekonstruktion der AV-Klappen, bzw. Prothesenersatz
Totaler AV-Kanal: Wie bei ASD I und part. AV-Kanal + Verschluss des Ventrikelseptums mit einem weiteren Patch (sog. 2-Patch-Technik)
Beim postoperativen Auftreten eines AV-Blocks III° ist die gleichzeitige Implantation eines Herzschrittmachers notwendig

Prog: Op-Letalität für ASD I und partiellen AV-Kanal < 2 %. Totaler AV-Kanal > 20 %

VENTRIKELSEPTUMDEFEKT

Syn: VSD

Lok: An einer Stelle oder multilokulär
Membranöser VSD (70 %): Unterhalb der Crista supraventricularis im Bereich des mem-branösen Septums
Perimembranöser VSD: Reicht tiefer bis in die muskulären Septumanteile
Muskulärer VSD: Nur im muskulären Septumanteil, evtl. multipel

Path: Häufigster angeborener Herzfehler. Isoliert oder als Teil komplexer Vitien (ca. 50 %)

Klin: Kleine Defekte können klinisch stumm sein
Große Defekte: Linksherzinsuffizienz, Links-Rechts-Shunt, Pulmonalgefäßsklerose

Diag: Lautes auskultatorisches Geräusch (je größer der Defekt, um so leiser wird das Geräusch)

Ther: Op-Ind: Stets wegen der Gefahr der bakteriellen Endokarditis gegeben. Kleinere Defekte sollten bis zum Erreichen des Vorschulalters, große Defekte sollten im ersten Lebensjahr korrigiert werden.
Bei Vorliegen einer Eisenmenger-Reaktion mit Shuntumkehr ist der Pat. inoperabel!
Op: Verschluss des Defektes durch direkte Naht oder durch Einnähen eines Dacronpatches

Prog: Selbständiger Verschluss in den ersten Lebensjahren mögl.
Op-Letalität: < 5 %, bei erhöhtem Pulmonalgefäßwiderstand bis > 20 %

PERSISTIERENDER DUCTUS ARTERIOSUS BOTALLI

Syn: PDA, Ductus arteriosus Botalli (persistens, apertus)

Lok: Der Ductus arteriosus Botalli dient im Fetalkreislauf zur Umgehung der nicht ventilierten Lunge und verbindet den Pulmonalarterienstamm am Ursprung der A.pulmonalis sinistra mit der Aorta descendens distal des Abgangs der A.subclavia sinistra.

Er schließt sich im Normalfall 10 - 15 Std. post partum funktionell und ist nach den ersten 3 Lebensmonaten strukturell obliteriert zum Lig.arteriosum.

<u>Path:</u> Kurzschlussverbindung zwischen System- und Lungenkreislauf ⇨ **Links-Rechts-Shunt** ⇨ Volumenbelastung des Lungenkreislaufes mit den Folgen der Widerstandserhöhung und der Rechtsherzbelastung

<u>Diag:</u> Auskultation: Maschinengeräusch

<u>Ther:</u> Op-Ind: Immer gegeben wegen der Gefahr einer bakteriellen Endokarditis
<u>Op:</u> Doppelte Ligatur des Ductus oder Durchtrennung mit Übernähung der Gefäßstümpfe

<u>Prog:</u> Op-Letalität < 2 % (höher bei Drucksteigerungen im kleinen Kreislauf)

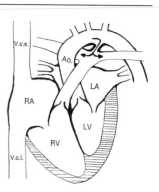

FALLOT-TETRALOGIE

<u>Path:</u> Herzfehlerkombination aus (s. Abb.):
1. **rechtsventrikulärer Ausflussbahnobstruktion**
   (= Pulmonalstenose)
2. **Ventrikelseptumdefekt** (VSD) u. einer über d. Defekt
3. **reitenden Aorta** (Aorta ist nach rechts verlagert) und
4. **rechtsventrikuläre Hypertrophie.**

Bei zusätzlichem Vorhofseptumdefekt vom Sekundum-Typ spricht man von der Fallot-Pentalogie.
Die Kombination aus Pulmonalstenose, Vorhofseptumdefekt und Rechtsherzhypertrophie wird Fallot-Trilogie genannt.

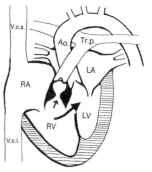

In etwa 50 % der Fälle kommt es durch die Hypertrophie der Crista supraventricularis zu einer infundibulären Pulmonalstenose, in der myokardiale Anteile enthalten sind. Der Grad der Stenose ist hier von der Kontraktilität des Herzens abhängig und kann durch Betablocker od. Sedativa günstig beeinflusst weden.
In ca. 25 - 40 % liegt zusätzlich eine valvuläre Pulmonalstenose vor. Die pulmonale Gefäßbahn kann durch den verminderten Blutdurchfluss hypoplastisch angelegt sein.
Durch die starke Obstruktion ist der Widerstand im Pulmonalkreislauf schon primär höher als der Systemwiderstand = **Rechts-Links-Shunt**. Der Ventrikelseptumdefekt hat meistens die Größe des Aortenringes, ist druckausgleichend und liegt unterhalb des rechten Segels der Aortenklappe.
Die Lagebeziehung von Aortenwurzel und VSD wird als Überreiten der Aorta beschrieben. Der Abgang der Aorta kommt hierbei über dem Defekt zu liegen. Der Grad des Überreitens kann verschieden sein. Bei starkem Überreiten kann der rechte Ventrikel sein Blut direkt durch den VSD in die Aorta auswerfen.
Der Grad der Obstruktion der rechtsventrikulären Ausflussbahn und des Überreitens der Aorta bestimmen wesentlich die hämodynamischen Verhältnisse.

<u>Ther:</u> Op-Ind: Stets gegeben, da ohne Op. nur 10 % der Kinder das Erwachsenenalter erreichen.
Ist die Symptomatik im Säuglingsalter rasch progredient oder liegen hypoplastische Pulmonalarterien vor, wird zunächst ein Palliativeingriff vorgenommen: Verbindung zwischen A.subclavia und ipsilateraler A.pulmonalis = BLALOCK-TAUSSIG-Shunt (aortopulmonales Fenster ⇨ Bluteinstrom in das Lungengefäßsystem wird erhöht ⇨ Oxygenierung des Blutes verbessert, das hypoplastische Pulmonalgefäßbett wird erweitert und der minderentwickelte linke Ventrikel trainiert).
Korrektureingriff dann nach 2 - 4 Jahren, bei entwickelten pulmonalen Gefäßen auch schon vor dem 1. LJ.
<u>Op:</u> Patchverschluss des VSD, Resektion der obstruktiven Infundibulummuskulatur und gegebenenfalls pulmonale Valvulotomie.

Prog: Op-Letalität: 5-10 %. Die Spätergebnisse nach der Korrektur sind in über 80 % der Fälle gut.
Häufigste Spätfolge: Herzrhythmusstörungen

TRIKUSPIDALATRESIE

Path: Trikuspidalklappe nicht angelegt oder von Geburt an verschlossen ➪ rechter Ventrikel nur rudimentär entwickelt, Blutaustausch in den Systemkreislauf durch einen großen ASD. Über einen oder mehrere Ventrikelseptumdefekte oder über einen großen persistierenden Ductus Botalli gelangt das Blut wieder in den rechten Ventrikel und in die Pulmonalisbahn.

Klin: Zentrale Zyanose, Leistungsminderung, Infektanfälligkeit, Neigung zu synkopalen Anfällen

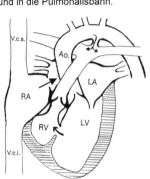

Ther: Op-Ind: Immer gegeben
Palliativ-Op: BLALOCK-TAUSSIG-Shunt (s.o.) oder kavopulmonale Anastomose (nach GLENN). Bei großem VSD und Überdurchblutung der Lunge Bändelung (Banding) der Pulmonalarterie.
Op: Funktionelle Korrektur (Operation nach FONTAN) erst ab dem 8.Lebensmonat ➪ direkte Verbindung der oberen und der unteren Hohlvene mit der rechten Pulmonalarterie oder dem Truncus pulmonalis. Die Öffnungen im Ventrikelseptum und die Öffnung der Pulmonalarterie im rechten Ventrikel werden durch Kunststoffpatches verschlossen.

Prog: Ohne Op sterben 90 % der Kinder im ersten Lebensjahr. Op-Letalität: 5 - 20 %

EBSTEIN-ANOMALIE

Path: Fehlgebildete und verlagerte Trikuspidalklappe ➪ Atrialisierung von Teilen des rechten Ventrikels und Trikuspidalinsuffizienz. Durch den kleinen rechten Ventrikel und die mangelnde Vorhofkontraktion entsteht über einen ASD oft ein Rechts-Links-Shunt mit zentraler Zyanose.

Ther: Op-Ind: Bei starker Zyanose, persistierenden Rhythmusstörungen, zunehmender Trikuspidalinsuffizienz
Op: Patchverschluss des ASD und Rekonstruktion od. Ersatz der Trikuspidalklappe

Prog: Op-Letalität 5 - 20 % mit guten Langzeitergebnissen

TRANSPOSITION DER GROSSEN ARTERIEN

Syn: TGA

Path: Rotationsanomalie der großen Gefäße ➪ Aorta entspringt dem rechten Ventrikel, die Pulmonalarterie dem linken Ventrikel ➪ Rezirkulation des arteriellen Blutes in die Lungenstrombahn und des venösen Blutes in den Systemkreislauf ➪ TGA nur lebensfähig bei zusätzlichen Kurzschlüssen (z.B. ASD, VSD, PDA)

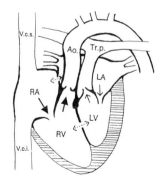

Klin: Starke zentrale Zyanose mit vermehrter Lungendurchblutung, bei guten Kurzschlussverbindungen kann die Zyanose fehlen.

Ther: Palliativeingriff in den ersten Lebenstagen: Ballon-Atrioseptostomie (nach RASHKIND) während der ersten Herzkatheteruntersuchung oder chirurgische Septostomie (nach BLALOCK-HANLON) des Vorhofseptums.

Op: Endgültige Korrektur des Herzfehlers in den ersten Lebensmonaten; Verschiedene Verfahren mögl.:
- Anatomische Korrektur (Switch-Operation n. JATENE)
  Versetzen der großen Gefäße entsprechend der anatomisch korrekten Position und Verlagerung der Koronarostien auf die neue Aortenwand
- Funktionelle Korrektur auf Vorhofebene (nach MUSTARD od. SENNING) ⇨ Kunststoffpatch (Mustard) oder eigenes Körpergewebe (Senning) wird so eingenäht, dass eine Umleitung der Blutströme auf Vorhofebene stattfindet

Prog: Unbehandelt sterben 90 % der Kinder im 1. LJ., Op-Letalität 10 - 20 %, 5-JÜR über 80 %

Kompl: pätkomplikationen: Insuffizienzen, Stenosen, Herzrhythmusstörungen

TOTALE LUNGENVENENFEHLMÜNDUNG

Path: Lungenvenen münden nicht in den linken Vorhof, sondern in den rechten Vorhof oder in eine der Hohlvenen. Bei diesem Herzfehler besteht nur Lebensfähigkeit bei vorhandenem Kurzschluss vom rechten zum linken Herzen.
Starke Rechtsherzbelastung durch vermehrte Lungendurchblutung und relative pulmonalvenöse Stauung schon in den ersten Lebenswochen.

Ther: Op-Ind: Stets gegeben; Palliativeingriff: Ballon-Atrioseptostomie nach Rashkind (s.o.)
Op: Verbindung (direkte Anastomose od. mit einem Patch) der Lungenvenen im Bereich ihres Zusammenflusses mit dem linken Vorhof

Prog: Ohne Op versterben 75 % der Kinder im 1. LJ.
Op-Letalität hoch (ca. 30 %!), überlebende Kinder haben eine sehr gute Langzeitprognose

HERZKLAPPENFEHLER

Def: Es wird unterschieden zwischen kongenitalen und erworbenen Erkrankungen der Herzklappen. Dazu zählen Fehler aller 4 Herzklappen, unterschieden werden Stenose und Insuffizienz einer Klappe sowie kombinierte Vitien.

Ät: – Angeboren = kongenital durch Schädigung des Föten in den ersten 3 Monaten einer Schwangerschaft ⇨ Op im frühen Kindesalter
– Erworben: **Rheumatische Endokarditis**, bakterielle Endokarditiden (Fixer-Endokarditis, betrifft vorwiegend die Klappen des rechten Herzens, insb. Trikuspidalklappe)
– Nach Myokardinfarkt mit Beteiligung des Papillarmuskels
– Degenerativ: Fibrosierung und Verkalkung

Epid: ◊ Pro Jahr Op von ca. 2.500 kongenitalen und ca. 6.000 erworbenen Vitien in Deutschland
◊ z.Zt. werden an 38 Zentren in Deutschland solche Operationen durchgeführt

Etlg: Bzgl. der Klinik als Zeichen der kardialen Insuffizienz bei Klappenvitien nach der **New York Heart Association (NYHA)**

NYHA I:	Keine subjektiven Beschwerden, körpl. Belastung nicht eingeschränkt
NYHA II:	Beschwerden bei schwerer körperlicher Belastung
NYHA III:	Beschwerden bei leichter körperlicher Belastung
NYHA IV:	**Ruhebeschwerden** = kardiale Dekompensation

AORTENKLAPPENSTENOSE, ICD-10 rheum./nicht rheum.: I06.0/I35.0

Ät: Häufig kongenital bikuspide Aortenklappe oder degenerativ, verkalkend bei alten Menschen
Path: Kommissurenverklebung, Fibrosierung und sekundäre Verkalkung

⇨ Druckbelastung des li. Ventrikels ⇨ Rückstau nach rechts
⇨ Ruhedyspnoe zeigt Dekompensation an

Klin: Synkopen als Warnhinweise für die Schwere des Vitiums, niedriger Blutdruck, Schwindel, Angina pectoris, Belastungsdyspnoe, Schwirren über dem Herzen tastbar

Diag: Auskultation: rauhes, tieffrequentes, spindelförmiges Systolikum
Rö: Li.-betontes Herz, gestaute Pulmonalgefäße, Herzecho (systolischer Druckgradient = vor und hinter der Klappe gemessen) und Herzkatheter entscheidend

Cave: Diuretika und Nachlastsenker sehr zurückhaltend (auch bei schwerer Dekompensation) einsetzen, da diese den ohnehin niedrigen Blutdruck kritisch verringern können ⇨ schnelle Op

Prog: Mit Op gut, 5-JÜR: 90 %

AORTENKLAPPENINSUFFIZIENZ, ICD-10 rheum./nicht rheum.: I06.1/I35.2

Path: Volumenbelastung des li. Ventrikels, hohe Blutdruckamplitude ⇨ exzentrische Hypertrophie und Dilatation = großer enddiastolischer Durchmesser des li. Ventrikels

Klin: Sichtbarer Kapillarpuls (Fingernagel), Angina pectoris und Belastungsdyspnoe NYHA III zeigen die drohende Dekompensation an

Diag: Auskultation: Decrescendo Sofortdiastolikum

Ther: Konservativ mit Diuretika u. Nachlastsenker (insb. ACE-Hemmer), bei Dekompensation Op

MITRALSTENOSE, ICD-10 rheum./nicht rheum.: I05.0/I34.2

Ät: (noch) häufigster erworbener Klappenfehler, meist rheumatischer Genese mit einem oft 10 – 20 Jahren dauerndem beschwerdefreien Intervall nach rheumatischem Fieber

Path: Verminderung des HZV, insb. bei hoher Herzfrequenz wegen verkürzter Diastole ⇨ medikamentöse Herzfrequenzsenkung (Digitalis, ß-Blocker, Sotalol)
Druckbelastung des li. Atriums ⇨ Lungenstauung bis zur Rechtsherzbelastung, Dilatation des li. Atriums ⇨ Thrombenbildung im Herzohr mögl. ⇨ arterielle Emboliegefahr

Klin: Die Dyspnoe korreliert sehr gut mit dem Schweregrad des Vitiums

Diag: Auskultation: Diastolisches Decrescendogeräusch, Mitralöffnungston

Op-Ind: NYHA (II) - III, pulmonale Hypertonie, Auftreten von Vorhofflimmern

Ther: Geschlossene oder offene Kommissurotomie, Klappenersatz

MITRALINSUFFIZIENZ, ICD-10 rheum./nicht rheum.: I05.1/I34.0

Ät: Bakterielle Endokarditis, rheumatische Endokarditis, nach Herzinfarkt bei Papillarmuskelbeteiligung

Path: Druck- u. Volumenbelastung des li. Atriums ⇨ Dilatation des li. Atriums ⇨ Lungenstauung bis zur Rechtsherzbelastung, Vorhofflimmern, Thromboemboliegefahr

Klin: Die Dyspnoe zeigt sich erst bei höherem Schweregrad des Vitiums

Diag: Auskultation: Systolisches Decrescendogeräusch, 3. Herzton

Op-Ind: NYHA (II) - III, pulmonale Hypertonie, Auftreten von Vorhofflimmern

Ther: Raffung des Mitralklappenringansatzes, Klappenersatz

Trikuspidalklappenfehler
Path: Isoliert sehr selten, meist in Verbindung mit anderen Klappenfehlern

MEHRKLAPPENFEHLER

Path: Häufig: Aorten- und Mitralklappe gleichzeitig betroffen ⇨ bei 30 % aller Klappenoperationen werden beide Klappen ersetzt.
Bei ca. 0,5 % gleichzeitige Aorten-, Mitral- und Trikuspidalklappen-Op.

Diag: 1. Anamnese und klinische Untersuchung:
Typischer Auskultationsbefund: (evtl. mit Phonokardiogramm dokumentieren)
Aortenvitien in leicht nach vorne gebeugtem Sitzen in Exspiration auskultieren
Aortenstenose: Lautes, rauhes, tieffrequentes, spindelförmiges Systolikum
Aorteninsuffizienz: Decrescendo Sofortdiastolikum
Mitralvitien in links-Seitenlage in Exspiration auskultieren
Mitralstenose: Diastolisches Decrescendogeräusch, Mitralöffnungston
Mitralinsuffizienz: Systolisches Decrescendogeräusch, 3. Herzton
2. EKG: Aortenstenose: Linkstyp, Linkshypertrophiezeichen (pos. SOKOLOF-Index = S in V1 + R in V5 = > 3,5 mV), evtl. in V4-6 T-Negativierung (= ist kein Ischämiezeichen, sondern Hypertrophiezeichen)
Aorteninsuffizienz: Linkshypertrophiezeichen u. Rhythmusstörungen durch die linksventrikuläre Dilatation
Mitralstenose: Zweigipfliges P, Steil- bis Rechtstyp bei Rechtsherzbelastung und Rechtsherzhypertrophiezeichen
Mitralinsuffizienz: Zweigipfliges P, evtl. Linkshypertrophiezeichen
3. Röntgen: Thorax in zwei Ebenen zur Beurteilung der Herzgröße, Stauungszeichen der Lunge (Kerley-Linien)
4. **Echokardiographie:** Heute mit Farbdoppler, CW-Doppler und transösophagealer Technik **(TEE)** ⇨ Flussverhältnisse gut sichtbar, **Druckgradienten** und Klappenöffnungsflächen lassen sich berechnen
5. **Herzkatheteruntersuchung** (obligat): Messung der Drücke in allen Bereichen des Herzens, Darstellung der Flussverhältnisse, Ausmessen der Klappenöffnungsflächen
6. Präoperative Beurteilung von biologischem Alter, Lungenfunktion, sonstigen Erkrankungen (Malignome usw.) und Gefäßstatus des Patienten, Abwägen und Analyse des Operationsrisikos im Verhältnis zum Nutzen

Ther: • Herzklappenersatz:
1. Extrakorporaler Kreislauf notwendig: Kanülierung der V.cava und der Aorta ascendens und Übernahme der Pumpfunktion und Oxygenierung durch die Herz-Lungen-Maschine
2. Das Herz wird nach Abklemmen der großen Gefäße mittels kardiopleger Lösung stillgelegt
3. Eröffnung des Herzens, Entfernen oder Belassen der alten Klappe und Einnähen der neuen Klappe am Klappenansatz
- Klappenarten:
Technische Klappen:
Kugelklappen (Starr-Edwards)
Flügelklappen (Björk-Shiley) ⇨ seitlicher Durchfluss
Zweiflügelklappen (St. Jude) ⇨ zentraler Durchfluss, große Öffnungsfläche
    Vorteil: Lange Haltbarkeit
    Nachteil: Geräusch, Dauerantikoagulation mit Cumarinen (Marcumar® nach Quick bzw. INR, lebenslang) unumgänglich!
Biologische Klappen: Schweineklappe (Hancock-Klappe), menschliche Klappen
    Vorteil: Gute (physiologische) Flussverhältnisse, keine Antikoagulation notwendig
    Nachteil: Nach ca. 5 Jahren beschleunigte Degeneration, Perforationen oder Segelabrisse möglich ⇨ Klappe hält nur ca. 5 - 10 Jahre!, daher nur bei alten Patienten (> 70. LJ.) oder jungen Frauen mit Kinderwunsch (da keine Antikoagulation notwendig) indiziert
• Offene Kommissurotomie: Bei Stenosen Revision der Klappe am offenen Herzen
• Klappensprengung: Mittels Katheter (=geschlossene Kommissurotom.): hohe Rezidivrate
• Klappenringeinpflanzung: Bei Insuffizienzen insb. der Mitral- und Trikuspidalklappe, Op-Verfahren: Raffung des muralen Anteils der Klappe durch einen Ring
• Auch möglich: Anlage eines cardio-aortalen Conduits bei inoperabler Aortenstenose ⇨ verbindet den linken Ventrikel mit der Aorta unter Umgehung des normalen Weges
• Postoperativ: **Endokarditisprophylaxe** ist bei bei allen Klappenarten absolut notwendig!
• Selbsthilfegruppen für Pat. mit künstlichen Herzklappen, Neidsteiner Str. 11, 90482 Nürnberg, Tel.: (09 11) 50 26 68, Internet: http://www.medizin-forum.de/herzklappen

Prog: Durch moderne Op-Technik gut: Letalität ca. 2 %, nach Klappenersatz ca. 80 - 90 % 5-JÜR, ca. 70 % 10-JÜR

Kompl: * Nahtdehiszenz am Klappenring ⇨ paravalvuläre Lecks, Klappenausriss
* Mechanische Dysfunktion ⇨ Stenosen, Insuffizienzen
* Chronische Hämolyse
* Thrombose/Embolie an der Prothese
* Prothesenendokarditis
  – Staphylokokken: Schlechte Prognose ⇨ sofort Op
  – Streptokokken: Bessere Prognose, konservative Therapie mit konsequenter Antibiose kann versucht werden

Proph: ♥ Nachkontrollen! (Auskultation, EKG, Echokardiographie)
♥ **Endokarditisprophylaxe** ist bei allen hämodynamisch relevanten Klappenfehlern und bei allen implantierten Klappenarten bei der Durchführung von instrumentellen/operativen Eingriffen notwendig; bei Infektionen lieber einmal zu viel als zu wenig antibiotisch behandeln!
  - Bei Eingriffen im Respirationstrakt, MDT oder urogenital: Amoxicillin [Amoxypen®] 2 g (> 70 kgKG 3 g) p.os 1 Std. vor dem Eingriff, und 1 g 6 Std. nach dem Eingriff (bei Penicillinunverträglichkeit Vancomycin 1 g i.v. als Kurzinfusion für 60 Minuten 1 Std. vor und 6 Std. nach dem Eingriff)
  - Eingriffe in Verbindung mit Infektionen der Haut: Clindamycin 600 mg p.os 1 Std. vor dem Eingriff und 300 mg 6 Std. nach dem Eingriff (ggf. parenteral mit Vancomycin, wie oben)
♥ Technische Klappen: **Lebenslange Antikoagulation** mit Phenprocoumon (Marcumar®, Ziel: Quick 15 - 25 %, INR 3,0 – 4,0), vor instrumentellen/operativen Eingriffen muss das Marcumar abgesetzt (⇨ Quick > 50 %) und durch Heparin ersetzt werden.

CHIRURGIE DER HERZKRANZGEFÄSSE

Syn: Koronarchirurgie bei **k**oronarer **H**erz**k**rankheit (**KHK**), Koronarsklerose, Koronarstenose, Angina pectoris, Koronarinsuffizienz, Myokardinfarkt, ischämische Herzerkrankung, engl. ischaemic heart disease, ICD-10: I21

Ät: Die Entstehung der **Koronarsklerose** ist durch die degenerativen Veränderungen der Intima und teilweise der Media im Rahmen der Atherosklerose zu sehen. Hier sind mehrere Risikofaktoren für die Entstehung der Krankheit bekannt. Beim Zusammentreffen zweier oder **mehrere Risikofaktoren potenziert** sich das Risiko der Krankheitsentstehung:
– **Nikotinabusus** (auch Passivrauchen erhöht das Risiko um ca. 30 %)
– **Fettstoffwechselerkrankungen** (Hypercholesterinämie: Gesamtcholesterin > 250 mg/dl [= > 6,5 mmol/l], LDL > 160 mg/dl, HDL < 35 mg/dl; Hyperlipidämie)
– Erhöhte Lipoprotein(a)-Werte (> 25 mg/dl)
– Erhöhte Homocysteinwerte (> 9 μmol/l)
– **Arterielle Hypertonie**
– **Diabetes mellitus**, Hyperurikämie
– **Adipositas**, Bewegungsmangel, Disstress
– **Familiäre Disposition**, Vaskulitiden

Path: ♦ Lok: **LCA** / RIVA / R.diagonalis, **RCX** / R.marginalis sinister / R.posterolateralis sinister, **RCA** / R.marginalis dexter (s. Abb.). Je nach Befall einer oder mehrerer Gefäßstämme od. ihrer Äste wird von einer **Ein-, Zwei-** oder **Dreigefäßerkrankung** gesprochen)

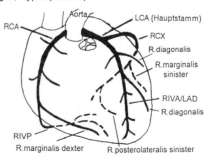

Aorta
LCA (Hauptstamm)
RCA
RCX
R.diagonalis
R.marginalis sinister
RIVA/LAD
R.diagonalis
RIVP
R.marginalis dexter
R.posterolateralis sinister

♦ Stenosen werden meist erst ab einer Strömungseinschränkung von ca. **70 - 75 %** klinisch relevant, abhängig auch vom sog. Versorgungstyp (unterschieden wird ein ausgeglichener, ein Links- und ein Rechtsversorgungstyp) ⇨ ist ein Gefäß der überwiegenden Versorgung betroffen (z.B. RIVA beim Linksversorgungstyp), sind die Symptome stärker.

♦ Progredientes Leiden, dessen Endpunkt der Verschluss der zuführenden Kranzarterie und das Absterben des betroffenen versorgten Myokardareals ist.

Epid: ◊ 70 % aller Herzoperationen betreffen die Koronarchirurgie (jährlich 25.000 in Deutschland, Tendenz steigend)

◊ **M >> w**

Etlg: Bezgl. der Klinik nach dem Schema der **Canadian cardiovascular society** (CCS)

CCS I:	Normale körperliche Belastbarkeit führt nicht zu einer myokardialen Ischämiereaktion. Ein Angina-Pectoris-Anfall ist nur durch starke Belastung provozierbar.
CCS II:	Die normale körperliche Belastbarkeit ist eingeschränkt. Beim raschen Gehen oder Treppensteigen tritt ein Angina-Pectoris-Anfall auf.
CCS III:	Die körperliche Belastbarkeit ist **erheblich eingeschränkt**. Schon bei geringen Anstrengungen kommt es zur Ischämiereaktion.
CCS IV:	**Ruheangina**

Klin: ⇒ **Pektanginöse Anfälle** je nach Schwere der Erkrankung in Ruhe, bei leichter oder starker Belastung (der Patient kennt meist seine Belastungsgrenze sehr genau). **Ausstrahlung** der Schmerzen in den linken Arm, Hals, Schultergegend, Unterkiefer möglich.

⇒ Typisches Verschwinden der Beschwerden auf Nitratmedikation (z.B. Nitrolingual®-Spray)

Diag: 1. Anamnese und klinische Untersuchung. Die **gründliche Anamnese** kann bei der KHK die korrekte Diagnosestellung sehr erleichtern. Durch die Periodizität und die Belastungsgrenze der KHK kann der Patient meist selbst eine richtungweisende Angabe machen.

2. **Belastungs-EKG** (horizontale od. deszendierende ST-Senkungen), Langzeit-EKG und typische Veränderungen im normalen EKG geben entscheidende Hinweise ⇨ Domäne der Inneren Medizin.

3. Nuklearmedizinische Untersuchung: **Myokardszintigraphie** mit Belastungsergometrie gibt konkrete Hinweise auf Ausprägung und Lokalisation der Einschränkung der Myokardfunktion (Ischämienachweis). Neuerdings auch PET (Positronen-Emissions-Tomographie) zur genauen Abgrenzung von vitalem u. nicht mehr revitalisierbarem Myokardgewebe mögl. (nur in wenigen Zentren mögl.). Mittels Elektronenstrahlcomputertomographie (EBCT) lassen sich Verkalkungen darstellen.

4. **Koronarangiographie** (Links-Herzkatheteruntersuchung) zur Feststellung der betroffenen Koronararterien und der genauen Lokalisation der Stenosen + Ventrikulographie zur Bestimmung der linksventrikulären Funktion stellt nach wie vor den Goldstandard in der Diagnostik dar (Zugang meist über die A.femoralis)

5. Röntgen: Präoperativ Thorax ⇨ allg. Herz- und Lungenfunktion, Herzvergrößerung

Ther: • Konservativ: Medikamente: Nitrate (Isosorbiddinitrat, Isoket®), Molsidomin (Corvaton®), Betarezeptorenblocker, Kalziumantagonisten (gegen Koronarspasmen)
Akuter Myokardinfarkt: **Thrombolyse** mit Streptokinase od. humanem/gentechnologischem Plasminogenaktivator rt-PA (Alteplase, Actilyse®, Reteplase, Rapilysin®)

• Interventionelle Verfahren: **PTCA** = perkutane transluminale coronare Angioplastie (**Ballonkatheterdilatation**)
Ind: Kurzstreckige relevante, gerade verlaufende, singuläre, zentrale Stenose (nicht bei einer Hauptstammstenose ⇨ Op. indiziert)
Die PTCA kann mit einer **Stent**-Implantation (kleines Stahlgerüst als Gefäßstütze) über den Katheter kombiniert werden.
Rotablation (Rotationsangioplastie): Arteriosklerotische Plaques werden mit einem rotierenden Kopf abgefräst
Laserangioplastie: Arteriosklerotische Plaques werden mit dem Excimer-Laser aufgelöst

• Operativ: Ind: Hauptstammstenose, koronare Dreigefäßerkrankung mit bypassfähigen Koronarien, koronare Zweigefäßerkrankung mit Beteiligung des RIVA

(beim Linksversorgungstyp)

<u>Notfall-Ind:</u> Dilatations-Zwischenfall, kardiogener Schock, frischer Infarkt
- Zugang: Mediane Längssternotomie
- Zur Op notwendig: **Extrakorporale Zirkulation** mit Herz-Lungen-Maschine, Anschluss an die Aorta ascendens und V.cava, Kardioplegie des Herzens, Hypothermie (28 - 32°C)

Bei Eingefäß-Bypass-Op wird auch in einigen Zentren ohne Herz-Lungen-Maschine operiert, dabei wird das Herz lokal mit einer Saugglocke „stillgehalten" und der Bypass angelegt.
- Aortokoronare Bypassoperation:
  1. **A.mammaria-interna-Bypass** (IMA = internal mammary artery, Präparation der Arterie von peripher (ab Zwerchfell) mit anhängendem Bindegewebe = pedicle-Technik und Belassung am proximalen Ursprung [A.subclavia], beidseitige Präparation möglich – meist wird jedoch nur die linke verwendet = LIMA)
  2. **Aortocoronarer Venenbypass** (ACVB) mit autologer Beinvene (V.saphena magna, ein 2. Op-Team entnimmt diese Vene gleichzeitig) oder/und
  Die Anastomosen werden End-zu-Seit oder Seit-zu-Seit mittels 7/0-Polypropylenefaden auf die längseröffnete Koronarie einzeln oder sequentiell (= mehrere Anastomosen hintereinander) angelegt (LIMA und Venenbypass sind meist gleichzeitig notwendig, da meist Mehrgefäßerkrankungen vorliegen) angelegt, danach am wieder schlagenden Herzen (Einsparung von Ischämiezeit) Anastomose des Venenbypass im Bereich der Aorta ascendens
  - Die Sternotomie wird mit einer Drahtcerclage wieder verschlossen, die Drähte werden dauerhaft belassen
  - Ultima ratio: Herztransplantation bei diffuser KHK mit hochgradig eingeschränkter Ventrikelfunktion (= dekompensierte Herzinsuffizienz)
- 24 Std. intensivmedizinische Überwachung postoperativ (⇨ Gefahr von Infarkt/Reverschluss und Herzrhythmusstörungen)
- Postoperative Medikation: Acetylsalicylsäure (Aspirin®) 100 mg/Tag lebenslang
- Selbsthilfegruppen: Deutsche Herzstiftung e.V., Vogtstr. 50, 60322 Frankfurt, Tel.: (0 69) 95 51 28 - 0, Fax: - 13, Internet: http://www.herzstiftung.de

Prog: Beste Offenheitsrate mit 80 - 95 % nach 5 Jahren zeigt der **IMA-Bypass** (zum Vergleich Venenbypass 65 - 80 % Offenheitsrate ⇨ Verschlüsse durch arteriosklerotische Bypassveränderungen), Reoperation nach 10 Jahren in 8 - 16 % d.F. notwendig (8 % bei IMA).
Op-Letalität: 1 - 3 % (höher bei Notfalleingriffen: Dilatationszwischenfall, frischer Infarkt, kardiogener Schock).
Beschwerdefreiheit nach Op im ersten Jahr 80 – 90 %, nach 5 Jahren 70 % d. Pat.

Kompl: * Herzrhythmusstörungen, Myokardinfarkt, plötzlicher Herztod
* DRESSLER-Syndrom = Postmyokardinfarktsyndrom (Fieber, Perikarditis, Herzinsuffizienz, Ther: Glukokortikoide)

Op: * Arteriosklerotische Bypassveränderungen ⇨ Bypassverschluss, Restenosen
* Thrombose des Bypass, Infektion des Bypass, Perikarditis, Perikarderguss
* Wundheilungsstörungen an den Entnahmestellen der autologen Venen od. am Sternum

Proph: ♥ Primärprophylaxe: Ausschaltung/Meidung aller Risikofaktoren (s.o.)
♥ Mäßiger Alkoholkonsum von 10 - 20 g Alkohol/Tag (unabhängig vom Getränk) hat nach dem Stand heutiger Studien einen protektiven Effekt auf die Entwicklung einer KHK
♥ Postoperativ: Konsequente Fettstoffwechselsenkung (Ziel: LDL < 100 mg/dl), Behandlung eines arteriellen Hypertonus (< 140/90 mmHg), genaue Einstellung eines Diabetes mellitus (HbA1c < 6,5 %), ASS 100 mg/Tag lebenslang

DD: - Prinzmetal-Angina = Koronarspasmus (Ther: Kalziumantagonisten)
- Vertebragene Thoraxschmerzen, Tietze-Syndrom (Schmerzen am Rippenansatz am Sternum), Pankreatitis, Refluxösophagitis, Lungenembolie
- Funktionelle Thoraxschmerzen (= psychosomatisch, DaCosta-Syndrom ⇨ Ausschlussdiagnose)

SCHRITTMACHERTHERAPIE

Syn: Herzschrittmacher, Pacer, Kardioverter (= AICD = automatischer implantierbarer Cardioverter/Defibrillator)

Anatomie: Das **Erregungsleitungssystem** des Herzens besteht aus Sinusknoten, AV-Knoten, His-Bündel und den beiden Tawara-Schenkeln in die Ventrikel und den Purkinje-Fasern in den Ventrikeln.

Ind: – Herzschrittmacher: Sick-sinus-Syndrom, Sinusknotenstillstand, AV-Blockierungen (Typ II.°/Mobitz, III.°) mit Frequenz < 50/Min. oder Synkopen/synkopalen Anfällen, Asystolien durch Karotissinussyndrom, Bradyarrhythmia absoluta

– Kardioverter: Dilatative oder hypertrophische Kardiomyopathie mit rezidivierenden Kammertachykardien, maligne tachykarde Kammerarrhythmien und Kammerflimmern als Ursache für Herz-Kreislauf-Stillstände (überlebter "plötzlicher Herztod"), die medikamentös therapierefraktär sind und auch durch antiarrhythmische Operation oder Katheterablation nicht behandelt werden können. Neu ist auch ein atrialer Defibrillator, der bei therapierefraktärem paroxysmalem Vorhofflimmern eingesetzt werden kann.

Epid: ◊ Erster Schrittmacher 1958 implantiert, pro Jahr werden derzeit ca. 10.000 Herzschrittmacher in Deutschland implantiert.

◊ Erster Kardioverter 1980 in den USA implantiert. Hohe Kosten!, die Kardioverter der neuesten Generation (mit antitachykarder Schrittmacherfunktion sowie der Möglichkeit der programmierten Stimulation und einem Ereignisspeicher) kosten bis zu 50.000,-- DM.

Etlg: # Herzschrittmacher: Alle bezgl. ihrer Funktion kodiert

1. Buchstabe: Pacing = **Stimulationsort** (A=Vorhof, V=Ventrikel, D=A+V)
2. Buchstabe: Sensing = **Wahrnehmungsort** (A=Vorhof, V=Ventrikel, D=A+V)
3. Buchstabe: **Funktion** (I= inhibiert, der Schrittmacher stimuliert nur bei nicht genügender Eigenfrequenz, T= getriggert, Schrittmacher registriert die Vorhofaktion und stimuliert die Kammer, D=I+T, 0= keine Steuerung)

Evtl. zusätzliche Buchstaben:

4. Buchstabe: Programmierbarkeit (P=1-2 Funktionen, M=multiprogrammierbar, 0=nicht)
5. Buchstabe: Antitachykardiefunktion (0=nicht, B=burst=Salven, S=scanning, E=extern)

Häufig gebräuchliche Typen: **DDD** (nicht bei Vorhofflimmern), VVI, AAI

Frequenzadaptive Herzschrittmacher: Passen sich dem Organismus an und heben die Herzfrequenz bei Belastung an.

Mögliche Steuerparameter: **Bewegung** (Piezokristall), Temperatur, Sauerstoffgehalt des Blutes, pH-Wert des Blutes, Atemfrequenz, QT-Zeit

Diag: 1. Anamnese und klinische Untersuchung, die Indikation für eine Herzschrittmacher- oder Kardioverter-Implantation wird durch den Internist/**Kardiologen** gestellt.

2. Röntgen: Thoraxübersicht zur Op-Planung und nach Schrittmacheranlage zur Kontrolle

Ther: • Konservativ: Bei Arrhythmien Austestung verschiedener Antiarrhythmika mit apparativ induziertem Kammerflimmern (elektrophysiologische Untersuchung) mögl.

Medikation: Antiarrhythmika (s. Innere-Lehrbücher)

• Operativ:

– Herzschrittmacher: Legen einer (bzw. zwei) transvenös-endokardialen Elektrode über die V.cephalica, vorschieben bis zum rechten Ventrikel (bei zwei Elektroden, wird die zweite im Vorhof verhakt), Kontrolle der Elektrodenlage unter Durchleuchtung. Verbinden der Elektroden mit dem Schrittmacher, der subkutan im Bereich über dem (meist rechten) M.pectoralis implantiert wird. Danach wird der Schrittmacher programmiert (vom Internisten).

– Kardioverter: Anteriore/laterale Thorakotomie oder mediane Sternotomie und anbringen der zwei epikardialen Defibrillationselektroden, das Steuergerät wird in der Bauchdecke im Oberbauch fixiert. Postoperative Antibiotikaprophylaxe. Bülau-Thoraxdrainage.

Neue Methode auch mit transvenös implantierbaren Elektroden (spart die Thorakotomie, Elektroden sitzen im re. Vorhof u. Ventrikel) und einer subkutanen Flächenelektrode (im Bereich über dem li. Ventrikel).

Prog: Op-Risiko bei Herzschrittmacherimplantation nahe 0 %
Bei der Kardioverter-Implantation mit Thorakotomie ist das Risiko wesentlich höher (perioperative Mortalität 1 - 9 %), der Nutzen des ICD ist jedoch groß.

Kompl: * Plötzlicher Herztod
Op: * Geräteinfektion, Hämatom, Pneumothorax
* Elektrodendislokation im Herz, Diskonnektion der Elektrode am Gerät
* Elektrodenkabelbruch, frühzeitige Batterieerschöpfung
* Zuckungen des M.pectoralis oder des Diaphragmas
* Kardioverter: Kurzer, starker Schmerz während einer Kardioversion/Defibrillation

Proph: ♥ Kontrolle der Schrittmacherfunktion in 6-monatigem Abstand durch den Kardiologen
♥ Op: Bei implantierten Schrittmachern Vorsicht bei elektrischen Manipulationen (z.B. Elektrokauter), keine NMR-Untersuchungen am Patienten, Handy-Verbot

CARDIOMYOPLASTIE

Syn: Dynamische Kardiomyoplastik

Def: Verpflanzung des **M.latissimus dorsi** zirkulär um das Herz zur Unterstützung des insuffizienten Herzens.

Ind: Bei dekompensierter Herzinsuffizienz (dilatative Kardiomyopathie, hochgradig eingeschränkter LV-Funktion, NYHA III – IV), wenn eine Herztransplantation nicht möglich ist

Ther: • Operativ: Ind: Alternative zur Herztransplantation bei dekompensierter Herzinsuffizienz, wenn kein Spenderorgan zur Verfügung steht.
– Präparation des linken M.latissimus dorsi und Verlagerung des Muskels zirkulär um das Herz
– Anlage eines Schrittmachers am Muskel zur herzschlagsynchronen Stimulation mit Serienimpulsen

PERIKARDERKRANKUNGEN

Syn: Perikarditis, Constrictio pericardii, ICD-10: akut I30, chronisch I31

Ät: – Akut: **Herzbeuteltamponade** durch Herzwandruptur (Hämoperikard), Thoraxtrauma, Herzoperation, Antikoagulanzientherapie, bakterielle oder virale Perikarditis, urämischer Perikarderguss
– Chronisch: Konstriktive Perikarditis als Folge einer akuten Perikarditis (bakteriell, viral, urämisch), idiopathisch, rheumatisch oder tuberkulös bedingt bis hin zur Perikarditis calcarea (Panzerherz)

Path: Herzbeuteltamponade (> 200 ml), konstriktive Perikarditis ⇨ Erhöhung des Drucks im Herzbeutel ⇨ vermindert die diastolische Füllung der Kammern + Stau vor dem Herzen ⇨ **Minderung des Schlagvolumens** und Kompression der Koronararterien ⇨ Minderperfusion des Myokards, myokardiale Atrophie

Klin: ⇒ Einflussstauung (gestaute Jugularvenen), Kreislaufstörung mit Tachykardie und Hypotonie, Dyspnoe

⇒ Hepatomegalie, Stauungszirrhose der Leber (Cirrhose cardiaque, Muskatnussleber), Aszites

⇒ Akut: Kardiogener Schock und Asystolie mögl., paradoxer Puls (bei Inspiration schwindender Puls)

Diag: 1. Anamnese und klinische Untersuchung: Leise Herztöne, perikarditisches Reibegeräusch
2. Röntgen: Thorax ⇨ Verbreiterung des Herzens, unter Durchleuchtung fehlende Pulsation
3. Sonographie, Echokardiographie: Flüssigkeit im Perikardraum
4. EKG: Niedervoltage, je nach Schwere ST-Hebung, T-Abflachung, T-Negativierung
5. ZVD: Erhöht
6. Herzkatheter: Dip-Plateau-Phänomen (frühdiastolischer Abfall) im Druckverlauf des re. Ventrikels

Ther: • Konservativ: Akut: **Perikardpunktion**, sonographisch gesteuert vom Xiphoid aus und Behandlung der Grunderkrankung, Intensivüberwachung
• Operativ: Ind: Thoraxtrauma mit Verletzung des Herzens, chronische Perikarderkrankung bei eingeschränkter Herzfunktion
  – Trauma: Thorakotomie, Blutstillung und Übernähen des Defektes
  – Chronisch: Perikardresektion über dem re. u. li. Ventrikel od. Perikardfensterung (auch thorakoskopisch mögl.)

Prog: Gute Op-Ergebnisse durch Perikardfensterung, Op-Letalität 2 %

DD: – Traumatisch: Herzkontusion ohne Tamponade, Aortenruptur
– Perikardzyste, Perikardtumoren

HERZTUMOREN

Ät: – **Primäre Herztumoren** (vom Perikard, Myokard oder Endokard ausgehend):
Benigne: Kardiales (linksatriales) Myxom, Lipom, papilläres Fibroelastom (an den Herzklappen), Rhabdomyom, Fibrom, Hämangiom, Teratom, Hamartom, Mesotheliom
Maligne: Rhabdomyosarkom, (Häm)angiosarkom, Fibrosarkom
– **Sekundäre Herztumoren:** Metastasen (insb. Mammakarzinom u. Lungentumoren)

Path: ♦ Inzidenz: Sehr selten, machen nur 0,05 % aller Tumoren des Menschen aus
♦ 75 % **benigne** (davon 50 % Myxome), ca. 25 % maligne
♦ Im Kindesalter eher Rhabdomyome, beim Erwachsenen eher Myxome (Prädisp.alter: 50. LJ.)

Klin: ⇒ Allgemein: Herzrhythmusstörungen, Herzklappenstenosen bei Verlegung d. Herzklappen, Myokardischämie bei Verlegung der Koronararterienostien (Fibroelastom der Aortenklappe), Lungenödem, Synkopen (z.B. durch Verlegung der Mitralklappe), akutes Kreislaufversagen bis hin zum plötzlichen Herztod
⇒ Rechtsherzinsuffizienz, Einflussstauung bei Rechtsherzbeteiligung
⇒ Myxome: (zu 75 % im **linken Vorhof** (Fossa ovalis) lokalisiert) ⇨ Gefahr arterieller **Embolien** (insb. in die Hirnarterien u. Retinagefäße), Lungenstauung und Dyspnoe durch Vorhofverlegung
⇒ Familiärer Myxomkomplex (vermutlich aut.-dom. vererbt) mit kutanen Myxomen, Mamma-Fibroadenomen, Nebennierendysplasie, Hoden- u. Hypophysentumoren

Diag: 1. Anamnese (Embolie) und klinische Untersuchung: Bei Beeinträchtigung der Klappenfunktion ⇨ Herzgeräusche, "tumor-plop" nach dem 2. Herzton
2. **Echokardiographie**, insb. auch transösophageal (TEE)
3. Röntgen: CT oder NMR, Koronarangiographie und Ventrikulographie (maligne Gefäßformationen, gleichzeitige Klappenfehler oder KHK?)

Ther: • Operativ: Ind: Nach Diagnosestellung unverzügliche Op., wegen meist progredientem
Wachstum und Gefahr der Embolien
– Mediane Sternotomie, Einsatz der Herz-Lungen-Maschine mit kardioplegischem Still-
stand in Hypothermie, transseptaler oder linksatrialer Zugang in das Herz
– Vorhofmyxom: Exstirpation des Tumors unter Mitentfernung des tumorbasisnahen Vor-
hofseptums ⇨ anschließend Naht oder Decken des Defektes mit einem Dacron-Patch
– Bei Infiltration v. Herzklappen plastische Korrektur oder Klappenersatz

Prog: Op-Letalität 3 %, die malignen Herztumoren haben eine schlechte Prognose.

Kompl: * Bei intrakavitären Tumoren Gefahr von Embolien durch Thrombusbildung an der Ober-
fläche der Tumoren
Op: * Schrittmacherpflichtige Herzrhythmusstörungen
* Tumorrezidiv (⇨ jährliche echokardiographische Kontrollen)

DD: – Kardiomegalie, zystische Veränderungen, wandständige Thromben
– Bakterielle Endokarditis mit Vegetationen
– Herzbeuteltamponade: > 200 ml ⇨ Klin: Einflussstauung, EKG-Niedervoltage, Dyspnoe,
Herzinsuffizienz, Tachykardie; Ther: Punktion (s.o.)

HERZTRANSPLANTATION

Syn: HTx, engl. heart transplantation

Ind: – Allgemein: **Finale myogene Herzinsuffizienz** (= hochgradige linksventrikuläre Insuffizienz,
z.B. nach fulminantem Herzinfarkt)
– Nicht mehr therapierbare **KHK** (Stad. CCS IV), dilatative **Kardiomyopathie**, nach Myokar-
ditis mit größerem Myokarduntergang
– Pulmonale Hypertonie (rechtsventrikuläre Auswurffraktion < 30 %, dann kombinierte Trans-
plantation von Herz und Lunge indiziert)
– Angeborene Herzfehler (Kinder, z.B. hypoplastisches Linksherzsyndrom, fixierte pulmonale
Hypertonie, hypoplastische Lungenarterien)

K-Ind ʊ **Fortgeschrittene Zweiterkrankung**, wie nicht kurable Malignome, Systemerkrankungen, schwere Nierenerkrankungen, akute gastrointestinale Erkrankungen
ʊ **Chronische Infekte** (K-Ind. wegen der postop. notwendigen immunsuppressiven Therapie), z.B. HIV-Infektion, **akute Infekte** mit Zytomegalie, Mononukleose, Varizellen,
Herpes, Toxoplasmose od. Mykoplasmen
ʊ **Nicht kooperativer Pat.**, z.B. bestehende Alkohol- oder Drogenabhängigkeit
ʊ Lungenembolie in den letzten 4 Wochen

Epid: ◊ Erste Herz-Transplantation 1967 durch Barnard in Kapstadt, z.Zt. werden über 2.500
Transplantationen weltweit pro Jahr durchgeführt.
In 1998: 542 Herzen in Deutschland an 30 Transplantationszentren transplantiert
◊ Bedarf in Deutschland ca. 1.000 Herzen pro Jahr, Warteliste: z.Zt. ca. 700 Patienten
◊ Zentrale für Transplantationen: Eurotransplant in Leiden/Niederlande

Diag: 1. Indikation zur Transplantation bei Spender (s. Kap. Transplantation) und Empfänger,
möglichst ähnliche Größe und Gewicht von Spender u. Empfänger
2. Labor: ABO-Blutgruppengleichheit zwischen Spender u. Empfänger, möglichst große
Übereinstimmung in den HLA-Systemen, negatives Cross-match (= kein Nachweis zytotoxischer Antikörper)
3. Umfangreiche Op-Vorbereitungen zum Ausschluss von Infektionen oder Zweiterkrankungen mit Röntgen: CT-Thorax/Abdomen/Schädel, Labor/Infektionsserologie, Kolon-KE,
Lungenfunktionstest, Fokussuche im Zahn- und HNO-Bereich

Ther: • Vorübergehende Notfallversorgung: Druckluftgesteuertes *extrakorporales Kunstherz* zur Überbrückung der Zeit bis zur Transplantation einsetzbar (nur an wenigen Zentren mögl.) od. implantierte *Linksventrikelpumpe* (LVAD = left ventricular assist device)

• Explantation am Spender: Organentnahme, Kardioplegie mit 4°C kalter Lösung und Konservierung (z.B. in Euro-Collins-Lösung) und Kühlung mit Eiswasser, unverzüglicher Transport, Ischämiezeit max. 6 Std.

• Implantation:
  – Zugang mediane Sternotomie, perioperative Antibiotikaprophylaxe (Cephalosporin)
  – Explantation des Herzens des Empfängers unter Einsatz der HLM. Hinterwand der Vorhöfe, Tr.pulmonalis und Aorta bleiben erhalten
  – **Orthotope Implantation** des Spenderherzens mit Anastomose der Vorhöfe (Naht auf die belassene Hinterwand der Vorhöfe des Empfängers) und End-zu-End-Anastomose v. Tr.pulmonalis u. Aorta, passagerer Schrittmacher für ca. 8 - 10 Tage
  – Evtl. auch kombinierte Transplantation von Herz und Lunge, selten auch heterotope auxiliäre Herztransplantation (sog. Huckepack-Herz)

• Nachbehandlung:
  Immunsuppression mit Ciclosporin A (Pilzderivat, Sandimmun®) als Basistherapie mit 3 - 8 mg/kgKG/Tag, zusätzlich Azathioprin (Imurek®) od. Mycophenolatmofetil (CellCept®) und Kortikosteroide bei drohender Abstoßungsreaktion.
  Bei akuter Abstoßungsreaktion: Antilymphozyten-Globulin (ATG = Immunglobuline gegen menschliche T-Lymphozyten) od. monoklonale Antikörper (gegen T-Lymphozyten)

• Nachkontrollen: Ciclosporinspiegel im Blut, Körpergewicht, Echokardiographie, EKG (auch intramyokardial), **transvenöse Endomyokard-Transplantatbiopsie** (über re. V.jugularis) an der re. Herzspitze (⇨ mononukleäre Zellinfiltrationen?, Zyklus: erstes 1/2 J. alle 3 Wo., dann alle 6 Wo., nach 1 J. alle 3 Monate (neuere Studien halten dies für zu oft), Kontrolle der T-Lymphozyten-Subpopulationen (CD₄/CD₈-Quotient), Antimyosin-Antikörper-Szintigraphie.
  Neue Methode: Implantation eines telemetriefähigen Schrittmachers bei der Transplantation und damit Überwachung des intramyokardialen Elektromyogramms (IMEG) ⇨ Abfall der QRS-Amplitude über mehrere Tage zeigt beginnende Abstoßung an.

• Psychosomatische Betreuung des Patienten (und seiner Angehörigen) in allen Phasen des Transplantationsprozesses.

• Selbsthilfegruppen: Herztransplantation Südwest e.V., Alte Eppelheimerstr. 38, 69114 Heidelberg, Internet: http://www.team.solution.de/gsf/organspende

Prog: 1-Jahres-Transplantatfunktionsrate **80 %**, 5-JÜR 50 - 70 %, Op-Letalität 5 - 10 %. Die Letalität einer (zu spät entdeckten) Abstoßungsreaktion beträgt 8 % ⇨ regelmäßige Kontrollen

Kompl: * Infektionen, postoperatives Multiorganversagen

* Akute Abstoßungsreaktion (Rejektion): Typische QRS-Veränderungen im EKG, mononukleäre Zellinfiltrationen im interstitiellen Myokardbindegewebe, blastäre basophile Lymphozyten im Blut, Klin: Grippeähnliche Allgemeinsymptome, Dyspnoe, Tachykardie, Blutdruckabfall

* Chronische Abstoßungsreaktion (Rejektion): Manifestiert sich insb. an den Koronargefäßen (ohne Schmerzen)

* **Transplantat-Atherosklerose** (Synonyme: Graft-Atherosklerose, Transplantat-Vaskulopathie) ohne Angina-pectoris-Symptomatik (wegen der operativen Denervierung)

* Immunsuppression: Infektanfälligkeit, Knochenmarkdepression, Magen-Darm-Ulzera, Ciclosporin-Nephro-/Hepatotoxizität, arterielle Hypertonie, diabetische Stoffwechsellage, Hypercholesterinämie, Osteoporose
  Zunahme der Inzidenz maligner Tumoren (100x höheres Risiko, insb. für Lymphome, Hautkrebs u. Kaposi-Sarkom)

MAMMACHIRURGIE

<u>ANATOMIE:</u> **Mammae** (Brust- oder Milchdrüsen)

<u>Lok:</u> Von 3. - 6. Rippe und von der Parasternal- bis zur vorderen Axillarlinie. Verschieblich verbunden mit der Faszie des M.pectoralis maj., evtl. auch mit der Faszie des M.serratus ant. (als Lobus axillaris bei sehr großer Brust). Verschieblichkeit der Brust: Eingeschränkt bei Infiltration durch Karzinome.

<u>Aufbau:</u> Drüsenkörper, Fettkörper und Bindegewebe

– **Drüsenkörper:** 15 - 20 bindegewebig getrennten, radiär angeordneten Lappen (Lobus) mit je einem Milchgang (Ductus lactiferus). 1 Lobus besteht wiederum aus 10 - 15 Lobuli. 1 Lobulus aus mehreren Azini (beerenförmige Drüsenendstücke).
– **Fettkörper:** Umhüllt die Drüsenlappen, fehlt unter dem Warzenhof.
– **Bindegewebe:** Um Lappen u. Läppchen, von Nerven durchzogen (⇨ prämenstruelles Syndrom mit Brustspannen, hormonsensibel), Stabilität durch sog. Coopersche Septen, die die Drüseneinheiten durchziehen.

<u>Brustwarze:</u> Vom pigmentierten Warzenhof (Areola mammae) umgeben, mit Talg-, Schweiß- und Duftdrüsen. Glatte Muskulatur (zur Erektion der Brustwarze für den Saugakt). Mündung der 12 - 15 Milchgänge (einige Lobi haben einen gemeinsamen Ausführungsgang).

<u>Arterien:</u> – **Medial:** Rami mammarii mediales (hauptsächlich aus dem 2. u. 3. ICR) aus der A.thoracica interna (aus der A.subclavia)
– **Lateral:** Rami mammarii laterales der Thoraxarterien aus dem Stromgebiet der A.axillaris (v.a. A.thoracica lat. und A.thoracodorsalis)
– **Basis:** Interkostalarterien
Die med. u. lat. Arterien verlaufen konzentrisch im subkutanen Fettgewebe und anastomosieren um dem Warzenhof und unter dem Warzenhof.

<u>Venen:</u> Warzenhof mit Plexus venosus areolaris. Verbindung zwischen subkutanen und tiefen Venen. Abfluss zur V.thoracica interna, Vasa thoracica lateralia und evtl. zu Bauchwandvenen (V.thoracoepigastrica) und zur V.jugularis externa.

<u>Lymphabfluss:</u>
⇒ zur Axilla (Level I-III): Nll.pectorales, axillares centrales, apicales (infraclaviculares)
⇒ entlang der A.mammaria int. zu parasternalen u. mediastinalen Lk
⇒ zur kontralateralen Brustseite (über die Nll.interpectorales)
⇒ nach supraklavikulär
Axilläres Gebiet am wichtigsten für das Mamma-Ca ⇨ leicht zugänglich, am häufigsten betroffen. Ca. 30 - 60 Lk, wichtigste Gruppe = Level I (lat. des lateralen Pektoralisrandes), durchschnittl. 12 Lk, als erste (erster Lk = Sentinel-Lk) u. häufigste Station von Metastasen befallen. Entfernung v.a. aus prognostischen Gründen und zur Festlegung der weiteren Therapie.

<u>Nerven:</u> Rami cutanei laterales et anteriores aus den Interkostalnerven (hauptsächlich 2 - 6) und vom Hals aus die Nn.supraclaviculares.

PHYSIOLOGIE:

Die Milchproduktion und -sekretion in den sekretorischen Zellen der Acini und den terminalen Gängen, sowie Exkretion durch die Myoepithelzellen ist hormonabhängig.
Durch abrupten Abfall der Plazentahormone + Anstieg des Prolaktin erfolgt der Milcheinschuss etwa 3 - 4 Tage post partum (Vormilch = Kolostrum).
Prolaktin (aus Adenohypophyse): Aufrechterhaltung der Milchsekretion
Oxytozin (Sekretion aus der Neurohypophyse, Produziert in Hypothalamuskerngebieten): Ausschüttung v.a. auf taktilen Reiz ⇨ Kontraktion der Myoepithelzellen der Ausführungsgänge
Östrogen: Stimuliert die Drüsenepithelproliferation
Gestagen: Fördert die Sekretionsbereitschaft

Allgemeine Untersuchung der Brust: (alle Befundangaben werden in die Quadranten eingeteilt)
Inspektion: Haltung Arme locker hängen lassen, Arme über Kopf, Arme in die Hüfte gestemmt.
Größe und Form: Ein Tumor kann sowohl eine Verkleinerung als auch eine Vergrößerung bewirken. Wichtig Seitenvergleich und anamnestische Angabe.
Oberflächenkontur: Einziehung, Abflachung, Hautverfärbung, Knötchenbildung, Apfelsinenhaut durch Ödematisierung, Vermehrte Venenzeichnung.
Mamille: Lageveränderung, Ekzem, Pro- oder Retraktion, Sekretion.
Palpation: Mit der flachen Hohlhand von außen nach innen palpieren. Normale Konsistenz nimmt von lateral nach medial ab. Verschieblichkeit der Haut über dem Drüsenkörper und der Lk in der Achselhöhle sowie supraklavikulär überprüfen.

KONGENITALE ANOMALIEN DER MAMMA

Bestehen schon von Geburt an oder mit Pubertät einsetzend.
Athelie: Fehlen einer oder beider Brustwarzen ⇨ Ther: Kosmetischer Ersatz (aus der Gegenseite, Schamlippe, evtl. Tätowierung)
Amastie: Fehlen einer oder beider Mammae (= Aplasie) ⇨ Ther: Prothesen-Implantation
Polythelie: Überzählige Brustwarzen (entlang der Milchleiste, beim Mensch ist normalerweise nur das 4. Drüsenpaar der Säugetiere ausgebildet) ⇨ Ther: Entfernung aus kosmetischen Gründen
Polymastie: Rudimentäre zusätzliche Mammae ⇨ Ther: Entfernung aus kosmetischen Gründen
Anisomastie: Unterschiedliche Größe beider Mammae ⇨ Ther: Bei Beschwerden Mammareduktionsplastik einer Seite
Mastoptose: "Hängebusen" (bei Adipositas, Bindegewebeschwäche) ⇨ Mammareduktionsplastik
Hohl- u. Flachwarzen: Stellen evtl. ein Stillhindernis dar
Mamma aberrans: Zusätzliches heterotopes Brustdrüsengewebe (meist in Verlängerung des oberen äußeren Quadranten). Erhöhtes Entartungsrisiko. Ther: Entfernung

WACHSTUMSBEDINGTE FEHLBILDUNGEN

Mikromastie (= Mammahypoplasie): Meist beide Mammae ⇨ Ther: Evtl. Augmentationsplastik mit Silikoneinlage aus kosmetischen Gründen. Kompl: Fibröse Kapselschrumpfung
Makromastie: Größenzunahme über das dem Alter entsprechende Maß hinaus. Sekundäre gewichtsbedingte Wirbelsäulenbeschwerden. Ther: Mammareduktionsplastik

MASTITIS

Syn: Mastadenitis, Entzündung der Brustdrüse, ICD-10: N61

Ät: – Wochenbett oder beim Stillen (begünstigt durch Milchstau, ungenügende Stillhygiene) = Mastitis puerperalis (85 - 95 % der Mastitiden)
   – Ekzem der Warze
   – Tuberkulöse Mastitis (mit Fisteln und livider Verfärbung, ausgehend von einer Lungen-TBC hämatogen gestreut oder per continuitatem von den Rippen übergreifend)

Path: ◆ **Aszendierende Infektion** über das Milchgangsystem (meist mit Staph. aureus, selten mit Proteus, E.coli oder Pyocyaneus) oder
   ◆ Über Risse an der Brustwarze (durch Saugakt) ⇨ Entzündung der Brustwarze = **Thelitis**, dann ins Parenchym ausbreitend
   ◆ Ausbreitung über **Lymphbahnen**

Klin: ⇒ Derbe druckempfindliche Infiltration tastbar, evtl. axilläre Lk-Schwellung
   ⇒ Schmerz, Schwellung, Rötung, Überwärmung der Brust
   ⇒ Fieber, Schüttelfrost
   ⇒ Später tastbare Fluktuation bei Gewebeeinschmelzung

Diag: 1. Anamnese und klinische Untersuchung
2. Sonographie: Einschmelzungen, Abszesse
3. Mikrobiologische Untersuchung + Antibiogramm von Abszesspunktaten

Ther: • Konservativ: Kälte, Ruhigstellung der Brust (Abpumpen der Milch, Abstillen, Hochbinden der Brust), Antiphlogistika, Antibiose (Penicillin od. Erythromycin)
• Spätstadium: Förderung der Einschmelzung durch Wärme (Rotlicht) ⇨ dann Abszessspaltung
• Operativ: Ind: Kompliziertes Spätstadium
  – Abszesspunktion, Abszessspaltung durch radiäre Inzision, evtl. Drainage der Abszesshöhle
  Bei retromammärer Lokalisation Zugang über Bardenheuer-Bogenschnitt (in der submammären Falte)
  – Evtl. Spülung/Instillation mit antibiotischer Lösung
  – Ggf. Nekrosenabtragung

Kompl: * Einschmelzung und Abszessbildung: Intramammärer Abszess, retromammärer Abszess, Subpektoralphlegmone, subkutaner (präglandulärer) Abszess, paramammärer Abszess
* Chronische Mastitis mit Fistelbildung
* Nekrotisierung von Drüsengewebe
* TBC: Fistelbildung ⇨ Ther: Fistelspülungen, Antituberkulotika

Proph: ♥ Hygiene beim Stillen beachten, richtige Stilltechnik

DD: – Mastopathie, granulomatöse Mastitis (autoimmunologisch)
– Tumoren der Brustdrüse (insb. bei chron. Abszessen mit geringen Entzündungszeichen)

GYNÄKOMASTIE

Def: Abnorme Größenzunahme einer oder beider männlicher Mammae durch Drüsen- und/oder Fettgewebshypertrophie, ICD-10: N62

Ät: – **Idiopathisch** (ca. 50 % d.F.)
– Hormonell (Östrogenüberschuss, Androgenmangel): Klinefelter-Syndrom (XXY), testikuläre Feminisierung (Organresistenz gegen Testosteron), Reifenstein-Syndrom (Pseudohermaphroditismus), Hypothyreose, Kastration, Hodenatrophie, Hodentumoren (Chorionepitheliom, Sertoli-Zell-Tumor), Hypophysentumoren (mit gesteigerter Sekretion von Prolaktin od. Gonadotropinen), Akromegalie, NNR-Tumoren, Androgenrezeptordefekte
– Leberzirrhose, Hungerdystrophie, chron. Hämodialyse
– Paraneoplastisch (Bronchial-Karzinom), bei Basedow-Krankheit, myotoner Dystrophie
– Medikamentös: Spironolacton, Herzglykoside (Digitalis), α-Methyldopa, Reserpin, Meprobamat, Phenothiazin
  Hormontherapie: Östrogene (Ther. bei Prostatakarzinom), Testosteron, HCG
  Anabolika bei Sportlern! (Bodybuilder, Leistungssportler)
– Physiologische Gynäkomastie: Neugeborenenperiode, **Pubertät**, Senium ohne Krankheitswert

Etlg: # Echte Gynäkomastie: hormonabhängige Vergrößerung des Brustdrüsenparenchyms
Falsche Gynäkomastie (Pseudogynäkomastie): Lipideinlagerung bei **Adipositas** (Lipomastie), Tumoren (z.B. Lipome)

Klin: ⇒ Größenzunahme (beidseits bei hormoneller oder medikamentöser Form, sonst häufig nur einseitig ein Knoten tastbar)
⇒ Nicht schmerzhaft

Diag: 1. Anamnese (Medikamente, Hormonpräparate bei Sportlern) und klinische Untersuchung (Testes, Behaarungstyp kontrollieren)
2. Labor: Hormonbestimmung v. Östrogen, Testosteron, Prolaktin, LH, HCG; Leberwerte, Schilddrüsenhormone
3. Sonographie: DD: Zyste / Knoten
4. Evtl. Kerngeschlechtsbestimmung
5. Tumorsuche: Rö-Hypophyse (Rö-Sella oder CCT), Rö-Lunge, Nebennieren (CT)

Ther: • Eine Gynäkomastie von Neugeborenen, in der Pubertät und im Senium ist physiologisch und bedarf keiner Therapie
• Konservativ: Androgensubstitution bei nachgewiesenem Hypogonadismus mit Testosteronmangel
• Operativ: Ind: Meist Wahleingriff (psychologisches, kosmetisches Moment), daher Pat. gut aufklären, bei Karzinomverdacht immer
  – Periareolärer Schnitt (= Schnittgrenze entlang einem Teil des pigmentierten Warzenhofes, somit später kaum eine Narbe sichtbar)
  – Bei lediglich einzelnem Knoten wird nur dieser exstirpiert oder
  – Entfernung des gesamten Drüsenkörpers, Einlage einer Drainage
  – Immer **Histologie** durchführen zum Ausschluss eines Karzinomes!
  – Postoperativ: Redon-Drainage ex am 2. postop. Tag, Fäden ex am 5. - 8.Tag. Elastischer Brustwickel zur Wundkompression direkt postop. für 1 Woche.

DD: – Fibrome, Fibroadenome, Lipome, retromammäre Angiome
– **Mamma-Karzinom** des Mannes (insb. bei einseitiger Vergrößerung ⇨ Histo wichtig!)
– Adipositas (Lipomastie) = Pseudogynäkomastie

MASTOPATHIE

Syn: Mastopathia fibrosa cystica SCHIMMELBUSCH, Mastopathia chronica fibrosa cystica, ICD-10: N60

Def: Verschiedene proliferativ-hyperplastische oder regressive Veränderungen der Milchgänge, der Drüsenbestandteile und/oder des Bindegewebes der Brust.

Ät: – Endokrine Dysregulationen, labile Zyklusfunktion (insb. im Klimakterium)
– Gestagenmangel
– Gehäuftes familiäres Auftreten

Path: ♦ Histo: Vielgestaltiges Bild möglich: Verschmelzungszysten der Drüsenazini, adenomartige Strukturen, papilläre Zystenwandwucherungen, Epithelmetaplasien, intra- oder extraduktale Epithelproliferationen, myoepitheliale Zellwucherungen
♦ Meist überwiegen zystische oder fibrotische Veränderungen
♦ Mastopathie mit atypischer Proliferationstendenz und Zellatypien bedingt ein erhöhtes Karzinomrisiko = komplizierte Mastopathie

Epid: ◊ **Häufigste gutartige Veränderung der Brust**
◊ Meist im geschlechtsreifen Alter, Gipfel im 40. - 50. LJ. (Klimakterium)

Etlg: Gradeinteilung der Mastopathie nach PRECHTEL (1972)

Grad I:	Einfache Mastopathie **ohne** Epithelproliferationen (70 % d.F.)
Grad II:	Mastopathie **mit Epithelproliferationen**, aber ohne Zellatypien (20 % d.F.)
Grad III:	Mastopathie **mit atypischer Epithelhyperplasie** (= Präkanzerose), aber ohne die als Carcinoma in situ definierten Zeichen (ca 10 % d.F.)

Klin: ⇒ Kirschkerngroße gut abgrenzbare verschiebliche Verhärtungen (höckeriger Drüsenkörper, kleinzystisch-knotig, sog. "Schrotkugelbrust")
⇒ Evtl. prallelastische tastbare Zysten
⇒ Prämenstruelles Schwere- und Spannungsgefühl, Mastodynie, evtl. Ausstrahlung der Schmerzen in die Axillarregion

Diag: 1. Anamnese und klinische Untersuchung (Palpation)
2. Röntgen: Mammographie
3. Sonographie: Solide und zystische Strukturen
4. Punktionszytologie
5. Endgültige Diagnose: **Histologie** bei Exstirpation der Knoten

Ther: • Konservativ: Prämenstruell Gestagene, gestagenhaltige Salben, Prolaktinhemmer (Bromocriptin), Antigonadotropes Steroid (z.B. Danazol) ⇨ beheben nur die Symptome, keine Heilung
• Operativ:
  – Mastopathie Grad I - II: Exstirpation des Knoten und histologische Untersuchung
  – Mastopathie Grad III ⇨ häufige Knotenrezidive und Therapieresistenz: Einfache oder subkutane Mastektomie, evtl. Einlage eines Expanders, anschließend Silikonprothese

Prog: Entartungsrisiko des Grad III: 10 - 30 %!, daher operative Entfernung gerechtfertigt

Kompl: * Zystenbildung ⇨ Punktion und zytologische Untersuchung
* Entartungstendenz ⇨ Karzinomentstehung

Proph: ♥ Bei bekannter Mastopathie: Mammographische und sonographische Kontrollen in 12-monatigem Abstand, klinische Kontrollen in ½-jährigem Abstand

DD: – Gutartige Tumoren der Brust
– Mamma-Karzinom

GUTARTIGE TUMOREN DER BRUST

Epid: Gutartige Geschwülste machen ca. 15 % der Mamma-Tumoren aus., ICD-10: N60.9

FIBROADENOM, ICD-10: N60.2

Path: ♦ Ät: Fetal versprengte Drüsen, diese bestehen meist aus Bindegewebeanteilen (mesenchymal, Fibrom) und drüsigen Anteilen (epithelial, Adenom), selten reine Fibrome oder Adenome (1 - 3 %)
♦ Meist multipel auftretend mit Bindegewebskapsel, in 10 - 15 % d.F. beide Mammae betroffen
♦ Lok: peri- od. intrakanalikulär
♦ Dignität: Gutartig, deutliche Wachstumsprogredienz in der Schwangerschaft und Laktationsperiode, Stimulation des Wachstums durch Östrogene
♦ Postmenopausal: Häufig regressive Veränderungen (Verkalkungen)

Epid: ◊ Vor allem bei **jungen Frauen** zw. 20. - 30. LJ.
◊ Häufigster gutartiger Tumor der Brust (ca. 75 %)

Klin: ⇒ Deutlich abgrenzbarer, verschieblicher harter Knoten
⇒ Mammographie: Homogene Verschattung

Ther: • Operativ: Exstirpation des Knotens
Evtl. subkutane Mastektomie bei Befall der gesamten Brust

__DD:__ – Phylloider Tumor (**Cystosarcoma phylloides**) seltener, rasch wachsender, mit dem Fibroadenom pathogenetisch verwandter Tumor, ca. 20 % sind maligne ⇨ Ther: Exstirpation/Histologie, bei Malignität Mastektomie.
   – Mastopathie
   – Mamma-Karzinom
   – Lipom (aus dem Brustdrüsenfettgewebe entwickelnd) ⇨ Ther: Exstirpation

PAPILLOM (Milchgangpapillom)

__Path:__ ♦ Histo: Papillomatöse Milchgangepithelwucherung (gefäßführendes Bindegewebe, mit Epithel überzogen)
   ♦ Vorkommen: In den Milchgängen (intraductal) oder in Zysten
   ♦ Lok: meist mamillennah
   ♦ Dignität: Meist gutartig, die Papillomatose zeigt ein erhöhtes Entartungsrisiko

__Epid:__ In der Menopause gehäuft

__Klin:__ Blutende/**sezernierende Mamma** (pathologische Sekretion)

__Diag:__ 1. Anamnese und klinische Untersuchung
   2. Röntgen: Galaktographie
   3. Exfoliativzytologie

__Ther:__ Operativ: Papillom- u. Milchgangexstirpation (Resektion des betroffenen Lappens)

__DD:__ – Mamma-Karzinom, Mastopathie, aberrierendes Gangsystem ⇨ jede sezernierende Mamma muss abgeklärt werden!

MAMMAKARZINOM

__Syn:__ Brustkrebs, Bösartige Neubildung der Mamma, ICD-10: C50

__Ät:__ – **Prädisposition:** Nullipara („hoher sozioökonomischer Status"), späte Erstparität (> 30. LJ.), nicht stillende Frauen, frühes Menarchenalter u. spätes Menopausenalter, Adipositas (vermehrte Konversion von Androstendion zu Östrogen im Fettgewebe), Makromastie, Diabetes mellitus, Zigarettenkonsum, erhöhter Alkoholkonsum, vorangegangenes Mamma-Ca der Gegenseite (5- bis 10-faches Risiko)
   Familiärer Brustkrebsbelastung/genetische Disposition (Schwester erkrankt: 8-faches Risiko, Mutter erkrankt: 4-faches Risiko) ⇨ Suche nach Gendefekten möglich: **BRCA**-1-Gen (breast-cancer-Gen, Chromosom 17q21), BRCA-2-Gen (Chromosom 13q12-13) od. TP53-Gen ⇨ defektes Gen zeigt ein hohes Erkrankungsrisiko an (10-faches Risiko, das Risiko bis zum 70. LJ. an Brustkrebs zu erkranken liegt bei 60 % + gleichzeitig erhöhtes Risiko für die Entwicklung eines Ovarialkarzinoms)
   – Fibrozystische präkanzeröse **Mastopathie** (Stadium: **Prechtel III** der Mastopathie) mind. 10%iges Entartungsrisiko
   – Carcinoma in situ: Ductale, lobulare, Morbus Paget der Mamille. In ca. 30 % d.F. entwickelt sich später ein invasives Karzinom!
   – 3 % aller Karzinome entstehen während einer Schwangerschaft
   – Hormonale Kontrazeptiva und Hormongabe nach der Menopause: Wirkung ist letztlich noch unklar (widersprüchliche Studien), vermutlich aber kein Effekt
   – Allgemein: Frühe erste Geburt (mehrere Geburten < 30. LJ., längeres Stillen) sowie regelmäßige sportliche Aktivität in jungen Jahren **VERRINGERN** das Risiko!

__Path:__ ♦ Diskutiert wird ein Östrogenübergewicht im Körper
   ♦ Metastasierung: **Lymphogen:** hauptsächlich **ipsilaterale Axilla** (insb. bei Tumoren in den

äußeren Quadranten, aber auch bei den inneren Quadranten), parasternale Lk = A.mammaria-interna-Lk (bei Tumoren in den inneren Quadranten), seltener: supraklavikuläre Lk, retrosternale/mediastinale Lk, kontralaterale Mamma
Hämatogen: Pleura, Lunge, Skelett (Rippen, Becken, Wirbelkörper [LWS > BWS], Femur), Leber, ZNS, Ovarien, Nebennieren

♦ Lok:

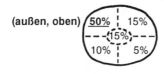

(außen, oben)

50% | 15%
15%
10% | 5%

5 % multizentrisch in einer Mamma
ca. 1 % primär in beiden Mammae

Epid: ◊ **Häufigstes Karzinom der Frau**, jede 10. Frau in Deutschland betroffen! 32 % der Malignome bei der Frau entfallen auf das Mamma-Karzinom.
◊ Inzidenz: 70/100.000/Jahr = in Deutschland geschätzt 46.000 Neuerkrankungen/Jahr
Geographische Faktoren: In Nordeuropa wesentlich höher als z.B. in Ostasien, die weiße Bevölkerung ist häufiger betroffen als die schwarze.
◊ Weltweit sterben jährlich 250.000, in Deutschland 18.000 Frauen am Mammakarzinom
◊ Altersverteilung: **Zweigipfelig 45. - 50. LJ. und 60. - 65. LJ.**, vor dem 35. LJ. sehr selten
◊ Männer machen ca. 1 - 2 % d.F. aus (meist hochmaligne), entspricht **w >>> m** (= 100:2), Ausnahme: Bei Knaben und Mädchen vor der Pubertät etwa gleich häufig (insg. aber sehr selten in dieser Altersstufe)

Etlg: # **TNM-Klassifikation**

Tis:	Carcinoma in situ = nicht infiltrierendes intraduktales Ca od. lobuläres Carcinoma in situ oder Morbus Paget der Mamille ohne nachweisbarem Tumor
T1:	Tumor < 2 cm (T1mic: < 0,1 cm, T1a: < 0,5 cm, T1b: 0,5 - 1 cm, T1c: 1 - 2 cm)
T2:	Tumor 2 - 5 cm
T3:	Tumor > 5 cm
T4:	Tumor jeglicher Größe mit Infiltration in Brustwand (T4a) oder Haut (T4b), (T4c = T4a + T4b), entzündliches (inflammatorisches) Karzinom (T4d)
N1:	Bewegliche, ipsilaterale axilläre Lk
N2:	Untereinander oder an anderen Strukturen fixierte, ipsilaterale axilläre Lk
N3:	Lk entlang der ipsilateralen A.mammaria interna
M1:	Nachgewiesene Fernmetastasen (auch kontralaterale Mamma und Lk ab supraklavikulärer Lokalisation)

Histologisch: **Duktal** (ca. 65 %, Unterformen: Tubulär, papillär, medullär, adenoidzystisch, mukoid, Gallert, Comedo, inflammatorisch), **lobulär** (ca. 15 %) und Mischformen **nicht invasiv** und **invasiv** wachsend

Low risk-Mammakarzinom (T1 = Tumor bis 2 cm Durchmesser, Lk-Befall negativ, Östrogenrezeptor positiv, niedriges histologisches und zytologisches Stadium, niedriger S-Phasen-Anteil, niedriger Kathepsin-D-Spiegel)
High risk-Mammakarzinom (Tumor > 2 cm, infiltratives Karzinom [= T4], Lk-Befall positiv, Fernmetastasen, Hormonrezeptoren negativ, Alter < 35. LJ.)

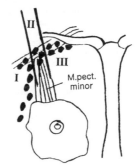

Klinische Einteilung der axillären Lymphknoten:
– Level I: Untere axilläre Nodi (lat. des lat. Randes des M.pectoralis minor)
– Level II: Mittlere Axilla u. interpektorale (Rotter)-Lk
– Level III: Apikale Axilla (med. des med. Randes des M.pectoralis minor) einschließlich sub-/infraklavikulär bezeichneter Lk

Zusätzliche Lk-Gebiete (⇨ werden dann als Fernmetastasen klassifiziert = M1):
– Level IV: Supraklavikulär
– Level V: Kopf (jugulär) und Streuung in das Blut über den Duct.thoracicus (dann zusätzlich meist Fernmetastasen)

Klin: ⇨ **KEINE DIREKTEN FRÜHSYMPTOME!**, als erstes ist ein **tastbarer Knoten** zu finden
⇨ Selten: Zirkumskripter Schmerz, Parästhesien, Kribbeln, Sekretion aus der Mamille, offene Ulzeration, axilläre Lk-Schwellungen
⇨ **Spätzeichen: Einziehungen der Haut** (und Plateauphänomen) und Adhärenz (Unverschieblichkeit), Retraktion der Mamille, *peau d'orange* (Grobporigkeit, Apfelsinenhaut), Hautödeme, Größenveränderung der Brust, entzündlich infiltrierte Haut (inflammatorisches Karzinom), exulzerierender Tumor, Fixation des Tumors am Brustkorb (*Cancer en cuirasse* = Panzerkrebs), axilläre Lymphknotenschwellung, Lymphödem des Armes
⇨ Bei ossären Metastasen: persistierende Wirbelsäulen-, Extremitäten- oder Gelenkbeschwerden, pathologische Fraktur

Diag: 1. Anamnese (familiäre. Disposition, Risikofaktoren, gynäkologische Anamnese, Veränderungen der Brustdrüse) und **klinische Untersuchung:** Konsistenz, Verhärtung, Größe, Form, Abgrenzbarkeit, Verschieblichkeit, Schmerzhaftigkeit beurteilen, axilläre, infra- + supraklavikuläre **Lk-Gebiete abtasten**
Wichtig: Die Palpation der Brust von der Patientin selbst ergibt einen positiven Befund meist erst bei einer Größe > 2 cm mit harter, nicht druckschmerzhafter, höckeriger Konsistenz ⇨ stets die **ärztlichen Vorsorgeuntersuchungen** wahrnehmen! Erschwerend für eine Frühdiagnose ist die allgemein knotige Brust (Mastopathiebrust)
2. Röntgen: **Mammographie** in 2 Ebenen (medio-lateral und kranio-kaudal) ⇨ Tumoren ab 5 mm erkennbar: Herdschatten mit **sternförmigen Ausläufern** (sog. "Krebsfüßchen") und **Mikroverkalkungen** (95 % Trefferquote)
Selten Galaktographie: Bei Mamillensekretion indiziert ⇨ pathologische Milchgangabbrüche weisen auf ein Mamma-Karzinom hin.
3. Ultraschall: Schallabschwächung bei einem soliden Tumor, Komprimierbarkeit eingeschränkt bei malignen Tumoren (insg. geringe Spezifität)
4. NMR mit KM (Gadolinium) mit guter Sensitivität u. Spezifität mögl., kann für spezielle Fragestellungen eingesetzt werden (z.B. Rezidivtumor, Status hinter Silikonimplantat)
5. Thermographie: Hyperthermie im Tumorbereich
6. Feinnadelpunktion (evtl. ultraschallgesteuert) bzw. PE (Probeentnahme) des gesamten Knotens mit Sicherheitsabstand und **intraoperativer Schnellschnitt** (bei suspekten Bezirken auch aus beiden Mammae gleichzeitig)
Histologie des Operationspräparates mit Bestimmung des S-Phasen-Anteils der Zellen und Bestimmung des **Rezeptorstatus** des Tumorgewebes
Zusätzlich möglich (Bedeutung als Prognoseparameter wird noch diskutiert): Bestimmung des **HER-2/neu-Onkogens** (immunhistochemische Bestimmung) bei Lk-positiven, rezeptornegativen Mammakarzinomen ⇨ Überexpression des Onkogens zeigt eine mögl. höhere Rezidivrate, höhere Letalität und somit schlechtere Prognose an. Ebenso Bestimmung des **Kathepsin-D-Spiegels** (lysosomale Protease gebildet unter Östrogenwirkung) ⇨ erhöhter Spiegel zeigt höhere Metastasierungswahrscheinlichkeit an.
7. Staging: Wurde ein Mamma-Ca operativ bestätigt ⇨ Rö-Thorax, Knochenszintigramm (bei verdächtigen Bezirken Röntgenkontrolle, konventionelle Rö-Tomographie), CT-Thorax, Craniales-CT, Sonographie des Abdomens
8. Labor: Tumormarker CEA, CA 15-3, CA 19-9 (als Verlaufskontrollparameter) und Kontrolle auf erhöhtes Prolaktin. Bestimmung von LH, FSH u. Östrogen bei Frage prä- oder postmenopausal?

Ther: • Konservativ: **Radiatio** als palliative Maßnahme (in kurativer Absicht ist die Radiatio bezüglich einer Verbesserung der Gesamtüberlebensrate umstritten)
NW: Teleangiektasien, Induration der Haut, häufigeres Auftreten des Armlymphödems
Applikation: Großflächig auf die Thoraxwand und Axilla im tangentialen Strahlengang und/oder kleinvolumig gezielt auf Metastasen
• Operativ: Ind: Kurative Absicht und palliativ zur Tumormassenreduktion
– Alle Verfahren konkurrieren derzeit miteinander und sind Gegenstand vieler Studien.

Der derzeitige Trend geht bei entsprechender Indikation eindeutig zur *brusterhaltenden Operation.*
- **Brusterhaltende Therapie:** Ind: T_1 oder bis max. 2,5 - 3 cm Tumordurchmesser **Quadrantenresektion** (nach VERONESI), bzw. Wide excision (Lumpektomie) = **Tumorentfernung mit 2 cm Sicherheitsabstand** + Entfernung der **axillären Lk** (u. evtl. infraklavikulärer Lk) ⇨ mind. 10 Lk sollten dabei entfernt werden (Level I − II, in neue Studien wird nur der markierte Sentinel-Lk entnommen ⇨ nur wenn dieser befallen ist, werden dann die axillären Lk entnommen).
Wenn Lk positiv ⇨ adjuvante (= postoperative) Ther: CMF-Schema 6 x (meist nach der sog. Sandwich − Methode: 3 x CMF, dann Radiatio (50 Gy + 10 Gy direkt auf das Tumorkissen), dann nochmals 3 x CMF).
Bei nodal-negativen Tumoren < 3 cm keine adjuvante Therapie.
- **Eingeschränkt radikale Mastektomie** (Modifiziert nach PATEY) bei Tumoren > 3 cm: **Ablatio mammae + Entfernung der regionären und axillären Nodi Level I + II** (ca. 16 - 20 Lk), Level III wird nur entfernt, wenn I u. II makroskopisch befallen aussehen.
- **Ultraradikale Mastektomie** (nach ROTTER-HALSTED), die noch vor 20 Jahren als Standard angesehen wurde: Entfernung der gesamten Mamma, des M.pectoralis maj. et min., der axillären Lk und der parasternalen Lk entlang der A.mammaria interna (wird heute nur noch in wenigen Fällen angewendet)
- Postoperativ: Redon-Drainage ex am 2. postop. Tag, Fäden ex. an der Brust am 8. Tag, in der Axilla am 10. Tag
• An die Mastektomie kann sich in gleicher Sitzung die primäre Augmentation in Form einer Expandereinlage anschließen. Eine endgültige Prothese (Silikon) kann dann nach frühestens drei Monaten eingesetzt werden.
Alternativ ist ein Brustaufbau mit körpereigenem Gewebe durch M.latissimus-dorsi-Schwenklappen oder Tram-flap (transversaler muskulokutaner Lappen getunnelt vom Bauch als Mammaplastik) mögl., ist aber sehr aufwendig
• Polychemotherapie / Hormontherapie: Als **adjuvante** (= zusätzliche postoperative) Maßnahme heute obligat bei folgenden Indikationen:
1. Bei **Lk positiven Mamma-Karzinomen** (Anmerkung: ab einem Lk - Befall von > 12 Lk kann durch die Chemo- oder Hormontherapie nur die Rezidivfreiheit (etwa Verdopplung), nicht aber die Gesamtüberlebensrate verbessert werden)

	prämenopausal	postmenopausal
Rezeptoren +	Polychemo (+ Hormon)	Polychemo + Hormon
Rezeptoren -	Polychemo	Polychemo (Hormon)*

* Hormontherapie bei schlechtem AZ (wenn Chemotherapie kontraindiziert ist), bringt auf jeden Fall mehr als keine Therapie durchzuführen

2. Bei **metastasiertem Mamma-Karzinom**
Prämenopausale Frauen: Goserelin (Zoladex®) alle 4 Wochen s.c., bei Progredienz auch Polychemotherapie (CMF-Schema oder aggressiver mit Epirubicin)
Postmenopausale Frauen: Tamoxifen od. Aromatasehemmer (Anastrozol, Arimidex®) od. MPA, bei Progredienz Polychemotherapie
Bei erfolgloser Chemotherapie (und HER-2-Überexpression) ist ein Versuch mit dem Chimären-Antikörper Trastuzumab (Herceptin®, bisher nur in USA zugelassen, bindet an den HER-2-Rezeptor, NW: kardiotoxisch) mögl.
Durchführung: **Polychemotherapie** mit 6 Zyklen nach dem CMF-Schema: Cyclophosphamid (Alkylans) + Methotrexat (Antimetabolit) + 5-Fluorouracil (Antimetabolit) meist als adjuvante Therapie eingesetzt.
Evtl. Chemotherapie auch mit Epirubicin oder Adriamycin (Antibiotika), Aminopterin (Alkylans), Vinblastin (Spindelzellgift) mögl.
Hormonale Therapie: als **additive** Hormontherapie mit:
Tamoxifen (Nolvadex®, Tamofen®) = Antiöstrogen (gilt für die Übersicht bei Lk positiv)
MPA (Methoxy-Progesteron-Acetat) = Gestagen (hat antiöstrogene Wirkung)
evtl. + Bromocriptin (Pravidel®, bei erhöhtem Prolaktinspiegel)
oder als **ablative** Therapie (= Entfernung eines Bestandteils des Hormonregelkreises, heute nur noch selten durchgeführt ⇨ Ind: bei Versagen der adjuvant, additiven medikamentösen Therapie) durch:

– Ovarektomie, bzw. Ovarialbestrahlung im Sinne einer Kastrationsbestrahlung
– Suprefact (= LH-Rh-Analogon, Goserelin Zoladex®), anregende Funktion auf die Hypophyse ⇨ Überstimulation ⇨ verminderte Gonadotropinausschüttung = fktl. Ovarektomie
– Aromatasehemmer: Die Umwandlung von Testosteron in Östradiol erfolgt durch Katalyse der Aromatase (Anastrozol, Arimidex®), bei Tamoxifenversagen indiziert
– Androgene (fktl. Antiöstrogene)
– Kortisolsubstitution

Prog: Insgesamt versterben 50 % der Frauen, die an einem Mamma-Karzinom erkranken, daran.
5-JÜR aller Mammakarzinome zusammen: **75 %**
5-JÜR bei T1 85 %, T2 75 %, T3 35 %, T4 10 % (ein T4 hat eine 10-JÜR von nur noch 1 %).
Heilungschance abhängig vom Lk-Status: keine Lk befallen: 75 %, 1 - 3 Lk+ ⇨ 40 - 50 %,
> 3 Lk+ ⇨ 20 - 30 % Heilungschance

Kompl: ✳ Knochenmetastasen mit Spontanfrakturgefahr (pathologische Fraktur)
Op: ✳ Verletzung des N.intercostobrachialis (sensible Innervation des med. Oberarms) bei der axillären Lk-Ausräumung (wird sehr häufig durchtrennt)
Verletzung des N.thoracodorsalis u. evtl. des N.thoracicus longus oder Anteile des Plexus brachialis, Thrombophlebitis der Vv. thoracoepigastricae
✳ Einschränkung der Schulterbeweglichkeit, chronische Schmerzen im Arm
✳ **Lymphödem des Armes**, insb. nach ausgedehnter axillärer Lk-Entfernung (Level III) und Bestrahlungstherapie oder postoperativer Alterierung des Armes
Ther: Lymphdrainage
Sonderform: Stewart-Treves-Syndrom (= sekundäres Lymphangiosarkom bei schwerem chronischem Armlymphödem) mit schlechter Prog.
✳ **Tumorrezidiv noch nach Jahren** möglich (> 5 – 10 Jahren)

Proph: ♥ **Vorsorgeuntersuchung:** Ab 20. LJ. 1x / Jahr Tastuntersuchung durch den Arzt
Wichtigste Maßnahme: **Jede Frau sollte 1x / Monat selbst die Brust abtasten!** (Zeitpunkt: möglichst kurz nach der Menstruation)
Im 40. LJ. einmalige Mammographie (als Vergleichsaufnahme für später), ab 50. LJ.
Mammographie in zweijährigem Abstand, ab 60. LJ in 3-jährigem Abstand, bei Risikopatienten (z.B. familiäre Risikoanamnese) insgesamt 10 Jahre früher beginnen.
Bei familiärer Brustkrebsbelastung: Bestimmung des BRCA-1- und ggf. des -2-Gens. Bei defektem Gen ⇨ hohes Erkrankungsrisiko, daher häufiger (jährlich oder halbjährlich) und früher beginnende klinische Kontrollen (ab 25. LJ.) durchführen.
♥ **Tumornachsorge:** Sorgfältige klinische und psychisch betreuende Nachkontrollen beim Mamma-Ca empfohlen, da erhöhtes Risiko eines Zweittumors und Rezidive bis 10 Jahre nach Behandlung des Primärtumors möglich sind. Die häufigsten Rezidive treten in den ersten 3 Jahren auf, daher anfangs für 3 Jahre **vierteljährliche Kontrolle** mit **Anamnese, körperlicher Untersuchung** (eine Labor-Kontrolle mit Tumormarkern, Rö-Thorax, Knochenszintigraphie und Sonographie der Leber werden nicht mehr durchgeführt, da das Auffinden von Fernmetastasen die Überlebenszeit der Patientin nicht beeinflusst und nur zur psychischen Belastung führt, Konsensusbeschluss in Deutschland 2/1995)
+ **Mammographie** der erhaltenen Brust halbjährlich und der kontralateralen Brust jährlich. Ab 4. Jahr postop. alle 6 Monate, ab dem 6. Jahr dann in jährlichem Abstand.
♥ **Lymphödemprophylaxe:** Keine Injektionen in den betroffenen Arm der Axilladissektion, Überanstrengung und Verletzungen vermeiden.

DD: – **Mastopathie, gutartige Tumoren** der Brust (s.dort)
– Abszesse, Zysten, TBC-Herde
– Mammasarkom: 3 % der Mammamalignome, sehr frühe hämatogene Metastasierung ⇨
Ther: Radikaloperation (nach Rotter-Halsted)
– Manifestation eines malignen Lymphoms in der Brust
– Li-Fraumeni-Syndrom: Familiäres Krebssyndrom mit TP53-Gendefekt (Tumorsuppressorgen, aut.-dom. erblich, Chromosom 17p13.1) ⇨ Risiko für Mammakarzinom, Hirntumoren, Sarkome, Leukämien

BAUPRINZIP DES GI-TRAKTES UND TUMORKLASSIFIKATION

Die Wand des GI-Traktes besteht aus 4 Abschnitten: **Mucosa, Submucosa, Muscularis** und **Serosa**. Die Tunica mucosa zeigt mehrere Abschnitte (s. Abb., im Längsschnitt). Die Lamina propria mucosae (oft auch nur Lamina propria genannt) enthält dabei schon Blut- und Lymphgefäße (⇨ Wichtig: Eine Metastasierung ist hier bereits möglich).

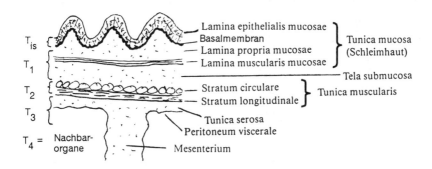

Innervation: Erfolgt über **autonome** Nervengeflechte, bzw. Ganglienzellen:
Der Plexus submucosus (Meissner-Plexus), in der Submucosa gelegen, wirkt auf die Darmdrüsen sekretionsanregend.
Der Plexus myentericus (Auerbach-Plexus), zwischen den beiden Schichten der Tunica muscularis gelegen, steuert die peristaltischen Bewegungen im Darmtrakt.
Anregend wirkt dabei parasympathische Innervation, hemmend sympathische (als modulierende Effekte auf die autonome Funktion).

Allgemeine Tumorklassifikation der Primärtumoren im GI-Trakt:

Für die Diagnose eines **Carcinoma in situ** (Tis) ist die Basalmembran von Bedeutung. Sie trennt die Lamina epithelialis mucosae von der Lamina propria mucosae. Nur wenn sie nicht überschritten ist, wird von einem Carcinoma in situ gesprochen = Tis (dieses Karzinom kann noch nicht metastasieren!).
Ist die **Mukosa und/oder Submukosa** durch den Primärtumor befallen, handelt es sich um ein T1-Stadium (Cave! häufige Prüfungsfrage: das sog. Frühkarzinom des Magens ist bereits ein T1-Tumor und kann daher metastasieren!).
Ist die **Tunica muscularis** (auch Muscularis propria genannt), die aus einer inneren Ringschicht und einer äußeren Längsschicht besteht, befallen, so liegt ein T2-Stadium vor.
Befall der **Serosa und des Meso** (Meso = Verbindung des Darmes zur hinteren Bauchwand, enthält die versorgenden Gefäße und Lymphknoten) entspricht dem Stadium T3. Der Ösophagus hat als einziges Organ des Rumpfdarmes keine Serosa, dafür hat er eine dünne Tunica adventitia mit den versorgenden Nerven und Gefäßen.
Von einem Stadium T4 spricht man bei dem Befall von **Nachbarorganen** durch den Primärtumor.

ÖSOPHAGUS

ANATOMIE: Länge beim Erwachsenen ca. 25 cm

Epithel: Plattenepithel, nicht säureresistent!
Aufbau: Mucosa, Muscularis mucosae - Submucosa - Muscularis propria
keine Serosa! ⇨ rasche Ausbreitung in die Umgebung möglich

Abschnitte: 1. Proximales Drittel: Oberer Ösophagussphinkter (OÖS) bis Höhe der Bifurcatio tracheae
2. Mittleres Drittel: In Höhe vom 4. - 7. BWK
3. Distales Drittel: In Höhe vom 7. BWK - unterer Ösophagussphinkter (UÖS)

Engstellen: 1. OÖS (ca. 15 cm entfernt, ab der Zahnreihe gemessen)
2. In Höhe der Bifurkation, Aortenenge (25 cm)
3. UÖS, Zwerchfellenge (37 - 41 cm)

Sphinkteren: Oben (OÖS): **M.cricopharyngeus** (glatte Muskulatur und quergestreifte)
Funktion: Abschluss zum Rachen ⇨ Insuffizienz ⇨ Aspirationsgefahr
Unten (UÖS) = **Kardia:** Ausschließlich glatte Muskulatur + Diaphragma
Funktion: Trennt Ösophagus vom Magen ⇨ Insuffizienz führt zum Reflux und damit zu Entzündungs- bzw. Verätzungsgefahr (Ösophagitis, Sodbrennen)

Muskulatur: Quergestreift (im oberen Drittel), glatt (im unteren Abschnitt). Innen Ringmuskulatur (überkreuzendes Schraubensystem = **scherengitterartig** oder "Mädchenfänger"-Prinzip, am Ende des Ösophagus nahezu ringförmig als Verschlusssegment = Kardia), außen Längsmuskulatur (bei Zug der Längsmuskulatur entspannt sich das Scherengitter der Ringmuskulatur ⇨ Kardia öffnet sich).

Muskellücken: ⇨ sind potentielle Schwachstellen!
• **Killian-Dreieck:** Proximal des M.cricopharyngeus
⇨ Zenker-Divertikel
• **Laimer-Dreieck:** Distal des M.cricopharyngeus

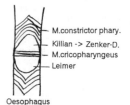

— M.constrictor phary.
— Killian -> Zenker-D.
— M.cricopharyngeus
— Leimer

Oesophagus

Gefäßversorgung: Arteriell: Aus der Aorta, Interkostalarterien, A.gastrica sinistra und A.diaphragmatica
Venös: In das Pfortadersystem (unten), V.azygos/V.cava (oben)
⇨ portocavale Anastomose

Innervation: Proximal (quergestreifte Muskulatur): N.laryngeus recurrens Rr.oesophagei
Distal: Autonom, antagonistisch von N.vagus (fördert) und Sympathikus (hemmt Peristaltik)

Schluckakt: 1. M.constrictor pharyngis kontrahiert
2. OÖS erschlafft (M.cricopharyngeus)
3. Peristaltische Welle nach unten (primär)
4. UÖS (=Cardia) öffnet sich reflektorisch ⇨ Speisebrei gelangt in Magen
5. Sekundäre peristaltische Welle nach unten als Selbstreinigungsfunktion
Selten auch tertiäre peristaltische Welle = ungeordnete Kontraktionen (⇨ pathologisch meist bei Systemerkrankungen z.B. Sklerodermie, Diabetes mellitus).

Leitsymptome bei Erkrankungen des Ösophagus

1. Schluckbeschwerden (**Dysphagie**): V.a. maligne Erkrankung bei Zunahme der Beschwerde innerhalb kurzer Zeit (maximal bis auch keine Flüssigkeit mehr geschluckt werden kann)
2. Schmerzen beim Schlucken (**Odynophagie**) = Hinweis für mögl. Entzündungen
3. **Sodbrennen**: Reflux von Magensäure, Regurgitation ⇨ brennender Schmerz hinter d. Sternum

ÖSOPHAGUSVERLETZUNGEN

Syn: Ösophagusperforation, Ösophagusruptur, ICD-10: K22.3

Ät: – <u>Iatrogen:</u> Von innen **instrumentell** (Endoskopie, Bougierung von Stenosen), 80 % d.F.
- **inokulierte Fremdkörper** (8 %) ➪ Ösophagusperforation
- Unfälle (Thoraxtrauma, zervikales Trauma, Schuss-, Stichverletzung) 5 %
- **Boerhaave-Syndrom** = spontane Ösophagusruptur

Path: ◆ Verletzungen insb. in Höhe des OÖS
◆ Boerhaave-Syndrom: Intraösophagealer Druckanstieg (bis 400 mmHg, z.B. durch heftiges Erbrechen, Barotrauma, Krampfanfall, Gewichtheben), Verletzung meist knapp oberhalb der Cardia

Klin: ⇒ Mediastinalemphysem, Hautemphysem
⇒ Dysphagie, Dyspnoe, Zyanose, Hämatemesis, Fieber
⇒ Seropneumothorax ➪ Infektion bis hin zur Sepsis
⇒ <u>Boerhaave-Syndrom:</u> Klassische Trias: Reichliches Essen und Alkohol, **explosionsartiges Erbrechen**, starke **retrosternale Schmerzen** im Thorax u. Abdomen, zusätzlich: Hämatemesis (30 %), Dyspnoe, Zyanose, Mediastinal- und **Hautemphysem** (in *fett* die klassische sog. MACKLER-Trias)

Diag: 1. Anamnese und klinische Untersuchung
2. <u>Röntgen:</u> Thorax p.a., **Gastrografin!**-Schluck u. Rö in verschiedenen Ebenen (<u>Cave: kein Barium</u>)
3. Evtl. Endoskopie

Ther: • <u>Konservativ:</u> Ind: Kleine Perforation im Halsabschnitt, bei inoperablem Ösophagus-Ca mit Arrosion des Ösophagus: Antibiotika (hochdosiert), parenterale Ernährung, Speichelsauger ggf. Ösophagusabsaugung, Mediastinaldrainage
• <u>Operativ:</u> Zugang: Thorakotomie, oder bei tiefer Verletzung Laparotomie
Übernähung des Defektes und Nahtsicherung mit umliegendem Gewebe (z.B. Pleura- oder Omentoplastik), ggf. Einlage von mehreren Drainagen

Prog: Bei Mediastinitis sehr ernst, Letalität bis 50 % (je später die Perforation versorgt wird, um so schlechter ist die Prognose)

Kompl: Ösophagusperforation ➪ Halsphlegmone, Mediastinitis, Pleuritis, Sepsis

DD: – Ulkusperforation, Ösophagusvarizenblutung, Ösophaguskarzinom (Tumorperforation)
- Mallory-Weiss-Syndrom (Schleimhauteinrisse bei vorgeschädigter Mukosa, bei heftigem Erbrechen) ➪ Hämatemesis/obere GI-Blutung
- Spontanpneumothorax, Lungenembolie
- Myokardinfarkt, Aneurysma dissecans der Aorta
- Strangulierte Hiatushernie, Zwerchfellhernien, akute Pankreatitis

ÖSOPHAGUSVERÄTZUNG

Ät: Inokulierte Flüssigkeiten (Säure, Laugen) ➪ Verätzung, ICD-10: T28.6

Path: ◆ <u>Laugenverätzung</u> ➪ **tiefgreifende Kolliquationsnekrose**
◆ <u>Säureverätzung</u> ➪ epitheliale **Koagulationsnekrose**

Etlg: # Grad I: Ödem, Hyperämie der Schleimhaut ⇨ Prog. gut
Grad II: Zerstörung der Mukosa, Entzündung der Submukosa, Ödem
Grad III: Nekrosen, Gefäßthromben, Gewebeeinblutungen, Perforation

Klin: ⇒ Retrosternale Schmerzen, Mundschmerzen, Dysphagie
⇒ Septische Temperaturen, Schocksymptome
⇒ Glottisödem ⇨ akute Dyspnoe

Diag: 1. Anamnese und klinische Untersuchung, Inspektion der Mund- und Rachenregion.
Cave: Auf Glottisödem achten!
2. Röntgen: Thorax a.p., Kontrastdarstellung mit **Gastrografin**–Schluck (kein Barium!)
3. **Endoskopie** frühzeitig

Ther: • Konservativ: **KEIN ERBRECHEN AUSLÖSEN!** (wegen Aspirationsgefahr). Spülung,
bzw. sofortige Endoskopie mit Spülung mit Wasser und Absaugung, Prednisolon 500 mg
i.v. als Bolus (Solu-Decortin®H), Penicillin, Analgetika
• Operativ: Ind: Bei Perforation ⇨ Versuch der Deckung
• Ausheilungsphase: Kontrolle auf Strikturen, ggf. Bougierungen

Prog: Akut sehr ernst, insb. bei Perforation

Kompl: * Glottisödem ⇨ Intubation, Nottracheotomie
* Perforation
* Spätkomplikation: **Strikturen, Vernarbungen** ⇨ **erhöhtes Karzinomrisiko**

ÖSOPHAGUSDIVERTIKEL

Def: Divertikel = pathologische Ausstülpung eines Hohlorgans, ICD-10: K22.5
⇒ Echte Divertikel: bestehen aus der gesamten Wand
⇒ Falsche Divertikel = Pseudodivertikel: nur Tunica mucosae und Submucosa stülpen sich
durch eine Muskellücke aus

Path: ♦ **Pulsionsdivertikel:** Juxtasphinktäre Divertikel, die durch mangelnde Erschlaffung der
Sphinkteren entstehen (Koordinationsstörung) ⇨ chronische undulierende Druckerhöhung
(= Pulsation) führt zur Ausstülpung der **Mukosa und Submukosa** (= falsches Divertikel)
– durch die **anatomische Muskellücke** (Killian-Dreieck) zwischen M.constrictor pharyngis und M.cricopharyngeus ⇨ zervikales Divertikel (falsches, Zenker)
– direkt durch die geschwächte Muskulatur (häufig mit Achalasie vergesellschaftet) ⇨
epiphrenales (falsches) Divertikel
♦ **Traktionsdivertikel:** Entstehen durch **kongenitale** Persistenz ösophago-bronchialer/
trachealer Gewebebrücken (aus **gesamter Wand** bestehend = echt) ⇨ bifurkale (echte)
Divertikel (frühere Hypothese: Narbenzug (=Traktion) bei Lymphknotenveränderungen)

Etlg:

Zervikales Divertikel = **Zenker Divertikel** (häufigstes 70 %)
Bifurkales/parabronchiales Divertikel (in Höhe der Bifurcatio tracheae, 20 %)
Epiphrenales Divertikel (10 %)

Klin: ⇒ **Dysphagie**, da Speisen zum Teil im Divertikel landen
Später: Entleerung und **Regurgitation** aus Divertikel in Pharynx ("Erbrechen" unverdau-
ter Nahrung), insb. nachts ⇨ Aspirationsgefahr (rezidivierende Pneumonien)
⇒ Foetor ex ore, da sich Nahrungsbestandteile zersetzen
⇒ Globusgefühl
⇒ Schmerz bei Entzündungen des Divertikels

Diag: 1. Anamnese und klinischer Befund
2. Röntgen: Kontrastdarstellung mit **Barium-Schluck**, bzw. mit **Gastrografin** (bei Verdacht auf mögl. Perforation oder Trachealfistel) ⇨ Kontrastfüllung des Divertikels. Immer den ganzen Ösophagus darstellen, da oft Zweitbefund, z.b. Kardiainsuffizienz
Lok: Zenker-Divertikel meist linksseitig; epiphrenale Divertikel meist von der rechten Seite ausgehend, sich nach links entwickelnd
3. Endoskopie: **Cave!** Perforationsgefahr, Übersehen des Divertikels

Ther: • Konservativ: Traktionsdivertikel meist Zufallsbefund und ohne klinische Relevanz Achalasie ⇨ Divertikel wird primär nicht operiert, Behandlung der Achalasie
• Operativ: Ind: Symptomatische Divertikel, Zenker-Divertikel, Fistelbildung
– Zugang von li.lateral Hals (Zenker-Divertikel), li.dorsale Thorakotomie oder Laparotomie (epiphrenales Divertikel)
– Abtragung des Divertikels, zweischichtige Naht (Schleimhaut und Muskel) + extramuköse Myotomie des Ösophagussphinkters (zur Druckentlastung = Rezidivprophylaxe)

Kompl: * Blutungen, Fistelbildung, Karzinomentstehung
* Aspiration ⇨ rezidivierende Pneumonien
* Perforation in das Mediastinum (Endoskopie!) ⇨ Mediastinitis!
Op: * Insuffizienz der Naht ⇨ Mediastinitis
* Rekurrensparese
* Infektion des Wundgebietes (⇨ perioperative Antibiose)
* Rezidiv

DD: Dysphagie jeglicher Genese: Neoplasie, Strikturen, Achalasie, Dysphagia lusoria (⇨ Einengung des Ösophagus durch Gefäßanomalie: doppelter Aortenbogen oder atypischer Abgang der A.subclavia dextra)

ACHALASIE

Syn: Früher Kardiospasmus genannt, engl. oesophageal achalasia, ICD-10: K22.0

Def: **Neuromuskuläre Störung** des gesamten Ösophagus mit Fehlen einer regulären, propulsiven Peristaltik und **Öffnungslähmung des UÖS**

Ät: – **Unbekannte** neuromuskuläre und/oder vegetative Störung
– Chagas-Krankheit (Trypanosoma cruzi) ⇨ symptomatische Achalasie mit nachweisbarem Ganglienzellverlust.
– Auch das Varizellen-Zoster-Virus scheint pathogenetisch bedeutsam zu sein

Path: Degeneration des autonomen Plexus myentericus (AUERBACH) oder des N.vagus (präganglionäre Vagusfasern) ⇨ **Dysperistaltik**, gestörte Erschlaffung des UÖS (aber keine wesentliche Tonuserhöhung)

Epid: ◊ Prädisp.alter: 40. – 60. LJ., M = w
◊ Inzidenz: 1/100.000/Jahr

Etlg: # Hypermotile Form ⇨ geringe Dilatation des gesamten Ösophagus
Hypomotile Form ⇨ deutliche Dilatation des gesamten Ösophagus
Amotile Form ⇨ extreme Dilatation des gesamten Ösophagus

Klin: ⇒ **Dysphagie** (oft mehr Beschwerden bei flüssiger als bei fester Nahrung = **paradoxe** Dysphagie), Regurgitation von Nahrung
⇒ **Odynophagie** (Schmerzen beim Schlucken), **retrosternale Schmerzen**, insb. postprandial

⇒ Foetor ex ore
⇒ Kein besonderer Gewichtsverlust
⇒ Pulmonale Komplikationen durch Aspiration (nächtliche Regurgitationen)

Diag: 1. Anamnese und klinischer Befund
2. Röntgen: **Ösophagusbreischluck** ⇨ Megaösophagus mit trichterförmiger Verengung im Bereich der Kardia ("Sektglasform oder Sanduhrform")
Unter Durchleuchtung: Dysperistaltik und fehlende Erschlaffung d. UÖS sichtbar
DD: Ösophaguskarzinom sehr schwierig! ⇨ evtl. Aussparungen von KM durch liegengebliebene Speisereste, fehlende Magenblase
3. **Endoskopie** evtl. mit Biopsie zum Tumorausschluss: Inspektion der Stenose, Beurteilung der Schleimhaut
DD: Funktionelle Störung (Achalasie) ⇨ eher gute Passierbarkeit für Endoskop
organische Stenose (z.B. Neoplasie) ⇨ schlechte Passierbarkeit für Endoskop
4. Manometrie: Messung des unteren Sphinktertonus (phys. Ruhetonus: 18 - 24 mmHg), typisch ist die fehlende Peristaltik
5. Endosonographie nach pneumatischer Dilatation zum Tumorausschluss

Ther: • Allgemein **keine kausale Therapie** möglich
• Konservativ: Versuch mit Kalziumantagonisten (Nifedipin, Adalat®), Ganglienblocker, Nitropräparate, Molsidomin, Ind: insb. bei der hypermotilen Form, im Anfangsstadium
• **Pneumatische Kardiadilatation** (Dehnungsbehandlung, s. Abb.) Heute Erstbehandlung bei der Achalasie, Durchführung: 5 – 6x in 2-tägigen Abständen für 3 - 5 Min.
• **Botulinus-Toxin-Injektion:** Endoskopische intrasphinktere Injektion von 80 Einheiten über eine Sklerosierungsnadel (Besserung der Symptome für ca. 6 Monate)
• Operativ: Ind: Versagen mehrerer Dilatationsbehandlungen, Rezidive, mangelnde Kooperation des Patienten, bei Kindern
– **Extramuköse Kardiomyotomie** (nach GOTTSTEIN-HELLER) = anteriore Spaltung der Muskulatur am Sphinkter ohne Eröffnung der Schleimhaut + Antireflux-Op (Fundoplicatio n. Nissen, da nach der Myotomie kein suffizienter Schluss mehr vorliegt)
– Neu: Thorakoskopische Op mit alleiniger langer extramuköser Kardiomyotomie mögl.

Prog: Rezidivrate bei Dilatation 10 % - 20 %

Kompl: * **Erhöhtes Karzinomrisiko!** (in 5 - 15 % der Achalasien entsteht ein Karzinom)
* Perforationsgefahr bei der Dilatationsbehandlung
Op: * Pleuraempyem, Ösophagusfistel wenn bei der Op die Mukosa eröffnet wird
* Gastroösophagealer Reflux ⇨ Refluxösophagitis

Proph: ♥ Lebenslange Nachkontrolle (wegen Karzinomgefahr)

DD: – **Stenosierende Strikturen** (z.B. Ösophagitis u. peptische Stenosen, Narbenstenosen, Verätzungen, Ösophaguskarzinom), Kompression von außen, Ther: Bougierung oder Laser
– **Ösophaguskarzinom** ⇨ **Ausschluss muss obligat erfolgen!**
– Diffuser idiopathischer **Ösophagusspasmus** (⇨ tertiäre Peristaltik mit hohen Drucksteigerungen), Klin: Intermittierende Dysphagie, heftige retrosternale Schmerzen
Rö: enger Ösophagus mit **tiefen spastischen Einschnürungen** ("Korkenzieher-, Nussknackerösophagus"), Diag: 24-Std.-Langzeitmanometrie, Ther: Spasmolytika, Kalziumantagonisten, Nitropräparate
– Refluxösophagitis
– Progressive systemische Sklerodermie (CREST-Syndrom)
– Z.n. Vagotomie

REFLUXÖSOPHAGITIS

__Syn:__ Refluxkrankheit, engl. gastroesophageal reflux disease (GERD), ICD-10: K21.0

__Def:__ Unphysiologisch langer Kontakt von gastrointestinalen Säften mit der Ösophagusschleimhaut, die hierdurch alteriert wird.

__Ät:__ – Primär: Inkompetenz der Kardia ⇨ __pathologischer Reflux__
in 90 % ist eine __Hiatushernie__ ursächlich zu finden
– Sekundär: Bei organischen Erkrankungen (Pylorusstenose, Duodenalstenose, Gastrektomie, Kardiakarzinom, Sklerodermie, Muskeldystrophie), iatrogen: nach Kardiomyotomie wegen Achalasie

__Path:__ ♦ Pathologischer Reflux ⇨ Übersäuerung der Speiseröhre (pH < 4) ⇨ Refluxösophagitis
♦ Ausmaß und Schweregrad abhängig von: Kontaktzeit, Regurgitatzusammensetzung, protektive Schleimhautfaktoren, Selbstreinigungsfunktion, exogene Noxen.
♦ Nur 15 % der Pat. mit Reflux entwickeln eine Refluxösophagitis!

__Epid:__ ◊ Einen gastroösophagealen Reflux haben ca. 5 – 10 % der Bevölkerung

__Etlg:__ Nach SAVARY und MILLER (1977)

Grad I	__Einzelne Erosionen__
Grad II	Longitudinal __konfluierende Erosionen__
Grad III	Gesamte __Zirkumferenz__ einnehmende Erosionen
Grad IV	__Narbenstadium__ = Ulzerationen, Endobrachyösophagus (sekundärer) = BARRETT-Syndrom (Zylinderepithelmetaplasie), Vernarbung, Stenosen

__Klin:__ ⇒ Insb. in Rückenlage oder beim Bücken ("Schuhbandphänomen") ⇨ Rückstrom von Säure und Speiseresten ⇨ __brennende__ retrosternale Schmerzen durch Ösophagitis = "__Sodbrennen__", Aufstoßen von Säure, Halitosis (= „Mundgeruch")
⇒ Dysphagie (der Übergang von Sodbrennen in Dysphagie = Schluckstörung ist ein Hinweis auf die Entstehung eines Barrett-Ösophagus od. peptischer Strikturen)
⇒ Odynophagie (schmerzhaftes Schlucken), Globusgefühl
⇒ Epigastrischer Schmerz, evtl. auch chronischer Hustenreiz und Heiserkeit

__Diag:__ 1. Anamnese und klinische Untersuchung
2. __Endoskopie__ ⇨ Klärung, ob Ösophagitis, PE mit Histologie zum Tumorausschluss (lassen sich in der Histo bei Barrett-Ösophagus Mutationen im p53-Gen nachweisen, so ist dies ein Hinweis auf eine Dysplasie mit dem Risiko zum Adenokarzinom zu entwickeln)
3. 24-Std.-__pH-Metrie__ zur Diagnostik und Therapiekontrolle (direkte, quantitative Methode über eine nasale Sonde), Norm: zu 95 % d. Zeit liegt der pH bei 4 - 7
4. 3-Punkt-__Manometrie__ (Magenfundus, Ösophagus bei 35 cm und 40 cm) zur Überprüfung der Motilität des Ösophagus (wichtig vor Op, muss erhalten sein) und mit Abdomenkompression: wenn der Druck in den Ösophagus fortsetzt ⇨ Kardia inkompetent
5. Röntgen: KM-Darstellung unter Durchleuchtung (Beweis des Refluxes in Kopftieflage)

__Ther:__ • __Konservativ:__ Allgemein: Häufig __kleine Mahlzeiten, kein Nikotin, kein Kaffee__ und Alkohol, eiweißreiche Ernährung (scheint Sphinktertonus zu erhöhen), Verringerung des abdominellen Druckes durch Vermeidung von Obstipation, Gewicht reduzieren, zu enge Hosen meiden und Lagerung nachts halb erhöht.
Akut: Antazida, insb. in Kombination mit Alginsäure (Gaviscon®)
Medikamente: Die medikamentöse Therapie sollte bis zur vollständigen Ausheilung der Läsionen durchgeführt werden, oft ist eine Dauertherapie erforderlich.
Grad I + II: __Prokinetika__ (Erhöhung des Sphinktertonus): Cisaprid 3 x 10 mg (Propulsin®, Alimix®), Metoclopramid (Paspertin®), Bromoprid oder Domperidon (Motilium®)
Grad III + IV: __Protonenpumpeninhibitoren (PPI)__ z.B. Omeprazol 20 - 40 mg (Antra®) od. Lansoprazol (Agopton®), Pantoprazol (Pantozol®)

Rezidivprophylaxe: Omeprazol 20 mg/Tag (für bis zu 5 Jahre, Auslassversuche machen)

* Operativ: Ind: Ösophagitis Grad III + IV, Versagen der konservativen Therapie (v.a. junge Pat., die sonst einer langen medikamentösen Therapie bedürfen)

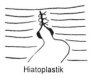

Hiatoplastik

– Verlagerung der Kardia nach intraabdominell und Fixation durch Naht
– **Hiatoplastik** (Verkleinerung des Hiatus oesophagei durch Naht)
– Zusätzlich: Gastropexie, bzw. **Fundopexie** (Fixation des Magenfundus am Zwerchfell ⇨ Verhindert die Gleithernie und stellt den His-Winkel wieder her)
oder/und: Fundoplicatio (= Plikatur des Fundus um die Kardia), bzw. **Semifundoplicatio** n. Nissen (= Anheften des Fundus an rechten Zwerchfellschenkel und linke Zwerchfellkuppel um die Kardia)

Fundopexie

oder: Silikonantirefluxprothese (n. Angelchik = eine zirkuläre Manschette um die Kardia)
Die Hiatoplastik u. Fundoplicatio wird heute bei geeignetem Pat. auch **laparoskopisch** durchgeführt.

Prog: In 85 % d.F. Ther. erfolgreich, 2 - 5 % Rezidiv

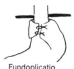

Fundoplicatio

Kompl: * **Endobrachyösophagus** (Syn: Barrett-Ösophagus = zirkulärer Ersatz des distalen ösophagealen Plattenepithels durch Zylinderepithel = Zylinderepithelmetaplasie):
- Short-segment Barrett-Ösophagus = max. 3 cm Zylinderepithelausläufer
- Long-segment Barrett-Ösophagus = > 3 cm Zylinderepithelausläufer
⇨ in 5 – 15 % d.F. **maligne Entartung** (Adenokarzinom) möglich! ⇨ jährliche Kontrolle durch Endoskopie u. Biopsie sowie Endosonographie bei Malignitätsverdacht

* **Peptische Strikturen** (zirkulär als sog. Schatzki-Ring) ⇨ Ther: bei Durchmesser < 9 mm Bougierungsbehandlung (Bougies-Eichmaß: Charrière ⇨ 1 Ch. = 1/3 mm)

Op: * Milzläsion

* Postoperative Dysphagie (bildet sich innerhalb von 3 Monaten meist zurück)
* In 5 - 8 % d.F. Magenballonsyndrom (gas-bloat-syndrome) = kein Erbrechen, kein Aufstoßen mehr möglich durch die Fundoplicatio oder Denervation ⇨ Blähungen (Luft geht nicht mehr über den Ösophagus ab und muss sich den Weg durch den Darm suchen)
* Teleskop-Phänomen (5 % d.F.): Herausgleiten der Kardia aus der Plikatur des Fundus

DD: – Ösophaguskarzinom
– Thorax/Oberbauchschmerz: Angina pectoris, KHK, Ösophagusdivertikel, Ulcus ventriculi et duodeni, Lungenembolie, Aortenaneurysma

GUTARTIGE ÖSOPHAGUSTUMOREN

Etlg: # **Intramural:**
– Solide: Leiomyom (häufigstes, 50 %), Lipom, Fibrom, Hämangiom (mesenchymal), Granulosazelltumor (Abrikossoff-Tumor)
– Zystisch: Angeboren oder erworben (Retentionszyste, epithelialer Ursprung)
Intraluminal:
– Wandständig: Papillome, Adenome (epithelial)
– Gestielt: Polyp (epithelial)

Klin: ⇒ 50 % der Patienten sind beschwerdefrei
⇒ Dysphagie, evtl. retrosternale Schmerzen

Diag: 1. Anamnese und klinische Untersuchung

2. Röntgen: Breischluck, CT-Thorax
3. Endoskopie: Bei intramuralem Prozess (⇨ Endosonographie) ⇨ Schleimhaut intakt
   KEINE Biopsie durchführen! ⇨ Schleimhautdefekt hinderlich für Op

Ther: • Operativ: Ind: Prophylaktisch immer gegeben (auch bei Beschwerdefreiheit), da nur so
   die Dignität des gesamten Tumors bestimmt werden kann
   – Ausschälung des Tumors ohne Mukosaeröffnung über einen transthorakalen Zugang,
   neuerdings auch als thorakoskopischer Eingriff

Kompl: * Blutung, V.cava-Kompression, maligne Entartung
Op: * Postoperative Stenosen

ÖSOPHAGUSKARZINOM

Syn: Karzinom der Speiseröhre, engl. oesophageal cancer; ICD-10: C15

RF: – **Achalasie** 2 - 20 % Entartungshäufigkeit
– **Refluxösophagitis,** bzw. deren Kompl. = Endobrachyösophagus, Syn: BARRETT-Ösopha-
   gus (Zylinderepithelmetaplasien und Dysplasien) 5 - 15 %, Sklerodermie-Ösophagus
– **Alkoholabusus** (insb. **hochprozentiger Alkohol)** ⇨ vermehrt Ösophagitis, Leberzirrhose
– Verätzungsstrikturen (Latenz von vielen Jahren, "Korrosions-Ca") 2 - 15 %
– Unterernährte Patienten (Vitamin-A-, B-, C-, E-Mangel, Eisen-Mangel, insb. bei Plummer-
   Vinson-Syndrom = sideropenische Dysphagie)
– Schlechte Mundhygiene, Raucher, Aufnahme von Nitrosaminen mit der Nahrung
– Virale Infekte, z.B. Papillomaviren

Path: ♦ Histo: **Plattenepithel-Ca.** 80 % und entdifferenziertes Ca. 10 %, **Adeno-Ca.** 5-15% (meist
   auf dem Boden eines Endobrachyösophagus, insg. zunehmend), Melanom 1%
♦ Lok: Im **mittleren Drittel** am häufigsten (mittl. > unteres > oberes 1/3, die Tumoren des
   oberen Drittels haben dabei die schlechteste Prognose)
♦ **Metastasierung:** Da der Ösophagus keine Serosa hat ⇨ rasche Tumorausbreitung
   Lymphogene Metastasen (= N_1) vor hämatogenen Metastasen (= Fernmetastasen, M_1)
   Lymphogen (früh): Zervikaler Ösophagus ⇨ periösophageal, zervikal und supraklavikulär
   Thorakal oben ⇨ periösophageal, mediastinal (zervikal und supraklavikulär = M_1)
   Thorakal unten ⇨ periösophageal, mediastinal und perigastrisch (⇨ die Lk um den Trun-
   cus coeliacus werden immer bereits als M_1 klassifiziert)
   Hämatogen (spät): Oben ⇨ V.azygos ⇨ V.cava sup. ⇨ eher Lungenmetastasen
   Unten ⇨ V.gastrica sinistra ⇨ V.portae ⇨ eher Lebermetastasen

Epid: ◊ Inzidenz: 3 – 5/100.000/Jahr, geographisch unterschiedlich, v.a. in Japan u. England
   erhöht (scharfes Essen, Teekonsum)
◊ Prädisp.alter: 50. – 60. LJ., m >> w (= 5:1)

Etlg: # TNM: T_1: Tumor infiltriert die Tunica mucosa und/oder Submucosa, T_2: Tunica muscularis
   propria infiltriert, T_3: Adventitia infiltriert, T_4: Nachbarorgane befallen
Stadieneinteilung: I: $T_1N_0M_0$
   II: $T_2N_0M_0$ bis $T_2N_1M_0$
   III: $T_3N_0M_0$ bis $T_4N_1M_0$
   IV: alle M_1

Klin: Problem: in der Regel **KEINE FRÜHSYMPTOME!**
   ⇒ Schluckbeschwerden 87 % d.F. (aber erst bei > 50 % Lumeneinengung)
   ⇨ **bei Schluckbeschwerden > 40. LJ. immer ein Ösophaguskarzinom ausschließen!**
   ⇒ Gewichtsabnahme 71 %
   ⇒ Retrosternale Schmerzen 46 %
   ⇒ Regurgitation 30 %, Pseudohypersalivation (Unmöglichkeit, den Speichel zu schlucken)

⇒ Heiserkeit 7 %, Husten 3 %, Rückenschmerzen
⇒ Tastbarer Tumor, bzw. zervikale Lymphknoten-Metastasen

Diag: 1. Anamnese und klinische Untersuchung
 2. Röntgen: **Ösophagus-Breischluck:** Wandstarre, Füllungsdefekt, Kantenabbruch, Stenose, prästenotische Dilatation (Trichter), Abweichung der Ösophagusachse, "Säge"- od. "Spirale"-Form
 3. **Endoskopie + PE** und **Endosonographie**
 4. Tumorstaging: Intrathorakale Nodi? ⇨ Rö-Thorax a.p., **CT-Thorax**, Sono-Abdomen
 5. Bronchoskopie, Mediastinoskopie (keine Routine)
 6. Tumormarker: Zur Verlaufskontrolle ggf. SCA bei Plattenepithel-Ca.

Ther: • Konservativ: **Palliative** Ind. (nicht resektable Tumoren): Strahlen- + Chemotherapie
 Endoskopische Lasertherapie, Bougierungsbehandlung oder Endotubus (ringverstärkter Tubus = Häring-Tubus) oder Metallstent
 Magenfistel zur Ernährung bei nicht beseitigbarem Passagehindernis: **PEG** = perkutane endoskopische Gastrostomie oder Witzel-Fistel = transkutan angelegte Magensonde (wenn endoskopische Anlage einer PEG nicht mögl. ist)
 • Operativ: Ind: Begrenzter Tumor (Stad. I u. II), keine Fernmetastasen ⇨ **kurative** Ind.
 – Möglichkeit der präoperativen Tumorverkleinerung durch kombinierte Radio-Chemotherapie (darunter in 10 - 20 % sogar komplette Remission für einige Zeit) für Pat. im Stadium II – IV
 – Präoperativ: 3 Tage präop. Anlage eines ZVK und zusätzlich zur oralen Nahrung Infusionen, 1 Tag präop. nur noch Tee + Infusion
 – perioperative Antibiotikaprophylaxe (Ceftriaxon, Rocephin®)
 ⇒ **Ziel: Tumorentfernung im Gesunden** (großes submuköses Längenwachstum ⇨ mind. 6 cm Sicherheitsabstand einhalten), Problem: hochsitzender Tumor ⇨ Sicherheitsabstand nicht gut einhaltbar (Larynx müsste mitentfernt werden ⇨ extreme Verschlechterung d. Lebensqualität, daher nur palliative Maßnahmen mögl.)
 – Transthorakale + abdominale Entfernung (= Zwei-Höhleneingriff) d. Ösophagus und 2-Feld-Lymphadenektomie (= mediastinal + abdominell), Nachteil: sehr belastende Op, Op-Letalität 10 - 25 %!
 – Alternativ: Stumpfe Dissektion des Ösophagus vom Bauch und Hals aus; Nachteil: die Lymphknoten können nicht so ausgiebig entfernt werden (heute wird daher zusätzlich eine endoskopische Lk-Entfernung entlang des Dissektionskanals durchgeführt)
 – Nach Exstirpation ist die **Rekonstruktion** notwendig! ⇨ Rekonstruktionsmöglichkeiten:
 1. **Magenhochzug** unter Opferung der oberen Magengefäße (A.gastroepiploica sinistra, A.gastrica sinistra)
 2. Koloninterponat (transversum od. ascendens), Gefäßdurchblutung bleibt, Nachteil: Interponat macht sehr starken Foetor!
 3. Dünndarminterponat ⇨ ultima ratio, hinderlich hier sind die Gefäßarkaden
 Rekonstruktionswege: a.) im ursprünglichen Bett des Ösophagus
 b.) retrosternal im vorderen Mediastinum
 c.) subkutan (heute nicht mehr üblich)
 • Postoperativ: Verzögerter Nahrungsaufbau nach ca. 10 Tagen beginnend mit Tee, dann flüssige Kost, dann passierte Kost.

Prog: Insgesamt **sehr schlecht** ⇨ alle Ösophaguskarzinome zusammen nur **4 %ige** 5-JÜR. 60 % sind insg. operabel, aber nur **25 % kurativ operabel** ⇨ dann ca. 20 %ige 5-JÜR (beste Chance haben pT1N0M0 mit ca. 60 %iger 5-JÜR, bei pT1N1M0 nur noch 30 %). Wenn nicht operabel ⇨ extrem schlecht, nur 9 Monate mittlere Überlebenszeit.

Kompl: * **Nahtinsuffizienz** (bis 20 % d.F., insb. an der zervikalen Anastomose bei Magenhochzug, da Durchblutung schlecht und Ösophagus keine Serosa hat) ⇨ Mediastinitis
 * Blutungen, Fisteln, Pneumonie, ARDS (adult respiratory distress syndrome)
 * N.vagus-Läsion, Horner-Syndrom, Brachialgien

DD: – Gutartige Ösophagustumoren (s.o.), Morbus Hodgkin, **Kardiakarzinom** (Magen)
 – Dysphagie bei Narbenstenose, Achalasie, Ösophagusdivertikel, Sklerodermie

MAGEN

ANATOMIE:

Der Magen wird eingeteilt in den Eingang = **Cardia**, den **Fundus**, den **Corpus**, das **Antrum** und den **Pylorus** = Ausgang.

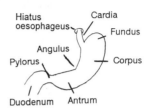

Fixation: 1. Am Zwerchfell im Bereich Kardia
= Lig.gastrophrenicum
2. Leber: Lig.hepatogastrale
3. Milz: Lig.gastrolienale
4. Querkolon: Lig.gastrocolicum

Arterien: A.gastrica dextra (aus A.hepatica propria - Tr.coeliacus) ⇨ Versorgt kl. Kurvatur
A.gastrica sinistra (Truncus coeliacus) ⇨ kl. Kurvatur und Fundus
A.gastroepiploica dextra (aus A.gastroduodenalis-A.hepatica-Tr.coeliacus) ⇨ gr. Kurvatur
A.gastroepiploica. sinistra (aus A.lienalis - Tr.coeliacus) ⇨ gr. Kurvatur
Aa.gastricae breves (A.lienalis - Tr.coeliacus) ⇨ Magenfundus

Venen: Werden wie die Arterien bezeichnet. Sie fließen ab in die V.portae. Verbindung besteht außerdem über die Rami gastrici breves an der kleinen Kurvatur über die Milzvene zu Ösophagusvenen (**portocavale Anastomose** ⇨ bei portaler Hypertonie können über diesen Weg Ösophagusvarizen entstehen)

Lymphbahnen: 4 Hauptgruppen (wichtig für Karzinomoperation): Kleine Kurvatur oben u. unten, große Kurvatur oben und unten. Sie haben Verbindung zu hepatischen, suprapankreatischen, lienalen, mesenterialen, mediastinalen, zöliakalen und paraaortalen Lk ⇨ Abfluss zum Ductus thoracicus (Mündung des Dct. thoracicus im linken Venenwinkel, supraklavikulärer Lymphknoten hat daran unmittelbar Anschluss und kann bei Karzinomen befallen sein = **VIRCHOW**-Lk)

Innervation: Ganglion coeliacum (symp.) ⇨ Dilatation, N.vagus (parasympathisch) ⇨ Kontraktion, li. N.vagus - Truncus vagalis anterior; re. N.vagus - Tr.vagalis post., Rami antrales des N.vagus (Nervi Latarjet).

Plexus myentericus (**AUERBACH**): Zwischen Ring- u. Längsmuskulatur, Plexus submucosus (Meissner) in der Submucosa.

Drüsen: – **Belegzellen:** HCl und Intrinsic factor (zur intestinalen Resorption von Vit. B12), im Fundus und Corpus (exokriner Magenteil)
– **Hauptzellen:** Pepsinogen u. Kathepsin, im Fundus und Corpus (exokriner Magenteil)
– **G-Zellen:** Gastrin, im Antrum, Freisetzung bei Dehnung des Antrum, Vagusreiz, chemische Reize im Antrum (endokriner Magenteil, Zellen gehören zum APUD-Zellsystem. = <u>A</u>mine <u>p</u>recursor <u>u</u>ptake and <u>d</u>ecarboxylation)
– **Nebenzellen:** Schleim, an der Kardia und Pylorus vermehrt vorhanden

Magenschleimhautbarriere: verhindert die Rückdiffusion von H^+-Ionen entlang des Konzentrationsgradienten.

Säuresekretion: BAO (<u>b</u>asal <u>a</u>cid <u>o</u>utput) = 2 - 5 mmol/Std. (60 - 80 ml/Std.)
MAO (<u>m</u>aximal <u>a</u>cid <u>o</u>utput) = nach max. Stimulation mit Pentagastrin ⇨ 20 - 25 mmol/Std. (100 - 200 ml/Std.), es wird insg. 4 x alle 15 Min. der Mageninhalt abgesaugt und bestimmt
Quotient BAO:MAO normal 0,1 - 0,2 ⇨ pathologisch ab > 0,2
PAO (<u>p</u>eak <u>a</u>cid <u>o</u>utput) = errechneter Wert aus den beiden höchsten 15-Min.-Werten nach Stimulation mit Pentagastrin.

Fehlbildungen: Hypertrophe Pylorusstenose (s. Kinderchirurgie); Magenvolvulus (Längs- od. Querachse); Divertikel; Magenpolypen (mögl. Präkanzerose) ⇨ endoskopische Entfernung mit der Schlinge

Magenverletzungen: Magenruptur, Mallory-Weiss-Syndrom, Verätzungen, Fremdkörper, Bezoar (faserhaltige Fremdkörper)

GASTRITIS

Syn: Magenschleimhautentzündung, ICD-10: K29

Ät: – Typ A: **Autoantikörper** gegen Belegzellen und gegen Intrinsic factor (⇨ dann perniziöse Anämie mögl.), evtl. autosomal-dominant erblich
– Typ B: Infektion der Magenschleimhaut mit **Helicobacter pylori**
– Typ C: Duodenogastraler alkalischer Gallereflux
– Sonderformen: Erosive Gastritis (Stress), phlegmonöse Gastritis (z.B. Streptokokkeninfektion), virale Gastritis (z.b. Zytomegalie-, Varizelleninfektion), eosinophile Gastritis, spezifische Gastritis (Tuberkulose, Syphilis, Sarkoidose, Morbus Crohn, Aktinomykose, Histoplasmose)

Path: ✦ **Erosive Gastritis** entsteht durch Mikrozirkulationsstörung der Magenschleimhaut (z.B. im Schock) ⇨ multiple, punktförmige und erosive Schleimhautdefekte ⇨ diffuse Magenblutung bis zur Massenblutung mögl.

✦ Phlegmonöse Gastritis: Bakterielle Besiedlung aller Wandschichten bei resistenzgeschwächten Patienten

✦ Histo: **Chronische Gastritis** zeigt eine oberflächliche Leukozyteninfiltration (Lymphozyten und Plasmazellen). Je aktiver der Prozess um so mehr neutrophile Granulozyten sind weiterhin vorhanden.
Eine **Atrophie** zeigt sich in einer Reduktion der Belegzellen und Hauptzellen im Corpus-Fundus-Bereich (Autoimmungeschehen).

✦ Intestinale Metaplasie: Nachweis nicht magenspezifischer Schleimhaut/Schleimhautelemente ⇨ es können sich Becherzellen finden, enterokolische Krypten oder auch eine komplette Dünndarmschleimhaut

Epid: ◊ Häufigste Form: Chronische aktive Gastritis vom **Typ B** (80 % d.F.)
◊ Fast jeder 2. > 50. L.J. hat eine chronische Gastritis (meist ohne Sympt.)

Etlg: # Akute Gastritis: Alimentärer, alkoholischer Exzess, NSA, Kortikoide, Zytostatika, Lebensmittelvergiftung
Erosive Gastritis: Bei Verbrennungen, Schock, Sepsis, **Polytrauma**, Stress (z.B. postoperativ, Patient auf der Intensivstation)
Chronische Gastritis:

| Typ A: Corpus, **autoimmun**, atrophisch, Achlorhydrie |
| Typ B: Antrum + Corpus, **bakteriell**, Hypochlorhydrie |
| Typ C: Antrum, **chemisch** toxisch induziert durch **Gallereflux** |

Klin: ⇒ Chronische Gastritis häufig symptomlos
⇒ Unspezifische Oberbauchbeschwerden mit **epigastrischem Schmerz**, Übelkeit, Blähungen, Völlegefühl, Druckgefühl im Oberbauch, Inappetenz
⇒ Fehlen des Intrinsic factor ⇨ Vit.-B_{12}-Mangel ⇨ megaloblastäre = perniziöse Anämie, funikuläre Myelose (Hinterstrangdegeneration) ⇨ Ataxie, Pyramidenbahnen ⇨ spastische Parese, Pyramidenbahnzeichen
⇒ Erosive Gastritis: Obere gastrointestinale Blutung, Kaffeesatzerbrechen, Meläna

Diag: 1. Anamnese und klinische Untersuchung
2. **Gastroskopie + Histologie** + Untersuchung auf **Helicobacter pylori** (Urease-Schnelltest)
3. Vit.-B_{12}-Bestimmung im Serum, Auto-Ak gegen Parietalzellen (= PCA)

Ther: • Symptomatische Typ B-Gastritis: **Eradikationstherapie** der Helicobacter pylori-Infektion nach dem **Italian-Triple-Schema** für 7 Tage: PPI, z.B. Omeprazol 2 x 20 mg/Tag (Antra®) + 2 Antibiotika: Metronidazol 2 x 400 mg/Tag (Clont®) + Clarithromycin 2 x 250 mg/Tag (Klacid®) ⇨ der Helicobacter-Befall lässt sich damit in 95 % d.F. heilen

- Autoimmun Typ A-Gastritis: Bei Vit.-B12-Mangel ⇨ parenterale Vit.-B12-Gabe
- Erosive Gastritis: (Stressulkus-)**Prophylaxe** mit Sucralfat (Ulcogant®) oder bei nur kurz-fristiger Therapie mit H_2-Blockern (z.b. Ranitidin, Sostril®)
- Bei Blutung endoskopische Sklerotherapie oder Laserkoagulation

Kompl: * Autoimmungastritis u. chron. aktive Gastritis: Erhöhte Inzidenz für das **Magenkarzinom** od. MALT-Lymphom ⇨ jährliche endoskopische Kontrollen!

* Koinzidenz der Autoimmungastritis mit anderen Autoimmunerkrankungen (Morbus Addison, Hashimoto-Thyreoiditis, Diabetes mellitus Typ I) gegeben
* Erosive Gastritis ⇨ Stressulkus

DD: − Ulcus ventriculi, duodeni, Refluxösophagitis
− Cholelithiasis, Pankreaserkrankungen
− Koronare Herzkrankheit
− Funktionelle Dyspepsie

ULCUS VENTRICULI

Syn: Magenulkus, Magengeschwür, Ulkuskrankheit des Magens, peptisches Ulkus, ICD-10: K25

Def: **Erosion** = Defekt, der die Lam.muscularis mucosae nicht überschreitet
Ulkus = umschriebener Defekt der Magenwand über die Mukosa hinausgehend

Ät: − **Helicobacter (Campylobacter) pylori** (gram-neg. Stäbchen-Bakterium, mit fäkal-oralem oder oral/oralem Übertragungsmodus, die Infektion erfolgt meist bereits in der Kindheit)
− **Medikamenteninduziert**: Prostaglandinhemmer (ASS, NSA: Diclofenac, Phenylbutazon, Indometacin), Glukokortikoide, Zytostatika, Bestrahlung
− **Stressulkus** (Intensivstation, Operationen, Polytrauma, Verbrennungen, Beatmung) ⇨ Magenschleimhautdurchblutung sinkt ⇨ Zusammenbruch der Schleimhautbarriere ⇨ Ther: Stressulkusprophylaxe!
− Zollinger-Ellison-Syndrom (hormonaktiver G-Zell-Tumor)
− Hyperparathyreoidismus (Ca^{++} stimuliert die G-Zellen)
− Genetisch prädisponierend: Blutgruppe 0, Hyperpepsinogenämie

Path: ♦ **Infektionskrankheit** durch Helicobacter pylori (schüttet schleimhautaggressive Substanzen aus; Durchseuchung in Deutschland ca. 40 %, 5 − 10 % der Infizierten erkranken dann an einem Ulkus)
♦ **Missverhältnis zwischen aggressiven und defensiven/protektiven Faktoren** (Schleimhautbarriere aus Schleim-Bikarbonat-Sekretion, Prostaglandine, regelrechte Mikrozirkulation, Epithelregeneration)
♦ **Ohne Säure kein Ulkus** (nie Ulkus bei perniziöser Anämie, bzw. bei chronisch atrophischer Gastritis, da keine Säureproduktion im Magen)
Säureproduktionsregulation:
1. **Zephale, vagale Phase:** Speise sehen ⇨ Stimulation der HCI-Produktion über den N.vagus
2. **Gastrale Phase:** Magenwanddehnung ⇨ direkte HCI-Stimulation, chemische Reizung (Proteinabbauprodukte, Alkohol, Nikotin) ⇨ Gastrin-Freisetzung ⇨ indirekte Stimulation der HCI-Produktion
3. **Intestinale Phase:** Enterohormonfreisetzung ⇨ hemmt Gastrin-Freisetzung ⇨ Säureproduktion erlischt
Außerdem: Gastrinproduktion ist abhängig vom Magen-pH. Je niedriger der Magen-pH, desto weniger Gastrinproduktion ⇨ weniger HCI
♦ Lok: Distaler Corpus und Antrum, an der kleine Kurvatur bevorzugt (wegen der etwas schlechteren Durchblutung)

Epid: ◊ 6 - 10 % der Menschen entwickeln im Laufe ihres Lebens (= Lebenszeit-Prävalenz) ein Ulcus ventriculi od. duodeni, Prävalenz: 0,3 %
◊ **M** > w, Prädisp.alter: 50. − 70. LJ.
◊ In den letzten Jahrzehnten in den westlichen Industriestaaten insg. abnehmende Tendenz

Etlg: Nach JOHNSON (1964) bezüglich der Lage des Ulkus, ergänzt um die Pathogenese

Typ I: An der kleinen Kurvatur proximal d. Angulus (häufigstes Magenulkus, 60 % d.F.), duodenogastraler Reflux von Gallensäuren durch Pylorusinsuffizienz ⇨ Gastritis ⇨ Ulkusbildung an der Grenze von entzündeter und gesunder Schleimhaut, eher Normazidität
Typ II: Kombiniertes Ulkus (Merke: **2-Lokalisationen!** Duodenum und distal des Angulus), Stase-Ulkus bei Stenose und Entleerungsbehinderung ⇨ Hypergastrinämie ⇨ eher Hyperazidität
Typ III: Präpylorisches Ulkus, Hypersekretion von Magensäure ⇨ eher Hyperazidität

Ulcus ventriculi: Je höher gelegen, desto weniger ist die Säure verantwortlich!

Klin: ⇨ Diffuser epigastrischer **Sofortschmerz** nach Nahrungsaufnahme oder postprandialer Schmerz (Spätschmerz 1 - 3 Std. nach Nahrungsaufnahme)
⇨ Druck, Völlegefühl, Übelkeit, Inappetenz

Diag: 1. Anamnese (Schmerzcharakter) und klinische Untersuchung
2. **Gastroskopie** ⇨ Biopsie an mehreren Stellen obligat für Histologie!, denn
⇨ **hinter jedem Ulcus ventriculi kann auch ein Karzinom stecken** ⇦
und Untersuchung auf **Helicobacter pylori** (mit Urease-Schnelltest, 70 % der Patienten mit einem Ulkus sind positiv)
3. Röntgen: MDP ⇨ Ulkusnische, radiäre Schleimhautfalten (DD: Karzinom), Ulkusfinger (Ausziehung an der gegenüberliegenden Seite durch Spasmen), evtl. Pylorusstenose mit Magendilatation
4. Magensäureanalyse (keine Routine): BAO, PAO mit Pentagastrintest

Ther: • **Konservativ:** Allgemeine Maßnahmen: **Kein Nikotin** und **Alkohol** und Kaffee! Absetzen ulzerogener Medikamente (insb. Analgetika, NSA, Antiphlogistika), extrem heiße oder kalte Nahrung meiden, mehrere kleine Mahlzeiten.
• Medikamente: Mittel der Wahl sind heute die **Protonenpumpenhemmer** (= PPI, Omeprazol Antra®, Lansoprazol Agopton®). Daneben gibt es noch einfache Antazida (z.B. Magaldrat Riopan®), H₂-Blocker (Ranitidin Sostril®, Cimetidin, Tagamet®), Anticholinergika (Pirenzepin Gastrozepin®), Schleimhautprotektiva (Sucralfat Ulcogant®), Prostaglandinderivate (Misoprostol Cytotec®) u. Wismut-Präparate zur Eradikation (Wismut Telen®) **Standardtherapie zur Eradikation** der Helicobacter pylori-Infektion nach dem **Italian-Triple-Schema** für 7 Tage: PPI, z.B. Omeprazol 2 x 20 mg/Tag (Antra®) + 2 Antibiotika: **Metronidazol** 2 x 400 mg/Tag (Clont®) + **Clarithromycin** 2 x 250 mg/Tag (Klacid®) ⇨ der Helicobacter-Befall lässt sich damit in > 95 % d.F. heilen.
• Abheilung muss kontrolliert werden, da Karzinom nicht auszuschließen ist ⇨ 6 Wochen nach Diagnosestellung (Ulkus abgeheilt?) ⇨ weitere 6 Wochen später (Ulkus endgültig nicht mehr nachweisbar?)
• Heilt ein Ulkus innerhalb von 3 Monaten nicht ab = Versagen der konservativen Therapie ⇨ operative Therapie anstreben (Ulkus, das in 3 Monaten nicht heilbar ist, bessert sich auch in einem Jahr nicht!)
• Operativ: Ind: Op heute nur noch **sehr selten** notwendig (Op von Komplikationen).
　　　　　Absolut: **Perforation**, massive nicht stillbare Blutung, **Malignitätsverdacht**
　　　　　Relativ: Riesenulkus, kallöses Ulkus (alle Wandschichten betroffen), rezidivierendes Ulkus, persistierendes Ulkus (erfolglose konservative Therapie)
　　− **Resezierende Verfahren:**
　　　▪ 2/3-Resektion (Antrum und Teile des Corpus) + Wiederherstellung der Magen/Darmpassage
　　　▪ **Billroth I:** termino-terminale Gastroduodenostomie (mit End-zu-End oder End-zu-

Seit-Anastomose)

Methode der Wahl: **B I mit Interposition eines ausgeschalteten Jejunumstückes** (funktionell günstigste Op durch den physiologischen Speisetransport und Verhinderung des duodenogastralen Refluxes durch das Interponat ⇨ Vermeidung von blind-loop- und afferent-loop-Syndrom)

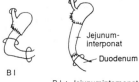

B I

B I + Jejunuminterponat

- Billroth II: Gastrojejunostomie = Verbindung des Magenrestes mit Jejunum (dieses kann retrokolisch oder antekolisch zum Magen hochgezogen werden) mit Ausschaltung des blind verschlossenen Duodenums
Früher: B II + Braun'sche Fußpunktanastomose
Heute besser: **B II + Y-Anastomose nach Roux:** Gastrojejunostomie und Anastomose des ausgeschalteten Duodenums 40cm distal der Gastrojejunostomie, ebenfalls mit guten Langzeitergebnissen

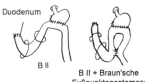

B II

B II + Braun'sche Fußpunktanastomose

- **Nicht resezierende Verfahren** (heute keine Bedeutung mehr): Selektive proximale Vagotomie mit und ohne Pyloroplastik ⇨ zwar geringe operative Belastung, aber Rezidiv in 30 - 40 % (da alleinige Säurereduktion oft nicht ausreichend ist)

Prog: Bei optimaler konservativer und operativer Therapie sehr gut.

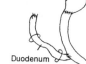

B II + Y.Roux

Kompl: * **Blutung** (⇨ akut, s. obere gastrointestinale Blutung, chronisch: Anämie)

* **Stenosierung** (Sanduhrmagen, Magenektasie, Aspirationsgefahr), Endzustand eines chronisch rezidivierenden Ulcus ventriculi, Ther: 2/3-Resektion

* Kissing ulcer: Gegenüberliegende Ulzera, z.B. an kleiner und großer Kurvatur

* **Penetration** (in ein Nachbarorgan, z.B. Pankreas)

* **Perforation** Sympt: Bild eines Akuten Abdomens (siehe Perforation bei Ulcus duodeni), Ther: Laparotomie, Exzision d. Ulkus, dann Verschluss durch Geschwürübernähung mit Einzelknopfnaht (Exzision, wegen Ausschluss eines Ca), heute auch laparoskopisch mögl.

* **Maligne Entartung** in 1 - 3 % d.F.! Selbst bei Behandlung und Ausheilung eines Ulkus kann unter der Narbe ein Ca wachsen! Magenstumpfkarzinom nach Magenresektion mit einer Latenz von ca. 15 - 20 Jahren möglich (diese Koinzidenz zwischen Resektion und späterem Karzinom wird heute teilweise angezweifelt, evtl. Helicobacter-pylori-Infektion verantwortlich)

* Chronisches Ulkus = Ulcus callosum mit narbigem Ulkuswall und Motilitätsstörung

Op: * Rezidivulkus: Mangelhafte Säuredepression, belassener Antrumrest, Stase, extragastrale Ursachen

* Früh- und Spätdumping-Syndrom

* Billroth I ohne Interponat: Ausgeprägter duodenogastraler Reflux, evtl. Induktion eines Karzinomes im Restmagen: Magenstumpfkarzinom

* Billroth II: Blind-loop-Syndrom und afferent-loop-Syndrom Magenanastomosenulkus wegen fehlender duodenaler Neutralisation der verbliebenen Säure des Magenrestes.
Ther: Umwandlung in B I oder Y-Roux mit Dünndarmschlinge < 40 cm (aber: duodenogastraler Reflux darf nicht zu groß werden, wegen der Gefahr des Magenstumpf-Ca)

* Nahtinsuffizienz ⇨ Peritonitis, akutes Abdomen

Proph: ♥ **Stressulkusprophylaxe:** Gabe von Sucralfat (Ulcogant®, 4 x 1 g/Tag) od. H₂-Blockern (z.B. Ranitidin, Sostril® 3 x 50 mg i.v.) bei Intensivmedizin-pflichtigen Patienten, bei Langzeitbeatmung, Polytraumatisierten od. Koagulopathie!

DD: – **Duodenalulkus:** Nüchternschmerz, Nachtschmerz, Nachlassen der Schmerzen nach Nahrungsaufnahme
- **Magenkarzinom**, MALT-Lymphome: Zeigt ein "Magenulkus" keine Abheilungstendenz unter Therapie innerhalb von 4 - 6 Wo., so besteht dringend Karzinomverdacht ➪ Biopsie!, ebenso sind atypische Ulzera verdächtig (z.B. an der großen Kurvatur)
- Ulcus Dieulafoy (Exulceratio simplex): Ulkusbasis mit Fehlanlage einer submukösen Arterie, Gefahr der arteriellen Blutung bei Arrosion der Gefäßwand, Ther: operative Umstechung, endoskopische Blutstillung (mit Laser, Unterspitzung od. Ligatur)
- NUD (non-ulcer Dyspepsie) = Reizmagensymptomatik
- Gastritis, gastrointestinale Infekte
- Tuberkulose, Herpes simplex, Zytomegalie-Infektion
- Morbus Crohn-Läsion

MÉNÉTRIER-FALTENHYPERPLASIE

Syn: Morbus MÉNÉTRIER, Ménétrier-Syndrom, Polyadenomatosis polyposa, Gastritis polyposa, Gastropathia hypertrophicans gigantea, engl. Ménétrier's disease, ICD-10: K29.6

Path: ♦ Foveoläre Hyperplasie mit vermehrter Schleimbildung (Mukoproteine) und Schleimhauthypertrophie (**Riesenfalten**) unbekannter Ursache, in 90 % d. F. Helicobacter pylori pos.
♦ Form der exsudativen hypertrophen Enteropathie ➪ Eiweißverlust in den GI-Trakt ➪ Hypoproteinämie und resultierende hypoproteinämische Ödeme
♦ Hypo- bis Anazidität
♦ 10 % **maligne Entartung!**
♦ Lok: zystischen Erweiterungen der Drüsengänge im **Magenkorpus**

Epid: Prädisp.alter: 40. - 60. LJ.

Klin: ⇒ Oberbauchbeschwerden, Übelkeit, Erbrechen
⇒ Durchfälle (eiweißreich), Ödeme

Diag: 1. Anamnese und klinische Untersuchung
2. Gastroskopie (Riesenfalten) + Biopsie, Untersuchung auf Helicobacter pylori
3. Röntgen: MDP zeigt gastrale Riesenfalten
4. Labor: Gesamteiweiß vermindert, ggf. Gordon-Test zum Nachweis einer exsudativen Enteropathie (Aktivitätsbestimmung von ^{131}Iod-Polyvinylpyrrolidon im Stuhl n. i.v.-Injektion)

Ther: • Konservativ: Jährliche Kontrolle (Endoskopie)
Medikamente: Omeprazol od. H_2-Blocker, Eradikationstherapie bei Helicobacternachweis
• Operativ: Prophylaktische Gastrektomie bei Malignitätsverdacht

Kompl: * Erhöhte Tendenz zur Ausbildung einer Polyadenomatose
* **Maligne Entartung!**

DD: – Intramurales Magenkarzinom
- Polyadenomatose-Syndrom

MAGENKARZINOM

Syn: Karzinom des Magens, engl. gastric cancer; ICD-10: C16

Ät: – **Prädisponierende Faktoren:** Chronisch atrophische Gastritis (Typ-A-Gastritis), insb. bei

intestinaler Metaplasie, Helicobacter-pylori-Infektion (Typ-B-Gastritis), Perniziosa, Ulcus ventriculi, M.Ménétrier (10 % maligne Entartung), Polyposis des Magens (sehr selten)
⇨ bei allen Risikoerkrankungen **jährlich Gastroskopie** zur Kontrolle!
– Karzinogene in der Nahrung: Nitrosamine (entstehen durch geräucherte u. gebratene Speisen unter Einwirkung der Magensäure), Benzpyren- u. Nitrostilbenexposition,
– Rauchen, Vit.-A-, Vit.-E- u. Vit.-C-Mangel
– Familiäre Belastung, genetische Faktoren (Blutgruppe A bevorzugt, Nationalität: Bewohner von Japan und Finnland haben ein erhöhtes Risiko)
– Duodeno-gastraler Reflux nach Magenresektion (⇨ Magenstumpfkarzinom mit einer Latenz von ca. 15 - 20 Jahren, diese Genese ist heute umstritten)

Path: ♦ **Häufigste Lok: Antrum und präpylorisch** (50 – 80 % d.F.), kleine Kurvatur und Kardiakarzinom (10 - 25 % d.F.)
In 90 % d.F. solitäres Karzinom, in 10 % multizentrisch auftretend
♦ **Metastasierung:**
– Hämatogen: Vorwiegend bei Vorliegen eines fortgeschrittenen Karzinomes.
Stationen: über die V.coronaria ventriculi zur Pfortader ⇨ Leber ⇨ Lunge, Skelett, Gehirn (= M1)
– Lymphogen: Schon in der Mucosa (unterhalb der Basalmembran) befinden sich Lymphwege ⇨ **sehr frühe lymphogene Metastasierung** mögl. (schon beim Magenfrühkarzinom), die Lymphbahnen verlaufen mit den Arterien des Magens.
Lymphknotenstationen regionär: **perigastrisch** (große und kleine Kurvatur), entlang der A.gastrica sin., A.hepatica com., A.lienalis, A.coeliaca und hepatoduodenale Lk
Im weiteren: paraaortal, mesenterial, Ductus thoracicus (⇨ Virchow-Drüse: links supraklavikulär tastbarer Lymphknoten), werden als Fernmetastasen klassifiziert (= M1)
– Per continuitatem: Serosa (= viszerales Peritoneum, T3); Mesenterium, großes Netz, Kolon, Dünndarm, Pankreas, Milz, Niere, Nebennieren, Zwerchfell (= T4)
– Per contiguitatem (Berührung): Parietales Peritoneum (= Bauchfellkarzinose, T4) ⇨ Aszites! (Exsudat, evtl. hämorrhagisch)
– Abtropfmetastasen: Douglas, Ovar (= Krukenberg-Tumor mit Siegelringzellen, M1)

Epid: ◊ Vierthäufigstes Karzinom (20 % aller Karzinome) des Menschen, in Deutschland insg. **rückläufig** (Ursache: ausgewogene Ernährung?, in den westlichen Ländern innerhalb der letzten 20 - 30 Jahren hat sich die Inzidenz etwa halbiert; ein niedriger sozioökonomischer Status ergibt statistisch ein höheres Risiko), Inzidenz: 23/100.000/Jahr
◊ Prädisp.-alter: > 60. LJ., m > w (= 1,5:1)

Etlg: # **Frühkarzinom (early cancer):**
Erhaben (Typ I), oberflächlich (II) oder exkaviert (III) wachsend, bleibt aber auf die Mucosa und Submucosa (IV) beschränkt (ist aber bereits ein T1-Tumor!)
Fortgeschrittenes Karzinom, Einteilung nach Borrmann (1926), der Tumor überschreitet die Submucosa in die Muscularis propria (= T2 - T4):
Typ I: Polypöses Karzinom
Typ II: Exulzerierendes Karzinom
Typ III: Exulzerierendes Karzinom, infiltrierend wachsend
Typ IV: Diffus infiltrierendes Karzinom
Histologisch (nach der WHO):
Adenokarzinome (papilläres, tubuläres, muzinöses, Siegelringzellkarzinom), adenosquamöses Karzinom, squamöses Karzinom
Undifferenziertes Karzinom (Grading: G3 – G4)
Etlg. nach Laurén (1965):
Karzinom vom intestinalen Typ: mit überwiegend Drüsen, meist **polypös** (klassisches Adenokarzinom) ⇨ gute Prognose
Karzinom vom diffusen Typ: mit **infiltrativem Wachstum** in der Magenschleimhaut ⇨ eher schlechte Prognose
TNM-Klassifikation:

<u>Cave</u> (häufige Prüfungsfrage): **Unterscheide Carcinoma in situ vom Frühkarzinom!** (Antwort: T_{is} überschreitet nicht die Basalmembran und metastasiert **nicht!**, das Frühkarzinom [= T_1] geht weiter und kann daher bereits metastasieren)

T_{is} =	Carcinoma in situ, auf die Lam.epithelialis mucosae beschränkt (überschreitet nicht die Basalmembran!)
T_1 =	Tumor infiltriert die Lam.propria mucosae oder max. bis zur Submucosa (entspricht dem Frühkarzinom! $\Rightarrow$ geht <u>nicht</u> bis in die Muscularis propria)
T_2 =	Tumor infiltriert die Muscularis propria oder Subserosa
T_3 =	Tumor **penetriert die Serosa** (= viszerales Peritoneum), infiltriert aber nicht benachbarte Strukturen
T_4 =	Tumor infiltriert **benachbarte Strukturen**
N_1 =	Metastasen in 1 – 6 regionären Lk
N_2 =	Metastasen in 7 – 15 regionären Lk
N_3 =	Metastasen in > 15 regionären Lk
M_1 =	Fernmetastasen oder Befall **nicht regionärer Lk** (z.b. mesenteriale, paraaortale, retropankreatische Lk)

Klin: $\Rightarrow$ 50 % d. Pat. sind **asymptomatisch!**, keine Leitsymptomatik

$\Rightarrow$ Nahrungsabhängige Schmerzen im Oberbauch, Inappetenz, zunehmende **Abneigung gegen Fleisch** oder andere fette Speisen (späte Zeichen)

$\Rightarrow$ Anämie (durch Mikroblutungen) $\Rightarrow$ evtl. Teerstuhl und Eisenmangelanämie, Abnahme der allg. körperliche Leistungsfähigkeit, Gewichtsabnahme bis zur Tumorkachexie

$\Rightarrow$ Dysphagie: Bei kardianahem Karzinom

$\Rightarrow$ Magenausgangsstenose (= maligne Magenausgangsstenose): Bei Ca im Pylorus / präpylorisch $\Rightarrow$ Völlegefühl, Übelkeit, Erbrechen, Essensvermeidung

$\Rightarrow$ Evtl. Aszites bei peritonealen Metastasen

Diag: 1. Anamnese und klinische Untersuchung meist unergiebig
2. **Gastroskopie:** Lokalisation, **Mehrfach-Biopsie** (ca. 7x $\Rightarrow$ 95 % Trefferquote)
3. Röntgen: MDP in Doppelkontrastverfahren: Oberflächenveränderungen an Mucosa $\Rightarrow$ Füllungsdefekt (polypöse Form) od. Nischen (ulzeröse Form), verändertes Schleimhautrelief (Faltenabbruch), Faltenkonvergenz (radiär zulaufende Falten), Ringwallulkus, lokale Wandstarre, gestörte Peristaltik, evtl. Magenausgangsstenose. Das Magenfrühkarzinom zeigt meist nur wenig Veränderungen $\Rightarrow$ endoskopische Diagnose!
4. Sonographie: Metastasen $\Rightarrow$ v.a. Leber (präoperatives Staging, Treffsicherheit 80 - 90 %)
5. Endosonographie: Zur Darstellung der Infiltrationstiefe und Ausdehnung des Tumors in der Magenschleimhaut
6. Staging: Rö-Thorax zur Metastasensuche in Lunge u. Skelett (präoperatives Staging) und CT-Abdomen bei V.a. intraabdominellen Lymphknotenmetastasen
7. Labor: Tumor-Marker nur zur Verlaufskontrolle geeignet, keine Screening-Methode! (CA 19-9, CA 50, CA 72-4, CEA)

Ther: • Konservativ: Palliativ (Wiederherstellung der Nahrungspassage): Tubus oder Metallgitter-Stent bei kardianahem Karzinom (Celestin, Häring-Tubus), **PEG-Sonde** (perkutane endoskopische Gastrostomie) od. Witzel-Fistel (gastrokutane Ernährungssonde), Stenosenbeseitigung mittels Lasertherapie
Chemotherapie: 5-FU + Cisplatin, evtl. auch präop. zum Downstaging
• Operativ: Ind: Kurativ oder palliativ (alle Ca mit über den Tr.coeliacus hinausgehenden Lk-Metastasen sind nicht mehr kurabel)

– Op-Vorbereitung: ZVK und Infusionstherapie 2 Tage vor dem Eingriff (zusätzlich zur oralen Kost), 1 Tag vor Op nur noch Tee, perioperative Antibiotikaprophylaxe i.v. z.B. mit Ceftriaxon (Rocephin®)

– **Kurative Op:** Sicherheitsabstand (Entfernung im Gesunden) empirisch mind. oral 5 - 7 cm, aboral 3 - 5 cm; bei diffusem Ca eher mehr $\Rightarrow$ 10 cm (weder Pylorus noch Kardia sind eine Barriere für das Tumor-Wachstum!)
Heute ist die **Gastrektomie** der Regeleingriff + Mitentfernung von **großem und kleinem Netz** (perigastrische Nodi) + sorgfältige **Entfernung der Lk** am Truncus coeliacus

+ Entfernung der **Milz** (wegen Lk am Hilus),
evtl. + Entfernung v. Pankreasschwanz, li. Leberlappen u. Querkolon.
Auch subtotale 4/5 Resektion mögl. + Netz- + Milzentfernung (nur bei distalen Tumoren
vom intestinalen Typ indiziert)
Bei Kardia-nahen Tumoren muss ein Teil des Ösophagus mitentfernt werden.
⇨ dann wird nach allen Resektionen d. Magen-Darmpassage wiederhergestellt:

- **Magenersatz:** Ohne Wiederherstellung der Duodenal-
  passage: **Y-Anastomose nach Roux** ⇨ Verbindung
  des Magenrestes/Ösophagus mit Y-förmig aus-
  geschalteter Jejunalschlinge mit Duodenum (ca. 40cm),
  Anastomose ca. 10 cm unterhalb des Treitz'schen Bandes an das Jejunum (die nach unten gerichtete Peristaltik verhindert dabei einen Reflux)

Duodenum

Roux-Y-Ösophago-
jejunostomie

- Magenersatz **mit Wiederherstellung der Duodenal-
  passage:** Mit einem Jejunuminterponat ⇨ Reihenfolge
  Ösophagus – Jejunum (ca. 40 cm lang) – Duodenum –
  Jejunum, zeigt funktionell die günstigsten Ergebnisse
- Bei kleinen T$_{is}$ und T1 wird auch eine endoskopische Mu-
  kosektomie neuerdings durchgeführt (ob dies ausreicht
  wird derzeit noch untersucht)

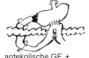

Jejunum-
interponat

Duodenum

- Palliativ-Op: **Gastroenterostomie** (= GE) bei Magenaus-
  gangsstenose (Verbindung von Jejunum Seit-zu-Seit an
  den Magenfundus, mit ante- oder retrokolisch hochgezo-
  gener Jejunumschlinge) + Braun-Fußpunktanastomose
- **Postoperativ:** Bis 5. Tag Infusionstherapie, danach Tee (6.
  Tag), langsamer Kostaufbau mit flüssiger Kost, passierter
  Kost ab 8. Tag, Schonkost ab 10. Tag
  Wunddrainage nach ca. 3 Tagen in den Verband ableiten,
  dann täglich etwas kürzen, Drainage ex nach ca. 1 Woche,
  Fäden/Klammern ex am 10. Tag

antekolische GE +
Braun-Fußpunktanastomose

- Bei Ersatzmagen fehlt: Intrinsic factor, HCl, Pepsin (⇨ keine Exkretion von Pankreasfermenten, fehlende Vit.-B12-Aufnahme) ⇨ **Substitution** v. Vit. B12 (parenteral) und Pankreasfermenten (oral) erforderlich.

Prog: Resektabel (kurative Zielsetzung) sind nur 45 % der Magen-Ca, Op-Letalität 5 - 10 %
Stadienabhängig: Magenfrühkarzinom mit Beschränkung auf die Mukosa **95 %** 5-JÜR,
fortgeschrittenes Magen-Karzinom: **25 - 40 %** 5-JÜR bei Radikaloperation (Serosabeteili-
gung < 4 cm 40 %, > 6 cm bei intestinalem Typ 15 %, bei diffusem Typ schon bei > 2 cm
nur noch 15 %ige 5-JÜR)

Kompl: * Magenausgangsstenose, Peritonealkarzinose mit Aszites, Blutung
  Op: * Anastomoseninsuffizienz = Nahtbruch zwischen Ösophagus und Jejunum heute durch
  zirkuläre Klammergeräte seltener (ca. 9 % d.F.), intraabdominelle Abszesse

  * **Rezidiv-Karzinom** ⇨ Zur Prophylaxe **Tumornachsorge** mit sonographischen und
    endoskopischen Kontrollen in anfangs ¼-, dann ½-jährlichen Abständen

Proph: ♥ Wichtig ist die **FRÜHDIAGNOSE!**, darum bei längeren Magenbeschwerden (> 4 Wo.)
  unbedingt eine **Gastroskopie** durchführen!

  ♥ Bei allen Risikoerkrankungen für ein Magen-Ca **jährliche Gastroskopiekontrollen!**
  (evtl. mit Biopsien) zur Früherkennung

DD: – **Magenulkus**, Refluxkrankheit, Morbus MÉNÉTRIER, Reizmagen-Syndrom (funktionelle Beschwerden als Ausschlussdiagnose)
  – Andere Magentumoren (alle sehr selten, eher an der großen Kurvatur gelegen): Non-
  Hodgkin-Lymphome (MALT-Lymphome = mucosa-associated lymphoid tissue, Assoziation
  mit Helicobacter-pylori-Infektion), Sarkome, GIST = gastrointestinale Stromatumoren (me-
  senchymaler Ursprung), Leiomyome, Adenome (maligne Entartung in 20 % d.F. ⇨ Kontrolle notwendig), Polypen, Polypose (Peutz-Jeghers Syndrom), Myome, Neurofibrome,
  Neurinome, Magenteratom

KRANKHEITEN DES OPERIERTEN MAGENS

Syn: Dumping-Syndrome: Früh- (postalimentäres Frühsyndrom) und Spät- (postalimentäres Spätsyndrom); Syndrom der zu- und abführenden Schlinge (engl. afferent loop syndrome, efferent loop syndrome); Syndrom der blinden Schlinge = Blindsacksyndrom (engl. blind loop syndrome), ICD-10: K91.1

Ät: – Dumping-Syndrome und Schlingensyndrome: insb. nach **Billroth-II-Op**
– Blindsacksyndrom: Bei ausgeschalteten Darmschlingen, Umgehungs-Enteroanastomosen im Dünndarmbereich

Path: ♦ **Frühdumping-Syndrom:** Rasche unverdünnte **hyperosmolare** Nahrungspassage im Jejunum ⇨ osmotische Aktivität in Richtung Darmlumen (v.a. nach Verzehr von Süßigkeiten = nicht gespaltene Kohlenhydrate) ⇨ Verlust von Plasma (bis zu 20 % des Blutvolumens!), Kininfreisetzung (vasoaktive Substanzen wie Serotonin, auch Katecholamine) u. Vagusreizung, mechanisch bedingt durch Dehnung d. Darmschlingen ⇨ alles zusammen kann zum Volumenmangelschock führen

♦ **Spätdumping-Syndrom:** Hypoglykämie postprandial durch unkoordinierte überschießende Insulinfreisetzung, v.a. bei kohlenhydratreicher Nahrung ⇨ Katecholaminfreisetzung

♦ **Afferent-loop-Syndrom:** Stase u. Abflussbehinderung der zuführenden BII-Duodenalschlinge oder zu weite Ausflussöffnung (Mageninhalt gelangt in die Schlinge) ⇨ Keimbesiedlung, Gallen- und Pankreasfermentstau

♦ **Efferent-loop-Syndrom:** Magenentleerung wird behindert durch Abknickung oder Anastomosenenge / Invagination der abführenden Schlinge

♦ **Blind-loop-Syndrom:** Überwucherung der blinden Schlinge mit Darmbakterien ⇨ Dekonjugation von Gallensäuren und Konsumption v. Vit. B12 ⇨ Maldigestion und Vit.-B12-Mangel, Ther: Langzeittherapie mit Tetrazyklinen

Klin: ⇒ Frühdumping-Syndrom: Bauchschmerzen, Diarrhoe, Schocksymptomatik (Hypovolämie, da Nahrung sofort in den Dünndarm gelangt), Latenz: 10 - 30 Minuten nach Nahrungsaufnahme

⇒ Spätdumping-Syndrom: Hypoglykämie ⇨ Kaltschweißigkeit, Übelkeit, Schock, Latenz: 1 - 3 Std. nach Nahrungsaufnahme

⇒ Afferent-loop-Syndrom: Inappetenz, galliges Erbrechen, Völlegefühl, Diarrhoe, Besserung der Beschwerden nach Erbrechen

⇒ Efferent-loop-Syndrom: Völlegefühl, Erbrechen

⇒ Blind-loop-Syndrom: Steatorrhoe/Diarrhoe ⇨ Hypokalzämie und Gewichtsverlust, Vit.-B12-Mangel ⇨ perniziöse Anämie bis zur Funikulären Myelose

Diag: 1. Anamnese und klinische Untersuchung
2. Röntgen: Efferent-loop-Syndrom: Abknickung, prästenotische Ektasie des Magenrestes

Ther: • Konservativ: Früh-Dumping-Syndrom: Mehrere kleine Mahlzeiten, eiweiß- und fettreiche Speisen
Blind-loop-Syndrom: Tetrazykline, Cholestyramin (bindet Gallensäuren), Vit.-B12-Substitution (parenteral)

• Operativ: Ind: Ausgeprägte Dumping-, Afferent- und Efferent-loop-Syndrome
– Umwandlungsoperation nach HENLEY-SOUPAULT: B II ⇨ B I, die zuführende (ausgeschaltete) Schlinge wird wieder in die Kontinuität eingefügt (zwischen Magenrest und abführende Schlinge)
– Blind-loop-Syndrom: Blindsackresektion und Umwandlung in eine physiologische End-zu-End-Anastomose

Kompl: Bei allen Magenresektionen kann es zum **Stumpfkarzinom** durch duodeno-gastralen Reflux kommen, Latenz ca. 15 Jahre postoperativ (insb. nach B II) ⇨ jährliche gastroskopische Kontrolle durchführen.

DUODENUM

ANATOMIE:

Das Duodenum besteht aus Pars superior (= Bulbus duodeni, intraperitoneal), Flexura duodeni sup., Pars descendens (mit der Papilla duodeni maj. (Vateri) et min. = Duct.pancreaticus accessoria), Flexura inferior, Pars horizontalis, Pars ascendens. Es mündet am Treitz'schen Band (Flexura duodenojejunalis) in das Jejunum. Ab Pars descendens liegt der Zwölffingerdarm retroperitoneal bis zum Beginn des Jejunums. Gesamtlänge ca. 30 cm.

Bulbus duodeni / Pars superior

Papilla Vateri

Pars ascendens

Pars descendens / Flex.duodenojejunalis

Pars horizontalis

Gefäße: A.pancreaticoduodenalis sup. (aus A.gastroduodenalis aus Tr.coeliacus) und inf. (aus A.mesenterica sup.) bilden eine Anastomose (BÜHLER-Anastomose); A.gastroduodenalis und A.supraduodenalis (aus A.gastroduodenalis). Abfluss in die V.porta.

Vegetatives Nervensystem: Plexus coeliacus (sympathisch), N.vagus (parasympathisch)

Sekretion: BRUNNER-Drüsen: Alkalischer Schleim (hauptsächlich in d. Pars sup. u. desc.)

Funktion: Resorption von Fe, Ca, Mg, Sacchariden, wasserlöslichen Vitaminen und Neutralisierung des sauren Magenbreies durch Gallensekret, Pankreassaft und Duodenalsekret.

Fehlbildungen:

Duodenalatresie: s. Kap. Kinderchirurgie

Divertikel: Häufigste Lok: Parapapillär (Innenseite des duodenalen 'C')
- **Sympt:** Meist klinisch stumm, fallen nur bei Komplikationen od. als Zufallsbefund auf
- **Kompl:** Entzündung, Blutung, Perforation, Stenose, Papillenstenose (⇨ Gallestau), Pankreatitis
- **Diag:** MDP, Endoskopie
- **Ther:** Nur bei KO, Resektion d. Divertikels und Nahtverschluss der Bruchlücke
- **(DD:** Ulcera duodeni immer im Bulbus duodeni, Divertikel nie im Bulbus)

ULCUS DUODENI

Syn: Zwölffingerdarmgeschwür, ICD-10: K26

Ät: – Infektion mit **Helicobacter pylori** (95 % der Pat. sind pos.)
- Medikation von nichtsteroidalen Antirheumatika (NSA)
- Stressulkus bei intensivmedizinischer Behandlung
- Zollinger-Ellison-Syndrom, Hyperparathyreoidismus, duodenaler Morbus Crohn, systemische Mastozytose
- Begünstigend für Hyperazidität: Psychogen, Stress, Nikotin, Alkohol, Kaffee, Immunsuppression, Zytostatika, M.Cushing, Cortisonmedikation

Path: Übersäuerung im Bulbus duodeni durch Überproduktion von Säure im Magen (Helicobacter-pylori-Gastritis) oder fehlende Pufferung im Duodenum (Bikarbonat aus Pankreas u. Galle) oder zu rasche Entleerung von Mageninhalt in das Duodenum ⇨ Bulbitis (Duodenitis) ⇨ Ulkus im Bulbus duodeni (meist Vorderwand)

Epid: ◊ 6 - 10 % der Menschen entwickeln im Laufe ihres Lebens (= Lebenszeit-Prävalenz) ein Ulcus ventriculi od. duodeni, Prävalenz: 1,5 % pro Jahr
◊ **M** >> w (= 3:1), gehäuft bei Menschen mit der Blutgruppe 0

Klin: ⇒ **Nüchternschmerz**, Nachtschmerz (hyperazide interdigestive Sekretion des Magens = "regulation out of order"), Nachlassen der Schmerzen nach Nahrungsaufnahme und Spätschmerz, Lok: punktförmig, relativ genau lokalisierbar, meist im Epigastrium etwas lateral der Mittellinie liegend

⇒ Übelkeit, Erbrechen durch Duodenalschwellung

⇒ Periodisches Auftreten der Beschwerden, Gipfel im Frühjahr und Herbst (empirisch)

Diag: 1. Anamnese (Schmerzcharakter) und klinische Untersuchung
2. **Gastroduodenoskopie + Biopsie,** Nachweis von **Helicobacter pylori** (auch nicht invasiv mögl. über ELISA-Serumantikörperbestimmung oder ^{13}C-Harnstoff-Atemtest)
3. Magensäureanalyse (keine Routinediagnostik): BAO, MAO mit Pentagastrintest (s.o), ergibt bei Ulcus duodeni im Quotient BAO:MAO Werte von 0,2 - 0,4 beim Zollinger-Ellison-Syndrom bis zu 0,6
4. Röntgen: MDP ⇨ Ulkusnische: Füllung des Defektes mit KM

Ther: • **Konservativ:** Wie bei Magenulkus ⇨ Eradikation der Helicobacter pylori-Infektion nach dem **Italian-Triple-Schema** für 7 Tage: PPI, z.B. Omeprazol 2 x 20 mg/Tag (Antra®) + 2 Antibiotika: Metronidazol 2 x 400 mg/Tag (Clont®) + Clarithromycin 2 x 250 mg/Tag (Klacid®) ⇨ der Helicobacter-Befall lässt sich damit in > 95 % d.F. heilen
• Operativ: Ind: Nur noch sehr selten, bei Versagen der konservativen Therapie (2 - 3 Rezidive in 2 - 3 Jahren), Rezidivulkus nach Ulkuskomplikationen, Perforation
– **Selektive proximale Vagotomie (SPV):** Skelettierung der kleinen Kurvatur zur Denervierung der belegzellenhaltigen Fundus- u. Korpusareale (evtl. + Pyloroplastik bei Magenausgangsstenose) ⇨ Reduktion der Säureproduktion um 50 %, geringe Funktionsstörung
– Kombiniertes Ulcus ventriculi et duodeni: SPV mit Pyloroplastik (nach HEINECKE-MIKULICZ: Myotomie des Pylorus in Längsrichtung, auseinanderziehen der Wunde und Naht in Querrichtung ⇨ Erweiterung des Pylorus) + Exzision des Magenulkus oder Antrumresektion oder 2/3-Resektion des Magens und Gastroduodenostomie
– Postoperativ: Bis 5. postop. Tag Infusionstherapie, dann Kostaufbau mit Tee, flüssiger Kost, passierter Kost und Schonkost. Fäden ex am 10. Tag
– Alle anderen Verfahren, wie selektive-gastrale Vagotomie, (trunkuläre) Vagotomie, 2/3-Resektion des Magens mit B I oder B II, "combined operation" mit Vagotomie + Resektion mit B I haben heute keine Bedeutung mehr.

Prog: **Keine maligne Entartung!** (im Gegensatz zum Magenulkus)
SPV: 6 - 10 % Rezidivrate, Op-Letalität 0,3 %

Kompl: * **Perforation** ⇨ Bild des Akuten Abdomens mit akuten Bauchschmerzen, u.U. ohne vorherige Anamnese ⇨ Peritonitis mit Abwehrspannung, brettharter Bauch (v.a. Oberbauch, reflektorisch), "Totenstille", Kreislaufreaktion mit Schocksymptomatik und Sepsiszeichen mögl., Prog: wenn Perforation > 24 Std. zurück ⇨ Letalität 80 %, bei < 6 Std. ca. 5-10 %
Diag: Rö-Abdomenübersicht im Stehen (freie Luft in der Bauchhöhle, Cave: Nach jeder Laparotomie ist freie Luft im Abdomen zu finden!), Endoskopie u. evtl. nochmals Abdomenübersicht, da Insufflation von Luft bei der Endoskopie jetzt freie Luft induziert, evtl. diagnostische Laparotomie bei unklarer Lage
Ther: Laparotomie, Verschluss durch Ulkusübernähung mit Einzelknopfnähten
* **Blutung** (besonders gefährlich dorsal, weil dort die A.gastroduodenalis arrodiert werden kann), Etlg: Nach Forrest (s. gastrointestinale Blutungen) ⇨ Ther: Konservative Behandlung (incl. max. 4 Blutkonserven über 24 Std., Sekretin, Somatostatin, Eiswasserspülung), endoskopische Sklerosierung oder Laserkoagulation. Bei Versagen der konservativen Therapie ⇨ Op: Ulkusumstechung mit Einzelknopfnaht entlang dem Gefäßverlauf.
* Narbige **Stenosierung** ⇨ Magenausgangsstenose: Völlegefühl nach dem Essen, Erbrechen von saurem Mageninhalt, da Abflussstörung für den Mageninhalt, Gewichtsabnahme (Essen wird vermieden), bei Ulkuskrankheit meist lange Anamnese
Wichtige DD: Magen-Ca! ⇨ Gastroskopie mit Biopsie (meist kurze Anamnese)
Ther: Pyloroplastik nach Heinecke-Mikulicz (Längsinzision + Quervernähung)

* Kissing ulcer: Gegenüberliegende Ulzera im Bulbus duodeni
* **Penetration** in Nachbarorgane: z.b. Pankreas ⇨ Dauerschmerz, Pankreatitis
* Rezidivulkus: Selektive totale Vagotomie = Entfernung sämtlicher gastraler Vagusfasern + Pyloroplastik

<u>DD:</u> – **Magenulkus:** Diffuser Sofortschmerz nach Nahrungsaufnahme oder postprandialer Schmerz (Spätschmerz 1 - 3 Std. nach Nahrungsaufnahme)
– Duodenaldivertikel (nie im Bulbus - im Gegensatz zum Ulcus duodeni)
– Gallenkoliken, Pankreatitis

DUODENALTUMOREN

<u>Etlg:</u> # **Benigne:** Brunneriom (von den Brunner-Zellen ausgehend), Adenome, Myome, Lipome, Gastrinom (Zollinger-Ellison-Syndrom)
Maligne (sehr selten): Karzinome (Risiko erhöht bei familiärer, kolorektaler adenomatöser Polypose, TNM-Stadien wie bei Dünndarmtumoren, s.u.), Sarkome (mit Infiltration in das Pankreas mögl.)

<u>Klin:</u> ⇒ Blutung, Stenose mit Übelkeit, Schmerz, Völlegefühl, evtl. galligem Erbrechen
⇒ Cholestasezeichen bei Obstruktion der Papilla Vateri (Ikterus, Courvoisier-Zeichen)

<u>Diag:</u> 1. Anamnese und klinische Untersuchung
2. Röntgen: MDP, ggf. ERCP zur Abgrenzung von Papillenprozessen, CT
3. **Endoskopie** + Zangenbiopsie, ggf. Endosonographie

<u>Ther:</u> • Operativ:
– Endoskopische Schlingenabtragung benigner, gestielter Tumoren (Adenome) oder, wenn dies nicht möglich ist, chirurgische Segmentresektion des betroffenen Abschnittes
– Maligne Tumoren: Laparotomie, bei lokalisiertem Prozess (insb. an d. Flexura duodenojejunalis) duodenale Teilresektion, sonst prox. Duodenopankreatektomie n. Whipple (mit entsprechend hoher Op-Letalität, s. Kap. Pankreaskarzinom und schlechter Prognose, 5-JÜR < 30 %)
– Bei Inoperabilität und Passagehindernis: Gastroenterostomie + Braun-Fußpunktanastomose (s. Kap. Magenkarzinom)

<u>Kompl:</u> * Stenosierung der Papille ⇨ Aufstau von Galle- und Pankreassekret
* Passagehindernis durch Verlegung des duodenalen Lumens
* Maligne Entartung benigner Tumoren

<u>DD:</u> – Ulcus duodeni, Magenschleimhautheterotopien, antrale gestielte Polypen, Lipidinseln, heterotopes Pankreasgewebe, Karzinoide
– Papillenkarzinom (s. Kap. Tumoren Gallenblase und Gallenwege)
– Duodenalstenose: Pankreas anulare, Pankreaskopfkarzinom, Pankreatitis, Narbenstriktur

DÜNNDARM

ANATOMIE:

Duodenum (wird *funktionell* jedoch zu den Oberbauchorganen gezählt, teils intra- und retroperitoneal) + **Jejunum** (40 % zu 60 %) **Ileum**. Jejunum und Ileum liegen komplett intraperitoneal.
Länge: 5 - 8 m. Fixiert an der hinteren Bauchwand durch das Mesenterium. Der Dünndarm endet mit der Valva ileocaecalis (BAUHIN-Klappe) am Übergang des Ileums zum Colon ascendens im rechten Unterbauch.

<u>Arterien:</u> Aa.jejunales et ilei aus der A.mesenterica sup.

<u>Venen:</u> Vv.jejunales et ilei in die V.mesenterica sup. ⇨ V.portae

<u>Lymphabfluss:</u> Mesenterium ⇨ Cisterna chyli

<u>Funktion:</u> Im Jejunum **Resorption** von fettlöslichen Vitaminen, Elektrolyten, Fetten, Cholesterin u. Eiweiß und von Wasser (6 l/Tag), Sekretion von Enzymen (Amylase, Proteinase)
Terminales Ileum: Vit.-B12 (mit Intrinsic-Faktor des Magens), Gallensalze
Zusätzlich hat der Dünndarm noch eine **immunologische Funktion** (IgA-Synthese, Noduli lymphatici aggregati = PEYER-Plaques, Appendix)

<u>Histologie:</u> Darmzotten mit Mikrovilli, dazwischen LIEBERKÜHN-Krypten mit Becherzellen und PANETH-Körnerzellen (sezernieren Lysozym u. Peptidase), Ringfalten (KERCKRING-Falten aus Mucosa u. Submucosa zur weiteren Oberflächenvergrößerung).

Anomalien und Missbildungen:

<u>Ductus omphaloentericus</u> (Syn: Duct.vitellinus, Dottergang): Liegt zw. Nabel und Ileum. **Unvollständige Rückbildung** des Dottergangs ⇨ verschiedene Fehlbildungen (s. Abb.) mögl.:

(1) Persistierende (angeborene), vollständige Dünndarm-Nabel-Fistel = Ductus omphaloentericus persistens
(2) Inkomplette **Nabelfistel** = persistierender distaler Teil
(3) Inkomplette Dünndarmfistel = persistierender proximaler Teil = MECKEL-Divertikel (s.u.)
(4) Dottergangzyste = persistierender intermediärer Anteil
(5) Intraabdomineller Bindegewebestrang = unvollständige narbige Atresie (Lig.terminale)

<u>Dünndarmdivertikel:</u> Sind selten, meist an der Mesenterialseite im oberen Jejunum gelegen.
Kompl: Divertikulitis, Perforation, Blutung, Ileus, Fisteln- und Blindsackbildung, Malabsorptionssyndrom

<u>Pneumatosis cystoides intestinalis:</u> Gasblasen in Mucosa und Subserosa als Folge bakt. Besiedlung der Lymphwege. Meist Zufallsbefund ohne Therapienotwendigkeit.

<u>Lageanomalien:</u> Duodenum inversum, Malrotation, Duodenum mobile, arterio-mesenteriale Duodenalstenose

Dünndarmatresie, Dünndarmstenose, Dünndarmduplikaturen (s. Kap. Kinderchirurgie)
Morbus Crohn, Ileus (siehe Kap. Abdomen), Mesenterialinfarkt (siehe Kap. Gefäßchirurgie)

DÜNNDARMVERLETZUNGEN

Syn: ICD-10: S36.4

Ät: – Stumpfe traumatische Darmwandschädigung (Quetschungsverletzung)
– Perforierende Verletzung
– Iatrogen: Perforation bei Endoskopien, MDP, Biopsien
– Verschluckter Fremdkörper, Bezoare, Gallensteine (Hindernisse sind die Flexura duodenoje-junalis und die Bauhinsche Klappe = Valva ileocaecalis am Übergang vom Ileum zum Kolon)

Klin: ⇒ Lokaler Schmerz, gestörte Peristaltik, bei Quetschverletzungen evtl. zuerst freies Intervall
⇒ Bei Perforation ⇨ **Akutes Abdomen** (brettharter Bauch, paralytischer Ileus, reflektorisches Erbrechen)

Diag: 1. Anamnese und klinische Untersuchung
2. Röntgen: Abdomen-Übersicht ⇨ freie Luft bei Perforation + Erguss, evtl. MDP mit Ga-strografin! (kein Barium!)
3. Sonographie

Ther: • Konservativ: Bei verschlucktem Fremdkörpern i.d.R. abwartende Haltung (meist spontaner Abgang, Kontrolle mit Abdomen-Übersicht, evtl. MDP mit Gastrografin!)
• Operativ:
– Laparotomie, Übernähung des Defektes; Bei freier Perforation Spülung mit Taurolidin-Lösung (Taurolin®)
– Evtl. Spüldrainage des Peritoneums (s.Kap. Peritonitis) u. Relaparotomien
– Magensonde, Breitbandantibiose peri- und postoperativ
– Bei Mesenterialabriss: Blutstillung, ggf. Resektion des betroffenen Darmabschnittes
– Parenterale Ernährung für einige Tage

Kompl: * Leckentstehung/Perforation ⇨ Peritonitis
* Mesenterialein-/-abriss ⇨ abdominelle Blutung, hämorrhagischer Schock, Minderperfusion des betroffenen Darmabschnittes mit Nekrose
* Fremdkörper: Penetration, Perforation, Ileus, Peritonitis, Blutung
Op: * Spätkomplikationen: Verwachsungsbauch

MECKEL-DIVERTIKEL

Syn: Divertikulum ilei, engl. Meckel's diverticulum, ICD-10: Q43.0

Anatomie: Der Dottergang (Ductus omphaloentericus, Duct.vitellinus) bildet sich normalerweise in der 6. - 7. Fetalwoche vollständig zurück. Reste findet man bei 1 - 3 % der Menschen.

Path: ♦ **Persistierender** proximaler Teil (am Dünndarm) des embryonalen Ductus omphaloentericus (Dottergang)
♦ Neigt zu Magenschleimhautheterotopie mit Entwicklung von Ulzera, Blutungen, Entzündungen
♦ Lok: Meist ca. 0,4 - 1 m proximal der Ileozökalklappe, im Durchschnitt 2 - 10 cm lang (bis zu 30 cm mögl.)

Klin: ⇒ Bauchschmerzen, Übelkeit, Erbrechen, evtl. anorektale Blutung
⇒ **Symptomatik einer akuten Appendizitis** = Meckelitis ⇨ bei unklarem intraoperativem Befund bei einer Appendektomie immer Suche nach einem Meckel-Divertikel

Diag: Anamnese und klinische Untersuchung wie bei akutem Abdomen/Appendizitis

Ther: Operativ: Wird bei der Laparotomie ein MECKEL-Divertikel gefunden, wird dieses reseziert. Bei einer Appendizitis sollte das Ileum immer auf das Vorhandensein eines Meckel-Divertikels überprüft werden (dazu wird das Ileum auf einer Länge von ca. 1 m überprüft)

Kompl: * Magenschleimhautheterotopie, Ulkus, Blutung, Entzündung, Perforation
* Bei bindegewebigen Septen Gefahr der Strangulation ⇨ Ileus
* Invagination ⇨ Ileus

DD: – Persistierender Dottergang im Erwachsenenalter = Dünndarm-Nabel-Fistel (Verbindung nach außen) Sympt: Evtl. sichtbare kleine Öffnung paraumbilikal (es kann auch nur eine diskrete entzündliche Effloreszenz ohne Lumen sichtbar sein), Absonderung von Darminhalt, Diag: Fisteldarstellung mit Röntgen-Kontrastdarstellung, Ther: Laparotomie, Exzision des Dottergangs in toto und Fistelverschluss
– Neugeborene: Ductus omphaloentericus persistens mit meist deutlicher Fistelöffnung nach außen und Schleim-/Darmabsonderungen; Ther: Fistelresektion
– Dottergangzysten
– Intraabdominelle rudimentäre Bindegewebsstränge (unvollständige Atresie) = Lig.terminale

DÜNNDARMTUMOREN

Path: ♦ **75 % der Dünndarmtumoren sind benigne**
Maligne Tumoren des Dünndarmes sind selten wegen kurzer Passagezeit, ausgeglichenem chemischem Milieu (⇨ wenig Schleimhautreizung), fehlender, bzw. geringgradiger bakterieller Besiedelung und hoher Konzentration an Immunglobulinen. Daher relativ gesehen hoher Anteil an Sarkomen (1/4 d. malignen Dünndarmtumoren sind Sarkome, im übrigen Intestinaltrakt ist die Häufigkeit nur 1/100 - 1/200)
♦ Der Dünndarm ist für die Resorption unverzichtbar: **Einziges Organ des GI-Traktes, das nicht vollständig entfernt werden kann!** Resektionen > 50 % erfordern bereits eine parenterale Substitution. Nur Resektionen < 30 % werden ohne Probleme toleriert.
♦ Lok: Adenokarzinome mehr im Jejunum, Sarkome mehr im Ileum
♦ TNM-Klassifikation (gilt nur für die Dünndarmkarzinome):
T1 = Tumor infiltriert Lam.propria oder Submucosa, T2 = Tumor infiltriert Muscularis propria, T3 = Tumor infiltriert Subserosa oder nicht-peritonealisiertes perimuskuläres Gewebe (Mesenterium/Retroperitoneum) < 2 cm, T4 = Tumor infiltriert andere Organe od. Mesenterium/Retroperitoneum > 2 cm
N1 = Metastasen in regionären Lk (mesenteriale + ileozäkale Lk)
M1 = Fernmetastasen (insb. Leber)

Epid: ◊ Dünndarmtumoren sind **sehr selten** (nur ca. 1 % aller GI-Tumoren, 4 % d. Darmtumoren)
◊ Prädisp.alter: Altersgipfel bei Karzinomen 60. - 70. LJ., Sarkome 30. - 50. LJ.

Etlg: # Gutartig: Fibrome, Fibromyome, Leiomyome, Lipome, Polypen, Neurinome, Neurofibrome, Paragangliome, Ganglioneurome, Hämangiome, Lymphangiome, Adenome, Adenomyome, Endometriome, Hamartome
Peutz-Jeghers-Syndrom = familiäre intestinale Polyposis (insb. im Ileum, es handelt sich um Hamartome mit relativ geringem Entartungsrisiko) + Pigmentflecken perioral und an der Mundschleimhaut + in 5 - 10 % d.F. Ovarialkarzinome, klinische Manifestation meist zw. 20. - 30. LJ.
Cronkhite-Canada-Syndrom: Intestinale Polypose (insb. Jejunum, geringes Entartungsrisiko), Alopezie, Hautpigmentierung, Hypoproteinämie, Fingernagelatrophie
Morbus Recklinghausen (intestinale neurofibromatöse Tumoren)
Gardner-Syndrom: Intestinale Polypose (insb. Kolon, Rektum), Weichteiltumoren (Dermoidzysten, Atherome, Fibrome, Leiomyome), Osteome (Schädel)

Bösartig: Adenokarzinome (v.a. im Jejunum, im Ileum bei Morbus Crohn), Sarkome (Ileum), Kaposi-Sarkom, maligne Lymphome, Plexosarkom (GAN-Tumor = gastrointestinal autonomic nerve)
Metastasen: Sekundäre Absiedelungen von Melanomen
Karzinoid (semimaligne, s. Kap. APUD)

Klin: ⇒ Alle Patienten haben eine lange Anamnese, da typische Symptome wie Ileus oder Blutung erst sehr spät auftreten oder es handelt sich um einen Zufallsbefund
⇒ Chronische Obstipation, krampfartige Schmerzen, Erbrechen, Gewichtsverlust
⇒ Morbus Recklinghausen: Stenosierungs- und Blutungsneigung der intestinalen Neurofibrome, auch Invagination, Ileus mögl.
An der Haut: Café-au-lait-Flecken, multiple Neurofibrome
⇒ Endometriome: Menstruationssynchrone gastrointestinale Blutung
⇒ Bei Komplikationen (Invagination, Ileus) Zeichen des Akuten Abdomens

Diag: 1. Anamnese und klinische Untersuchung: Hyperperistaltik, palpabler Tumor
2. Röntgen: MDP, Dünndarm nach SELLINK, CT-Abdomen
3. Sonographie, Endoskopie: Kleine Tumoren sind schwer nachweisbar
4. Labor: Anämie, Haemoccult-Test, Tumormarker CEA zur Verlaufskontrolle
5. Ist die o.g. Diagnostik unzureichend ⇨ Indikation zur explorativen Laparotomie
6. Bei Pat. mit Dünndarmtumoren sollte nach einem mögl. Zweittumor gesucht werden

Ther: • Konservativ: Bei Duodenalpolypen, insb. bei Gardner-Syndrom (Prä-Neoplasie) Versuch der entzündungshemmenden Therapie mit Sulindac (Imbaral®)
• Operativ: Ind: Bei unklarem Befund immer gegeben
  – Kurativ: Resektion des betroffenen Abschnitts (= Segmentresektion, mit notwendigem Sicherheitsabstand) + regionäre Lymphadenektomie und Entero-Enterostomie möglichst als End-zu-End-Anastomose (zur Vermeidung von Blindsäcken, s.u.)
  – Palliativ: Seit-zu-Seit-Entero-Enterostomie oder doppelläufiges od. endständiges Ileostoma (evtl. mit KOCK-Reservoir = mehrere Dünndarmschlingen werden vor dem Ileostoma zu einem Sack vernäht)

Prog: Maligne Dünndarmtumoren insg. eher schlecht, bei kurativer Resektion 50 %ige 5-JÜR, palliative Op nur 3 - 6 Monate Überlebenszeit.

Kompl: * Invagination ⇨ inkompletter – kompletter Ileus
* Blutung
* **Kurzdarmsyndrom:** Nach ausgedehnter Dünndarmresektion, die kritische Grenze liegt bei Unterschreiten von 60 – 100 cm Restdünndarmlänge
Sympt: Malabsorption, chologene Diarrhoen, Flüssigkeits- und Elektrolytverluste
Ther: Konservativ: Cholestyramin (zur Gallensäurebindung), evtl. totale parenterale Ernährung (als Langzeittherapie bei Unterschreiten der kritischen Länge)
Operativ: Ind: Bei resistenter Malassimilation (1/2 Jahr sollte unter konservativer Therapie abgewartet werden) und ausreichender Restdarmlänge Interposition eines lokal umgedrehten Dünndarmsegments (die gegenläufige Peristaltik im umgedrehten Segment verlängert die Kontakt- = Resorptionszeit). Transplantationen von Dünndarm vorwiegend bei Kindern sind noch in der Erprobungsphase mit Immunsuppression mit FK106.
* **Blindsacksyndrom:** Nach Umgehungsenteroanastomosen, ausgeschalteten Darmschlingen, Seit-zu-Seit- od. Seit-zu-End-Anastomosen, Darmstümpfe, innere Fisteln, Divertikel) ⇨ im Blindsack Bakterienbesiedlung ⇨ Dekonjugation v. Gallensäuren
Sympt: Steatorrhoe, Diarrhoe, Vit.-B12-Mangel (perniziöse Anämie, funikuläre Myelose), Hypokalzämie, Meteorismus
Ther: Konservativ: Tetrazykline + Cholestyramin, parenterale Vit.-B12-Substitution
Operativ: Resektion des Blindsackes und End-zu-End-Anastomose

DD: – Alle DD des unklaren Bauchschmerzes und der Blutung
– Mesenterialtumoren (selten, ausgehend von dem Mesenterium mit Verwandtschaft zu retroperitonealen Tumoren)
– Entzündliche Darmerkrankungen (insb. Morbus Crohn)

KOLON UND REKTUM

ANATOMIE:

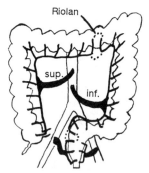

Colon asc. u. desc. liegen sek. retroperitoneal, Colon transv. u. Sigma intraperitoneal
Caecum: Retroperitoneal (ein Caecum mobile kann intraperitoneal liegen)
Rektum: Retroperitoneal bis zur retroperitoneale Umschlagsfalte (Douglas) dann extraperitoneal

Arterien: A.mesenterica sup.: A.pancreaticoduodenalis inf., **A.colica dextra, A.ileocolica,** A.appendicularis, **A.colica media** und Aa.ilei u. jejunales

A.mes. inf.: **A.colica sin.** (anastomosiert über RIOLAN-**Arkade** mit A.colica media), Aa.sigmoideae, **A.rectalis sup.** (anastomosiert mit A.rectalis inf.)

A.iliaca int.: A.pudenda int. ⇨ **A.rectalis media u. inf.**

Lymphknoten: Nodi lymphatici colici mit Abfluss in Lymphknotengruppen am Tr.coeliacus + A.mesenterica. sup. und an der A.mesenterica inf. ⇨ Abfluss in den Tr.intestinalis ⇨ Cisterna chyli ⇨ Ductus thoracicus
Rektum: Abfluss auch in parailiakale Lk, Anus auch in inguinale Lk

Innervation: N.vagus bis zum **Cannon-Böhm-Punkt** (etwa nach 2/3 des Kolon transversum), ab dort aus dem Plexus sacralis (Nn.pelvici).

APPENDIZITIS

Syn: Entzündung des Wurmfortsatzes, ICD-10: K35, Volksmund **"Blinddarmentzündung"**, Typhlitis (Entzündung des Zäkums)

Anatomie: In Verlängerung der Tänien des Dickdarmes liegt am Ende des Caecum dorsomedial die ca. 2 - 20 cm lange, blind endende **Appendix vermiformis**. Die Tunica mucosa der Appendix enthält sehr viele Lymphfollikel (deshalb auch "Darmtonsille" genannt).

Ät: – **Obstruktion** des Lumens des Wurmfortsatzes durch **Kotsteine, Abknickung** oder Narbenstränge und daraus folgende Entleerungsstörung
– **Intestinale Infekte** (lokale Resistenzminderung, Hyperplasie des lymphatischen Gewebes)
– Seltener Fremdkörper (z.B. Kirschkern), Würmer (Askariden, Oxyuren), hämatogene Infekte

Path: ♦ Es können mehrere Stadien durchlaufen werden
Nicht destruktive Stadien:
– **Katarrhalisches**, reversibles Stadium mit Rötung, Schwellung und Schmerz der Appendix, aber noch ohne Eiter (Appendizitis simplex)
– Seropurulentes Stadium (Übergang in die Appendizitis destructiva)
Destruktive Stadien:
– **Ulzero-phlegmonöse** Appendizitis
– Empyematöse Appendizitis
– **Gangränöse** Appendizitis (nekrotisierend)

– **Perityphlitis** = Appendizitis mit/ohne freier Perforation mit Abkapselung und Begrenzung des entzündlichen Geschehens durch Peritonealverklebungen mit Einschmelzung = perityphlitischer Abszess

– Appendizitis mit **freier Perforation** und folgender diffuser Peritonitis

♦ Lok: Appendixlage ist variabel ➪ physiologisch am Ende des Zäkums Varietäten: retrozäkal, parazäkal, am Ileum fixiert, mit Zäkum-Hoch- / -Tiefstand (im kleinen Becken), Situs inversus

Epid: ◊ Häufigstes 'Akutes Abdomen' (in 50 % d.F.)

◊ Prädisp.alter: 10. - 19. LJ.

◊ Inzidenz: 110/100.000/Jahr, die Appendektomierate liegt aber etwa doppelt so hoch

◊ Life-time-risk (= Risiko im Verlauf des Lebens eine Appendizitis zu bekommen) beträgt **7,5 %**, die Appendektomierate ist etwa doppelt so hoch (ca. 15 % d. Bevölkerung)

Etlg: # Akute Appendizitis
Chronische Appendizitis

Klin: ⇒ Obstruktionszeichen: Periumbilikale und epigastrische Schmerzen, später sich verlagernde rechtsseitige Unterbauchschmerzen (**Schmerzwanderung** in wenigen Stunden)

⇒ Inappetenz, Übelkeit, Erbrechen, Stuhlverhalten

⇒ Fieber (subfebril bis ca. 39 °C), Tachykardie, trockene belegte Zunge

⇒ Reflektorische, lokalisierte **Abwehrspannung** (im rechten Unterbauch) ➪ eine Ausweitung der Abwehrspannung signalisiert eine beginnende Peritonitis!

⇒ Bei Perforation: **Akutes Abdomen** mit Schmerzausbreitung in der gesamten Bauchhöhle

⇒ **Cave!** Atypische Schmerzlokalisation bei Schwangeren! (Kranialverlagerung des Zäkum, bis 5 cm über die Bauchnabelhorizontale)
Wenig Schmerzen, diskrete Lokalbefunde, kaum Temperaturerhöhung, kaum Leukozytose bei alten Patienten!
Untypische intermittierende Beschwerden im rechten Unterbauch bei chronischer (rezidivierender) Appendizitis

Diag: 1. Anamnese (Übelkeit, Erbrechen, Fieber) und klinische Untersuchung:
Klopfschmerz bei schon kleinsten Erschütterungen, Druckschmerz im re. Unterbauch
Sherren-Dreieck: Spina iliaca anterior superior rechts (Darmbeinstachel), Symphyse u. Nabel bilden ein Dreieck mit den wichtigsten Punkten (s. Abb.): McBurney, Lanz, Kümmell (2 cm v. Nabel, Morris 4 cm entfernt)

➪ **McBurney-Punkt** (etwa die Lage des Caecum): 5 cm von der Spina iliaca ant. sup. weg auf der Linie zum Nabel (= Monro-Linie)

➪ **Lanz-Punkt:** Zwischen äußerem und mittlerem Drittel auf der Linie zwischen beiden Spinae iliacae (etwa Lage der Appendix), Lenzmann-Punkt (5 cm v. re.)

➪ **Loslassschmerz/Blumberg-Zeichen:** Schmerzempfindung im Bereich der Appendix beim Loslassen der auf der Gegenseite eingedrückten Bauchdecke

➪ **Rovsing-Zeichen:** Dickdarm vom Sigma aus in Richtung Caecum ausstreichen ➪ Füllung dort und damit Schmerz

Rovsing
ausstreichen

McBurney

Lanz

Blumberg
Loslass

Psoas   Douglas

➪ **Douglas-Schmerz:** peritoneale Reizung durch rektale Palpation, insb. bei Lage im kleinen Becken

➪ **Psoaszeichen:** Schmerzen im rechten Unterbauch bei Anheben des rechten Beines in der Hüfte gegen Widerstand (Reizung der Psoasfaszie), insbesondere bei retrozäkaler Lage

➪ **Baldwin-Zeichen:** Schmerzen in der Flanke bei Beugen des rechten Beines

➪ **Cope-Zeichen:** Schmerzen bei Überstreckung des rechten Beines in Linksseitenlage

⇨ **Obturator-Zeichen:** Schmerzen bei Innenrotation des rechten Beines
⇨ **Sitkowski-Zeichen:** Schmerzen bei Lagerung in Linksseitenlage
⇨ **Chapman-Zeichen:** Schmerzen beim Aufrichten des Oberkörpers
⇨ **Ten-Horn-Zeichen:** Schmerz bei Zug am Samenstrang
2. **Axillo-rektale Temperaturdifferenz > 1 °C** (normal: 0,5 °C)
3. Labor: **Leukozytose** um 15.000/µl (Cave: Leukozytensturz bei Peritonitis), bei der Altersappendizitis meist fehlend
   Selten auch Leukozyten u. Erythrozyten im Harnsediment
4. Sonographie: Heute sehr bewährtes Diagnostikum mit guter Sensitivität und Spezifität
5. Röntgen: Bei chronischer Appendizitis MDP ⇨ fehlende Kontrastmittelfüllung der Appendix

⇒ **Diagnostische Schwierigkeiten** bereiten oft Kleinkinder, Greise u. Gravide (Schwangere: Appendixverlagerung in Richtung Oberbauch ⇨ häufigste DD: Pyelonephritis, Ther: bei Verdacht OP, da Narkoserisiko für Mutter und Kind geringer ist als die Appendizitis-Risiken ohne OP!)

Ther: • Konservativ: Bei Perityphlitis kann zuerst konservativ verfahren werden: Nahrungskarenz, Bettruhe, systemische Antibiose, Kontrolle!!, es sollte aber eine Op im freien Intervall erfolgen
• Operativ: Ind: Der Verdacht einer Appendizitis rechtfertigt eine Laparotomie. Appendektomie möglichst im Frühstadium (48 Std.) oder im freien Intervall (6 - 8 Wo. nach einer akuten Peritonitis/Perityphlitis)
  – **Wechselschnitt** (Hautschnitt und Schnitt entsprechend der Fasern der M.obliquus ext. u. int.). Bei unklarer Lage oder unklarer Diagnose Pararektal- oder Mittelschnitt (bessere Übersicht und Erweiterbarkeit)
  – **Mobilisation** der Appendix
  – **Skelettierung** der Appendix durch Ligaturen des Mesenteriolums
  – **Ligatur** an der Basis am Zäkum und Absetzen der Appendix
  – **Verschluss** des Zäkum durch Versenkung des Stumpfes unter
  – **Tabaksbeutelnaht** (s. Abb.) und darüber **Z-Naht**
  – **Aufsuchen** eines Meckel-Divertikels (ca. bis 1 m proximal des Zäkum) und ggf. Mitentfernung
  – Schichtweiser Wundverschluss, steriler Wundverband

• **Laparoskopischen Appendektomie** ebenfalls mögl., der Nutzen ist umstritten, Vorteil ist die gleichzeitige **diagnostische** Laparoskopie (z.B. bei präoperativ unklarem Befund und atypischen Schmerzen)
• Bei Vorliegen eines Morbus Crohn ⇨ Op-Ind. äußerst zurückhaltend (Fistelbildung!)
• Bei perityphlitischem Abszess Drainage
• Bei peritonealer Eiterung / Perforation: Antibiotikaprophylaxe (Ceftriaxon Rocephin® + Metronidazol Clont®) und Bauchhöhlenspülung intraoperativ mit Taurolidin (Taurolin®)
• Postoperativ: 1. postop. Tag Infusionstherapie (3 l/Tag mit Glc. 5 %ig und Ringer-Laktat im Wechsel), dann Kostaufbau mit 1 Tag Tee, dann Zwieback, Haferschleim (Stuhlgang sollte bis dahin erfolgt sein, sonst Klysma etc.) ⇨ passierte Kost ab 4. Tag, Schonkost ab 6. Tag, Hautfäden ex am 10. Tag.

Prog: Appendizitis mit Perforation und Peritonitis hat eine Letalität von 6 - 10 %, sonst unter 1 %

Kompl: * **Perforation** (ca. 10 % d.F.) **und Peritonitis**, insb. bei Kleinkindern und Pat. > 60 J.
* Perityphlitischer **Abszess**
* Douglas-Abszess, Leber-Abszesse
* Darmparalyse, Ileus
Op: * Frühileus nach 5 - 10 Tagen oder Spätileus (durch Verwachsungen = Briden, auch nach Jahren mögl.)
* Infektion
* Fisteln (insb. bei Morbus Crohn)

DD: – 'Blinddarmreizung': Obstruktion beseitigt sich von selbst

- *"Pseudoappendizitis"* durch Lymphadenitis mesenterialis bei Infektion mit **Yersinia pseu-dotuberculosis** (Fieber bis 40 °C, BSG stark erhöht, Erregernachweis in Blut od. Stuhl)
- Bronchiale Infekte und Pneumonien können bei Kindern infolge einer Schwellung retroperitonealer Lk ebenfalls zum Bild einer **Pseudoappendizitis** führen (BRENNEMAN-Syndrom)
- Nierenkolik, Ulkusperforation, Gallenkolik
- Mesenterial-Infarkt
- Wurmerkrankungen
- **Meckel-Divertikel**, Caecum-mobile-Syndrom, Morbus Crohn
- **Divertikulitis** (alte Patienten, meist linksseitig, sog. "Linksappendizitis"), selten auch Divertikulitis des Appendix möglich
- Tumoren, insb. bei älteren Patienten (Zäkum-Ca), Karzinoide
- Mukozele (selten): Chronische Obstruktion, die progredient verläuft, sich aber nicht entzündet (= nicht akut gewordene Appendizitis)
- <u>Gynäkologisch:</u> **Ovarialzysten**, Torsionsovar, Adnexitis, Menarche, Extrauteringravidität
- Schwangere: Pyelitis, Cholezystitis, Uterusschmerz
- Bei peritonitischen Zeichen: Alle Möglichkeiten des **Akuten Abdomens**

DIVERTIKULOSE / DIVERTIKULITIS

Def: Divertikel = pathologische Ausstülpungen eines Hohlorgans nach außen, ICD-10: K57
Bei den Divertikeln von Kolon, Sigma und Rektum handelt es sich meist um Pseudodivertikel = nur Schleimhaut (Mukosa und Submukosa). Sie stülpen sich durch eine Muskellücke (nicht gesamte Darmwand). Echte Divertikel (Ausstülpung der gesamten Darmwand) finden sich selten im Bereich des Zäkum.

Ät: – Zivilisationskrankheit durch ballaststoffarme Kost, Überernährung, Adipositas
- Chronische Obstipation (vermehrte Spastik)
- Zunehmende Bindegewebsschwäche im Alter
- Erhöhtes Risiko für die Entwicklung einer Divertikulitis: Kortison- od. Chemotherapie, Immunsuppression, Organtransplantationen

Path: ◆ Prädilektionsorte sind die Muskellücken, an denen Gefäße eintreten (Pseudodivertikel).
◆ <u>Lok:</u> Im gesamten MDT möglich, nach aboral zunehmend, im **Sigma am häufigsten** (60 – 90 %), im Rektum finden sich nur selten Divertikel
◆ Zu geringe Ballaststoffbelastung ⇨ myostatische Muskelkontraktur (Spastik) ⇨ segmentale Innendruckerhöhung ⇨ durch die Muskellücken für den Gefäßdurchtritt erfolgt die Divertikelausstülpung
◆ Die **Divertikulose allein macht noch keine Beschwerden** ⇨ Retention von Speiseresten im Divertikel ⇨ <u>Entzündung = Divertikulitis</u> **mit Beschwerden**

Etlg: # Inkomplette Divertikel = Divertikel liegen noch im Wandniveau
Komplette Divertikel = Divertikel sind nach außen gestülpt
Klinische Einteilung der Divertikulitis

Stadium I:	Unkomplizierte akute od. chronische Divertikulitis ⇨ konservative Ther.
Stadium IIa:	Chronische therapierefraktäre Divertikulitis ⇨ Elektiv-Op (s.u.)
Stadium IIb:	Divertikulitis mit Komplikationen
	Wandphlegmone ⇨ Elektiv-Op. (einzeitig)
	Stenose ⇨ Elektiv-Op (einzeitig, evtl. zweizeitig)
	Fistel ⇨ funkt. Darmausschaltung + Elektiv-Op (evtl. dreizeitig)
	Gedeckte Perforation ⇨ funkt. Darmausschaltung + Elektiv-Op
Stadium III:	Perforation mit Peritonitis ⇨ Notfall-Op (zweizeitig)

Epid: ◊ Prädisp.alter: 60. - 80. LJ. (bei den 70-jährigen haben 70 % Kolon-/Sigmadivertikel)
◊ Divertikulitis = *"Appendizitis der Greise"*

Klin: ⇒ Divertikulose fast immer symptomlos! (Zufallsbefund)
⇒ Sigmadivertikulitis: **"Links-Appendizitis"** des alten Menschen (= Appendizitis-ähnliche Symptomatik im linken Unterbauch)
⇒ Caecumdivertikel: Appendizitis-Symptome auch bei appendektomiertem Pat.
⇒ Allg: Schmerzen, Fieber, Übelkeit, Inappetenz
⇒ Alle Komplikationen (s.u.) der Divertikulitis führen letztlich zum ⇨ **Akuten Abdomen** ⇦

Diag: 1. Anamnese und klinische Untersuchung (Druckdolenz), Labor (evtl. BSG, CRP u. Leukozytenzahl erhöht)
2. Röntgen: Abdomen-Übersicht (bei Perforation in 50 % freie Luft unter dem Zwerchfell zu sehen)
Kolon-KE in Doppelkontrasttechnik (KM + Luftinsufflation) Cave: Nicht durchführen bei V.a. Perforation (⇨ dann wasserlöslicher KM-Einlauf, z.B. Peritrast)
3. Koloskopie + Biopsie zur Abklärung einer Stenose, Tumorausschluss
4. Sonographie und CT-Abdomen bei Frage Peridivertikulitis od. Abszess
5. Bei Blutung evtl. Angiographie

Ther: • Konservativ: Antibiose, parenterale Ernährung bis Fiebersenkung
• Operativ: Ind: **Komplikationen** wie Perforation mit Peritonitis und Ileus ⇨ Notfall-Op.
Rezidivierende Schübe, Wandphlegmone, Stenose, gedeckte Perforation ⇨ funktionelle Darmausschaltung mit Ernährungstherapie für 6 - 8 Wo., dann Elektiv-Eingriff (Blutungen stehen meist von selbst und bedürfen nur selten der Operation)
– Präop. wenn mögl. Darmreinigung, perioperative Antibiotikaprophylaxe (z.B. Ceftriaxon Rocephin® + Metronidazol Clont®)
– OP nach HARTMANN (zweizeitige Op bei Notfall-Indikation): Resektion des betroffenen Darmabschnittes, Kolostomie (= Anus praeternaturalis) des proximalen Endes, Blindverschluss des Rektums/Sigma oder Kolostomie des Rektums (falls der Rest lang genug ist, um ihn noch nach außen zu führen).
Op nach ca. ¼ Jahr: Entfernung der Kolostomie und Reanastomosierung der beiden Enden (auch als laparoskopische Reanastomosierung)
– Ganz selten ist ein dreizeitiger Eingriff (Notfall-Indikation) notwendig:
1. Entlastungskolostomie
2. Op: Resektion des betroffenen Abschnitts und weiterhin Kolostomie
3. Op Reanastomosierung
– Elektiveingriff (bei rezidivierender Divertikulitis im freien Intervall): Resektion und Reanastomosierung (i.d.R. in einer Sitzung, neuerdings wird auch versucht die Notfall-Op einzeitig durchzuführen)

Prog: Elektiveingriffe haben eine Letalität von 1 - 2 %, Not-Op. (Perforation mit Peritonitis) 20 %, bei kotiger Peritonitis bis 50 %!

Kompl: * Die Divertikulose allein hat keinen Krankheitswert ⇨ erst die Entzündung (Divertikulitis) macht Beschwerden
* **Wandphlegmone** (1. Komplikationsstadium der Divertikulitis)
* **Freie Perforation** (40 % d. F.) ⇨ schwere (kotige) **Peritonitis** oder gedeckt nach retroperitoneal und nachfolgend Abszess
* **Stenose** 14 % (durch Narbenplatte bei chronischer Entzündungen) ⇨ DD: Zum Karzinom oft schwierig
* Blutung 8 % (meist geringe Intensität, hohe spontane Blutstillungsrate, im Sigma selten, im übrigen Kolon häufiger)
* Fisteln: Blasenfistel 3 % (Sympt: Pneumaturie, Abgang von Stuhl, Harnwegsinfekt), Scheide, Dünndarm (selten)
* Die Divertikulose zeigt eine Syntropie mit Hiatushernien und Gallensteinen (= Saint-Trias)

Proph: ♥ Schlackenreiche Kost
    ♥ Stuhlregulierung ⇨ regelmäßiger Stuhlgang
    ♥ Gewichtsreduktion

DD: – Reizkolon (= Colon irritabile, Reizdarmsyndrom, Ther: ballaststoffreiche Kost, Med: Versuch mit Spasmolytika, z.B. Mebeverin, Duspatal®)
    – Karzinom (DD schwierig, insb. bei Stenosen ⇨ zerstörtes Schleimhautrelief)

POLYPEN DES KOLONS

Syn: Kolonpolypen, ICD-10: D12.6, Kolonadenom, Dickdarmpolypen, Polyposis coli (vererbt)

Def: Ein Polyp ist eine Vorwölbung in das Darmlumen.

Ät: – **Adenome des Kolons**
    – **Polyposis coli = FAP** (= familiäre adenomatöse Polypose, autosomal dominant vererbt - Mutation des APC-Gens auf Chromosom $5q21$, bzw. in ca. 25 % d.F. Neumutation)
    Sonderformen: Gardner-Syndrom = Adenomatosis coli + Bindegewebstumoren
    Turcot-Syndrom: Adenomatose mit Glio-/Medulloblastomen
    Zanca-Syndrom: Adenomatose + kartilaginöse Exostosen
    – Juvenile Polypen (familiär)
    – Cronkhite-Canada-Syndrom: Juvenile Polypen (nicht familiär) + Alopezie, dystrophische Nagelveränderungen, bräunliche Hyperpigmentierung d. Haut
    – Peutz-Jeghers-Syndrom: Polypen in Dünn- u. Dickdarm, Melaninflecken der Lippen und bei Frauen Prädisp. zum Ovarial-Ca (5 - 10 % d.F.)
    – Entzündliche Polypen / Regeneratpolypen (Colitis ulcerosa, Morbus Crohn)

Path: ♦ Lok: 50 % der Kolonpolypen sitzen im Rektum, bis zum Kolon descendens sind es 90 % (wird ein Adenom gefunden, sollte immer das gesamte Kolon auf evtl. weitere Adenome überprüft werden)
    ♦ **Karzinomatöse Entartungstendenz** ist abhängig vom **histologischen Typ:**
    Villöses Adenom (15 - 30 %) > Mischformen > tubuläres Adenom (5 - 10 %)
    und von der **Größe des Adenoms:**

bis 1 cm:	0 - 5 %	größer 2 cm:	25 - 50 %
bis 2 cm:	10 %	größer 4 cm:	75 %

    Familiäre adenomatöse Polypose = 100 %iges Karzinomrisiko (obligate Präkanzerose)
    ♦ Die Karzinome entwickeln sich in den Adenomen zuerst durch zunehmende Atypie der Lam.epithelialis mucosae (= Carcinoma in situ), die Zellen durchbrechen dann die Lam.muscularis mucosae und infiltrieren dann entlang des Polypenstiels bis in die Submucosa (⇨ invasives Karzinom), schließlich zerfällt der Polyp

Epid: ◊ > 60. LJ. zeigen ca. 20 % d. Pat. Kolonpolypen
    ◊ Familiäre Adenomatosis coli: Ab Pubertät Polypenbildung mit Blutungen und Schleimabgang. Das Risiko ein Karzinom zu entwickeln, beträgt um das 40. LJ. praktisch 100 %! ⇨ Vorsorgeuntersuchung alle 2 Jahre ab dem 10. LJ. indiziert, betroffene Pat. sollten zwischen um das 20. LJ. prophylaktisch operiert werden (komplette Proktokolektomie). Häufigkeit der Erkrankung etwa 1:10.000

Etlg: # Neoplastische Polypen: **Adenome** (80 % aller Polypen)

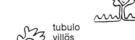

tubulär

    – **Tubuläres Adenom** (häufigstes, gestielt)

tubulo villös

    – **Tubulovillöses Adenom** (Mischform)

– **Villöses Adenom**, breitbasig aufsitzend, zotförmig, höchste Entartungstendenz! villös

— Lam.musc.mucosae

Selten: Lipome, Fibrome, Leiomyome, Neurinome, Hämangiome
Hamartome = atypische Ausdifferenzierung von Keimmaterial (z.B. übermäßige Ausdifferenzierung der Mukosa), z.B. juvenile Polypen
Peutz-Jeghers-Polyp: Normales Epithel über baumartig verzweigter Muscularis mucosae
Entzündliche Polypen
Unklassifizierbare Polypen (hyperplastische, metaplastische)

Klin: ⇒ 2/3 d. Pat. haben keine Beschwerden ⇒ meist Zufallsbefund
⇒ **Schleimabsonderung** und Diarrhoen (v.a. villöse Adenome ⇒ kann selten bis zum Eiweiß- und Kaliumverlustsyndrom mit Dehydratation führen)
⇒ Schmerzen durch Obstruktion (Tenesmen)
⇒ Evtl. Blutungen
⇒ Können bei tiefem Sitz anal prolabieren (⇒ DD: Hämorrhoiden)

Diag: 1. Anamnese (familiäre Disposition) und klinische Untersuchung: Rektale digitale Untersuchung (1/3 der pathologischen Fälle sind so bereits nachweisbar!) ⇒ bei path. Befund immer gesamtes Kolon untersuchen!
2. Sigmo-Rektoskopie mit starrem Rektoskop (Einsicht bis 30cm), bzw. besser gleich eine **Koloskopie** (mit flexiblem Endoskop ⇒ Einsicht 120 - 160 cm, damit sicher gesamtes Kolon bis zum Zäkum beurteilbar) durchführen
⇒ bei nachgewiesenem Polyp **immer Abtragung** (bis 3 cm endoskopisch, z.B. mit der Schlinge, größer ⇒ Op) und **histologische Untersuchung!**
3. Röntgen: Kolon-KE in Doppelkontrast (Kontrastmittel und Luftinsufflation) ⇒ gleich gute Aussagefähigkeit wie Koloskopie
4. Endosonographie (= endoluminaler Ultraschall zur Bestimmung der Infiltrationstiefe bei Adenomen (insb. bei breitbasigen) zur Abgrenzung eines Karzinomes)
5. Humangenetik: Bei familiärer Adenomatosis coli Kinder u. Geschwister (im 10. LJ.) von betroffenen Pat. untersuchen ⇒ Nachweis von Mutation im APC-Gen durchführen, wenn positiv ⇒ hohes Polyposis-Risiko und somit 2-jährige Rekto-/Koloskopie-Kontrollen empfohlen.

Ther: • Operativ: Ind: Jeder nachgewiesene Polyp sollte vollständig! abgetragen und histologisch untersucht werden.
– Präoperativ: Nahrungskarenz und orthograde Darmspülung
– **Transanale endoskopische Abtragung** mittels Diathermieschlinge bei gestielten Polypen (bis zu einer Größe von 2 - 3cm mögl.) ⇒ Histologie!
Auch **transanale endoskopische Mikrochirurgie** heute mögl. mit spez. Hochfrequenzmesser u. Nahtinstrumenten bei breitbasigen Adenomen (Sicherheitsabstand um das Adenom 5 mm im Niveau der Submukosa, bei Karzinomverdacht 15 mm mit gesamter Wand)
– Zeigt sich in der Histologie, dass der Polypenstiel von Tumor infiltriert ist (⇒ invasives Ca), muss sich eine Op anschließen (Resektion des betroffenen Abschnittes)
– Wenn eine endoskopische Abtragung nicht möglich ist: **Kolotomie** (= Eröffnung des Kolons, transabdomineller Zugang) und Abtragung oder Segmentresektion und End-zu-End-Anastomose in einer Sitzung.
Im Rektum auch durch Rectotomia posterior (parasakraler Zugang) mögl.
– Adenomatosis coli: Proktokolektomie + Ileoanastomie mit dem belassenen Sphinkterapparat des Anus und der Analhaut. Das Ileum wird dabei als Reservoir am Ende taschenförmig gedoppelt (= ileumpouchanale Anastomose (IAP) od. J-Pouch genannt, s. Abb.)
• Selbsthilfegruppen: Familienhilfe Polyposis coli e.V., Kaiserfeld 20, 46047 Oberhausen, Tel.: (02 08) 87 04 08

J-Pouch

Prog: Bei konsequenter Entfernung und Kontrollen sehr gut. Die endoskopischen Abtragungen haben eine Letalität von nahezu 0 % und eine sehr geringe Komplikationsrate.

Kompl: * **Karzinomatöse Entartung** zum Kolonkarzinom (bei familiäre Adenomatosis coli obligat)
       * Blutung akut oder chronisch (⇨ Blutungsanämie)
       * Obstruktion, Invagination
    Op: * Blutung
       * Perforation ⇨ gedeckt oder direkt
       * Sehr selten: Gasexplosion (⇨ führt zur Darmzerreißung) Proph: Vorbereitung: gut abführen, Koloskopie mit Stickstoff-Insufflation durchführen

Proph: ♥ **Nachsorge!** ⇨ jährliche endoskopische oder radiologische Kontrollen bei entfernten Polypen ohne pathologischen Befund (Rezidiv und Entartungsmöglichkeit), bei Polypen mit Atypien anfänglich in 6-monatigem Abstand

DD: – **Kolonkarzinom**
     – Intestinale Endometriose (tumorös, hyperplastisch, Klin: Mensessynchroner Blutabgang)
     – Im Analkanal Hämorrhoiden

KOLON-KARZINOM

Syn: Dickdarmkarzinom, ICD-10: C18

Ät: – **Adenome des Kolons** (Entartungswahrscheinlichkeit hängt ab von der Größe (> 2 - 4 cm) und von dem Typ: villös > tubulovillös > tubulär. Die Zeitdauer von beginnendem Adenom bis zum Karzinom wird auf 10 - 35 J. geschätzt), insb. bei Mutationen des K-ras-Gens
       FAP = Familiäre adenomatöse Polypose (s.o.) ⇨ Karzinomrisiko nach 30 J. 100 %!
     – Hereditäres nichtpolypöses Kolorektales-Karzinom (engl. **HNPCC**, Syn: LYNCH-Syndrom, familiäres Krebssyndrom), aut.-dom. vererbt (Mutation von Reparaturgenen [mismatchrepair-Gene] auf Chromosom 2, 3, 7), 100 %ige Penetranz, Auftreten im 30. - 40. LJ.
     – Weitere Risikofaktoren: Entzündliche Darmerkrankungen (Morbus Crohn, Colitis ulcerosa), Ruhr, Lymphogranuloma inguinale, intestinale Schistosomiasis, Adipositas, zu fetthaltige Kost (zu wenig Gemüse und Vollkornprodukte), Familienanamnese mit kolorektalem Tumor (3x höheres Risiko)

Path: ♦ Zirkuläres Wachstum (linkes Kolon, Sigma, Rektum) ⇨ Stenose ⇨ Obstipation und paradoxe Diarrhoe (=Verstopfungsdurchfall)
     ♦ Wachstumsgeschwindigkeit eher langsam (Tumorverdoppelungszeit 4 Mo. - 3 J.)
     ♦ Lok: **60 % der kolorektalen Tumoren liegen im Rektum**, 15 - 20 % Sigma, 10 % Caecum und Colon ascendens, der Rest ist verteilt auf das übrige Kolon
       ca. 2 - 3 % sind multipel! ⇨ stets Suche nach weiterem Tumor
     ♦ Metastasierung: Meist nur in einer Richtung = "unipolare Metastasenstraße" (Lymphstromgebiet entlang der A.mesenterica sup. (Col. asc. u. trans.) oder inf. (Col. desc.), Ausnahme: Tumoren im mittleren Bereich des Colon transversum (Riolan-Arkade, Cannon-Böhm-Punkt) können zu beiden Seiten metastasieren. Die Wachstumsgeschwindigkeit der Metastasen ist dabei 5 - 6-mal höher als die des Primärtumors.

Epid: ◊ Inzidenz: 25/100.000 Einwohner/Jahr, insg. steigende Tendenz (durch Verlagerung, d.h. andere GI-Tumoren wie Magen-Ca sind rückläufig, Gesamtinzidenz von GI-Tumoren bleibt insg. aber gleich; zu "gute Ernährung" = zu wenig Ballaststoffe; immer mehr ältere Menschen), die kolorektalen Tumoren zusammengefasst machen das **zweithäufigste Karzinom** des Menschen aus!
     ◊ Prädisp.alter: **50. - 80. LJ.**, Durchschnitt: 65. LJ. (familiäre Formen früher, s.o.)
     ◊ In Deutschland sterben jährlich ca. 24.000 Pat. an Darmkrebs. Das Risiko der Erkrankung ohne Risikofaktoren (= familiäre Belastung) beträgt **4 - 6 % für jeden Bundesbürger**

Etlg: # Histo: **Adenokarzinom** (70 %)
Verschleimendes Karzinom (20 %) = Siegelringkarzinom (intrazellulär verschleimend),
Gallertkarzinom (extrazellulär verschleimend)
Undifferenziertes Karzinom (10 %)
Adenoakanthom, Plattenepithelkarzinome (selten)

TNM: T_{is}: Carcinoma in situ (nur Mukosa bis max. zur Muscularis mucosae, keine Metastasierung), T_1: Submukosa, T_2: Muscularis propria, T_3: Serosa + perikolisches Fettgewebe, T_4: über das viszerale Peritoneum hinaus, anliegende Nachbarorgane infiltriert

N_1: Metastasen in 1 - 3 regionären (perikolisch u. entlang der Gefäße) Lk, N_2: > 4 regionäre Lk
M_1: Fernmetastasen (meist in der Leber, gefolgt von Peritoneum und Lunge, seltener in Skelett, Nebennieren oder Gehirn)

UICC-Stadieneinteilung (Union internationale contre le cancer, 1997) für Kolon- und Rektum-Karzinom und die ältere DUKES-Einteilung (von 1932, ist gleich: I – IV = A – D)

UICC 0: Carcinoma in situ (= T_{is})
UICC I: Infiltration von Mukosa, Submukosa und maximal bis in die Lam. muscularis propria (= T_1 u. T_2) [= DUKES A]
UICC II: Infiltration von perikolischem/-rektalem Fettgewebe (= T_3 u. T_4) [= DUKES B]
UICC III: Lymphknotenmetastasen (= N_1 u. N_2) [= DUKES C]
UICC IV: Fernmetastasen (= M_1) [= DUKES D]

Klin: ⇒ Bei über der Hälfte der Pat. bleibt der Tumor lange Zeit klinisch stumm (bei Diagnosestellung sind 60 % der Pat. bereits im Stadium III od. IV)
⇒ **Jede Änderung der Stuhlgewohnheiten nach dem 40. LJ. ist Ca-verdächtig!** (längere Diarrhoe oder Obstipation)
⇒ Blut- und Schleimabgang dem Stuhl aufgelagert (distales Kolon, Sigma) ⇨ jede **Blutung muss abgeklärt werden!**
⇒ Bauchschmerzen (nicht intensiv), Gewichtsabnahme (selten), evtl. Tumor im Abdomen tastbar
⇒ Hypochrome Anämie durch okkulte Blutung (proximales Kolon) ⇨ Leistungsabnahme, Müdigkeit

Diag: 1. Anamnese und klinische Untersuchung: Rektal-digitale Untersuchung (bis maximal 8 cm möglich, 30 % der kolorektalen Tumoren befinden sich in diesem Bereich), **Guajak-Test nach okkultem Blut im Stuhl** (z.B. Haemoccult®-Test, in drei aufeinanderfolgenden Stuhlproben) als Screening-Verfahren (jährlich)
2. Sigmoidoskopie: bis 30 - 60 cm mit flexiblem Endoskop mögl.
3. **Koloskopie** bis zum Caecum + Biopsie und Möglichkeit der endoskopischen Abtragung von Adenomen (sollte heute bei der Erstdiagnostik routinemäßig statt der Sigmoidoskopie durchgeführt werden)
4. Röntgen: Kolon-KE in Doppelkontrast-Röntgen, Thorax zum Staging (Lungenmetastasen?)
5. Sonographie-Abdomen: zum Staging (**Lebermetastasen**, Aszites als Zeichen peritonealer Aussaat?)
6. CT-Abdomen: Zum Staging
7. Endosonographie (Tumorausdehnung in d. Darmwand ⇨ T-Klassifikation präop. mögl.)
8. Labor: Tumor-Marker nur zur Verlaufskontrolle geeignet, keine Screening-Methode! ⇨ CEA, CA19-9, CA 50, CA 125, HL-6-Antigen, Thymidinkinase, Phosphohexoseisomerase
9. Immunszintigraphie mit markiertem CEA od. MAb B72.3 ⇨ Suche nach Metastasen Nachweis von Knochenmarkmikrometastasen durch Nachweis von Zytokreatinprotein CK18 im Knochenmarkpunktat (durch monoklonalen Antikörper)

Ther: • Operativ: Ind: 90 % der Karzinome können operiert werden
⇒ Radikal-OP: **Tumor + Lymphabflussgebiet** (entlang der intestinalen Arterien bis zur Aorta) muss saniert werden

– OP-Vorgehen allgemein: Darmvorbereitung mit orthograder Darmspülung (3 – 5 Liter hypertone Lösung, Golitely®). Perioperative Antibiotikaprophylaxe einmalig mit Ceftriaxon Rocephin® + Metronidazol Clont® bei Narkoseeinleitung.

Op-Prinzip: Mediane Laparotomie, Unterbindung der Arterien und Venen, am Tumor selbst nicht schneiden um Zellverschleppung zu verhindern (no touch isolation technique)! Resektion des Tumors durch Mobilisierung, Präparation und Durchtrennung des Mesokolons an der Mesenterialwurzel, dann proximales u. distales Absetzen des Kolons mit jeweiligem Sicherheitsabstand (= En-bloc-Resektion) abhängig von der Tumorlokalisation, abschließend Anastomose der Restkolonenden:
- Tumor im Colon ascendens: Rechtsseitige Hemikolektomie: A.ileocolica-versorgtes Kolon + Mesokolon (= Mesenterialwurzel des Kolons). Anastomose des terminalen Ileum mit Colon transversum Ileotransversostomie), somit Wegfall der Ileozäkalklappe ⇨ Durchfallneigung
- Transversum-Ca: Komplette Kolektomie wegen des möglichen Lymphabstroms in beide Richtungen! (RIOLAN Anastomose = Überlappung der Gefäßgebiete ⇨ Gesamtes Gefäßstromgebiet muss entfernt werden!)
- terminale Ileum-Rektum-Anastomose Ileorektostomie)
- Tumoren im Sigma: Sigmaresektion, besser Sigma + Colon descendens entfernen (= Hemikolektomie links) ⇨ Colon transversum-Rektum-Anastomose (= Transverso-Rektostomie)
- In Studien werden diese Operationen auch schon laparoskopisch durchgeführt
– Solitäre Metastasen der Leber und Lunge können reseziert werden, auffällige Ovarien sollten primär oophorektomiert werden
– Postoperativ: Infusionstherapie für 5 - 6 Tage postop., dann nach 1. Stuhlgang Tee, dann flüssige Kost, dann passierte Kost, ab ca. 8. - 10. Tag Schonkost. Drainage ab 3. – 4. Tag in den Verband ableiten, dann tgl. kürzen. Fäden ex am 10. Tag.

• Chemotherapie: Postoperativ als adjuvante Maßnahme bei Kolonkarzinomen im Stadium UICC III mit 5-Fluorouracil + Levamisol od. Folinsäure für 6 Monate, neu auch ZD1694 (neues Zytostatikum, Tomudex). Die Chemotherapie verringert die Rezidivrate insg. um ca. 40%
Neu: Monoklonaler Antikörper gegen 17-1A-Zelloberflächenprotein (erster in Deutschland zugelassener Antikörper zur Krebstherapie, Panorex®) in Erprobung als adjuvante (postoperative) Therapie ebenfalls im Stadium UICC III. Wirkweise: markiert die Krebszellen, die dadurch vom Immunsystem erkannt und phagozytiert werden können.

• Palliativ: Op bei Ileus ⇨ Entlastungsoperation durch lokale Tumorexstirpation, evtl. Anlage einer Kolostomie (Anus praeternaturalis), evtl. Bestrahlung

Prog: Die **gesamte 5-JÜR liegt bei 45 %**
T_{1-2} Tumoren (= UICC I) haben eine 5-JÜR von ca. 80 %
T_{3-4} (= UICC II) 60 - 70 %, mit Lk-Metastasen (= UICC III) 30 - 40 %
mit Fernmetastasen (= UICC IV) 5 – 20 %ige 5-JÜR (bei solitären, entfernbaren Lebermetastasen 25 %ige 5-JÜR)

Kompl: ∗ Ileus, Invagination ⇨ Akutes Abdomen
∗ Perforation, Fisteln/Einbruch zu Nachbarorganen
∗ Kompression: Ureter, Miktions-, Potenzstörungen
Op: ∗ Nahtinsuffizienz der Anastomose, Peritonitis, Ileus
∗ **Hohe Tumor-Rezidivrate** ca. 20 - 40 %, insb. in den ersten beiden Jahren postoperativ (Lokalrezidiv, Anastomosenrezidiv)

Proph: ♥ Inanspruchnahme der gesetzlichen, **jährlichen Vorsorgemaßnahmen** (für Erwachsene ab 45. LJ.): **Anamnese, digitale rektale Untersuchung, Haemoccult®-Test** (insb. b. V.a. okkulte Blutung). Allerdings nehmen in Deutschland lediglich 15 % d. Männer u. 40 % d. Frauen die Vorsorgeuntersuchungen in Anspruch.
Bei adenomatösen Polypen in der Vorgeschichte eines Pat. Koloskopien (alle 5 Jahre)
♥ Derzeit erfolgen Studien über eine Prophylaxe von Kolontumoren durch die Gabe von Acetylsalicylsäure (2 – 3 Tbl./Woche). In mehreren Studien wurde bereits eine Risikominderung für das Auftreten von Kolonkarzinomen von ca. 40 % gefunden.

♥ Postoperativ: Tumornachsorge durch Koloskopie, Sonographie, Labor (Tumormarker) in den ersten 2 Jahren in 3 monatigem Abstand, danach halbjährlich. Evtl. Second-look-Op bei besonders großen Tumoren/Fernmetastasen zur Nachschau.

DD: – Häufigste Fehldiagnosen: **Hämorrhoiden,** Appendizitis, Divertikulitis
– Adenome, Morbus Crohn, Colitis ulcerosa, intestinale Lymphome, TBC des Darmes
– Pneumatosis coli (Pneumatosis cystoides intestinalis = Gaseinschlüsse in der Darmwand unbekannter Genese), Ther: Bei Beschwerden hyperbare O_2-Ther. + Antibiose

REKTUM-KARZINOM

Syn: Engl. rectal carcinoma, ICD-10: C19

Ät. u. Epid: Siehe Kolon-Karzinom

Path: ♦ 60 % der kolorektalen Tumoren liegen im Rektum (0 – 16 cm von der Anokutangrenze entfernt), davon ist die Hälfte digital tastbar!
♦ Lymphabfluss:
1.) Nach seitlich zur Beckenwand (Ast der A.iliaca interna) in das Spatium pelvis subperitoneale
2.) Entlang der A.iliaca interna (A.rectalis media)
3.) Nach zentral entlang der A.mesenterica inferior (A.rectalis sup.) in das Cavum pelvis peritoneale (intraperitoneal)
4.) Zur Leiste (v.a. unteres Drittel) und Fossa ischiorectalis
♦ Metastasierungswege entsprechend der Tumorlokalisation:
– Hochsitzendes Rektum-Karzinom (= 8 - 16 cm ab ano): nur ein Weg in Richtung A.mesenterica inf. ⇨ **nur hier kontinenzerhaltende Operation mögl.**
– Mittlere Lokalisation (4 - 8 cm): zwei Wege A.mesenterica inf. + Iliakal
– Tiefsitzende (0 - 4 cm): drei Wege A.mesenterica inf. + Iliakal + inguinal
♦ Venöser Abfluss: Hochsitzende Karzinome ⇨ über den Plex.rectalis sup. in die Pfortader
Tiefsitzende Karzinome ⇨ über den Plex.rectalis inf. in die V.cava inf.

Etlg: # Ursprüngliche Tumor-Klassifikation nach DUKES (1932), bzw. heute nach UICC (1997, s.o. bei Kolon-Karzinom, A – C = UICC I - III)

DUKES **A**: Infiltration von Mukosa, Submukosa und Lam. muscularis propria (= T_1 u. T_2)
DUKES **B**: Infiltration von perirektalem Fettgewebe (= ab T_3)
DUKES **C**: Lymphknotenmetastasen (= ab N_1)

TNM: siehe Kolon-Karzinom

Klin: ⇒ **Blutabgang** (hellrote Blutauflagerungen), Schleimabgang
⇒ Häufiger Stuhlgang, evtl. Tenesmen ⇨ **Änderung der Stuhlgewohnheit!**
⇒ Evtl. Schmerzen am Kreuzbein
⇒ Evtl. Ileussymptomatik (Spätzeichen)

Diag: 1. Anamnese und klinische Untersuchung: **Rektal-digitale Untersuchung** (1/2 aller Rektum-Karzinome liegen im tastbaren Bereich)
2. **Rektosigmoidoskopie,** bzw. bei der Erstdiagnostik Koloskopie durchführen
3. **Endosonographie** zur Bestimmung der Wandinfiltrationstiefe, Tumorinfiltration benachbarter Organe (Blase, Prostata, Vagina, Sacrum)
4. Röntgen: Kolon-KE
5. Sonstige Untersuchungen wie bei Kolon-Ca

Ther: • Operativ: Ind: Kontinenzerhaltende Op bei hochsitzenden Tumoren / nicht kontinenz erhaltend, wenn der Abstand des Tumors zur **Anokutanlinie < 8cm** beträgt (intraoperative Schnellschnitte!)
Allgemein: Tumore, die rektal-digital tastbar sind, können i.d.R. nicht kontinenzerhaltend operiert werden (⇨ Rektumexstirpation erforderlich).

- Es gelten die beim Kolon-Karzinom genannten Forderungen mit radikaler Chirurgie, **En-bloc-Resektion** und gleichen Op-Vorbereitungen
- **Kontinenzerhaltende anteriore Rektumresektion** = abdominaler Zugang: Resektion des Tumors mit 3 - 5 cm Sicherheitsabstand nach aboral unter Erhaltung des Schließmuskels (ca. 5 cm bis zur Anokutanlinie müssen tumorfrei erhalten bleiben). Anastomose End-zu-End mit zirkulärem Klammernahtgerät.
- Bei sicherem Nichtbefall von Lk und T1-Stadium < 3 cm ("low risk"-Karzinom) ist eine lokale Ausschneidung mögl. (heute als **TEM** = transanale endoskopische Mikrochirurgie od. auch posteriorer Zugang = peranal oder para- od. transsakraler Zugang mögl.), Sicherheitsabstand 15 mm.
- **Rektumamputation:** Abdomino-perineale Rektumexstirpation nach MILLES = Inkontinenzresektion (Darmkontinuität nicht mehr gegeben) ⇨ Anus praeternaturalis notwendig (= Kolostomie des Sigmas, einläufig), der aborale Schenkel (After) wird verschlossen.
- Postoperativ: Kombinierte Radio-Chemotherapie (mit 5-FU + Leukovorin für 6 Monate und 50 Gy) bei T3 u. T4 (UICC II) und allen T-Stadien mit N+ (UICC III) als adjuvante Maßnahme.
Ggf. auch präoperative Radio-Chemotherapie (Ind: T4) bis 4 Wo. vor Op zur Tumorverkleinerung und Erreichen der Operabilität (= down-staging).
• Palliativ: Ind: Bei Vorliegen von Fernmetastasen.
Kryochirurgie: Verkleinerung des Tumors durch Vereisung, wenn eine Stenosierung vorliegt, evtl. auch mit Laser, Radiatio von innen mittels after-loading-Technik.
Bei nicht beseitigbarer Stenose ⇨ Anlage eines Anus praeternaturalis.

Prog: UICC I: 80 – 90 %ige 5-JÜR, II: 70 %, III: 30 - 40 %, Op-Letalität: ca. 2 - 4 %

Kompl: * Ileus, Perforation, Einbruch in Blase, Uterus od. Plexus sacralis ⇨ Ther: zweizeitige Operation: 1. Anlage eines Anus praeternaturalis, 2. Entfernung des Tumors u. evtl. Wiederherstellung der Kontinuität und Verschluss des Anus praeternaturalis. Op-Letalität: ca. 15 %
Op: * Nahtinsuffizienz der Anastomose, Peritonitis, Ileus
* Sexuelle Dysfunktion, permanente Blasenlähmung durch Alteration des Plex.pelvinus
* **Rezidiv** (20 %, meist innerhalb von 2 Jahren, aber auch als Spätrezidive bis 15 Jahre), insb. lokoregionär und Anastomosenrezidive ⇨ Nachsorge wichtig!

Proph: ♥ Vorsorgeuntersuchungen und Nachsorge wie bei Kolon-Ca

DD: – Jeder 6. Patient mit Kolon- oder Rektum-Ca hat auch Hämorrhoiden! ⇨ **nicht ohne Diagnostik mit der Diagnose Hämorrhoiden zufrieden geben!**
– Analfistel, Analabszesse, Analfissuren, Morbus Crohn, Colitis ulcerosa

ANUS

ANATOMIE:

Das **Kontinenzorgan** (n. STELZNER) besteht aus:

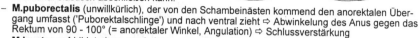

- **M.sphincter ani ext.** (willkürlich, N.pudendus) mit Pars subcutanea, superficialis u. Pars profunda, welche den wichtigsten Teil darstellt u. die von dem M.puborectalis umschlossen wird. Der M.sphincter ani ext. umfasst mit diesen drei Anteilen den M.sphincter ani internus.
- **M.sphincter ani internus** (unwillkürlich), der mit seinem Dauertonus den **3 cm** langen Analkanal elastisch abschließen kann.
- **M.puborectalis** (unwillkürlich), der von den Schambeinästen kommend den anorektalen Übergang umfasst ('Puborektalschlinge') und nach ventral zieht ⇨ Abwinkelung des Anus gegen das Rektum von 90 - 100° (= anorektaler Winkel, Angulation) ⇨ Schlussverstärkung
- **M.levator ani** bildet einen muskulären anorektalen Ring zwischen Analkanal und Ampulla recti
- Sphinktertonus: In Ruhe 40 - 80 mmHg
- Reflexe: Defäkationsreflex u. Relaxationsreflex (parasympathisch), Kontinenzreflex = Verschluss durch Anspannung des Sphinkteren (sympathisch) bis max. 220 mmHg.
- Corpus cavernosum recti
  Plexus haemorrhoidalis: **Arteriell-venöses Geflecht**, gespeist von drei Hämorrhoidalgefäßen bei **3, 7, 11 Uhr in Steinschnittlage** (= Rückenlage wie auf dem Gyn-Stuhl, die Lokalisation wird angegeben wie bei einer Uhr: Oben = Richtung Os pubis 12 Uhr, unten = Richtung Os sacrum 6 Uhr, links am Pat. = 3 Uhr, usw.). Dieser trägt zum Verschluss der Analöffnung bei.
  Die Hämorrhoidalgefäße sind Äste der A.rectalis superior aus der A.mesenterica inferior, Abfluss über den Plexus rectalis in den Pfortaderkreislauf und in die V.iliaca int. (⇨ gleichzeitig portocavale Anastomose).

Canalis analis (von aboral nach oral geordnet):
(1) **Anoderm** = Zona anocutanea: Von außen bis zur Linea dentata (pectinea) findet sich Epidermis (= trockenes, **sehr sensibles**, unverhorntes Plattenepithel ohne Haare oder Drüsen).
(2) Die **Linea dentata** (hier Beginn der Zona haemorrhoidalis) ist die Übergangszone zur Darmschleimhaut.
(3) Es schließt sich der Bereich des **Übergangepithels** mit den Schleimhautlängsfalten (Columnae anales) an.
  Die anschließende Plica transversalis (KOHLRAUSCH-Falte, ca. 6,5 cm tief gelegen) ist die Grenze zur beginnenden Ampulla recti.

ANALABSZESSE UND ANALFISTELN

Def: Meist Erkrankung der **PROKTODEALDRÜSEN** (liegen in Höhe der Linea dentata zwischen den Sphinkteren und sondern Schleim ab)., ICD-10: K61

Ät: – **Abflussstörung und Infekt der Proktodealdrüsen**
  – Intraabdominelle Organeiterungen mit Fortleitung (Appendizitis, Divertikulitis)
  – Ulzerationen der Rektumschleimhaut (Morbus Crohn, Colitis ulcerosa)
  – Geburtstrauma (anorektale-vaginale Fisteln), Strahlentherapie

Path: ◆ Abflussstörung der Proktodealdrüsen, z.B. bei Stuhlverstopfung. Es kommt dann zu einer Vergrößerung der Drüsen, Eiteransammlung, Durchbruch und schließlich zu einer Entleerung des Eiters

⇨ **Abszess** = akute Form der Eiteransammlung

⇨ **Fistel** = chronische Form des Proktodealdrüseninfekts

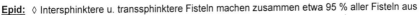

◆ GOODSALL-Regel: Fisteln deren äußere Öffnung oberhalb des Analhorizontes liegen (in Steinschnittlage) verlaufen meist geradlinig, Fisteln unterhalb des Analhorizontes verlaufen bogenförmig und münden meist bei 6 Uhr im Analkanal (s. Abb.).

◆ Lok: die Proktodealdrüsen befinden sich insb. an der hinteren Kommissur ⇨ Fisteln meist bei 6 Uhr (dorsal) gelegen (80 %)

Epid: ◊ Intersphinktere u. transsphinktere Fisteln machen zusammen etwa 95 % aller Fisteln aus

◊ M > w, Prädisp.alter: 30. - 40. LJ.

Etlg: # Nach dem Fistelverlauf:
- Komplete Fistel: innere Fistel, die mit äußerer Fistel in Verbindung steht = **Verbindung** zw. Analkanal (Schleimhaut) u. Haut
- Inkomplette innere Fistel: vom Darm ausgehend, blind endend
- Inkomplette äußere Fistel: von der Haut ausgehend, blind endend

Heutige Modifikation (Etlg. nach PARKS, 1976):

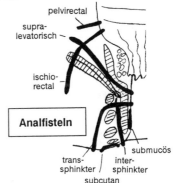

Analfisteln
- Subkutane Fisteln
- Submuköse Fisteln
- Intersphinktere Fisteln
- Transsphinktere Fisteln (tiefliegend oder hochliegend)
- Suprasphinktere, supralevatorische Fisteln (über Puborektalschlinge hinaus)
- Extrasphinktere Fisteln: - Pelvirektale Fisteln
                          - Ischiorektale Fisteln
- Rektoorganische Fisteln (Blase, Vagina, Harnröhre, Prostata)

Analabszesse
- Subkutaner Abszess = perianal
- Submuköser Abszess
- Periproktitischer Abszess
- intermuskulärer Abszess
- ischiorektaler Abszess
- pelvirektaler/ileorektaler Abszess

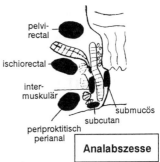

Klin: ⇨ **Schmerzen**, insb. Defäkationsschmerz, **Sitzbeschwerden**
⇨ Allgemeinreaktionen: Fieber, Leukozytose, Müdigkeit
⇨ **Nässende**, eitrige bis kotige **Sekretion** aus den Fistelöffnungen

Diag: 1. Anamnese und klinische Untersuchung, insb. digitale-rektale Austastung
2. **Proktoskopie, Rektoskopie** (ca. 20 - 25 cm einsehbar) und **Koloskopie zum Ausschluss von Begleiterkrankungen** (Polypen, Malignomen, Divertikulitiden)
3. Endosonographie transrektal (Darstellung v. Fistelverlauf u. Abszessen)
4. **Sondierung** evtl. mit Farbstoffinjektion (Methylenblau), insb. auch intraoperativ
5. Röntgen: Fisteldarstellung mit KM (Fistulographie), Kolon-KE: Zum Ausschluss von Begleiterkrankungen

Ther: • Operativ: **Fisteln:** Beseitigung der Fistelquelle durch Entfernung der Proktodealdrüsen, Drainage des Fistelsystemes
– Präoperativ: orthograde Darmreinigung mit 4 l hypertoner Lösung, Golytely®
– Inter- und transsphinktere Fisteln: Fistulektomie nach PARKS = Exzision der inneren Fistelöffnung mit dem unterhalb der Fistel liegenden Sphinkter, Exzision der äußeren Fistelöffnung, **sekundäre Wundheilung** ⇨ also offen lassen!
– Supra- und extrasphinktere Fisteln ⇨ Drainage durch Einlegen eines Fadens
– Subkutane/submuköse Fisteln werden ovalär ausgeschnitten und primär verschlossen, bewährt hat sich das Einbringen von einem Gentamicin-Schwamm (Sulmycin® Implant)
• **Abszesse:**
– Alleinige Inzision und Eiterentleerung reicht nicht aus, es sollte eine T-förmige oder **ovaläre Inzision** erfolgen, die nach Möglichkeit so hoch wie tief sein sollte.
– **Offene Wundbehandlung** und Einlage von Tamponadestreifen
• Allgemein: **Bis zu 4/5 des Sphinkterapparates** in die Tiefe kann gespalten werden, ohne dass die Gefahr einer Inkontinenz besteht. Für die Kontinenz ist vor allem die **Unversehrtheit der Puborektalisschlinge** wichtig.
• Nachbehandlung bei Sekundärheilung: 2x tgl. Sitzbäder (z.B. mit Kamille-Lösung) mit anschließender H_2O_2-Spülung + Nachspülung mit NaCl- od. Ringer-Laktatlösung u. VW mit Ethacridin (Rivanol®) bzw. Wundreinigung und -granulationsförderung (wenn Wunde relativ sauber) mit Streptokinase/-dornase (Varidase®-Gel), Stuhlregulation (weicher Stuhl)
• CAVE! Bei Morbus-Crohn-Fisteln keine Exzision sondern nur Fistelspaltung und Ausschabung.

Prog: Die sekundäre Wundheilung kann Monate!! dauern, dann aber gut.

Kompl: * **Fistelrezidiv**, insb. bei nicht ausreichender operativer Radikalität
* Fournier-Gangrän (nekrotisierende Fasciitis, Skrotalgangrän), Letalität: 30 %, Ther: Frühzeitiges radikal-chirurgisches Débridement, Breitbandantibiose
* Sphinkterinsuffizienz

DD: – **Morbus Crohn**, insb. bei atypischem Ursprung und multiplen Fisteln (sog. 'Fuchsbau')
– Tumoren, Divertikulitis
– Traumatische Verletzungen (sehr selten), Pfählungsverletzungen, Fremdkörper
– Venerische Infekte (= Übergriff von Geschlechtskrankheiten), Parasitosen, Tuberkulose, Aktinomykose, Autoimmunschwäche (AIDS), Diabetes mellitus, Bestrahlungsfolgen

---

PROKTITIS

Syn: Engl. proctitis, ICD-10: K62.8

Ät: – Tropische und insb. venerische Infekte (Geschlechtskrankheiten)
– Bei Morbus Crohn, Colitis ulcerosa

Etlg: # Proktitis: Entzündung im Analbereich mit analen Schmerzen
Sonderformen der Proktitis:
- Papillitis: Entzündung der Analpapillen an der Linea dentata, häufig kombiniert mit einer Kryptitis
- Kryptitis: Entzündung der zwischen den Analpapillen liegenden Krypten (s.u.)

Klin: ⇒ Blutig-eitrige und/oder wässrige Sekretion, Juckreiz
⇒ Anale Schmerzen, Stuhldrang

Ther: Konservativ: Antiphlogistische Suppositorien

Kompl: Ausbildung von Analpolypen

<u>DD:</u> – Gonorrhoe ⇨ eitrige Proktitis
    – Lues I ⇨ Ulzera, Lues II ⇨ Condylomata lata, Lues III ⇨ ulzerierende Gummata
    – Ulcus molle ⇨ weiche Ulzera
    – Lymphogranuloma inguinale ⇨ Strikturen, Fisteln
    – **AIDS** ⇨ fistelnde, nässende und nicht heilende Infekte

---

KRYPTITIS

<u>Ät:</u> Koteinpressung in die MORGAGNI-Krypten (hier liegen die Ausführungsgänge der Prokto-
dealdrüsen) am Übergang vom Rektum zum Analkanal (Linea dentata), meist dorsal gelegen

<u>Klin:</u> Stechender Defäkationsschmerz

<u>Diag:</u> 1. Anamnese und klinische Untersuchung
      Rektal-digitale Untersuchung: tastbar verdickte Krypten an der Linea dentata
    2. Proktoskopie: Gerötete Schleimhaut, evtl. eitriger Kryptengrund

<u>Ther:</u> • <u>Konservativ:</u> Antiphlogistische Suppositorien
    • <u>Operativ:</u> Kryptenspaltung mittels Hakensonde

<u>Kompl:</u> **Kryptenabszess**, Ausbildung von **Analfisteln**

PILONIDALSINUS

<u>Syn:</u> Sinus pilonidalis, **Steißbeinfistel**, Steißbeinsinus, Steißbeinzyste, "Jeep disease", Pilonidal-
fistel, Raphefistel, Sakraldermoid, Pilonidalzyste, ICD-10: L05

<u>Anatomie:</u> Epithelialisierter Hohlraum zwischen Steißbeinspitze und Analrand (im Bereich der
Rima ani, auch "Haarnestgrübchen" genannt). Dieser kann abgekapselt sein = Pilonidalzyste oder eine Verbindung nach außen haben = Pilonidalfistel.

<u>Path:</u> ♦ **Eindringen von Epidermis und Haaren**, begünstigt durch schlechte Analhygiene und
starke Behaarung
    ♦ **Persistierender embryonaler Neuroporus** zwischen Steißbeinspitze und Analrand

<u>Epid:</u> Junge (Altersgipfel um 20. LJ.), adipöse, **stark behaarte Männer** bevorzugt

<u>Etlg:</u> # Blande Verlaufsform
    # Akut abszedierender Verlauf
    # Chronisch fistelnder Verlauf

<u>Klin:</u> ⇒ Schmerz, Rötung und Infiltration bei Infektion, sonst insg. wenig Beschwerden
    ⇒ Evtl. Nässen oder blutige Sekretion aus den Fistelöffnungen

<u>Diag:</u> Anamnese und klinische Untersuchung ⇨ winzige Fistelöffnungen im Bereich der Rima ani

<u>Ther:</u> • <u>Konservativ:</u> Im akut entzündlichen Stadium Wundsalben (z.B. Nitrofural, Furacin®-Sol)
und Kamille-Sitzbäder (Kamillen-Bad-Robugen®), dann im Intervall operative Sanierung
    • <u>Operativ:</u> Ind: Alle Fisteln im Bereich des Sinus pilonidalis sollten operativ saniert werden
      – Wichtig ist die **radikale Exzision** (Anfärben der Fisteln mit Methylenblau intraoperativ
zur Kontrolle der Vollständigkeit der Exzision des Fistelsystems) des Pilonidalsinus und
sekundäre Heilung der Wunde (= offene Wundversorgung, tgl. Reinigung, Sitzbäder
bzw. Ausduschen)

Evtl. Fixation der Hautränder an die Faszie über dem Os sacrum mit Einzelknopfnähten ⇨ Heilung mit haarfreier Narbenplatte oder bei großem Defekt auch mittels Schwenklappendeckung
– Bei kleinen Steißbeinfisteln kann auch primär genäht werden, die Einlage von antibiotikahaltigem Kollagen (Gentamicin-Schwamm, Sulmycin® Implant) hat sich dabei gut bewährt, Fäden ex am 10 - 12.Tag, bis dahin keine Sitzbäder
• Nachbehandlung: Für mind. 1 Jahr sollte eine Enthaarung im Narbenbereich durchgeführt werden zur Rezidivprophylaxe (z.B. mit Pilca-Med Enthaarungscreme)

Prog: Ohne radikale Therapie hohe Rezidivrate!

Proph: ♥ Nach Op. Rezidivprophylaxe durch Enthaarungscremes

DD: – Analfistel, Steißbeinteratom, Sakraldermoid
– Meningozelen

PYODERMIA FISTULANS SINIFICA

Syn: Hidradenitis suppurativa, Follicular occlusion triad, Acne inversa, Aknetriade, Aknetetrade

Def: Multiple, abszedierende, fistelbildende Hautkrypten im Bereich der Analregion, des Perineums, des Skrotums, der Labien oder des OS.

Ät: – Verwerfungsanomalie der Haut (tiefe Epidermisfalten) ⇨ Retentionstaschen
– Begünstigend: Adipositas, mangelnde Hygiene, starke Behaarung, Stoffwechselerkrankungen, Akne

Path: Hautmissbildung, Fistelbildung aus Mikroabszessen mit Einbruch in das Subkutangewebe. Es besteht keine Verbindung zum Anus, sehr wohl aber eine Verbindung untereinander bei streng subkutanem Sitz.

Klin: Schmerzhafte subkutane Abszess- und Fistelbildung

Diag: Anamnese und klinische Untersuchung ⇨ viele Fistelöffnungen zu sehen

Ther: • Konservativ: Verfahren mit 13-cis-Retinsäure (Roaccutan®), UV-Lichtbestrahlung, Röntgen-Bestrahlung, systemischer od. lokaler Antibiose bringen langfristig keinen Erfolg
• Operativ: **Radikale Exzision!**
– Einzelne Fistelgänge werden umschnitten (mehrere Sitzungen)
– Flächenhafte Exzision: Immer dann indiziert, wenn Fisteln schon untereinander kommunizieren. Die entstandene Wunde sollte drei Wochen schrumpfen (granulieren), dann Deckung mit Spalthaut

Kompl: Rezidive!, auch bei Exzision im Randbereich mögl.

DD: Akne conglobata, Dermoidfisteln

ANALFISSUR

Syn: Analulkus, "Darmriss, Afterriss", engl. anal fissure, ICD-10: K60

Def: Schmerzhafter, längsverlaufender Einriss der Analhaut (Anoderms), meist bei 6 Uhr in SSL (= Steinschnittlage) = posterior (hintere Kommissur) gelegen

Ät: – **Chronischer erhöhter Tonus/Spasmus** des M.sphincter ani int. ⇨ chronische Fissur ⇨
Fibrose des Muskels und Einrisse der darüberliegenden Haut
– Einrisse durch Skybala (harte Kotballen), chronische Obstipation, anale sexuelle Praktiken
– Läsionen bei Infektionen, z.B. begünstigt durch Hämorrhoidalleiden, Kryptitis ⇨ Elastizitäts-
verlust des Anoderms
– Morbus Crohn

Path: Einriss der Analhaut bis zur Linea dentata (s. Abb.) ⇨ **schmerzre-**
flektorischer Sphinkterspasmus u. Fibrosierung des Schließmuskels ⇨ führt zu weiteren Fissuren (Circulus vitiosus)

Klin: ⇨ **Defäkationsschmerz** und Nachschmerz durch Sphinkterkrampf
⇨ **Blutung**
⇨ Perianaler Juckreiz und Schleimsekretion
⇨ Chronische Obstipation (schmerzbedingt)

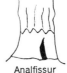
Analfissur

Diag: 1. Anamnese und klinische Untersuchung: Inspektion zeigt Läsion im unteren Analkanal
2. Die rektal-digitale Untersuchung ist oft nur in LA möglich (erhöhter Sphinktertonus)

Ther: • Konservativ: Anästhesierende, antiphlogistische Salben (z.B. Policresulen + Cinchocain,
Faktu® Salbe, evtl. mit Analdehner) oder Suppositorien (Hamamelis, Tampositorien®H),
Sitzbäder (Kamillenblütenauszüge, Kamillen-Bad-Robugen®)
• **Stuhlregulierung** (weicher Stuhl) durch milde Laxanzien (z.B. pflanzlich: Senna + indi-
scher Flohsamen, Agiolax® Granulat)
• ggf. Unterspritzung mit Lokalanästhetika
• Operativ:
– Laterale **Sphinkterotomie**: in Steinschnittlage wird bei 3 Uhr das distale Drittel (ca. 1
cm) des M.sphincter ani int. durchtrennt, primärer (Methode nach PARKS) oder sek.
Wundverschluss (Methode nach EISENHAMMER) ⇨ Sphinktertonus wird herabgesetzt
– Chronische Fissuren: Exzision von Fissur und Narben + Sphinkterotomie ⇨ **histologi-**
sche Untersuchung des Exzisates zum Tumorausschluss!

Kompl: * Ulzeration
* Chronischer Verlauf ⇨ Narben = sog. (fibröser) "Wachtposten", "Vorpostenfalte" = Pec-
tenosis
Op: * Inkontinenz

DD: – **Analkarzinom**
– **Analfistel**, Analabszess, Hämorrhoiden, venerische Infekte (Geschlechtskrankheiten)

HÄMORRHOIDEN

Def: Hämorrhoiden sind sog. innere! Hämorrhoiden = Hyperplasien des **Corpus cavernosum**
recti (arterio-venöses Gefäßpolster), ICD-10: I84

Ät: – Chronische Obstipation, sitzende Tätigkeit
– Erhöhter Analsphinktertonus
– Konstitutionsbedingte und altersbedingte Bindegewebeschwäche

Path: Lok: Meist in Höhe des anorektalen Übergangs an der **Linea dentata bei 3, 7, 11 Uhr** in
Steinschnittlage (SSL), an der Stelle des Eintritts der Äste der A.rectalis sup. gelegen.

Epid: ◊ 70 % aller Erwachsenen über 30 J. haben proktoskopisch nachweisbare Hämorrhoiden.
◊ **M > w** (2:1), Durchschnittsalter: ca. 50. LJ.

Etlg: Symptome u. Stadieneinteilung der Hämorrhoiden:

Grad	Symptom	Befund
I	Oft anorektale Blutungen, evtl. Pruritus ani, keine Schmerzen	Knoten oberhalb der Linea dentata, sind von außen nicht sichtbar, reversibel
II	Selten Blutung, oft Brennen u. Nässen	Beim Pressen prolabieren die Knoten nach außen, reponieren aber von selbst, beginnende fibrotische Umwandlung
III	Keine Blutung, schleimige Sekretion, Pruritus, Schmerzen, evtl. Ulzeration der Schleimhaut	Prolaps nach Bauchpresse oder Defäkation, erhöhter Sphinktertonus, keine spontane Reposition, Fibrose!
IV	Stark schmerzhaft, Ulzerationen	Wie III aber zus. manuell irreponibel! = fixierter Mukosaprolaps

Klin: ⇒ Anorektale **hellrote! Blutungen** (am Toilettenpapier) oder als streifige Blutauflagerungen auf dem Stuhl

⇒ **Pruritus**, Brennen, **Nässen**, schleimige Sekretion, Fremdkörpergefühl

⇒ Weiche bis derbknotige, leicht bläuliche Vorwölbungen in der anorektalen Gefäßregion

⇒ Sehr starke Blutung bei arterieller Hypertonie oder portaler Hypertension mögl. (wegen portokavalem Umgehungskreislauf ⇨ venöse Überlastung)

Diag: 1. Anamnese (frisches Blut?, Zusammenhang mit Pressakt?) und klinische Untersuchung: Palpation und Anoskopie ⇨ erhöhter Sphinktertonus, tastbare/sichtbare fibröse Knoten

2. **Proktoskopie** und Rekto-/Koloskopie (Tumorausschluss!)

3. Röntgen: Kolon-KE zum Tumorausschluss

Ther: • Konservativ:
- Allgemein: Gewichtsreduktion, Vermeidung blähender Speisen
- **Stuhlregulierung** (ballaststoffreiche Ernährung, evtl. milde Laxanzien, z.B. Senna + indischer Flohsamen, Agiolax® Granulat od. Lactulose, Bifiteral®), Analhygiene (Sitzbäder mit Kamillenblüten-Auszügen, Kamillen-Bad-Robugen®)
- **Salben** und **Suppositorien** (z.B. Policresulen [Faktu®-Salbe], Hamamelis [Tampositorien®H Suppositorien mit Tamponeinlage]), auch kortikoidhaltige oder lokalanästhetische Salben ⇨ keine Dauertherapie! Auch 5-ASA-Suppositorien wirksam.
- **Sklerosierung** (5 %iges Phenol-Mandelöl), Kryotherapie, Infrarotkoagulation oder Kauterisierung im Stadium I und II indiziert ⇨ narbige Gewebeschrumpfung
- **Gummibandligatur** n. BARRON (Gummiring an der Basis führt zur Nekrose der Hämorrhoide) im Stadium II indiziert

• Operativ: Ind: ab Stad. II - III gegeben
- Submuköse **Hämorrhoidektomie** nach MILLIGAN, MORGAN u. PARKS: Präparation der drei Hauptknoten (möglichst unter Erhaltung des Anoderms), Exzision des Hämorrhoidalknotens, Ligatur der drei zuführenden Arterien, Schleimhautnaht mit resorbierbarem Faden um offene Wunde, Tamponade des Wundgebietes
- Evtl. zusätzliche Sphinkterotomie ⇨ Senkung des Analsphinktertonus
- Postop: Am 1. postop.-Tag Entfernung der Tamponade, dann 2 x tgl. (und nach jedem Stuhlgang) Sitzbäder mit Kamille, Stuhlerweichung mit Agiolax®-Granulat

Kompl: * Leichte bis massive Blutungen v.a. im Stadium I, chronische Blutung ⇨ Anämie
* Inkarzeration eines prolabierten Knotens ⇨ Ther: Hämorrhoidektomie
* Infektion u. Nekrosen
* Postoperative Analstenosen, Verwachsungen bei großer Anodermresektion

DD: - Maligne Erkrankungen: Kolon-Ca, **Analkarzinom**

⇨ **Cave: Hinter jeder Hämorrhoidalblutung kann ein Tumor stecken!** ⇦

- **Perianale Thrombose**

Tampositorien H. Zäpfchen mit Tampon. Zum Einführen in den After.

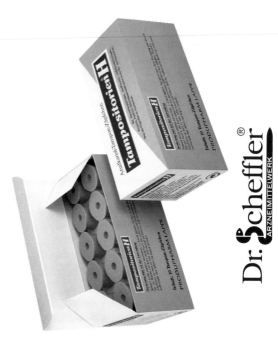

Dr. Scheffler® ARZNEIMITTELWERK

Zusammensetzung:
1 Zäpfchen mit Tampon enthält: arzneilich wirksame Bestandteile-Hamamelisrindenwasser 125,00 mg, Hamamelis-wasser aus Blättern 125,00 mg. Sonstige Bestandteile: Methyl-4-hydroxybenzoat 3,35 g und Propyl-4-hydroxybenzoat 1,80 mg als Konservierungsmittel, Hartfett, Hartparaffin, Weißes Vaselin, Gebleichtes Wachs, Lanolin, Ascorbylpalmitat, Polysorbat 81, Tocopherol, Butylhydroxyanisol, Propylgallat, Glycerol 85 %, Citronensäure-Monohydrat, Natrium-Ascorbat, Natriumedetat, Verbandmull aus Baumwolle.

Anwendungsgebiete:
Zur Behandlung des Analkanals bei äußeren und inneren Hämorrhoiden, Analfissuren, zur Vor- und Nachbehandlung von Eingriffen im Analbereich.

Gegenanzeigen:
Keine bekannt.

Nebenwirkungen:
Keine bekannt.

Wechselwirkungen mit anderen Mitteln:
Keine bekannt.

Dosierungsanleitung und Art der Anwendung:
Soweit nicht anders verordnet, 2mal täglich, morgens und abends (bzw. nach der Stuhlentleerung) ein Zäpfchen einführen.

Darreichungsformen und Packungsgrößen:
OP à: 5 Zäpfchen
    mit Tampon   8,98 DM
10 Zäpfchen
    mit Tampon 15,68 DM
AP à: 50 Zäpfchen
    mit Tampon 64,96 DM

Dr. B. Scheffler Nachf. GmbH
Senefelderstraße 44
51469 Bergisch Gladbach

- **Marisken**, Ulcus recti
- **Hypertrophe Analpapille** ("Analpolypen", "Katzenzähnchen"): Vergrößerte embryonale Proktodealmembran ➪ Prolaps wird durch Hämorrhoiden begünstigt, Ther: Abtragung
- Entzündliche Darmerkrankungen, Rektumpolypen, Analabszess, Analfissuren - u. Fisteln
- Morbus Bowen (Carcinoma in situ der Epidermis, z.B. Arsenexposition)
- Condylomata acuminata / lata
- Analprolaps = mit Vorfall der gesamten Hämorrhoidalzone ➪ radiäre Falten
Rektumprolaps ➪ zirkuläre (kreisförmige) Falten

PERIANALE THROMBOSE

Syn: Analvenenthrombose, Perianalvenenthrombose, wird fälschlich auch als "äußere Hämorrhoide" bezeichnet, *leider auch falsch im* ICD-10: I84.3

Ät: – **Forcierter Pressakt** bei Defäkation, postpartal
– Meist mehrkammerige Thrombose im perianalen Gefäßgeflecht durch Ruptur subkutaner Venen

Klin: ⇒ Plötzlicher einschießender perianaler Schmerz nach Defäkation
⇒ Tastbarer, schmerzhafter, bläulicher Knoten am äußeren Analrand

Diag: Anamnese und Inspektionsbefund: Livide Knotenbildung am Analrand meist mit einem perifokalen Ödem. Schmerzbedingt ist eine rektal-digitale Untersuchung oft kaum möglich.

Ther: • Konservativ: Bei älteren perianalen Thrombosen (> 1 Wo.)
– Abschwellende, analgetische Salben (z.B. Diclofenac, Voltaren®), feuchte Umschläge
– **Stuhlregulation** (Quell- und Gleitmittel, ausreichende Flüssigkeitszufuhr, milde Laxanzien, z.B. Senna + indischer Flohsamen, Agiolax® Granulat)
• Operativ: Ind: Frische perianale Thrombosen
– **Stichinzision** in Lokalanästhesie (z.B. Vereisung mit Ethylchlorid-Spray) ➪ spontane Entleerung oder Ausräumung des Hämatoms mit dem scharfen Löffel

Kompl: Es können bleibende Analmarisken entstehen

MARISKEN

Syn: Analfalten, engl. mariscae, ICD-10: I84.6

Ät: – Oft nach perianalen Thrombosen entstehend
– Bei Frauen nach Schwangerschaft gehäuft

Klin: ⇒ Perianale 0,5 - 2 cm lange **hypertrophe Hautfalten durch Überdehnung**
⇒ Pruritus ani

Diag: Anamnese und typischer Inspektionsbefund: nicht reponierbare Hautfalten, füllen sich nicht bei Bauchpresse

Ther: Operativ: Abtragung in Lokalanästhesie bei Beschwerden

Kompl: Erschwerte Reinigung des Anus ➪ erhöhte Ekzemrate ➪ Pruritus

ANAL- UND REKTUMPROLAPS

Ät: – Analprolaps: Hämorrhoiden 3. Grades, Analsphinkterschwäche
– Rektumprolaps: Schwäche des Beckenbodens (Sphinkterapparat), v.a. bei **Frauen** (> 50. LJ., **w >> m = 6:1**), insb. Multipara, Säuglinge: Fehlende Angulation od. Fixation des Rektum

Path: ♦ Analprolaps: Mangelnde Fixation der Analhaut auf dem Schließmuskel ⇨ Vorfall der Analschleimhaut
♦ Rektumprolaps: Kalibersprung zw. engem intraperitonealem Kolon pelvinum (Rectum mobile) und der weiten extraperitonealen Rektumampulle (Rectum fixum) als Schwachstelle für eine Invagination ⇨ Prolaps = Vorfall aller Wandschichten des Rektums

Etlg: # **Analprolaps**, ICD-10: K62.2
Typ I = falscher (hypertrophe Schleimhaut, Hämorrhoiden)
Typ II = inkomplett
Typ III= komplett (kongenital-Kinder, erworben-Erwachsene)
Rektumprolaps (Procidentia recti), ICD-10: K62.3

Analprolaps

Klin: ⇒ Analprolaps: Pruritus ani, Stuhlinkontinenz, **radiäre Fältelung** der Schleimhaut
⇒ Rektumprolaps: Inkontinenz, Nässen, Blut- u. Schleimabgang, **zirkuläre Anordnung** der Schleimhaut

Diag: 1. Anamnese und klinische Untersuchung: Pressversuch in Hockstellung
Rektal-digitale Untersuchung: Analprolaps weiches Gewebe
Rektumprolaps harte Rektumschleimhaut tastbar
2. Prokto-/Rektoskopie: Gerötete Schleimhaut, Ulzerationen (Biopsie entnehmen, da DD: Rektumkarzinom)
3. Defäkographie

Rektumprolaps

Ther: • Konservativ: Allgemein: Stuhlregulation
Analprolaps: Versuch der Sklerotherapie, Venenverödung
Rektumprolaps: Im akuten Stadium manuelle Reposition
Säugling: Redressierende Verbände
• Operativ:
– **Analprolaps:** OP der Hämorrhoiden (s.o.)
– **Rektumprolaps:** Op-Prinzip ⇨ Verbesserung der Angulation und Straffung des Beckenbodens:
 · Op n. ALTEMEIER: Resektion des Invaginats mit oder ohne Beckenbodennaht von perineal her od. besser als **Rektosigmoidresektion und Rektopexie** (nach FRYKMAN u. GOLDBERG) per laparotomiam, neuerdings auch endoskopische Rektopexie
 · Op n. WELLS oder RIPSTEIN: Rektopexie von abdominal mit Fixierung des Rektosigmoids u. Bindegewebes am Kreuzbein mit einem nicht resorbierbaren Polypropylen-Netz (Marlex®, s. Abb.) + Raffung des Beckenbodens
 · Op n. TIERSCH: Bei Pat. in schlechtem AZ Einlage eines sublevatorischen Teflonringes von abdominal ⇨ nur teilweise Beseitigung der Inkontinenz
 · Bei Inkarzeration Resektion des Invaginats

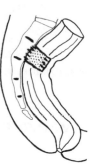

Prog: Rezidivrate 4 %

Kompl: ∗ Ulcus recti simplex ⇨ bevorzugt am Vorderrand gelegenes tiefes Ulkus mit schlechter Heilungstendenz (DD: Rektumkarzinom ⇨ daher Rektoskopie und Biopsie erforderlich)
∗ Ohne Therapie: Inkontinenz
Op: ∗ Zunahme der Obstipation

STUHLINKONTINENZ

Syn: Incontinentia alvi, Defäkationsstörungen, ICD-10: R15

Ät: – Mechanisch: Analprolaps, Rektumprolaps, Hämorrhoidalprolaps, Anal-/Rektumkarzinom, Fehlbildungen des Anorektalapparats, fehlende Angulation (Abknickung am anorektalen Übergang), rektale Fisteln, intraanale Kondylome, allgemeine Erschlaffung des gesamten Kontinenzorgans (Descensus perinei) ⇨ Altersinkontinenz
- Traumatisch: Pfählungsverletzung oder Quetschtrauma des Gesäßes
- Neurogen: Querschnittslähmung, Bandscheibenvorfall, Conus-Cauda-Syndrom, Spina bifida (Dysraphien), Plexus pudendus Schaden, hirnorganische Syndrome
- Sensorisch: Fehlendes Anoderm (veränderte Sensibilität des Rezeptionsgebiet des Anus)
- Entzündlich: Morbus Crohn, Colitis ulcerosa, Proktitis
- Iatrogen: Operationen am Kontinenzorgan

Epid: ◊ Prävalenz: 400/100.000 Einwohner
◊ **W** > m, Prädisp.alter: > 65. LJ.

Etlg: Nach Anamnese und Klinik
Schweregrad I: **Stressinkontinenz**, Verschmutzung der Wäsche
Schweregrad II: Kontrollverlust für **Winde** und flüssigen Stuhl
Schweregrad III: Kontrollverlust für **breiigen Stuhl**
Schweregrad IV: **Komplette Inkontinenz**, d.h. für jede Stuhlform

Diag: 1. Anamnese und klinische Untersuchung: Digitale Prüfung des Sphinktertonus, Frage nach zusätzlicher Inkontinenz der Blase
2. Prokto-/Rektoskopie
3. Sphinktermanometrie (anorektale Manometrie), Elektromyographie d. M.sphincter ani ext.
4. Endosonographie
5. Proktographie und Videodefäkographie

Ther: • Konservativ: Aktives Muskeltraining des Beckenbodens, Sphinkterelektrostimulation, Biofeedback-Training, diätetische Therapie über mindest ein halbes Jahr
• Operativ:
- Rektum-/Analprolaps: Entsprechende kausale Therapie (s.o.)
- Mechanisch/muskuläre Ursache:
  · Rekonstruktion der Sphinktermuskulatur durch Naht, wenn nicht mehr als 1/3 der Zirkumferenz zerstört ist
  · **Anteriore Levator- u. Externusplastik:** Aneinandernähen der beiden M.levator-Schenkel und Raffung des M.sphincter ani ext. vor dem Rektum
  · **Sphinkterplastik:** Bildung von Muskel-/Sehnenschlingen um den Sphinkter
    ▫ Extremitätenmuskeln, wie z. B. der M.gracilis oder M.sartorius, werden um den Analkanal geführt u. verschließen bei Kontraktion den Anus (mittels einer elektrischen Niederfrequenzstimulation)
    ▫ An einem willkürlich innervierten Muskel werden Zügel aus der Fascia lata oder Kunststoff verankert, die den distalen Mastdarm umgreifen
  · Sublevatorische Drahtschlinge oder Raffung des erschlafften M.puborectalis
  · Neu: Implantation eines künstlichen Sphinkters (mit einem Ballon/Pumpe)
- Sensorische Ursache: Verschiebelappenplastik aus der perinealer sensibler Haut
• Palliative Maßnahme: Anlage eines Anus praeternaturalis (Kolostomie)
• Selbsthilfegruppen: Gesellschaft für Inkontinenzhilfe e.V., Friedrich-Ebert-Str. 124, 34119 Kassel, Tel.: (05 61) 78 06 04

ANOREKTALE SCHMERZSYNDROME

Syn: Proktalgie, ICD-10: K59.4

Ät: – Proctalgia fugax: Unklare Ursache
– Kokzygodynie (Coccygodynia): **Langes Sitzen**, Beckenverletzung, Op. im Bereich des Beckens, Entbindung, Neuralgie

Etlg: # Proctalgia fugax: Starker, anfallartiger, krampfartiger Schmerz im Mastdarmbereich ohne organische Grundlage (Spasmus des M. levator ani?), häufig Nachts, Schmerzen können Sekunden bis mehrere Min. anhalten
Kokzygodynie: Schmerzen in der Steißbeinregion durch Verkrampfung der Levatormuskulatur, w > m

Diag: 1. Anamnese und klinische Untersuchung, rektal-digitale Untersuchung
2. Prokto-/Rektoskopie ⇨ Ausschluss organischer Erkrankung

Ther: • Konservativ:
– Proctalgia fugax: Behandlung mit warmen Sitzbädern u. Spasmolytika, Diazepam, Nitrate, Beseitigung analer organischer Erkrankungen
– Kokzygodynie: KG, natürliche Sitzhaltung, rektal digitale Massagen (6x/Tag), ggf. Infiltrationsanästhesie der Steißbeinumgebung
• Operativ: Bei Kokzygodynie als Ultima ratio: Steißbeinexstirpation mit zweifelhafter Prog.

Prog: Die gesamten anorektalen Schmerzzustände haben meist eine zweifelhafte Prog.

Kompl: Chronifizierung des Zustandes und psychogene Fixierung des Pat.

DD: – Schmerzen bei gesichertem morphologischem Korrelat ⇨ Ausschluss organischer Erkrankungen (z.B. Tumorerkrankung)
– Analneurosen: Krankhafte Fixierung auf anale Missempfindungen ⇨ psychosomatische Therapie

PRURITUS ANI

Ät: – **Hämorrhoidalleiden, anorektale Fisteln**
– **Ekzeme, Mykosen**, Dermatosen (z.B: Psoriasis), Rhagaden, Kontaktdermatitis, Oxyuriasis
– Diabetes mellitus, Morbus Crohn, chron. Diarrhoe, Alkohol, Nikotin, Ikterus, Medikamente

Klin: **Juckreiz** bei Anal-/Perianalekzem/Dermatitis

Diag: 1. Anamnese und klinische Untersuchung
2. Prokto-/Rektoskopie: Ausschluss von org. Erkrankungen, insb. des Analkarzinoms!

Ther: Konservativ: **Behandlung der Grundkrankheit**, Stuhlregulierung, kalte Umschläge, Waschen ohne Seife, antipruriginöse, anästhesierende und kortisonhaltige Salben (z.B. Prednisolon + Cinchocain, Scheriproct® Salbe)

Kompl: * Durch Kratzen: Exkoriationen ⇨ Ulzerationen (Wichtigste DD: **Analkarzinom**)
* Lichenifikation der Haut (Vergröberung der Hautlinien)

DD: An ein **Analkarzinom** denken!

ANALKARZINOM

Syn: Engl. anal carcinoma, ICD-10: Analkanalkarzinome C21.1, Analrandkarzinome C44.5

Ät: Diskutiert werden Herpes-Virosen

Path: ♦ Histologisch: Meist **Plattenepithelkarzinome** (verhornend und nicht verhornend), Basaloidzellkarzinome, verruköses Karzinom, Spinaliom, kloakogenes Karzinom (Übergangsepithel), selten Adenokarzinom, Melanom
♦ Metastasierung: Lymphogen, hämatogen und in das umliegende Gewebe

Epid: ◊ **Analkanalkarzinome** >> Analrandkarzinome
◊ Prädisp.alter: > 50. LJ.
◊ Seltener Tumor (nur ca. 2 - 5 % aller kolorektalen Tumoren), Häufigkeit ca. 1:200.000

Etlg: # Analkanalkarzinome: **Anoderm, Linea dentata, Übergangsepithel** bis zum Rektum
Analrandkarzinome: äußere Haut = Plattenepithel (haartragende Haut)
TNM für das Analkanalkarzinom (Analrandkarzinome werden wie Hauttumoren klassifiziert): $T_1 < 2$ cm, T_2 2 – 5 cm, $T_3 > 5$ cm, T_4 Infiltration in Nachbarorgan(e)
N_1 perirektale Lk, N_2 unilaterale Lk an A.iliaca int. od. inguinal, N_3 bilateral

Klin: ⇒ Schmier- und Kontaktblutung, Ulzerationen
⇒ Pruritus, anale Missempfindungen z.B. Fremdkörpergefühl, evtl. Inkontinenz
⇒ Änderung der Stuhlgewohnheiten
⇒ Gewichtsverlust

Diag: 1. Anamnese und klinische Untersuchung, rektal-digitale Palpation!, Leistenregion palpieren (inguinale Lymphknoten?)
2. **Prokto-/Rektoskopie** mit Probeexzision
3. Endosonographie (insb. zur Kontrolle des Therapieerfolges der Radio-Chemotherapie)
4. Röntgen: Abdomen und **Kolon-KE** (Zweittumor?), CT Abdomen/Becken zum prätherapeutischen Staging

Ther: • Konservativ: Versuch der kombinierten **Radio-Chemotherapie** (5-FU u. Mitomycin-C) mit kurativer Intention (T_1, T_2), bei T_3- und T_4-Tumoren zur Tumorverkleinerung
• Operativ: Ind: Analrandkarzinome u. große Analkanalkarzinome, die nicht auf eine Radio-Chemotherapie ansprechen
– Analkanal: Abdominoperineale Rektumamputation nach vorhergehender tumorverkleinernder kombinierter Radio-Chemotherapie, Anlage eines Anus praeternaturalis
– Analrand: Exzision des Tumors + Nachbestrahlung

Prog: 5-JÜR ca. 60 - 85 % (Analrand), 30 - 50 % (Analkanal), abhängig vom Grad der Metastasierung

Kompl: * Frühe **lymphogene Metastasierung**: perirektal, inguinal, iliakal, evtl. auch mesenterial
⇨ Nachbestrahlung der Metastasen
* Analstenose, rectovaginale Fistel
Op: * Inkontinenz

DD: – Perianale Thrombose, Analabszess, **Analfissuren**
– Basaliom, Morbus Bowen (alle semimaligne)
– Gutartige Tumoren: Condyloma acuminata ("Feigwarzen", Papilloma-Virus), Condyloma lata (Lues Stad. II), Dermoidzysten, hypertrophe Analpapillen

AKUTES ABDOMEN

Def: Akute Manifestation von Erkrankungen im Bauchraum, die einer sofortigen Diagnostik und Therapie bedürfen. Leitsymptome sind Schmerz, Abwehrspannung, Übelkeit, eingeschränkter Allgemeinzustand bis hin zum Schock. ICD-10: R10.0

Ät: Intraperitoneale Erkrankungen
- **Entzündungen** mit und ohne Perforation (Appendizitis, Divertikulitis, Pankreatitis, Gastritis, Magenulkus, Duodenalulkus, Morbus Crohn, Colitis ulcerosa)
- **Perforation** ⇨ Peritonitis = Entzündung der Bauchhöhle
- **Obstruktion** eines Hohlorgans (von außen oder durch das Organ selbst) ⇨ Stase, Entzündung bis zum Ileus
- **Ileus** = Störung der Darmpassage (mechanisch: Briden, Volvulus, Invagination, Tumorstenosen oder paralytisch)
- **Abdominelle Verletzungen**
- **Vaskuläre Erkrankungen:** Mesenterialinfarkt, Darmischämie, Aortenaneurysma, schwere Blutungen in den Bauchraum oder in den Gastrointestinaltrakt

Extraperitoneale Erkrankungen
- Thorax: **Herzinfarkt** (insb. Hinterwand), Pneumonie (insb. basal), basale **Pleuritis**, Pneumothorax, Lungenembolie, **Ösophagitis,** Ösophagustumoren
- Retroperitoneum: **Nierenkolik,** Niereninfarkt
- Skelett: Frakturen (insb. Wirbelkörper), Nervenwurzelreizsyndrom (Wirbelsäule)
- Bauchwand: Hämatome (z.B. bei Antikoagulanzien-Therapie)
- Hämatologische Erkrankungen: Hämolytische Krisen, Porphyrie, Leukosen, Hämophilie
- Systemische Erkrankungen: Diabetes mellitus, Hyperlipidämie, Morbus Addison, Hyperparathyreoidismus, Urämie
- Kollagenosen: Panarteriitis nodosa, Lupus erythematodes diss., Dermatomyositis
- Neurologische Erkrankungen: Tabes dorsalis (Lues), Epilepsie, Psychosen, Neuralgien
- Infektionen: Herpes zoster, Malaria, Leptospirosen, Meningitis, Mononukleose, Trichinose, Morbus Bornholm (Coxsackie-Virus Infektion), AIDS assoziierte Erkrankungen (Cytomegalie-Virus-Enteritis, Mycobacterium avii intracellulare)
- Intoxikationen: **Blei,** Thallium, Arsen, alkoholische Hepatitis

NSAP (= non-specific abdominal pain): Abdominelle Beschwerden ohne Nachweis einer Ursache, **in bis zu 30 % d.F.!,** diese klingen dann in der Regel innerhalb von 48 Std. vollständig ab

Path: ♦ **Formen abdominaler Schmerzen:**
1. Somatischer Schmerz: Peritoneum parietale affiziert: Starker, scharfer, stechender, brennender Schmerz, genau lokalisierbar!,˙ kontinuierlich zunehmend, häufig mit Projektion in andere Körperregionen
2. Viszeraler Schmerz: Von parenchymatösen Organen ausgehend: Dumpf, weniger stark, kaum lokalisierbar. Von Hohlorganen ausgehend: Heftig, wellenförmig, rhythmisch, krampfartig, bei Obstruktion ⇨ Kolik
3. Schmerzprojektion (Head-Zonen): Darm- und Hautafferenzen vereinigen sich im Rückenmark und werden dort konvergierend verschaltet, so dass sich für das Gehirn ein viszeraler Schmerz auf das entsprechende Hautareal projizieren kann. Beispiele: Subphrenischer Prozess ⇨ Schulter (Kehr-Zeichen: Milzruptur bei Kindern in die linke Schulter ausstrahlend); Appendix ⇨ Nabel; Uretersteine ⇨ Leiste, Genitale.
♦ Viszero-viszerale Reflexe (Starke Reizung des Peritoneums) führen zum reflektorischen Stillstand d. Peristaltik ⇨ Darmparalyse ⇨ Ileus (auskultatorisch: Totenstille im Abdomen)

Lok Übersicht zur topischen Zuordnung von Symptomen zu möglichen Erkrankungen

GENERELLE PERITONITIS

Ileus (mechanisch/Briden, zirkulatorisch, paralytisch)
Perforation (Magen, Duodenum, Appendix, Gallenblase, Tumoren)
Mesenterialarterieninfarkt, Mesenterialvenenthrombose
Tumormetastasen, Peritonealkarzinose, Pankreasnekrose
Kollagenosen: Panarteriitis nodosa, Lupus erythematodes

RECHTER OBERBAUCH

Cholezystitis, Cholelithiasis
Choledocholithiasis
Papillenstenose, Courvoisier-Zeichen
Stauungsleber, Pfortaderthrombose
Ulkus duodeni
Nephrolithiasis, Niereninfarkt
Akute Pyelitis / Pyelonephritis
Atyp. Appendizitis, Divertikulitis
Pankreaskopftumor, Kolontumor
Subphrenischer Abszess
Basale Pleuritis, Pneumonie

EPIGASTRIUM

Hiatushernie
Ösophagitis
Ösophagusulkus
Ösophagustumor
Magenulkus
Magentumor
Kardial: Infarkt,
Angina pectoris

LINKER OBERBAUCH

Milzinfarkt
Magenulkus
Pankreatitis
Pankreasnekrose
Kardial: Infarkt, Angina pectoris
Aortenaneurysma
Nephrolithiasis, Niereninfarkt
Akute Pyelitis / Pyelonephritis
Subphrenischer Abszess
Basale Pleuritis, Pneumonie

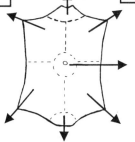

NABEL-REGION

Pankreatitis
Pankreasnekrose
Appendizitis
Nabelhernie
Aortenaneurysma
Meckel-Divertikel

RECHTER UNTERBAUCH

Appendizitis,
perityphlitischer Abszess
Ileitis (Morbus Crohn)
Kolontumor
Divertikulitis
Torsion des großen Netzes
Adnexitis, Ovarialzysten
Torsionsovar
Extrauteringravidität
Uretersteine
Leistenhernien, Hodentorsion

SUPRAPUBISCH

Zystitis
Prostataerkrankungen
akuter Harnverhalt
neurologische Blasenstörungen
Gynäkologische Erkrankungen
Gravidität
Appendizitis
Sigmatumor, Rektumkarzinom
Divertikulitis

LINKER UNTERBAUCH

Divertikulitis
Kolontumor
Torsion des großen Netzes
Colitis-Komplikationen
Adnexitis, Ovarialzysten
Torsionsovar
Extrauteringravidität
Uretersteine
Leistenhernien
Hodentorsion

PSEUDOPERITONITIS

Angina abdominales (Angiopathie)
Diabetisches Koma (Ketoazidose)
Hyperlipidämie, Hyperkalzämie
Addison-Krise
Urämie, Porphyrie, hämolytische Krise, Leukosen
Tabes dorsalis (Lues)
Abdominelle Migräne, Herpes zoster, Psychosen
Intoxikationen (z.B. Blei, Thallium)

Epid: ◊ Alter und Geschlecht beachten, **Kind eher Appendizitis** (im Alter auch Appendizitis mögl., oft aber kein Fieber und sehr wenig Symptome), **höheres Alter eher Divertikulitis und Tumoren, bei jungen Frauen an eine Gravidität oder gynäkologische Erkrankungen** (Ovarialzysten, Adnexitis) denken.

◊ Häufigkeit: **Appendizitis** (55 %, je jünger der Pat. desto wahrscheinlicher), Cholezystitis (15 %), Ileus (10 %), Magen-, Duodenalulkusperforation (7 %), Akute Pankreatitis (5 %), Mesenterialinfarkt, Dünndarmaffektion (4 %), sonstige, auch gynäkologische Erkrankungen (4 %)

Klin: ⇒ Akute **Bauchschmerzen**, umschrieben od. diffus (innerhalb von Stunden entstanden), Abwehrspannung des Abdomens

⇒ **Übelkeit und Erbrechen** (durch eingeschränkte Motilität werden die Sekrete nicht propulsiv sondern retropulsiv geleitet, bedingt durch zentrale Steuerungsmechanismen mit dem Schmerz als Trigger)

⇒ **Meteorismus** (geblähte Darmschlingen führen zum aufgetriebenen Bauch)

⇒ Störung des Allgemeinbefindens: Fieber, Exsikkose, Angst, oberflächliche Atmung (Schonatmung bei Peritonitis), Kaltschweißigkeit, Tachykardie bis hin zum Schock

⇒ Patienten mit Peritonitis vermeiden Bewegungen, da Erschütterungen zu Schmerzen durch Reizung des Peritoneums führen ⇨ **Schonhaltung**: angezogene Beine (= entspannte Bauchdecke)

⇒ Evtl. Foetor ex ore ⇨ V.a. endokrine, metabolische Erkrankungen

Diag: Ziel muss die **Entscheidung sein, ob eine OP akut notwendig ist!**
1. **Anamnese** Voroperationen? ⇨ Briden, bestehende Erkrankung von Seiten des Herzens? ⇨ an Mesenterialinfarkt denken, Alkoholismus? ⇨ Pankreatitis, Cholelithiasis bekannt?, Amenorrhoe? ⇨ Extrauteringravidität, systemische Erkrankungen? (Diabetes, Neoplasien, Leukosen, hämatologische), Reisen? ⇨ gastrointestinale Infektionen, Schmerzcharakter? (s.o.), Medikamente?, letztes Stuhl- und Wasserlassen?
2. **Klinische Untersuchung:**
   Inspektion: Narben (⇨ Vor-Laparotomien!!)
   Vorwölbungen, z.B. der Flanken bei Pankreatitis, retroperitonealen Prozessen (= GREY-TURNER-Zeichen)
   Blaufärbung um Nabel (= CULLEN-Phänomen), z.B. bei abdomineller Blutung, Extrauteringravidität, manchmal auch Pankreatitis
   Bläschen ⇨ Herpes zoster
   Bruchpforteninspektion (v.a. Nabel, Leiste)
   Facies abdominalis (halonierte Augen), Blässe, Ikterus?
   Palpation: Abwehrspannung meist bei Entzündung des Peritoneums (Viszerosensible Leitungen werden mit somatosensiblen verschaltet ⇨ reflektorische Kontraktion der Bauchmuskulatur), Klopfschmerz, Loslassschmerz
   Resistenzen? (z.B. pulsierend ⇨ Bauchaortenaneurysma)
   Perkussion: Tympanitisch (⇨ Luft), gedämpft (⇨ Flüssigkeit, z.B. Aszites)
   Auskultation: Metallisch klingende, hochgestellte, plätschernde Darmgeräusche ⇨ V.a. mechanischen Ileus (Hyperperistaltik an umschriebener Stelle gegen ein Hindernis) 'Totenstille' ⇨ Darmparalyse bei Peritonitis / paralytischem Ileus
   Gefäßgeräusche? ⇨ Aortenaneurysma, Nierenarterienstenose
   Rektale Untersuchung: Douglas-Schmerz, Douglasvorwölbung (Eiter- oder Flüssigkeitsansammlung), Blutung, Tumor?
   RR, Puls, Temperatur: rektal und axillar messen (Differenz normal 0,5 °C, größer z.B. bei Appendizitis)
3. **Labor:** Nachstehende Werte zur Ausschlussdiagnostik bestimmen (evtl. mehrfach bestimmen, da Enzymverschiebungen zu Beginn fehlen können)
   – Allgemein: Kleines BB, Leukozytenzahl, Blutzucker, Gerinnung, Elektrolyte, Blutgase
   – Leber: GOT, GPT, GGT, AP, Bilirubin
   – Pankreas: Lipase, Amylase (Pankreas-Amylase)
   – Niere: Harnpflichtige Substanzen (Kreatinin, Harnstoff, Harnsäure), Urin-Status
   – V.a. Myokardinfarkt: CK, CK-MB, LDH, Troponin T

4. **Sonographie** des Abdomens: Appendizitis, freie Flüssigkeit, Gallenblase, Niere, Pankreas, Kokardenform von Darmschlingen (= 2 Kreise ⇨ Invagination)
5. **Röntgen:** 1.) **Abdomenübersicht** im Stehen oder Linksseitenlage: Flüssigkeitsspiegel ⇨ Ileus; Verkalkungen ⇨ Steine; freie Luft unter den Zwerchfellen, in den Gallengängen ⇨ Perforation eines Hohlorgans
   2.) **Thorax**: Pneumonie, Herzkontur, Pleuritis/Atelektasen?
   Evtl. CT, i.v.-Urographie, Magen-Darm-KE (mit wasserlöslichem Kontrastmittel!, Gastrografin®), bei Invagination Kolon-KE (diagnostisch und therapeutisch), präoperative Angiographie (⇨ bei V.a. Mesenterialinfarkt)
6. **EKG** (Infarktausschluss)
7. **Endoskopie** (Magen-/Duodenalulkus, Gastritis, Refluxösophagitis, Papilleninspektion)
8. Diagnostische Peritoneallavage (Perforation, Blutung?)
9. Diagnostische Laparoskopie, bzw. bei nicht sicheren Befunden ⇨ **explorative Laparotomie**

Prog: Jedes Akute Abdomen ist ein Notfall und muss unbedingt diagnostisch abgeklärt werden! 90 % der Fälle mit einem manifestem Akutem Abdomen müssen einer operativen Therapie zugeführt werden.

DD: Bauchschmerzen, **Übelkeit und Erbrechen** gehören zu den Hauptsymptomen des Akuten Abdomens, können aber auch viele andere Ursachen haben:

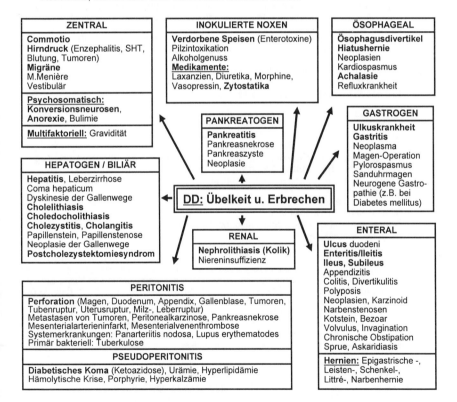

ZENTRAL	INOKULIERTE NOXEN	ÖSOPHAGEAL
Commotio **Hirndruck** (Enzephalitis, SHT, Blutung, Tumoren) **Migräne** M.Menière Vestibulär	**Verdorbene Speisen** (Enterotoxine) Pilzintoxikation Alkoholgenuss **Medikamente:** Laxanzien, Diuretika, Morphine, Vasopressin, **Zytostatika**	**Ösophagusdivertikel** **Hiatushernie** Neoplasien Kardiospasmus **Achalasie** Refluxkrankheit

Psychosomatisch: **Konversionsneurosen**, **Anorexie**, Bulimie

Multifaktoriell: Gravidität

PANKREATOGEN
Pankreatitis
Pankreasnekrose
Pankreaszyste
Neoplasie

GASTROGEN
Ulkuskrankheit
Gastritis
Neoplasma
Magen-Operation
Pylorospasmus
Sanduhrmagen
Neurogene Gastropathie (z.B. bei Diabetes mellitus)

HEPATOGEN / BILIÄR
Hepatitis, Leberzirrhose
Coma hepaticum
Dyskinesie der Gallenwege
Cholelithiasis
Choledocholithiasis
Cholezystitis, Cholangitis
Papillenstein, Papillenstenose
Neoplasie der Gallenwege
Postcholezystektomiesyndrom

⬅ **DD: Übelkeit u. Erbrechen**

RENAL
Nephrolithiasis (Kolik)
Niereninsuffizienz

ENTERAL
Ulcus duodeni
Enteritis/Ileitis
Ileus, Subileus
Appendizitis
Colitis, Divertikulitis
Polyposis
Neoplasien, Karzinoid
Narbenstenosen
Kotstein, Bezoar
Volvulus, Invagination
Chronische Obstipation
Sprue, Askaridiasis

PERITONITIS
Perforation (Magen, Duodenum, Appendix, Gallenblase, Tumoren, Tubenruptur, Uterusruptur, Milz-, Leberruptur)
Metastasen von Tumoren, Peritonealkarzinose, Pankreasnekrose
Mesenterialarterieninfarkt, Mesenterialvenenthrombose
Systemerkrankungen: Panarteriitis nodosa, Lupus erythematodes
Primär bakteriell: Tuberkulose

PSEUDOPERITONITIS
Diabetisches Koma (Ketoazidose), Urämie, Hyperlipidämie
Hämolytische Krise, Porphyrie, Hyperkalzämie

Hernien: Epigastrische -, Leisten-, Schenkel-, Littré-, Narbenhernie

Ther: • Konservativ: In der Prähospitalphase: 1 Amp. Buscopan i.v., keine Morphine wegen Gefahr von Sphinkterspasmen und wegen der Verschleierung der Symptomatik!
Bei Erbrechen: Paspertin 2 ml i.v., evtl. Magensonde als Aspirationsschutz
Bei Bewusstseinsstörungen: Seitenlagerung, evtl. Intubation
Schock: Volumensubstitution (Ringer-Laktat, Volumen-Expander)
• Operativ: Ind: Akute Appendizitis, Ileus, Magen- oder Duodenal-Perforation, Mesenterialgefäßverschluss (spezifische Ther. siehe einzelne Kapitel)

BAUCHTRAUMA

Syn: Abdominaltrauma, ICD-10: S36

Ät: – **Stumpfes Bauchtrauma:** z.B. Auffahrunfall, Lenkradanprall, Stoß, Explosion, Einklemmung
– **Perforierendes Bauchtrauma:** z.B. Messerstich-, Schuss-, Pfählungsverletzungen
– latrogen: Laparoskopie, Laparotomie, Punktionen

Path: ♦ **Einriss/Perforation/Zerreißung eines Bauchorgans**: Milz, Leber, Mesenterium, Niere, Zwerchfell, Magen, Duodenum (meist die retroperitoneale Wand), Dünndarm, Dickdarm, Blase, Pankreas, Gallenblase
♦ Gefäßverletzung oder Ein-/Abriss des Mesenteriums ⇨ **intraabdominelle Blutung**
♦ Bei Perforation von Darmschlingen, Gallenblasen-/Gallenwegeruptur ⇨ **Peritonitis**

Klin: ⇒ Symptomatik sehr unterschiedlich von wenig bis stärkste Schmerzen
⇒ Prellmarken, Hämatome, Vorwölbungen, Einstichstellen
⇒ Bild des **Akuten Abdomens**, Schockzeichen

Diag: 1. Anamnese (Unfallhergang, Ausmaß der Unfallgewalt) und klinische Untersuchung: Inspektion des Bauches: Prellmarken / perforierende Bauchwunde (keine Sondierungen!), Hämatome, Flankendämpfung, Abwehrspannung, Darmgeräusche
Bei primär unauffälligem Befund kurzfristige Kontrollen + Sonographie durchführen.
2. Röntgen: **Abdomen-Übersicht** im Stehen oder Linksseitenlage (Fremdkörper, Organverlagerungen, **freie Luft** im Abdomen), ggf. bei kurzfristiger Verfügbarkeit CT
Thorax (Begleitverletzungen, wie Pneumothorax, Zwerchfellruptur, Bronchus-, Ösophagusverletzungen)
Bei polytraumatisierten Patienten zusätzlich Kopf + Achsenskelett + Extremitäten (entsprechend der Klinik des Patienten)
3. Sonographie-Abdomen: Freie Flüssigkeit (= Blutung), Organverletzungen/-rupturen (Milz, Leber, Pankreas)
4. Labor: Notfall-Labor für Op-Vorbereitung (BB, Gerinnung, Elektrolyte, Leber-, Niere-, Pankreaswerte, Blutgruppe, Kreuzblut), Blutkonserven anfordern, Urinstatus (Blut?)
5. Peritoneallavage (bei stumpfem Bauchtrauma indiziert, heute seltener): Durchführung mit Punktion 2 QF unterhalb des Nabels, Vorschieben des Katheters in das kleine Becken, ca. 1 Liter Ringerlösung einbringen und wieder ablassen ⇨ Beurteilung auf Blut-, Galle- oder Stuhlbeimengungen, evtl. Bakteriologie, Lipase-, Amylase-, Hkt-Bestimmung.
Keine Lavage bei Ileus oder Verwachsungsbäuchen, wegen der Perforationsgefahr!, bei Verwachsungsbauch auch falsch negative Ergebnisse durch Abkammerung mögl.
6. Perforierende Bauchverletzung oder unsicherer Befund ⇨ **immer diagnostische Laparotomie**

Ther: • Akut: Stabilisierung der Vitalfunktionen, sterile Abdeckung evtl. prolabierter Darmschlingen, Fremdkörper präklinisch **nicht** entfernen, Transport in die Klinik
• Operativ: Ind: Jedes perforierende Bauchtrauma sollte laparotomiert werden!
Stumpfes Bauchtrauma bei intraabdomineller Blutung, Organverletzung

- Perforierendes Bauchtrauma: Inspektion der Wunde, Laparotomie (nicht im Gebiet der primären Wunde), Inspektion der Bauchorgane und der Eintrittsstelle der Perforation, Tetanusprophylaxe!
- Übernähung von Darmperforationen, lokale Blutstillung, Spülung mit Taurolidin-Lösung = bakterizid wirkendes Antibiotikum (Taurolin® 0,5 %), Drainage
- Darmzerreißung: Resektion des betreffenden Darmabschnittes
- Milz-, Leber-, Pankreasverletzungen ⇨ siehe jeweiliges Kapitel

Prog: Abhängig vom Schockzustand des Pat. und Ausmaß der verletzten Organe

Kompl: * Intraabdominelle Blutung / **Massenblutung** ⇨ **Schock**, vitale Gefährdung
* Darmvorfall bei Eröffnung der Peritonealhöhle
* **Ileus** (auch noch nach Tagen, z.B. durch gedecktes Mesenterialhämatom und folgender Darmnekrotisierung)
* Posttraumatische Cholezystitis ⇨ Sepsisherd
* **Begleitverletzungen bei Polytrauma:** Rippenserienfrakturen, Pneumothorax, Zwerchfellkontusion/-ruptur, Wirbelfrakturen, HWS-Verletzungen, Beckenfrakturen, retroperitoneale Hämatome, Schädelfrakturen, Hirnblutungen

DD: − Zusätzliche Begleitverletzungen (Polytrauma) mit Schmerzausstrahlung
− Bauchdeckenprellung, Bauchdeckenhämatom
− Wirbelfrakturen, Thoraxverletzungen (basale Rippenfrakturen), Beckenfrakturen
− Retroperitoneales Hämatom
− Zwerchfellkontusion/-ruptur
− Verletzung der Urogenitalorgane

GASTROINTESTINALE BLUTUNG

Path: ♦ Lok: Zu den oberen gastrointestinalen Blutungen zählen alle Blutungen mit einer Ursache proximal des Treitz'schen Bandes (= Ösophagus bis zum Ende des Duodenums). Sie machen 90 % der GI-Blutungen aus.
Die unteren gastrointestinalen Blutungen sind aboral des Treitz'schen Bandes lokalisiert (ab Jejunum bis Anus). Sie machen 10 % der GI-Blutungen aus.
♦ Häufigkeit:
1.) Oberer GI-Blutung **90 %** ⇨ 50 % Ulzerationen, 5 % Erosionen
[ICD-10: K92.2]   20 % Varizen, 5 % Mallory-Weiss-Syndrom
                            5 % Ösophagitis, 5 % Karzinome
2.) Dünndarmblutungen 1 %
3.) Untere GI-Blutung **9 %** ⇨ davon 80 % Hämorrhoidalblutung, der Rest sind meist
[ICD-10: K62.5]   Divertikelblutungen u. Blutungen durch Angiodysplasien
♦ **Beachte!** in 30 % d.F. Mehrfachblutungen!
Die Hälfte aller Patienten haben Hämorrhoiden als Zweitbefund!
♦ Altersverteilung: Insb. zu beachten bei der unteren GI-Blutung
Kindesalter: Invagination, Ileus, Meckel-Divertikel
Junges Erwachsenenalter: Hämorrhoiden, Colitis ulcerosa/Morbus Crohn
Ab 60. LJ.: **Angiodysplasien** (Hämangiome, arteriovenöse Missbildungen, Teleangiektasien), **Hämorrhoiden, Divertikulose**, Karzinome, Polypen

Ät: Zur topische Zuordnung der intestinalen Blutungsursachen folgende Übersicht. Die extraintestinalen und systemischen Ursachen sind dabei Ausschlussdiagnosen:

OBERE GASTROINTESTINALE BLUTUNG

Ulzera: **Bulbus duodeni, Magen,** unterer Ösophagus, Jejunum
Erosionen: **Gastritis,** Bulbus-duodeni-Erosionen, Refluxösophagitis
Varizen: **Ösophagus,** Magenfundus
Mallory-Weiss-Syndrom **(Kardiaschleimhauteinriss)**
Traumata, Fremdkörper, Hämobilie
Magenkarzinom, Papillenkarzinom, Leber- u. Pankreastumor
Chronische Pankreatitis mit Pseudozyste od. Pseudoaneurysma
Angiodysplasie - Morbus Osler, aortoduodenale Fistel
Iatrogen: Endoskopie, Operation, Anastomosenulkus

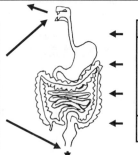

EXTRA-INTESTINALE URSACHEN

Lungenembolie, Bronchialkarzinom
Bronchiektasen, Pneumonie, TBC
Lungenhämosiderosen
Goodpasture-Syndrom
HNO: Nasenbluten (z.B. Morbus
    Osler)

Gynäkologische Blutungen

SYSTEMERKRANKUNGEN

Hämorrhagische Diathese
Thrombozytopenie
Vaskuläre Purpura
Hämophilie
Leukosen, Urämie
Leberzirrhose
Sepsis, DIC

Iatrogen: Zytostatika,
    Antikoagulation

UNTERE GASTROINTESTINALE BLUTUNG UND DÜNNDARMBLUTUNG

Hämorrhoiden, Angiodysplasien, Hämangiom
Divertikulose, Polyposis, Adenome
Ileus, Hernie, Invagination, Meckel-Divertikel
Mesenterialgefäßverschluss, aortointestinale Fistel, ischämische Kolitis
Colitis ulcerosa / Morbus Crohn
Kolon-, Sigma-, Rektum-, Anal-**Tumoren,** Karzinoid-Syndrom
Analfissuren, Proktitis, Ulcus recti, Rektumprolaps
Intestinale Endometriose
Infektiös: Enteritis, Salmonellen, Ruhr, Cholera, TBC
Iatrogen: Postoperative Nachblutungen

Klin: ⇒ Obere GI-Blutung:
    Hellrote Blutung = **Hämatemesis** (Bluterbrechen), Hämoptoe = Bluthusten
    Kaffeesatzerbrechen = Blutung mit Hämatinbildung (Kontakt d. Blutes mit Magensäure)
    ⇒ Untere GI-Blutung:
    Hellrote Blutung = **Hämatochezie**
    Melaena = **Teerstuhl,** Schwarzfärbung des Stuhls durch Hämatinbildung (meist bei oberer GI-Blutung, auch bei unterer GI-Blutung, wenn die Darmpassage verlängert ist)
    Okkulte Blutung = die Blutung wird nicht sichtbar, meist chronische hypochrome Anämie, Ursache häufig Neoplasien
    ⇒ Bei schweren Blutungen Zeichen des Schocks

Diag: 1. **Anamnese** (Alkohol, Leberzirrhose, Pankreaserkrankung, Ulkuskrankheit, Gastritis, heftiges Erbrechen, Gewichtsabnahme, Dysphagie, Antikoagulanzien?) und klinische Untersuchung: Inspektion, Palpation und Auskultation des Abdomens
    digitale rektale Untersuchung (Teerstuhl oder Blutauflagerungen?)
    2. Obere GI-Blutung ⇨ **endoskopische Abklärung!** (Ösophagogastroduodenoskopie = ÖGD), evtl. mit therapeutischer Blutstillung

3. Untere GI-Blutung ⇨ **Proktoskopie** und **Rekto-/Koloskopie**, bei starker Blutung auch zusätzlich ÖGD, Ultima ratio: explorative Laparotomie

4. Labor: Blutbild, Gerinnungsstatus, Leberenzyme und **Kreuzblutabnahme** für die Blutbank bei größerer Blutung!

5. Röntgen: Angiographie bei unklarem Befund oder anhaltender Blutung (eine Blutung wird in der Angio sichtbar, wenn mehr als 1 - 2 ml/min verloren gehen)
   Bei V.a. Hämobilie (Gallengangsblutung) ⇨ ERCP

Etlg: Endoskopische Beurteilung der oberen GI-Blutung, Modifiziert nach FORREST

Typ I:	Zeichen der **akuten Blutung** Ia arterielle spritzende Blutung Ib aktive Sickerblutung
Typ II:	Zeichen einer vor kurzem **stattgehabten Blutung** IIa Gefäßstumpf sichtbar (hohes akutes Rezidivrisiko) IIb Koagel IIc Hämatinauflagerung
Typ III:	Sichtbare Läsion ohne o.g. Kriterien = keine Blutung aber präoperative Blutungsanamnese (Hämatemesis, Teerstuhl)

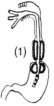

(1)

Ther:
- 70 - 80 % der Blutungen sistieren spontan
- Konservativ: Akut: Bei schwerer Blutung (oberer GI) ⇨ venöser Zugang, evtl. Intubation, Blut anfordern (Blutbank), Magensonde und Magenspülung (mit kaltem Wasser) und Endoskopie
- Versuch der **endoskopischen Stillung** von Varizen- oder Ulkusblutung mittels Adrenalin od. 98 %iger-Alkoholunterspritzung oder Laser oder Elektrokoagulation oder submuköse Fibrinklebung

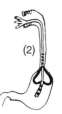

(2)

- Varizenblutung: **Kompression mit Sonden** (für 12 bis max. 48 Std.):
  Ösophagusvarizen: SENGSTAKEN-BLAKEMORE-Sonde (1) mit Doppelballon
  Magenfundusvarizen: Kompression mit LINTON-NACHLAS-Sonde (2)
  Im Blutungsfreien Intervall ⇨ Varizensklerosierung oder Elektiv-Shunt
- Medikamentös: Akut bei Varizen-Blutung: Vasopressin, Terlipressin (Vasopressin mit Glycyl, Glycylpressin®), Somatostatin (als vasokonstringierendes Mittel im GI-Trakt)
- Operativ: Ind: Sofort: Persistierender Schock (2 l Blutverlust in 4 Std.), spritzende, endoskopisch unstillbare Blutung
  Früh-Op: Blutverlust von 3 l in 24 Std. (⇨ 4 - 6 Konserven), Rezidivblutungen nach ausgeschöpfter konservativer Therapie
  – Durchgeführt werden Operationen mit lokaler Umstechung, Übernähung des Defektes, aber auch resezierende Verfahren (spezifische Ther. siehe jeweiliges Kapitel)

Prog: 80 - 90 % der Blutungen können konservativ beherrscht werden, ¾ davon sistieren spontan.
Letalität: Entscheidend ist die Intensität der Blutung (bei Notwendigkeit von 6 Konserven Blut enormer Anstieg der Letalität auf 10 - 50 %). Durchschnittliche Letalität insgesamt bei 5 %, bei Ösophagusvarizenblutung bis 30 %. Die Prog. für eine Notoperation im Stadium des Schocks ist sehr ernst.

Kompl: * **Blutverlust** > 1000 ml bedingt die Gefahr der **Schockentwicklung** mit Blutdruckabfall und Tachykardie (Schockindex > 1)
* Aspirationspneumonie
* Schock ⇨ Nierenversagen, Verbrauchskoagulopathie
* **Rezidivblutung** (insb. bei noch sichtbarem Gefäßstumpf)

DD: Intraperitoneale Blutung: Milz-, Leberruptur, rupturiertes Aortenaneurysma, Mesenterialblutung, Tubarruptur/-abort bei Tubargravidität, Endometriose, gynäkologische Zysten

PERITONITIS

Syn: Bauchfellentzündung, Infektion der Bauchhöhle, ICD-10: K65

Anatomie: Parietales Peritoneum an der Bauchwand
Viszerales Peritoneum überzieht den Darm
Gesamtfläche: 1,5 - 2,25 m²
Ausgeprägtes arterielles, venöses und lymphatisches Kapillarnetz (insb. am Centrum tendineum ⇨ Ausbreitung peritonealer Infektionen in den Pleuraraum mögl.)
Sensible Versorgung des parietalen Peritoneums über spinale Nerven, des viszeralen Peritoneums über das vegetative Nervensystem
Physiologie: Große Resorptionsfläche und -fähigkeit, ca. 20 ml Exsudat in der Bauchhöhle sind normal

Ät: – **Akute Peritonitis** (5 – 30 % Letalität)
  · **Perforation** (⇨ sekundäre bakterielle Kontamination) v.a. bei Appendizitis, Ulkuskrankheit, Tumoren, Gallenblasenruptur, Pankreatitis/Pankreasverletzung
  · **Permigrationsperitonitis** = Durchwanderung von Bakterien (lymphogen) bei Ileus, Appendizitis, Mesenterialgefäßinfarkt, Cholezystitis, Keimaszension über den Eileiter bei Gonorrhoe
  · Fremdkörper
  · Penetration, z.B. bei Volvulus, Ileus-Strangulation, Invagination
  · Messerstichverletzung
  · Intestinale Ischämie
  · Hämatogene (primäre) Peritonitis (z.B. bei Pneumonie, Angina tonsillaris), v.a. bei Kindern
  · Sterile Peritonitis: Gallenblasenruptur, Tumoren, Urin, Chylus
  – **Chronische Peritonitis** (5 % Letalität)
  · Morbus Crohn, Colitis ulcerosa, TBC
  · Inkompletter mechanischer Ileus
  · Polyserositis (im Rahmen rheumatischer Erkrankungen)
  · Peritonealkarzinose
  · Peritonealdialyse
  · Liquordrainage (ventrikuloperitonealer Shunt)
  · Strahlungsbedingt (Radiatio)
  – **Iatrogene/postoperative Peritonitis** (30 - 60 % Letalität)
  · Nahtbruch (Anastomoseninsuffizienz)
  · Intraoperative Infektion bei Abdominaleingriffen
  · Fremdkörper (Nahtmaterial, vergessener Tupfer od. vergessenes Bauchtuch)
  · Ischämie
  – Keimspektrum: insb. die physiologische Keimflora des Dickdarmes
  Aerobier: **Escherichia coli**, Enterokokken, Enterobacter, Klebsiellen, Streptokokken, Staphylokokken, Proteus, Pseudomonas
  Anaerobier: **Bacteroides**, Klostridien
  Pilze: Candida albicans

Path: ♦ Keimbesiedlung ⇨ Entzündung mit Ödem und Fibrinausschwitzung ⇨ Flüssigkeitsverlust ⇨ Hypovolämie ⇨ Schockspirale
  Dünndarmläsionen sind weniger gefährlich, da kaum Bakterienfreisetzung
  ♦ Bei Kindern entwickelt sich sehr schnell eine diffuse Peritonitis, da das Netz als "Peritonitisbremse" erst mäßig ausgebildet ist

Epid: Häufigkeit: 70 % **Appendizitis**, 15 % postoperativ, 2,5 % traumatisch bedingt, der Rest auf Jejunum, Ileum, Dickdarm, Galle und Pankreas als Ursache verteilt

Etlg: # Bakterielle Peritonitis (95 % d.F.) oder chemisch toxisch (= steril, z.B. durch Galle, Urin

oder Röntgenkontrastmittelaustritt [Barium] bei Perforation), strahlungsbedingt
Lok: Lokale (circumscript) und diffuse (generalisierte) Peritonitis
Pathoanatomisch: Seröse, fibrinöse, hämorrhagische, eitrige (purulente), jauchige (putri-
de) und kotige (sterkorale) Peritonitis
Stadieneinteilung nach FEIFEL (1983)

Stadium I:	Diffuse eitrige Peritonitis ohne Beteiligung weiterer Organsysteme
Stadium II:	Eitrige Peritonitis mit sekundärer Beteiligung eines weiteren Organs
Stadium III:	Peritonitis mit sekundärer Beteiligung von zwei od. mehreren Organsystemen (z.B. Nierenversagen, respiratorische Insuffizienz)

Klin: ⇒ Symptome eines **Akuten Abdomens: Abwehrspannung der Bauchdecken**, heftige **bewegungsabhängige** Schmerzen, Brechreiz, Meteorismus, Schonhaltung, Kräfteverfall
⇒ Ängstlich, verfallener Gesichtsausdruck (Facies abdominalis)
⇒ Schockzeichen: Pulsanstieg, Blutdruckabfall, Oligurie
⇒ Ggf. Fieber

Diag: 1. Anamnese und klinische Untersuchung des 'Akuten Abdomens' (s.o.)
2. Labor: v.a. postoperativ wichtig, da Bauch schlecht palpabel
erhöhtes Kreatinin ⇨ Zeichen eines beginnenden Nierenversagens
erhöhtes Serum-Laktat ⇨ Hinweis auf beginnenden Schock bei Peritonitis
3. Röntgen: Abdomenübersichtsaufnahme ⇨ **freie Luft?, Darmspiegel?**
4. Sonographie: Nachweis von **freier Flüssigkeit**

Ther: • Erstes und wichtigstes Ziel: **Beseitigung des Peritonitisherdes** (Op des Grundleidens)
• Vermeidung weiterer Infektionsquellen
• **Ausspülen** der Bauchhöhle z.B. mit antibiotikahaltiger-Lösung (Taurolidin, Taurolin®)
einzeitig und einlegen von **Drainagen** oder falls erforderlich
kontinuierliche Lavage (Silikonwellendrainagen) oder
Etappenlavage = mehrfache Revisionen bis Lungen-, Kreislauffunktion, Labor und Keim-
nachweis o.B. Der Bauch wird dabei intermittierend durch einen Gleitschienenverband
(eine Art Reißverschluss) zur Infektionsprophylaxe verschlossen
• **Systemische Antibiotika**-Behandlung i.v. ⇨ breite Abdeckung: Cephalosporin [Cefota-
xim, Claforan®] + Anaerobier-Antibioticum [Metronidazol, Clont®], evtl. auch 3-er Kombi-
nation + Aminoglykosid [Gentamicin, Refobacin®], bzw. nach intraoperativem Abstrich
gezielte Antibiose gem. Antibiogramm
• Magensonde, evtl. Dünndarmsonde (Dennis-Sonde) zur Ileusprophylaxe
• **Intensivmedizinische Überwachung** und Behandlung (Flüssigkeitsbilanz, parenterale
Ernährung, Ulkusprophylaxe)
• Konservativ therapiert werden mit systemischer Antibiose: Peritonitis bei Pneumokokken-
(Cephalosporine), Gonokokken-Infektion (Penizillin) und TBC-Infektion (mind. 3-fache
Antituberkulotika für 6 – 9 Monate)

Prog: Gesamtletalität 5 – 30 %, Letalität hängt allgemein von dem Ausmaß der Nekrosen u. der
Dauer des Geschehens ab (Faustregel: pro 1 Std. Ileus ca. 1 % Letalität), postoperative
Peritonitis 50 – 60 % Letalität!

Kompl: * Septischer Schock, renale und pulmonale Dekompensation
* **Intraabdominelle Abszesse:** Subphrenisch, subhepatisch, Schlingenabszess (Dünndarm), retrokolisch, parakolisch, perityphlitisch, perisigmoidal, Douglas-Abszess
und Abszesse intraabdomineller Organe: Leber-, Milz-, Pankreasabszess
* Spätkomplikationen: Mechanischer Ileus durch **Adhäsionen**, intraabdominelle Verwachsungen

DD: – Jedes Akute Abdomen
– Pseudoperitonitis (Porphyrie, Diabetes mellitus, Urämie, Meningitis)

ILEUS

Def: Störung der Darmpassage durch Darmverschluss oder Darmlähmung, ICD-10: K56

Etlg: # Formen:
- **Mechanisch**, ICD-10: K56.6: Obstruktion von außen (Okklusion, z.B. Tumor, Stenosen) oder von innen (Obturation, z.B. Kotballen, Fremdkörper) oder durch Strangulation (mit Beteiligung der Mesenterialgefäße, z.B. bei Hernien, Volvulus)
- **Paralytisch**, ICD-10: K56.0: Toxisch (bei Peritonitis), reflektorisch (z.B. postoperativ für 24 - 72 Std. normal) oder metabolisch (z.B. bei Hypokaliämie)
- **Spastisch:** Bleiintoxikation, Porphyrie, Askariden
Passagestörung: Komplett / inkomplett
Verlauf: Akuter / subakuter (Subileus) / chronischer / chronisch rezidivierender Ileus
Lok: Hoher (Dünndarm) / tiefer Ileus (Kolon)

MECHANISCHER ILEUS

Ät: - **Obstruktion:** Adhäsionen und Verwachsungen (= Briden, ICD-10: K56.5), Tumoren, Divertikulitis, Darmatresien (v.a. Dünndarm bei Säuglingen < 6 Monaten), Stenosen, Darmduplikaturen, Koprostase (Neugeborenen-, Mekoniumileus bei Mukoviszidose, Morbus Hirschsprung), Bezoar (= Gastrolith aus im Magen verfilzten Haaren oder Fasern), gastrointestinale Tuberkulose
- **Strangulation** (v.a. Dünndarm, mit Störung der Blutzirkulation) durch Hernien (Inkarzeration), Volvulus (Rotationsanomalien), Invagination
- Gallensteinileus (spontane cholecysto-intestinale Fistel, der Stein obturiert im Dünndarm oder an der Bauhin-Klappe)

Path: ♦ **Stase** ⇨ Dehnung der Darmwand (= Distension) ⇨ Minderung der Durchblutung ⇨ lokale Hypoxie ⇨ **lokale Funktionseinschränkung**
♦ Durch Stase ⇨ Bakterienpenetration in die Darmwand ⇨ **Toxikämie**
♦ Ödem der Darmwand ⇨ Verdickung der Darmwand ⇨ **Hypovolämie**
♦ Flüssigkeitsabgabe ins Darmlumen ⇨ **Hypovolämie, Schock**, Emesis
♦ Lokale neurovaskuläre Reaktionen ⇨ Postaggressionssyndrom

Etlg: # Dünndarm: 50 % Briden als Ursache (4 Wochen - 10 Jahre postop. möglich), durch die Strangulationsmöglichkeit schnellerer Verlauf
Dickdarm: 60 % Malignome als Ursache

Klin: ⇒ Akuter Beginn oder langsam progrediente Symptomatik ("Subileus" od. inkompletter Ileus)
⇒ Heftige kolikartige **Schmerzen** (peristaltiksynchron)
⇒ **Übelkeit, Aufstoßen u. Erbrechen**
⇒ **Meteorismus, Stuhl- und Windverhalt** (Flatus)
⇒ Fieber, Tachykardie, Leukozytose, Hämokonzentration
⇒ Hoher Dünndarm-Ileus: **Frühes Erbrechen**, Stuhl noch möglich, wenig Meteorismus ("leerer Bauch")
⇒ Tiefer Ileus (z.B. Rektum-Ca): Frühzeitig Stuhl- und Windverhalt, **ausgeprägter Meteorismus** (= Gasansammlung im Darm), sehr spätes Erbrechen mit Miserere (Koterbrechen)

Diag: 1. Anamnese (abdominelle Voroperationen) und klinische Untersuchung: Palpation (tastbare Raumforderung) und Perkussion (Meteorismus)
Auskultation: Stenoseperistaltik ⇨ **hochgestellt, pfeifend klingende Geräusche**, da In-

halt durch die Stenose gedrückt wird; später beim Übergang in einen paralytischen Ileus
verstummt die Peristaltik ("Totenstille")
Rektale Untersuchung: Schmerzen bei Palpation des Douglas-Raumes, Blutspur am tastenden Finger bei der Invagination

2. Röntgen: **Abdomen-Übersicht** (im Stehen oder in Links-Seiten-Lage) ⇨ **Spiegel?**
   Verteilung der Gas-/Flüssigkeitsspiegel macht Lokalisation möglich:
   zentral lokalisiert ⇨ Dünndarmileus
   außen verteilt = "Kolon-Rahmen" ⇨ Dickdarmileus
   Luftgefüllter Choledochus *(Aerobilie)* ⇨ Gallenstein-Ileus (Stein im Duodenum durch Fi-
   stel zwischen Gallenblase und Dünndarm)
   Kolon-KE mit Gastrografin (wasserlöslich): zur Lokalisation eines tiefen Dickdarm-Ileus
   Gastrografinpassage: zur Lokalisation eines Dünndarm-Ileus (dauert lange)
   Angiographie (bei V.a. Mesenterial-Infarkt-Ileus)

3. Labor: Metabolische Alkalose u. Hypokaliämie bei Erbrechen, Elektrolyt- und Volumenverlust beurteilen (Hämokonzentration), Gerinnung!

4. **Sonographie** des Abdomens

Ther: • Konservativ: Sofort Magen-/Duodenalsonde legen, Volumenersatz über ZVK, ggf. Dar-
meinlauf zur Darmanregung, Dauerkatheter ⇨ Harnbilanzierung

• Operativ: Ind: Notfallindikation nur bei Mesenterialinfarkt, sonst abwarten bis Kreislauf-
situation des Patienten stabil
  – **Darmdekompression** (Lösung von Briden und Adhäsionen, Entfernung von Fremd-
    körpern), Wiederherstellung der Passage
  – Mesenterialinfarkt-Ileus: Entfernen des nekrotischen Abschnitts und End-zu-End-
    Anastomose
  – Gallensteinileus: Steinentfernung mittels Enterotomie, Darmabsaugung, die Fistel wird
    in einem 2. Eingriff geschlossen
  – Verhinderung eines Rezidivadhäsions-Ileus durch CHILDS-PHILLIPS-Op, s.u.

• Postoperativ: Bis 5. Tag postop. Infusionstherapie über ZVK, wenn der Patient dann den
ersten Stuhlgang hatte langsamer Kostaufbau zuerst mit Tee, dann flüssige Kost, dann
passierte Kost, dann ab ca. 10. Tag Schonkost, Fäden ex am 10. Tag

Prog: Durch die pathogenetischen Vorgänge (s.o.) große Schockgefahr ⇨ hohe Letalität (ca. 15 -
25 %). Mit jeder Stunde Verzögerung steigt die Letalität um 1 %! Jeder mechanische Ileus
geht, wenn er nur lange genug besteht, in einen **paralytischen Ileus** über.

Kompl: * Übergang in den paralytischen Ileus
* Schock
* **Hohe Rezidivrate** bis zu 50 % in den ersten 4 Jahren

Proph: ♥ Op: Mesenterialduplikaturen des Dünndarms-Meso
(nach CHILDS-PHILLIPS, s. Abb.): Die Dünndarmschlingen werden dabei am Meso miteinander fixiert

♥ Dünndarmduplikatur nach NOBLE: Dünndarmschlingen werden direkt serös-serös vernäht, geringstes
Rezidivrisiko, aber: Dünndarmfistelgefahr, daher nur
bei chronisch rezidivierendem Ileus

♥ Postoperativ: Lange Dünndarmsonde für 1 Woche ⇨
rechtwinkliges Abknicken des Darmes wird durch die
Sonde verhindert

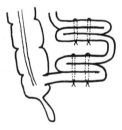

DD: – Akutes Abdomen
– Strangulation ⇨ Mesenterialinfarkt

PARALYTISCHER ILEUS

Ät: – Peritonitis (z.B. bei Appendizitis, Pankreatitis)
– Toxisches Megakolon (Morbus Crohn, Colitis ulcerosa, Morbus Hirschsprung)
– Akuter Mesenterialinfarkt
– Reflektorisch (postoperativ nach Baucheingriffen, Koliken, Blutungen, Bauchtrauma, Wirbelkörperfrakturen, als Komplikation eines mechanischen Ileus)
– Neurogen (Tabes dorsalis, Syringomyelie, Herpes zoster)
– Hormonell (Schwangerschaft)
– Metabolisch (Hypokaliämie, Ketoazidose, Urämie, Alkaloidvergiftung)
– Medikamentös (Opiate, Antidepressiva)

Path: ♦ **Hemmung der Peristaltik** durch α- und ß-Rezeptoraktivierung ⇨ Funktionslosigkeit des Darmes durch Distension
♦ Myogene Transportstörung

Klin: ⇒ Übelkeit, Singultus und Erbrechen (Überlauferbrechen)
⇒ Fehlen von Darmgeräuschen
⇒ Meteorismus
⇒ Harte Bauchdecke (peritonitische Reizung) oder weiche Bauchdecke

Diag: 1. Anamnese und klinische Untersuchung (s.o.), Auskultation: **Totenstille** des Abdomen!
2. Röntgen, Labor, Sonographie (s.o.)

Ther: • Konservativ: Sympathikolyse mit α- und ß-Blockern oder Psychopharmaka mit α-blockierender Wirkung (z.B. Chlorpromazin, Dihydroergotamin, Triperidol) oder Sympathikolyse mittels Periduralkatheter
Peristaltika (erst, wenn Darmgeräusche gut hörbar) z.B. Ceruletid (Takus®) i.v.
Cholinesterasehemmer z.B. Pyridostigmin (Mestinon®), Pantothensäure (Bepanthen®)
Rektaler Einlauf, Magen-/Dünndarmsonde, Darmrohr ⇨ Ableitung von Darminhalt
Flüssigkeits-/Elektrolytsubstitution und -Bilanz / intensivmedizinische Überwachung
Nahrungskarenz
• Operativ: Ind: Absolute Op-Ind. ist der paralytische Ileus, der aus einem mechanischen Ileus entstanden ist ⇨ Therapie der Ursache
• Ultima ratio: Anlegen mehrerer Darmfisteln

MORBUS CROHN

Syn: **Enteritis regionalis** Crohn, **Ileitis terminalis**, narbenbildende Enteritis, sklerosierende chronische Enteritis, ICD-10: K50

Ät: – Unbekannt, gehäuft familiär auftretend, erbliche Disposition, wahrscheinlich **multifaktorielle Genese** mit Kombination aus allen Punkten
– Toxische Nahrungsbestandteile, Ernährungsfaktoren (hoher Zuckerkonsum)
– Immunologischer Defekt, lokaler Enzymdefekt der Darmschleimhaut
– Bakterien, Viren
– Prädisp.: **Nikotinabusus** (5-fach höheres Risiko, insb. bei Frauen)

Path: ♦ **Transmurale Entzündung** (inkl. Serosa + Mesenterium = disproportioniert) ⇨ Fistelung, (Vagina, Vesica, Darm, kutan, anal), Abszesse
♦ Fibrosierung u. lederartige Verdickung der Darmwand ⇨ segmentale Strikturen mit intestinaler Obstruktion

♦ Aphthoide Läsionen im ganzen MDT möglich
♦ Entzündung von Mesenterium und Lymphknoten ⇨ verdichtet, vernarbt ⇨ Schrumpfung des Darmes ⇨ ausgeprägte segmentale Stenosen
♦ Histo: Disproportionierte Infiltration (von Mukosa zur Serosa zunehmend) von Lympho-zyten und Plasmazellen mit **epitheloidzelligen Granulomen ohne Verkäsung und mit mehrkernigen Riesenzellen** (Langhans-Typ) = Bild einer chronischen Entzündung, Be-fall der gesamten Darmwand (transmural) + Meso + Lk
♦ Lok: **Segmentale Entzündung** (diskontinuierlich), die den ganzen MDT von Mundhöhle bis Analkanal befallen kann. Klinisch relevant: **Terminales Ileum** (30 %), Ileokolitis (40 %), Kolon u. Analkanal (25 %), andere (z.B. gastroduodenale Manifestationen) nur ca. 5 % d.F.

Merke: Morbus Crohn = disproportionierte und diskontinuierliche Entzündung

---

Epid: ◊ Inzidenz: 4/100.000; Prävalenz: 40/100.000, w = m
◊ Prädisp.alter: Frequenzanstieg zw. 20. - 29. (jüngeres Erwachsenenalter) und um das 60. LJ., Nord-Süd Gefälle, familiäre Häufung

Etlg: # Akutes Stadium: Ödematös-phlegmonöse Entzündung
Subakutes Stadium: Von der Submukosa ausgehende Geschwürbildung
Narbenstadium: Stenosierung
Stadium der Fistelbildung

Klin: ⇒ Intestinal: Krampfartige intermittierende **Schmerzen** im rechten Unterbauch (75 %) und **Diarrhoen** (flüssiger Stuhl, 70 %) als Leitsymptom (⇨ DD: Appendizitis)
⇒ **Fisteln** (30 - 50 % aller Crohn-Patienten), Abszessbildung (20 %) und Fissuren (5 %) **Merke: Bei Fisteln stets an einen Morbus Crohn denken und ihn ausschließen.**
⇒ Kot im Urin oder Vagina (innere Fisteln)
⇒ Depressionen
⇒ Blutungen u. Schleimbeimengungen selten (⇨ bei Colitis häufig)
⇒ Extraintestinal:
· Gewichtsabnahme 50 % d. F. (Malabsorption bis zur Kachexie), Müdigkeit, Abgeschla-genheit, Appetitlosigkeit durch Schmerzen bei der Nahrungsaufnahme
· Fieber 35 %
· Anämie 30 %
· Gelenke: Arthritis 15 %, ankylosierende Spondylitis (meist HLA B27 pos.)
· Augensymptome 10 % (Iridozyklitis, Uveitis, Episkleritis)
· Leber: Pericholangitis, sklerosierende Cholangitis und daraus folgende biliäre Zirrhose, Granulome im Leberparenchym
· Haut: Erythema nodosum 7 %, Pyoderma gangraenosum, Acrodermatitis enteropathica (Zinkmangel)
· Langzeit-Komplikationen: Amyloidose der Leber, Niere u. Milz, Cholelithiasis, Oxa-latsteine
⇒ Kinder: Wachstumsstörungen

Diag: 1. Anamnese (psychosomatische Auslösefaktoren) und klinische Untersuchung: Evtl. tast-barer Konglomerattumor (entzündlich verbackene Dünn- u. Dickdarmschlingen)
2. Röntgen: ⇨ KE/MDP nach SELLINK: Über Magensonde/Bilbao-Sonde mehrere Liter ver-dünntes Barium/besser wasserlösliches Kontrastmittel geben ⇨ gute Faltenbeurteilung möglich; Kolon-KE in Doppelkontrastdarstellung.
Multiple **segmentäre Stenosen**, prästenotische Dilatation, Fissuren, Fisteln, **Wandver-dickungen, Pflastersteinrelief**, "*skip lesions*" (= **diskontinuierlicher** Befall = seg-mentaler Befall mit Wandstarre und dazwischengeschalteten normalen Darmstücken), bogige Ausbuchtungen gegenüber den Mesenterialansätzen
3. Endoskopie + Mehrfachbiopsien: Rektoskopie und Koloskopie zeigt längsgestellte scharf begrenzte Ulcera, aphthoide Läsionen, Fissuren, Strikturen
PE's nicht nur aus dem betroffenen Areal, sondern auch aus der Umgebung entnehmen!,

tiefe Biopsien entnehmen (wg. transmuralem Befall, aber Cave: Perforation), ggf. auch GÖD des oberen GI-Traktes mit PE´s durchführen (assoziierte Gastritis, Duodenalbefall)
4. **Histologie:** Epitheloidzellige Granulome mit mehrkernigen Riesenzellen beweisend (DD: TBC, Sarkoidose), die Histologie ist wichtig für die Diagnosesicherung
5. **Sonographie:** Kokardenphänomen im Bild (durch die verdickte Darmwand), Abszesse
6. **Labor:** BSG, CRP erhöht, Leukozyten vermehrt, leichte Anämie, Albumin vermindert, Cu- und Zinkmangel je nach Akuität der Krankheit, Gerinnungsstörungen
7. Bakteriologische Stuhluntersuchung zum Ausschluss infektiöser Darmerkrankungen

Ther: • **Konservativ:** Leicht resorbierbare, ballastarme Diät, parenterale Zufuhr von Eisen und Vitaminen. Bei schwerem Schub ggf. parenterale Ernährung. **Nikotinkarenz!**
Symptomatisch bei Durchfällen mit Antidiarrhoika (z.B. Loperamid, Imodium$^®$)
Medikamente: Vor allem im akuten Stadium
1.) **Glukokortikoide** systemisch (insb. bei Dünndarmbefall): Prednisolon 40 – 60 mg/Tag oral bis zur Remission, dann je nach klinischem Verlauf in 6 - 12 Wo. in 5 - 10er Schritten reduzieren.
2.) **5-Aminosalicylsäure** (5-ASA, Mesalazin, Salofalk$^®$, Pentasa$^®$) 4 g/Tag, antientzündlich wirksam im Dünn- und Dickdarm als Tabl. / Supp. / Klysma.
Salazosulfapyridin 3 x 1 g/Tag (Azulfidine$^®$) nur wirksam im Kolon, besteht aus Sulfapyridin als Träger und 5-ASA. Mehr NW durch Sulfonamidanteil (MetHB-Bildung, Fieber, Erbrechen, Exantheme, Kopfschmerzen, hämolytische Anämie, Agranulozytose, Thrombozytopenie), daher zunehmend weniger eingesetzt.
3.) Immunsuppression mit Azathioprin 1 - 2 mg/kgKG/Tag (Imurek$^®$) bei therapierefraktärem Crohn (chronisch aktiver Verlauf) in Verbindung mit Kortikoiden ⇨ NW beachten! (Osteopenie-Prophylaxe mit Vit. D)
4.) Metronidazol 3 x 0,5 g/Tag (Clont$^®$): Bei akutem Crohn, v.a. bei Fistelbildung und Abszessen gut einsetzbar (max. 2 Monate) ⇨ NW! (Polyneuropathie, Kopfschmerzen, Übelkeit, Hauterscheinungen)
Bei Remission: **5-ASA** als **Dauertherapie** (2 – 4 g/Tag) im Anschluss an die Therapie während des akuten Schubes zur Rezidivprophylaxe. Versucht werden außerdem auch (nicht systemische) **lokal wirksame Glukokortikoide** (Budesonid, Entocort$^®$ 2 - 3 x 3 mg/Tag) und Fischölpräparate mit Freisetzung im Dünndarm zur Rezidivprophylaxe.
Auf Vit.-B12- Eisen- und Folsäuremangel achten.
• Psychosomatische Betreuung, Psychotherapie
• **Gravidität:** Während akuter Schübe sollte Antikonzeption durchgeführt werden. Bei Verschlechterungen während einer bestehenden Gravidität können Salazosulfapyridin und auch Steroide genommen werden, in der Frühschwangerschaft sollte aber nach Möglichkeit auf Steroide verzichtet werden, da sie zu unerwünschten Wirkungen am Foetus führen können.
• **Operativ:** Ind: <u>Akut</u>: **Komplikationen** (Ileus, Perforation, Peritonitis, toxisches Megakolon, therapieresistente Blutungen, Ureterkompression mit Aufstauung)
<u>Relative Op-Indikationen</u>: **Therapieresistenz** (völliges Versagen der konservativen Therapie), therapierefraktäre Fisteln und Abszesse ⇨ OP hinausschieben versuchen, da hohe Rezidiv- und Komplikationsrate
Fast 90 % d. Pat. müssen nach 10 Jahren Krankheitsdauer einmal operiert werden.
– OP-Vorbereitung bei Elektiv-Op: Totale parenterale Ernährung (für 14 Tage) bringt Entzündung zur Ruhe (= funktionelle Darmausschaltung)
– **Sparsame Darmteilresektionen** ("minimal surgery"), **da keine Heilung möglich ist!**
Häufigster Eingriff: Ileozäkalresektion oder Hemikolektomie (nicht mehr als 2 – 5 cm Sicherheitsabstand zum Gesunden) mit End-zu-End Ileokolostomie
Keine prophylaktische Appendektomie bei Befall der Appendix oder Zäkums (wegen Fistelgefahr)
– Mitentfernung mesenterialer Lk zur Diagnosesicherung
– Ggf. Anlage eines passageren Anus praeternaturalis bis zur Ausheilung von Fisteln etc.
– Nikotinkarenz (sonst 3-fach höheres Rezidivrisiko!)
• Selbsthilfegruppen: DCCV e.V. (<u>D</u>eutsche Morbus <u>C</u>rohn/<u>C</u>olitis ulcerosa <u>V</u>ereinigung), Paracelsusstr. 15, 51375 Leverkusen, Tel.: (02 14) 8 76 08 - 29, Fax: - 88, Internet: http://www.dccv.de

Prog: Operationspflichtige Rezidive nach OP in 25 % d.F. in 5 J. und 40 % in 10 J. (⇨ durch nicht erkannte Abschnitte und neu erkrankte), allgemeine Rezidivrate mind. 50 % in 10 J.

Kompl: * Innere (z.B. zur Blase, Ureter, Vagina, entero-enteral) oder äußere **Fisteln** (alle meist relativ schmerzlos), nicht abheilend und rezidivierend, Analfissuren, Ureterstrikturen
* **Abszesse**, insb. perianal (20 - 25 %)
* **Stenosen** (Subileus, Ileus)
* Septische Prozesse (z.B. auch toxisches Megakolon, insb. bei "hot Crohn" = perakuter Verlauf)
* Konglomerattumor: Miteinander verklebte entzündete Darmschlingen ⇨ Subileus
* Perforation (freie P. seltener, da langsamer Verlauf; häufiger: Gedeckte P. ⇨ Abszesse)
* Amyloidose verschiedener Organe (da chronische Entzündung)
* Nierensteine (Oxalatsteine)
* Gallensteine, sklerosierende Cholangitis, Leberverfettung
* Blutungen (selten, eher Komplikation der Colitis)
* Karzinomatöse Entartung selten, beschrieben sind Dünndarmkarzinome und Fistel-Ca der Analregion
* Kinder: Anhaltendes Fieber, Gewichtsverlust, Wachstumsstörungen

Op: * **Fisteln**
* Anastomoseninsuffizienz

DD: – Wichtigste DD ist die **Colitis ulcerosa** (in 10 % d.F. ist eine Differenzierung zwischen den beiden chronisch entzündlichen Darmerkrankungen jedoch nicht möglich), Tabelle s.u.
– Nicht-infektiöse Darmerkrankungen: **Appendizitis**, ischämische Colitis, Divertikulitis, Strahlenenteritis, Nahrungsmittelallergien
BRENNEMAN-Syndrom (bei Kindern): Bauchschmerz und mesenteriale Lymphknotenreaktion bei Entzündungen der oberen Luftwegen
– Infektiöse Darmerkrankungen: **Yersinien** (Lymphadenitis mesenterica), **Salmonellosen** (Typhus abdominalis), Shigellen, Aktinomykose (bevorzugter Sitz in der Ileozökalregion!), Campylobacter, enteroinvasive E.coli, **TBC** (verkäsende Granulome), Amöben (insb. Afrika), Lamblien (Giardia lamblia, insb. Südamerika), Chlamydieninfektion (DD bei Proktitis, z.B. Homosexuelle, Analverkehr), abdominelle Lues, virale Magen-Darm-Infektionen
– **Kolonkarzinom**, Karzinoid, maligne Lymphome, Sarkome
– **Psychosomatische Darmbeschwerden** (Konfliktsituationen, Disstress), Colon irritabile = Reizkolon, Reizdarmsyndrom (Ausschlussdiagnose)

COLITIS ULCEROSA

Syn: ICD-10: K51

Ät: – Familiäre Häufung ⇨ genetische Disposition, wahrscheinlich **multifaktorielles** Geschehen
– Autoimmunologisch-infektiös (Hypothese)
– Diskutiert wurden auch psychosomatische Faktoren

Path: ◆ Lok: Rektum immer befallen, **kontinuierlicher Befall** vom Rektum an aufsteigend bis zum gesamten Kolon (von distal nach proximal), noch weiterer aufsteigender Befall (sog. "backwash-ileitis") ist selten.
In der Hälfte der Fälle ist das gesamte Kolon befallen.
◆ Histo: Nur Befall der Schleimhaut = Mukosa und Submukosa (proportionierte Entzündung)
Kryptenabszesse (Anhäufung von Leukozyten in den Krypten), 'Pseudopolypen' (normale Schleimhautinseln) zwischen den Ulcera
Epitheldysplasien als Vorstufen zum Karzinom (maligne Transformation)

| **Merke:** Colitis ulcerosa = proportionierte und kontinuierliche Entzündung |

Epid: ◊ W > m (1,5:1), **weiße Bevölkerung** >> schwarze (4:1)
◊ Prädisp.alter: Frequenzhäufung **20. - 40. LJ.** und jenseits des 60. LJ.
◊ Inzidenz: 6 - 12/100.000/Jahr, Prävalenz: 80 – 150/100.000 Einwohner

Etlg: # Verlaufsformen: Akut, subakut, **chronisch rezidivierend** (häufigste Verlaufsform, ca. 80 % d. F.), chronisch kontinuierlich fortschreitend (ca. 10 %), chronisch akut intermittierend
Hämorrhagische Proktosigmoiditis (nur Sigma und Rektum befallen, gute Prog.)
Colitis gravis (schwere akute Verlaufsform)
Toxisches Megakolon (5 %): schwerste, lebensbedrohliche Form (Letalität ca. 30 %!)

Klin: ⇒ **Blutig - schleimige frequente Diarrhoen** als Leitsymptom, Stuhlfrequenz und Krankheitsintensität korrelieren eng (bis zu 30 Stühle pro Tag möglich)
⇒ Peranale Blutabgänge ohne Stuhl
⇒ **Abdominalschmerzen, Tenesmen** (Schmerzen vor od. unmittelbar nach d. Stuhlgang)
⇒ Gewichtsabnahme (Malabsorption) bis zur Kachexie
⇒ Depressionen
⇒ Extraintestinale Symptome: **Selten** (DD: Morbus Crohn häufig) ⇨ Fieber, Anämie, Arthritis, Augensymptome, Erythema nodosum
⇒ Sehr selten Fisteln (DD: Morbus Crohn häufig Fisteln)
⇒ Toxisches Megakolon: Starker Durchfall, dann Sistieren des Stuhlabgangs, toxische Erscheinungen, septische Temperaturen, Schüttelfrost, Tachykardie, Meteorismus, nachlassende Peristaltik, Lebensgefahr!
⇒ *Kinder:* Wachstumsstörungen

Diag: 1. Anamnese und klinische Untersuchung
2. Röntgen: Kolon-KE: Pseudopolypen, fehlende Haustrierung (*"aufgeblasener Fahrradschlauch"*)
Kein Kolon-KE bei toxischem Megakolon wegen Gefahr der Perforation (auch nicht mit Gastrografin)!
3. Rekto-/Koloskopie mit Schleimhautbiopsien: Diffuse Rötung, flächenhafte Ulzerationen und Vulnerabilität (**Kontaktblutungen** bei geringster Berührung), samtartig granulär veränderte Schleimhaut ⇨ keine Lichtreflexe, **Pseudopolypen** (Inseln gesunder, bzw. regenerierter SH inmitten der defekten SH).
Vorsichtige Biopsien wegen Perforationsgefahr!, wegen Karzinom-Risiko der Erkrankung Biopsien aber wichtig.
4. Labor: Anämie, Leukozytose mit Linksverschiebung, Abfall von Prothrombin, Albumin und Elektrolyten (insb. bei toxischem Megakolon), evtl. Thrombozytose mit Thrombosegefahr
5. Bakteriologische Stuhluntersuchung zum Ausschluss infektiöser Darmerkrankungen

Ther: • **Konservativ:** Primär konservativ = symptomatisch und unspezifisch, leicht resorbierbare ballaststoffarme Diät (ohne Milch und Milchzucker, da häufig mit Laktoseintoleranz kombiniert, Test durchführen)
• Medikamente: **5-ASA** (2 - 4 g/Tag) oder Salazosulfapyridin und **Glukokortikoide** (Präparate und Dosierungen s.o. bei Morbus Crohn) systemisch oder lokal als Klysma od. Supp., insb. bei Proktitis
Akuter schwerer Schub: Komplette parenterale Ernährung, 5-ASA, Glukokortikoide systemisch und evtl. Immunsuppression mit Azathioprin (Imurek®) oder Ciclosporin (Sandimmun®), Antibiose, Flüssigkeits-, Elektrolyt- u. Humanalbumingabe
• Rezidivprophylaxe: 5-ASA (1,5 - 3 g/Tag oral oder bei Proktitis als Klysma) oder Salazosulfapyridin als **Dauertherapie** (zeitlich unbegrenzt), da ohne Prophylaxe eine Rezidivhäufigkeit von > 80 % besteht.
• Operativ: Ind: Notfall-Op-Indikation: **Komplikationen** (Blutungen massiv oder fortgesetzt, akute Verschlechterung des Allgemeinzustand, Sepsis, toxisches Megakolon, Perforation oder Verdacht auf Perforation)

Elektiv-Op: **Therapieresistenz,** schwere rezidivierende Schübe (Colitis gravis), extraintestinale Manifestationen, langandauernde (> 10 Jahre) fortschreitende Erkrankung, bei **Verdacht auf maligne Entartung** (Dysplasie) Kinder: OP bei Wachstumsretardierung

– Methode der Wahl (bis 60. LJ): **Kontinenzerhaltende Proktokolektomie mit J-Pouch** ⇨ Kolon und Rektum, auch die Rektumschleimhaut im Analbereich, werden entfernt (Analsphinkter bleibt erhalten). Dünndarmreservoir (Ileum-Pouch aus 2 aneinandergenähten Dünndarmschlingen) wird an den verbleibenden Anus anastomosiert (ileumpouchanale Anastomose), Anastomose an der Linea dentata (⇨ die meisten Patienten bleiben zumindest tagsüber kontinent). Bei schlechtem Allgemeinzustand mehrzeitiges operatives Vorgehen, Pat. > 60 Jahre ⇨ kein Pouch, wegen schlechter Adaptation.

J-Pouch

– Ist der Befall nicht so ausgeprägt, z.B. nur linkes Kolon oder kein Befall des Rektums ⇨ partielle Kolektomie möglich oder subtotale Kolonresektion mit Ileorektostomie (12 cm Kolon bleiben ⇨ Nachteil: Rezidiv / Ca möglich ⇨ dauernde Kontrolle notwendig)

– Notfall-OP bei tox. Megakolon: Kolektomie mit Hartmann-Stumpf (ein Rest des Rektums bleibt blind verschlossen erhalten und wird später entfernt), Nachteil: Anus praeternaturalis notwendig, aber 100 % Heilung, da kein Kolon mehr vorhanden. Turnbull-Op: Mehrzeitige Op, akut wird das Megakolon durch mehrfache Fisteln entlastet, im Intervall dann Proktokolektomie

– Kock-Reservoir aus Dünndarmschlingen (bei totaler Proktokolektomie), Entleerung durch Einführen eines Darmrohres, sehr komplikationsreich.

• Selbsthilfegruppen: DCCV e.V. (Deutsche Morbus Crohn/Colitis ulcerosa Vereinigung), Paracelsusstr. 15, 51375 Leverkusen, Tel.: (02 14) 8 76 08 - 29, Fax: - 88, Internet: http://www.dccv.de

Prog: Op-Letalität bei Notfall-Op 10 - 30 %!, deshalb bei der Colitis ulcerosa frühzeitig operieren (im Gegensatz zum Morbus Crohn)

Kompl: * **Blutung** (3 %)
* Kolondilatation, **toxisches Megakolon** (2 - 10 %) ⇨ Perforation, Peritonitis, Sepsis
* **Karzinom-Risikoerkrankung,** je länger der Krankheitsverlauf, desto höher das Risiko (10 % nach 10 Jahren), je ausgedehnter der Befall, desto höher das Risiko (40 % nach 30 J. Krankheitsdauer und Befall des gesamten Kolons)
* Colitis-assoziierte **primär sklerosierende Cholangitis** unklarer Genese in ca. 5 % d.F. (Anstieg der alkalischen Phosphatase, Diag: ERC), diese Pat. haben zugleich ein zusätzlich erhöhtes Karzinomrisiko. Ther: Ursodeoxycholsäure, bei schwerem Verlauf Lebertransplantation
* Thromboseneigung
* Amyloidose (Spätkomplikation des chronischen Entzündungsprozesses)

Op: * Anastomoseninsuffizienz, Nachblutung, Verletzung v. Ureter, Harnblase
* Stenosen, Ileus, Sepsis, Mastdarm- u. Blasenstörungen
* Pouchitis (Entzündung im Reservoir) verbunden mit einem Entartungsrisiko im Pouch

Proph: ♥ Ab 5. - 10. Krankheitsjahr bei Befall des Kolons sollte eine **jährliche Koloskopie** zum Karzinomausschluss durchgeführt werden (bei nur Proktosigmoiditis nach 15 Krankheitsjahren), ebenso nach Pouchanlage

DD: – Alle akuten **Darminfektionen** müssen ausgeschlossen werden: Yersiniosen, Shigellosen, Salmonellosen, Campylobacter, enteroinvasive E.coli, Amöbiasis od. Schistosomiasis (Tropenanamnese?)Divertikulitis, **Kolonkarzinom,** Adenome
– **Antibiotika** assoziierte Kolitis (Ampicillin, Lincosamide, Tetracyclin), pseudomembranöse Kolitis nach Clindamycin-Gabe (Clostridium difficile-assoziiert)
– Ischämische Kolitis (insb. bei älteren Patienten), Strahlenkolitis
– Diversionskolitis (bei ausgeschalteten Darmsegmenten, Anus praeternaturalis hämorrhagische Kolitis durch Mangel an Fettsäuren. Ther: Rückverlagerung d. Anus praeternaturalis)
– Zystische Fibrose

- **Psychosomatische Darmbeschwerden** (Konfliktsituationen, Disstress, pathologische Bindung an Bezugspersonen), **Colon irritabile** = Reizkolon, Reizdarmsyndrom (Ausschlussdiagnose, kein Blut im Stuhl!)
- Wichtigste DD ist der **Morbus Crohn**, siehe Übersicht im Folgenden:

	Colitis ulcerosa	Morbus Crohn
Lok:	Rektum immer, Kolon oft, selten Ileum oder noch proximaler (sog. backwash ileitis)	gesamter MDT möglich, bevorzugt terminales Ileum
Ausbreitung:	kontinuierlich, von distal nach proximal	diskontinuierlich: Gesunde und befallene Abschnitte nebeneinander
Histologie:	nur Schleimhaut betroffen = Mukosa + Submukosa, Kryptenabszesse	transmurale Entzündung (disproportioniert von Mukosa zur Serosa zunehmend), epitheloidzellige Granulome mit mehrkernigen Riesenzellen, Befall mesenterialer Lymphknoten, Spätstadium: Fibrose
Klinik:	Blutig-schleimige frequente Durchfälle, Tenesmen, extraintestinale Symptome selten	Abdominalschmerzen, Fisteln häufig extraintestinale Symptome
Röntgen:	Pseudopolypen Haustrenschwund (Fahrradschlauch)	Fissuren, Pflastersteinrelief, Stenosen Fisteln, Wandverdickungen
Endoskopie:	diffuse Ulzerationen, Kontaktblutungen, diffuse Rötung	aphthenartige Läsionen, scharfe Ulzerationen, Stenosen, Fisteln
Op:	Kontinenzerhaltende Proktokolektomie mit J-Pouch	äußerst zurückhaltend (minimal surgery), da keine Heilung möglich u. hohe Kompl.rate
Kompl:	Blutungen Toxisches Megakolon **Karzinomatöse Entartung**	innere und äußere Fisteln, Fissuren, Abszesse, Stenosen, Konglomerattumor

STOMA-VERSORGUNG

Syn: Stoma = (griechisch) Öffnung, **Anus praeternaturalis** (oft nur A.p. od. Anus praeter genannt), künstlicher Darmausgang, Kunstafter, Kotfistel, ICD-10: Z43

Ind: - Ileostoma: Kolonresektion, z.B. bei Colitis ulcerosa, Morbus Crohn, familiäre Polyposis coli, traumatischer Verletzung des Darmes
- Kolostoma: Nicht kontinenzerhaltende Tumorchirurgie des Kolons, Ileus, Divertikelperforation, ausgedehntes Analfistelsystem, therapieresistente Pudendusneuropathie
- Urostoma: Blasenkarzinom (muskelinfiltrierend), neurogene Blasenlähmung

Path: ◆ Temporäre Stomaversorgung: z.B. bei Ileus ⇨ wird in einer späteren Op wieder zurückverlegt (meist nach 3 - 4 Monaten)
◆ Endgültige Stomaversorgung: Palliativmaßnahme, z.B. in der Tumorchirurgie

Etlg: # **Ileostomie** (künstlicher Dünndarmausgang)
Kolostomie (künstlicher Dickdarmausgang): Als Zökostomie, Transversostomie, Sigmoidostomie
Formen (s.Abb.): Einläufig/**endständig** (oraler Schenkel im Stoma, aboraler Schenkel blind verschlossen oder entfernt)
doppelläufig (oraler und aboraler Schenkel im Stoma)
Darmfistel (seitliche Darmöffnung in die Bauchhaut

endständig   doppelläufig

eingenäht, Darmkontinuität nicht unterbrochen)
Urostomie (sog. Conduit, als kleines Nabelstoma mit Blasenersatz aus Darmschlingen = Mainz-Pouch I)
Bei Fisteln, großen Wunden, Platzbauch, offener Peritonealkarzinose

Diag: Anamnese und klinische Untersuchung sowie Diagnostik entsprechend der Grunderkrankung

Ther: • Operativ:
    – Stomaanlage möglichst im Bereich des M.rectus abdominis in einem Gebiet **ohne Hautfalten** (ca. 10 x 10 cm großes glattes Gebiet, wichtig: **präoperativ markieren!**)
    – Kolostoma meist im linken Unterbauch
    – Ileostoma meist im rechten Unterbauch
  • Stomaversorgung: heute mit Hautschutzplatten (z.B. Combihesive®, können 3 - 5 Tg. belassen werden) und wechselbaren Beuteln sowie ggf. zusätzlich abdichtende Pasten zum Ausgleich von Unebenheiten (z.B. Hautfalten)
    Hautpflege: 1x/Wo. Haare entfernen, Reinigung mit Wasser und Seife (keine Reinigungsmittel wie Alkohol od. Benzin), Reinigung immer von außen nach innen zum Stoma hin
  • Irrigieren: Kolostomieeinlauf (ca. 1 Liter, jeden 2. Tag) zur Stuhlentleerung ⇨ Stuhlfreiheit ca. 12 – 24 Std., verschließen des Stomas mit einer Stomaklappe (kein Beutel erforderlich)
  • Stomasprechstunde, -therapeuten und Stoma-Selbsthilfegruppen: Deutsche ILCO e.V., Landshuter Str. 30, 85356 Freising, Tel.: (0 81 61) 93 43 - 01, Fax: - 04, Internet: http://www.ilco.de

Prog: Ein Stoma führt unabhängig von der Grunderkrankung zu keiner Lebenszeitverkürzung. Mit den neuen Stomasystemen ist die Lebensqualität insgesamt nur wenig eingeschränkt.

Kompl: * Hernie im Stomabereich (Bruchlücke in der Faszie, Vorwölbung der Bauchdecke im parastomalen Bereich)
  * Stomaretraktion (Stoma unter das Hautniveau abgesunken)
  * Prolaps des Darmsegmentes
  * Allergische Reaktion, toxisches Kontaktekzem
  * Stomablockade (z.B. durch faserhaltige Speisen), Syphonbildung des Darmes vor dem Stoma
  * Hautentzündungen, Follikulitis, Pilzinfektionen ⇨ Narben-, Stomastenose
  * Ileostoma bei zusätzlichem Dünndarmverlust: Kurzdarmsyndrom mit Wasser- u. Elektrolytverschiebung, Urolithiasis
  Op: * Peritonitis
    * Nahtinsuffizienz, Schleimhautblutung
    * Rückverlegung: Peritonitis, entero-kutane-Fistel, postoperativer Ileus, Anastomoseninsuffizienz

LEBER

ANATOMIE:

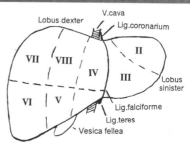

Die Leber liegt intraperitoneal mit der Pars libera, in der re. Zwerchfellkuppel ist sie fixiert an der bauchfellfreien Area nuda = Pars affixa; Lage: 2/3 re. Zwerchfellkuppel, 1/3 unter dem li. Zwerchfell. Gewicht: 1500 g, größtes parenchymatöses Organ. Lobus dexter u. sinister getrennt durch den Sulcus sinister. Dorsal Lobus caudatus (Segment I). Eingeteilt wird die Leber in 8 Segmente nach COUINAUD (s. Abb.).

Sulcus medialis: Vom Gallenblasenbett zur V.cava (trennt das arterielle und portale Gefäßsystem).

Impressionen und damit Nachbarschaftsbeziehungen: Nach dorsal und kaudal Lobus dexter: Impressio renalis, suprarenalis, duodenalis und colica. Nach medial Lobus sinister: Impressio gastrica, oesophagea. Ventral und lateral Impressionen durch die Rippen.

Bänder: Lig.coronarium hepatis verbindet Leber mit dem Zwerchfell u. der hinteren Bauchwand.

Sulcus sinister trennt re. + li. Leberlappen und ist Ansatz für das Lig.falciforme hepatis (Mesohepaticum ventrale) und Lig.teres hepatis (obliterierter Strang der embryonal zur Leber ziehenden V.umbilicalis).

Lig.venosum: Obliterierter Rest des Duct.venosus (ARANTII, embryonale Verbindung der V.umbilicalis (Nabelvenenblut) zur V.cava inf. unter Umgehung der Leber).

Lig.hepatoduodenale enthält Duct.choledochus, A.hepatica und V.porta.

Histologisch: A.hepatica propria-Ast + Pfortader-Ast + Gallengang = GLISSON-Trias

Arterie: A.hepatica propria (= Vasa privata der Leber aus der A.hepatica com. aus Tr.coeliacus = ein Ast des Tripus HALLERI) verzweigt sich in Ramus sin. u. dexter (dexter + A.cystica), dann in Aa.interlobulares.

V.portae: Eintritt in die Leber hinter dem Pankreaskopf: Zusammenfluss des Blutes aus Vv.mesentericae sup., inf. u. lienalis.

Venöser Abfluss: Im Leberläppchen über die V.centralis ⇨ Sammelvenen ⇨ größere Lebervenen ⇨ 2 - 3 Vv.hepaticae ⇨ V.cava inferior.

Portocavale Anastomosen: V.coronaria ventriculi, Vv.oesophageae, Vv.parumbilicales (im Lig.teres hepatis ⇨ Caput medusae), Plexus rectalis.

Regenerationsfähigkeit. Bis zu 90 % der Leber können reseziert werden. Sind die restlichen 10 % gut durchblutet, erfolgt eine Wiederherstellung der ursprünglichen Form nach ca. ½ Jahr!

LEBERVERLETZUNGEN

Syn: Lebertrauma, Leberruptur, ICD-10: S36.1

Ät: – **Stumpfes** Lebertrauma: Lenkradanprall, Sicherheitsgurtkompression, Auffahrunfall ⇨ Ausriss der Leber aus dem Halteapparat, Parenchymprellung, Parenchymzerreißung
– **Perforierendes** Lebertrauma: Stich-, Schusswunden, perforierende Rippenfrakturen, iatrogen (Leberblindpunktion)

Epid: ◊ 20 % der stumpfen Bauchtraumen haben eine Leberbeteiligung
◊ **Bei einem stumpfen Bauchtrauma mit Leberbeteiligung immer auch alle anderen intraabdominellen Organe kontrollieren, da oft ein Zweitbefund vorhanden ist!**

Klin: ⇒ ca. 1/3 verlaufen inapparent, spontanes Sistieren der Blutung
⇒ Druckschmerz im rechten Oberbauch (Ausstrahlung in die re. Schulter)
⇒ Volumenmangelschock!

Diag: 1. Anamnese (Trauma) und klinische Untersuchung: Prellmarken, Douglas-Vorwölbung, Zunahme des Bauchumfangs, Flankendämpfung und Resistenz im re. Oberbauch
2. **Sonographie** (Flüssigkeit im Abdomen, Leberbefund)
3. Röntgen: Abdomenübersicht ⇨ Zwerchfellhochstand re., Zwerchfellruptur? evtl. CT mit KM
4. Peritoneallavage
5. Labor: Blutbildabfall

Ther: • Operativ: Ind: Verdacht auf Leberparenchymruptur
  – Mediane Laparotomie
  – Lokale Blutstillung durch Gefäßumstechung, evtl. Teilresektion, Tamponade notwendig
  – Verschluss des Parenchyms mit Fibrinkleber, lockere Kapselnaht, evtl. zus. Netzplombe
  – Intraoperativer Ausschluss einer Gallenwegverletzung durch Cholangiographie,
  – Einlegen einer Drainage
  – Bei schwerer Blutung: Zeitweise Unterbindung der Blutzufuhr durch Abklemmen des Lig.hepatoduodenale (mit V.portae, A.hepatica u. Duct.choledochus, sog. Pringle-Manöver) mögl. (ohne Schaden bis 1 Std.). Bei Verletzung einer großen V.hepatica evtl. zeitweises Abklemmen der V.cava ober- und unterhalb der Leber (mit eingelegtem Cava-Shunt)
  – Ultima ratio bei vollständiger Leberzerstörung: Hepatektomie, Anlage eines portocavalen Shunts und (zweizeitige) Lebertransplantation innerhalb von 48 Std.

Prog: Letalität 15 %, noch höher bei zusätzlichen schweren Begleitverletzungen

Kompl: ∗ Subkapsuläres Hämatom ⇨ Ruptur verzögert möglich
∗ Extrahepatische Gallenwegverletzung
∗ Pankreas- und/oder Duodenalverletzung
∗ Einriss der V.cava, rechtsseitige Zwerchfellruptur, Milzruptur
∗ Hämobilie, Bilhämie (= bilio-vaskulärer Shunt, bei zentraler Leberkontusion/-ruptur) ⇨ Kompl: Abszesse, infizierte Lebernekrosen, Ikterus, gallige Peritonitis, Ther: selektive Embolisation oder Leberteilresektion
∗ Austritt von Blut oder Galle ins Abdomen ⇨ gallige Peritonitis, Gallefistel, Ther: Gallenwegrevision durch Naht u. T-Drain-Versorgung
∗ Nicht beherrschbare Blutungen (durch Leberfunktionsstörung bedingt)

LEBERABSZESSE

Syn: Intrahepatischer Abszess, engl. liver abscess, ICD-10: K75.0

Ät: – Primär = **Keimaszension** über die Gallenwege (abszedierende Steincholangitis), **parasitär** (Entamoeba histolytica, Echinococcus)
– Sekundär = infizierte Zysten, **posttraumatisch**, postoperativ od. **hämatogene Absiedlungen** (Tbc, Osteomyelitis, Tonsillitis, Furunkulose, Nabelvenensepsis, Endokarditis, Pneumonie), **pylephlebitische** Abszesse (= hämatogene Absiedlungen über die Pfortader, z.B. durch Divertikulitis, Appendizitis, Morbus Crohn, Colitis ulcerosa, zerfallendes Kolonkarzinom), subphrenischer Abszess (Fortleitung per continuitatem)

Path: ♦ Erregerspektrum: meist intestinale Bakterienflora (E. coli, Enterokokken, Klebsiellen, Bacteroides)
♦ Lok: **re. Leberlappen** >> li. Leberlappen, 60 % solitär, 40 % multiple Abszesse

Klin: ⇒ Septische Temperaturen
⇒ Druckschmerz im rechten Oberbauch, Übelkeit, Erbrechen, evtl. auch Diarrhoe
⇒ Ikterus, Anämie

Diag: 1. Anamnese (Gallensteine, **Tropenaufenthalt**, Trauma?) und klinische Untersuchung: Hepatomegalie, Klopfschmerzhaftigkeit der Leber (insb. bei Amöbenabszess)
2. **Sonographie** u. ggf. Feinnadelpunktion (Bakteriologie und Antibiogramm)
3. Röntgen: Abdomenübersicht: Zwerchfellhochstand, evtl. Pleuraerguss **CT**, evtl. mit CT-gesteuerter Feinnadelbiopsie/Punktion
4. Labor: Leukozytose, Anämie, bei Amöbiasis Antikörpernachweis

Ther: • Konservativ: **Antibiose** mit Cephalosporin + Metronidazol (Clont®), perkutane Punktion (CT- oder Sonographiegesteuert) und **Drainage** durch Spül-/Saugkathetereinlage
• Operativ: Ind: Multiple Abszesse, Versagen der kons. Therapie Chirurgische Ausräumung oder Segmentresektion, postoperative Drainage

Prog: Bei multiplen Abszessen Letalität bis 30 % mögl.

Kompl: * Amöbenabszess ⇨ hämatogene Aussaat, Abszessperforation in Abdomen oder Lunge
* Septische Ausbreitung, Ruptur, Peritonitis, Pleuraempyem

DD: Leberzysten, Lebertumoren, Metastasen

LEBERZYSTEN

Syn: Engl. hepatic cysts

Ät: – Angeborene Leberzysten: Missbildung bei Gallengangsentwicklung (Retentionszysten, Gallenkanal findet keinen Anschluss), meist multipel (zu 50 % dann auch andere Organe betroffen, insb. Niere) od. solitär vorkommend
– Erworbene Leberzysten: Echte nur bei Tumoren: Zystadenom, Zystadenokarzinom der Gallengänge (= Proliferationszysten)
sonstige erworbene Zysten sind fast immer Pseudozysten
– Pseudozysten: Entzündlich (TBC), traumatisch (Blutungen), degenerativ (Zirrhose, Vernarbungen) oder tumorös (Tumornekrose)
Parasitär: Echinococcus granulosus (früher cysticus genannt), Echinococcus multilocularis (früher alveolaris genannt, seltener)

Path: ♦ Echinococcus granulosus (cysticus): Hunde sind Hauptwirt, Schafe Zwischenwirt
Histo: Chitinhaltige Membran (= Cuticula), proliferative oder germinative Membran ⇨ von hier Abgabe von Protoscolices (Vorstufe der Hundebandwürmer)
große flüssigkeitsgefüllte Zysten mit Septen
♦ Echinococcus multilocularis (alveolaris): Wirte sind Fuchs - Maus - Katze - Mensch
kleine, feinblasige Zysten, Gewebeinfiltrationen

Epid: ◊ Vorkommen: E. granulosus: Mittelmeerländer; E. multilocularis: Alaska, Tirol, Schwäbische Alb, Schweizer Jura.
◊ Enger Kontakt zwischen Mensch und Tier fördert allgemein die Infektion

Etlg: # **Echte Zysten:** Innere Epithelauskleidung, meist angeboren
Pseudozysten: Keine Epithelauskleidung, erworben
Formen: Solitär - multipel

Klin: ⇒ Kleine Zysten sind **meist klinisch stumm** und bedeutungslos (Zufallsbefund)
⇒ Echinokokkuszysten: Lange Zeit stumm, dann unklare Oberbauchschmerzen, Druckgefühl, Schwellung in Bereich der Leber, deutliche Symptomatik erst bei Komplikationen:

· Ikterus bei Kompression der Gallengänge
· Akutes Abdomen durch Ruptur in Bauchhöhle (diffuse Aussaat im Peritonealraum)
· Ruptur in Nachbarorgane (z.B. Magen) oder Pleura
· Allergische Reaktionen gegen Echinococcus nach Ruptur, die von Urtikaria bis zum allergischen Schock reichen kann
· Eitrige Infektion, Fieber, Abszessbildung

Diag: 1. Anamnese und klinische Untersuchung
2. **Sonographie**
3. Röntgen: Abdomenübersicht ⇨ evtl. Verkalkung der Zystenmembran sichtbar
CT (nativ und mit KM): Wichtig für die Planung einer evtl. OP
Echinococcus granulosus ⇨ große flüssigkeitsgefüllte Zysten
E. multilocularis ⇨ feinblasige Zysten, häufig infiltrative Struktur
4. Labor: Evtl. Eosinophilie bei Echinokokkuszysten
Immunologie: Hämagglutinationstest, ELISA-Nachweis von Echinococcus-Ak
Keine Punktion von Echinokokkuszysten, da Gefahr der allergischen Reaktion und abdominellen Verschleppung!

Ther: • Konservativ: Punktion und Sklerosierung (nicht bei V.a. Echinokokkus-Zyste)
Palliativ bei nicht resezierbaren Echinokokkus-Zysten: Mebendazol (Vermox®)
• Operativ: Ind: Komplikationen, Größe > 10 - 12 cm
– Zysten-Entdachung: Abtragen des Daches der Zyste zum Peritoneum hin und Offenlassen des Zystenbodens (Peritoneum resorbiert den Rest an Flüssigkeit, der noch produziert wird), der Rand wird eingesäumt
– Echinokokkuszysten: Präoperative Kortisongabe (Prophylaxe allergischer Reaktionen)
Perizystektomie: Zyste und umgebendes Gewebe (Wirtskapsel) wird entfernt. Ind: bei peripherer Lokalisation (nicht bei intrahepatischer Lokalisation wegen der zu großen Wundfläche)
Desinfektion + Omentoplastik: Eröffnung der Zyste, Absaugen des Inhaltes, Spülung mit hypertoner Kochsalzlösung. Cuticula bleibt erhalten, zur Vernarbung werden Anteile des Netzes in die Höhle eingebracht. (Ind: Lokalisation in Leber)
Ggf. auch Leberteilresektion
Alternativ: Marsupialisation mit Drainage nach außen
Nachbehandlung mit Mebendazol (Vermox®) für 3 Monate
– Lebertransplantation bei multiplen Zysten mit Leberinsuffizienz

Prog: Gut bei vollständiger Entfernung

Kompl: * Ruptur bei minimalen Traumen ⇨ evtl. **Akutes Abdomen** (Echinokokkuszysten ⇨ abdominelle Aussaat)
* Einblutung, Infektion, Abszessbildung
* Maligne Entartung ⇨ immer Histologie bei OP
Op: * Echinokokkuszysten: Allergische Reaktionen bei Entfernung/Eröffnung der Zyste ⇨ präoperativ hochdosiert Glukokortikoide geben!
* Rezidivgefahr bei Echinokokkuszysten bei Kontamination des Abdomens

DD: Lebertumoren, Abszesse

PORTALE HYPERTONIE

Syn: Portale Hypertension, Pfortaderhochdruck, ICD-10: K76.6

Anatomie: Normaler portaler Druck: < 10 mmHg, ca. ¾ des hepatischen Blutes stammen aus der Pfortader (zusammen mit A.hepatica ca. 1,5 l/min = 25 % des HZV)
portale Hypertension = Druck **> 10 - 12 mmHg**

Ät: – **Prähepatischer Block** (extrahepatischer präsinusoidaler Block): **Pfortader-** (Pylethrombo-se) od. **Milzvenenthrombose** (erhöhte Thromboseneigung od. als Folge septischer Prozes-se z.b. Umbilikalvenensepsis bei Kleinkindern), angeborene Missbildungen der V.porta (z.B. Hypoplasie = CRUVEILHIER-BAUMGARTEN-Krankheit), vermehrter Blutzufluss zur Leber (AV-Fisteln, Splenomegalie), Kompression von außen, z.B. bei Neoplasien.
– **Intrahepatischer Block (90 % d.F.):**
Hepatozellulär (intrahepatischer postsinusoidaler Block): **Leberzirrhose**, davon 80 % **Alko-holgenese**, 15 % posthepatitisch ⇨ chronisch aktive Hepatitis (intrahepatischer sinusoidaler Block), periportale Fibrose, Fettleber, Cholangitis (biliäre Zirrhose), Morbus Wilson, chroni-sche Arsenvergiftungen, Vinylchloridintoxikation, Sarkoidose, kongenitale Zysten
Schistosomiasis (weltweit häufigste Ursache für die portale Hypertension!, intrahepatischer präsinusoidaler Block).
– **Posthepatischer Block** (extrahepatischer postsinusoidaler Block): Obstruktionen der Le-bervenen, V.cava oder V.hepatica-Thrombose **(Budd-Chiari-Syndrom)** mit Rückstau in die Leber, dekompensierte Herzinsuffizienz ("Cirrhose cardiaque"), "Panzerherz".
– Bluterkrankungen (Gerinnungsstörungen)

Path: ♦ **Portale Hypertension** ⇨ **Kollateralkreislaufbildung** (Umgehungskreislauf)
1.) Magenvene (V.gastrica sinistra) - V.coronaria ventriculi ⇨ **Ösophagusvarizen** (⇨ V.azygos ⇨ V.cava superior) ⇨ **Blutungen** v.a. an der Cardia (massiv, im Schwall, "Schüssel voll')
2.) Nabelvene wird rekanalisiert ⇨ sichtbares **Caput medusae**
3.) V.mesenterica inferior ⇨ **Plexus rectalis**, Beckenvenen ⇨ V.cava inferior (sichtbare rektale Gefäßausbuchtungen, sind aber keine Hämorrhoiden!, diese werden definiti-onsgemäß von Arterien gebildet)
4.) Retroperitoneal: Über Magen ⇨ Milz ⇨ Nierenvene (insb. linksseitig) ⇨ V.cava inferior
♦ Portale Hypertension ⇨ **Splenomegalie** und beschleunigter Blutzellabbau ⇨ v.a. Thrombozytopenie mit hoher Letalität bei Blutung, Leukopenie und gering ausgeprägte Anämie, Hämosiderinablagerungen
♦ **Aszites-Bildung:** Durch verminderte Eiweißproduktion der Leber (Hypalbuminämie ⇨ geringer onkotischer Druck des Blutes), **erhöhten hydrostatischen Druck** durch portale Hypertension, Lymphaustritt aus der Leber (insb. bei posthepatischem Block) und sek. Hyperaldosteronismus (insuffiziente Leber baut kein Aldosteron und ADH mehr ab ⇨ Na$^+$ und H$_2$O-Retention) ⇨ Aszites
♦ Allgemeine **Blutungsneigung** durch verminderte Gerinnungsparameter (verminderte Syntheseleistung der Leber)
♦ Allgemeine Veränderungen der Hämodynamik: Der portale Anteil des Blutdurchflusses durch die Leber ist reduziert ⇨ der arterielle Anteil kann kompensatorisch auf das Dop-pelte der Norm ansteigen (bis 1 l/min)

Etlg: # CHILD-Klassifikation zur Beurteilung der Leberfunktion (1964)

Gruppe A:	Bilirubin < 2 mg/dl, Albumin > 3,5 g/dl, kein Aszites, keine neurologischen Symptome, guter Ernährungszustand
Gruppe B:	Bilirubin 2 - 3 mg/dl, Albumin 3 - 3,5 g/dl, einfach zu eliminierender Aszites, geringe neurologische Symptome, guter Ernährungszustand
Gruppe C:	Bilirubin > 3 mg/dl, Albumin < 3 g/dl, therapierefraktärer Aszites, schwere neurologische Symptome, evtl. Coma hepaticum, schlechter Ernährungszustand

Klassifikation nach PUGH (angelehnt an die Child-Klassifikation)

	1 Punkt	2 Punkte	3 Punkte
Albumin (g/dl)	> 3,5	3 - 3,5	< 3
Bilirubin (mg/dl)	< 2	2 - 3	> 3
Quick (%)	> 70	40 - 70	< 40
Enzephalopathie, s.u.	0	1 - 2	3 - 4
Aszites	0	+	+++

Addition der Punkte: Pugh A: 5-6 Punkte, Pugh B: 7-9 Punkte, Pugh C: 10 - 15 Punkte

Ausdehnung des Pfortaderverschlusses modifiziert nach AUVERT
Typ I: V.porta offen, intrahepatische Äste verschlossen (5 % d.F.)
Typ II: Stamm der V.porta verschlossen (65 % d.F.)
Typ III: Verschluss des Konfluenz v. V.mes.sup. und V.lienalis (1 % d.F.)
Typ IV: Verschlüsse u. Stenosen im gesamten Zuflussgebiet der V.portae (20 % d.F.)

Klin: ⇒ Splenomegalie, Oberbauchschmerzen
⇒ Leichter Ikterus, Palmarerythem, Spider naevi, Caput medusae
⇒ Aszites (Nabelhernien), Ödeme
⇒ Enzephalopathie (Einteilung nach TRAY, BURNS und SAUNDERS, 1966)

Stadium 1:	Leichte Konfusion, langsames Denken, Schlafstörungen, Stimmungsschwankungen, leichter Tremor, normales EEG
Stadium 2:	Inadäquates Verhalten, stärkere Schläfrigkeit, Flapping tremor, allgemeine Verlangsamung im EEG
Stadium 3:	Patient schläft meist, ist noch erweckbar, massive Konfusion, Flapping tremor noch vorhanden, abnormales EEG
Stadium 4:	Koma, Foetor hepaticus, Tremor nicht mehr vorhanden, EEG immer abnormal

⇒ Flapping tremor: Bei ausgestreckten Armen, dorsalflektierten Händen mit gespreizten Fingern ⇨ grobschlägiger flatternder Tremor der Hände u. Finger (ca. 1/sec), verursacht durch einen jeweils plötzlich einsetzenden Tonusverlust ⇨ charakteristisch, aber nicht spezifisch (DD: Urämie, Herzinsuffizienz)
⇒ Ösophagusvarizenblutung (ICD-10: I85.0): insb. nach Druckerhöhung, z.B. Bauchpresse oder Gefäßarrosion ⇨ Hämatemesis (Bluterbrechen), Melaena (Teerstuhl)

Diag: 1. Anamnese und klinische Untersuchung: Splenomegalie, Ikterus, Aszites, Ödeme, Spider naevi, Caput medusae, Palmarerythem
2. Sonographie: Leber, V.portae, Milz
3. Labor: Gamma-GT, Transaminasen, Bilirubin erhöht, Ges.-Eiweiß (Albumin) erniedrigt, Quick erniedrigt
4. Endoskopie: Oesophagus- od. Magenfundusvarizen. In 30 - 50 % d.F. trotz bekannter Ösophagusvarizen Blutung aus anderer Quelle! (z.B. Ulkus, Erosionen, Gastritis, Adenom, Karzinom, Mallory-Weiss-Syndrom)
5. Röntgen: Direkte oder indirekt Splenoportographie mit DSA
6. Direkte portale Druckmessung
7. **Leberbiopsie**

Ther: • **Konservativ:** Blutung: Volumenersatz über ZVK, Blutersatz, Dauerkatheter
(Bilanzierung)
1.) Akut: **Sonden** ⇨ mechanisches Abdrücken der Venen: Sengstaken-Blakemore-Sonde (1) = Doppelballon-Katheter für Speiseröhren- und Kardiavarizen und Linton-Sonde (2) = Einfachballon-Katheter für Magenfundusvarizen. Nie länger als 12 - 24 Std. (max. 48) anlegen, da Nekrosegefahr der Schleimhaut!
Transhepatische perkutane Embolisation der V.coronaria ventriculi möglich.
Med: Drucksenkung im Pfortadersystem mittels **Vasopressin** oder Terlipressin (ADH-Analogon) u. Nitrate.
2.) Dann: **Endoskopische Verödung** der Varizen para- oder intravasal (in 80 % Blutstillung) mit Aethoxysklerol oder Histoacryl (bei Kardiavarizen) in 5 – 6 Sitzungen (1x pro Woche mit 15 - 20 ml). Eine Sklerosierungstherapie als prophylaktische Maßnahme ist noch umstritten.
Neu: Endoskopische Ligatur der Varizen, evtl. auch im Notfall.
Aszites: NaCl- (max. 3 g) und H_2O-Restriktion (max. 1,5 l/Tag), Diuretika (Aldosteronantagonist Spironolacton, evtl. + Xipamid od. Furosemid), Punktion (= Parazentese) nur im Notfall (z.B. Ateminsuffizienz) mit gleichzeitiger Albuminsubstitution (6 - 10 g pro l abgelassenen Aszites)

- Operativ: Ziel ist die **Senkung des portalen Hochdruckes** (jedoch nur palliative Maßnahme, außer bei Transplantation, da keine Änderung des Grundleidens). Ind: Relativ **zurückhaltend.** Keine prophylaktische OP, da keine Prognoseverbesserung!, nie im Stadium der Blutung!, Op abhängig von der Allgemeinsituation (möglichst nur bei Child A, B)
  - Dissektionsverfahren: Unterbindung der venösen Gefäßversorgung von Ösophagus und proximalem Magen (nur temporäre Besserung wegen Kollateralbildung)
  - **Portocavale Anastomose** (V.portae ⇨ V.cava superior) totaler Shunt, Nachteil: Leber wird ausgeschaltet ⇨ Entgiftungsfunktion eingeschränkt, evtl. zusätzlich Anlage einer arteriellen Verbindung zur V.portae in die Leber
  - **Splenorenaler Shunt** (distaler, nach WARREN) selektiver Shunt: Absetzen der V.lienalis von der V.portae und Verbindung mit V.renalis (⇨ V.cava) ⇨ nur Entlastung der Ösophagusvarizen, die Leber wird nicht ausgeschaltet! ⇨ portaler Hochdruck bleibt, Thrombosegefahr (Milzvene ist relativ klein)
    Proximaler Splenorenaler Shunt (nach LINTON, z.B. bei Vorliegen von Verwachsungen nach Gallen-OP): Milzentfernung und Anastomose der V.lienalis auf die V.renalis, V.portae bleibt normal erhalten
  - **TIPSS** (transjugulärer intrahepatischer portosystemischer Stent Shunt): Über die V.jugularis wird ein Stent von einer V.hepatica durch das Leberparenchym zur V.porta als Shunt vorgeschoben (Vorteil: interventioneller Eingriff = für die Anlage der Anastomose ist keine offene Op nötig)
  - Mesenterikokavaler Shunt: V.mesenterica sup. auf V.cava
  - Isolierte Milzvenenthrombose: Splenektomie
  - Konservativ therapieresistenter Aszites: Peritoneo-venöser Shunt (nach LE VEEN- oder als DENVER-Shunt mit zusätzlicher Pumpe) ⇨ Ableitung des Aszites über einen Katheter in die V.jugularis interna
  - Evtl. Lebertransplantation

Prog: Ösophagusvarizenblutung: Letalität: 30 - 50 % wegen Leberversagen, Aspiration, Lungenversagen, Schock durch massive Blutung.
Rezidivblutungsgefahr nach Sklerosierungstherapie: 30 - 40 % durch neue Varizen oder Rekanalisation (insb. in den ersten 3 Monaten nach erfolgreicher Sklerosierung).
Gesamtprognose der portalen Hypertension: Nach 5 Jahren leben noch ca. 50 % (nach Shunt-Op gleiche Überlebensrate).
Budd-Chiari-Syndrom und maligne Tumoren ⇨ sehr ungünstige Prognose
Op-Letalität (portokavale Shunts): Child A 5 %; B 12 %; C 40 %

Kompl: * Massive **Blutung aus Ösophagusvarizen** mit bis zu 50 % Letalität (meist am ösophago-kardialen Übergang, z.B. bei mechanischer Beanspruchung der Cardia durch Essen od. Erbrechen; starke Blutung wegen fehlender Gefäßkontraktion (da Venen) und meist verminderter Gerinnungsparameter (eingeschränkte Syntheseleistung der Leber).
* Rezidivblutungen nach Sklerosierungstherapie
* Leberkoma durch NH$_3$-Intoxikation, Proph: Nicht resorbierbares Antibiotikum (Neomycin) + Reinigung des Darmes (Laktulose), evtl. Spülung
Op: * Shunt-Op mit Ausschaltung der Leber (sind nur Palliativmaßnahmen) ⇨ hepatische **Enzephalopathie** in 30 - 50 % wegen der resultierenden schlechten Entgiftungsleistung (Prophylaxe durch kalorienreiche, eiweißarme Diät), Leberausfallskoma
* Sklerosierungstherapie der Ösophagusvarizen: Ösophagusstenose, Ausbildung von Varizen am Magenfundus
* Ballontamponade: Drucknekrose der Schleimhaut

DD: Aszites: - Portale Hypertonie, Leberzirrhose
- Malignome, Peritonealkarzinose
- Entzündlich (bakteriell, TBC, Lupus erythematodes)
- Pankreatogen, chylös
- Posttraumatisch
- Kardiale Insuffizienz

LEBERTUMOREN

Etlg: # Primäre oder sekundäre (= **Metastasen**) Lebertumoren
Benigne: Leberzelladenom (ICD-10: D13.4), Hämangiom, FNH = fokal-noduläre Hyperplasie, Gallengangadenom, Fibrome, Cholangiome, Lymphangiome, Lipome, Myxome
Maligne: Hepatozelluläres Karzinom (Syn: Hepatom, Leberzellkarzinom, ICD-10: C22.0), cholangiozelluläres Karzinom, Mischformen, maligne Hämangiome, embryonales Hepatoblastom, Sarkome, Cholangiosarkome, **Lebermetastasen**

Ät: – Hepatozelluläres Karzinom: Komplikation/Spätfolge einer **Leberzirrhose**, chronische Hepatitis-B-, **Hepatitis-C-Infektion** (bei perinataler Infektion ist die Gefahr am größten), **Aflatoxine** (Pilztoxine), Thorotrast® (früheres Rö-Kontrastmittel)
– Lebermetastasen: insb. bei **Kolon**- und hohes/mittleres **Rektum**- (machen zusammen 90 % der Metastasen aus), Magen-, Pankreas-, Nierenzell-, Mamma-Karzinomen

Path: ♦ Hämangiome: Meist angeboren, lange bestehend, können von selbst verschwinden, pathologische Bedeutung nur bei großen Hämangiomen, da Rupturgefahr allg. gering
♦ Adenome: **Können maligne entarten!** ⇨ Exstirpation, Zusammenhang mit **Ovulationshemmern**, Rezidivneigung (von Hepatozyten ausgehend)
♦ Fokal-Noduläre Hyperplasie (FNH): Regeneratknoten mit Septen (reaktive Folge von unbekannten Stoffwechselveränderungen), Zusammenhang mit Ovulationshemmern wird vermutet, kann sich unter Östrogeneinnahme vergrößern, **keine** maligne Entartung. HISTO: Zentrale Vernarbung mit sternförmigen Septen
Exstirpations-Indikation nur bei großen FNH, wegen möglicher Rupturgefahr
DD: Adenom ⇨ Feinnadelpunktion zur Diagnosefindung
♦ Karzinome: Verhältnis hepatozelluläres zu cholangiozelluläres (= intrahepatisches Gallengangskarzinom) Karzinom = 5:1
Solitär, multizentrisch oder diffus infiltrierend wachsend, frühe Metastasierung
♦ **TNM-Stadien** für hepatozelluläre und Cholangio-Karzinome:

T1:	solitärer Tumor < 2 cm, ohne Gefäßinvasion
T2:	solitärer Tumor > 2 cm, ohne Gefäßinvasion oder
	solitärer Tumor < 2 cm mit Gefäßinvasion oder
	mehrere Tumoren in einem Leberlappen, kein Einzelner > 2 cm, ohne Gefäßinvasion
T3:	solitärer Tumor > 2 cm mit Gefäßinvasion oder
	mehrere Tumoren in einem Leberlappen, kein Einzelner > 2 cm, mit Gefäßinvasion oder
	mehrere Tumoren in einem Leberlappen, einer davon >2 cm, ohne od. mit Gefäßinvasion
T4:	mehrer Tumoren in mehr als einem Leberlappen oder
	Tumor(en) mit Befall eines größeren Astes der V.portae od. Vv.hepaticae oder
	Invasion von Nachbarorganen (nicht der Gallenblase) oder des viszeralen Peritoneums
N1:	Regionäre Lk-Metastasen (Lk am Leberhilus und entlang des Lig.hepatoduodenale)
M1:	Fernmetastasen oder nicht lokoregionäre Lk

Epid: ◊ 90 % aller malignen Lebertumoren in Europa sind **Lebermetastasen**, die Leber ist nach den Lymphknoten das häufigste "Metastasenorgan"
◊ Inzidenz: in Europa 2/100.000 Einwohner, m > w
Weltweit erkranken 380.000 Pat./Jahr an malignen Lebertumoren (insb. in Afrika u. Asien)

Klin: ⇒ Hämangiome: I.d.R. keinerlei Beschwerden
⇒ Adenome: Häufig keine Beschwerden, meist zufällige sonographische Entdeckung
⇒ Maligne Lebertumoren: **Lange Zeit keine Klinik** (Zufallsbefund), später:
– Druckschmerzen im rechten Oberbauch (Kapseldehnungsschmerz), Völlegefühl
– Evtl. tastbare Resistenz (Hepatomegalie)
– Gewichtsverlust, durch verminderten Stoffwechsel, evtl. dyspeptische Beschwerden
– Ikterus bei Kompression der Gallenwege
– Fieber bei Tumorzerfall, evtl. paraneoplastische Polyglobulie
– Tumorblutung ⇨ evtl. Hämobilie ⇨ GI-Blutung

– Dekompensation einer vorbestehenden Leberzirrhose
– Evtl. Aszites und Ödeme bei Leberfunktionsverminderung

Diag: 1. Anamnese und klinische Untersuchung
2. **Sonographie** ⇨ Überblick
3. Labor: Tumormarker: **Alpha-Fetoprotein** (AFP) rel. spezifisch, wichtig zur Verlaufskontrolle bei Leberzirrhose ⇨ Übergang zum Leber-Ca (Anstieg auf >100) und zur Tumor-Nachsorge (als Rezidivparameter) positiv in 80 % der Tumoren in Afrika, bei uns nur in 30 % d.F.
CEA (Carcinoembryonales-Antigen) weniger spezifisch (kann bei Magen-, Kolon-, Bronchial-, Schilddrüsen- und Leber-Ca erhöht sein)
GGT, AP und Transaminasen evtl. erhöht, evtl. Anämie od. Polyglobulie
4. Röntgen: **CT** ⇨ Lokalisationsdiagnostik
CT-Angiographie bzw. **Spiral-CT mit i.v.-Kontrastmittelbolus** mit Aufnahmen während der arteriellen und der portalvenösen Phase ⇨ Darstellung der Gefäßanatomie und Perfusionsdefekte (DD: Zysten, Metastasen)
NMR nativ und mit SPIO (superparamagnetic iron oxide particles, maligne Läsionen werden deutlicher erkannt)
ERC ⇨ Darstellung der Gallenwege
5. Szintigraphie od. PET ⇨ Differenzierung von Hämangiomen, FNH, Metastasen (z.B. Anti-CEA-Antikörper-Immunszintigraphie zum Nachweis kolorektaler Lebermetastasen)
6. Feinnadelbiopsie bei Adenom u. FNH, Karzinom; nicht bei Zysten! (s.o.)
7. IOUS = intraoperativer Ultraschall, kann zusätzliche vorher nicht erkennbare kleine Läsionen dedektieren

Ther: • Konservativ: Multiple Lebertumoren (inoperabel): **Lokale arterielle Chemotherapie** (über A.hepatica) mittels subkutan implantiertem Port-System für 14 Tage (Vorteil: wenig Nebenwirkungen, da Hauptwirkung in der Leber und nur geringer systemischer Effekt), Ind: Hepatozelluläres Karzinom od. Metastasen nur in der Leber, nicht mehr als 70 % befallen, keine Leberzirrhose (hauptsächlich für Kolorektale- und Mammakarzinom-Metastasen) Durchführung: Cholezystektomie (als toxische Cholezystitisprophylaxe), Sondierung der A.gastroduodenalis kurz vor der A.hepatica und einlegen eines Katheters, Ligatur von A.gastrica dextra u. A.gastroduodenalis (tox. Gastritisprophylaxe). Die Chemotherapie (Doxorubicin) kann zusätzlich mit einer Embolisation (ethiodisiertes Öl) kombiniert werden.
Weitere alternative Verfahren: Lokale Alkoholinjektion (perkutane Alkoholinjektion, PAI) oder lokale Hyperthermie durch Einlage einer Nd-YAG-Laser-Optik in Lebermetastasen ebenfalls mögl.

• Absetzen der Pille od. Östrogenpräparate bei FNH u. Adenomen. Wenn bei Adenom keine Rückbildung ⇨ OP

• Operativ: Ind: Benigne Lebertumoren: Adenome, blutende od. gr. Hämangiome (> 5 cm)
Maligne: Op einzige Heilungsmöglichkeit, aber: **nur 20 % sind kurativ operabel** bei Diagnosestellung (wegen der späten Klinik)! Tumor muss auf einen Leberlappen beschränkt sein (T1 - T3) ⇨ Wichtig: **Frühdiagnose**
– Quere und/oder mediane Oberbauchlaparotomie oder Rippenbogenrandschnitt oder transthorakaler + laparotomischer Zugang
– Hemihepatektomie: Orientiert sich an Cava-Gallenblasenlinie (links oder rechts von der rechten Linie des Segments IV, s.o.)
– Erweiterte Hemihepatektomie rechts: Orientiert sich am Lig.falciforme (mit Segment IV)
– Leberlappenresektion links: Linker Leberlappen bis zum Lig.falciforme
– Periphere Resektionen: Indiziert bei oberflächlichen, peripher liegenden Metastasen (Resektion im Gesunden als Keilexzision)

• **Lebermetastasen** ⇨ chirurgischer Behandlung möglich, wenn: Metastase insgesamt entfernbar (Solitärmetastase bis max. 4 Metastasen in max. 4 Segmenten) und Metastasen nur in der Leber (= keine andere Organsysteme betroffen) und Primärtumor ebenfalls operabel ist. Op: periphere Resektion ohne Orientierung an den anatomischen Gegebenheiten ⇨ Entfernung des Tumors mit Sicherheitsabstand

• Ultima ratio beim Leberzellkarzinom: **Lebertransplantation** bei Fehlen von Metastasen

- <u>Palliative Operationen:</u> Bei Verdrängung, z.B. Magenausgangsstenose, Duodenalkompression ⇨ Anlage einer **Gastroenterostomie** mit Braun-Fußpunktanastomose

Prog: Adenome u. FNH häufig harmlos, aber: Gefahr der malignen Entartung bei den Adenomen!
<u>Maligne Tumoren:</u> **Prognose sehr ernst**, postoperativ 12 Monate mittlere Überlebenszeit, ohne OP noch kürzer. OP-Risiko ca. 10 % Letalität.
<u>Lebermetastasen:</u> Bei einer R0-Resektion (= komplette Entfernung) 30 %ige 5-JÜR, keine R0-Resektion mögl. ⇨ Chemotherapie und nur 12 Monate mittlere Überlebensrate

Kompl: * Hämangiome: Ruptur
* Leberkarzinome: Frühe Metastasierung (Lunge, Gehirn, Knochen)
<u>Op:</u> * Blutung, Galleleck, Nahtinsuffizienz
* Subphrenischer Abszess
* Leberversagen

Proph: ♥ Tumornachsorge bei malignen Tumoren: Postoperative AFP-Kontrolle (Anstieg >50 ⇨ Rezidivverdacht) + Sonographie in 3-monatigem Abstand
♥ Nach den Studien senkt die **Hepatitis-B-Impfung** im Kindesalter das Karzinomrisiko signifikant! Seit 1997 wird die Impfung bei Kindern daher auch in Deutschland von der STIKO empfohlen und von den Krankenkassen bezahlt.

DD: Abszesse, Zysten

LEBERTRANSPLANTATION

Ind: – **Benigne Indikationen:** Chronische Hepatitis, posthepatitische Leberzirrhose, primär und sekundär biliäre Zirrhose, primär sklerosierende Cholangitis, **akutes fulminantes Leberversagen** (fulminante Hepatitis, Paracetamolintoxikation, Knollenblätterpilzvergiftung), alkoholische Hepatitis (bei gesicherter Abstinenz für mind. 6 Monate), Trauma, Budd-Chiari-Syndrom, Gallengangsatresie (Kleinkinder), polyzystische Leberdegeneration, Caroli-Syndrom (zystische Erweiterungen der Gallenwege), Morbus Wilson, familiäre amyloidotische Polyneuropathie
– **Maligne Indikation:** Leberzellkarzinom, Klatskin-Tumor (Hepatikusgabeltumoren)
– <u>Indikationszeitpunkt:</u> Bilirubin > 7 mg/dl, verminderte Syntheseleistung der Leber (Quick < 50 %), Zirrhosefolgen wie beginnende Enzephalopathie, nicht beherrschbarer Aszites, rezidivierende Ösophagusvarizenblutungen, Nierenfunktionsstörungen
– Transplantation sollte durchgeführt werden **bevor** Bilirubin dauerhaft > 7 mg/dl, bevor Albumin < 1,8 g/dl, vor Auftreten irreversibler Enzephalopathie, unkorrigierbaren Gerinnungsstörungen, ossären Destruktionen und exzessiver Katabolie

Epid: ◊ Altersgipfel: ½ - 3. LJ. und 45. - 65. LJ.
◊ Weltweit wurden bis 1994 25.000 Lebertransplantationen durchgeführt. Die erste erfolgte im Jahr 1963 von STARZL.
◊ In Deutschland führen zur Zeit 12 Kliniken Lebertransplantationen durch. 1998 wurden in Deutschland 722 Lebertransplantationen vorgenommen, der jährliche Bedarf beträgt ca. 1.000 Lebertransplantationen
◊ Kosten für eine Transplantation z.Zt. ca. 120.000,--, die gleiche Summe ist mindestens noch einmal für die Nachbehandlung notwendig

K-Ind Ʊ Bestehender Alkoholismus
Ʊ Malignome/Metastasen außerhalb der Leber
Ʊ Fortgeschrittene kardiopulmonale oder renale Erkrankungen
Ʊ Rechts-links Shunts
Ʊ Sepsis außerhalb der Leber

Ther: • <u>Op-Spender:</u> Sachgerechte Entnahme d Spenderorgans (meist als Multiorganentnahme):

Leber mit anhängender V.cava, möglichst langer A.hepatica, V.portae und Duct.choledochus (s. Abb.) Perfusion des Spenderorgans mit kalter University-of-Wisconsin-Lösung ermöglicht heute eine Ischä-miezeit von der Explantation bis zur Implantation v. 10 - 12 Std. (für Transport, Vorbereitung usw.).

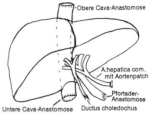

Obere Cava-Anastomose
A.hepatica com. mit Aortenpatch
Pfortader-Anastomose
Untere Cava-Anastomose   Ductus choledochus

- Op-Empfänger: Explantation der kranken Leber des Empfängers mit entsprechendem V.cava-Segment (in der Größe, wie bei der Spenderleber vorhanden) Implantation der Spenderleber: **orthotope Transplantation** heute Methode der Wahl
  - Implantation der Leber mit V.cava-Segment an die Stelle der körpereigenen Leber. Anastomosen: V.cava inferior kranial und kaudal, A.hepatica, V.portae (End-zu-End), Ductus choledochus (End-zu-Seit und Einlage eines T-Drains für 6 Wo.)
  - Heterotope Transplantation ⇨ Leber intraabdominell od. subhepatisch verpflanzt
- Leberteiltransplantation (*split-liver*, als Lebendspende): Ind: Gallengangsatresie Entnahme des Lobus sinister bei einem Elternteil und Implantation in das Kleinkind (die Restleber bei Vater/Mutter wächst wieder zur Ursprungsgröße nach und die transplantierte Leber im Kleinkind wächst normal mit)
- Neues Verfahren: Temporäre Leberteiltransplantation, Ind: akutes fulminantes Leberversagen. Fremd-Teilleber wird vorübergehend transplantiert, nach Regeneration der eigenen Leber wird sie wieder explantiert
- **Wichtig!** Nachbehandlung:
  - **Immunsuppression** mit **Ciclosporin A** (Pilzprodukt, Sandimmun®) + **Methylprednisolon**, evtl. + Azathioprin (Imurek®), bei Abstoßungsreaktionen zusätzlich: monoklonaler Antikörper OKT3 oder **FK 506** (Tacrolimus, Prograf® ein Pilzprodukt aus Streptomyces Tsukubaniensis) in Erprobung Antilymphozytenkonzentrat (für 3 - 7 Tage) in Erprobung chimäre anti-CD$_4$-monoklonale Ak in Erprobung Immunmodulator BT-563 (Anti-Interleukin2-Rezeptor-Ak)
  - Bei chronischer Hepatitis: Hyperimmunglobulin für 3 - 12 Monate, ggf. lebenslang
  - Antibiotikaprophylaxe und Antivirale-Prophylaxe (Aciclovir, Zovirax®) in der postoperativen Phase, evtl. + Pilzinfektionsprophylaxe
- Selbsthilfegruppen: Selbsthilfegruppe Lebertransplantierter Deutschland e.V., Karlsbader Ring 28, 68782 Brühl, Tel.: (0 62 02) 70 26 - 13, Fax: - 14

Prog: Benigne Indikation: 1-JÜR bei 80 %, 5-JÜR ca. 50 % Maligne Indikation: 1-JÜR bei 50 %, 5-JÜR nur 10 % Die perioperative Letalität (bis 3 Monate post Op.) beträgt 10 %

Kompl: * Technische Probleme sind bei der Operation erheblich: durchschnittlich 10 Blutkonserven notwendig, trotz obligatem Cellsaver-Einsatz. Biopumpe für die Zeit der Operation notwendig (da die V.cava ausgeschaltet ist) ⇨ bringt das Blut aus dem unteren Teil des Körpers und aus dem portalen Kreislauf zum Herzen
* Anastomoseninsuffizienz (Gefäße oder Gallengang)
* Gerinnungsstörungen, Pfortaderthrombose
* **Postoperatives Transplantatversagen** häufig! ⇨ Retransplantation in ca. 20 % d.F. notwendig
* **Abstoßungsreaktionen:**
  - hyperakut und akut (4. - 14.Tag)
  - chronisch (vanishing bile duct syndrome) ⇨ Retransplantation notwendig
* **Infektionen, als Folge der Immunsuppression** ⇨ Sepsis (dann ca. 50 % letal)
* Tumorrezidiv (bei maligner Indikation)
* Narbenbrüche (entstehen häufiger wegen der notwendigen großen queren Oberbauchlaparatomie + Mittelschnitt für die Implantation)
* Neuauftreten oder Reaktivierung einer entzündlichen Darmerkrankung durch die Immunsuppression, Reinfektion des Transplantats mit Hepatitisviren

GALLENBLASE UND GALLENWEGE

ANATOMIE:

Intrahepatisches Gallengangssystem mit 2 Hauptgallengängen (5 - 10 mm) mündet am Leberhilus ⇨ Duct.hepaticus communis ⇨ nach 3 - 4 cm Abgang des Duct.cysticus zur Gallenblase (**Vesica fellea**, Vesica biliaris, engl. gallbladder), danach Duct.choledochus (Länge: 7 cm), verläuft im dist. Anteil retroduodenal durch das Pankreasgewebe und mündet in 70 % d.F. zusammen mit Duct.pancreaticus (common channel) in die **Papilla duodeni major** (VATERI) der Pars descendens duodeni. M.sphincter Oddi an der Papille verhindert Reflux aus dem Duodenum.

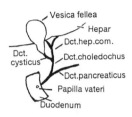

Varietäten: 20 % gemeinsame Papille mit getrenntem Gang; 10 % getrennter Gang und getrennte Papillen.

Topographische Lage: Die birnenförmige Gallenblase liegt an der Unterfläche des rechten Leberlappens (Segment V), Länge 10 cm, Breite 4 cm, Wanddicke 3 mm, Fassungsvermögen 50 ml.
Benachbart zu: Lobus quadratus hepatis, Pfortader, Duodenum und rechter Kolonflexur
Einmündung des Duct.cysticus in Duct.choledochus: Lateral (Normalbefund) oder medial mit Überkreuzung oder mit Unterkreuzung des Duct.hepaticus oder langstreckige Verklebung
Lig.hepatoduodenale enthält Pfortader (dorsal), A.hepatica (Mitte), Duct.choledochus (ventral re.)

Gefäßversorgung: **A.cystica** reicht nur mäßig bis zum Fundus (Ursprung meist aus A.hepatica propria, R.dexter, kann auch direkt aus A.hep. propria od. A.hep. communis o. R. sinister entspringen). Die arterielle Versorgung ist am Fundus am schlechtesten (⇨ hier ist daher die Perforationsgefahr bei krankhaften Prozessen am größten).

Physiologie:

Produktion tgl. **0,5 - 1,5 l** Galle. Lebergalle aus 97 % Wasser, 1 % Gallensäure, 0,7 % Kalziumsalzen und je 0,1 % Bilirubin, Phospholipide, Cholesterin, pH: ca. 8
Gallenblasengalle: Eindickung auf 10 - 20 % der Lebergalle durch Wasserentzug, pH: 7,0 - 7,4
Entleerung durch Kontraktion d. Gallenblasenmuskulatur durch Nahrungsreiz ausgelöst (Eigelb, Sahne, Fett, Röstprodukte, Kaffee, Alkohol)
Gallensäure: Fördert intestinale Fettverdauung durch Emulsion u. Lipidmizellenbildung
Bilirubin: Abbauprodukt des Hämoglobins ohne Funktion

Formvarianten: Phrygische Mütze (Septen, Abknickung), Stippchengallenblase (Einlagerung von Cholesterin in die Wand). Bei Beschwerden (Entleerungsstörungen) ⇨ Cholezystektomie.

MISSBILDUNGEN

Gallenblasenagenesie, Gallenblasensepten (mit Sanduhrgallenblase), Gallenblasendivertikel oder - duplikatur meist ohne klinische Bedeutung.

Gallengangsatresie: Klin: Progressiver Ikterus nach Geburt. Ther: Biliodigestive Anastomose, evtl. Lebertransplantation

Gallengangzysten: (Manif. 1. - 10. LJ.) Klin: rezidivierender Ikterus, Schmerz unter re. Rippenbogen, Diag: Sono, ERCP od. PTC, CT, Ther: Roux-Y-Hepatico-Jejunostomie

CAROLI-Syndrom: Multiple kongenitale (vermutlich aut.-rez.) zystische Erweiterungen der intrahepatischen Gallenwege mit Stenosen, rezidivierende Cholangitis + Ausbildung von Gallengangkonkrementen, mögliche Ausbildung einer sekundären biliären Zirrhose (mit schlechter Prognose)
Diag: ERCP od. PTC, dynamische CT, Kompl: Hohes Entartungsrisiko
Ther: Leberteilresektion bei unilobärem Befall, Lasertherapie der Stenosen, Lithotripsie bei Gallengangsteinen, evtl. Lebertransplantation bei diffusem Typ.

Cholangioadenomatose: Multiple Adenome des Gallengangsystems, obligate Präkanzerose.

GALLENSTEINE

Syn: Gallensteinleiden, ICD-10: K80, **Cholezystolithiasis** (Gallenblase), **Choledocholithiasis** (Stein im Duct.choledochus, meist präpapillär liegend, durch Wanderung von Steinen aus der Gallenblase oder durch neugebildete Steine nach Cholezystektomie)

Ät: – Disposition des Lösungs<u>un</u>gleichgewichtes: Gravidität, Ovulationshemmer, Dünndarm-Shunt-Operationen, Kurzdarm-Syndrom, Ileostomie, Diabetes mellitus, Hypercholeste-rinämie, Morbus Crohn, Adipositas, hämolytischer Ikterus, Clofibrat-Medikation, fettreiche Ernährung, chronische Obstipation, mangelnde Bewegung
  – Die 5 F: "**fat - female - fertile - forty - fair**"
  – Prädisp.alter: > 40. LJ., familiäre Disposition
  – Selten (Kindesalter): Hämolytische Anämien, angeboren Gallenwegeanomalien, 1/3 der Steine lösen sich bei Kindern spontan wieder auf

Path: ♦ **Lösungs<u>un</u>gleichgewicht der Lebergalle**, von Entzündungen und Motilitätsstörungen (Stase) der Gallenwege begleitet ⇨ Steinbildung
  Theorie der Gallensteinbildung: Fehlendes Gleichgewicht zwischen Gallensäuren und Le-zithin (Stabilisatoren) und der Menge der gelösten Substanzen wie Kalziumkarbonat, Bi-lirubin und Cholesterin führt zur **Lithogenität.**
  Bilirubin- und Kalziumsteine: Überangebot der jeweiligen Substanz
  Cholesterinsteine: **Cholesterin erhöht, Gallensäuren vermindert**
  ♦ <u>Lok:</u> Hauptsitz: Vesica, Choledocholithiasis: präpapillär
  ♦ Steine sind Ursache nahezu aller Gallenleiden, da Disposition für Entzündungen durch die Stase gegeben ist!
  ♦ **Ikterus bei Cholestase** (= Stau in abführenden Gallenwegen) ⇨ Gelbfärbung der Haut und Skleren (ab Bilirubin > 1,4 mg/dl), lehmfarbener acholischer Stuhl, bierbrauner Urin (Bilirubinausscheidung durch die Nieren), Hautjuckreiz durch Gallensäureeinlagerung, Steatorrhoe (mangelnde Gallensäureexkretion ⇨ Fettverdauungsstörung, Mangel an fettlöslichen Vitaminen, z.B. Vit. K-Mangel-Gerinnungsstörung ⇨ Ther: Konakion® i.v.)

Epid: ◊ **W** >> m (3:1), familiäre Disposition
  ◊ > 40 Jahre sind bei Frauen 32 %, bei Männern 16 % Steinträger (insg. ca 10 Mio. Stein-träger für Deutschland geschätzt)
  ◊ Unaufhaltsame Progredienz, die mit dem Alter parallel läuft
  ◊ Komplikationen (klinisch symptomatische Steine) treten meist nach dem 6. Dezennium auf, Häufigkeitsgipfel: Männer 65 - 70. LJ., Frauen 50 - 60. LJ.

Etlg: <u>Steintypen:</u> Cholesterin-Pigment-Kalkstein (ca. 80 % d.F.), großer reiner Cholesterin-Stein (15 % d.F., schweben in der Gallenblase) und kleiner Bilirubin-Stein (= Pigmentstein, selten, sedimentierend)

Klin: ⇒ <u>Nur 25 % aller Steinträger werden symptomatisch</u> = steinkrank ⇨ **nur die symptomati-schen Steinträger müssen therapiert werden!**
  ⇒ **Kolik** (ausgelöst durch fettes Essen oder nachts durch vagal induzierte Gallenblasenkon-traktionen) anfallsartig sich steigernder Schmerz im rechten Oberbauch, evtl. mit Aus-strahlung in den Rücken oder rechte Schulter, evtl. Hyperalgesie in der Head-Zone: 6. - 9. BWK
  ⇒ Druckschmerz im Abdomen (rechter Oberbauch)
  ⇒ <u>Allgemeinsymptome:</u> Völlegefühl, Blähungen, Nausea, Vomitus, Schweißausbrüche, dys-peptische Beschwerden, gelegentlich Schocksymptomatik
  ⇒ Bei Cholestase initial Kolik (Übertritt des Steins von der Blase in Duct.cysticus ⇨ Duct.choledochus), dann flüchtiger Ikterus (Stein im Duct.choledochus), evtl. Fieber durch bakterielle Infektion.
  <u>Bleibende Cholestase</u> (biliäre Symptome): **Ikterus**, Pruritus, heller Stuhl, dunkler Urin.
  Passagerer Ikterus bei Ventilstein im Choledochus

Diag: 1. Anamnese und klinische Untersuchung: **Murphy-Zeichen:** Eindrücken der Bauchdecke + Einatmen des Patienten ⇨ Schmerz (⇨ schmerzbedingtes Stoppen der Inspiration)
2. **Sonographie** (Methode der Wahl, 95 % Treffsicherheit bei Cholezystolithiasis) **Schallschatten** durch Steine, Lumen- und Wandveränderungen (Wanddicke wichtig zur Beurteilung von Entzündung), Choledochussteine: dilatierter Choledochus (> 6 mm)
3. Röntgen: **Abdomenleeraufnahme** pos. bei verkalkten Steinen, nicht verkalkte Steine (ca. 75 %) sind nicht schattengebend, Kalkmilchgallenblase, Porzellangallenblase (verkalkte Gallenblasenwand), Aerobilie + Dünndarmspiegel (bei Gallensteinileus) **ERCP** (endoskopische retrograde Cholangio-Pankreatikographie) oder **PTC** (perkutane transhepatische Cholangiographie): insb. zum Nachweis von Steinen im Gallengang, Kompl: Cholangitis oder Pankreatitis mögl. (in ca. 1 % d.F.), alternativ **MRCP** = MRT (T2-gewichtet) des Oberbauches und Postprozessing zur Abbildung des Gangsystems mögl. Orale oder i.v.-Galle (**Cholezysto-Cholangiographie**) ⇨ negatives Cholezystogramm, Steinnachweis (indirekter Steinnachweis durch Kontrastmittelaussparung), Kontraktilität prüfen durch Reizmahlzeit. Wird heute nur noch durchgeführt wenn ERCP nicht gelingt. ERCP od. i.v.-Galle insb. wichtig vor *laparoskopischen Eingriffen* zum Ausschluss eines Steines im Gallengang (⇨ dann laparoskopische Cholezystektomie nicht möglich). CT (selten erforderlich): Lage- u. Formvarianten, Dichtemessung
4. Labor: Cholestaseparameter ⇨ AP, GGT, evtl. GOT, GPT erhöht, direktes Bilirubin erhöht. Daneben BSG, BB kontrolliert als Entzündungsparameter.
5. Gastroskopie als DD: Ausschluss anderer Ursachen für die abdominellen Beschwerden
6. Sequenzszintigraphie: Beurteilung d. Exkretion u. Abfluss mit ^{99}Tc (Ind: Bei hohen Bilirubinwerten [> 3 mg/dl], da Röntgenkontrastmitteluntersuchung dann nicht möglich)

Ther: • Steinkranke (= symptomatische Steinträger, ca. 25 % aller Steinträger) sollten therapiert werden, da die Mehrzahl dieser Patienten während ihres Lebens biliäre Symptome oder Komplikationen zeigen. Asymptomatische Steinträger (= Zufallsbefund in der Sonographie) werden nicht prophylaktisch therapiert.
• Kolik: Bettruhe, feuchte Wärme, Nahrungskarenz, Analgetika, Spasmolytika (20 mg Butylscopamin, Buscopan® i.v.). **Keine** Morphine wegen Sphinkterspasmus! Endgültige Therapie ⇨ Intervallcholezystektomie
• **Konservativ:**
  – Medikamentöse Litholyse: Steinauflösung durch Zufuhr von Gallensäuren oral **Chenodesoxycholsäure** oder **Ursodesoxycholsäure** (oder beides, jeweils 5 - 8 mg/kgKG/Tag) für mind. 6 Monate (bei gegebener Ind. in 85 % Op vermeidbar, Häufigkeit der Koliken sinkt um 50 %), aber nur für reine Cholesterinsteine geeignet (10 % d.F.). Wiederauftreten der Steine nach Absetzen der Therapie in 50 % d.F. in 5 Jahren. K-Ind: Steindurchmesser > 1 cm, Gallenblasenwand > 5 mm, kalkhaltige Konkremente, Pigmentsteine, akute od. chronische Cholezystitis, Leberzirrhose, akute od. chronische Darmentzündung, Ulkus, Gravidität!, unkooperativer Patient (mangelnde Compliance). NW: Transaminasenerhöhung, Diarrhoen, Gallensteinkalzifikation
  MTBE-Lyse: Punktion der Gallenblase (von außen, perkutan transhepatisch) oder via ERCP mit Anlage einer liegenden nasovesikulären Sonde ⇨ Einbringen v. **MTBE** (Methyl-tert-butyl-Ether), Spülung (= Kontaktlyse) für 1 - 3 Tage ⇨ löst Cholesterinsteine auf. Ind: Multiple Steine (keine verkalkten Steine) insb. bei alten Patienten, die wegen anderer Erkrankungen schlecht operabel sind. Kompl: Galleleck, Fistelbildung, gallige Peritonitis, Pankreatitis, Rezidivrate: 10 - 15 % pro Jahr
  – Cholelithotripsie (Steinzertrümmerung = **ESWL** = extrakorporale Stoßwellenlithotripsie): Ind. (nur 10 – 20 % der Patienten können so behandelt werden): Kleinere, kalkfreie Steine in der Gallenblase (insb. Solitärstein bis 2, max. 3 cm, oder max. 3 Steine bis zu diesem Gesamtvolumen), Kontraktionsfähigkeit der Gallenblase muss zum Ausschwemmen der Trümmer erhalten sein. Nach Lithotripsie medikament. Lysebehandlung (s.o.) zur Beseitigung d. Restkonkremente; Prog: 50 - 85 % sind nach 1 Jahr steinfrei, Rezidivrate: 10 – 15 % pro Jahr. K-Ind: Steine zu groß, zu grob, nicht kalkfrei, Gallenwand funktionslos, akut od. chronisch entzündet, Gerinnung nicht intakt, Gravidität. Kompl: Biliäre Beschwerden, Koliken (20 - 30 %), fragmentbedingter Choledochusverschluss und biliäre Pankreatitis, Cholezystitis
  – Choledocholithiasis ⇨ Papillotomie (= Sphinkterotomie) und Extraktion der Steine (über **ERCP** und Dormia-Fangkörbchen, Ballon oder evtl. mechanische Lithotripsie = Zer-

kleinerung oder Laser-induzierter Lithotripsie unter Sicht mit Mutter-Baby-Endoskop), Kompl: Dünndarm- od. Duct.choledochus-Perforation, Blutung, Pankreatitis, Cholangitis
• Operativ: Ind: Steinkranke (= symptomatische Steinträger, nur ca. 25 % aller Steinträger), OP möglichst im Intervall. Stumme Steinträger sollten operiert werden, wenn multiple Steine (Wanderungsgefahr), großer Solitärstein (Wandnekrose), scharfkantige Kalksteine (Cholezystitis) oder eine Porzellangallenblase (Karzinomrisiko) vorliegt
– Methode der Wahl: **Laparoskopische Cholezystektomie** (sog. "Lapgalle"), ca. **70 – 80 % d. Pat.** Werden heute mit dieser endoskopischen Methode operiert (= minimal invasive Chirurgie, Tendenz steigend). Patientenselektion wichtig, KI beachten!
K-Ind: Akute Cholezystitis (relativ), Empyem, abdominellen Voroperationen (Oberbauch), Schrumpfgallenblase, Erfordernis der Choledochusrevision (Stein im Gallengang), V.a. Karzinom, Leberzirrhose + port. Hypertonie, Gravidität, hämorrhagische Diathese
Vorteil: **Minimaler Wundschmerz, Entlassung am 3. - 4. postop. Tag!**, günstiges kosmetisches Ergebnis, kaum Komplikationen der "großen Bauchwunde" (wie Platzbauch, Verwachsungen)
OP: **4 Inzisionen** (+ Trokare) für Optik, Instrument, Haltezange, Gasinsufflation.
Präparation v. A.cystica und Duct.cysticus, Abklemmen mit Metallclips ⇨ durchtrennen.
Abpräparation der Gallenblase vom Leberbett mittels Elektrokoagulation (Hakenelektrode)
Entfernen der Gallenblase (geht sie durch die Inzision in der Bauchdecke nicht durch, wird sie partiell herausgezogen, die Galle abgesaugt, Steine einzeln entfernt und dann leer entnommen), Verschluss der Inzisionen mit Naht.

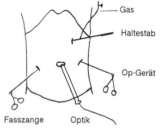

Postoperativ: 1.Tag postop. Sonographiekontrolle, dann voller Kostaufbau innerhalb von 2 Tagen (Tee, Zwieback, Haferschleim, Schonkost)
Kompl: Nicht beherrschbare Blutung (insb. aus A.cystica, Leberbett), Überaschungsbefund (z.B. unübersichtliche anatomische Verhältnisse, Anomalien, massive Verwachsungen, Karzinom) ⇨ Umstieg auf konventionelle Cholezystektomie (in ca. 3 - 5 % d.F.)
– Neu in Erprobung: Laparoskopische Cholezystotomie = endoskopische Eröffnung der Gallenblase und Steinentfernung, anschließend Gallenblasenwandverschluss mit Clip und Fibrinkleber (Gallenblase wird also nicht wie bisher entnommen, sondern verbleibt in situ) oder temporäre Fistel (Cholezystostomie) und 4-wöchige Ursodeoxycholsäuregabe.
– **Cholezystektomie** mittels Laparotomie (**konventionell**, mit kleinem Schnitt sog. Mini-Lap): Pararektalschnitt (od. Rippenbogenrandschnitt rechts oder selten Mittelschnitt), Darstellung des Gallenblasenhilus, Ligatur der A.cystica und des Duct.cysticus (+ ggf. intraoperative Darstellung der ableitenden Gallenwege mit Röntgen + Kontrastmittel, um Steine im Gallengangssystem nachzuweisen und dann ggf. zu entfernen ⇨ Choledochusrevision) u. retrograde Abpräparation der Gallenblase aus dem Leberbett und Entfernung (auch anterogrades Vorgehen vom Fundus zum Hilus möglich).
Postoperativ: Infusionstherapie mit 3 l Glc-5 %ig und Ringer im Wechsel am 1. postop. Tag, dann Kostaufbau (2. Tag Tee, 3. Tag flüssig, 4. Tag passierte Kost, ab 6. Tag Schonkost), Medikation: Hymecromon (Cholspasmin®) zur Anregung des Gallenflusses, Drainage am 3. Tag in den Verband ableiten, dann tgl. kürzen, Drainage ex am 6. Tag, Nahtmaterial ex am 10.Tag
– Finden sich intraoperativ Steine im Bereich d. Choledochus ⇨ **Choledochusrevision:** Fasszange od. Fogarty-Katheter zur Steinentfernung, Papillensondierung mit Hegar-Sonde und Einlegen einer T-Drainage in den Duct.choledochus, sowie einer Zieldrainage im Bereich des Wundgebietes des Choledochus.
Postoperativ: ab ca. 4 Tag zeitweises Abklemmen des T-Drain, Anregung des Gallenflusses mit Hymecromon (Cholspasmin®), nach 8 Tagen Rö-Kontrastdarstellung über den T-Drain ⇨ Abfluss frei, dann T-Drainage entfernen (die Gallenfistel durch die Drai-

nage schließt sich meist nach 2 Tagen komplikationslos, dann kann auch die Zieldrainage entfernt werden). Der Kostaufbau erfolgt insg. verzögerter.

Prog: Cholezystektomie: Op-Letalität elektiv 0,3 - 0,5 %, akut 2,5 %, bei Risikopatienten (> 60. LJ. mit Risiko-Zweiterkrankungen) ca. 6 %, Lapgalle 0,1 %
Durchschnittliche Liegedauer: Konservative Op. 11 Tage, laparoskopische Op. 5 Tage

Kompl: * **Cholezystitis** zu 90 % durch Steine in Verbindung mit bakterieller Infektion (E.coli, Enterokokken) bedingt, Rest: nach Traumen, Volumenmangelschock (⇨ Nekrosen, Hypoxie)
* **Choledocholithiasis** bei Steinabgang aus der Gallenblase ⇨ Cholestase, biliäre Symptome und mögl. folgende **Cholangitis**
* Gallenblasenhydrops (Gallenblasenstauung durch **Duct.cysticus-Verschluss**) + Superinfektion ⇨ Gallenblasenempyem (Peritonitis mit sept. Schock, Schüttelfrost, extremer Leukozytose)
chronisch ⇨ narbige Veränderungen, Kalkeinlagerung (Porzellangallenblase)
Ther: Cholezystektomie
* Gallenblasenperforation (selten, am ehesten am Fundus, da hier die Gefäßversorgung am schlechtesten ist) ⇨ gallige Peritonitis mit sehr ernster Prognose (Letalität: 30 - 40 %) oder gedeckte Perforation mit subhepatischem Abszess.
Meist Ausbildung einer cholezystoduodenalen Fistel ⇨ siehe Gallensteinileus
Ursachen: Chronische Cholezystitis, Steindekubitus, Schocknekrose
* Biliäre Pankreatitis durch Rückstau von Pankreassekret im Duct.pancreaticus bei Stein im Duct.choledochus (common chanel-Theorie)
* Gallensteinileus: Ein großer Stein gelangt über eine Fistel ins Duodenum oder Intestinum (selten in die rechte Kolonflexur oder Magen), Steinabgang i.d.R. symptomlos; Steckenbleiben des Steins meist an der Bauhin-Klappe (Ileozäkalklappe) ⇨ mechanischer Dünndarmileus.
Diag: Rö-Abdomen: Luft in den Gallengängen (**Aerobilie**!) + Dünndarmspiegel + evtl. sichtbarer Steinschatten im rechten Unterbauch
Ther: Akut Ileusbeseitigung, Gallensanierung später
* MIRIZZI-Syndrom: Gallenblasenhalsstein führt im benachbarten Duct.hepatocholedochus zur Kompression oder narbigen Stenosen (sehr selten) ⇨ Cholestase u. chronische Cholangitis
* **Maligne Entartung** (kaum ein Gallenblasen-Ca ohne Steine), Häufigkeit ca. 1 %, Entartungsrisiko bei Gallenblasensteinen 0,01 - 0,05 % pro Jahr

Op: * Ligatur am Duct.choledochus statt am Duct.cysticus bei unübersichtlichen anatomischen Verhältnissen ⇨ Gallenstauung aus der Leber!, intraoperatives Röntgen des Duct.choledochus beugt dieser Komplikation vor
* Ligatur der A.hepatica bei atypischem Verlauf ⇨ Nekrosegefahr der Leber
* Choledochusläsion, Gallenfistel, Duct.cysticus-Stumpfinsuffizienz, Nachblutung
* Gallengangstriktur: Durch Operationen an Gallenblase oder Magen oder bei primär sklerosierender Cholangitis, Steindekubitus. Sympt: Intermittierender Ikterus, Ther: Plastische Erweiterung oder biliodigestive Anastomose
* Verletzung von Gefäßen od. Darm beim Einbringen der Trokare für die endoskop. Chirurgie
* Papillotomie bei ERCP: Papillenrestenose, Cholangitis, Pankreatitis, Blutung, Perforation, Ther: Revision mit operativer transduodenaler Papillotomie
* "Postcholezystektomiesyndrom" (ICD-10: K91.5) in 20 - 50 % d.F. ⇨ Ursache: Belassene Konkremente od. Steine, Stenosen, chron. Cholangitis, Papillenstenose, chron. Rezidivierende Pankreatitis, zu langer Zystikusstumpf mit Steinneubildung ⇨ ERCP zur Abklärung durchführen. Oder die **präop. Beschwerden waren anderer Genese!** (DD: Pankreatitis, Darmerkrankungen, funktionell, Dyspepsie etc.)

DD: – **Ikterus:**
1. Prähepatischer Ikterus: Überangebot an Gallenfarbstoffen, z.B. bei **Hämolyse**
2. Hepatischer Ikterus (= Parenchymikterus): Leberstoffwechselstörung, z.B. bei **Hepatitis**, Alkoholfettleber, **primär biliäre Zirrhose**, vererbte Aufnahmestörungen (z.B. Morbus Meulengracht), vererbte Konjugationsstörungen (z.B. Crigler-Najjar-Syndrom), vererbte

Exkretionsstörungen (z.B. Dubin-Johnson-Syndrom, Rotor-Syndrom)
primär sklerosierende Cholangitis (PSC, seltene Erkrankung unbekannter Genese, zu 50 % kombiniert mit chronisch entzündlichen Darmerkrankungen oder Morbus Ormond, gehäuft HLA-B8 u. DRB3 pos., Histo: fibrosierende Wandveränderung der Gallengänge)
Nach Auslandsreisen (Malaria, Parasitosen wie Echinococcus, Askariden)
Infiltration durch Systemerkrankungen, Amyloidose, Granulome, Adenome, primäres Leberzellkarzinom
Drogeninduziert, Medikamente (Chlorpromazin, Kontrazeptiva, INH, Antiarrhythmika, Haldol, Aponal, Antiepileptika)
Gravidität: Icterus gravidarum durch Hepatitis-B- od. -E-Infektion, idiopathischer Schwangerschaftsikterus (meist im letzten Trimenon, familiäre Disposition, benigne, ca. 1:5000), Ikterus bei Hyperemesis (Histo: Verfettung der Leber mit azinozentralen Läppchennekrosen), EPH-Gestose, HELLP-Syndrom, akute Schwangerschaftsfettleber (rasch progredient, schlechte Prognose)
Icterus neonatorum: **physiologischer** Ikterus beim **Neugeborenen** vom 3. Lebenstag bis zur 2. Wo., verstärkt bei Frühgeborenen und gestillten Kindern

3. Post-/extrahepatischer/cholestatischer Ikterus:
   Steinbedingt ⇨ flüchtig, meist kleine Gallenblase oder
   Tumorbedingt, Strikturen, Papillenspastik ⇨ konstant, meist große Gallenblase (Courvosier-Zeichen = prall gefüllte, schmerzlose Gallenblase)
   Neugeborene: Gallengangatresie

– **Kolik: Akutes Abdomen**, z.B. Ulkusperforation, Nierenkolik, Myokardinfarkt, Pankreatitis, Appendizitis usw., siehe Übersicht:

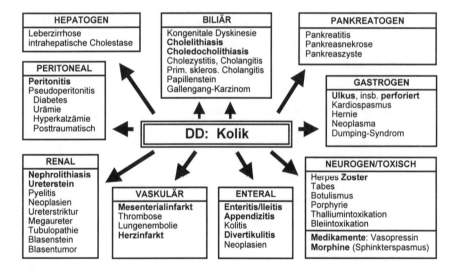

HEPATOGEN	BILIÄR	PANKREATOGEN
Leberzirrhose intrahepatische Cholestase	Kongenitale Dyskinesie **Cholelithiasis** **Choledocholithiasis** Cholezystitis, Cholangitis Prim. skleros. Cholangitis Papillenstein Gallengang-Karzinom	Pankreatitis Pankreasnekrose Pankreaszyste

PERITONEAL		GASTROGEN
Peritonitis Pseudoperitonitis Diabetes Urämie Hyperkalzämie Posttraumatisch		**Ulkus**, insb. **perforiert** Kardiospasmus Hernie Neoplasma Dumping-Syndrom

DD: Kolik

RENAL			NEUROGEN/TOXISCH
Nephrolithiasis **Ureterstein** Pyelitis Neoplasien Ureterstriktur Megaureter Tubulopathie Blasenstein Blasentumor	**VASKULÄR** **Mesenterialinfarkt** Thrombose Lungenembolie **Herzinfarkt**	**ENTERAL** **Enteritis/Ileitis** **Appendizitis** Kolitis **Divertikulitis** Neoplasien	Herpes Zoster Tabes Botulismus Porphyrie Thalliumintoxikation Bleiintoxikation **Medikamente:** Vasopressin **Morphine** (Sphinkterspasmus)

CHOLEZYSTITIS/CHOLANGITIS

<u>Syn:</u> Gallenblasenentzündung (ICD-10: K81), Entzündung der Gallenwege (ICD-10: K83.0)

<u>Ät:</u> – Cholezysto-/-docho**litihiasis** in 90 % als Ursache (häufig Cysticusverschlussstein)
    – Stenosen

– Primär sklerosierende Cholangitis (Autoimmunerkrankung)
– Infektiös: Salmonellen, Lamblien
– Vaskulär: Schockfolge, posttraumatische od. postoperative Minderdurchblutung („Stressgallenblase")

Path: ◆ Aszendierende Infektion bei **Abflusshindernis** (meist Steinleiden)
◆ Bevorzugte Keime: **E.coli, Enterokokken** (Streptococcus faecalis), Klebsiellen, Enterobacter, Clostridien

Etlg: # **Blande** Cholezystitis/Cholangitis
Phlegmonöse oder **gangränöse** Cholezystits
Gallenblasen**empyem**

Klin: ⇒ Dauerschmerz (im Gegensatz zur Kolik beim Steinleiden!) im rechten Oberbauch, Abwehrspannung
⇒ Leukozytose, **Fieber**, evtl. Ikterus
⇒ Charcot-Trias: Schmerzen im rechten Oberbauch, Ikterus, intermittierendes Fieber
⇒ Primär sklerosierende Cholangitis: Intermittierender Ikterus, Fieber, mit dem Krankheitsverlauf zunehmend

Diag: 1. Anamnese und klinische Untersuchung
2. Sonographie: Konkremente, **Wandverdickung** (> 4mm), Konturunschärfe, Vergrößerung des Organs
3. Labor: Mäßige Leukozytose bei blander Form, bis ausgeprägte Leukozytose beim Empyem

Ther: • Konservativ: Blande Cholezystitis: Antibiotikagabe, Bettruhe, Eisbeutel, Antiphlogistika und Spasmolytika ⇨ Op im symptomfreien Intervall durchführen (nach 4 - 8 Wo.)
• Operativ: Ind: Blande Cholezystitis innerhalb der ersten 3 Tage ⇨ Früh-OP, in vielen Statistiken ist die Letalität hier geringer
Bei gangränöser Cholezystitis oder Gallenblasenempyem ⇨ sofort Op wegen Perforations- und Peritonitisgefahr
– Perioperative Antibiotikaprophylaxe mit Ceftriaxon (Rocephin®) ½ Std. präop.
– Konventionelle Cholezystektomie und Drainage
– Biliodigestive Anastomose, ggf. Lebertransplantation bei primär sklerosierender Cholangitis

Prog: Letalität bei gangränöser Form oder Empyem 15 %!
Primär sklerosierender Cholangitis hat eine schlechte Prognose wegen der nicht aufhaltbaren Progredienz (⇨ frühzeitige Vorstellung des Pat. in einem Transplantationszentrum)

Kompl: * Phlegmonöse od. gangränöse Cholezystitis ⇨ absolute OP-Ind. wegen Perforationsgefahr
* Gallenblasenempyem: Peritonitis mit sept. Schock, Schüttelfrost, extreme Leukozytose ⇨ OP + Drainage, Letalität: 15 %!
* **Gallenblasenperforation**: Nach rezidiv. Cholezystitis, Steindekubitus, Schocknekrose: Peritonitis, septischer Verlauf. Klinisch:
1) Perforationsschmerz
2) Symptomfreies Intervall (8 - 12 Std.)
3) Peritonitis ⇨ Ther: Cholezystektomie, Drainage, Spülung
* Chronisch rezidivierende Cholezystitis ⇨ Schrumpfgallenblase, **Porzellangallenblase**, Spätfolge: Gallenblasenkarzinom!
* Primär sklerosierende Cholangitis: Übergang in biliäre Zirrhose, zunehmende Gallengangstrikturen ⇨ biliodigestive Anastomose, Ultima ratio: Lebertransplantation

TUMOREN

Syn: Gallengangkarzinom, malignes Cholangiom, engl. carcinoma of the bile duct

Ät: – **Cholelithiasis** in 70 % d.F. nachweisbar (Steinträger haben ein 4 - 5x höheres Risiko ein Gallenblasenkarzinom zu entwickeln, ein noch höheres Risiko besteht bei einer Porzellangallenblase)
  – Chronische Entzündung (nekrotisierende Entzündungen mit Wandverkalkungen durch Einlagerung von Kalziumphosphat ⇨ Porzellangallenblase)
  – LYNCH-Syndrom: aut.-dom. vererbt (Chrom. 2, 3, 7) mit kolorektalen Karzinomen und Zweittumoren wie Gallentumoren

Epid: ◊ Häufigkeit: Malignome der extrahepatischen Gallenwege sind selten, ca. 0,1 - 0,8 %
  ◊ Prädisp.alter: v.a. 60. - 70. LJ., Gallengangkarzinom mehr Männer

Etlg: # **Gutartig:** Adenome, Papillome, mesenchymale Neubildungen, Lipome
  Bösartig: Cholangiozelluläres Karzinom, Rhabdomyosarkom (Kindesalter), **Gallenblasenkarzinom** (meist am Fundus, ICD-10: C23), **Gallengangkarzinom** (extrahepatische Gallengänge und Hepatikusgabel, ICD-10: C24.0), Karzinom an der **Ampulla Vateri** (Papillenkarzinom, ICD-10: C24.1)
  # KLATSKIN-Tumor: Karzinom der **zentralen** Gallengänge (Hepaticusgabeltumor)
  Klassifikation nach der Lokalisation (nach IVASAKI und KREMER):
  I. Duct.hepaticus com. befallen und Hepatikusgabel mit einbezogen
  II. Infiltration des rechten od. linken Duct.hepaticus
  III. Befall beider Duct.hepatici
  Histo: meist **hochdifferenzierte** Adenokarzinome, langsames Wachstum, späte Metastasierung, aber insg. chirurgisches Problem wegen der ungünstigen Lokalisation am Leberhilus
  # TNM-Klassifikation (gilt nur für Karzinome ⇨ histolog. Diagnosesicherung notwendig)
  – Gallenblase: T1 Gallenblasenwand (T1a Schleimhaut, T1b Muskulatur), T2 Infiltration von perimuskulärem Bindegewebe, T3 Tumor infiltriert über die Serosa hinaus oder in ein Nachbarorgan (in Leber max. 2 cm), T4 Leberinfiltration > 2 cm oder in zwei oder mehrere Nachbarorgane (Magen, Duodenum, Kolon, Pankreas, Omentum, extrahep. Gallengänge)
  N1 regionäre Lk (am Duct.cysticus, Choledochus oder Leberhilus = Lig.hepatoduodenale), N2 Lk um Pankreaskopf, periduodenal, periportal, zöliakal und/oder oben mesenterial
  – Extrahepatische Gallengänge (s.Abb., innerhalb der gestrichelten Linie): T1 Gallengangwand (T1a Schleimhaut, T1b Muskulatur), T2 Infiltration von perimuskulärem Bindegewebe, T3 Tumor infiltriert Nachbarstrukturen (Leber, Pankreas, Duodenum, Gallenblase, Kolon, Magen)
  N1 regionäre Lk (am Duct.cysticus, Choledochus oder Leberhilus = Lig.hepatoduodenale), N2 Lk um Pankreaskopf, periduodenal, periportal, zöliakal und/oder oben mesenterial

  – Ampulla Vateri: T1 Tumor begrenzt auf die Ampulla Vateri, T2 Infiltration in die Duodenalwand, T3 Tumor infiltriert < 2 cm in Pankreas, T4 Tumor infiltriert > 2 cm in Pankreas oder in andere Nachbarorgane
  N1 regionäre Lk (pankreatikoduodenale, pylorisch, prox. mesenterial, am Duct.choledochus)
  Lk am Pankreasschwanz und Milz-Lk gelten als Fernmetastasen = M1

Klin: ⇒ **Courvoisier-Zeichen**: Schmerzloser progredienter **Ikterus** + tastbar vergrößerte Gallenblase
  ⇒ Cholestase: Ikterus, Stuhlentfärbung, Dunkelfärbung des Urins, Pruritus
  ⇒ ggf. Gewichtsverlust, epigastrische Schmerzen

⇒ Bei Gallenblasentumoren auch Koliken mögl., häufig auch nur Zufallsbefund bei der Sonographie

Diag: 1. Anamnese und klinische Untersuchung: tastbare schmerzlose Resistenz im re. Oberbauch
2. **Sonographie** meist wegweisend
3. Röntgen: **ERCP** oder **PTC** präoperativ: Bestimmung der Entfernung des Verschlusses vom Leberhilus ⇨ Operabilität?
PTC bes. geeignet bei zentralen Gallengangkarzinomen (Klatskin-Tumoren) **Angiographie** und **CT** zur Klärung der Tumorausdehnung
4. Labor entspricht der extrahepatischen Cholestase (AP, GGT, direktes Bilirubin erhöht)

Ther: • Konservativ: Bei Inoperabilität interventionelle Anlage einer transhepatischen Gallendrainage **(PTCD)** mit Abfluss nach außen oder **via ERCP mit Abfluss nach innen**, evtl. Einlage einer Endoprothese in den Gallengang (Metallgitter-Stent, z.B. Wallstent) zum Offenhalten der Gallenwege (die konservativ palliativen Maßnahmen zeigen die gleichen Überlebenszeiten, wie operativ palliative Verfahren), außerdem symptomatische Therapie gegen Ikterus
• Operativ: Ind: Leider meist nur palliative Op möglich (90 % d.F.)
 − Gallenblasen-Ca: Cholezystektomie, evtl. Gallengangteilentfernung und Lymphknotendissektion
 − Gallengangkarzinom: Resektion und biliodigestive Anastomose: **Hepatikojejunostomie mit** einer nach **Roux-Y-**ausgeschalteten Jejunumschlinge
 − Klatskin-Tumoren: Hepatikusgabelresektion, Leberteilresektion und biliodigestive Anastomose oder perkutane transhepatische Drainage, evtl. Lebertransplantation
 − Palliativ bei nicht resektablem Gallengangkarzinom: **Gallendrainage nach innen** als biliodigestive Anastomose: Hepatikojejunostomie, Cholangiojejunostomie (kleine intrahep. Gallengänge) oder Hepatojejunostomie (Leberresektionsfläche) oder mit transtumoral eingeführtem Katheter: **Pigtail-Katheter** (Überbrückt die tumorös verlegte Strecke und mündet im Duodenum) oder nach außen (perkutaner transhepatischer Katheter = PTCD oder via ERCP nach innen)
 − Papillen-Ca: **Whipple-**Op oder palliative Resektion im höheren Alter, Drainage via ERCP
 − Gutartige Tumoren bei Symptomatik: Exzision

Prog: Insgesamt **sehr ernst.** Überlebenszeit nach radikaler Op nur 2 - 3 Jahre, nach palliativen Eingriffen nur 2 - 6 Mon., Op-Letalität 15 %, mit Leberteilresektion 30 %. Die günstigste Prognose haben noch die papillären Tumoren, da sie leichter resektabel sind. Am ungünstigsten sind die Klatskin-Tumoren.

Kompl: ∗ Ikterus durch Cholestase
∗ Leberinfiltration
Op: ∗ Verletzung A.hepatica, Pfortader, Gallenfistel, Nahtbruch, chron. Cholangitis

DD: − Cholezystolithiasis, rezidivierende Cholezystitis
 − Postoperative Narbenstrikturen
 − Pankreaskopfkarzinom

PANKREAS

ANATOMIE:

Entwicklung: Aus verschmelzender ventraler u. dorsaler Anlage. Das Pankreas liegt komplett retroperitoneal.

Anatomische Beziehung zu: Truncus coeliacus (kranial), A.mesenterica superior (kaudal), Pfortader und Aorta (dorsal), A.hepatica com. (⇨ bei Tumoren relativ frühe Inoperabilität, da bei Infiltration der Gefäße die Entfernung der Darmversorgung gefährden würde) Der Pankreaskopf liegt hinter dem Duodenum (das Duodenum liegt dabei wie ein "C" um das Pankreas) Der Pankreasschwanz reicht bis an die Milz heran Ductus choledochus: Endstrecke verläuft durch den Pankreaskopf ⇨ Pankreaserkrankungen können zu einem Ikterus führen

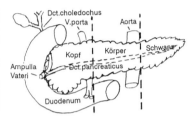

Arterien: Kopf: Aa.pancreaticoduodenalis sup. u. inf. (aus A.gastroduodenalis - A.mes. superior)
Körper: A.colica dextra (aus A.mesenterica superior)
Schwanz: A.lienalis (aus Truncus coeliacus) u. A.colica sin. (aus A.mesenterica inferior)

Venen: Die V.pancreaticoduodenalis mündet über die V.mesenterica sup. in die V.portae

Ausführungsgänge: Ductus pancreaticus (major) = WIRSUNGI endet an der Papilla vateri mit einem Schließmuskel (Sphinkter ODDI) im Duodenum zusammen mit dem Gallengang,
evtl. zusätzlich ein Duct.pancreaticus minor (accessorius) = SANTORINI
Der Druck im Pankreasgangsystem ist dabei höher als im Gallengangsystem ⇨ verhindert Reflux von Gallensäuren, der zu Autodigestion und Pankreatitis führen könnte.

Lymphknoten: Peripankreatisch um Kopf und Korpus, Abfluss zu Lk an Leberpforte und am Duct. choledochus, Truncus coeliacus, Mesenterialwurzel, Pankreasschwanz ⇨ Hilus der Milz.

Zugang: Intraabdomineller Zugang erfolgt über die eröffnete Bursa omentalis:
1. Durchtrennung des Lig.gastrocolicum = Durchtrennung des großes Netzes (Omentum majus) zwischen Magen und Querkolon (= Zugang von vorne) oder
2. Durchtrennung Entlang des Lig.hepatogastricum + Lig.hepatoduodenale = Durchtrennung des kleinen Netzes (Omentum minus) (= Zugang von oben) oder
3. Durchtrennung des Mesocolon transversum (= Zugang von unten).
   Die Dorsalseite d. Kopfes ist erreichbar nach Mobilisation des Duodenums.

Physiologie:

Exokrin: 1.000 - 2.000 ml/Tag aus H_2O, Bikarbonat (Neutralisiert den sauren Magensaft), Lipase, Amylase und Proteasen (Trypsin, Chymotrypsin, Elastase, Phospholipase A, Carboxypeptidase, die erst im Duodenum aktiviert werden ⇨ Verhinderung der Autodigestion).
Erscheinen die Enzyme im Blut ⇨ Hinweis auf eine nicht koordinierte Abgabe der aktiven Enzyme durch pathologische Veränderung im Pankreas, v.a. Amylase, Lipase.
Stimuliert wird das Pankreas durch den N.vagus und das duodenale Sekretin (stimuliert die Bikarbonatabgabe) und Pankreozymin-Cholezystokinin (stimuliert die Enzymabgabe).

Endokrin: A-Zellen ⇨ Glukagon, B-Zellen ⇨ Insulin, D-Zellen ⇨ Somatostatin, PP-Zellen ⇨ pankreatisches Polypeptid (Antagonist des Gastrins)

KONGENITALE VERÄNDERUNGEN

<u>Pankreas anulare:</u> Pankreas umschließt den Pars descendens des Duodenums und führt dort zur Stenose. Manifestation im Neugeborenen oder Erwachsenenalter durch die Stenose (hoher Darmverschluss) oder durch rezidivierende Pankreatitiden. Diagnose durch MD-Passage, GÖD, ERCP. Ther: Duodeno-Duodenostomie oder Duodeno-Jejunostomie, keine Durchtrennung des Pankreasringes wegen Fistelbildung

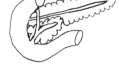

<u>Pankreas divisum:</u> Fehlende Verschmelzung der beiden pankreatischen Ganganteile (Ductus WIRSUNGI, ventraler Anteil u. SANTORINI, dorsaler Anteil der Pankreasanlage) ⇨ Rückstau und Pankreatitis möglich (Ductus SANTORINI kann keine großen Sekretmengen über die kleine Minorpapille drainieren), bei ca. 5 % d. Menschen

<u>Pankreaszysten:</u> Isoliert oder in Kombination mit Leber- u. Nierenzysten oder Kleinhirnzysten auftretend.

<u>Ektopisches Pankreas</u> (Pankreas aberrans): Tritt bei 2 % auf (in 90 % im Magen, Duodenum, Jejunum od. Meckel-Divertikel) ⇨ gelegentlich Ursache für epigastrische Beschwerden od. Blutungen

<u>Mukoviszidose (zystische Fibrose):</u> Aut.-rez. erblich (häufigstes Erbleiden 1:2.000, Defekt auf Chrom. 7), Fibrose des Pankreas ⇨ Maldigestion, Steatorrhoe, Sterkoralileus, Mekoniumileus (Neugeborene), rezidivierende Bronchitiden, Bronchiektasen u. Lungenfibrose (zäher Schleim), Rektumprolaps, Wachstumsverzögerung. Diag: NaCl im Schweiß ⇧⇧ (> 50 mmol/l). Ther: keine kausale möglich, nur symptomatische. Lebenserwartung 20 - 30 J.

PANKREASVERLETZUNGEN

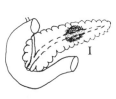

<u>Syn:</u> Pankreastrauma, ICD-10: S36.2

<u>Ät:</u> Stumpfes (Auffahrunfall/Lenkradanprall, Motorradunfall) oder penetrierendes (Schuss- oder Stichverletzung) **Oberbauchtrauma** ⇨ Kontusion (I) oder Zerreißung des Pankreas im **Korpusbereich** meist über der Wirbelsäule, meist zusätzlich kombiniert mit anderen abdominellen Organverletzungen

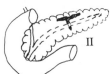

<u>Path:</u> <u>Lok:</u> Wichtig ist, ob mit od. ohne Gangzerreißung und ob die Kapsel verletzt oder unverletzt (subkapsulärer Riß, II) ist Perforation mit **Kapselzerreißung** (III) ⇨ Sekretaustritt (Pankreasfistel) ⇨ Peritonitis
Gangzerreißung (IV) ⇨ Pankreatitis, Nekrosen, Pseudozystenbildung, Peritonitis

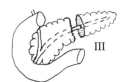

<u>Klin:</u> Entspricht den Symptomen einer akuten Pankreatitis (s.u.) oder Peritonitis, häufig aber erst nach einem **symptomfreien Intervall**

<u>Diag:</u> 1. Anamnese (Unfallhergang) und klinische Untersuchung
2. <u>Sonographie:</u> Engmaschige Bauch- und Douglas-Kontrolle
3. Evtl. **Peritoneallavage** (Amylase, Lipase-Bestimmung)
4. Röntgen: Abdomen-Übersicht, Thorax (Begleitverletzungen), CT-Abdomen, **ERCP** zum Ausschluss einer Gangverletzung
5. Bei penetrierender Verletzung ⇨ sofortige **explorative Laparotomie**

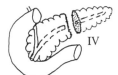

<u>Ther:</u> • <u>Konservativ:</u> Stumpfe Traumen ohne Gang- oder Kapselzerreißung ⇨ engmaschige Kontrolle, Intensivüberwachung Schmerzmittel (Pethidin, Dolantin® 50mg i.v.), ggf. Antibiose

- Operativ: Ind: Perforierende Verletzung (Kapselzerreißung)
  − Laparotomie
  − Wenn mögl. Parenchymnähte, sonst Resektion des verletzten Abschnittes (bei Schwanzverletzung = Linksresektion) oder Resektion und Blindverschluss des Kopfes und Pankreatikojejunostomie mit Y-Roux an den unverletzten Schwanz
  Ausgiebige Drainage der Pankreasloge

Kompl: * Pankreasverletzungen haben in 50 - 98 % d.F. Begleitverletzungen
* Peritonitis, retroperitoneale Nekrosen, paralytischer Ileus
* Posttraumatisch akut nekrotisierende Pankreatitis
* Pankreasfistel, Pankreaspseudozysten

AKUTE PANKREATITIS

Syn: Akute Bauchspeicheldrüsenentzündung, Entzündung des Pankreas, ICD-10: K85

Ät: − **Alkoholabusus** (v.a. jüngere Männer, 20. - 40. LJ., durchschnittlich nach 8 − 10-jährigem Abusus), die Pankreatitishäufigkeit bei Alkoholikern liegt zwischen 0,9 u. 9,5 %!
  − **Biliäre Pankreatitis**: Steinleiden, Stenose der Papilla Vateri, v.a. Frauen 40. - 60. LJ., tumoröse Veränderungen der Papilla vateri oder juxta-, bzw. parapapilläre Tumoren oder durch Duodenaldivertikel (Aufstau durch Papillenmotorikbeeinflussung), Pankreas divisum
  − Alimentäre Exzesse
  − Trauma und posttraumatisch, **postoperativ** (z.B. großes Magen-Ca, das vom Pankreas abpräpariert werden muss), iatrogen endoskopisch (durch ERCP) ausgelöst, Transplantatpankreatitis
  − Stoffwechselerkrankungen (Hyperparathyreoidismus ⇨?, evtl. Steine ⇨ Abflussstörungen), Fettstoffwechselstörungen, Hämochromatose, Hyperkalzämie, Urämie, Gravidität
  − Infektiös (z.B. Mumps, infektiöse Mononukleose, Virushepatitis, Coxsackie-Viren, Mykoplasmenpneumonie, Salmonelleninfektion, Brucellosen, Staphylokokken-, Streptokokkeninfektionen) ⇨ v.a. bei Erwachsenen
  − Systemerkrankungen: LED, Sjögren-Syndrom, Behçet-Krankheit, Panarteriitis nodosa, ischämisch bei Arteriosklerose, maligne Hypertonie, Hypothermie
  − Medikamente: Azathioprin, Glucocorticoide, Chlorothiazid, Furosemid, Sulfonamide, Tetrazykline, Östrogene, Valproinsäure, L- Asparaginase
  − **Idiopathisch** (ca. 10 - 20 % ohne erkennbare Ursache ⇨ immunologisch?)

Path: ♦ Alkohol: Toxische Zellzerstörung ⇨ Aktivierung der Enzymvorstufen schon in der Zelle ⇨ Parenchymzerstörung (Autodigestion, Autolyse)
  ♦ Biliär: Rückstau des Pankreassekretes im Ductus pancreaticus durch Stein oder Tumor im Dct.choledochus ⇨ Aktivierung des Pankreassekretes noch im Pankreas
  ♦ **Autodigestion durch intrapankreatische Aktivierung der proteolytischen Enzyme:** Trypsin, Chymotrypsin ⇨ Ödem, Nekrose u. Blutung
  Lipase in Verbindung mit Gallensäuren ⇨ Fettgewebsnekrosen
  Elastase ⇨ greift die Gefäßwände an und führt zu Blutungen
  Phospholipase A ⇨ bildet Lysolezithin aus Lezithin ⇨ zytotoxische Wirkung
  Kallikrein setzt Bradykinin frei ⇨ Vasodilatation mit Schock (evtl. Nierenversagen)
  ♦ Nicht immer besteht eine Korrelation zwischen dem klinischem Befund und den nachweisbaren morphologischen Veränderungen.
  ♦ Bei leichtem Verlauf völlige Restitution möglich

Epid: ◊ Inzidenz ca. 10/100.000/Jahr
  ◊ Männer: meist Alkohol als Ursache (40 % d.F.), Frauen: meist Gallenwegserkrankungen als Ursache (50 % d.F.)

Etlg: Nach SCHÖNBORN und KÜMMERLE (Mainzer Klassifikation)

Grad I:	**Ödematöse Pankreatitis**, gutes Ansprechen auf konservative Therapie, Prog. gut, Letalität: ca. 0 - 5 %
Grad II:	Komplizierte Pankreatitis mit **limitierten Nekrosen**, geringes Ansprechen auf konservative Therapie, beginnende Schocksymptomatik, Subileus, Leukozytose, Abfall des Serumkalziums
Grad III:	Subtotale bis totale Pankreasnekrose, diffus **hämorrhagisch nekrotisierend**, Schock, progrediente Verschlechterung trotz Intensivmedizin, Letalität: 50-90%

Klin:
⇒ Gehört zum Formenkreis des 'Akuten Abdomen' (intraabdominelle Ursache)
⇒ Schmerzcharakter: Allmählich entwickelnd, innerhalb weniger Stunden sein Maximum erreichend, für Stunden bis Tage anhaltend, selten auch schmerzlos (5-10 % d.F.)
 Lok: Im Oberbauch mit Ausstrahlung in den Rücken ⇨ **gürtelförmiger Schmerz**
⇒ Übelkeit, Erbrechen, Appetitlosigkeit, evtl. Fieber
⇒ Elastische Bauchdeckenspannung (Gummibauch), verminderte Darmgeräusche
⇒ Meteorismus bei Subileus, evtl. Aszites
⇒ Allgemeinreaktionen: Kreislaufreaktion durch Flüssigkeitsverlust, wenn Entzündung über Pankreas hinausgeht ⇨ Flüssigkeitsansammlung in Nekrosestraßen (Retroperitoneum, Magen, Dick-, Dünndarm) ⇨ Schock, Nierenversagen, Lungeninsuffizienz (ARDS), Koma (Ursache unbekannt, z.B. Toxine?, keine direkte Schockfolge)
⇒ Ikterus: Bei Affektionen der Gallenwege

Diag: 1. Anamnese (Gallensteine, Alkoholabusus) und klinische Untersuchung: Druckschmerz im Abdomen, initial kein brettharter Bauch, sondern '**Gummibauch**' (50 % d.F.), aufgeblähter Bauch (reflektorische Paralyse, v.a. im Epigastrium), Schwellung des Retroperitoneums ⇨ Flankenschwellung, evtl. druckdolenter Tumor (Hämorrhagie, Pseudozysten)
 Cullen-Zeichen: braunrote od. bräunliche Verfärbung im Nabelbereich (= ödematöse Durchtränkung der Bauchwand bei schwerster Form der Pankreatitis)
 Grey-Turner-Zeichen: wie Cullen, in den Flanken (Prognostisch ungünstige Zeichen)
 Boas-Punkt: Druckpunkt im li. Kostovertebralwinkel (Höhe TH12)
 Auskultatorisch: verminderte oder fehlende Darmgeräusche
 2. Labor: **Amylase** u. **Lipase** erhöht (im Serum und etwas später auch im Urin (Amylase), aber: keine Korrelation zum Ausmaß, sogar normale Werte sind möglich!)
 CRP (C-reaktives Protein): steigt mit dem Ausmaß der Nekrosen an, **Kalzium**: Ablagerungen in Nekrosen ⇨ je niedriger das Kalzium, desto größer die Nekrosen, ebenfalls als Prognosefaktor: Erhöhung von alpha-1-Antitrypsin und Erniedrigung von alpha-2-Makroglobulin
 Leukozyten erhöht mit path. Linksverschiebung
 Bei Cholestase: AP, GGT, Bilirubin (direktes) erhöht
 Blutzucker: Korreliert mit Schwere der Pankreasnekrose (wenn Diabetes auftritt ⇨ massive Nekrose, da 10 % der Langhans-Inseln ausreichen, um BZ zu regulieren)
 Prognosefaktoren: **Ranson Kriterien:** Hyperglykämie > 200 mg/dl, Leukozytose > 16.000 /mm³, GOT > 100 U/L, Hypokalzämie < 2 mmol/l und Verlaufsindizes wie Absinken des Hämatokrits um > 10 %, Base-Excess > 4 mval, und pO_2 < 60 mmHg sind prognostisch ungünstige Parameter. Mehr als drei dieser Befunde sowie blutiger Aszites und Met-Hb >5 % i.S. weisen auf eine nekrotisierende Pankreatitis hin.
 3. Sonographie: Größe (diffuse Vergrößerung), Infiltration, Umgebungsreaktion (unscharf begrenzte Pankreasloge, Peritoneal- bzw. Pleuraerguss), Gallengänge, Stein vor Papille (im Choledochus ⇨ biliäre Pankreatitis), Pseudozysten, Nekrose (Änderung des Reflexionsmusters im Sono). Sonographie sehr gut zur **Verlaufsbeobachtung** geeignet.
 4. Röntgen: Abdomenübersicht in Linksseitenlage: Pankreasverkalkungen, Gallensteinschatten, Zeichen eines paralyt. Ileus mit Spiegeln und einzelner Darmschlingen
 Rö-Thorax : Plattenatelektasen, Pleuraerguss li., komplizierende basale Pneumonie
 CT-Abdomen: Schwellung, Vergrößerung des Pankreas, Verkalkung als Zeichen wiederholter Pankreatitisschübe + KM-Bolus (= Angio-CT): welche Organe, Organteile sind durchblutet ⇨ Nekrosen, Zysten, Retroperitoneum?

Morphologische Stadieneinteilung (**Ultraschall** od. **CT**) n. KLOSE (Mainzer Klassifikation)

Stadium A: Organvergrößerung, peripankreatische Exsudationen (Bursa od. pararenal)
Stadium B: **Lokalisierte Organnekrose**, Aszites, Nekrosestraßen, Abszesse, Blutung
Stadium C: Wie Stadium B, aber **subtotale bis totale Pankreasnekrose**

5. ERCP: Wenn Stein vorhanden (Cholestase im Labor, Sonographie) ⇨ Papillotomie. Der Einsatz der ERCP ist bei anderen Formen der Pankreatitis umstritten (wg. möglicher iatrogener Pankreatitis)

Ther: • **Konservativ:** Akut (ödematös) ⇨ max. konservative Therapie mit **Intensivüberwachung**
Absolute Nahrungskarenz (Ausschaltung der Pankreasstimulation, Ruhigstellung des Pankreas) ⇨ parenterale Ernährung, **Magensonde** mit Absaugung und H_2-Blocker (z.B 6 Amp. Ranitidin/Tag, Zantic®), damit Magensäure nicht die Pankreassekretion fördert
Volumensubstitution (ca. 4 l/Tag zur Durchblutungsverbesserung der des intakten Restgewebes, RR, ZVD, Urinbilanz und temperaturabhängig dosieren)
Elektrolytsubstitution (K, Ca, Na, Cl) entsprechend dem Bedarf
Analgesie: Bei mäßigen Schmerzen Pethidin (Dolantin®), bei schweren Schmerzen: Procain 2 g/Tag und zusätzlich Pethidin (Dolantin®) 50 mg i.v., 50 - 100 mg s.c. oder i.m. alle 3 – 4 Std. (keine normale Opiate, da Druckerhöhung im Gangsystem durch Sphinkterspasmus)
Antibiotische Infektionsprophylaxe bei Temperaturanstieg, einige Kliniken führen auch generelle eine Antibiotikaprophylaxe durch
Hämodialyse oder Plasmaseparation: Zur Eliminierung toxischer Mediatoren bei Entwicklung von Multiorganversagen möglich.
Insulin: Nur indiziert, wenn Hyperglykämie > 250 mg/dl persistiert
Pankreasfermente zur Ruhigstellung der Drüse später beim Nahrungsaufbau
Zusätzliche Medikamente: Calcitonin, Somatostatin, Carboanhydrasehemmer, Glukagon zur hormonellen Sekretionshemmung, Aprotinin (⇨ Proteasenhemmer [Aprotinin, Trasylol®]), aber: alle diese Med. zeigen bisher in den Studien keine ausreichende Wirkung auf den Verlauf und die Letalität!
• Biliäre Pankreatitis bei Steinleiden + Verschlussikterus: ERCP und endoskopische Papillotomie (EPT) mit Steinentfernung
• Pankreaspseudozysten: 50 % bilden sich innerhalb von 6 Mon. zurück. Bei einer Größe von > 10 cm kann nicht mehr mit einer Rückbildung gerechnet werden ⇨ wiederholte ultraschallgesteuerte Punktionsdrainage od. operative Drainage (Zystojejunostomie, s.u.)
• Pankreasabszesse und superinfizierte Pankreaspseudozysten ⇨ sonographiegesteuerte Punktion und Erregerbestimmung ⇨ gezielte Antibiose
• Operativ: Ind: **Akut nekrotisierende Pankreatitis** mit Andauung von Nachbarorganen (Gummibauch ⇨ Peritonitis), Abszedierung der Nekrosen, ausgedehnte Nekrosen mit Verschlechterung des Allgemeinzustandes, Sepsis, Aszites-Bildung durch Entleerung von Pankreassekret in das Abdomen bei nekrotischem Gangsystem oder wenn sich trotz maximaler Intensivtherapie der Zustand des Pat. innerhalb der ersten 2 - 3 Tage verschlechtert, Malignitätsverdacht
– Zugangsweg: Quere Oberbauchlaparotomie, Eröffnung der Bursa omentalis (s.o.)
– Nekrosektomie + wiederholte Spülung (Saugspüldrainage mit 12 l/Tag) des Pankreaslagers über Drainagen, Relaparotomien mittels Reißverschluss (temporärer Bauchdeckenverschluss ⇨ mehrfache programmierte Laparotomien möglich)
– Ggf. auch Pankreasteilresektion bei ausgedehnten Nekrosen (hohe Letalität)
– Wiederherstellungsphase: Parenterale Ernährungstherapie über 1 Woche, dann Tee, Zwieback, bei weiterer Beschwerdefreiheit: Schleim, Reduktion der Infusionsmenge, 8. - 9. Tag: Kartoffelbrei, Milch, Nudeln, Magerquark, Infusionen absetzen, 10. - 14. Tag: zusätzlich Fleisch, 4 - 8 Wo lang Vermeidung von schwer verdaulichen Speisen (hoher Fettgehalt, Gebratenes, Kohlgemüse, scharfe Gewürze)
• Orale Fermentsubstitution: Zur schnelleren Schmerzfreiheit in der Akutphase und beim Nahrungsaufbau. Nach 8 Wochen nur noch dann indiziert, wenn Maldigestion auftritt (Chymotrypsin im Stuhl erniedrigt, Steatorrhoe, Pancreolauryl-Test pathologisch, s.u.)

- **Alkoholkarenz** bei ödematöser Pankreatitis für mind. 6 Mon., bei nekrotisierender Form lebenslang!

Prog: Ödematöse Form: Meist restitutio ad integrum (Letalität max. 5 %), Nekrosektomie mit programmierter Bursa Lavage (Letalität 10 %), Gesamtletalität ca. **15 - 20 %**. Bei hämorrhagisch-nekrotisierender Form (Grad III) 25 - 50 %!

Kompl: * **Pankreasnekrose** = akut nekrotisierende Pankreatitis mit schlechter Prognose, retroperitoneale Fettgewebsnekrosen
  * **Pankreaspseudozysten** entstehen nach Narben (infektiös, traumatisch) oder bei **akuter/chronischer Pankreatitis** (werden bis zu 10 cm groß), auch bei Ausheilung mögl.
    Kompl: Einblutung, **Kompression** von Milzvene, Choledochus, Arrosion der A.gastroduodenalis, Verdrängung von Magen, Duodenum, Kolon, **Ruptur** ⇨ Fistelbildung in Nachbarorgane, Perforation, Blutung, Zysteninfektion, Blockade des Lymphabflusses ⇨ Aszites, Pleuraerguss
    Diag: Sono, CT, MDP, ERCP: Aufweitung des duodenalen-C
    Ther: Verlaufsbeobachtung über mindestens 6 Wochen bei Zysten < 4 cm (60 % bilden sich spontan zurück)
    Op-Ind: Persistierende Zyste > 5 - 8 cm nach 6 Wochen (50 % machen bei dieser Größe Komplikationen) oder sonstige Komplikationen
    Op: Pankreasfistel nach außen im akuten Notfall = Marsupialisation (z.B. über CT- oder Ultraschall-gesteuerte Punktion oder Einnähen der Zystenwand in die Bauchdecke). Besser: innere Drainage mit Fistel zum Dünndarm = **Zystojejunostomie** (s. Abb.)
    DD: Echte Zysten: Mukoviszidose, Echinococcus, polyzystisches Pankreas (angeboren), muzinöse Zystadenome (potentiell maligne)
  * Magen-Darm-Blutungen bei Arrosion von Gefäßen, Milzvenenthrombose
  * Schockgeschehen mit Nierenversagen, ARDS, Verbrauchskoagulopathie, Subileus, **Multiorganversagen**
  * Abszessbildung, Sequestration, Sepsis
  * Übergang in eine **chronische Pankreatitis**
    Marseille-Klassifikation (1984): Beurteilt den Pankreaszustand nach einem Schub
    Akute Pankreatitis: nach Ablauf eines Schubes ist das Pankreas anatomisch und funktionell wieder voll intakt
    Chronische Pankreatitis: anatomische und funktionelle Ausfälle feststellbar ⇨ fokale Nekrose, segmentale Fibrose, diffuse Fibrose, mit oder ohne Kalk
    Obstruktive chronische Pankreatitis
    Op: * Fistelbildung, Infektion, Peritonitis, Schock, Einschränkung der Bauchdeckenfunktion durch die Laparotomien, Narbenhernien, Diabetes mellitus, exokrine Pankreasinsuffizienz

Proph: ♥ **Alkoholkarenz!** und Behandlung des Grundleidens

DD: Alle DD des **Akuten Abdomens** möglich
  – Penetrierendes, perforiertes Ulkus, Appendizitis, Ileus, Volvulus
  – Akute Cholezystitis, Gallenkolik, Nierenkolik, Stau bei Pankreaskarzinom
  – Mesenterialinfarkt, Milzinfarkt, Aneurysma dissecans der Aorta abdominalis, Lungenembolie
  – Herzinfarkt, insb. Hinterwandinfarkt (akute Pankreatitis kann EKG-Veränderungen machen [negatives T]) ⇨ Labor: CK, CK-MB, Troponin T mitbestimmen!
  – Labor: nicht pankreatikogene Amylase-Erhöhung: Hepatitis, Z.n. Abdominal-Op, Extrauteringravidität, Niereninsuffizienz, Makroamylasämien

CHRONISCHE PANKREATITIS

Syn: Chronische Bauchspeicheldrüsenentzündung, Entzündung des Pankreas, ICD-10: K86

Ät: – **Chronischer Alkoholabusus** (80 %), z.B. 20 g/Tag ⇨ Risiko erhöht auf 2 bis 3 -fache
– Biliär (mit zunehmendem Funktionsausfall), z.B. Postcholezystektomiesyndrom, Abfluss-
störungen bei patholog. Veränderungen der Papille, Pankreastumoren
– Hyperparathyreoidismus, Hyperlipoproteinämie, Mukoviszidose (zystische Fibrose)
– Hereditär (aut.-dom. vererbt, Chromosom 7_{q35}, Manifestationsalter: 5. - 15. LJ., genetische
Untersuchung auf Mutation an einem Trypsinogen-Gen mögl.)
– Autoimmunerkrankungen (sklerosierende Cholangitis, Sjögren-Syndrom)
– Pankreas divisum, da Drainagekapazität der Minorpapille überfordert
– Idiopathisch (ca. 10 % ohne erkennbare Ursache, juvenil 15. - 30. LJ. und senil > 60. LJ.)

Path: ♦ Präzipitation von eiweißhaltigem Material in Azini u. Endkanälchen ⇨ Kalziumeinbau ⇨
Konkremente, die Sekretfluss behindern. Stase, Autodigestion, Zerstörung ⇨ Fibrose
In die fibrotischen Veränderungen können auch Nachbarschaftsstrukturen miteinbezogen
werden: Stenose des Gallengangs, regionale portale Hypertension, Duodenalstenosen
♦ Morphologisch charakterisiert durch Sklerose u. Verlust des exokrinen Parenchyms.
Dilatation der Gänge (bedingt durch Steine oder Zugkräfte, ist noch nicht geklärt)
♦ Cambridge Klassifikation: Histologisch alle Arten von Entzündungszellen, Ödem u. fokale
Nekrose. Zysten u. Pseudozysten, mit u. ohne Kontakt zum Gangsystem
♦ Verlaufsformen: Chronisch rezidivierend (mit jeweils akuten Schüben) oder chronisch
progredient (kalzifizierend)

Epid: ◊ Häufigkeit: 0,1 – 0,4 % d. Bevölkerung, Prädisp.alter: 40. LJ., m < w (7:3)
◊ Intervall zwischen Alkoholkonsum und Beginn: bei 100 g/Alkohol/Tag etwa 10 Jahre

Etlg: Formen der chronische Pankreatitis nach der **Marseille-Klassifikation:**
\# Chronische Pankreatitis mit fokaler Nekrose
\# Chronische Pankreatitis mit segmentaler oder diffuser Fibrose
\# Chronische Pankreatitis mit oder ohne Konkremente, kalzifizierend
\# Obstruktive chronische Pankreatitis: Dilatation des Gangsystems proximal der Stenose.
Einengung bedingt durch Tumor, Narbe ⇨ diffuse Atrophie, Fibrose (Besserung der Ver-
änderungen, wenn Ursache der Obstruktion beseitigt)

Klin: ⇒ **Rezidivierende Schmerzattacken** im Oberbauch (Frühsymptom), abhängig oder unab-
hängig von Nahrungsaufnahme. **Gewichtsverlust** bei Schmerzabhängigkeit von der Nah-
rungsaufnahme (= Vermeidungsverhalten).
Lok: Epigastrium (75 %), re. Regio hypochondria (45 %), li. (30 %) u. evtl. Ausstrahlung
bis in die Schulter.
⇒ Exokrine Pankreasinsuffizienz (Spätsymptom) führt zur **Nahrungsintoleranz für Fette** ⇨
Steatorrhoe ⇨ Gewichtsverlust ⇨ evtl. Meteorismus
⇒ Endokrine Insuffizienz: Zeichen eines **Diabetes mellitus**
⇒ Vernarbender "Tumor" ⇨ Einengung der Nachbarstrukturen, insb. Ductus choledochus ⇨
rezidivierender Ikterus (30 % d.F.)
⇒ Stenosierung des Bulbus duodeni (Einengung durch die Prozesse im Pankreaskopfbe-
reich) ⇨ klinisch Symptome einer Magenausgangsstenose
⇒ Klinische Stadien: I: Relative Insuffizienz bei einzelnen entzündlichen Schüben
II: Sekretorische Insuffizienz + latenter Diabetes mellitus
III: Völlige digestive Insuffizienz + manifester Diabetes mellitus

Diag: 1. Anamnese (Alkoholkonsum lang u. regelmäßig, Steinleiden?) und klinische Untersuchung
2. **Sonographie** mit relativ hoher Treffsicherheit (80 %), Seitenäste d. Dct.pancreaticus
verplumpt, Hauptgang befallen, Pseudozysten, Konkremente

3. Röntgen: Abdomenleeraufnahme ⇨ Verkalkungen im Pankreasbereich
   Thorax: Evtl. linksseitiger Pleuraerguss
   CT: Verkalkungen, Vergrößerung, Aufhellungszonen, Gangunregelmäßigkeiten
   ERCP: Ductus choledochus, Ductus pancreaticus: Abwechslung von erweiterten und verengten Abschnitten *'perlschnurartig'*, evtl. distale Dilatation des Ductus pancreaticus Während der ERCP kann außerdem auch bioptisch Material gewonnen werden, z.B: zur DD eines Papillenkarzinom. Zur Verlaufskontrolle kann auf die ERCP verzichtet werden.
   MRCP = MRT des Oberbauches und Postprozessing zur Abbildung des Gangsystems ebenfalls mögl.
4. Labor: Pankreatitis-Schub ⇨ Erhöhung von Lipase und Amylase, Pankreas-Elastase zeigt gute Treffsicherheit
5. Tests: klinische Bedeutung heute abnehmend
   – **Sekretin-Pankreozymin-Provokationstest** (Sekretin i.v., Gewinnung des Duodenal- saftes u. Bestimmung der Bikarbonatkonzentration, dann Pancreozymin i.v. führt zur Sekretion von Amylase, Lipase, Trypsin), pathologisch erniedrigte Werte beweisen die Funktionseinschränkung
   – Pankreolauryltest (bei intakten Pankreasfermenten tritt das fluoreszierende Spaltpro- dukt im Sammelurin auf)
   – Chymotrypsin- und Elastase-I-Bestimmung im Stuhl (semiquantitativ)
   – BZ-Bestimmung (Diabetes mellitus-Entwicklung aber erst selten und spät)
6. Endoskopie: ÖGD zeigt Impressionen des Magens, Kompressionen des Duodenums, peptische Ulzera ⇨ Ausschluss anderer Ursachen für die Oberbauchbeschwerden
7. Ggf. Sonographie- oder CT-gesteuerte Biopsie zum Tumorausschluss

Ther: • Konservativ: **Alkoholkarenz**, Pankreasenzym-Substitution (Pankreatin, Pankreon®) zum Ausgleich d. Insuffizienz ⇨ Eingriff in den Regelkreis ⇨ weniger Enzyme werden im Pan- kreas produziert ⇨ schmerzstillende Wirkung, ggf. zusätzlich Analgesie mit Morphinen
   • Operativ: Ind: Gallensteine, Kompression von Choledochus, Duodenum oder Kolon, Pseudozysten (s.o.), Malignitätsverdacht, therapieresistente Schmerzen, Pfortader- oder Milzvenenthrombose
     – Gallensteinleiden ⇨ evtl. Papillotomie od. Cholezystektomie + Choledochusrevision
     – Methode der Wahl: **Nicht resezierende Drainage-Verfahren**

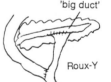

'big duct'

Roux-Y

    1.) **Biliodigestive Anastomose**, z.B. bei Verschlussikterus (als Choledochojejunostomie mit ausgeschalteter Y- Schlinge nach ROUX)
    2.) **Pankreatojejunostomie** mit ausgeschalteter Y-Schlinge nach ROUX (wenn Ductus pancreaticus dilatiert, sog. 'big duct disease, bei 'small duct disease partielle Duodeno- pankreatektomie ⇨ vorher durch ERCP abklären!)
    3.) Gastroenterostomie, bei Kompression des Bulbus duodeni
    4.) Zystojejunostomie bei großen Pseudozysten
     – Evtl. Pankreasteilresektion (Pankreaslinksresektion, evtl. + Milzexstirpation ⇨ Kopf bleibt erhalten) oder Whipple-Op (partielle Duodenopankreatektomie ⇨ Schwanz bleibt erhalten) ⇨ **notwendig bei Malignitätsverdacht** oder wenn Stenosen durch die Drai- nage-Verfahren nicht beseitigt werden können
   • Postop.: Diät: Reichlich KH, hoher Eiweißgehalt, Fett nur so viel wie ohne Steatorrhoe verträglich. Bei Maldigestion zusätzlich Gabe mittelkettiger TG, die ohne Lipase vollstän- dig resorbiert werden können. Evtl. Vitamin u. Ca-Substitution. **Alkoholkarenz!**
   • Fermentsubstitution: Nur bei Maldigestion z.B. Pankreatin (Kreon®) 3 x 1 - 2 Kps. (nach Whipple-Op oder BII keine Kps., sondern Granulat), bei schwerer Malabsorption Ver- besserung der Fermentwirkung durch H_2-Blocker (Cimetidin, Tagamet®) 15 Min. vor jeder Mahlzeit
   • Bei Meteorismus: Simethicon (Lefax®)
   • Bei Diabetes mellitus: fast immer insulinbedürftig, insg. schlecht einstellbar, da auch Glukagon fehlt

Prog: Letalität nach 5 Jahren ca. 20 %, nach 25 Jahren fast 100 %!
Frühzeitiger Alkoholentzug verbessert die Prognose und kann den Prozess zum Stoppen bringen (aber ab gewissem Stadium Verselbständigung und Eigendynamik)

Kompl: * **Maldigestion** durch Pankreasinsuffizienz u. Diabetes mellitus (bei >90 % Parenchymverlust) mit Steatorrhoe, Abmagerung, Eiweißmangelödeme
* **Pankreaspseudozysten**, Pseudoaneurysmabildung ⇨ intestinale od. MDT-**Arrosionsblutung** (obere GI-Blutung), Kompression oder **Thrombose der V.lienalis** mit regionärem Pfortaderhochdruck
* Duodenalstenose (Magenausgangsstenose) durch Kompression des duodenalen-C
* Nekrose und Abszess ⇨ Sepsis mit Fieber
* Assoziiert: Peptisches Duodenalulkus, Leber-u. Gallenwegserkrankungen, metastatische Fettgewebsnekrosen in der Subkutis, Gelenkentzündungen, herdförmige Osteolysen, Hautpigmentierungen

Proph: ♥ Nach Pankreatitis lebenslange absolute **Alkoholkarenz!**, Kaffee, Tee und fetthaltige Kost meiden
♥ Meiden pankreastoxischer Medikamente

DD: − **Pankreaskarzinom**
− Angina abdominalis (mesenteriale Arteriosklerose, Ortner-Syndrom)
− Chronische Cholezystitis, Cholangitis
− Chronische entzündliche Prozesse

PANKREASKARZINOM

Syn: Karzinom der Bauchspeicheldrüse, engl. pancreas carcinoma, ICD-10: C25

Ät: − Unbekannt
− Potentielle Risikofaktoren: **Nikotinabusus**, Alkoholabusus, Karzinogene in der Nahrung, zu geringe Einnahme von Früchten und Gemüse, Genuss größerer Kaffeemengen, schwere Dysplasie des Gangepithels, **chronische Pankreatitis**, Gallenwegserkrankungen (Cholelithiasis mit rezidivierenden Choledochusstenosen), chemische Noxen (DDT, Benzidine), familiäre Disposition, hereditär (MEN I, p16- u. BRCA-2-Gendefekt)

Path: ♦ Histo: In der Reihenfolge der Häufigkeit: **Adeno-Ca** (meist **duktales Ca** mit Ausgang von den kleinen Pankreasgängen, selten azinäres Ca mit Ausgang vom Azinusepithel) > Plattenepithel Ca > kleinzellige > szirrhöse > anaplastische Formen
♦ Lok: Kopf (70 % d.F.) > Korpus > Schwanz u. selten auch Karzinome der Papille
♦ Metastasierung: **Sehr frühe** lymphogene und hämatogene Metastasierung

Epid: ◊ Liegt an dritter Stelle nach dem Kolon u. Magen-Ca unter den Karzinomen des MDT, in den USA eines der häufigsten Karzinome, in Deutschland versterben jährlich ca. 11.000
◊ Häufigkeitsgipfel liegt zw. 50. u. 70. LJ., m > w = 3:2

Etlg: Stadien des (exokrinen) Pankreaskarzinoms n. HEMRECK (TNM in Klammern)

I:	Tumor **lokal auf das Pankreas beschränkt** (= T1 < 2 cm, T2 > 2 cm)
II:	**Invasion in angrenzendes Gewebe** (Duodenum, Duct.choledochus, peripankreatisches Gewebe = T3; Magen, Milz, Kolon, Pfortader u. Mesenterialgefäße = T4)
III:	Befall der **regionären Lymphknoten** (= N1a 1 Lk, N1b mehrere Lk)
IV:	Generalisiertes Karzinom = **Fernmetastasen** (Leber, Lunge, Knochen, Gehirn usw. = M1)

Klin: ⇒ Problem: **keine Frühsymptome** ⇨ bei Diagnosestellung oft schon metastasiert mit

schlechte Prognose
⇒ Schmerzen im Oberbauch, initial postprandial, dann Dauerschmerz (mit gürtelförmiger Ausstrahlung in den Rücken)
⇒ Inappetenz, starker Gewichtsverlust, Schwäche und dyspeptische Beschwerden, Druckgefühl im Oberbauch, Erbrechen, Diarrhoe (Steatorrhoe)
⇒ In 1/3 Verschlussikterus (durch Okklusion der ableitenden Gallenwege) mit in 50 % **Courvoisier-Zeichen** (progredienter Ikterus mit prallelastisch schmerzlos palpabler Gallenblase), evtl. acholischer Stuhl, generalisierter Pruritus
⇒ Thrombosen, Thrombophlebitiden, Thrombophlebitis migrans (Stauung im venösen Abfluss, Gerinnungsstörungen durch Enzymübertritt)
   Merke: Bei unerklärlichen, rezidivierenden Thrombosen an Karzinome des Pankreas und des GI-Traktes denken!
⇒ Evtl. Diabetes mellitus oder pathologische Glukosetoleranz
⇒ Bei den extrem seltenen Pankreastumoren, die Pankreasfermente (Amylase, Lipase) aus Metastasen sezernieren, können Fettgewebsnekrosen, Arthritiden und Eosinophilie vorkommen

Diag: 1. Anamnese und klinische Untersuchung: Leber kann durch Metastasen oder Cholestase vergrößert sein, vergrößerte Milz spricht für Milzvenenthrombose, tastbare Gallenblase + Ikterus = **Courvoisier-Zeichen**, Aszites
2. Labor: Anämie, Cholestase (Bilirubin, AP, GGT)
3. **Sonographie:** 80 - 90 %ige diagnostische Genauigkeit mit ultraschallgesteuerter (oder CT-gesteuerter) Feinnadelpunktion
   Endosonographie! (Beurteilung des Pankreas über die Magenhinterwand)
4. Röntgen: **CT-Abdomen** (90 % Treffsicherheit), bei Unsicherheit auch selektive Angiographie (pathologische Gefäße, A.-V.mesenterica superior/V.portae-Infiltration?), NMR Magen-Darm-Passage oder hypotone Duodenographie (Erweiterung des duodenalen "C", Magenausgangs- od. Duodenalstenose ⇨ Spätzeichen, die Inoperabilität anzeigen)
5. **ERCP** (= endoskopische retrograde Cholangio-Pankreatikographie, über ein Endoskop wird die Papille drainiert und mit Kontrastmittel gefüllt): In 92 % verlässliche Darstellung der Karzinome (Obstruktion, Stenosen oder Abbruch des Ductus pancreaticus, kavernöse Veränderungen), evtl. mit endoskopischer Biopsie verdächtiger Gangveränderungen;
   Alternativ: PTC (perkutane Cholangiographie) oder MRCP = MRT des Oberbauches und Postprozessing zur Abbildung des Gangsystems
6. Staging: Fernmetastasen, v.a. Leber (Sono, CT)
7. Tumormarker: CA 19-9, CEA, CA 50 zur Verlaufskontrolle (auch Pankreatitis macht erhöhte Werte ⇨ nicht zur Frühdiagnostik geeignet!)
8. Ultima ratio: **Explorative Laparotomie** oder Laparoskopie (z.B. Tumoren < 1cm sind mit allen Methoden nur schwer nachzuweisen, hätten bei frühzeitiger Op aber eine gute Prognose ⇨ intraoperative Schnellschnitte)

Ther: • Konservativ: Palliative Maßnahmen: Endoskopische transpapilläre Endoprotheseneinlage aus Kunststoff in die Gallenwege oder perkutane transhepatische Cholangiographie mit perkutaner Drainage (PTCD) bei Pankreaskopfkarzinomen, welche die Gallenwege okkludieren
• Operativ: Ind: Kurativ (lokaler Tumor, Stad. I, (II, III) und Papillenkarzinome), palliativ bei Befall mehrerer Lymphknotenstationen, Fernmetastasen oder Stenosen von Magen oder Duodenum
   – **Operation nach Whipple** (USA, 1943) Radikaloperation:
   Partielle **Duodenopankreatektomie** (Rechtsresektion des Pankreas ⇨ Schwanz bleibt erhalten und Entfernung des gesamtes Duodenums und der Gallenblase mit Duct.choledochus) + Magenteilresektion (zur Verhinderung eines Ulcus pepticum jejunum) + Entfernung der regionären Lk.

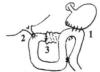

1 = Gastroenterostomie
2 = Hepaticojejunostomie
3 = Pankreatojejunostomie

   Rekonstruktion (s. Abb.): Rest des Pankreas und Duct. hepaticus com. und Jejunum werden als BII od. Y-Roux mit dem Restmagen readaptiert (= Gastro-hepatico-pancreatojejunostomie).

- Diskutiert wird auch Op nach Whipple mit Pankreastotalresektion + Mitentfernung der Milz (wegen der dortigen Lymphknotenstation), die Ergebnisse scheinen aber nicht besser zu sein und führt zur kompletten exokr. u. endokrinen Pankreasinsuffizienz!
- Bei kleinem Pankreasschwanztumor: Pankreasresektion von Korpus u. Schwanz
- <u>Palliative-Op</u> (nicht kurabler Tumor): Biliodigestive Anastomose bei Ikterus ⇨ Choledochojejunostomie: Dünndarmschlinge wird an den dilatierten Choledochus genäht) Beseitigung einer Magenausgangsstenose (bei Duodenalkompression) ⇨ Gastroenterostomie. Oft müssen auch beide palliativen Op. gleichzeitig durchgeführt werden.
- Eine <u>intraoperative Radiotherapie</u> (IORT) soll eine Verbesserung der Überlebensrate und Reduktion der Schmerzsymptomatik erbringen. Ebenfalls in Erprobung eine adjuvante (= postoperative) Chemotherapie mit Mitoxantron + 5-FU/Folinsäure + Cisplatin über eine regionale Perfusion über den Truncus coeliacus
- Nach Totalresektion des Pankreas müssen Pankreasfermente (per os) u. Insulin (s.c.) lebenslang substituiert werden.

Prog: Nur 15 % d. Pat. sind für eine Resektion überhaupt geeignet. Op-Letalität hoch: 5 – 10 % **5-JÜR auch nach Radikal-Op miserabel, 4 %!** Mittlere Überlebenszeit ohne Resektion (palliative Maßnahmen): 6 - 9 Monate, 5-JÜR = fast **0 %.** Die schlechteste Prognose haben das azinäre Adeno-Ca und das undifferenzierte Karzinom. Beste Lebenserwartung hat ein Papillenkarzinoms und ein T1NoMo (aber immer noch relativ schlecht mit einer 5-JÜR von ca. 30 %).

Kompl: * Todesursache: Metastasierung mit Kachexie, seltener Blutung
Op: * Nahtinsuffizienz

* Restpankreatitis, Restpankreasfisteln
* DIC (= Verbrauchskoagulopathie)

DD: – **Chronische Pankreatitis,** Zysten des Pankreas
- Benigne Pankreastumoren (Lipome, Kapselfibrome, extrem selten), meist zystische Adenome (seltener solide), fließende Übergänge zwischen präneoplastischem Zystadenom u. Zystadenokarzinom mögl.

PANKREASTRANSPLANTATION

Ind: Insulinpflichtiger **Diabetes mellitus** (Typ I) mit sekundären Komplikationen, insb. bei terminaler **Niereninsuffizienz** (⇨ gleichzeitige Pankreas- + Nierentransplantation indiziert) und extrem instabiler Diabetes (sog. "brittle Diabetes")

Path: ◆ HLA-Typisierung (Kompatibilität von Spender und Empfänger?), Cross-match (Ausschluss zytotoxischer Antikörper) präoperativ erforderlich (⇨ inguinaler Lk des Spenders in das Typisierungslabor senden)
◆ En-bloc-Entnahme beim Spender von Leber, Pankreas, Duodenum und Milz + Nieren
◆ Transport des Organs in kalter University-of-Wisconsin-Lösung, HTK-Lösung oder Silika-Gel-filtriertem Plasma (Zeit bis **max. 16 Std.**)
◆ <u>Lok:</u> Meist heterotope Implantation im re. Unterbauch mit Anschluss an die A.iliaca com. und V.iliaca ext., Pankreasgang mittels Duodenozystostomie in die Harnblase od. Darm

Epid: ◊ Erste Transplantation 1967, weltweit werden z.Zt. ca. 1.000 Pankreastransplantationen/Jahr durchgeführt. In Deutschland 1998: 183 Pankreastransplantationen, Warteliste ca. 150 Pat.
◊ Isolierte Inselzell-Transplantationen bisher ohne Erfolg

Ther: • <u>Operativ:</u>
- Transplantation als Pankreassegmenttransplantation oder als Pankreasduodenaltransplantation mögl.

- **Pankreasduodenaltransplantation in Kombination mit Nierentransplantation**: Kontralaterale (zur transplantierten Niere) Implantation des Pankreas in der Fossa iliaca mit Anschluss an die Iliakalgefäße
  Ableitung des Pankreasgang mit dem explantierten (verschlossenen) Dudenalsegment in die **Blase** (Vorteil: Kontrollen über Urin und transurethral mittels Katheter möglich) od. in den Dünndarm (physiologischer)
  - Peri- und postoperative Antibiotikaprophylaxe (z.B. Cefuroxim, Zinacef® + Flucloxacillin, Staphylex®) für 1 Wo. + Prophylaxe einer Pilz- (Fluconazol, Diflucan®) und Virusinfektion (Ganciclovir, Cymeven®) für 3 Wo.

- **Postoperativ**: Funktionskontrolle des Glukose-Stoffwechsels, Amylase, Sonographie, Inselzellantikörper

- **Immunsuppression**:
  Initial: Ciclosporin A (Sandimmun®) + Azathioprin (Imurek®) + Prednisolon + Antithymozytenglobulin
  Später: Ciclosporin A + Azathioprin + Prednisolon
  Akute Abstoßungsreaktionen: monoklonale Antikörper OKT3 (5 ml/Tag)

Prog: 75 - 85 % 1-Jahres-Transplantatfunktionsrate bei Kombination mit Nierentransplantation! Op-Letalität 5 - 10 %. Der Diabetes bessert sich in fast 100 % d.f. auf Normalwerte.

Kompl: * Postischämische Transplantatpankreatitis (30 % d. Fälle)
* Akute Abstoßungsreaktion (30 % d. Fälle)
* Virusbefall: CMV-Infektion (bei CMV-seroneg. Pat. postop. Anti-CMV-Hyperimmunglobin + Aciclovir [Zovirax®] oral für 3 Monate)
* Postoperative Hypoglykämien
* Metabolische Azidose, rezidivierende Harnwegsinfekte und Harnröhrenstenosen (bei Blasendrainage)

Proph: ♥ Konsequente Immunsuppression postoperativ (gute Einstellbarkeit bei kombinierter Pankreas- und Nierentransplantation)

MILZ

ANATOMIE:

Lage: **Intraperitoneal** unter dem li. Rippenbogen (9. - 11.Rippe, Regio hypochondriaca) subphrenisch, ca. 12 x 8 x 3 cm groß, 150 - 200 g schwer.

Grenzt an Zwerchfell, Magen, Pankreasschwanz, Querkolon (Flexura coli sinistra), Niere und Nebenniere.

Bänder: Lig.gastrolienale (zum Magen), Lig.phrenicolienale (zum Zwerchfell)

Gefäßversorgung: A.lienalis (aus Tr.coeliacus = Tripus HALLERI) und Anastomosen zu Aa.gastricae brevis u. A.gastroepiploica sin. ⇨ dextra (⇨ A.hepatica com ⇨ Tr.coeliacus)
Venös: V.lienalis (⇨ in V.porta)

Histologie: Retikuläres Netzwerk aus Milztrabekel + Milzpulpa (= Parenchym: aus roter, blutreicher Pulpa und weißer, lymphozytenreicher Pulpa)

Physiologie:

Sequestration überalterter/defekter Erythrozyten, Granulozyten, Thrombozyten ("Blutmauserung"). Speicherung von Thrombozyten (ca. 30 % d. Gesamtzahl) und Makrophagen u. Lymphozyten. Entfernung von Kernresten aus den Retikulozyten.
Infektabwehr durch das **RES** (= retikuloendotheliales System, ca. 30 % davon in der Milz enthalten), Lymphozytenproduktion. Fetal: Erythropoese.

FEHLBILDUNGEN

Hypoplasien, Aplasie der Milz

Akzessorische Milzen = **Nebenmilzen** (in ca. 10 - 30 % d.F. vorhanden)
    Lok: Milzhilus, entlang der A.lienalis, peripankreatisch, Omentum maj., Mesenterium, Ovar
    DD: Peritoneale Splenose (verstreutes, angewachsenes Milzgewebe im Bauchraum nach Milzruptur)

Milzzysten: Angeboren, echte Zysten mit Epithel ausgekleidet
    DD: Posttraumatische (Pseudozysten), parasitäre Zyste, Dermoidzysten
    Ther: Prophylaktische Entfernung unter Schonung des Organs

Wandermilz = Splenoptosis, Lien mobilis durch erschlaffte Bauchdecke, Enteroptose, Pluripara
    Kompl: Torsion am Hilus ⇨ evtl. Splenektomie notwendig, falls Retorquierung erfolglos

MILZVERLETZUNG/RUPTUR

Syn: Milztrauma, engl. splenic rupture, ICD-10: S36.0

Ät: – **Stumpfes Bauchtrauma**, linksseitiges Thoraxtrauma mit unterer Rippenserienfraktur
    – Penetrierendes Bauchtrauma (Schuss-, Messerstichverletzung)
    – **Spontane Ruptur** bei Bagatelltrauma bei vorbestehender Veränderung der Milz (**Splenomegalie** bei Malignomen, hämatologischen Erkrankungen, Mononukleose, usw. DD der Splenomegalie s.u.)
    – Iatrogen: **Oberbauchoperationen** (Zug an Nachbarorganen, Operationshaken)

Path: ♦ Direkte Verletzung (spitze oder starke Gewalt mit Milzzerreißung) od. Abscherung des Milzhilus ➪ Unterschieden werden: periphere Ruptur, hilusnahe Ruptur, partielle Hilus-verletzung und Hilusabriss (Abriss des Gefäßstiels)
♦ Klinische Formen: **Einzeitige Verletzung**: Kapsel- od. Kapsel- + Parenchymverletzung mit akuter Blutung in die Bauchhöhle
Zweizeitige Verletzung: Zuerst Parenchymverletzung und zentrales od. subkapsuläres Hämatom, **symptomfreies Intervall** (Stunden bis Wochen), später Kapselruptur mit intraabdomineller Blutung

Klin: ➪ Einzeitige Milzruptur: Hämorrhagischer Schock (Blutdruckabfall, Pulsanstieg)
➪ Schmerzen im li. Oberbauch, evtl. Schmerzausstrahlung in die li. Schulter (KEHR-Zeichen), Schmerzen am sog. Milzpunkt (SAEGESSER-Zeichen: Zwischen li. M.sternocleidomastoideus und M.scalenus)
➪ Schmerzbedingte Schonatmung, lokale Bauchdeckenspannung
➪ Zweizeitige Milzruptur: Plötzlich einsetzende Schocksymptomatik Tage nach dem Trauma

Diag: 1. Anamnese (Kenntnis des Unfallherganges, Thoraxtrauma li., Rippenfrakturen unten li.) und klinische Untersuchung: Palpabler Tumor im li. Oberbauch?, Flankendämpfung linksseitig (BALLANCE-Zeichen), Douglas-Vorwölbung, Prellmarke (Hämatom über dem li. Rippenbogen)
2. Röntgen-Abdomenübersicht: Unscharfer Milzschatten, Zwerchfellhochstand, evtl. Verlagerung der Magenblase n. rechts u. des Kolon nach kaudal
Thorax: Rippenserienfrakturen?, ggf. CT, Angiographie
3. **Sonographie** ➪ subkapsuläres Hämatom, Abgrenzbarkeit der Milz, freie Flüssigkeit im Abdomen
4. Labor: Blutbild: Hb-Abfall, Leuko- u. Thrombozytose
5. Peritoneallavage (bei unklarem Sonographiebefund) ➪ Blutnachweis
6. Diagnostische Laparotomie

Ther: • Konservativ: Subkapsuläre Hämatome können unter engmaschiger Sonographie-/CT-Kontrolle beobachtet werden
• Operativ: Ind: Milzruptur oder Milzgefäßverletzung
– Mediane Laparotomie (Inspektion des gesamten Abdomens)
– Periphere Rupturen: Immer **Versuch die Milz zu erhalten** (insb. bei Kindern) mit Milz-naht/Übernähung, Infrarot-Kontakt-Koagulation, Fibrinklebung/Kollagenvlies, Ligatur ei-ner Segmentarterie, Pol-/Segmentresektion mit Laser (partielle Splenektomie), Kom-pression der Milz mit einem Vicryl-Netz
– Hilusverletzungen: Splenektomie (s.u.)
– **Autologe, heterotope Reimplantation** (insb. im Kindesalter) von zerkleinertem Milz-gewebe (mind. 1/3 der ursprünglichen Milzmasse) in eine Omentum-majus-Tasche bei nicht vermeidbarer Splenektomie

Prog: Traumatische Milzrupturen 5 - 15 % Letalität, je nach weiteren Organverletzungen

Kompl: * Poly-/Bauchtrauma: **Mitverletzungen anderer innerer Organe** (Pankreas, Darm, Zwerchfell, Leber, Lunge, Gefäßverletzungen) ausschließen!
Rippenserienfrakturen
* Ausbildung von posttraumatischen Pseudozysten
Op: * Nahtinsuffizienz ➪ evtl. Reoperation und Splenektomie
* Splenektomie (s.u.)
* Splenosis = Versprengung von Milzgewebe in den Bauchraum durch das Trauma (eher positiv zu werten, bei 2/3 d. splenektomierten Pat. szintigraphisch nachweisbar)

DD: – Echte Milzzysten, Parasitäre Zysten
– Milzabszess (bei Sepsis)
– Dermoidzysten

SPLENEKTOMIE

Syn: Milzentfernung, Milzexstirpation, engl. splenectomy

Ind: – **Radikal tumorchirurgische Op** (Entfernung der Metastasenstation) bei Magenkarzinom, Pankreaskarzinom, in die Milz eingewachsene Karzinome der li. Kolonflexur
– **Milzkapselverletzungen**, die nicht genäht werden können, **Milzhilusverletzungen**
– Hypersplenie-Syndrom: Bei **Splenomegalie** = Milzvergrößerung (z.B. durch Milzvenenthrombose, Lebererkrankungen, Felty-Syndrom, Osteomyelofibrose, Echinokokkose); Path: Vermehrte Sequestration aller Zellen (Panzytopenie) und vermehrtes Blutpooling in der Milz
– **Hämolytische Anämien:** Hereditäre Sphärozytose, Thalassämie (bei Versagen der konservativen Therapie, Klin: Ikterus, Milztumor, Bürstenschädel, Cholelithiasis, Infantilismus, Path: aut.-dom.), Störung des Immunsystems
– **Morbus Werlhof** (= idiopathische thrombozytopenische Purpura, Verlaufsformen: akut meist Kinder/Jugendliche, chronisch Erwachsene), Klin: Hämorrhagien der Haut (Petechien), Schleimhäute (Epistaxis, Menorrhagien), GI-Trakt, Ind: Versagen der konservativen Kortikoidtherapie (mind. 6 Monate, ca. 1/3 d.F.)
– Primäre Milzneoplasmen: Hämangiom, Lymphangiom, Splenom, Hämangiosarkom, Lymphangiosarkom
– Sekundäres Milzneoplasma: Morbus Hodgkin = Lymphogranulomatose (Ind: zur pathologischen Stadieneinteilung = Staging-Laparotomie (Splenektomie, oder Teilresektion + Punktionen von Leber u. Lymphknoten), wenn eine alleinige Strahlentherapie wahrscheinlich in Frage kommt = Stadium I u. II ohne Risikofaktoren)
– Traumatische od. entzündliche Milzvenenthrombose mit Ösophagusvarizen
– Proximale splenorenale Shunt-Op (LINTON-Shunt) bei portaler Hypertonie

Path: Milzentfernung: **Proliferation des übrigen RES**, bei vorhandenen Nebenmilzen Hypertrophie dieser, Verminderung des portalen Blutflusses um 25 %, Knochenmarkaktivierung (gelbes ⇨ rotes Knochenmark)

Diag: 1. Anamnese und klinische Untersuchung: Perkussion und Palpation ⇨ die nicht vergrößerte Milz ist (außer bei sehr mageren Personen) nicht zu tasten:
Tastbare Milz ⇨ Splenomegalie (aber nicht alle vergrößerten Milzen sind zu tasten)
2. Labor: Blutbild, Gerinnungsstatus
3. **Sonographie:** Splenomegalie? ⇨ Größenbestimmung sehr gut durchführbar
4. Milzszintigraphie: Bei autoimmunhämolytischer Anämie, Morbus Werlhof, Hypersplenie-Syndrom mit markierten Erythrozyten (^{99m}Tc-markierte Erythrozyten ⇨ Milz Hauptabbauort der Erythrozyten, Nebenmilzen?)
5. Morbus Werlhof: Diagnostische Induktion einer funktionellen Asplenie durch wärmealterierte Erythrozyten (diese verstopfen die Milz) ⇨ steigt die Thrombozytenzahl an, ist eine Splenektomie erfolgversprechend, steigt die Zahl nicht an, ist die Splenektomie nicht indiziert.

Ther: • Operativ:
– Laparotomie mit Rippenbogenrandschnitt li. (bei unklarem Bauchtrauma mediane Laparotomie), Mobilisation der Milz und Luxation aus dem Milzbett durch Lösen vom Zwerchfell (Lig.phrenicolienale), Unterbindung der A. und V.lienalis am Milzhilus und der Gefäße im Lig.gastrolienale
– Neuerdings auch laparoskopische Splenektomie (elektive Op-Situation, kleine Milz) mögl.
– Hämolytische Anämie: auch Mitentfernung v. Nebenmilzen (präoperative Milzszintigraphie wichtig)
– Morbus Werlhof: präop. ggf. IgG-Gabe, nach der Splenektomie ist die symptomatische Kortikoidtherapie noch einige Zeit weiterführen
– Postoperativ: Am 1. postop. Tag noch Infusionstherapie, danach Vollkost oder bei Problemen langsamer Kostaufbau in üblicher Weise (Tee, flüssige Kost, passierte Kost,

Schonkost). Wunddrainage am 2. - 3. Tag in den Verband ableiten, Fäden ex am 10. Tag
- Postoperativ: So früh als möglich Pneumokokkenvakzination (s.u.)
- Bei chronischer Myelose evtl. Radiatio der Milz

Prog: Elektive Splenektomie 1 - 3 % Letalität, Notfalleingriffe (Trauma, Sepsis) bis 15 %
Gutachterliche Bewertung des Milzverlusts: MdE auf Dauer 10 % (im ersten Jahr 30 %)

Kompl: * **Op: Blutverlust** durch Blutung aus dem Milzbett, Pankreasschwanzverletzung, Verletzung von Magen oder Kolon, Milzbettinfektion, subphrenischer Abszess, Lungenatelektase li. basal, basaler Pleuraerguss
* Magenperforation der großen Kurvatur, Magenatonie
Postop: * Allgemeine **Adynamie**, schlechtere Regulation auf Hypotonie, Verdauungsstörungen, Alkoholintoleranz, Nervosität, Schwitzen, Schlafstörungen
* **Infektanfälligkeit** und erhöhte Sepsisgefährdung, insb. Pneumokokken (50 % d.F.), gefolgt von Meningokokken und Haemophilus influenzae B im Kindesalter bis zur Pneumokokkensepsis ⇨ Proph: Pneumokokkenvakzination, s.u.
* **OPSI-Syndrom** (overwhelming post splenectomy infection) = schwerste Abwehrschwäche mit foudroyant verlaufender Sepsis (meist Pneumokokken, E.coli od. Haemophilus influenzae), hohe Letalität 50 - 70 %
Proph: **Möglichst nicht vor dem 6. LJ. splenektomieren!**
Größte Sepsisgefahr in den ersten 3 Jahren nach Splenektomie.
* Passagere Thrombozytose ⇨ **Thromboseneigung!** und vermehrt ischämische Herzerkrankungen. Ther: Bei > 400.000 Thrombozyten/µl ⇨ Acetylsalicylsäure (z.B. Godamed®100TAH 2 - 3x tgl. 1 Tabl.)
* Leukozytose, Eosinophilie, Mastzellvermehrung
* Passager vermehrt Erythroblasten (+ Howell-Jolly-Körperchen = Chromatinreste in den Erythrozyten)
* Vermehrte Fe-Speicherung in der Leber und Cu-Speicherung im Gewebe, Erhöhung von Siderozyten u. evtl. Target-Zellen im Blut

Proph: ♥ Möglichst keine Splenektomie vor dem 6. LJ. (Proph. des OPSI-Syndroms), sonst bei Kindern unter 7 J. **Penizillin - Prophylaxe** für 2 Jahre (oral od. 1,2 Mega-Depot/4 Wo.)
♥ Kinder u. Erwachsene Durchführung der **Pneumokokkenvakzination** (Pneumovax®23, bei elektiver Splenektomie Vakzination 4 Wo. präop., sonst 2 Wo. postop. und Auffrischung Kinder alle 5 Jahre, Erwachsene nach 6 – 10 J.), zusätzlich wird auch eine Haemophilus-B-Impfung für Kinder und hämatologische Pat. empfohlen (HIB-Vaccinol®)
♥ **Thromboseprophylaxe postoperativ!**

DD: – **Splenomegalie:** Pfortaderhochdruck, Leberzirrhose, toxischer Leberzellschaden, Banti-Syndrom (Hepato- + Splenomegalie),
Milzvenenthrombose, Milzzyste, Milzabszess,
hämolytische Anämien, hereditäre Sphärozytose, Polycythaemia rubra vera, myeloproliferative Erkrankungen, Osteomyelosklerose, Leukosen, maligne Lymphome, Morbus Hodgkin, Splenom (benigne), Hypersplieniesyndrom,
rheumatoide Arthritis (STILL-Krankheit im Kindesalter, FELTY-Syndrom im Erwachsenenalter), Reiter-Krankheit, systemischer Lupus erythematodes,
Speicherkrankheiten (Lipoidosen, Glykogenosen, Morbus Wilson, Amyloidose),
Infektionserkrankungen (Mononukleose, Röteln, Toxoplasmose, Typhus abdominalis, Brucellose, Leptospirosen, Virushepatitis, Viruspneumonie, Rickettsiosen, Tuberkulose, Schistosomiasis, Kala-Azar, Malaria, Echinokokkosen)
– DD eines Tumors im li. Oberbauch: Splenomegalie, Magentumor, Kolontumor, Pankreastumor (Schwanz), Nierentumor, Nebennierentumor, vergrößerter li. Leberlappen/Tumor

ZWERCHFELL

ANATOMIE:

Das **Diaphragma** ist eine Muskelsehnenplatte. Es besteht aus einem quergestreiften muskulären Anteil, innerviert v. **N.phrenicus** (C4), und d. zentralen Sehnenplatte (Centrum tendineum, s.Abb. von abdominal betrachtet).

<u>Ansatz:</u> Sternum, Rippenbogen, LWK 1 - 3

<u>Durchtrittsstellen:</u> Foramen V.cavae, Hiatus oesophageus (Ösophagus + Truncus vagalis), Hiatus aorticus (Aorta + Duct.thoracicus)

Bindegewebig verschlossene Lücken:
- ventral am sternokostalen Übergang ⇨ Larrey-Spalte links und Morgagni-Spalte rechts
- dorsal ⇨ Bochdalek-Dreieck (= Trigonum lumbocostale) häufiger links als rechts vorhanden

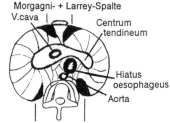

Morgagni- + Larrey-Spalte

V.cava

Centrum tendineum

Hiatus oesophageus

Aorta

Bochdalek-Dreieck

⇨ **Herniationen** und **Entzündungsübergriffe** aus dem Bauchraum in den Thorax möglich.

<u>Arterien:</u> A.pericardiacophrenica + musculophrenica + phrenicae sup. aus der Aorta von kranial, von kaudal (Bauchseite des Zwerchfells) Aa.phrenicae inf. aus dem Tr.coeliacus (oder der Aorta abdominalis)

Physiologie: Atemmuskel, bei Ausfall ⇨ Zwerchfellhochstand durch abdominellen Überdruck

ZWERCHFELLRUPTUR

<u>Syn:</u> Zwerchfellriss, engl. diaphragmatic rupture, ICD-10: S27.8

<u>Ät:</u> – Traumatisch: Bauchtrauma (**stumpfes**, 90 % d.F.) od. Thoraxtrauma ⇨ Kompression
– Selten direkt perforierend durch Stich- od. Schussverletzung

<u>Path:</u> ♦ Scherkräfte an der unteren Thoraxapertur
♦ **Prolaps von Eingeweiden in den Thoraxraum** (keine Hernie, da ohne peritonealen Bruchsack, da das parietale Peritoneum ebenfalls rupturiert)
♦ **Lok:** meist **links** (90 - 95 % d.F., auf der rechten Seite schützt die Leber das Zwerchfell vor großer Gewalteinwirkung), am **Centrum tendineum** mit Mitzerreißung des parietalen Peritoneums

<u>Klin:</u> ⇒ **Häufig verkannte Unfallfolge** bei polytraumatisierten Patienten!, kann klinisch unauffällig bleiben und erst viel später zufällig erkannt werden
⇒ Eingeweideprolaps ⇨ Ventilationsstörungen, Arrhythmie
⇒ **Cave!** Gefahr der **Inkarzeration** von prolabierten intraabdominalen Organen ⇨ Darmparese, Ileus, Blutung
⇒ **Begleitverletzungen** (Darmzerreißung, Leberruptur, Milzruptur, Blutung)

<u>Diag:</u> 1. Anamnese und klinische Untersuchung, Perkussion: Dämpfung, Auskultation: Darmgeräusche über dem Thorax
2. Röntgen: Unscharfe Zwerchfellkontur (meist links), Darmschlingen im Thorax, Mediastinalverlagerung, basale Verschattung, Hämatothorax. Evtl. MDP od. CT durchführen.
Ein unauffälliger Rö-Befund ist kein Beweis für ein intaktes Zwerchfell!
3. <u>Sonographie:</u> Unterbrochene Zwerchfelllinie, Ausschluss anderer intraabdominaler oder

thorakaler Begleitverletzungen (s. Kap. Bauchtrauma)
4. **Bei Verdacht auf Zwerchfellverletzung keine blinden Pleurapunktionen od. Bülau-Drainagen**-Anlage wegen der Gefahr einer mögl. Darmverletzung!

Ther: • Operativ: Ind: Bei kardiorespiratorischer Insuffizienz Sofortoperation, sonst Op im Anschluss der Versorgung anderer lebensbedrohlicher Verletzungen
  – Laparotomie (seltener über eine Thorakotomie), Darstellung des Defektes, Zurückverlagerung der vorgefallenen Eingeweide und Naht der Zwerchfellruptur
  – Anlage einer Bülau-Drainage (muss die Bülau-Drainage schon präoperativ angelegt werden ⇨ **hohe Drainage**, z.B. im 2. ICR wegen der Gefahr der Verletzung prolabierter intraabdominaler Organe)

Prog: Bei nicht rechtzeitiger Versorgung Inkarzerationsgefahr des Darmes mit hoher Letalität

Kompl: * **Inkarzeration** von Darmanteilen in die entstandene Zwerchfellücke
  * Intraperikardiale Zwerchfellruptur ⇨ Prolaps von Darmanteilen in d. Herzbeutel (selten)
  Op: * Bei "blinder" Anlage einer Bülau-Drainage (insb. bei zu tiefer Eintrittsstelle) ⇨ Verletzung prolabierter intraabdominaler Organe (z.B. Magen- oder Darmperforation)

DD: – Relaxatio diaphragmatica: Erschlaffung einer Zwerchfellhälfte mit Hochstand. Meist linksseitig. Ät: N.phrenicus-Parese, degenerative Gefügedilatation, kongenitale Muskelschwäche. Op-Ind: bei Symptomatik (Atembeschwerden, Arrhythmien, rezidivierende Pneumonien) Ther: Zwerchfellraffung unter Schonung des N.phrenicus, bei ausgedünntem Zwerchfell evtl. Muskelplastik aus dem M.latissimus dorsi
  – Zwerchfellhernien (s.u.), andere mediastinale Raumforderungen

ZWERCHFELLHERNIEN

Syn: Hernia diaphragmatica, engl. diaphragmatic hernia, ICD-10: K44

Ät: – **Nicht traumatische Hernien:**
  A) Kongenitale Hernien (Neugeborene): Zwerchfelldefekte u. Aplasien durch kongenitale Hemmung in der Ausbildung der Pleuraperitonealfalte, Löcher im **Centrum tendineum** = Foramen phrenicum congenitale persistens
  B) Erworbene Hernien:
    – **Hernien am Hiatus oesophageus (= Hiatushernien):** am häufigsten, zwei Formen: axiale Gleithernie, paraösophageale Hernie
    – Hernia diaphragmatica sternocostalis = **Morgagni-Hernie** rechts, **Larrey-Hernie** links, oder auch beidseitig vorkommend
    – Hernia diaphragmatica lumbocostalis = **Bochdalek-Hernie**: meist links (rechts liegt die Leber davor)
    – Zwerchfellhernie durch das Foramen V.cavae od. den Hiatus aorticus
    – Entzündliche Zwerchfellhernie
  – **Traumatische Hernien (Prolaps):** Zwerchfellruptur, ohne peritonealen Bruchsack, meist links (90 - 95 %), da die Leber auf der rechten Seite Stöße abfängt und einen Eingeweidevorfall verhindert. Locus minoris resistentiae: Centrum tendineum

Klin: ⇨ Kann je nach Größe zunächst asymptomatisch sein
  ⇨ Schmerzhaftes Druckgefühl hinter dem Sternum
  ⇨ Passagestörung durch Torsion oder Abknickung der prolabierten Eingeweide (Erbrechen, Stuhl- u. Windverhalt, Ileus, Blutung)
  ⇨ Kardiopulmonale Erscheinungen durch intrathorakale Raumforderung (Tachykardie, Rhythmusstörungen, Dyspnoe u. Tachypnoe)

Diag: **Cave! keine Pleurapunktionen bei V.a. Zwerchfellhernie**

1. Klinische Untersuchung: Darmgeräusche über dem Thorax (insb. bei Zwerchfellruptur)
2. Röntgen: Thorax in 2 Ebenen + Durchleuchtung: Mediastinalverdrängung, Herzverlagerung, Luft- u. flüssigkeitsgefüllte Magen- od. **Darmanteile** in der Pleurahöhle Kontrastdarstellung der Nachbarorgane (Ösophagus, Magen, Kolon, Nieren), ggf. CT

Ther: • Operativ: Ind: Absolute Indikation bei Einklemmung, Ileus, Akutem Abdomen, Perforation und Beeinträchtigung der Atmung.
Relative Indikation bei allen Hernien, die keine oder nur geringfügige Symptome machen. Vor Gravidität sollte zur Op geraten werden, da sich die Hernien durch die "kindliche Raumforderung" vergrößern kann.
– Transabdominelles Vorgehen: Bei Neugeborenen und Säuglingen, bei sternokostalen u. lumbokostalen Hernien, bei traumatischen Hernien ⇨ Reposition des Bruchinhaltes in die Bauchhöhle u. Verschluss durch **Naht** (auch laparoskopisch durchgeführbar)
– Transthorakales Vorgehen bei traumatischen Hernien ohne Anhalt für abdominelle Verletzungen auch mögl.
– Plastischer Zwerchfellersatz: übergroße Defekte werden von einem Rippenbogenrandschnitt mit mobilisiertem M.transversus abdominis od. einem **Kunststoffnetz** gedeckt

Prog: Bei früher Op-Indikation geringe Letalität, keine sichere Rezidivverhütung

DD: – Raumforderung mediastinal, Lungen- u. Pleuratumoren, Pleuraempyem, Lungenabszesse, Perikarderkrankungen, primäre Zwerchfelltumoren (Lipome, Fibrome, Sarkome)
– Relaxatio diaphragmatica (Erschlaffung des Zwerchfells, z.B. N.phrenicus-Lähmung) meist linksseitig ⇨ Ther: Zwerchfellraffung, evtl. Muskelplastik aus M.latissimus dorsi

HIATUSHERNIEN

Syn: Zwerchfellhernie am Hiatus oesophageus, engl. hiatus hernia, ICD-10: K44

Ät: – Bindegewebsschwäche ⇨ Bänder, die die Kardia halten sind zu schlaff
– Intraabdominelle Druckerhöhung (insb. bei Adipositas)
– Spasmus des gesamten Ösophagus zieht den Magen hoch (selten)

Etlg:

Axiale Gleithernie (85 %) = Hernie liegt in Achse des Ösophagus, die Kardia gleitet in den Thorax	
Paraösophageale Hernie: Hernie liegt neben d. Ösophagus und besteht aus Magenfundus, Kardia an normaler Stelle, erweiterter Hiatus oesophageus. Extremform: **Thoraxmagen** = upside-down-stomach mit Magenvolvulus	axiale Gleithernie / paraösophageale Hernie
Mischhernien aus Gleit- u. paraösophagealer Hernie zusammengesetzt	Mischhernie / upside-down stomach

Path: ♦ Axiale Gleithernie: Verlagerung von Kardia und Magenfundus in das hintere Mediastinum, der Peritonealüberzug der Kardia bildet dabei einen inkompletten Bruchsack.
Schließfunktion d. UÖS ist bei Lage im Thorax nicht mehr gewährleistet (durch die verminderte Längsspannung des Ösophagus erschlafft die scherengitterartig angeordnete Muskulatur zunehmend ⇨ Sphinkterdurchmesser wird größer) ⇨ **Reflux** mögl. ⇨ Refluxösophagitis, Sodbrennen
♦ Paraösophageale Hernien: Meist links vom Ösophagus gelegene Herniation des Magenfundus, von Peritoneum gebildeter Bruchsack ⇨ kein Reflux, da Kardia nicht verlagert ist (Schließfunktion normal)

Epid: Prädisp.alter: > 50. LJ., Häufigkeit bei über den 60-jährigen ca. 30 - 50 %!

Klin: ⇒ Allgemein: Die meisten Patienten haben **keine Beschwerden** (60 %) = Zufallsbefund
⇒ Gleithernie: **Refluxzeichen** (s. Refluxösophagitis)
⇒ Paraösophageale Hernie: **Roemheld-Syndrom** = gastrokardialer Symptomenkomplex: Hernie ⇨ Verdrängung des Mediastinums und des Herzens, v.a. nach Mahlzeiten (⇨ kardiale Symptome, z.B. Tachykardie, Extrasystolen, Angina pectoris)
⇒ **Dysphagie** bedingt durch Stenosierung des Ösophagus durch den interponierten Magen, Oberbauchschmerzen, retrosternaler Schmerz, Dysphagie, Völlegefühl, Aufstoßen, Übelkeit
⇒ Ulzerationen, Blutungen im Bereich der Hernie mögl. ⇨ chronische hypochrome Anämie

Diag: 1. Anamnese und klinische Untersuchung
2. Röntgen: Thorax ⇨ epiphrenische Luftsichel (= Magen im Thorax)
Ösophagusbreischluck: Stenose am Ösophagus/Magenübergang durch membranartigen Ring (= SCHATZKI-Ring) oder durch das Diaphragma (axiale Gleithernie), Durchleuchtung mit Provokation in Kopftieflage
3. **Endoskopie** (GÖD) + Provokation (= Druck auf den Bauch von außen)

Ther: • Konservativ: Axiale Hernie ⇨ Ther. der Refluxkrankheit
• Operativ: Ind: Allgemein bei Inkarzeration, Blutung, Kardiainsuffizienz, bei paraösophagealer Hernie **absolute Op-Ind.** wegen Einklemmungs- und Inkarzerationsgefahr
– Axiale Gleithernie: Transabdomineller Zugang, Reposition des Bruchinhaltes, Fundoplicatio oder Semifundoplicatio n. Nissen oder Hiatoplastik mit Fundopexie
– Paraösophageale Hernie: Verschluss der Zwerchfellücke + ventrale Gastropexie des Fundus (Fundopexie), evtl. + Fundoplicatio oder Semifundoplicatio n. NISSEN
– Postoperativ: Nahrungskarenz für 2 - 3 Tage (Infusionstherapie), dann langsamer Kostaufbau

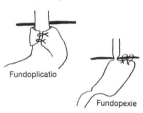
Fundoplicatio

Fundopexie

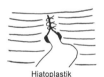
Hiatoplastik

Prog: Rezidive nach Op ca. 10 - 20 %

Kompl: * Mediastinalverdrängung durch Bruchsack ⇨ **kardiale Komplikationen**
* Axiale Gleithernie: **Refluxkrankheit**
* Paraösophageale Hernien: **Einklemmung, Inkarzeration**, Perforation, Strangulation, Magenvolvulus (Thoraxmagen) im Bruchsack, selten auch Verlagerung der Milz, des Omentum majus, eines Teiles des Colon transversum mögl.
* Ulkus im Bereich des Schnürrings (riding ulcer)
* Syntropie von Hiatushernie und Gallensteinen 30 - 40 %!
Op: * Postoperativ **vermehrt Blähungen** (Luft geht nicht mehr über den Ösophagus ab und muss sich den Weg durch den Darm suchen)

DD: – KHK, Herzinfarkt
– Traumatische und innere Hernien des Zwerchfells
– Epiphrenales Ösophagusdivertikel, Brachyösophagus (Längsschrumpfung der Speiseröhre, angeboren oder nach Entzündung), Endobrachyösophagus, Ösophaguskarzinom, Kardiakarzinom
– Mediastinaltumoren (insb. Zysten)

TUMOREN DES ZWERCHFELLS

Ät: – Primäre Tumoren (selten): Lipome, Fibrome, Angiome, Sarkome
– Sekundäre Tumoren: Infiltration von Tumoren aus Nachbarorganen (Magen, Ösophagus, Leber, Kolon, Lunge, Pleura)

Klin: ⇒ Meist Zufallsbefund, primäre Zwerchfelltumoren sind meist symptomlos und werden meist als Tumoren der Nachbarorgane fehlgedeutet
⇒ Tumorinfiltration des Zwerchfells ⇨ paradoxe Zwerchfellbewegung mögl., Dyspnoe

Diag: 1. Anamnese und klinische Untersuchung
2. Röntgen: Abdomen und Thorax, CT, ggf. NMR (coronare Schichten)
3. Sonographie: Abdominale Raumforderung, Zwerchfellinie
4. Häufig erst intraoperative Abgrenzung zw. primärem u. sek. Zwerchfelltumor mögl.

Ther: Operativ: Radikale Exzision im Gesunden und Zwerchfellnaht, evtl. Deckung mit Omentum od. Kunststoffnetz bei großem Defekt

DD: – Zwerchfellhochstand:
Erkrankungen im Thoraxraum: Pneumonie, Lungentumoren, Atelektase, Infarkt, Pleuritis, Pleuratumoren
Neurogene Ursache: N.phrenicus-Parese, hohe Querschnittlähmung (N.phrenicus aus der Nervenwurzel C4)
Abdominale Ursache: Lebervergrößerung (Zirrhose, Tumor, Metastasen, Abszess), subphrenischer Abszess (Gas- und Spiegelbildung unter dem Zwerchfell), Chilaiditi-Syndrom (Interposition des Kolons zw. Leber u. Zwerchfell), Magen-/Kolonüberblähung, Splenomegalie, Aszites, Meteorismus, Zöliakie, Schwangerschaft
– Zwerchfelltiefstand: Spannungspneumothorax, Asthma bronchiale, obstruktives Emphysem, Bronchialventilstenose (z.B. bei Bronchialkarzinom, Fremdkörperaspiration) Enteroptose (= Darmsenkung, z.B. nach Abmagerung, Entbindung)
– Tumoren der Nachbarorgane (infiltrierend wachsend oder nicht infiltrierend das Zwerchfell verdrängend)

RETROPERITONEUM

ANATOMIE:

Vom Zwerchfell bis zur Linea terminalis des kleinen Beckens reichend, zwischen Peritoneum parietale und der dorsalen Bauchwand liegend. Verbindung zu intraabdominellen Organen durch das Meso sowie mit den sekundär retroperitonealen Organen Pankreas, Duodenum, Colon ascendens und descendens und Teilen der Leber. Von Binde- und Fettgewebe durchsetzt.

Ganz retroperitoneal liegen: Niere, Nebenniere, Harnleiter, Aorta abdominalis, V.cava inf., Lymphbahnen/-knoten, Cisterna chyli, sympathischer Plexus u. Ganglien.

Im Bereich des Beckens (Subperitonealraum) liegen Blase, Prostata, Vagina (Uterus), Rektum.

RETROPERITONEALE BLUTUNGEN

Ät: – Wirbeltrümmerfraktur, Beckenringfraktur
– Nierenverletzung
– Zerreißung der großen Gefäße, Aneurysmaruptur
– Tumorblutungen
– Antikoagulanzienblutung

Path: ♦ Gefäßzerreißungen durch Beschleunigungs-/Dezelerationstrauma od. Frakturfragmente
♦ Primäre Blutung aus den Frakturen
♦ Kleinere Blutungen im Bereich des Retroperitoneums **tamponieren sich selbst** und bedürfen daher keiner operativen Therapie

Klin: ⇒ Kleinere Blutungen sind symptomarm
⇒ Früher Volumenmangelschock bei Massenblutung (arteriell)
⇒ **Retroperitonealer Schmerz** (mit Ausstrahlung in Schulter, Sacrum, Leiste, Hoden)
⇒ Evtl. paralytischer Ileus

Diag: 1. Anamnese und klinische Untersuchung: Flankenschmerz, Flankendämpfung, Flankenhämatom, Skrotalhämatom
2. Sonographie: Verwaschene Nierenkontur, retroperitoneale Flüssigkeit
3. Röntgen: Abdomen - **unscharfer Psoasschatten,**
IVP (intravenöse Pyelographie) zur Darstellung der ableitenden Harnwege (Ureter dient als diagnostische Leitstruktur),
DSA zur Diag. des Gefäßstatus, evtl. CT
4. Labor: BB, Urinstatus und Harnsediment

Ther: • Konservativ: Bei retroperitonealem Hämatom **abwartende Haltung** und Beobachtung, Volumenersatz, Gerinnungskontrollen (Cave: DIC), evtl. Substitution v. Gerinnungsfaktoren, bei Ileus frühe Stimulation des Darmes (z.B. Pyridostigmin, Mestinon® i.v.)
• Operativ: Ind: Nierenverletzung (s.Kap. Niere), Harnleiter-, Blasenruptur, persistierende Blutungen
– Laparotomie, Umstechungen der blutenden Gefäße, evtl. Tamponade
– Bei unstillbarer Blutung im Bereich des Beckens ist evtl. die Ligatur der A.iliaca int. notwendig

Kompl: ∗ Ruptur des parietalen Peritoneums ⇨ intraperitoneale Blutung
∗ Massenblutung ⇨ **Volumenmangelschock, DIC**

* Mitverletzung retroperitoneal und intraperitoneal liegender Organe

DD: – Harnleiterverletzung und Extravasion von Harn in das Retroperitoneum
– Retroperitoneale Tumoren

RETROPERITONEALE FIBROSE

Syn: **Morbus Ormond** (idiopathische retroperitoneale Fibrose), Gerota-Fasziitis, engl. retroperitoneal fibrosis, ICD-10: D48.3

Ät: – Primäre Form (Morbus Ormond, idiopathisch/autoimmunologisch)
– Sekundäre Form (Ormond-Syndrom) durch Strahlenfibrose, chron. Entzündungen, Narbenbildung nach operativen Eingriffen und Traumata (Blasentrauma, Beckenhämatom)
– Medikamentös: Serotonin-Antagonisten, Antibiotika, Antiphlogistika, Kortikoide
– Lokale Injektion sklerosierender Flüssigkeiten

Path: ♦ Bindegewebiger Um-/Anbau im retroperitonealen Raum, Neigung zur Hyalinisierung
♦ Führt zur **Ummauerung** der Gefäße, Nerven, Ureteren u. evtl. des Nierenhilus ⇨ Stauungsniere, venöse Abflussstörungen
♦ Lok: Meist symmetrisch der Mittellinie beginnend, **von kaudal nach kranial** ausbreitend

Epid: M > w (2:1), mittleres Lebensalter

Klin: ⇒ Im Frühstadium uncharakteristische Symptome, wie Rücken-, Kreuzbein- oder Flankenschmerzen
⇒ Spätstadium: Zeichen der **Nierenfunktionseinschränkung**, Oligo-/Anurie, stauungsbedingte Schmerzen
⇒ Beinödeme bei Abflussbehinderung durch Ummauerung der großen Gefäße (venöse Abflussbehinderung + Lymphstauung)

Diag: 1. Anamnese und klinische Untersuchung
2. Röntgen: **IVP** ⇨ bilaterale supravesikale Stenose der Ureteren, evtl. Kavographie (= Kontrastdarstellung der V.cava inf.)
3. Sonographie: Nierenstauung?

Ther: • Konservativ: Absetzen mögl. verursachender Medikamente
• Operativ: Ind: Harnabflussbehinderung durch Ureterummauerung
Transperitonealer Zugang, beidseitige **Ureterolyse** und Verlagerung des Harnleiters nach intraperitoneal

Kompl: * **Niereninsuffizienz**, Nierenstauung
Op: * **Verletzung des Ureters**, postoperative **Ureterstenose**

DD: – Evtl. Kombination mit Mediastinalfibrose (obere Einflussstauung)
– Evtl. Kombination mit primär sklerosierender Cholangitis
– Retroperitoneale Tumoren
– Renale Abflussbehinderung: Angeborene Fehlbildungen, Ureterstenosen, Urolithiasis, Tumoren, neurogene Ursachen (Querschnitt, diabetische Neuropathie), Entzündungen der ableitenden Harnwege, vesikoureteraler Reflux, iatrogen durch Bestrahlung

RETROPERITONEALE TUMOREN

Etlg: # Benigne Tumoren: Lipome, Fibrome, Desmoid, Leiomyome, Angiome, Lymphangiome, Neurinome, Ganglioneurome, Schwannome
Maligne Tumoren: Lipo-, Fibrosarkom, Leiomyo- u. Rhabdomyosarkom, Lymphosarkom, Lymphome
Sekundäre Tumoren/Metastasen: Lymphome, eingebrochenes Kolonkarzinom, Nieren-zellkarzinom, Pankreaskarzinom, Nebennierentumoren, Infiltration gynäkologischer Tumoren
Kindesalter: Neuroblastom

Epid: Häufigkeitsgipfel: 50. - 60. LJ.

Klin: ⇒ **Palpabler Tumor,** Flankenschmerz, mäßige Rückenschmerzen
⇒ Bauchschmerz, Appetitlosigkeit, Gewichtsverlust, Obstipation
⇒ Spätzeichen: Neurologische Ausfälle, Nierenversagen, Ileus

Diag: 1. Anamnese (bei unklaren Abdominalbeschwerden daran denken!), klinische Untersuchung
2. Sonographie: Nierenstauung?, Lage zu Nachbarorganen und zur V.cava, Aorta
3. Röntgen: Abdomen-Übersicht ⇨ Tumorschatten im Mittel-/Unterbauch,
IVP ⇨ **Verlagerung oder Ummauerung des Ureters,** Nierenstauung
CT: Zur genauen Lokalisation mit bester Sensitivität und Spezifität, evtl. mit KM
4. Labor: Nierenretentionswerte, Tumormarker (AFP, HCG, CEA, CA 19-9)

Ther: • Konservativ: Bei sekundären Tumoren Radiatio und evtl. Chemotherapie
• Operativ: Ind: Bei soliden Tumoren im Retroperitoneum stets gegeben
Transabdominaler Zugang und komplette Exstirpation (auch bei benignen Tumoren wegen der Gefahr des Rezidives und der malignen Entartung)

Prog: Sarkome: 5-JÜR 40 %, Rezidivneigung bei nicht vollständiger Entfernung, benigne Tumoren können noch nach Jahren maligne entarten.

Kompl: * Nierenversagen durch Kompression der ableitenden Harnwege
* Kompression von Gefäßen und Nerven
* Maligne Entartung benigner Tumoren
Op: * Rezidiv bei nicht vollständiger Entfernung

DD: – Retroperitoneale Zysten: posttraumatisch, nach Entzündungen (Pankreatitis, paranephritisch)
– Retroperitoneale Blutungen, retroperitoneale Fibrose
– Retroperitoneale Entzündungen durch Pyelonephritis, Morbus Crohn, tuberkulöser Senkungsabszess, perforierter retrozäkaler Appendix

NIERE

ANATOMIE:

Nieren: Liegen **vollständig retroperitoneal** und sind je ca. 160 g schwer, ca. 12 x 6 x 4 cm groß.
Lok: In Höhe BWK 12 bis LWK 3. Die 12. Rippe läuft vom kranialen Pol zum mittleren Drittel über die Niere. Die rechte Niere steht tiefer als die linke (wegen der Leber). Umgeben wird die Niere in der Reihenfolge von innen nach außen von der Capsula fibrosa, Capsula adiposa und der Fascia renalis (GEROTA-Faszie).

Aufbau: 1.) Nierenrinde mit Glomeruli und gewundenen Harnkanälchen
2.) Nierenmark mit den geraden Nierenkanälchen
3.) Pyelon, Pelvis renalis = Sammelbecken für den Harn

Nachbarschaftsbeziehungen: Rechte Niere ⇨ Zwerchfell, Leber, Nebenniere, Pars descendens duodeni, Colon und Mesocolon transversum
Linke Niere ⇨ Nebenniere, Pankreasschwanz, Colon und Mesocolon transversum, Milz, Magen

Hilus: A.renalis (aus der Aorta abdominalis in der Höhe des Abgangs der A.mesenterica sup.), V.renalis (in die V.cava inf., in die li. V.renalis mündet zusätzlich noch die V.testicularis), Pelvis renalis mit dem abgehenden Ureter.

Ureter: Jeweils einer pro Niere, ca. 35 cm lang, vollständig retroperitoneal, überkreuzt die Vasa iliaca und wird überkreuzt von den Vasa testicularis/A.uterina, mündet in das Ostium ureteris der Blase (mit intramuralem Segment zur Verhinderung des Refluxes).
Engstellen: Am Abgang vom Nierenbecken, an den Kreuzungsstellen der Gefäße und an der Einmündung in die Harnblase.

FEHLBILDUNGEN

Hypo-/Aplasie/Zwergniere: Bilateral oder unilateral, bei nur einer Niere ⇨ führt meist zur Hypertrophie der Gegenseite

Hufeisenniere: **Häufigste Fusionsanomalie** ⇨ symmetrische Verwachsung meist der unteren Pole der beiden Nieren, mit Malrotation (Nierenbecken zeigen nach vorne), häufig mit anormaler Gefäßversorgung

Gekreuzte Dystopie: Asymmetrische Verschmelzung der beiden Nieren auf einer Seite

Zystennieren: Entstehen durch fehlenden Anschluss der Nierenkanälchen an das harnableitende System = blind endende Tubuli, aut.-rez. oder aut.-dom., Kompl: Niereninsuffizienz, arterielle Hypertonie durch polyzystische Nierendegeneration (meist jenseits des 40. LJ.)

Solitärzyste/Nierenzyste: 50 % der 50-jährigen haben eine Nierenzyste **ohne Krankheitswert**. Wichtigste DD ist die Tumorzyste, die durch ein zystisch zerfallendes Nierenzellkarzinom entsteht.

Lageanomalien:
- **Malrotation:** Nierenbecken stehen noch nach vorne, per se ohne Krankheitswert
- **Becken-/Kreuzbeinniere:** Lage der Niere im Bereich des Beckens (während der Entwicklung bis zur 9.Fetalwoche wandert die Niere aus dem Becken nach oben = Aszension und Rotation nach hinten) meist mit Gefäßversorgung aus den Vasa iliaca
- **Thorakalniere:** Lage im Thorax

Wandernieren: Absinken der Nieren = Nephroptose bei fehlendem intraabdominellen Gegendruck (re. häufiger als links, meist bei Frauen)

Doppelniere: Zwei Nierenbecken mit Ureter duplex oder fissus, die verschmolzen sind oder getrennt bleiben = überzählige Niere

Ureter duplex: Doppelter Ureter mit getrennter Mündung in die Blase
Ureter fissus: Doppelter Ureter mit gemeinsamer Mündung in die Blase

NIERENVERLETZUNG

Syn: Nierentrauma, engl. renal trauma, ICD-10: S37.0

Ät: – Stumpfes Bauchtrauma in der Lendenregion (Schlag, Quetschung, Dezeleration)
– Perforierendes Bauchtrauma, Durchspießung von Rippen- oder Querfortsatzfragmenten

Epid: Beim polytraumatisierten Patienten kommen urologische Mitbeteiligungen in 10 - 30 % d.F. vor, davon entfallen 2/3 auf die Nieren

Etlg: # Stumpfes Nierentrauma nach MENDEZ (1977)

Grad I: Kontusion der Niere
Grad II: Ruptur der Niere und/oder des Nierenbeckenkelchsysteme
Grad III: Zertrümmerung der Niere (Berstverletzung)
Grad IV: Abriss der Gefäße

Nierendezelerationstrauma (z.B. Sturz aus großer Höhe) ➪ Thrombose der Arteria od. V.renalis durch Intimaeinriss oder Stielabriss mit perirenalem Hämatom, Ureterabriss
Perforierendes Nierentrauma (Schuss-, Stichverletzungen, Knochendurchspießungen)
Commotio renis

Klin: ➪ **Flankenschmerz**
➪ Palpables perirenales Hämatom/**tastbarer Tumor in der Flanke**, Prellmarke
➪ **Hämaturie** (in 80 % d.F.), Oligo-Anurie
➪ Bei starker Blutung ➪ Schocksymptomatik
➪ Evtl. zw. Unfallereignis und Klinik auch **symptomfreies Intervall** von mehreren Tagen bis 3 Wochen mögl.

Diag: 1. Anamnese und klinische Untersuchung: Flankenklopfschmerzhaftigkeit, Prellmarken
2. **Sonographie:** Retro- od. intraperitoneale freie Flüssigkeit, Nierenparenchymdefekt
3. **Röntgen: Abdomenübersicht** ➪ Rippenfrakturen, LWS-Querfortsätze-Fraktur, Flüssigkeitsspiegel, freie Luft, Verschattung der Nierengegend, unscharfe Psoas-Grenze, Verdrängung v. Zwerchfell, Leber, Kolon.
CT-Abdomen zum Ausschluss von Begleitverletzungen.
IVP (intravenöse Pyelographie, auch Ausscheidungsurographie genannt): Bei Rupturen Austritt des Kontrastmittels aus dem Nierenparenchym, bei Gefäßabriss keine Darstellung der betroffenen Niere (= stumme Niere)
Nierenarterienangiographie/Nierenszintigraphie bei funktionsloser Niere im IVP
4. Labor: Urinstatus, Urinsediment, Nierenretentionswerte, BB, Elektrolyte
5. **Bilanzierung** der Ein- und Ausfuhrmenge

Ther: • Akut: Schocktherapie mit Infusionsbehandlung
• Konservativ: Nierenkontusionen (Grad I) werden beobachtet
• Operativ: Ind: Notfallindikation bei Totalzertrümmerung und Grad IV und Kombination mit anderen intraabdominellen Verletzungen.
Stumpfes Nierentrauma Grad II - IV, perforierendes Trauma.
Immer versuchen eine IVP präoperativ durchzuführen
– Stets zuerst **Versuch der Organerhaltung**: Transperitonealer Zugang, Sicherung des Nierenstiels. Glattflächige Risse werden genäht, ggf. Netzadaptation
– Nierengefäßverletzung ➪ Versuch der Gefäßerhaltung/Reanastomosierung
– Zertrümmerung eines Nierenpols ➪ Resektion des betreffenden Poles
– Vollständig zertrümmerte Niere ➪ Nephrektomie nach vorheriger Überprüfung der Funktionsfähigkeit der kontralateralen Niere

Prog: Nephrektomierate ca. 15 % d.F. (Frühoperation bis 30 %), Spätkomplikationen (s.u.) in 5 - 20 % d.F.

Kompl: * **Retroperitoneales Hämatom** durch Einblutung, bei gleichzeitiger Eröffnung des Peritoneums auch intraabdominelle Blutung ⇨ Schockgefahr
* Nierenschleudertrauma: Intimaeinriss der A.renalis ⇨ **Verlegung der Strombahn** und Infarzierung der Niere
* **Harnleiter-/Nierenbeckenverletzung** ⇨ Urin-Extravasion in das Retroperitoneum, Urinfistel
* Perinephritischer Abszess
* Spätkomplikationen: Gefäßstenosen, Hydronephrose, Zystenbildung, arterielle Hypertonie, Schrumpfniere

Op: * Ligatur einer Polarterie führt in 10 - 20 % d.F. zur **arteriellen Hypertonie**
* Gewebsnekrose bei unzureichender Gefäßversorgung

Proph: ♥ Posttraumatische Kontrollen in 6-monatigem Abstand für mind. 5 Jahre

DD: – Retroperitoneale Blutungen/Hämatome, andere intraabdominelle Begleitverletzungen
– Intraperitoneale Harnblasenverletzung ⇨ dringliche Op-Indikation wegen der Gefahr einer urinösen Peritonitis
– Harnleiter-, Harnröhren- und Harnblasenverletzung ⇨ rasche Sicherung der Abflussverhältnisse und dann Versuch der End-zu-End-Anastomose

NIERENTUMOREN

Syn: **Nierenzellkarzinom:** Hypernephrom, hypernephroides Nierenkarzinom, GRAWITZ-Tumor, ICD-10 Niere/Nierenbecken: C64/C65

Ät: Nierenzellkarzinom: Nikotin, Kadmiumexposition, genetische Disposition (Hippel-Lindau-Syndrom), fettreiche Kost und hormonelle Einflüsse werden diskutiert

Path: ♦ **TNM des Nierenzellkarzinoms**

T1	Tumor < 7 cm, begrenzt auf die Niere
T2	Tumor > 7 cm, begrenzt auf die Niere
T3a	Tumor infiltriert Nebenniere od. perirenales Gewebe, aber nicht jenseits der GEROTA-Faszie (= Fascia renalis)
T3b	Tumor mit makroskopischer Ausbreitung in der V.renalis oder bis in die V.cava unterhalb des Zwerchfells
T3c	Tumor mit makroskopischer Ausbreitung in der V.cava oberhalb des Zwerchfells
T4	Tumor infiltriert über die Gerota-Faszie hinaus
N1	Metastase in einem regionären Lymphknoten (= hiläre, paraaortale, parakavale Lk)
N2	Metastasen in mehr als einem regionären Lk

♦ Metastasierung: Nierenzellkarzinom ⇨ **per continuitatem** in das Nierenbecken, **V.renalis**, V.cava inf. u. in die perirenale Fettkapsel (auch Leber, Kolon, Pankreas, Milz mögl.)
⇨ **Lymphogen** in die hilären, abdominal paraaortalen und parakavalen Lk (N1-2)
⇨ **Hämatogen** in die Lunge! und Skelett (Fernmetastasen = M1)
♦ Lok: Nierenzellkarzinom meist im Nierenpol, 2 % der Nierenzellkarzinome sind bilateral

Epid: ◊ Nierenzellkarzinom: 45. - 75. LJ., **m** > **w** = 2:1, macht 80 % aller Nierentumoren beim Erwachsenen aus. Inzidenz: 20:100.000
◊ Wilms-Tumor: bevorzugt Kinder zw. 3. - 5. LJ., macht 6 – 8 % aller Tumoren im Kindesalter aus, häufigster Nierentumor im Kindesalter

Etlg: # **Nierenzellkarzinom** (Adenokarzinom)
Papilläres (epitheliales) Karzinom (vom Übergangsepithel des Ureters ausgehend), Nierenbeckentumor
Nephroblastom der Kinder = WILMS-Tumor (s. Kap. Kinderchirurgie)

Metastasen: insb. von Bronchial- u. Kolonkarzinomen ausgehend
Benigne (selten): Adenome, Hamartome, Fibrome, Myom, Lipom, Angiomyolipom

Klin: ⇒ Über die Hälfte der Nierenzellkarzinome sind **Zufallsbefunde** / klinisch asymptomatisch
⇒ **Schmerzlose Hämaturie** als Leitsymptom (bei Einbruch des Tumors in das Nieren-beckensystem = kein Frühsymptom mehr)
⇒ Evtl. Druckschmerzhaftigkeit der Nierengegend, tastbare Resistenz
⇒ Bei Befall der li. V.renalis ⇨ Varikozele mögl. (auch im Liegen sichtbar)
⇒ Gewichtsabnahme, subfebrile Temperaturen, Bluthochdruck

Diag: 1. Anamnese und klinische Untersuchung: Palpation der Nierengegend
2. Sonographie: Gute Abgrenzung zwischen solidem Tumor und Zysten mögl.
3. Labor: Erythrozyturie, Anämie od. Polyglobulie, Renin-Spiegel (erhöht), Hyperkalzämie
4. Röntgen: Abdomenleeraufnahme und IVP (intravenöse Pyelographie) CT und Angiographie / DSA zum Ausschluss von Metastasen, Gefäßabbrüchen
5. Staging: Rö-Thorax, Skelett-Szintigraphie zur Fernmetastasensuche

Ther: • Operativ: Ind: Nierenzellkarzinom T1-3 ohne Fernmetastasierung (M0)
– Transabdomineller Zugang
– **Radikale Tumornephrektomie** (Niere + Fettkapsel + Nebenniere) und regionäre Lymphadenektomie (paraaortal/parakaval)
– Tumorthromben in der V.cava werden versucht zu extrahieren, evtl. Kavamanschettenresektion
– **Organerhaltende Tumorresektion** (als Segmentresektion) bei sehr kleinen und peripher gelegenen Tumoren (T1, T2) und gesunder Gegenniere heute elektiv indiziert (mit gleich guter Prognose wie die radikale Tumornephrektomie), teils aber auch imperativ (zwingend) gegeben bei Vorliegen von bilateralen Tumoren (einseitige Nephrektomie), befallene Einzelniere oder Niereninsuffizienz (erspart die chronische Hämodialyse)
• Palliativ: Bei T4-Tumor Embolisation des Tumors mit einem Gewebekleber (z.B. Histoacryl) über die A.renalis (Ind. auch bei rezidivierender Blutung in d. Hohlraumsystem)

Prog: Ohne Metastasen 5-JÜR 50 %, bei Infiltration in die V.cava 20 %ige 5-JÜR, bei M1 mittlere Überlebenszeit 1 Jahr

Kompl: ∗ Einbruch des Tumors in die V.cava und Kavathrombose
∗ Stauffer-Syndrom: Nierentumor + Leberfunktionsstörung
Op: ∗ Postinfarkt-Syndrom nach Embolisation (durch Nierennekrose ⇨ Schmerz, Fieber, Übelkeit, Erbrechen, Bluthochdruck)

DD: – **Nierenzysten**, Hydronephrose, xanthogranulomatöse Pyelonephritis
– **Angiomyolipom**, Onkozytom
– Hämaturie: Nierentumoren, Nephrolithiasis, Niereninfarkt, Nierenembolie, Nierenentzündung, Nierentrauma, Nierentuberkulose, hämorrhagische Diathese, Antikoagulanzientherapie

---

NIERENTRANSPLANTATION

Ind: – **Terminale Niereninsuffizienz** bei chronischem Nierenversagen (Dialysepatienten, polyzystische Nierendegeneration), insb. Kinder
– Patienten mit Niereninsuffizienz und Dialyseproblemen: Shunt-Komplikationen, Anämie, Hypertonie, Polyneuropathie oder Demenz, Hyperparathyreoidismus (sekundärer)

K-Ind Ʊ Akute Nierenerkrankung (z.B. floride immunologische Erkrankungen, z.B. Goodpasture-Syndrom, Vaskulitiden)
Ʊ Chronische Infekte (KI ergibt sich durch die postoperative immunsuppressive Therapie)

Ʊ Fortgeschrittene Zweiterkrankungen, nicht kurable Malignome, Systemerkrankungen (z.B. Oxalose)

Ʊ Akute gastrointestinale Erkrankung, wie Ulzera (wegen der postoperativen immunsuppressiven Therapie) ⇨ Op nach Behandlung möglich.

Epid: ◊ Zentrale für Transplantationen: Eurotransplant in Leiden/Niederlande, bzw. für Deutschland in Neu Isenburg (Adressen und Rufnummern s. Kap. Transplantationen), insg. z.Zt. 34 Nieren-Transplantationszentren in Deutschland

◊ 1. Transplantation: 1954. Bis 1994 weltweit 300.000 Nierentransplantationen durchgeführt. In 1998: 2.340 Nieren in Deutschland transplantiert (davon 368 Lebendspenden, z.B. von Familienangehörigen). Jährlicher Bedarf ca. 4.000 Nieren, Warteliste: derzeit **9.500 Pat.!**, durchschnittliche Wartezeit rechnerisch 3 - 4 Jahre.

Diag: 1. Indikation zur Explantation beim Spender (s.Kap. Transplantation) und Implantation beim Empfänger (keine Kontraindikationen) muss sicher gegeben sein.

2. Labor: HLA-Typisierung (Kompatibilität von Spender und Empfänger?), Cross-match (Ausschluss zytotoxischer Antikörper)

3. Umfangreiche Op-Vorbereitungen mit Röntgen, Labor, Kolon-KE

Ther: • **Explantation:**
– Sterile Entnahme der Spendernieren unter möglichst guten Kreislaufbedingungen als Blockpräparat mit Aorta, V.cava und Ureteren
– Konservierung in kalter Collins-Lösung, Transport gekühlt bis 40 Stunden mögl.

• **Implantation:**
– **Heterotope Implantation** = extraperitoneal in die Fossa iliaca
A.renalis wird auf A.iliaca, V.renalis auf V.iliaca, Ureter mit Antireflux-Op (submuköse Tunnelung) am Blasendach anastomosiert
– Evtl. kombinierte Transplantation von Niere + Leber, Pankreas oder Herz

• Nachbehandlung: Perioperative Antibiotikaprophylaxe.
Immunsuppression mit Ciclosporin A (Pilzderivat, Sandimmun®, 4 - 10mg/kgKG/Tag) als Basistherapie, zusätzlich Azathioprin (Imurek®, 1 - 3mg/kgKG/Tag) und Kortikosteroide bei drohender Abstoßungsreaktion.
Bei akuter Abstoßungsreaktion: Antilymphozyten-Globulin (ATG = Immunglobuline gegen menschliche T-Lymphozyten) oder monoklonale Antikörper OKT3 (Zenapax®) od. Mycophenolatmofetil (CellCept®)

• Nachkontrollen: Ciclosporinspiegel im Blut, Nierenfunktion (Retentionswerte), Urinvolumina (Bilanzierung) und Urinstatus, Körpergewicht, Ultraschall, evtl. Transplantatbiopsie, Blutdruck (Ziel: 120/80 mmHg)

Prog: Op-Risiko nimmt mit dem Alter zu (ab 45. LJ.)
1 Jahres Transplantat-Überlebensrate heute sehr gut: **> 90 %!**, nach 5 J. noch ca. 60 %
Zweit- und Mehrfachtransplantationen (nach Abstoßungsreaktionen) haben eine schlechtere Transplantat-Überlebensrate

Kompl: * **Hyperakute Abstoßungsreaktion** (Rejektion): Innerhalb v. 48 Std. mit Endothelläsionen und toxischem Krankheitsbild bei humoraler Abstoßungsreaktion (zytotoxische Antikörper), Ther: Plasmapherese zur Elimination der zytotoxischen Antikörper
* **Akzelerierte Abstoßungsreaktion** (Rejektion): Zwischen 2. und 5. postop. Tag mit zellulärer Abstoßungsreaktion
* **Akute Abstoßungsreaktion** (Rejektion): Innerhalb der ersten 3 Monaten durch zelluläre Abstoßungsreaktion
* Immunsuppression: Allgemein ⇨ **Infektanfälligkeit, Knochenmarkdepression, Magen-Darm-Ulzera, Nephro-/Hepatotoxizität,** Zunahme der Inzidenz **maligner Tumoren**
⇨ Ciclosporin A: Hypertonie, Hypertrichose, Gingivahyperplasie, Tremor
⇨ Kortikoide: Osteoporose, Diabetes mellitus, aseptische Knochennekrosen, prox. Muskelatrophie, psychotische Veränderungen, atrophische Haut, Akne, Striae distensae
⇨ Antilymphozyten-Globulin: anaphylaktische Reaktion

HERNIEN

Syn: lat. hernia = Bruch, engl. hernia, ICD-10: K40 - K45

Def: Vorfall von Eingeweideanteilen (= *Bruchinhalt*) in eine Vorbuchtung des parietalen Peritoneums (= *Bruchsack*) durch eine Bauchwandlücke (= *Bruchpforte*).

DD: Prolaps = Vorfall von Eingeweiden durch eine Lücke des Peritoneums, also nicht von Peritoneum bedeckt (Syn: Hernia spuria = falsche Hernie)

Ät: – Bindegewebsschwäche, inkompletter fetaler Bauchwandschluss
– Erhöhter intraabdomineller Druck durch Pressen (chron. Obstipation), Husten (COLD), bei Dysurie (Prostataadenom), Schwangerschaft
– Aszites (Lebererkrankungen, portale Hypertension), intraabdominelle Tumoren
– Adipositas

Epid: ◊ Eines der häufigsten chirurgischen Krankheitsbilder
◊ Inzidenz: 2 - 4 %, davon entfallen ¾ auf die **Leistenbrüche**

Etlg: # Äußere Hernien:
– Indirekte Leistenhernie .... 60 %
– Direkte Leistenhernie .... 15 %
– Nabelhernie (umbilikal u. paraumbilikal) .... 9 %
– Epigastrische Hernie .... 3 %
– Schenkelhernie .... 3 %
– Becken- u. Lumbalhernien .... 5 %
Innere Hernien: v.a. Zwerchfellhernien .... 5 %
Gleithernie: Vorgefallenes Organ ist Teil des Bruchsackes (Zäkum, bzw. Sigma, Harnblase = Organe sind nur teilweise mit Peritoneum überzogen, peritonealer Bruchsack fehlt daher teilweise)
Richter-Hernie (Darmwandhernie): Herniation eines Darmwandanteiles in die Bruchpforte ohne Passagestörung (s. Abb.)
Eventerationshernie: Hernia permagna = großer Teil der Bauchorgane im Bruchsack, die sich hier organisiert haben und schwierig zu reponieren sind
Symptomatische Hernie: Hernie bei pathologischer Druckerhöhung im Abdomen (z.B. Tumor, Aszites)
Narbenhernie: Hernie als Folge einer Dehiszenz der Faszien einer Laparotomienarbe

Klin: ⇒ Oft nur geringe Beschwerden
⇒ Schmerzen beim Anspannen der Bauchmuskulatur (z.B. Heben schwerer Lasten, Pressen beim Stuhlgang)
⇒ Verminderte körperliche Leistungsfähigkeit
⇒ Peritoneale Reizung
⇒ Bruchgeschwulst ist das eigentliche Hauptsymptom
⇒ Stuhlunregelmäßigkeiten, evtl. Blutabgang

Diag: 1. Inspektion, immer beidseits durchführen, da in 20 - 30 % d.F. doppelseitige Befunde zu erheben sind
Palpation der Bruchpforten unter Bauchpresse am stehenden Patienten
Hustenanprall gegen den tastenden Finger
Auskultation des Bruchinhaltes (Darmgeräusche?)

2. **Sonographie,** früher auch Diaphanoskopie (Durchleuchtung mit einer hellen Lampe)
3. Röntgen: Abdomen Übersicht (Spiegel bei Ileus?), evtl. MDP, Kolon-KE
4. Bei jeder Hernie des Erwachsenen ist die **rektal-digitale Untersuchung** zum Ausschluss eines Rektumkarzinoms obligat (in manchen Kliniken wird routinemäßig auch eine Rektoskopie/Koloskopie durchgeführt)

Ther: • Konservativ:
  – **Manuelle Reposition (= Taxis):** Ind: Bei kurzer Anamnese einer Einklemmung (<6 Std.) Technik: Pat. liegt auf harter Unterlage, Beine anziehen lassen, evtl. Analgesie: Ausmassieren des Darminhaltes mit beiden Händen u. behutsame Reposition ⇨ Cave! Reposition en bloc als Komplikation (s.u.)
  – **Bruchbänder:** Nur in Ausnahmen indiziert (strikte Ablehnung der Op, unvertretbar hohes Op-Risiko), da keine sichere Prophylaxe der Inkarzeration und die Bauchmuskulatur durch die Entlastung weiter atrophiert!

  • Operativ: Prinzip ist die **Herniotomie + Hernioplastik**
  – Darstellung der Bruchhüllen, des Bruchsackes und der Bruchpforte
  – Versorgung des Bruchinhaltes (evtl. Darmresektion bei Inkarzeration)
  – Beseitigung des Bruchsackes (alleinige Reposition des Bruchsackes bei Gleithernien)
  – Verschluss der Bruchlücke, evtl. mit Verstärkung des Abschlusses und schichtweiser Wundverschluss
  – Postop.: Leichte körperliche Arbeiten nach 3 - 4 Wo., schwerere Tätigkeiten erst nach 3 - 6 Monaten
  ☉ Relative Kontraindikationen: Übergroße Narben- u. Bauchwandhernien, Hernia permagna, alte Brüche mit großer Bruchpforte

Prog: Operationsletalität liegt unter 1 %, bei Inkarzeration steigt sie auf 10 %
Rezidivrate: Hernienrezidiv in 5 % d.F.

Kompl: * **Inkarzeration:** Schwellung, Rötung, Spontan- u. Druckschmerz; anfangs Ileussymptome, später toxische Folgen der **Darmgangrän** mit Peritonitis u. vitaler Bedrohung
Sonderform: **Elastische Einklemmung:** Mit der Bauchpresse erweitert sich zunächst der Bruchring ⇨ Peristaltik treibt Darmschlinge in den Bruchsack, mit nachlassender Bauchpresse schnürt der Bruchring die Darmschlingen ab.
* **Darmwandbruch (= Richter-Hernie):** Einklemmung eines Teiles der Darmwand bei erhaltener Darmpassage ⇨ lokale Darmwandnekrose/Darmgangrän (am häufigsten bei Femoralhernien)
* **Littré-Hernie:** Einklemmung eines Meckel-Divertikels
* **Netzeinklemmung:** Inkarzeration des Omentum majus in einen Bruchring, Ther: Manuelle Reposition (= Taxis) bei kurzer Anamnese, danach Elektiv-Op zur Revision. Bei längerer Anamnese (> 6 Std.) oder bei misslungener Taxis ⇨ sofort Op (Revision des Bruches, bei Inkarzeration Resektion des nekrotischen Darmabschnittes)
* Koteinklemmung: Die zuführende Darmschlinge wird zunehmend mit Kot gefüllt ⇨ Abklemmung der abführenden Schlinge am Bruchhals durch den Druck der Kotmassen
* Reposition en bloc: Bruchsack wird ohne Beseitigung der Einklemmung **mit der Bruchpforte** verlagert (Bruchgeschwulst selbst ist von außen nicht mehr zu sehen, der Bruchhals mit Einklemmung bleibt aber bestehen!)
* Bruchentzündung (Inflammatio herniae)
* Irreponibilität (Hernia accreta) durch Verwachsungen der Darmschlingen oder bei gekammerten Hernien
* Bei Leistenhernien-Op: Hodenschwellung, Hodennekrose oder Hodenatrophie bei intraoperativer Verletzung des Leistenkanals, Verletzung des Samenstranges

DD: In der Leistenregion: Lymphome, ektope Hoden, Hydrozelen, Varixknoten, Abszesse, Zysten u. Tumoren, Adduktorensehnentendopathie (Fußballspieler)

LEISTENHERNIE

Syn: Inguinalhernie, Hernia inguinalis, „Leistenbruch", ICD-10: K40

Anatomie:

Verlauf des Leistenkanals: Von dorsal lateral kranial nach ventral kaudal medial, 4 - 5 cm lang.

Innerer Leistenring (Anulus inguinalis internus/profundus): 1,5 cm oberhalb der Mitte des Leistenbandes,

äußerer Leistenring (Anulus inguinalis externus/superficialis): Oberhalb d. Tuberculum pubicum

Wände des Leistenkanals:

Ventral: Aponeurose des M.obliquus externus

Dorsal: Fascia transversalis, Peritoneum parietale

Kranial: Unterrand des M.obliquus internus u. des M.transversus abdominis

Kaudal: Lig.inguinale (= POUPARTI-Band)

Inhalt: Beim Mann: – Ductus deferens u. Vasa testicularis
– Fascia spermatica interna (= Ausstülpung der Fascia transversalis)
– M.cremaster (kaudale Internusfasern)
– Fascia spermatica externa (= Ausstülpung der Externusaponeurose)
– A.ductus deferentis, A.musculi cremasteris, Plexus pampiniformis
– R. genitalis des N.genitofemoralis
– Plexus testicularis (sympathisch)

Bei der Frau: Lig.rotundum (Lig.teres uteri), Imlach-Fettpfropf

Epid: ◊ **Häufigste Hernienform** (75 %), 2/3 indirekt, 1/3 direkt
◊ Inzidenz: 2 %, **m** >> w (8:1)
◊ In 15 - 25 % d.F. beidseits

Etlg: | **Direkte (mediale) Leistenhernie:** Die Durchtrittstelle liegt medial der Vasa epigastrica (Fossa inguinalis medialis, Hesselbach-Dreieck), der Bruchsack durchsetzt **die Bauchdecke** (Fascia transversalis) **senkrecht auf direktem Weg** u. verläuft zum äußeren Leistenring (keine Beziehung zum Inneren des Samenstrangs), **erworben**, meist Männer.

Indirekte (laterale) Leistenhernie: Verläuft aus dem **inneren Leistenring** (Anulus inguinalis profundus), liegt lateral der Vasa epigastrica durch den Leistenkanal zum äußeren Leistenring (Anulus inguinalis superficialis). Der Bruchsack ist von Kremasterfasern umgeben und kann bis zum Skrotum reichen. Entsteht durch ausbleibende Obliteration (Verklebung) des Processus vaginalis peritonei nach dem Descensus testis (= kongenital, **angeboren**) oder durch Erweiterung des inneren Leistenringes u. Vorstülpung von Peritoneum in den Leistenkanal (= **erworben**), eher Kinder und Frauen.

direkter Leistenbruch | indirekter Leistenbruch

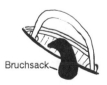

Bruchsack

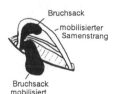

Bruchsack
mobilisierter
Samenstrang

Bruchsack
mobilisiert

Klin: ⇒ **Schmerzen in der Leiste**
⇒ Ausmaß der Beschwerden korreliert nicht mit der Größe der Hernie

⇒ **Hernia incipiens:** Vorwölbung des Bruchsackes in den Leistenkanal. Klinisch Beschwerden in der Leiste, meist noch keine Vorwölbung ⇨ abwartende Ther.

⇒ **Hernia completa:** Austritt des Bruchsackes am äußeren Leistenring

⇒ **Hernia scrotalis:** Vordringen des Bruchsackes bis ins Skrotum

Diag: 1. Anamnese und klinische Untersuchung: Inspektion: Vorwölbung in der Leiste
2. Palpation: Einstülpen des Skrotums bis vor den äußeren Leistenring am stehenden Patienten ⇨ **Hustenanprall** (bei Frauen kann die Diagnose bei nicht bestehender Bruchgeschwulst schwierig sein)

Ther: • Operativ: Ind: Ist mit der Diagnosestellung wegen Gefahr der Inkarzeration gegeben
1.) Anästhesie: Eingriff ist in **Regionalanästhesie** (90 % d.F.), Spinalanästhesie und Vollnarkose (für die endoskopischen Verfahren) mögl.
2.) Leistenschnitt, Durchtrennung der Externusaponeurose, Freilegung und Mobilisation des Samenstranges, Aufsuchen des Bruchsacks, Eröffnen und Reposition des Bruchinhaltes, Abtragen u. Nahtverschluss des Bruchsackes
3.) Verschluss der Bruchpforte: Prinzip: **Verstärkung** der Hinterwand des Leistenkanals (= zum Abdomen hin), Wundverschluss, nach der Op Zug am Testis zur Reposition des mobilisierten Samenstranges (sog. "EKG" = Eier-Kontroll-Griff)
Verstärkungsmethoden:
– **Nach Bassini:** Naht des M.obliquus internus und des M.transversus abdominis unter dem Samenstrang durch an die Innenfläche des Leistenbandes und als erster od. letzter Stich am Tuberculum pubicum. Dabei muss beachtet werden, dass die Samenstranggebilde an ihrer Austrittsstelle nicht zu stark eingeengt werden. Der Samenstrang wird mit der Externusaponeurose gedeckt oder nach subkutan (vor die Externusaponeurose) verlagert (Methode nach Kirschner).
– **Nach Shouldice (Methode der Wahl):** Spaltung u. **Doppelung der Fascia transversalis** mit fortlaufender Naht + Naht des M.obliquus int. und des M.transversus an das Leistenband (wie Bassini)
– **Nach Lotheisen / McVay:** Naht des M.obliquus int. u. der Transversusfaszie an das COOPER-Band (Lig.pubicum superius)
– **Nach Halsted-Ferguson:** Naht des M.obliquus int. **über** dem Samenstrang an das Leistenband (Samenstrang liegt jetzt unter dem M.obliquus int.)
– Bei Frauen: Hier kann der Leistenkanal fest um das Lig.rotundum verschlossen werden oder das Lig.rotundum kann durchtrennt werden
– Bei Kindern: Keine Verlagerung des Samenstranges, da Gefahr der Hodenatrophie. Bruchsackabtragung, evtl. Methode nach Halsted-Ferguson und Vernähung der Externusaponeurose
– Bei Männern im hohen Alter: Ultima ratio nach mehreren Rezidiven ⇨ endgültige Sanierung durch Funikulo- und Orchiektomie
– Postoperativ: Die Einlage eines kleinen Katheters intraoperativ in die Leistenregion, über den 3 x tgl. ein **Lokalanästhetikum** appliziert wird, erleichtert den Patienten die Mobilisation (Entfernung am 3.Tag). Fäden ex am 10.Tag. Arbeitsunfähigkeit für ca. 2 - 3 Wochen. Keine schweren Lasten für 10 Wochen tragen. Bei postoperativen Flüssigkeitsansammlungen im Leistenbereich perkutane Punktion.

• Bei **Rezidivhernien** (Op nach LICHTENSTEIN od. STOPPA) wird derzeit die spannungsfreie Implantation eines **präperitonealen Netzes** aus Polypropylen (ca. 10 x 15 cm groß), das die Bauchwand verstärkt (Mersilene®-Netz liegt auf den Muskelfaszien [Op. n. LICHTENSTEIN] bzw. zwischen Muskelfaszien und Peritoneum [Op. n. STOPPA]) mit Erfolg eingesetzt. Zugang konventionell od. präperitoneal endoskopisch od. auch laparoskopisch (intraperitonealer Eingriff, umstritten) mögl. + intraop. Antibiotikaprophylaxe.

• Laparoskopischer Hernienverschluss: Verschluss der Hernie durch Naht oder Clips von innen + Implantation eines PTFE-Netzes (Gore-Tex®) über der Bruchpforte (Methode und Nutzen ist umstritten, da diese Op einen intraperitonealen! Eingriff darstellt und prothetisches Fremdmaterial auf Dauer in das Abdomen eingebracht wird)

Prog: Letalität: 0,01 - 1 %; Rezidive in 2 - 10 % (bei Op nach **Shouldice** geringste Rate)

Kompl: * **Inkarzeration**, Koteinklemmung, Bruchentzündung (Inflammatio herniae)

<u>Op:</u> * **Durchtrennung des Ductus deferens** ⇨ Ther: Adaptation über Catgut-Schiene
* **Verletzung** oder **Einengung** der Vasa spermatica (meist zu stark verengter innerer Leistenring) ⇨ Hodenschwellung durch Abflussbehinderung, im Extremfall ischämische Orchitis mit Hodennekrose oder -atrophie ⇨ Ther: frühzeitige Revision
* **Verletzung** inguinaler Nerven ⇨ Sensibilitätsstörungen, inguinale Schmerzen
* **Verletzung/Einengung** der V.femoralis mit Thrombose oder Embolie od. d. A.femoralis
* **Darm- u. Blasenläsionen** (insb. bei Gleitbrüchen) mit Peritonitis, Wundinfektion
* **Rezidiv** und Rerezidiv nach einer Rezidiv-Op

<u>DD:</u> – **Adduktorensehnen-Zerrung:** Druckschmerz am Ursprung der Adduktorensehnen am Os pubis, insb. bei Sportlern (z.B. Grätschbewegung beim Fußball)
– **Leistenlymphome:** neoplastisch, entzündlich ⇨ Suche nach Fokus, z.B. Fußmykose
– **Senkungsabszess, Aneurysma**
– **Schenkelhernie**
– **Hernia scrotalis** ⇨ DD: Hydrocele funiculi spermatici et testis, Varikozele, Lipome, Hodentumoren

SCHENKELHERNIE

<u>Syn:</u> Femoralhernie, **Hernia femoralis**, Hernia cruralis, Merozele, ICD-10: K41

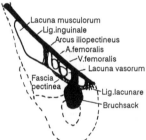

Lacuna musculorum
Lig.inguinale
Arcus iliopectineus
A.femoralis
V.femoralis
Lacuna vasorum
Fascia pectinea
Lig.lacunare
Bruchsack

<u>Anatomie:</u> Die laterale Lacuna musculorum (mit Durchtritt des M.iliopsoas) wird durch den Arcus iliopectineus von der Lacuna vasorum getrennt. Medial ist die Lacuna vasorum durch das **Lig.lacunare** (GIMBERNATI) am Pecten ossis pubis (= Schambeinkamm) begrenzt. Die Bruchpforte liegt meist zwischen dem Leistenband (Lig.inguinale, kranial) und kaudal dem horizontalen Schambeinast (mit Lig./Fascia pectinea) in der medial gelegenen **Lacuna vasorum** medial d. Femoralgefäße.

<u>Epid:</u> Überwiegend bei adipösen **Frauen** (w > m = 3:1), > 50. LJ.

<u>Klin:</u> ⇒ Oft klinisch latent bis zum Zeitpunkt einer Einklemmung mit Ileussymptomatik (Dünndarminkarzeration, bis zu 40 % d.Pat.)
⇒ Tastbare Geschwulst unterhalb des Leistenbandes medial der A.femoralis
⇒ Dysurie u. Hämaturie (wenn Gleitbruch mit Blasenbeteiligung)

<u>Diag:</u> 1. Schwellung unterhalb des Lig.inguinale, mäßige Druckschmerzhaftigkeit
2. Sonographie

<u>Ther:</u> • Operativ: Ind: Baldmöglichste Op wegen der Inkarzerationsgefahr
– Zugang von crural (= femoral): Bruch wird unterhalb des Leistenbandes freigelegt, der Bruchsack eröffnet, der Bruchinhalt reponiert, der Bruchsack abgetragen und nach intraperitoneal verlagert. Hierbei kann der Darm inspiziert werden, deshalb bei V.a. Inkarzeration diesen Zugang wählen. Anschließend Verschluss der Bruchpforte durch Naht des Leistenbandes an das Lig.lacunare am Pecten ossis pubis und der Fascia pectinea (COOPER) des horizontalen Schambeinastes.
– Zugang von inguinal: Nach Eröffnung des Leistenkanals wird der Bruch nach oben gezogen, abgetragen und übernäht.
– Laparoskopischer Hernienverschluss: Verschluss der Hernie durch Naht oder Clips von innen (abdominal) + Implantation eines PTFE-Netzes (Gore-Tex®) über der Bruchpforte (wie bei Leistenhernie, s.o.)

Prog: Letalität unter 1 %, Rezidive 2 – 10 %

Kompl: * Kombination mit Leistenhernie häufig (insb. bei Männern)
- * **Inkarzeration** gefürchtet (v.a. Darmwandbruch, Richter-Hernie) mit Projektion der Schmerzen in die Leiste, Abdomen oder Oberschenkelinnenseite.
- * **Ileussymptomatik!** Bei älteren Frauen mit Ileus immer an eine Schenkelhernie denken!
- Op: * Infektion, Blutung, Verletzung der Femoralgefäße u. Nerven

DD: – Leistenhernie
- – Varixknoten oder Ektasie der V.saphena magna, Aneurysma der A.femoralis
- – Lipome u. andere Weichteilgeschwülste, Lymphknotenschwellung, Senkungsabszesse

NABELHERNIE

Syn: Nabelbruch, engl. umbilical hernia, ICD-10: K42

Anatomie: Bruchpforte bildet der **Anulus umbilicalis** (= zirkuläre Faserzüge der Bauchwandaponeurose)

Def: Vorwölbung von Baucheingeweiden durch die Faszienlücke des Nabels

Ät: – Angeboren: Persistenz der physiologischen Nabelhernie (bildet sich bis zum 2. LJ. in 98% der Fälle spontan zurück, nur geringe Inkarzerationsgefahr)
- – Erworben:
  Beim Erwachsenen, v.a. Frauen (40. - 50. LJ.), Prädisposition: Gravidität, Adipositas, erhebliche Gewichtsabnahme, körperliche Belastung, rezidivierender Aszites (Leberzirrhose, portale Hypertension ⇨ Alkoholanamnese?)
  Beim Neugeborenen: Neuentwicklung einer Nabelhernie vor Ausbildung einer festen Nabelnarbe: Frühgeburtlichkeit, pulmonale Infekte, Passagestörungen des Darmes, starke Bauchpresse (vermehrtes Schreien, Husten)

Klin: Winziger bis kopfgroßer tastbarer Bruchsack (kann das große Netz, Dünn- oder Dickdarm enthalten) im Bereich des Bauchnabels

Ther: • Operativ: Ind: Im 1. LJ. nur bei relativ großen Bruchsäcken oder Größenzunahme
  Erwachsene: stets gegeben, da keine spontane Heilung, bei Einklemmung Notfall-Op!
- – Op n. SPITZY: Infraumbilikale Inzision, Ablösung des Bruchsackes vom Hautnabel, Reposition des Bruchinhalts, Abtragung des Bruchsacks ⇨ Verschluss der Bruchpforte durch quere Naht
- – **Bei größeren Hernien:** Longitudinale od. transversale Fasziendoppelung n. DICK-MAYO ⇨ größere Bauchwandfestigkeit. Anschließende Fixierung des Hautnabels an d. Faszie, ist ein spannungsfreier Verschluss nicht mögl. ⇨ Einnähen eines Polypropylen-Netzes in Sublay-Technik (Erklärung s.u. bei Narbenhernien)
- – Bei extrem adipösen Patienten: Omphalektomie (Entfernung des Nabels), wenn gleichzeitig eine Fettreduktion angestrebt wird

Prog: Letalität 1 %, bei Inkarzeration bis zu 20 %!, Rezidive in 3 %

Kompl: * **Inkarzeration** von eingeklemmten Darmabschnitten (insb. bei den Erwachsenen)
- * Irreponibilität (Hernia accreta) durch Verwachsungen der Darmschlingen oder bei mehreren Kammern
- Op: * Wundinfektion, Wundhämatome

DD: – Paraumbilikalhernie: Faszienlücke außerhalb des Nabelringes
- – Neugeborene: Omphalozele = Nabelschnurbruch ⇨ kongenitale Hemmungsmissbildung, bei der die Baucheingeweide extraperitoneal liegen (s. Kap. Kinderchirurgie)

– Neugeborene: Gastroschisis = Lücke der Bauchwand neben dem Nabel mit Prolaps von Darmteilen

EPIGASTRISCHE HERNIE

Syn: Hernia epigastrica, Hernia lineae albae (über dem Bauchnabel), ICD-10: K43

Def: Durch Lücken in der Faszie der **Linea alba** zwischen Xiphoid und Nabel können präperitoneale Fettbürzel prolabieren. Wird hierbei das Peritoneum trichterförmig nachgezogen, dann entsteht eine echte Hernie. Nicht selten kommen diese Hernien multipel vor.

Klin: ⇒ Zum Teil erhebliche, aber uncharakteristische Oberbauchbeschwerden
⇒ Evtl. bewegungsabhängiger Schmerz

Diag: 1. Anamnese und klinische Untersuchung: bei fettreichen Bauchdecken kann der Nachweis erschwert sein.
2. Vor Op Ausschluss von Erkrankungen der Gallenblase, Pankreas u. Magens

Ther: • Operativ:
– Verschluss der Faszienlücke nach Reposition des Bruchsackes, der nicht eröffnet werden muss
– Fasziendoppelung nach MAYO

Prog: Gut, Rezidive können vorkommen

DD: – Rektusdiastase
– Ulkus duodeni od. ventriculi, Cholelithiasis, Pankreatitis

REKTUSDIASTASE

Anatomie: Die **Linea alba** ist die Durchflechtung der Aponeurosen der Mm.recti abdomines von rechter und linker Seite. Sie erstreckt sich vom Xiphoid bis zur Symphyse.

Def: Auseinanderweichen der Mm.recti abdominis ⇨ Verbreiterung der Linea alba, die sich bei Anspannung der Bauchdecken vorwölbt. Da kein Bruchring vorhanden ist (⇨ per Def. also keine Hernie), besteht kaum Einklemmungsgefahr. ICD-10: M62.0

Klin: Bei Anspannung der Bauchmuskulatur ⇨ mehr oder weniger großer sicht- und tastbarer Wulst im Bereich der Linea alba

Ther: • Konservativ: Kräftigung der Bauchmuskulatur
• Operativ: Ind: Nur sehr selten gegeben
– Adaptation der Mm.recti in der Medianlinie und Fasziendoppelung zur Verhinderung eines Rezidivs

Prog: Op: Rezidiv bis 50 %, Letalität bei alten Pat. bis 10 %

SPIEGHEL-HERNIE

Syn: Hernia linea semilunaris, **Hernia ventralis lateralis**, engl. spigelian hernia, ICD-10: K43.9

Anatomie: Die Hernie durchbricht die Aponeurose des M.transversus abdominis u. des M.obliquus int. medial begrenzt von dem Außenrand der Rektusscheide und lateral von der Linea semilunaris Spiegheli im unteren Mittelbauch (s. Abb.) u. breitet sich unter der Externusaponeurose als interstitielle Hernie im präperitonealen Gewebe aus.

Epid: Sehr selten, aber Inkarzerationen häufig!

Klin: Ziehende Schmerzen auf der betroffenen Unterbauchseite

Diag: 1. Kann schwierig sein (kleine Hernie, Adipositas), an die Diagnose denken!
2. Evtl. Sonographie und CT

Ther: Operativ: Abtragung des Bruchsacks und Rekonstruktion der Bauchwand, ggf. auch laparoskopisch mit Endo-Hernia-Klammern

DD: – Intraabdominelle Schmerzursachen, Bauchwandhämatome
– Tumoren der Bauchdecken

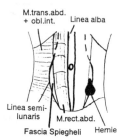

M.trans.abd. + obl.int. Linea alba
Linea semi-lunaris M.rect.abd.
Fascia Spiegheli Hernie

NARBENHERNIEN

Def: Entstehen meist als Folge einer Laparotomie durch Dehiszenz der Faszien und entwickeln sich meist innerhalb des ersten postoperativen Jahres in bis zu 10 % d.F.

Ät: – **Laparotomie,** parastomale Hernien
– Prädisponierend: Postoperative Blutung od. **Wundinfektion, Adipositas,** Hypoproteinämie / Kachexie, **Aszites,** Faktor XIII-Mangel, Anämie, Diabetes mellitus, Nervenverletzungen, Schnittführung (mediane Laparotomie, knochennahe Durchtrennung an Xiphoid, Rippen od. Symphyse), schlechte Nahttechnik, abdominelle Drucksteigerung v.a. postop. (Husten, Obstipation/Pressen, Ileus, lange maschinelle Beatmung), Glukokortikoidmedikation

Diag: 1. Anamnese (Voroperation) u. klinische Untersuchung: Pressversuch, tastbare Vorwölbung
2. Evtl. Sonographie zur Bestätigung oder bei unklaren Befunden

Ther: • Operativ: Ind: mind. 3 Mon. - ½ Jahr nach der Vor-Op zuwarten (stabile Wundränder)
Auch kleine Hernien sollten wegen der Gefahr der Einklemmung operiert werden
Große Hernien benötigen intensive Vorbehandlung: Gewichtsreduktion, Atemgymnastik
– Op: Bruchpfortenverschluss durch Naht und Fasziendoppelung nach MAYO-DICK
– Bei größeren Defekten in der Bauchdecke oder bei erneutem Rezidiv wird durch Einnähen eines **Polypropylen-Netzes** in Underlay-/**Sublay**-Technik die Bruchpforte verstärkt und verschlossen (das Netz ist allseitig 5 cm größer als die Bruchpforte und wird zwischen Peritoneum und Muskel/Faszie eingebracht [= liegt präperitoneal] und wird mit Einzelknopfnähten am Rand befestigt)

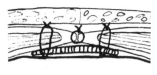

• Postoperativ: Keine starke Belastungen der Bauchwand für 6 Monate

Prog: Letalität 2 %; **Rezidive** n. MAYO-DICK-Op 25 - 50 %!, bei Netzverschluss 10 %

Kompl: * Inkarzeration (⇨ sofort Op, „die Sonne darf weder auf- noch untergehen")
Op: * Wundinfektion (ist das Fremdmaterial = Polypropylen-Netzes infiziert, kann es meist bei offener Wundbehandlung belassen werden), Serom, Hämatom, Fistelbildung
* Netzwanderung, Darmarrosion bei Kontakt des Netzes mit dem Darm
* Rezidiv

LUMBALHERNIE

Syn: Hernia lumbalis, Lendenhernie, PETIT-Hernie, ICD-10: K45

Def: Austrittspforten ist Lumbaldreieck (Trigonum lumbale PETITI) zwischen 12. Rippe/M.obliquus ext. abdominis, dem Lateralrand des M.latissimus dorsi und der Crista iliaca

Epid: Sehr selten (erworben oder angeboren mögl.)

Klin: Bewegungsabhängige, lumbale Schmerzen

Diag: Anamnese und klinische Untersuchung: Palpation

Ther: Operativ: Ind: Nachgewiesene Lumbalvenen sollten operiert werden
Verschluss mit der Fascia lumbalis sive glutealis

Kompl: Inkarzerationsneigung

DD: – Senkungsabszesse, Tumoren (Lipome, Fibrome)
– Andere Schmerzzustände (Myogelosen bei Lumbago, Bandscheibenvorfall)

HERNIA OBTURATORIA

Def: Austrittspforte ist zusammen mit den Vasa obturatoria und N.obturatorius das **Foramen obturatum** zwischen dem horizontalen Ast des Schambeines und dem Sitzbein. Der Bruch liegt dabei unterhalb des M.pectineus, ICD-10: K45

Epid: Vorwiegend **ältere Frauen** (> 60. LJ., Erschlaffung d. Beckenbodens, Untergewicht, Kachexie, "the little old lady's hernia"), häufig verkannt, sehr selten (ca. 0,1 % aller Hernien)

Klin: ⇒ Schmerzen oder Parästhesien an der **Innenseite des Oberschenkels** durch Irritation des N.obturatorius mit Verstärkung der Schmerzen durch Streckung, Adduktion u. Innenrotation der Hüfte (Howship-Romberg Zeichen) oder beim Husten/Pressen
⇒ Evtl. tastbare Vorwölbung an der Innenseite des Oberschenkels
⇒ Ileussymptomatik bei Inkarzeration

Diag: Schwierige Diagnose: Oft nur kleiner Bruch, da straffe Faszie, Ileus unklarer Genese

Ther: Operativ: Laparotomie: Die Bruchpforte ist von ventral unter dem Schambein zu suchen. Direkter Nahtverschluss oder Verschluss mit lyophilisierter Dura, bzw. mit einem Polypropylen-Netz (Marlex®)

Prog: Bei Inkarzeration 10 - 25 % Letalität!, selten Rezidive

HERNIA ISCHIADICA

Def: Bruchpforte durch das **Foramen ischiadicum majus** oberhalb oder unterhalb des M.piriformis (Hernia suprapiriformis, Hernia infrapiriformis) oder vor dem Lig.sacrotuberale (Hernia spinotuberosa). Der Bruchsack kann neben Darm u. Omentum majus auch Ovar u. relativ häufig auch einen Ureter enthalten, ICD-10: K45

Klin: ⇒ Selten tastbare Bruchgeschwulst unterhalb des M.gluteus maximus
⇒ Ischialgie, evtl. Zeichen der Harnstauung, Ileus

Ther: • Operativ:
- Transperitonealer Zugang ist übersichtlicher u. weniger gefährlich als der gluteale Zugang (Gefährdung des N.ischiadicus!)
- Bruchpfortenverschluss mit Faszienplastik oder ggf. mit Kunststoffnetz

HERNIA PERINEALIS

Syn: Beckenbodenhernien, Beckenbodenbrüche, ICD-10: K45

Def: Durch die Excavatio rectouterina (= Douglas-Raum) od. Excavatio rectovesicalis des Beckenbodens hindurchtretende Hernie.

Ät: - Erschlaffung der Beckenbodenmuskulatur (Schwangerschaften, Ascites, Infektionen)
- Iatrogen: nach abdomino-perinealer Rektumexstirpation

Epid: Frauen häufiger betroffen (5:1), insg. sehr selten

Etlg: # **Hernia perinealis anterior:** Bruchpforte vor M.transversus perinei profundus
Hernia vaginalis, Hernia labialis, Hernia pudentalis, Hernia praevesicalis
Hernia perinealis posterior: Bruchpforte hinter dem M.transversus perinei profundus:
Hernia retrovesicalis
Hernia ischiorectalis: Durch den M.levator ani in die Fossa ischiorectalis

Klin: Evtl. tastbare Bruchgeschwulst am Beckenboden, meist wenig Beschwerden

Ther: Operativ: Reposition des Bruchinhalts (meist Dünndarm) und Verschluss der Bruchpforte über transperitonealem oder perinealem Zugang

Kompl: Selten Inkarzeration

DD: - Lipom, Abszesse, Entzündung der Bartholin-Drüsen, Zysten

INNERE HERNIEN

Anatomie: Prädilektionsorte:
- Bursa omentalis (Foramen WINSLOWI = Foramen epiploicum)
- An der Flexura duodenojejunalis (TREITZ-Hernie) in d. Recessus duodenalis inf.
- Am Zäkum (ileozäkal)
- Am Mesokolon (insb. postoperative verbliebene Mesenterialschlitze)
- Am Sigma
- Am Zwerchfell (siehe Kapitel Zwerchfell)

Def: Bruchsack wird von Peritonealduplikaturen (durch embryonale Rotation oder Fixation entstanden) und -taschen innerhalb des Abdomens gebildet.

Klin: Ileussymptomatik ⇨ Diagnose ist sicher nur durch Laparotomie zu stellen

Ther: • Operativ: Ind: Alle symptomatischen Hernien (Ileus), Zufallsbefund bei Laparotomie
- Rückverlagerung der Eingeweide
- Verschluss der Bruchpforte oder Erweiterung der Bruchpforte, sodass keine Einklemmung mehr möglich ist

Kompl: Darm - u. Gefäßverletzungen intraoperativ

APUD-ZELLSYSTEM

<u>ANATOMIE:</u> APUD = engl. <u>a</u>min <u>p</u>recursor <u>u</u>ptake and <u>d</u>ecarboxylation cells

Zellen gemeinsamer neuroektodermaler Herkunft, die Peptidhormone durch die Aufnahme und Dekarboxylierung von Aminvorstufen bilden können. Früher auch als Helle-Zellen-System bezeichnet. Heute insg. 40 verschiedene Zellen bekannt. Sie bilden den peripheren endokrinen Anteil des Nervensystems. Speicherung der Hormone in Granula, die Sekretion kann neurokrin (in Ganglienzellen), neuroendokrin (über Axone in das Blut), endokrin (direkt in das Blut) und parakrin (in die Umgebung) erfolgen.

<u>Die wichtigsten Zellen sind:</u>

1. **G-Zellen** des Magens ⇨ Gastrin (fördert HCl-Produktion des Magens)
2. **Inselzellen** des Pankreas: **A-Zellen** ⇨ Glukagon, **B-Zellen** ⇨ Insulin, **D-Zellen** ⇨ Somatostatin, **PP-Zellen** ⇨ pankreatisches Polypeptid (Antagonist des Gastrins)
3. Parafollikuläre **C-Zellen** der Schilddrüse ⇨ Kalzitonin
   Hauptzellen der Nebenschilddrüsen ⇨ Parathormon
4. **Enterochromaffine Zellen** des Gastrointestinaltraktes ⇨ Serotonin, Kallikrein, VIP = vasoaktives intestinales Polypeptid
5. Zellen der **Adenohypophyse** ⇨ ACTH, STH, TSH, MSH , Gonadotropine (FSH, LH, Prolaktin) und **Neurohypophyse** ⇨ ADH (= Adiuretin, Vasopressin), Oxytocin
6. **Zirbeldrüse** ⇨ Melatonin, Serotonin
7. **Nebennierenmark**, Sympathikus: Adrenalin, Noradrenalin
8. **Niere** ⇨ Renin, Erythropoetin
9. **Plazenta** ⇨ HCG

Tumoren, die dieser Zellinie abstammen, werden neuroendokrine Tumoren genannt und können Hormone bilden. Sie können *entop* (gehen von Zellen aus, die an dieser Stelle physiologisch sind, z.B. ein Insulinom im Pankreas) oder *ektop* auftreten (z.B. Gastrinom im Pankreas, statt im Magen).

APUDOME

<u>Syn:</u> Neuroendokrine Tumoren, engl. Apudoma

<u>Def:</u> Tumoren, die sich aus dem APUD-Zellsystem herleiten und Peptidhormone sezernieren können

<u>Etlg:</u> # Pankreas: **Insulinom** (am häufigsten), **Glukagonom** (sehr selten)

      # **Gastrinom** (Zollinger-Ellison-Syndrom)

      # **VIPom** und PPom (Verner-Morrison-Syndrom)

      # C-Zellen der Schilddrüse: Kalzitoninom, **C-Zell-Karzinom**

      # **Karzinoid** des Verdauungstraktes und des Bronchialsystems (u. kleinzelliges Bronchialkarzinom)

      # Nebennierenmark, sympathischer Grenzstrang: **Phäochromozytom**

      # Hypophyse: Kortikotropinom (ACTH)

      # ADH (Schwartz-Bartter-Syndrom)

      # Kombinationen ⇨ siehe **MEN**

KARZINOID

Path: ♦ Tumor, ausgehend von den enterochromaffinen Zellen des APUD-Systems im Gastrointestinaltrakt oder Bronchialtrakt

♦ **APUD-Zellsystem** ⇨ Hormonproduktion möglich: Serotonin, Calcitonin, Parathormon, Kallikrein, Prostaglandine, ACTH, ADH, FSH, HCG, MSH, Histamin, Insulin, usw. Embryonal stammen die APUD-Zellen aus der Neuralleiste und wachsen in den Darm aus, Trachea und Lunge sind Ausknospungen des Darmes ⇨ APUD-Zellen sind auch in der Lunge zu finden.

♦ Lok: **Appendix** (40 %), Jejunum und unterer Dünndarm: Terminales **Ileum** (30 %), Rektum und Kolon (20 %), Extraintestinal (10 %) ⇨ v.a. **Bronchialsystem**, selten in Teratomen, Ovarien und Hoden. 30 % der Karzinoide treten multifokal auf.

♦ Metastasierung: Gastrointestinales Karzinoid ⇨ **Leber!** (Primärtumor > 2 cm ⇨ 80 % Metastasierungsrate)

♦ **Karzinoid-Syndrom** = Syn: Hyperserotonismus, Angiomatosis miliaris, Steiner-Voerner-Syndrom, **Flush-Syndrom** ⇨ tritt bei Lok. im Magen-Darm-Trakt meist erst nach Lebermetastasierung auf, da das Serotonin dann nicht mehr durch die Monoaminooxidase der Leber bei der Leberpassage abgebaut wird

♦ Grading: Gastrointestinaltrakt: maligne, wie ein Karzinom (Metastasierung!), Ausnahme: solitäres Karzinoid der Appendix: benigne (oft Zufallsbefund)
Lunge: Kulchitzky-Zell-Karzinom Typ 1: typisches Bronchial-Karzinoid ⇨ eher gutartig, lange Zeit begrenzt
Kulchitzky-Zell-Karzinom Typ 2: atypisches Bronchial-Karzinoid ⇨ frühe Lymphknoten- und Fernmetastasierung
Kulchitzky-Zell-Karzinom Typ 3: **kleinzelliges Bronchial-Karzinom** mit paraneoplastischer Hormonbildung (ca. 10 % aller Kleinzeller)

Epid: ◊ Solitäres Karzinoid ⇨ häufig Zufallsbefund bei der Appendektomie von jungen Menschen (in 0,3 % der Appendektomien), sonst Prädisp.alter: 40. - 70. LJ.
◊ Karzinoid der Lunge (ca. 1 % der Lungentumoren, kleinzelliges Bronchial-Ca ca. 25 %)

Klin: ⇒ **Diarrhoen** (vermehrte Flüssigkeitssekretion in den Darm, Motilitätssteigerung)
⇒ **Flush-Syndrom** (Serotonin und Kallikreinwirkung) mit rot-blaue Verfärbung von Rumpf und Extremitäten, Hitzewallungen, Migräne-, Asthmaanfällen, Tachykardie, Tachypnoe, Bauchkoliken - "Appendizitis", Heißhungeranfälle (Spontanhypoglykämien)
⇒ Später rechtsseitige Kardiopathie (Trikuspidalklappenfibrose = HEDINGER-Syndrom, Pulmonalstenose), pulmonale Hypertonie, retroperitoneale Fibrose, Teleangiektasien
⇒ Lunge: Rezidivierende Atelektasen mit Pneumonie, leicht blutender Tumor ⇨ Hämoptysen, Flush-Symptomatik mögl. (Sekretion in den Systemkreislauf)
⇒ Lambert-Eaton-Syndrom (myasthenisches Krankheitsbild, stammbetonte Muskelschwäche durch paraneoplastische Antikörper gegen ACh-Rezeptoren)

Diag: 1. Anamnese und klinische Untersuchung
2. Labor: **Serotoninspiegel** im Serum (RIA), **5-Hydroxyindolessigsäure** (Abbauprodukt des Serotonins) im 24h-Urin (unter Karenz serotoninreicher Nahrung: Insb. Nüsse, Bananen, Ananas)
Tumormarker: Chromogranin A, NSE, HCG
3. Staging: Sonographie-Abdomen, Bronchoskopie mit Biopsie
Röntgen: Thorax, Abdomen, evtl. MDP (=Magen-Darm-Passage mit KM), CT-Abdomen / Becken und Thorax
4. Lokalisationsdiagnostik: Somatostatin-Rezeptor-Szintigraphie

Ther: • Konservativ: Palliativ bei Inoperabilität: Serotoninantagonisten (Methysergid), Somatostatin (Octreotid, Sandostatin®) bei Karzinoid-Syndrom, Phenothiazine zur Beherrschung der endokrinen Symptomatik, Interferon-α
• Operativ:
– Entfernung des Primärtumors im Gesunden (Appendektomie, Darmresektionen) + re-

gionäre Lymphonodektomie (Metastasenstraße sanieren)
- Solitäre Lebermetastasen können ebenfalls operativ entfernt werden, evtl. Chemo-embolisation verbliebener Metastasen
- Palliativ: Bei multizentrischen Tumoren u. ausgedehnter Metastasierung ⇨ tumor-verkleinernde Operation zur Abschwächung der Hormonwirkungen

Prog: Karzinoide haben insg. eine 5-JÜR von 70 - 80 %, das gutartige Karzinoid der Appendix nahezu 100 %ige 5-JÜR

Kompl: * Fibrosierungen im Herz und Retroperitoneum
* Rezidivierende Atelektasen und Pneumonien der Lunge
* Entwicklung eines zweiten malignen Tumors (meist im GI-Trakt)

DD: Flush: Mastozytose (Histamin und Serotoninwirkung aus Mastzellen)

ZOLLINGER-ELLISON-SYNDROM

Syn: Gastrinom

Path: ♦ Gastrin-produzierender Tumor (= gehört zu den APUDomen)
♦ Im Pankreas finden sich physiologisch nur beim Kind Gastrinzellen, beim Erwachsenen ist dies eine ektope Lokalisation (= pathologisch, physiologisch beim Erwachsenen ist der Magenantrum und das Duodenum)
♦ Lok: **Pankreas** in 70 - 80 % d.F., Duodenum (= entop), oberes Jejunum, Magen (im Antrum = entop), 50 % der Gastrinome sind multipel und metastasieren früh
♦ Malignität: 2/3 der Gastrinome sind **maligne!**, außerhalb des Pankreas gelegen ⇨ sogar 90 % maligne

Epid: M > w = 2:1

Klin: ⇒ Vermehrte Säureproduktion ⇨ **Ulkus**, insb. multipel auftretend und an **untypischen Stellen** lokalisiert, z.B im Duodenum (nicht Bulbusbereich), im oberen Jejunum, große Kurvatur im Magen oder rasches Rezidiv nach einer Ulkusoperation.
⇒ **Diarrhoen** bei der Hälfte aller Patienten (durch Schädigung des Dünndarmes durch die gastrale HCl-Überproduktion und damit Unwirksamkeit der Pankreas- und Gallenfermente (pH zu niedrig) ⇨ Entzündung des Dünndarmes) mit Steatorrhoe (Lipaseinaktivierung), Hypokaliämie und Dehydratation
⇒ Ulkuskomplikationen ⇨ Perforation, Strikturen, Ulkusblutung, Ösophagitis

Diag: 1. Anamnese und klinische Untersuchung
2. Magensekretionsbestimmung: Basalsekretion stark erhöht (BAO normal: 2 - 5 mmol Säure/Std. ⇨ pathologisch erhöht auf > 15 mmol/Std., beim Magenoperierten > 5 mmol/Std.) MAO und BAO (s.Kap. Magen) zeigen bei Pentagastrinstimulation keinen wesentlichen Anstieg (durch die ständig bestehende Stimulation ist die Sekretion von Magensäure nicht weiter anregbar)
3. Gastrinanalyse im Serum: Basal erhöht (Hypergastrinämie) und nach Provokation mit Sekretin (normalerweise die Sekretion hemmendes Enzym) ⇨ Anstieg von Gastrin um 100 % ist beweisend.
Evtl. selektive Blutentnahme im Pfortadersystem (zur Metastasensuche)
4. Endoskopie: Lokalisation der Ulzera? - Bei **multiplen peptischen Läsionen** und atypischer Lokalisation stets an ein Zollinger-Ellison-Syndrom denken!
Biopsie: Glanduläre Hyperplasie der Magenschleimhaut (durch die Dauerstimulation)
Bei den atypisch lokalisierten Ulzera immer auch an ein Karzinom denken!
⇨ **Biopsien obligat!** ⇦

5. Lokalisationsdiagnostik: Sonographie, CT-Abdomen, Angiographie (nicht immer aussagekräftig, da wenig vaskularisiert), ERCP (wenig aussagekräftig, da meist sehr kleine Tumoren), Somatostatin-Rezeptor-Szintigraphie (^{111}In-Pentetreotide)

Ther: • Konservativ: Heute Protonenpumpenhemmer (Omeprazol, Antra®) + evtl. H$_2$-Blocker, beides in Höchstdosierung, Chemotherapie (selten) mit 5-Fluorouracil
   • Operativ: Ind: Lokalisierbarer Tumor
      – Tumorentfernung, Problem: Häufig multiple Gastrinome, extrapankreatische Lokalisationen, häufig Metastasen, kleiner Tumor (< 2 cm ⇨ schwer zu lokalisieren)
      – Evtl. Gastrektomie od. Vagotomie

Prog: Bei Solitärtumoren (operabel) gute Prognose, maligne Gastrinome haben nur 40 % 5-JÜR

DD: – MEN I (s.u.) in ca. 20 % d.F.
   – G-Zell–Hyperplasie der entopen G-Zellen im Magenantrum (⇨ hier fällt der Sekretin-Stimulationstest aber negativ aus)
   – Ulkuskrankheit anderer Genese: Hyperparathyreoidismus (erhöhtes Kalzium stimuliert die Säureproduktion), Pylorusstenose, belassener Antrumrest nach B-II-Operation

---

INSULINOM

Syn: Inselzelladenom, B-Zelladenom, Beta-Zell-Tumor, ICD-10: D13.7

Path: ♦ Nur in 50 % d.F. wird Insulin produziert, sonst andere gastrointestinale Hormone (z.B. Somatostatin, pankreatisches Polypeptid)
   ♦ Lok: In **90 % solitär** im Pankreas, am häufigsten im Pankreas-Korpus
   in 10 % multiple Tumoren des Pankreas oder im übrigen Gastrointestinaltrakt (MEN I, s.u.)
   ♦ Dignität: 90 % benigne (Adenom), 10 % maligne
   ♦ Metastasierung: Leber und lokoregionäre Lymphknoten

Epid: ◊ Prädisp.alter: 30. – 50. LJ.
   ◊ Häufigster endokriner Pankreastumor (ausgehend von den B-Zellen)

Klin: ⇒ **Whipple-Trias:** 1) **Spontanhypoglykämie** (v.a. am Morgen, evtl. mit Bewusstseinstrübung, nach körperlicher Belastung oder nach Nahrungskarenz, Glukose < 45 mg/dl)
      2) Typische Klinik der Hypoglykämie (vegetative Symptomatik durch Katecholaminausschüttung: Schwitzen, Tachykardie, Palpitationen, Blässe, Zittern, Schwäche, Heißhunger)
      3) Prompte Besserung nach i.v.-Gabe von Glukose

   ⇒ Im Intervall evtl. **ZNS- und neurovegetative Störungen** (Krampfanfälle, Kopfschmerzen, Seh- und Sprachstörungen, Doppelbilder, Depression und Verwirrtheitszustände)

Diag: 1. Anamnese und klinische Untersuchung
   2. **Fastentest** (stationär, 48 – 72 Std.): Kontinuierliches Ansteigen des Insulin/Glukose-Quotienten (BZ < 45 mg/dl, Insulin > 6 µl/ml) ⇨ durch kontinuierliche, nicht bedarfsorientierte Insulinproduktion (bei Normalproband fällt der Insulinspiegel in der Zeit des Hungerversuches ab)
   Insulinsuppressionstest: Keine Senkung des C-Peptidspiegels (abgespaltener Teil des Proinsulins) nach Gabe von 0,15 IE Altinsulin/kgKG beim Insulinompatienten (= keine Suppression der körpereigenen Insulinproduktion bei exogener Zufuhr)
   Evtl. selektive Insulinbestimmung im Pfortaderkreislauf
   3. Lokalisationsdiagnostik:
   Sonographie: in 70 % lokalisierbar, jedoch Pankreasschwanz meist nicht gut darstellbar

CT-Abdomen mit KM-Bolus, da Insulinome gut durchblutet sind ⇨ 80 % Trefferquote
Selektive Angiographie/DSA (höchste Aussagekraft) ⇨ 80 - 90 % Trefferquote
Insg. schwierig, da Tumordurchmesser meist nur 1 – 2 cm beträgt. Die Kombination von
Angiographie und **intraoperativer Sonographie** bringt eine 95 %ige Treffsicherheit.

Ther: • Konservativ: Präoperativ, bei Inoperabilität oder wenn das Insulinom intraoperativ nicht
gefunden werden kann (ca. 5 % d.F.): Diazoxid (hemmt die Insulinsekretion, Proglicem®
150 - 600 mg/Tag), Ind. auch bei maligner Entartung.
Somatostatin-Analoga (Octreotid, Sandostatin® s.c., bei Kinder, Neugeborenen)
Chemotherapie: Streptozotozin evtl. in Komb. mit 5-Fluorouracil

• Operativ: Ind: Immer bei lokalisierbarem Tumor gegeben, evtl. Probelaparotomie mit
intraoperativer Sonographie bei unklarer Lage
– Enukleation des Adenoms bei Solitärtumor
– Linksresektion bis subtotale Pankreasresektion (Pankreaskopf bleibt erhalten) bei mul-
tiplen Adenomen
– Bei malignem Tumor: Als Ultima ratio palliative Duodenopankreatektomie und evtl.
Entfernung solitärer Lebermetastasen (zur Tumor-/Hormonreduktion)

Prog: Bei Tumorentfernung gut, auch palliative Resektionen zeigen gute Ergebnisse, unbehandelt
führen die rezidivierenden Hypoglykämien zu ZNS-Schäden

Kompl: * Cave: Jede Hypoglykämie kann irreversible neurologische Schäden verursachen
* Maligne Entartung, Lebermetastasen
Op: * Pankreasfisteln, Pankreasabszess, Pankreaspseudozyste
* Subtotale Resektion des Pankreas kann Substitution mit Pankreasfermenten (Pan-
kreon®, oral) u. evtl. Insulingabe erforderlich machen

DD: – Funktionelle Hypoglykämien, Spätdumping-Syndrom nach Magen-Op, Tumor-Hypoglykä-
mien (Paraneoplasie, insulin like growth factor), konsumierende Prozesse, Hypophysen-
vorderlappen- u. Nebennierenrindeninsuffizienz
– Nesidioblastose = Inselzellhyperplasie, Sulfonylharnstoffrezeptormutation
– Autoimmunbedingte Insulinresistenz
– Hypoglycaemia factitia = durch zu große exogene Insulinzufuhr bedingt (⇨ erniedrigter C-
Peptid-Spiegel)
– Kachexie, schwere Malnutrition, Anorexia nervosa, Alkoholabusus
– MEN I (s.u.), sonstige paraneoplastische Symptomatik (Sekretion von IGF-II-Peptiden)
– **Bei unklaren neurologischen Symptomen immer auch an Hypoglykämien denken!**

GLUKAGONOM

Path: Glukagon synthetisierender Pankreastumor der endokrinen A-Zellen, ICD-10: D13.7

Epid: Sehr seltener Tumor

Klin: ⇒ Leichter Diabetes mellitus (zu hoher Glukosespiegel im Blut)
⇒ Hautekzeme, nekrotisierend und wandernd

Diag: 1. Anamnese und klinische Untersuchung
2. Labor: Glukagonnachweis (RIA)
3. Lokalisationsdiagnostik: Sonographie und CT-Abdomen/Becken

Ther: • Konservativ: Bei Inoperabilität Chemotherapie mit Streptozotozin
• Operativ: Tumorexstirpation

VERNER-MORRISON-SYNDROM

Syn: VIPom, PPom (pankreatisches Polypeptid), WDHH-Syndrom (Watery Diarrhea Hypokalemia Hypochlorhydria) od. WDHA-Syndrom (A= Achlorhydria), ICD-10: D13.7

Path: ♦ **VIP** aktiviert die intestinale u. pankreatische Adenylatzyklase ⇨ Sekretion von Dünndarm-u. Pankreassekret (ähnliche Wirkung, wie das Choleratoxin, das zu profusen wässrigen Durchfällen führt, deswegen manchmal auch als "Pseudocholera" oder "pankreatische Cholera" bezeichnet)

♦ <u>Lok:</u> Meist im Pankreas, ca. 15 % der Adenome oder Karzinome (selten) befinden sich extrapankreatisch (Verdauungstrakt, Lunge, Grenzstrang)

Klin: ⇨ **WDHH-Syndrom:** **W**ässrige **D**urchfälle, **H**ypokaliämie, **H**ypochlorhydrie bis Achlorhydrie (= Fehlen von Magensekretion), die Durchfälle sistieren auch beim Fasten nicht!

⇨ Gewichtsverlust durch die starken Durchfälle ⇨ Cave: Elektrolytverlust, Exsikkose und Nephropathie bis hin zum Volumenmangelschock

⇨ Hypotonie, Tachykardie, Adynamie, Muskelschwäche, Magen-Darm-Atonie durch die Hypokaliämie

Diag: 1. Anamnese und klinische Untersuchung
2. <u>Labor:</u> VIP, PP, GIP im Blut (RIA)
3. Magensekretionsanalyse zeigt eine Hypochlorhydrie
4. <u>Staging:</u> Sonographie-Abdomen, Röntgen-Abdomen, CT-Abdomen/Becken, evtl. selektive Angiographie des Pankreas (Tr. coeliacus u. A.mesenterica sup. ⇨ Aa.pancreatico-duodenales sup. u. inf. zeigen intrapankreatische Gefäßmalformationen)

Ther: • <u>Konservativ:</u> Bei Inoperabilität ⇨ Somatostatin (Sandostatin®), kaliumhaltige Infusionen, evtl. auch Prednison
• <u>Operativ:</u> Entfernung des Adenoms durch Tumorexstirpation (falls genau lokalisierbar), sonst Versuch der 2/3 - subtotalen Pankreasresektion

Prog: Unbehandelt schlechte Prognose, behandelt gute Prognose (bei Stop der Durchfallser-krankung)

Kompl: Hypokaliämie und Exsikkose durch die starken Durchfälle bis hin zum **Schock**

DD: – Pseudo-Verner-Morrison-Syndrom: Durchfälle und Hypokaliämie bei chronischem Laxanti-en-Abusus ("Münchhausen"-Syndrom)
– MEN I (s.u.), Karzinoid-Syndrom
– Andere Durchfallerkrankungen: Cholera, Salmonellosen etc.

MEN

Syn: MEN = **multiple endokrine Neoplasien**, MEN-Syndrom, MEA (= multiple endokrine Adeno-matose), Polyadenomatose-Syndrome, ICD-10: D44.9

Def: Kombination mehrerer endokriner Tumoren des APUD-Zellsystems

Ät: <u>Allgemein:</u> Familiär aut.-dom. vererbt, auch sporadische Fälle mögl. (Neumutationen)
– MEN I aut.-dom. (Mutation im Menin-Gen auf dem Chrom. 11_{q13})
– MEN II aut.-dom. (Mutation im RET-Protoonkogen auf dem Chromosom $10_{q11.2}$) ⇨ **Famili-enangehörige** regelmäßig auf C-Zell-Karzinom und Phäochromozytom **kontrollieren** (Kal-zitonin i.S. und Katecholamine i.U., Pentagastrintest, bzw. Screening auf RET-Protoonkogen durchführen)

Epid: ◊ Häufigkeit: 1:30.000

◊ Manifestationsalter: 20. - 60. LJ.

Etlg: # **MEN I** (WERMER-Syndrom): Nebenschilddrüsenadenome (Hyperparathyreoidismus) + Pankreastumoren (Insulinom, Gastrinom, Glukagonom, VIPom) + Hypophysentumoren (Adenom im Vorderlappen) + Karzinoide, selten auch NNR-Hyperplasie

MEN II a (SIPPLE-Syndrom): medulläres Schilddrüsenkarzinom (C-Zell-Karzinom) oder C-Zell-Hyperplasie + Phäochromozytom (NNM) + Nebenschilddrüsenadenome (Hyperparathyreoidismus), evtl. juckende Amyloidose zwischen den Schulterblättern

MEN II b (MMN-Syndrom: multiple Mukosafibrome od. –neurofibrome, GORLIN-Syndrom): Tumoren wie bei MEN II a + zusätzlich Schleimhautfibrome und intestinale Ganglioneuromatose (Lippe, Zunge, Wange, Augenlider od. Enddarmbereich betroffen, Megakolon), marfanoider Habitus

Klin: ⇒ MEN I und II: Zeigen die Symptome der Einzelerkrankungen (siehe dort)

⇒ MEN II b: Schwulstige Lippen u. Neurofibrome am hinteren Zungenbereich, kutan tastbare Tumoren (Neurofibrome), sonstige Symptome wie bei den anderen Einzelerkrankungen

Diag: 1. Anamnese und klinische Untersuchung. Bei allen Tumoren/Adenomen der vom APUD-Zellsystem abstammenden Organe sollte auch an das Vorliegen eines **MEN** gedacht werden und dieses ausgeschlossen werden.

2. Tumormarker: Es kann häufig ein erhöhter **NSE**-Titer (Neuron-spezifische Enolase) festgestellt werden ⇨ geeignet zur Verlaufskontrolle.

Die Tumormarker der Einzelerkrankungen können ebenfalls rekrutiert werden, z.B. Kalzitonin für die C-Zellen.

Bei MEN II: Nachweis einer Mutation des RET-Onkogen ⇨ Op-Ind.

Ther: Operativ: Die operative Therapie besteht aus der Entfernung der einzelnen Tumoren (wie bei den Einzelerkrankungen). Allgemein gilt dabei, dass die Behandlung des Phäochromozytoms an erster Stelle steht.

Kompl: * Je nach endokriner Aktivität: Nephrokalzinose, Nierensteine, Niereninsuffizienz, Magen-Darm-Ulzera und -Blutungen, Hypoglykämien, sekundärer Hypogonadismus

* Maligne Entartung der Adenome

SCHILDDRÜSE

ANATOMIE:

Die Schilddrüse (Glandula thyreoidea) liegt unmittelbar der Trachea an. Sie besteht aus zwei Lappen, die über den Isthmus verbunden sind. Der Isthmus kann sich oralwärts in einen Lobus pyramidalis fortsetzen (ca. 50 % d.F., als Rest des Duct.thyreoglossus). Umgeben wird die Schilddrüse inklusive der Epithelkörperchen (= Nebenschilddrüse, Glandula parathyreoidea) von einer bindegewebigen Kapsel. An ihrer Dorsalfläche zieht der **N.laryngeus recurrens** (aus dem N.vagus) zum Larynx.

Arterien: **A.thyreoidea sup.** (1. Ast der A.carotis ext.), **A.thyreoidea inf.** (aus Tr.thyrocervicalis), evtl. unpaarige A.thyreoidea ima (direkt aus der Aorta)

Venen: V.thyreoidea sup. (in V.jugularis int.), V.thyreoidea med. (in V.jugularis int.), V.thyreoidea inf. (in V.brachiocephalica)

Lymphabfluss: In paratracheale, zervikale und auch mediastinale Lk-Gruppen

Physiologie:

Produktion, Speicherung und Sekretion v. T_3 (Triiodthyronin) u. T_4 (Tetraiodthyronin = **Thyroxin**) durch Iodierung von Tyrosin. Biologisch aktiv ist das T_3; T_4 wird im Körper in T_3 überführt. Der Transport erfolgt überwiegend durch Bindung an TBG (= thyroxinbindendes Globulin). Störungen des TBG kann eine Hypo- o. Hyperthyreose vortäuschen (z.B. TBG zu hoch bei: Hepatitis, hormonale Kontrazeptiva, Steroide, ASS; TBG zu niedrig bei: Eiweißverlustsyndrom) ⇨ zur Vermeidung von Fehlern besser freies (nicht mehr an TBG gebundenes) fT_3, fT_4 bestimmen.

Hormonwirkung: Gesteigerter Gesamtstoffwechsel, Übererregbarkeit, im Kindesalter wichtig für Wachstum und Entwicklung, im Erwachsenenalter katabol (hemmend auf Glykogen- und Proteinsynthese).

Regelkreis: **TSH** (thyreoideastimulierendes Hormon) aus den basophilen Betazellen des Hypophysenvorderlappen (= Adenohypophyse) stimuliert die Schilddrüse. TSH selbst wird reguliert durch TRH (thyrotropin releasing hormone) aus dem Hypothalamus und TRH wiederum durch den Hormonspiegel im Blut. Daneben besitzt die Schilddrüse eine Basisautonomie, die stets einen Grundspiegel an Schilddrüsenhormonen produziert.

Parafolliculäre Zellen: **C-Zellen** der Schilddrüse gehören zum APUD-Zellsystem und sezernieren Kalzitonin (⇨ senkt Serum-Kalzium-Spiegel)

STRUMA

Syn: Umgangssprachlich: Kropf, ICD-10: E01

Def: Struma = Vergrößerung der Schilddrüse über die normale Größe hinaus, sie kann dabei euthyreot, hypothyreot oder hyperthyreot sein

Ät: – Exogener, alimentärer **Iodmangel**, strumigene Ernährung (z.B. Kohl, enthält thiamazolähnliche Stoffe)
– Angeborener Defekt von Iodverwertung und Hormonsynthese ("kropfgefährdete Familien")
– Vermehrter Schilddrüsenhormonbedarf (Gravidität, Pubertät, Iodverlust)
– **Autonomien** und **Adenome**

– Morbus Basedow (TSH-Rezeptor-Autoantikörper) mit Hyperthyreose
– Entzündung der Schilddrüse mit Schwellung = Thyreoiditis
– Schilddrüsenmalignome = Struma maligna

Path: ♦ **Endemische Struma:** Meist euthyreote, "blande" Struma = hormonneutrale Schilddrüsenveränderung (durch die Vergrößerung der Schilddrüse versucht der Körper den Iodmangel auszugleichen ➪ intakter Regelkreis), der Iodmangel aktiviert dabei intrathyreoidale Wachstumsfaktoren
♦ Struma diffusa = homogene parenchymatöse Vergrößerung
Struma nodosa: Meist multinodulär (Struma multinodosa), selten solitär knotig (Struma uninodosa)
Zusätzlich möglich: Kolloidzysten, Blutungszysten, Verkalkungen, regressive Veränderungen, Epithelhyperplasien/-metaplasien
♦ Autonome Schilddrüsenerkrankungen = **autonomes Adenom** ➪ hypothalamisch-hypophysärer Regelkreis ist ausgeschaltet ➪ Hyperthyreose mögl. (toxisches Adenom)
♦ Retrosternale/mediastinale Strumen: Als Struma endothoracica falsa (mit Parenchymbrücke zur Schilddrüse, häufig) oder als Struma endothoracica isolata/alliata vera (echtes dystopes Schilddrüsengewebe)

Epid: ◊ Endemische Struma: Nord-Süd-Gefälle in Deutschland (in Bayern 30 - 50 % d. Bev.)
◊ 50 % der Iodmangelstrumen entwickeln sich bereits bis zum 20. LJ., w > m

Etlg: # Endemische Struma (80 - 90 % d.F.)
Hyperthyreose (10 - 20 %), z.B. Adenom, Morbus Basedow
Bösartige Tumoren (Struma maligna) (2 - 5 %)
Thyreoiditis (selten)
Einteilung nach der Klinik: Struma-Grad

0:	Schilddrüse **nicht sichtbar, nicht tastbar**, szintigraphisch Vergrößerung nachweisbar (weniger als 4-fach vergrößert)
I:	Schilddrüse **tastbar** vergrößert, aber normal nicht sichtbar (sichtbar bei rekliniertem Kopf), mehr als 4-fach vergrößert
II:	**Sichtbar vergrößerte** Schilddrüse
III:	Sehr große Schilddrüse, mit **regionalen mechanischen Komplikationen: Verdrängung** od. **Einengung** der Trachea (Stridor), der Halsgefäße (obere Einflussstauung) od. des Oesophagus (Schluckbeschwerden), retrosternale Anteile ➪ absolute Op-Indikation

In bayerischen Einteilungen gibt es noch d. Struma-Grad **IV**: von hinten sichtbare Struma

Klin: ⇒ Eine Struma Grad 0 - II macht meist keine Beschwerden
⇒ Stridor u. Dyspnoe durch Verdrängung od. Einengung der Trachea, evtl. Heiserkeit bei Affektion des N.laryngeus recurrens
⇒ Schluckbeschwerden durch Verdrängung od. Einengung des Oesophagus
⇒ Obere Einflussstauung: Sichtbare V.jugularis ext., kutane Venen des Halses und des Thorax

Diag: 1. Anamnese und klinische Untersuchung: Palpation, Schluckverschieblichkeit, Strömungsgeräusche (Schwirren) über der Schilddrüse
2. Labor: **Freies T_3** und **T_4** (➪ TBG-Veränderungen sind ohne Einfluss), **TSH** basal, evtl. TRH-Test (Überprüft die Intaktheit des Regelkreis, wird nur noch selten durchgeführt)
3. **Sonographie:** Lage, Form, Größenbestimmung (Norm: w: 18 ml, m: 25 ml Volumen), Echostruktur (homogen od. inhomogen mit Knoten - solide [echoreiche] od. zystische [echoarme] Anteile), Beziehung zu den Nachbarschaftsorganen
4. **Szintigraphie** mit ^{99m}Technetium-Pertechnetat (früher auch ^{123}J): Nachweis unterschiedlicher Nuklidanreicherungen, ektopem Schilddrüsengewebe (evtl. auch speichernder Metastasen bei differenziertem Karzinom); K-Ind: Gravidität

- **Warmer Knoten** (= vermehrte Speicherung, bei euthyreoter Stoffwechsellage)
- **Heißer Knoten** (= starke Speicherung) ⇨ meist Autonomie, aber auch Malignität mögl. (insb. paranodulär)
  ⇨ Kompensierte Autonomie: Auch Rest des Gewebes speichert ^{99m}Tc
  ⇨ Dekompensierte Autonomie: Nur heiße Knoten stellen sich dar, die restliche Schilddrüse ist supprimiert (⇨ übersteuerte Aufnahme notwendig, um im übrigen Schilddrüsengewebe zusätzliche kalte Knoten auszuschließen)
- **Kalter Knoten** ⇨ **ein Schilddrüsenmalignom muss immer ausgeschlossen werden!** ⇨ Sono: Zyste oder solides Gewebe?, solide ⇨ Tumorverdacht verstärkt ⇨ Zytologie erforderlich!
5. Zytologie durch Feinnadelaspiration (je nach Krankenhaus auch direkte Op)
6. Röntgen: **Tracheazielaufnahme** und Ösophagusbreischluck (Verdrängung, Einengung?), Thorax (intrathorakale Struma)
7. Präoperativ: **HNO-Untersuchung** insb. bei vorbestehender Heiserkeit (Recurrensparese?, wichtig aus forensischen Gründen), wichtig: **Aufklärung** über die Möglichkeit der Recurrensparese beim operativen Eingriff!

Ther:
- Konservativ: Medikamentös: T_4-Substitution (L-Thyroxin, Euthyrox®) bis zur Struma Grad II (nicht bei knotigen Veränderungen oder fokalen Autonomien)
  Radio-Iod-Behandlung: Radioaktives ^{131}Iod wird in Thyreoidea eingelagert und zerstört dort Tumorgewebe. Ind: Disseminierte Autonomien (insb. bei hohem Uptake, da gute Einlagerung), bei Op-Angst der Patienten, palliativ u. bei älteren, nicht operablen Patienten. (Anmerkung: das Strahlenrisiko ist insg. als gering zu beurteilen)
- Operativ: Ind: Druck u. Verdrängung v. Nachbarorganen (Stadium III), Strumen mit Autonomie, kalte Knoten / Malignitätsverdacht
  K-Ind: Jugendliche Struma vor 25. LJ. (immer erst Therapie mit Thyroxin/Iodsubstitution versuchen)
  - Präoperativ muss eine **euthyreote Stoffwechsellage** eingestellt werden (bei Hyperthyreose Vorbehandlung mit Carbimazol od. Thiamazol)
  - **Struma: Subtotale Schilddrüsenresektion** = Rest wird belassen: Kleiner Kocher'scher Kragenschnitt (tiefer kollarer Querschnitt durch Haut und Platysma), Halsvenen werden ligiert und durchtrennt, Längsinzision und Auseinanderdrängen der geraden Halsmuskulatur, darstellen der oberen und unteren Polgefäße so lateral wie möglich und (Cave: N.recurrens) Unterbindung der Gefäße, Resektion der Struma von oben nach unten (Kapsel bleibt stehen), Wiederverschluss der Schilddrüsenkapsel, schichtweiser Wundverschluss.
  - Retrosternale Strumen können meist über den normalen Zugang mitentfernt werden, nur bei tiefer intrathorakaler Lage kann eine mediane obere Sternotomie notwendig werden (extrem selten).
  - Adenome können bei jugendlichen Patienten durch Enukleation entfernt werden
- Nachbehandlung! Ab 2. postoperativen Tag mit L-Thyroxin (= T_4, Euthyrox®) 50 - 100 µg/Tag ⇨ sonst Rezidive in bis zu 20 - 30 % d.F. (Medikation muss auch während einer Gravidität eingenommen werden)

Prog: Op-Letalität: 0.2 %; Rezidiv, bei guter medikamentöser postop. Prophylaxe in 2 - 5 % d.F.

Kompl: * Tracheomalazie (Säbelscheidentrachea) durch längerfristige Kompression
Op: * **Läsion des N.laryngeus recurrens** (Inzidenz: ca. 1 %, bei Rezidiv-Op kann das Risiko bis auf 15 % ansteigen!) ⇨ Stimmbandparese ⇨ Heiserkeit (Rückbildung bei 1/3 der Patienten bis innerhalb eines Jahres möglich), bei beidseitiger Läsion wird die Atmung stark behindert und kann im Extremfall eine Tracheotomie notwendig machen
* **Hypoparathyreoidismus** ⇨ hypokalzämische Tetanie durch Entfernung, Läsion oder Unterbindung aller Epithelkörperchen (Inzidenz: Ca. 0.4 %, vermehrt bei Rezidiv-Op und kompletter Schilddrüsenentfernung bei maligner Indikation)
* Blutung, kollares Hämatom, Verletzung der Trachea, Tracheomalazie, Trachealkollaps

Proph: ♥ Zur Strumaprophylaxe ausreichende Aufnahme von Iodid (Tagesbedarf: 200 µg), z.B. durch iodiertes Speisesalz, See-Fisch, Milchprodukte. Während der Schwangerschaft sollte der erhöhte Bedarf durch Iodid-Tabletten substituiert werden.

♥ Cave: Bei bekannter Autonomie/Hyperthyreose und Untersuchung mit jodhaltigen Röntgenkontrastmitteln (z.b. Angiographien) ⇨ Schilddrüsenblockade erforderlich: am Vortag Perchlorat (Irenat®), am Untersuchungstag und mind. 3 weitere Tage Carbimazol

♥ Konsequente T_4-Einnahme postoperativ zur **Rezidivprophylaxe** (Euthyrox®), heute in Kombination mit Iod (Jodthyrox®) bei Schilddrüsenrest empfohlen, Kontrolle des T_4 u. TSH-Spiegels 6 Wo. nach postoperativem Therapiebeginn, Dosierung dann je nach Befund, Medikamenteneinnahme i.d.R. lebenslang, Kontrollen in jährlichem Abstand.

DD: – Schilddrüsenmalignome (kalter Knoten)
– Kolloidzysten: Hashimoto-Thyreoiditis, Thyreoiditis De Quervain, Riedel-Struma
– PENDRED-Syndrom: aut.-rez. erbliche Kombination von Hypothyreose (Iodisationsstörung) mit Struma und Innenohrschwerhörigkeit

HYPERTHYREOSE

Syn: Schilddrüsenüberfunktion, engl. hyperthyroidism, ICD-10: E05

Ät: – **Thyreoidale Autonomie** (Ursache liegt innerhalb der Schilddrüse) oder diffuse Autonomie
– **Hyperthyreosis factitia** = exogene Zufuhr von Schilddrüsenhormonen
– **Subakute Thyreoiditis** De Quervain (passagere Hyperthyreose)
– **Morbus Basedow** (Ursache liegt außerhalb der Schilddrüse) = immunogene Hyperthyreose (genet. Disposition, HLA-B8, HLA-DR3 + auslösendes Agens/Immunantwort auf bakterielle oder Infekte?)
– Iatrogene Nebenwirkungen bis zur thyreotoxische Krise, z.B. nach Gabe Iod-haltiger KM
– Schwangerschaftshyperthyreose, postpartum Thyreoiditis, Chorionkarzinom, Hodentumoren
– Vermehrte hypophysäre TSH-Sekretion od. TSH-ähnliche Substanzen (paraneoplastisch)

Path: ◆ Autonomien und Morbus Basedow am häufigsten
◆ Autonomes Adenom ⇨ hypothalamisch-hypophysärer Regelkreis ist ausgeschaltet ⇨ Hyperthyreose (toxisches Adenom), TSH vermindert
◆ Morbus Basedow: **Auto-AK gegen TSH-Rezeptoren** mit stimulierender (intrinsischer) Wirkung ⇨ T_3, T_4 werden vermehrt gebildet (bei leichteren Stadien (latent) nur T_3-Hyperthyreose), ohne oder mit diffuser Struma oder mit Knotenstruma

Klin: ⇒ Allgemeine Zeichen des Hypermetabolismus: **Psychomotorische Unruhe, Tachykardie** und Palpitationen, Temperaturempfindlichkeit (insb. **Wärmeintoleranz**), warme u. feuchte Haut, Schweißausbrüche (erhöhte Katecholaminempfindlichkeit), **feinschlägiger Tremor, Gewichtsabnahme** trotz guten Appetits/Heißhunger (DD: Tumorleiden), Diarrhoen (gesteigerte Stuhlfrequenz), evtl. Myopathie (Muskelschwäche), verstärkter Haarausfall
⇒ **Morbus Basedow:** Klassisch ist die **Merseburger Trias** aus **Struma** (70 - 90 %), **Tachykardie** und **Exophthalmus** (40 - 60 %). W >> m (5:1), Prädisp.alter: > 35. LJ.
- **Exophthalmus** (sog. "Glanzauge") = endokrine Orbito-/Ophthalmopathie in 40 - 60 % d.F. zu beobachten (Symptom: Vorstehende Augen = Protrusio Bulbi). Path: Lymphozytäre Infiltration und Einlagerung von Glukosaminoglykanen in das periorbitale Gewebe ⇨ Ursache letztlich unbekannt.
Zeichen: 1.) Stellwag-Zeichen: Seltener Lidschlag
2.) Dalrymple-Zeichen: Retraktion des Oberlids, evtl. + Lagophthalmus = fehlender Lidschluss beim Schlafen ⇨ Ther: Augensalben, evtl. Uhrglasverband zur Nacht, evtl. Kortikoide oral
3.) Graefe-Zeichen: Zurückbleiben des Oberlids bei Blicksenkung
4.) Moebius-Zeichen: Konvergenzschwäche bei Nahsicht
5.) Jellinek-Zeichen Pigmentation der Augenlider
- Prätibiales Myxödem bei 40 % (eigenständiges Krankheitsbild bei der immunogenen Hyperthyreose)

Diag: 1. Anamnese und klinische Untersuchung (s.o.), symmetrische Hyperreflexie
2. Labor: **TSH basal erniedrigt,** T_3, T_4 erhöht, TRH-Test fällt negativ aus (TSH bleibt auch bei TRH-Stimulation supprimiert)
Morbus Basedow: TSH-Rezeptor-AK (TRAK) = Thyreoid Stimulating Immunglobulins (TSI), früher auch LATS (long-acting thyreoidea stimulator) genannt.
TSI >10 %: Immunogene Hyperthyreose = Morbus Basedow
TSI <10 %: Nicht immunogene Hyperthyreose ⇨ thyreoidale Autonomie?
3. Diagnostik mit Szintigraphie auf thyreogenen Autonomie (s. Struma)
4. Präoperative Diagnostik (s. Struma)

Ther: • Konservativ: **Thyreostatika:** Perchlorat (Irenat®) hemmt Aufnahme von Iodid; Schwefel-haltige Thyreostatika (Carbimazol Carbimazol®, Thiamazol Favistan®) hemmen die Synthese von mono- und diiod-Thyronin, nicht aber die Inkretion der bereits fertigen Hormone. Zusätzlich Gabe von T_4, um die Schilddrüse ruhigzustellen. Ggf. zusätzlich ß-Rezeptorenblocker (Propranolol, Dociton®).
• Radio-Iod-Therapie mit [131]I: Ind: Rezidiv nach Strumaresektion, alte Patienten, progrediente endokrine Orbitopathie. 150 - 200 Gy Herddosis. Anschließend T_4-Substitution.
• Operativ: Ind: Große Struma, multinodulär (Karzinom nicht ausschließbar), Versagen der konservativen Behandlung, progressiver/ therapieresistenter Exophthalmus
  – **Thyreostatische Vorbehandlung vor Op** unbedingt erforderlich: Propycil (od. Carbimazol, Thiamazol) über 6 Wo. + evtl. Betablocker; (das Plummern mit Lugolscher Lösung = hohe Ioddosis ist heute nicht mehr erforderlich)
  – Subtotale Strumaresektion (s.o.)
  – Nachbehandlung: Ausschleichen der präoperativen Medikation und T_4-Substitution (Euthyrox®, Dosis: 1,5 µg/kgKG, Kontrolle nach 6 u. 12 Wochen und Anpassen der Dosierung nach Stoffwechsellage) lebenslang, jährliche Kontrolle
• Thyreotoxische Krise: Thyreostatika (Thiamazol Favistan®), Iodid (sofern die Krise nicht durch Iodkontamination verursacht ⇨ dann Plasmapherese), Kortikoide, ß-Blocker, physikalische Fiebersenkung (keine Antipyretika, wegen Freisetzung von T_4 aus der Plasmaeiweißbindung), Sedativa, intensivmedizinische Therapie (Flüssigkeit- und Elektrolytsubstitution), ggf. frühzeitige near-total Resektion der Schilddrüse.

Prog: Trotz Operation bleibt bei ca. 2 - 5 % d.F. eine Hyperthyreose.
Op-Letalität < 1 %, die thyreotoxische Krise hat unbehandelt eine Letalität von 20 - 50 %!

Kompl: ∗ Osteopathie durch neg. Ca^{++}-Bilanz, evtl. Entwicklung einer Fettleber
∗ Dekompensation einer Herzinsuffizienz, bei längerer Dauer Herzmuskelschädigung
∗ Erhöhter Insulinbedarf bei Diabetes mellitus
∗ Ebenfalls schlechte Prog. haben Pat. mit einer Iodkontamination ⇨ thyreotoxische Krise
  ⇨ bei bekannter Autonomie/Hyperthyreose und geplanter Untersuchung mit jodhaltigen Röntgenkontrastmitteln (z.B. Angiographien) Schilddrüsenblockade durchführen: am Vortag Perchlorat (Irenat®), am Untersuchungstag und mind. 3 weitere Tage Carbimazol
∗ Thyreotoxische Krise ("Coma basedowicum"), Einteilung nach HERRMANN (1978)

Stadium 1: Tachykardie (> 150/min), **Herzrhythmusstörungen,** verstärkter **Tremor,** Adynamie, profuse Diarrhoen, **Hyperthermie** (Fieber bis 41° C), Dehydratation, Unruhe, Agitiertheit, Hyperkinesen
Stadium 2: Zusätzlich zum Stadium 1 kommen **Bewusstseinsstörungen,** Somnolenz, Stupor, zeitliche und örtliche Desorientiertheit, psychotische Störungen
Stadium 3: Zusätzlich zu den Symptomen des Stadium 1: **Koma** **3 a** Patient < 50. LJ. **3 b** Patient > 50. LJ. (mit besonders schlechter Prognose)

Op: ∗ Postoperative thyreotoxische Krise in ca. 1 % d.F.
∗ Rekurrensparese in 0,5 - 2 % d.F. (teilweise auch reversibel)
∗ Hypoparathyreoidismus, heute sehr selten

Proph: ♥ Postoperative Funktionskontrolle mit T_3, T_4, Wdh. nach 6 Mo.
♥ Postoperative Substitution: Wenn nach 8 Wo. keine Hinweise auf Resthyperthyreose ⇨
L-Thyroxin 50 bis 75 μg zur Hormonsubstitution und Rezidivprophylaxe

---

THYREOIDITIS

Def: Thyreoiditis, engl. thyroiditis = Entzündung einer normal großen Schilddrüse, ICD-10: E06

Ät: – **Autoimmunthyreoiditis** (Hashimoto-Thyreoiditis = chronisch lymphozytäre Thyreoiditis, häufigste Form, familiäre Disposition, häufig in Kombination mit anderen Autoimmunkrankheiten, wie Myasthenie, perniziöse Anämie, atrophische Gastritis)
– **Infektiös:** Bakteriell durch hämatogene oder lymphogene Streuung (z.B. Tonsillitis, Pharyngitis) oder selten direkte lokale Infektion (z.b. nach Trauma, Op), viral (De Quervain?)
– Spezifisch entzündliche Thyreoiditis (Sarkoidose, TBC, Lues), meist mit Befall weiterer Organe
– Traumatische oder strahlenbedingte Thyreoiditis, Thyreoiditis nach Zytokintherapie
– Post-partum-Thyreoiditis, Frauen im ersten Jahr nach der Geburt

Path: ♦ De Quervain: Histo: Granulomatöse Entzündung mit Epitheloid- und Riesenzellen
♦ Hashimoto-Thyreoiditis: Histo: Lymphozytäre Thyreoiditis mit Lymphfollikeln und Keimzentren, in späteren Stadien Fibrosierung

Epid: Hashimoto-Thyreoiditis v.a. Frauen im 40. - 50. LJ.

Etlg: # Akut (relativ selten): Meist bakteriell bedingt (Staph. aureus, Pneumokokken) oder viral (Coxsackie, Influenza, HIV), traumatisch, strahlenbedingt
Subakut: **De Quervain**, Ät: unbekannt, Virusinfektion + HLA-B35 gehäuft
Chronisch: **Hashimoto-Thyreoiditis** (Autoimmunerkrankung)

Klin: ⇨ Akut: Fieber, lokaler Schmerz, regionäre Lk geschwollen, Heiserkeit evtl. mit Dyspnoe (pharyngealer Infekt), BSG-Erhöhung, Leukozytose, i.d.R. euthyreot
⇨ De Quervain: Schmerzhafte Schwellung (häufig einseitig), passagere Hyperthyreose, **BSG extrem erhöht**, schweres Krankheitsgefühl
⇨ Hashimoto-Thyreoiditis: Anfangs oft unbemerkt, erst durch Hypothyreose und Struma u. Verdrängungssymptome wird sie symptomatisch

Diag: 1. Anamnese (vorangegangener Virusinfekt, Infekt der oberen Luftwege) und klinische Untersuchung: druckschmerzhafte Schilddrüse
2. **Sonographie** (Einschmelzungen, Abszesse?)
3. Labor: Bei Hashimoto Thyreoglobulin-AK (**TAK** od. TGAK) in 70 % d.F. pos., Mikrosomale-AK (**MAK**) in 95 % d.F. pos. (insb. TPO-AK = AK gegen Schilddrüsenperoxidase)
Die Schilddrüsenhormone können akut erhöht oder erniedrigt sein, chronisch sind sie meist erniedrigt (⇨ durch fibrosiertes Schilddrüsengewebe ohne Teilnahme an der Hormonproduktion)
4. Szintigraphie: De Quervain: Stark verminderte Radionuklidanreicherung
5. **Feinnadelbiopsie** + Zytologie (Histo s.o.)

Ther: • Konservativ:
- Allgemein: Eiskrawatte, Bettruhe, Antiphlogistika, Ruhigstellung der Schilddrüse durch T_4-Gabe.
- Bakt. Infekt: Antibiotika, bei Abszess Punktion und Drainage (Kultur, Zytologie)
- De Quervain: Kortikosteroide, Antiphlogistika (ASS), keine Thyreostatika, da nur passagere Hyperthyreose, Operation kontraindiziert!
- Hashimoto-Thyreoiditis: dauerhafte Schilddrüsenhormon-Substitution (100 - 200 μg L-Thyroxin)

- Operativ: Ind: Mechanische Behinderung (Struma Grad III), V.a. Malignität bei Hashimoto-Thyreoiditis
  - Thyreoidektomie und postoperative Hormonsubstitution

Prog: De Quervain in > 60 % Spontanheilung, Hashimoto-Thyreoiditis ebenfalls Spontanheilungen mögl., aber selten

Kompl: * Bei akuter starker Einengung der Trachea kann eine Tracheotomie erforderlich werden
* Verdrängungssymptome (Struma Grad III): Resektion zur mechanischen Entlastung
* Hashimoto-Thyreoiditis ⇨ Sonderform: **Riedel-Struma** = Thyreoiditis fibrosa, eisenharte Struma, bedingt durch invasiv-sklerosierende Umwandlung der Entzündung (bindegewebige Durchsetzung des Schilddrüsenparenchyms)

DD: Insb. bei den chronischen Formen Schilddrüsenkarzinom ausschließen

SCHILDDRÜSENMALIGNOME

Syn: Schilddrüsenkarzinome, Struma maligna, engl. thyroid carcinoma, ICD-10: C73

Path: ♦ **Jeder kalte Knoten in der Szintigraphie ist malignitätsverdächtig! und muss abgeklärt werden.**
♦ Lok. u. Metastasierung: Einteilung nach SMEDAL (1967), in Klammern entsprechend TNM

Stadium I:	Karzinom auf die Schilddrüse beschränkt (= T_{1-3},N_0,M_0)
Stadium II:	Karzinom auf die Schilddrüse beschränkt (= T_{1-3}) +
A:	Unilateralen Lk-Metastasen (= N_{1a})
B:	Bilateralen oder mediastinale Lk-Metastasen (= N_{1b})
Stadium III:	Infiltration von Nachbarorganen (= T_4)
Stadium IV:	Fernmetastasen (M_1)

♦ TNM-Klassifikation: Primärtumor: T_1 Tumor < 1 cm, T_2 Tumor 1 - 4 cm, T_3 Tumor > 4 cm aber noch begrenzt auf die Schilddrüse, T_4 Tumor jeder Größe jenseits der Schilddrüse. Regionäre Lk: N_{1a} ipsilaterale Hals-Lk, N_{1b} bilaterale, in der Mittellinie gelegene oder kontralaterale Hals-Lk od. obere mediastinale Lk befallen.

Epid: Prädisp.alter: Altersgipfel um 50. LJ. bei den differenzierten Karzinomen (beim papillären ein Gipfel auch um 25. LJ.), bei den entdifferenzierten Karzinomen um 60. LJ.

Etlg: # Differenzierte Karzinome (60 - 70 % d.F.), gute Therapierbarkeit mit ^{131}I, insg. gute Prog.
  - **Papilläres Schilddrüsen-Ca** (40 %): Pat. < 40 Jahre, v.a. lymphogene Metastasen
  - **Follikuläres Schilddrüsen-Ca** (30 %): v.a. hämatogene Metastasierung (Lunge, Knochen)
  # Undifferenzierte Karzinome = **anaplastisch** (15 - 25 %, spindelzellig, polymorph- oder kleinzellig): nehmen an Iodumsatz nicht teil (daher keine Radioiodbehandlung möglich) ⇨ insg. eher schlechte Prognose
  # C-Zell-Karzinom = medulläres Karzinom (5 - 10 %, weiteres s.u.)
  # Plattenepithelkarzinom
  # Sehr selten: Sarkome, Hämangiosarkome oder Metastasen anderer Tumoren

Klin: ⇒ Struma**knoten** von harter Konsistenz tastbar, **nicht schmerzhaft**
⇒ Evtl. schnelles Wachstum bei den anaplastischen Karzinomen oder langsameres Wachstum bei den differenzierten Karzinomen über Wochen oder Monate
⇒ Vergrößerung **zervikaler Lymphknoten** (können klinisch noch vor dem Primärtumor sichtbar werden!)

⇒ Lokale Spätsymptome/Komplikationen: Derbe, fixierte (schlechte Verschieblichkeit) Struma, Lk-Schwellung, Heiserkeit (Rekurrensparese), Horner-Syndrom, Atemnot u. Stridor, Schluckbeschwerden, obere Einflussstauung

Diag: 1. Anamnese (Radiatio im Halsbereich vor 10 - 20 Jahren?, MEN in der Familie) und klinische Untersuchung: derb palpabler Knoten, Verwachsungen mit der Haut, zervikale Lk-Schwellungen
2. **Schilddrüsenszintigraphie:** Ein **kalter Knoten** ist in 1 - 5 % d.F. ein Karzinom (gilt für Deutschland = Endemiegebiet für eine Struma; in Gebieten mit niedriger Strumarate, z.B. bei Trinkwasseriodierung ist die Karzinomwahrscheinlichkeit eines kalten Knotens viel höher, bis zu 30 %)
   DD: Ausgebrannte Adenome, verkalkte Bezirke, große Kolloid- od. Blutungszysten, Thyreoiditis) ⇨ Feinnadelbiopsie!
   Radioaktiv markierte Thyreoglobulin-Ak können szintigraphisch zur Metastasensuche eingesetzt werden.
3. **Sonographie:** Echostruktur (solide - zystisch?), Beziehung zu den Nachbarorganen?
4. **Feinnadelbiopsie** ⇨ Zytologie (in 60 - 90 % d.F. valide Diagnose mögl.)
5. Röntgen: CT-Hals (keine iodhaltigen Kontrastmittel verwenden), Lunge, Ganzkörperszintigraphie des Skeletts (Metastasen?)
6. Labor: **Thyreoglobulin** als Tumormarker für folliküläres und papilläres Ca. (Tumormarker ist nur für die Verlaufskontrolle in der Nachsorge geeignet)
7. 10 - 14 Tage nach Op ^{131}I-Ganzkörperscan zur Metastasensuche

Ther: • Konservativ: Palliative Polychemotherapie bei Inoperabilität.
• Operativ: Ind: Jedes nachgewiesene Karzinom und jeder suspekte Bezirk (⇨ histologische Untersuchung des Op-Präparates)
   Palliativ: Zur Tumormassenreduktion bei anaplastischen Tumoren
   – **Totale Thyreoidektomie** + evtl. Resektion der Hals-Lk: Neck-dissektion (= totale Lymphonodektomie im Halsbereich bei gesichertem Karzinom), bei den papillären Karzinomen < 1 cm und N₀ reicht eine subtotale Thyreoidektomie aus
   – Adjuvante Therapie: 10 - 14 Tage postoperativ ^{131}I-Ganzkörperscan zur Metastasensuche, danach **Radioiodtherapie** bei follikulären und papillären (differenzierten) Schilddrüsenkarzinomen (die postoperative TSH-Steigerung, aufgrund des Fehlens der Schilddrüsenhormone, ist dabei vorteilhaft): Hochdosiertes ^{131}I in mehreren Fraktionen, bis kein I-speicherndes Gewebe mehr szintigraphisch nachgewiesen werden kann.
   – Externe Radiatio v.a. bei C-Zell-Karzinom u. bei anaplastischem Karzinom (nehmen nicht am Iod-Umsatz teil und sind daher für die ^{131}I Therapie nicht zugänglich)
   – Hochdosierte T₄-Substitution (Euthyrox®, 150 – 200 µg) lebenslang nach Abschluss der Radioiodtherapie, um TSH Produktion so niedrig wie möglich zu halten (Ziel: TSH = 0 ⇨ verminderter Reiz auf evtl. noch vorhandene Metastasen ⇨ Rezidivprophylaxe)

Prog: Differenzierte Karzinome: **sehr gut**; beste Prognose hat das papilläre Karzinom (Stad. T₁-T₃) mit einer 10-JÜR von fast 100 %, insb. bei Pat. < 40. LJ. Auch bei Metastasen noch relativ gute Prognose.
Anaplastische Karzinome: **sehr schlecht**, 6 Monate mittlere Überlebenszeit, 5-JÜR nur 1 – 10 % (bei Diagnose meist bereits inoperabel wegen Übergriff auf Nachbarstrukturen ⇨ evtl. palliative Op zur Beseitigung der Symptome, Todesursache v.a. Einbruch in die Trachea).

Kompl: * Verdrängung und Infiltration von Nachbarorganen
* Hypothyreose (bei Zerstörung von viel Schilddrüsengewebe)
Op: * **Recurrensparese** und **Hypoparathyreoidismus** häufiger (ca. 2 - 4 %) als bei normalen Struma-Op, da die Kapsel der Schilddrüse bei maligner Ind. mitentfernt wird!
* **Beidseitige Recurrensparese** (⇨ Stimmbänder stehen in Paramedianstellung) ⇨ postoperativer, inspiratorischer Stridor ⇨ Notfall!, da akute Erstickungsgefahr (Ther: Kortikoide, Antiphlogistika, evtl. Intubation od. Tracheotomie)
* Blutung, kollares Hämatom, Tracheomalazie, Infektion
* Radioiodtherapie: Kontraindikation: Gravidität! (sicher ausschließen), Sialadenitis, Sicca-Syndrom, Gastritis, Thrombo- u. Leukopenie

Proph: ♥ <u>Nachsorge:</u> Alle 6 Monate Szintigraphie-Kontrolle mit ^{201}Thallium (Vorteil: T$_4$-Medikation muss nicht abgesetzt werden), bei V.a. auf Rezidiv oder Metastase mit ^{131}I-Ganz-körperscan
   ♥ Bestimmung der Tumormarker als Verlaufs- und Kontrollparameter

DD: – Riedel-Struma (harte fibrosierte Struma)
   – Schwellung der Halslymphknoten (Entzündungen, Mononukleose, HIV-Lymphadenopathie, Pharynx-/Larynxkarzinom-Metastasen, maligne Lymphome)

C-ZELL-KARZINOM

Syn: Medulläres Karzinom, ICD-10: C73

Ät: – Sporadisch (meist unizentrisch)
   – **Familiäres C-Zell-Karzinom** = hereditär (meist multizentrisch in beiden Schilddrüsenlappen) oder in Kombination bei **MEN II** a oder b (II a: C-Zell-Karzinom + Phäochromozytom + Hyperparathyreoidismus, Path: Mutation im RET-Protoonkogen auf dem Chromosom 10, autosomal dominant vererbt; II b: wie II a und zusätzlich Neurofibrome) ⇨ Familienangehörige kontrollieren (RET-Protoonkogen)

Path: ♦ Tumor, ausgehend von den **parafollikulären kalzitoninbildenden Zellen** der Schilddrüse
   ♦ Produktion von Kalzitonin (differenziertes Karzinom), keine Teilnahme am Iodstoffwechsel
   ♦ Relativ frühe Metastasierung in die lokoregionären Hals-Lk (zum Diagnosezeitpunkt haben bereits **50 % d. Pat. Lk-Metastasen**)
   weitere (hämatogene) Metastasierung: Leber, Knochen, Lunge, Nebenniere

Epid: ◊ Macht ca. 5 – 10 % der Schilddrüsenmalignome aus
   ◊ Altersgipfel zw. 40. u. 50. LJ.

Klin: ⇒ Schilddrüsenvergrößerung, solitärer Knoten
   ⇒ Indolente Halslymphknotenschwellung
   ⇒ Diarrhoen (bei Sekretion vasoaktiver Substanzen des APUD-Zellsystems)

Diag: 1. Anamnese und klinische Untersuchung
   2. <u>Sonographie:</u> Solider echoarmer Knoten
   3. <u>Szintigraphie:</u> Mit ^{99m}Tc-Pertechneat ⇨ kalter Knoten
      Spezialuntersuchung: ^{99m}Tc-Pertechneat-markierte Dimercapto-Bernsteinsäure (DMSA) ergibt Traceranreicherung im Tumorgebiet und Metastasen
   4. <u>Labor:</u> **Kalzitonin** erhöht, pathologischer Pentagastrintest (path. Kalzitoninanstieg)
      Familienuntersuchung: Kalzium- und Pentagastrintest ergeben pathologisch erhöhte Werte bei belasteten Familienangehörigen bei noch okkulten Tumoren ⇨ Op-Ind.
      Nachweis einer Mutation im RET-Protoonkogen ⇨ Genträger haben eine fast **100 %ige** Wahrscheinlichkeit in ihrem Leben ein C-Zell-Karzinom zu entwickeln ⇨ Op-Ind.
      <u>Tumormarker</u> (zur Verlaufskontrolle): **Kalzitonin**, Katakalzin, CEA und evtl. auch ACTH, Serotonin, Somatostatin, NSE und Prostaglandine (da Abstammung des Tumors vom APUD-Zellsystem)
   5. <u>Punktionszytologie</u> (gelingt häufig nicht)
   6. <u>Staging:</u> CT von Hals und Mediastinum, Rö-Thorax, Oberbauchsonographie und Skelettszintigraphie
   7. <u>Histologie:</u> Immunhistochemischer Nachweis von Kalzitonin

Ther: • <u>Operativ:</u> Ind: Steht an erster Stelle der Behandlungsmöglichkeiten
      – **Totale Thyreoidektomie** (mit Kapsel)
      + einseitige **Hals-Lk-Entfernung** bei sporadischer (unilateraler) Form, bzw. beidseitige

Lk-Entfernung bei der familiären Form (prä- und paratracheale, laryngeale und Lk im oberen vorderen Mediastinum sollten entfernt werden)
- Postoperative Kalzitoninkontrolle zur Frage der Metastasierung durchführen
  - Bei Metastasen: möglichst Nachoperation und ausgedehnte Lymphknotendissektion
  - Externe Radiatio von Lk-Metastasen bei älteren Patienten
  - Chemotherapie nur bei gesicherten nicht operablen Metastasen
- Selbsthilfegruppen: Selbsthilfegruppe C-Zell-Karzinom, Plittersdorfer Str. 116, 53173 Bonn, Tel.: (02 28) 36 27 33, E-mail: anne.lilian@t-online.de

Prog: 5-JÜR zwischen 50 und 85 % je nach Tumorausbreitung und Lymphknotenmetastasierung zum Zeitpunkt der Diagnose.

Kompl: Op s.o.

Proph: ♥ Bei jedem entdecktem C-Zell-Karzinom sollte eine **Familienuntersuchung** (Gennachweis, Kalzitoninbestimmung) durchgeführt werden!, um ggf. eine kurative Therapie bei okkulten Tumoren oder C-Zell-Hyperplasie vornehmen zu können.

♥ Kalzitoninbestimmung als Nachuntersuchung

NEBENSCHILDDRÜSEN

ANATOMIE:

Die Nebenschilddrüsen (Syn: Glandulae parathyroideae, **Epithelkörperchen**, Beischilddrüsen engl. parathyroid glands), Zahl variabel (meist 4, aber auch bis zu 8 Stück) liegen dorsal der Schilddrüse an, haben eine gelbliche Farbe und liegen **innerhalb der Schilddrüsenkapsel!** Größe ca. 8 mm, Gewicht 20 - 50 mg. Sie werden von den kranial und kaudal eintretenden Gefäßen der Schilddrüse mit Blut versorgt.

Histo: helle und dunkle Hauptzellen für die Parathormonproduktion sowie oxyphile Zellen.

Kalziumregelkreis:

Parathormon: **Erhöht Serum-Kalzium** durch Mobilisation von Kalzium aus Knochen (in Anwesenheit von Vit. D), Resorption aus MDT und verminderter renaler Ausscheidung. Gleichzeitig wird renal vermehrt Phosphat ausgeschieden (bei intakter Niere) ⇨ ein niedriger Phosphatspiegel stimuliert die Niere zur Bildung von Calcitriol (= aktives Vit. D).

Vitamin D: Wirkt mit Parathormon am Knochen und ist essentiell für die Parathormonwirkung. Es steigert außerdem die Ca^{++}-Mobilisation aus dem GI-Trakt.

Die Aktivierung des Vit. D ist abhängig von der Funktionsfähigkeit der Niere, dort erfolgt die Umwandlung in ein aktives Vit. D (1.25 Dihydroxycholecalciferol) = Calcitriol.

Calcitonin: Gegenspieler des Parathormons aus den C-Zellen der Schilddrüse. Es baut Ca^{++} in den Knochen ein und senkt den Blut-Ca^{++} Spiegel.

HYPERPARATHYREOIDISMUS

Syn: **HPT**, Nebenschilddrüsenüberfunktion, ICD-10: E21

Ät:

Primärer HPT:	Erkrankung der Nebenschilddrüse ⇨ **Epithelkörperchenadenom** (meist solitär), unabhängig vom Kalziumregelkreis
Sekundärer HPT:	Reaktion auf eine **Hypokalzämie**, Ursache: Chronische Niereninsuffizienz (⇨ Vit. D wird nicht mehr entsprechend umgebildet) oder intestinale Malabsorption ⇨ Hyperplasie aller Epithelkörperchen
Tertiärer HPT:	Sekundäre Form wird autonom (autonome Hyperplasie), unabhängig vom Kalziumregelkreis

Pseudohyperparathyreoidismus = **paraneoplastisches Syndrom**: Hyperkalzämie durch Parathormon-ähnliche Peptide (PTHrP), z.B. bei Malignomen der Lunge, Pankreas, Mamma

Path: ♦ Primärer HPT: Epithelkörperchenadenom (75 %) solitär / multipel (ca. 4 %)
Hyperplasie aller vier Epithelkörperchen (15 %)
MEN I, II a (multiple endokrine Neoplasie, s.o.) 2 - 8 %
Nebenschilddrüsenkarzinom (1 %, es sind 90 % davon hormonaktiv)
♦ Lok: Untere Epithelkörperchen häufiger von Adenom befallen, selten auch im vorderen Mediastinum lokalisiert

Epid: W etwas > m (bedingt durch Stillperiode?)

Klin: ⇒ Die klinischen Symptome entstehen als Komplikationen einer Hyperkalzämie
⇒ Die nächsten drei Symptome lassen sich zusammenfassen als:
Trias des HPT ⇨ **"Stein-, Bein- und Magenpein"**
⇒ **Nierensteine** stehen im Vordergrund der Symptome (in 70 % Erstsymptom, allgemein bei Patienten mit Ca-Ox-Stein ⇨ 5 % Hyperparathyreoidismus als Ursache!)
⇒ **GI-Symptome** (Ulzera am Magen und Duodenum, Ursache evtl. erhöhtes Gastrin durch die Hyperkalzämie?)
⇒ Knochen ⇨ diffuse **Osteoporose** mit Kortikalisschwund, Akroosteolysen (Aufhellungen), Gelenk- und Knochenschmerzen, Spontanfrakturen
⇒ Pankreatitis (Ursache?)
⇒ Weitere Hyperkalzämie-Symptome:
 – Polyurie, Polydipsie (osmotische Wirkung des Ca^{++})
 – Rhythmusstörungen am Herzen (neuromuskuläre Übertragung gestört)
 – Obstipation ⇨ paralytischer Ileus
 – Neurologisch/psychische Störungen (⇨ Adynamie, Myopathie, Apathie, amnestische Störungen, depressive Verstimmung)
 – Unspezifische Beschwerden durch Ca^{++}-Ablagerungen, z.B. Gelenke ⇨ Pseudogicht, Haut ⇨ Pruritus, Gefäße ⇨ Durchblutungsstörungen

Diag: 1. Anamnese und klinische Untersuchung
2. Labor: Primärer Hyperparathyreoidismus: Serum-Ca^{++} erhöht, im Urin Hyperkalzurie, Parathormon (RIA) erhöht, Serum-Phosphat normal bis Hypophosphatämie.
Sek. Hyperparathyreoidismus: Normo-, Hyper- oder Hypokalzämie mögl., Parathormon erhöht, Phosphatkonzentration bei renaler Genese stark erhöht! (Phosphatstau vor der insuffizienten Niere), bei intestinaler Genese normal.
3. Röntgen: Generalisierte **Skelett-Demineralisation**, Hand-Röntgen ⇨ subperiostale Knochenresorptionen, lange Röhrenknochen und Becken ⇨ zystische "braune Tumoren"
4. Lokalisationsdiagnostik: CT, evtl. NMR - Hals, **Sonographie**, ^{99m}Tc-MIBI-**Szintigraphie** als Spätaufnahmen, Halsvenenkatheterisierung und Parathormonbestimmung
⇨ **die letztlich zuverlässigste Lokalisationsdiagnose erfolgt intraoperativ!**
5. Histologischer Nachweis der Osteoporose: Beckenkammbiopsie (heute selten) ⇨ vermehrter Abbau = Osteoklasie und Ersatz mit Bindegewebe
6. Die Kombination eines HPT im Rahmen von MEN sollte ausgeschlossen werden: Serumhormonwerte/-enzymwerte der Schilddrüse, Hypophyse, Nebenniere (Katecholamine), Pankreas bestimmen

Ther: • Konservativ: Sekundärer HPT: Versuch der Therapie der Ursache (Niereninsuffizienz, intestinale Malabsorption)

Renal: Kalziumhaltige Phosphatbinder (Kalziumkarbonat 2 - 6 g/Tag), Substitution von Vit. D oral (der Phosphatspiegel muss aber dann zuvor in den Normbereich gesenkt sein, da es sonst zum Ausfall von Ca-Phosphat in den Geweben kommt!)
Intestinal: Vit.-D-Substitution parenteral
* Operativ: Ind: Adenome bei Komplikationen = Symptomen immer, da es keine wirksame medikamentöse Therapie gibt.
  Asymptomatische Adenome werden auch operiert, da 50 % der Patienten innerhalb von 5 Jahren Symptome entwickeln.
  Ein sekundärer HPT wird operiert, wenn er konservativ nicht zu beherrschen ist.
  – **Es müssen immer alle vier Epithelkörperchen freigelegt werden!**, da es viele anatomische Variationen der Lokalisation gibt. (DD: Adenom ⇨ ein Epithelkörperchen vergrößert, die anderen Epithelkörperchen müssen atrophiert sein, sek. Hyperplasie ⇨ Vergrößerung aller Epithelkörperchen)
  – Ein solitäres Adenom wird exstirpiert
  – Hyperplasie: Alle Epithelkörperchen werden entfernt und 1/2 Epithelkörperchen davon wird in den Unterarm verpflanzt, um einen Hypoparathyreoidismus (⇨ Hypokalzämie) zu vermeiden und um einen besseren Zugang bei einem möglichen Rezidiv zu haben.
  – Die entfernten Epithelkörperchen sollen immer **kryokonserviert** werden, um bei einer mögl. Unterfunktion retransplantiert werden zu können.
  – Nebenschilddrüsenkarzinom: Radikale Entfernung, solange noch keine Metastasierung aufgetreten ist (1/3 d.f. hat schon lymphogene Metastasen ⇨ palliative Resektionen und intermittierende Therapie mit medikamentöser Kalziumsenkung)

Prog: Bei Adenomen nach Op gut, alle Störungen bilden sich i.d.R. zurück. Bei sek. HPT Prognose fraglich ohne Behandlung der eigentlichen Ursache.

Kompl: * Komplikationen der Hyperkalzämie (s.o.)
  Op: * Schädigung des unmittelbar an den Epithelkörperchen dorsal verlaufenden N.laryngeus recurrens
  * Blutung, Infektion
  * Hypokalzämie ⇨ Tetanie (bessert sich meist nach einiger Zeit)
  * Nebenschilddrüsenkarzinom neigt häufig zu Lokalrezidiven

Proph: ♥ Bei chron. Niereninsuffizienz mit Dialysepflicht: Zur Vermeidung der Hypokalzämie ⇨ Dialysat mit hohem Kalziumgehalt
  ♥ Postop.: Kontrolle des Ca^{++} und Phosphatspiegels, evtl. Substitution von Ca^{++} bei postop. passagerem Ca^{++}-Mangel (durch die Rekalzifizierung des Knochens)

DD: – **Hyperkalzämie-Syndrom:** Nicht spezifisch für den Hyperparathyreoidismus, Ursachen für eine Erhöhung des Ca^{++} können außerdem sein: Knochenabbau durch **osteoklastische Metastasen** (z.B. Mamma-Ca), Knochentumoren, paraneoplastisches Syndrom, selten Vit.-D-Intoxikation, Sarkoidose
  – Karzinom der Epithelkörperchen (sehr selten) ⇨ radikale Entfernung
  – MEN muss ausgeschlossen werden (Pankreas, Schilddrüse, Nebennierenmark)

NEBENNIERE

ANATOMIE:

Die **Glandulae suprarenales** (engl. adrenal gland) liegen auf der Extremitas sup. der beiden Nieren. Form: rechte Nebenniere dreieckig, linke Nebenniere halbmondförmig. Gewicht: ca. 8 – 10 g.
Makroskopisch kann eine gelblich-braune Rinde und das rotbraune Mark unterschieden werden:
Nebennierenrinde (NNR, Cortex, mesodermaler Ursprung) mit 3 Zonen (von außen nach innen):
1. Zona glomerulosa ⇨ Produktion von Aldosteron (Mineralkortikoid)
2. Zona fasciculata ⇨ Cortison, Cortisol (Glukokortikoid)
3. Zona reticularis ⇨ Sexualsteroide: Androgene, Progesteron, Östrogene

Nebennierenmark (NNM, Medulla, ektodermaler Ursprung aus der Sympathikusanlage, chromaffine Zellen): Produktion von Adrenalin (80 %), Noradrenalin (20 %) und Dopamin
Gefäßversorgung: A.suprarenalis sup. (aus A.phrenica inf.), A.suprarenalis med. (aus Aorta abd.), A.suprarenalis inf. (aus A.renalis); V.suprarenalis (links in d. V.renalis, rechts in d. V.cava inf.)
Nervale Versorgung: Aus dem Plex.coeliacus

Physiologie:

RAA-System (Renin-Angiotensin-Aldosteron): Regelkreis aus Niere (Rezeptor und Erfolgsorgan) und Nebennierenrinde (produziert das Aldosteron) zur Regulation des Na-, K- u. H_2O-Haushaltes.
Der Kortisolspiegel zeigt einen zirkadianen Rhythmus mit einem Maximum in den frühen Morgenstunden und einem Minimum in den Abendstunden.

FUNKTIONSSTÖRUNGEN

Nebennierenrindenüberfunktion: Primär = adrenale Genese, sekundär = übergeordnete Zentren defekt (z.B. Hypophyse)

Nebennierenrindenunterfunktion: **Morbus Addison**, z.B. nach beidseitiger Adrenalektomie, Karzinommetastasen, primär z.B. autoimmunologisch (50 % d.F.), Arteriitis, Ausfall bei Entzündungen/Sepsis (Tuberkulose, Waterhouse-Friderichsen-Syndrom, AIDS)
oder sekundär als Sheehan-Syndrom (zentrale Insuffizienz durch geburtsbedingte Hypophyseninsuffizienz der Mutter), Panhypopituitarismus (Hypophyseninsuffizienz, "weißer Addison", da keine Braunfärbung der Haut)
Klin: Ausfall v. Gluko-, Mineralkortikoiden und Androgenen, Dunkelpigmentierung der Haut (bei primärer Form Bronzehaut durch Stimulation der Hypophyse mit vermehrter ACTH-, MSH-Ausschüttung), Hypotonie, Hypovolämie, Herzrhythmusstörungen, allgemeine Körperschwäche, Hypothermie, Bauchschmerzen (bis hin zum Bild eines Akuten Abdomens!)
Diag: ACTH im Plasma ↑, Kortisol im Plasma und Urin ↓
Ther: Substitution von Gluko- und Mineralkortikoiden, z.B. Fludrocortison 0,1 mg/Tag
Addison-Krise: Rehydrierung, Azidoseausgleich, Kortikoide

Nebennierenmarkunterfunktion: Klinisch meist völlig stumm, da der Ausfall von den sympathischen Paraganglien ausgeglichen wird.

Nebennierenunterfunktion: Kompletter Ausfall der Nebennieren

PHÄOCHROMOZYTOM

Syn: Nebennierenmarküberfunktion, NNM-Überfunktion, ICD-10: E27.5

Ät: – Endokrin aktiver Tumor des NNM oder der sympathischen Ganglien
- MEN II a oder II b (s.Kap. APUD), **familiärer Häufung** und auch bei anderen Tumoren des APUD-Zellsystemes (z.B. Zollinger-Ellison-Syndrom, Insulinom, Glukagonom, Verner-Morrison-Syndrom, Hypophysenadenome, Somatostatinom)
- In Kombination mit anderen Organerkrankungen: Bei Neurofibromatosis generalisata Recklinghausen, Hippel-Lindau-Syndrom, Sturge-Weber-Krankheit auftretend.

Path: ♦ Gesteigerte, nicht regulierte Adrenalin- und Noradrenalinausschüttung durch Tumor der chromaffinen Zellen. Prädisp.alter: 40. - 50. LJ.
- Adrenal: Adrenalin ⇨ Tachykardie, erhöhter Basalumsatz + Noradrenalin ⇨ Hypertonus
- Extraadrenal: Nur Noradrenalin
♦ In 5 % bis 10 % maligne
♦ Lok: 80 - 85 % in **Nebennierenmark** = adrenal (nicht nur einseitig!)
  5 % bilateral (wenn bilateral, dann an MEN-Syndrom denken!)
  5 % multipel
  10 - 15 % im **sympathischen Nervensystem** = extraadrenal im thorakalen/lumbalen sympathischen Grenzstrang (Paragangliom), im APUD-Zellsystem (v.a. bei Erwachsenen; bei Kinder z.B. malignes Neuroblastom)

Klin: ⇨ Konstante oder paroxysmale Symptomatik (Anfälle von ca. 20 Minuten Dauer) mögl.
⇨ **Art. Hypertonus** in 90 % d.F. (Kompl.: ⇨ Kardiomyopathie, Arteriosklerose, Apoplex), macht ca. 0,1 % der art. Hypertonien aus
⇨ **Kopfschmerzen, Tachykardien, Palpitationen, Herzrhythmusstörungen, Schweißausbrüche**, innere Unruhe, Sehstörungen, Übelkeit, Erbrechen, Dyspnoe
⇨ Evtl. Abdominal- oder Flankenschmerzen
⇨ Kohlenhydrat-Stoffwechselstörung ⇨ Hypermetabolismus, Hyperglykämie, Glukosurie (= sekundärer Diabetes mellitus)
⇨ Fettabbau (katabole Stoffwechsellage) ⇨ Gewichtsabnahme
⇨ 'H'-Trias: Hypertonie + Hyperglykämie + Hypermetabolismus (bezgl. Fett)

Diag: 1. Anamnese und klinische Untersuchung
2. Cave: Allein durch Druck auf den Bauch kann man einen 'Anfall' auslösen
3. Hormonbestimmung: Noradrenalin + Adrenalin, Dopamin, **Metanephrin und Vanillinmandelsäure im 24 Std.-Urin** (Provokationstests mit Kältesuppression, Glukagon oder Regitin sind heute obsolet, da Schockgefahr)
   Tumormarker: Chromogranin A, Kalzitonin zum Ausschluss eines MEN II (C-Zell-Beteiligung), ein stark erhöhter Dopamin-Spiegel (> 6-fach) weist auf einen malignen Tumor hin
4. Lokalisationsdiagnostik: CT od. Kernspin-Tomographie (Thorax bis Becken) und Sonographie ⇨ Raumforderung im Nebennierenbereich, beide Seiten genau beachten!
   Evtl. Angiographie zur Darstellung der Gefäßversorgung der Nebennieren und selektive Blutentnahme aus d. V.cava / seitengetrennt aus den beiden Vv.suprarenales
5. Szintigraphie: **MIBG-Szintigraphie** (Methyl-^{131}Iod-Benzyl-Guanethidin) ⇨ Spezifität fast 100 % für Adrenalin u. Noradrenalin, auch als SPECT mögl. (= Single-photon-emission-CT)

Ther: • Operativ: Ind: Bei Diagnose stets gegeben
- Operative Entfernung (Cave: bei Manipulation am Tumor ⇨ Gefahr von Kreislaufkrisen!)
- Vorbehandlung: Alpha- (Phenoxybenzamin, Dibenzyran®, einschleichend dosieren) und Betablocker (Propranolol, Dociton®) über 10 Tage
- Zugang: Von dorsal (lumbaler Flankenschnitt oder neuerdings auch endoskopischer retroperitonealer Zugang), wenn sicher ist, dass nur 1 Nebenniere betroffen ist, sonst transabdominell (Oberbauchquerschnitt oder neuerdings auch laparoskopisch), um zu beiden Nebennieren u. den Lymphbahnen Zugang zu haben und die symp. Paganglien erreichen zu können.
  Transabdominell ⇨ rechte Nebenniere: Kocher-Mobilisation d. Duodenums nach med.
  ⇨ linke Nebenniere: Mobilisation v. Milz, Pankreasschwanz u. li. Kolonflexur nach med.

- Unterbindung der Nebennierenvenen ⇨ Kreislaufgefahr wird eingedämmt (hypertone Krise), gleichzeitig kann aber Kreislaufdepression eintreten, dann Unterbindung der Nebennierenarterien, unilaterale Adrenalektomie bzw. Entfernung des symp. Paraganglioms über transabdominellen Zugang
- Bei MEN: Beidseitige subtotale Adrenalektomie, dann weitere Behandlung der anderen Tumoren
- Bessert sich der art. Hypertonus nach Op nicht, muss nach weiteren Adenomen gesucht werden u. ggf. nachoperiert werden
- Bei Nachweis von Malignität/metastasierendem Phäochromozytom Polychemotherapie

Prog: Normalisierung der art. Hypertonie nach Op in 90 % d.F., Op-Letalität ca. 5 %

Kompl: * Hypertone Krisen, Ther: α-Blocker (Phentolamin, Regitin®)
  * Weitere Tumoren des APUD-Zellsystems (insb. C-Zell-Tumor) ⇨ stets ausschließen

DD: – Adrenomedulläre Hyperplasie (z.B. im Rahmen eines MEN-Syndroms)
  – Hyperthyreose, essentielle arterielle Hypertonie
  – Kopfschmerzen anderer Genese, Tabes dorsalis (Lues), Karzinoid, MEN

CUSHING-SYNDROM

Syn: Hyperkortisolismus, Morbus Cushing, ICD-10: E24

Ät: – ACTH-bedingt: Vermehrte Produktion bei **Hypophysen-Adenom** (= zentraler Cushing) oder paraneoplastisch (kleinzelliges Bronchial-Karzinom, Schilddrüsen-, Leber-, Mamma-, Insel-zellkarzinom ⇨ ektope Produktion)
  – ACTH-unabhängig (primäre Form): **Nebennieren-Adenom**, -Karzinom, -Hyperplasie (selten)
  – DD: *Cushingoid* = **medikamentös** bedingt (exogene Zufuhr) = **iatrogenes** Cushing-Syndrom bei längerem Überschreiten der sog. Cushing-Schwellen-Dosis durch Steroide

Path: ♦ Primäre Form: Überproduktion von Glukokortikoiden in der **NNR**
  ♦ Störung des hypophysären/hypothalamischen Regelkreises (= **Morbus Cushing**) = sekundärer Hyperkortisolismus mit Hyperplasie der Zona fasciculata in der NNR

Epid: ACTH-bedingt:: Prädisp.alter 30. - 40. LJ., **w > m** (= 4:1)

Klin: ⇒ Anamnese sehr lange (4 Jahre Dauer im Durchschnitt), initial uncharakteristische Beschwerden
  ⇒ **Gewichtszunahme,** vermehrtes Blut- u. Wasservolumen (Plethora), **Stammfettsucht** (Vollmondgesicht, Stiernacken, Striae rubrae distensae) in 95 %
  ⇒ **Hypertonie** (90 % d.F.), Hyperglykämie (verminderte Glukosetoleranz, Diabetes mellitus), Hypercholesterinämie, Akne, Hypertrichose, Infektanfälligkeit, Hypokaliämie, Adynamie, Muskelschwäche, psychische Störungen
  ⇒ Osteoporose in 60 % d.F. (Fischwirbel im Rö)
  ⇒ Sexuelle Dysfunktion in 75 % d.F. (Libido-, Potenzverlust, Gynäkomastie)
  ⇒ Frauen: Zeichen eines AGS, wie Hirsutismus, Zyklusstörungen, Amenorrhoe u. Virilisierung (ACTH stimuliert auch die Zona reticularis)
  ⇒ Kinder: Wachstumsverzögerung

Diag: 1. Anamnese und klinische Untersuchung
  2. Labor: **Kortisolspiegel** (Plasma oder Urin) erhöht und im Tagesprofil kein fehlender abendlicher Abfall
     ACTH im Blut (erhöht oder nicht?) + Dexamethason-Hemmtest bei erhöhtem ACTH (autonome Produktion oder nicht?)

oft auch Leukozytose, Polyzythämie
3. Lokalisationsdiagnostik: CT oder NMR um NNR und Hypophyse (auch Rö-Sella, Angio-graphie des Sin.petrosus inf.) darzustellen, evtl. auch DSA der Nebennieren, Iodocholes-terol-Szintigraphie
4. Nierenvenenkatheterisierung ⇨ DD: Hyperplasie oder solitäres NNR-Adenom (Seiten-lokalisation durch getrennte Kortisolspiegelbestimmung aus den Vv.suprarenales)
5. Tumormarker für paraneoplastischen Cushing: Lipotropin (LPH), NSE

Ther: • Palliativ: Bei inoperablen NNR-Karzinomen und paraneoplastischem Cushing-Syndrom Radiatio, ggf. auch Chemotherapie in Einzelfällen mit Erfolg mögl.
Bei inoperablem Hypophysen-Tumor: Medikamentöse Blockade der Kortisolsynthese (Ketoconazol, Nizoral®) unter gleichzeitiger Dexamethason-Substitution
• Operativ: Ind: wenn operabel grundsätzlich gegeben
– Nebennieren-Tumor ⇨ einseitige Adrenalektomie (heute auch über retroperitonealem endoskopischem Zugang)
– Hypophysen-Tumor ⇨ neurochirurgische Entfernung des Adenoms im Hypophysen-vorderlappen, evtl. auch Radiatio der Hypophyse (s. Kap. Neurochirurgie)
– Zentraler Cushing ohne Hypophysenadenomnachweis ⇨ bds. Adrenalektomie
– NNR-Hyperplasie: Op indiziert, da Folgen schwerwiegender! (im Gegensatz zum Al-dosteronismus)
– Nach beidseitiger Adrenalektomie müssen lebenslang Kortikosteroide substituiert wer-den

Prog: Unbehandelt schlechte Prog.

Kompl: In 10 % d.F. entsteht nach Adrenalektomie ein **Nelson-Syndrom** (ACTH + MSH-produzierender, hyperplasiogener Tumor der Adenohypophyse) durch CRH (= cortico-tropin releasing hormone)-Überstimulation des Hypothalamus? ⇨ Röntgen: Sella-vergrößerung, Gesichtsfeldausfälle, Hyperpigmentierung

Proph: ♥ Vermeidung eines **medikamenteninduzierten Cushings** durch Beachtung der sog. **Cushing-Schwellen-Dosis** (= ca. 7,5 mg Prednisolonäquivalent/Tag) bei der längeren systemischen Applikation von Kortikosteroiden. Äquivalenzdosen:
Cortison 40 mg/Tag, Cortisol (Hydrocortison) 30 mg/Tag, Prednison (Decortin®, Recto-delt® Supp.) u. Prednisolon (Solu-Decortin H®) 7,5 mg/Tag, Triamcinolon (Volon®) u. α6-Methylprednisolon (Urbason®) 6 mg/Tag, Dexamethason (Fortecortin®) und Beta-methason (Betnesol®) 1 mg/Tag

---

HYPERALDOSTERONISMUS

Syn: Conn-Syndrom, ICD-10: E26

Physiologie: RAA-System (Renin-Angiotensin-Aldosteron-Kaskade): **Regelkreis** mit Messung in den juxtaglomerulären Zellen der Niere ⇨ Blutdruckabfall (Natriummangel, Hypo-volämie, verminderte Nierenperfusion) bewirkt Ausschüttung von **Renin** ⇨ Angio-tensinogen (aus der Leber) ⇨ **Angiotensin** I durch ACE (= Angiotensin conver-ting enzyme) ⇨ Angiotensin-II ⇨ Nebennierenrinde produziert **Aldosteron** ⇨ Al-dosteron wirkt auf die Niere mit Na- und H_2O-Retention und K-Sekretion ⇨ Blutdruckanstieg (Regelkreis geschlossen)

Ät: – Primärer Hyperaldosteronismus: Primäre NNR-Erkrankung = **Conn-Syndrom**
– Sekundärer Hyperaldosteronismus: Übergeordnete Stimulation
• Organisch: reninproduzierender Nierentumor, maligne Hypertonie, Nierenarterienstenose
• Funktionell: Hypovolämie, Hyponatriämie, Bartter-Syndrom (angeborene renale Tubulus-störung), verminderter Aldosteronabbau (Leberzirrhose), hepatisches Ödem

– Hormonaktive Tumoren (aldosteronproduzierendes Karzinom der NNR, sehr selten) oder als paraneoplastisches Syndrom

Path: ♦ Conn-Syndrom: In 80 % **NNR-Adenom**, in 14,5 % differenzierte Hyperplasie, in 0,5 % NNR-Karzinom im Bereich der Zona glomerulosa
♦ Lok: Meist einseitig (li. > re.)

Epid: Conn-Syndrom: Vorkommen v.a. 30. - 50. LJ., w > m (2:1)

Klin: ⇒ **Hypertonie** in 85 % d.F. zu finden, macht ca. 0,1 % der arteriellen Hypertonien aus
⇒ **Hypokaliämie** ⇨ Muskelschwäche bis zur Lähmung, Parästhesien, EKG-Veränderungen und Rhythmusstörungen, Obstipation, Kopfschmerzen, Müdigkeit
⇒ Hypervolämie durch die H_2O-Retention
⇒ Polyurie und Polydipsie mögl. durch hypokaliämisch bedingte Tubulopathie
⇒ Hypernatriämie kann fehlen durch Anpassung der Niere

Diag: 1. Anamnese und klinische Untersuchung
2. Labor: Aldosteron-Nachweis im Blut, vermehrte Aldosteron-Ausscheidung im 24-Std.-Urin
Renin: Primärer Aldosteronismus = normal/erniedrigt (= low-Renin-Aldosteronismus)
Sekundär Aldosteronismus = erhöht
Elektrolyte: **Natrium erhöht, Kalium erniedrigt**
Desoxykortikosteron-Suppressionstest
3. Lokalisationsdiagnostik: Einseitig, beidseitig?
CT und Szintigraphie bringen nicht immer gute Beurteilbarkeit, da häufig sehr kleine Adenome ⇨ Methode der Wahl: **NMR.**
Selektive Nierenvenen-Untersuchung (V.cava-Katheter) gibt beste Auskunft, ob die Aldosteronproduktion einseitig oder beidseitig erhöht ist.

Ther: • Konservativ: **Aldosteron-Antagonisten** (Spironolacton, Aldactone®) auch präoperativ zur Vorbereitung des Pat., Antihypertensiva bei beidseitiger Hyperplasie
• Operativ: Ind: Adenom, Hyperplasie, Karzinom
– Adenom-Entfernung durch einseitige Adrenalektomie (heute auch über retroperitonealem endoskopischem Zugang)
– NNR-Hyperplasie: beidseitige subtotale NNR-Resektion und postoperative Nebennierenhormonsubstitution (Kortikosteroide)
– Karzinom der NNR ⇨ Adrenalektomie + Chemotherapie

Prog: Die Hypertonie lässt sich in 70 % d.F. durch die Op beseitigen, der Rest muss weiter mit Antihypertensiva therapiert werden.

DD: Hypertonie: Essentielle Hypertonie (90 % d.F.), renale Form der Hypertonie (Nierenarterienstenose, maligne Nephroangiosklerose), Phäochromozytom, Cushing-Syndrom

---

ADRENOGENITALES SYNDROM

Syn: AGS, engl. adrenogenital syndrome, ICD-10: E25

Ät: – Angeborene Enzymdefekte, aut.-rez. erblich (meist **21-Monooxygenasedefekt**, seltener 17α- od. 11ß-Monooxygenasedefekt oder 3-Steroiddehydrogenasedefekt)
– Endokrin aktives Neoplasma in der NNR (Adenom, Karzinom) oder den Gonaden
– Nebennierenrindenhyperplasie

Path: ♦ Angeborene NNR-Enzymopathien mit Störung der adrenalen Steroidsynthese ⇨ verminderte Cortisolbildung ⇨ durch den Regelkreis vermehrte ACTH-Ausschüttung ⇨ NNR-

Hyperplasie mit vermehrter Bildung von Kortisolvorstufen und **Androgenen**
 ♦ Adrenogenitales Salzverlustsyndrom = angeborenes AGS mit gleichzeitiger Störung der Mineralokortikoidsynthese ⇨ Addison-artige Krisen mögl. mit Na⁺-Verlust u. K⁺-Retention (Gefahr von Herzrhythmusstörungen)

Epid: Angeborenes AGS: Häufigkeit 1:10000

Klin: ⇨ Säuglingsalter: Pseudohermaphroditismus bei Mädchen (intersexuelle Störung), verfrühte isosexuelle Entwicklung beim Jungen, im Kindesalter starkes Wachstum.

⇨ Mädchen: Virilisierung mit maskulinem Habitus, Hirsutismus, Klitorishypertrophie, tiefe Stimme, wenig ausgebildete Mammae, Amenorrhoe, Minderwuchs durch vorzeitigen Epiphysenfugenschluss (um 10. LJ.)

⇨ Jungen: vorzeitige Ausbildung männl. Geschlechtsmerkmale, Pubertas praecox (häufig klinisch unbemerkt) bei gleichzeitigem Hypogonadismus, Minderwuchs (wie bei Mädchen)

Diag: 1. Anamnese und klinische Untersuchung
 2. Labor: Nachweis von **17-Ketosteroiden** (Androgenmetabolite) im 24-Std.-Urin
 Dexamethason-Hemmtest (kein Abfall der 17-Ketosteroide bei Dexamethason-Gabe bei endokrin aktivem Neoplasma)
 3. Röntgen: frühzeitiger Epiphysenfugenschluss

Ther: • Konservativ: Bei angeborenen Enzymdefekten Dauermedikation mit Kortisol oder Fludrocortison (mit zus. mineralokortikoider Wirkung bei zus. Salzverlustsyndrom) bei Frauen evtl. zus. Antiandrogene zur Therapie der Virilisierung
 • Operativ: Ind: Tumornachweis
 – Unilaterale Adrenalektomie
 • Selbsthilfegruppen: AGS-Eltern- und Patienteninitiative, Hasenkamp 29, 21244 Buchholz, Tel.: (0 41 81) 9 73 57

DD: – Ovarialtumoren (androgenbildend)
 – Polyzystische Ovarien (Stein-Leventhal-Syndrom)
 – Pubertas praecox: Pinealom

HORMON-INAKTIVE NEBENNIEREN-TUMOREN

Syn: Inzidentome, Inzidentalome, engl. incidental tumour

Epid: Altersgipfel: 40. - 60. LJ., extrem seltene Tumoren (insb. der NNR)

Etlg: # Kindesalter: NNM ⇨ Neuroblastome, Sympathoblastome
 # NNR-Tumoren benigne und maligne mögl.

Klin: ⇨ Oft Zufallsbefund in der Sonographie
 ⇨ Retroperitoneale Raumforderung ⇨ Verdrängung benachbarter Organe

Diag: 1. Anamnese und klinische Untersuchung
 2. Röntgen: CT bzw. besser **NMR** mit KM-Gabe (Gd-DTPA = Gadopentetat-Dimeglumin)

Ther: • Konservativ: Bis 3 cm ⇨ Beobachtung, Kontrolle alle 6 Monate
 • Operativ: Ind: ab 5 cm ⇨ Karzinom-verdächtig (in 20 - 30 %) ⇨ Op
 – Radikale Entfernung der Nebenniere (Adrenalektomie), heute auch als endoskopische extraperitoneale (= retroperitoneale) Operation
 – Bei V.a. Metastasen zusätzlich Radiatio und Chemotherapie

ALLGEMEINE TRAUMATOLOGIE

Def: Zur allgemeinen Traumatologie zählen Prellung = Kontusion, Zerrung Dehnung oder Verdrehung = Distorsion, Verrenkung = Luxation, Bänderriss = Ligamentruptur und Frakturen als direkte oder indirekte Folge äußerer Gewalteinwirkung auf den Körper.

Diag: 1. Anamnese und klinische Untersuchung (Inspektion, Palpation u. Funktionsprüfung)
2. Bewusstlose Patienten: Immer Rö: Schädel, Thorax, Wirbelsäule und Becken!

Ther: 1. Hilfe: Nach der "**PECH**"-Regel
- P = Pause, Schonung
- E = Eis, bzw. kühlen mit Leitungswasser (16° Celsius) od. Silikatmasse (Kryopack)
- C = Compression (elastischer Verband)
- H = Hochlagern der betroffenen Extremität

FRAKTURENLEHRE

Ät: – Stoß, Schlag, Geschoss, Aufprall
– Überbelastung (Ermüdungsfraktur)
– Tumor (pathologische Fraktur)

Etlg: # **Ätiologische Fraktureinteilung:**
– Traumatische Frakturen
– Ermüdungsfrakturen: Schleichende Fraktur durch Überbelastung = Stressfraktur, Marschfraktur. Meist ohne Fragmentdislokation. Gutes Ansprechen auf kons. Therapie, vorwiegend durch Entlastung.
– Pathologische Frakturen (= Fraktur ohne adäquates Trauma): Bei Knochentumoren, (osteolytischen) Knochenmetastasen, hochgradiger Osteoporose

Formen von Frakturen:
– **Geschlossene Frakturen**: Ohne offenen Weichteildefekt bis zur Fraktur
Einteilung des Weichteilschadens n. Tscherne u. Oestern (1982):

G 0	Unbedeutende Weichteilverletzung
G 1	Oberflächliche Schürfung oder Kontusion durch Fragmentdruck von innen
G 2	Tiefe kontaminierte Schürfung, Muskelkontusion, drohendes Kompartmentsyndrom
G 3	Ausgedehnte Hautkontusion, Zerstörung der Muskulatur, subkutanes Décollement, Hauptgefäßverletzung oder dekompensiertes Kompartmentsyndrom

– **Offene Frakturen** n. Tscherne u. Oestern (1982):

O 1	Durchspießung eines spitzen Knochenfragments durch die Haut **von innen** (⇨ punktförmige Verletzung)
O 2	Ausgedehnte Weichteilverletzung u. Gewebekontusion über dem Frakturgebiet
O 3	Ausgedehnte Weichteilzerstörung (tiefere Strukturen, wie Muskel, Gefäß, Nerven) mit **freiliegender** Fraktur
O 4	**Subtotale Amputation** (Extremität hängt nur noch an einer Weichteilbrücke)

– Inkomplette Frakturen (d.h. ohne komplette Kontinuitätsdurchtrennung): Fissuren, sub-periostale Infraktionen, Grünholz-Bruch (Kinder), Bowing-Fraktur (fixierte Biegung, plas-tische Verformung)
– Komplette Frakturen: Vollständige Durchtrennung des Knochens
– Nicht dislozierte und dislozierte Frakturen

Bruchformen:

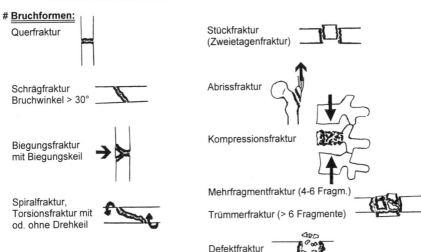

Querfraktur

Stückfraktur
(Zweietagenfraktur)

Schrägfraktur
Bruchwinkel > 30°

Abrissfraktur

Biegungsfraktur
mit Biegungskeil

Kompressionsfraktur

Spiralfraktur,
Torsionsfraktur mit
od. ohne Drehkeil

Mehrfragmentfraktur (4-6 Fragm.)

Trümmerfraktur (> 6 Fragmente)

Defektfraktur

Einteilung der Frakturen nach der Lokalisation:

– Schaftfraktur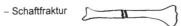

– Gelenkfraktur (mit Beteiligung der Gelenkfläche)

– Etagenfraktur (mehrere Frakturen eines Knochens)

Mehrfachverletzungen:

– Serienfraktur: Mehrere Frakturen an einer Extremität oder Rippen (mehrere Knochen, z.B. O-Arm + U-Arm)
– Etagenfraktur: Mehrere Frakturen an einem Knochen (in verschiedener Höhe)
– Polyfraktur: Frakturen mehrerer Extremitäten
– Polytrauma: Gleichzeitige Verletzung mehrerer Körperregionen oder Organsysteme, wobei wenigstens eine Verletzung oder die Kombination mehrerer lebensbedrohlich ist.

Path: **Dislocatio:**

   ♦ ad axim: Achsenknick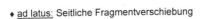

   ♦ ad latus: Seitliche Fragmentverschiebung

   ♦ ad peripheriam: Drehfehler durch Rotation der Fragmente

♦ ad longitudinem: cum contractione = Verkürzung

cum distractione = Verlängerung

Klin: SICHERE FRAKTURZEICHEN

⇒ Abnorme Beweglichkeit
⇒ Groteske Fehlstellung
⇒ Krepitation (Knochenknirschen bei Bewegung, meist schmerzhaft), **Prüfung obsolet!**
⇒ Sichtbare freie Knochenenden (offene Fraktur)
⇒ Röntgenologischer Nachweis

UNSICHERE FRAKTURZEICHEN
- Schmerz, Kompressionsschmerz, Schwellung, Hämatom
- Functio laesa (gestörte Funktionsfähigkeit der betroffenen Extremität durch Schonhaltung)

Diag: 1. Anamnese (Unfallhergang: Anprall, Sturz aus großer Höhe, Hochgeschwindigkeitsverletzungen) und körperliche Untersuchung (Begleitverletzungen, Weichteilschäden)
2. Röntgen: immer in mind. **2 Ebenen** (Seitenvergleich mit der nicht verletzten Seite im Zweifelsfall, insb. im Kindesalter mit offenen Epiphysenfugen)

Ther: • Prinzip: **Anatomische Reposition + Fixation + Ruhigstellung**
+ funktionelle Übungsbehandlung zur Wiederherstellung der Funktion.
Keine Rotationsfehlstellungen belassen, Achsenabknickungen sind bei Kindern bis 30° und Seitverschiebungen bis Schaftbreite tolerierbar

• **Funktionell** (ohne Fixation, z.B. subkapitale Humerusfraktur od. eingestauchte Schenkelhalsfraktur)

• **Konservativ** (Gips-Ruhigstellung, Schienung, Schlinge, Extension, stützende Verbände)
- Gips: Gipsfixation der Fraktur in Funktionsstellung der benachbarten Gelenke.
Bei frischem Trauma immer gespaltener Gips! oder Gipsschiene ⇨ wegen mögl. Schwellungen. Polsterung vorstehender Knochenteile. Hochlagerung.
Bei Beschwerden im Gips ⇨ **immer sofortige Kontrolle!** Regelmäßige DMS-Kontrolle (Durchblutung, Motorik, Sensibilität).
Cave! Druck-, Kompressionsschäden, Stauung, Ödembildung
- Extension: Einbringen eines Kirschner-Drahtes in den distalen Anteil der Fraktur (z.B. Calcaneus, Tibiakopf od. suprakondylär am Femur) ⇨ Zug am distalen Fragment und Lagerung der Extremität auf einer Lagerungsschiene (Braun'sche Schiene) oder mit Gips = Extensionsgips. Heute meist nur vorübergehende Maßnahme bis zur Op.
Kompl: Kapselbandapparatlockerung, Bohrdrahtosteomyelitis, Schienendruckschäden (N.peronaeus), Immobilisation ⇨ Thrombembolien, Dekubitalgeschwüre
- Ligamentotaxis: Intakte Bänder reponieren und fixieren den Bruch, z.B. bei Handgelenkfrakturen

• **Operatives Osteosyntheseprinzip:**
Reposition + Adaptation (ggf. mit Kompression des Frakturspaltes) **+ Fixation.**
Innerhalb von 6 - 8 Std. nach dem Trauma Op. noch sofort möglich, sonst erst nach Abschwellung des Bereiches (mittels Hochlagerung, intermittierenden Impulskompression und Kühlung) um die Fraktur nach 2 - 10 Tagen.
Erreichbare Stabilität: **Lagerungsstabil < übungsstabil < belastungsstabil,** angestrebt wird möglichst mindestens Übungsstabilität.
Heute gefordert: sog. **"biologische Osteosynthese"** = nur minimale zusätzliche Traumatisierung durch die Operation (Schonung der periostalen Blutversorgung und des Weichteilmantels) u. durch das Osteosynthesematerial (kleinstmöglicher Eingriff).

Fixationsmöglichkeiten: **Intra-** (Marknägel) oder **extramedulläre Kraftträger** (Platten, Fixateure externe, Spickdrähte) aus Chrom-Nickel-Molybdän-Stahl oder Titan (Vorteil: keine allergische Potenz, Nachteil: weich, teuer).
In Erprobung Platten und Schrauben aus bioresorbierbarem Material (Poly-L-Lactid). Vorteil: keine operative ME mehr nötig, Nachteil: noch Fremdkörperreaktionen, verkleinerte Platten u. Schrauben neuester Generation sind hier aber bereits besser verträglich

– Spickdraht: = **Bohrdraht** (wird direkt in den Knochen eingebohrt zur Fixation der Fragmente gegeneinander), Ind: insb. Epiphysenfugenverletzungen, abgekippte Radius-, Mittelhandfrakturen, Durchführung der Spickung: Darstellung der Fraktur, Reposition u. Spickung als:
  - Offene Spickung (offene Op., offene Darstellung der Frakturzone)
  - Perkutane Spickung (geschlossenes Verfahren, Einbringen der Bohrdrähte unter Bildwandlerkontrolle)
  ⇨ Adaptationsstabilität: bis Übungsstabilität

– Schrauben: Als Kortikalis- oder Spongiosaschraube (je nach Lokalisation und Knochenbeschaffenheit):
  - Schrauben zur Plattenfixation
  - Zugschraube (solitär): Zur Fixation und **Kompression** zweier Fragmente aneinander (mit Gewindebohrung nur im dist. Fragment)
  - Stellschraube: Zur **temporären Fixation** zweier Knochen in einer Stellung (z.B. Tibia-Fibula bei Sprengung der Syndesmose)

– Platten:
  - **Spann-Gleitlochplatten = DC-Platten** (= dynamic compression) mit exzentrischer Bohrung ⇨ die Schrauben gleiten auf einer schiefen Ebene, dadurch wird eine dynamische Kompression auf den Frakturspalt erzeugt
  - **LC-Platten** (= limited contact), liegen nicht mehr komplett auf dem Knochen auf (nur zu ca. 50 %) ⇨ bessere Heilung, weniger Mikrozirkulationsstörungen am Periost. Heute als LC-DC-Platten verwendet.
  - **LISS-Platten** (= less invasive stabilisation system, auch MIPPO genannt = minimierte invasive perkutane Plattenosteosynthese), anatomisch vorgeformte Platten, die über eine Stichinzision entlang des Knochens eingeschoben werden. Die Schrauben werden dabei perkutan und nur auf einer Kortikalisseite eingedreht (⇨ weniger Traumatisierung) und sind in der Platte winkelstabil (Ind: dist. Femur + prox. Tibia)
  - Gerade Rundlochplatten (werden kaum noch benutzt)
  - Platte mit Plattenspanner (bei Rundlochplatten)
  - Rohrplatten (sind im Profil gebogen) in ½-, 1/3- und ¼-Rohr
  - T-Platten und L-Platten einfach und doppelt abgewinkelt
  - Löffel-, Kreuz- und Kleeblattplatten
  - Winkelplatten z.B. 130° (Schenkelhalsfrakturen), Kondylenplatte 95°

– Zuggurtung: An Spickdrähten und/oder Schrauben unter Spannung angebrachte Drahtschlinge = Zerklage (zur Kompensation von Zugkräften durch Muskelsehnenansätze an dem Fragment, wandelt Zug- in Druckkräfte)

– Nägel: Marknägel = **intramedulläre Kraftträger** (Vorteil: meist **belastungsstabile** Osteosynthese) vorgebohrt oder nur eingeschlagen, ohne oder mit Verriegelung (= quere Schraube durch Knochen und Nagel ⇨ Stabilität gegen Torsionsbewegungen).
Formen: Bündelnägel, Rush-pin-Nägel, Seidel-Nagel od. UHN = unaufgebohrter Humerusnagel od. TLN = telescopic locking nail (O-Arm), Gamma-Nagel (ÖS-Hals), Verriegelungsnagel gebohrt und als UFN/UTN (Femur, Tibia), Ender-Nägel (Femur)
K-Ind: Nicht bei offenen Frakturen (> I°, wegen Infektionsgefahr), heute wird bei offenen US-Frakturen der unaufgebohrte Tibianagel (UTN) und bei offenen OS-Frakturen der unaufgebohrte Femurnagel (UFN) dennoch verwendet (mit gutem Erfolg, Vorteil der unaufgebohrten Nägel: kein zusätzliches Trauma durch das Bohren)

– Fixateur externe: Insb. bei **offenen Frakturen** mit Weichteildefekten, septischer Patient
Formen: Unilateraler Klammerfixateur, dynamischer Monofixateur (Orthofix®, Unifix®), V-förmiger Fixateur, zeltförmiger/triangulärer und Rahmenfixateur (starr, bilateral), Hoffmann-II-Fixateur (Pins sind beliebig zu befestigen), Zangenfixateur (= Pinless Fixateur, die Pins stützen sich nur am Knochen ab und werden nicht eingebohrt ⇨ kann

für eine vorübergehende Fixation, z.B. auf der Intensivstation eingesetzt werden), Bewegungsfixateur (für Handgelenkfrakturen), Hybridfixateur
Vorteil: **Keine zusätzliche Traumatisierung an der Frakturstelle** durch Fixierung fernab der Frakturstelle, jederzeit Möglichkeit der Frakturkorrektur
Nachteil: Einschränkung der Muskelbeweglichkeit an den Schrauben/Pins (insb. bei den bilateralen Fixateuren), Kompl: Bohrlochosteitis (pin-tract infektion)
<u>Fixateur interne:</u> Prinzip wie beim Fixateur ext., Fixateur liegt aber **im** Körper, Ind: Wirbelsäulenfrakturen

– <u>Verbundosteosynthese:</u> Kombination aus metallischen Implantaten und Knochenzement sowie meist zusätzlich noch Spongiosaplastik (Ind. insb. bei pathologischen Frakturen oder Defektfrakturen)

- **Endoprothesen** = alloplastischer Gelenkersatz, als **Hemiendoprothesen** = HEP (nur ein Teil des Gelenkes wird ersetzt, z.B. Femurkopf) und als **Totalendoprothesen** = TEP (Kopf + Pfanne eines Gelenkes werden ersetzt, heute Routine bei Hüft-, Knie- und Schultergelenk)

- **Knochentransplantation** autolog (aus dem Beckenkamm) oder homolog möglich mit Spongiosaplastik im Bereich der Fraktur ("Auffütterung") Ind: Defektfrakturen, hypovitale Fragmente, Fusionsoperationen (WS)

- **Knochensegmenttransport** = Kallusdistraktion n. ILIZAROV, Ind: Große Defektfrakturen an OS od. US (> 3 cm), vitales (abgetrenntes) Knochensegment wird über einen Verriegelungsnagel mit einem Transport-Fixateur ext. 1 mm/Tag weitertransportiert, dahinter bildet sich Kallus, so können mehrere cm überbrückt werden und es bildet sich ein neuer Ersatzknochen

- **Bei jeder Immobilisation** (Gips, Schienen etc.) grundsätzlich Thromboseprophylaxe (heute meist mit fertigen niedermolekularen Heparinspritzen, 1 x tgl. s.c., Applikation insb. zu Hause durch den Pat. selbst)

- **Bei offenen Frakturen / ausgedehntem Weichteilschaden** perioperative i.v.-Antibiose (z.B. Cefuroxim, Zinacef® od. Oxacillin, Stapenor®)

<u>Prog:</u> **Frakturheilung:** *Primär* angiogen = Heilung durch Osteonüberbrückung ohne sichtbaren Kallus (Kontaktheilung) = **organtypische Regeneration**
Sekundäre Frakturheilung: Frakturhämatom ⇨ Organisation ⇨ Fibroblasteneinsprossung ⇨ **Kallusbildung** ⇨ Knochenremodelling

<u>Heilungszeiten:</u> Finger, Rippen ⇨ 3 Wochen   Unterarm ⇨ 8 - 10 Wochen
Mittelhand, Radius ⇨ 4 - 6 Wo.   Femur, Schenkelhals, Tibia ⇨ 10 - 12 Wo.
Humerus ⇨ 6 - 8 Wochen   Wirbelkörper ⇨ 12 - 14 Wochen

<u>Kompl:</u> * **Weichteilschaden** bei offenen und geschlossenen Frakturen
AO-Klassifikation (Arbeitsgemeinschaft für Osteosynthese) zum gleichzeitigen Weichteilschaden bei Frakturen:

I. Geschlossene Hautverletzung: **IC1 – IC5** (Integument closed, Stadium 1 - 5 = keine Hautverletzung bis Nekrose durch Kontusion)
II. Offene Hautverletzung: **IO1 - IO5** (Integument open, Stadium 1 - 5 = Hautdurchspießung von innen bis ausgedehntes Décollement)
III. Muskel- und Sehnenverletzung: **MT1 - MT5** (muscle + tendon, Stadium 1 - 5 = keine Verletzung bis Logen- oder Crush-Syndrom)
IV. Neurovaskuläre Verletzung: **NV1 - NV5** (nerves + vessels, Stadium 1 - 5 = keine Verletzung bis subtotale Amputation mit neurovaskulärer Durchtrennung)

* **Zusätzliche Verletzung innerer Organe**
* **Wundinfektion** (geschlossene Frakturen 1 - 3 %, offene 5 - 10 %), **Osteomyelitis**
* **Fettembolie** (traumatisch oder intraoperativ bedingt durch Fettaustritt aus der Röhrenknochen und/oder Fettstoffwechselveränderung durch das Trauma)
* <u>Crush-Syndrom</u> (bei großen Weichteilverletzungen)
* <u>Frakturkrankheit:</u> Durch Ruhigstellung und Gefäß-/Band-/Muskelschäden bedingte Schwellungsneigung, Gelenkversteifung, Schmerzen, Muskelatrophien und Kontrakturen ⇨ Ther. u. Proph. mit Krankengymnastik!

* Immobilisation: Thrombose und Thromboembolie, Lungenembolie, Drucknekrosen, Dekubitus, Harnweginfekte, Pneumonien, Entzugsdelir, Verwirrtheitszustände
* **Kompartmentsyndrom** (s.u.)
* **Sudeck-Erkrankung** (s.u.)
* **Überschießende Kallusbildung**
* **Verzögerte Bruchheilung** (wenn bis zum 6. Monat Bruch noch nicht verheilt, Ursachen s. Abb.)
  Ther: Versuch von Magnetfeld- od. Ultraschallstoßwellenbehandlung (piezoelektrischer Effekt) zur Stimulation der Kallusbildung/Knochenheilung, ggf. Belastungssteigerung

mangelnde Ruhigstellung

mangelnde Blutversorgung, großer Weichteilschaden — Infektion

Kortikoide, Antikoagulantien, Chemotherapie, Radiatio — Weichteilinterposition, großer Substanzverlust

instabile Osteosynthese

* **Refraktur** (Fraktur im vorherigen Bruchbereich) bei nicht vollständiger Konsolidierung
* **Pseudarthrosenbildung** (Falschgelenk, Scheingelenk, Fractura non sanata, Nearthrose, wenn > 6 Monate Bruch noch nicht verheilt): Bevorzugt untere Extremität, insb. Tibia und Os scaphoideum-Frakturen. Formen:
  • Atrophe Form bei Fragmentavitalität oder großem Weichteilschaden
  • Hypertrophe Form bei mangelnder Ruhigstellung (relativ gute Heilungstendenz)
  • Defekt-Infekt Form bei ausgedehnten Defekten mit oder ohne Infektion
  Ther: Operative Revision, Knochentransplantation od. Callus-Distraktion (s.o.)
* **Sekundäre posttraumatische Arthrose** (insb. bei Frakturen mit Gelenkbeteiligung (z.B. Stufe im Gelenk) oder starker Fehlstellung)
* **Metallimplantatbruch** durch Ermüdung, Frühbelastung und/oder Fehlbelastung (z.B. Nichtbeachtung biomechanischer Prinzipien)

Metallentfernung: (= ME) Entfernung bei allen jungen Patienten oder sehr großen od. störenden Implantaten indiziert. Bei alten Pat. oder Pat. mit eingeschränkter Lebenserwartung kann das Implantat meist belassen werden.

Zeitpunkt: Je nach Frakturart nach ca. 6 - 24 Monaten, Spickdrähte nach Konsolidierung der Fraktur, Stellschrauben nach 6 Wo.
Bei Kindern möglichst rasche ME.

KOMPARTMENTSYNDROM

Syn: Muskellogensyndrom, engl. compartmental syndrome, VOLKMANN- **(ischämische) Muskelkontraktur** am Arm (Erstbeschreiber 1881), Tibialis-Logen-Syndrom am Bein, ICD-10: T79.6

Anatomie: 4 Kompartimente am Unterschenkel, oft sind mehrere gleichzeitig betroffen:
  – Tibialis-anterior-Loge (ventrale Loge)
  – Tibialis-posterior-Loge = tiefes hinteres Logensyndrom
  – Laterale Loge (Mm.peronaei)
  – Oberflächliche-dorsale-Loge (M.triceps surae)
  Obere Extremität:
  – Ellenbeuge (tiefe Unterarmbeuger) = Volkmann-Muskelkontraktur
  – Handbinnenmuskeln (M.interossei)

Ät: – **Frakturhämatom**, Quetschverletzung, posttraumatisches Muskelödem
  – Zu enger (nicht gespaltener) **Gips**, zirkuläre Verbände
  – Logenraumforderung durch innere Blutung (Gerinnungsstörung) und Ödem bei Gefäßverletzungen oder arteriellem Verschluss (Tourniquet-Syndrom = **Stauschlauch-Syndrom**), zirkuläre Verbrennungen III. Grades mit Verbrennungsödem

- Nach Umstellungsosteotomien, zu starke Extension von Frakturen, Marknagelungen
- Nach arterieller Strombahnunterbrechung einer Extremität und Revaskularisierung (z.B. A.subclavia, A.poplitea)
- Funktionelles Kompartmentsyndrom (Marschsyndrom, durch Überbeanspruchung, zu enges Schuhwerk)
- Nephrotisches Syndrom mit sekundärer Kompartmentschwellung

Path: ♦ Hämatom, Ischämieödem ⇨ Raumforderung ⇨ Druckerhöhung ⇨ **Muskellogenkompression**, verminderter arterieller und venöser Blutfluss (Durchblutungsstörung) ⇨ **erhöhte Kapillarpermeabilität** ⇨ Verstärkung des ÖDEMS **(Circulus vitiosus)**, neuromuskuläre Funktionsstörung ⇨ ischämische Muskelnekrose ⇨ narbige Muskelkontraktur

♦ <u>Lok:</u> Insb. am Unterschenkel (Tibialis anterior-Loge) und am Unterarm

Etlg:

<u>Drohendes Kompartmentsyndrom:</u> Dezente neurologische Symptome, intakte periphere Durchblutung, tiefer dumpfer Spannungsschmerz
<u>Manifestes Kompartmentsyndrom:</u> Schmerz, Schwellung, **neurologisches Defizit, periphere Minderperfusion**

Klin: ⇒ <u>Leitsymptom:</u> Knallhart gespannte Muskulatur, Schmerzen
⇒ <u>Fuß:</u> Prätibiale Schmerzen, **Weichteilschwellung**, Spannungsgefühl, **Sensibilitätsstörungen** zwischen der ersten und zweiten Zehe beginnend, Zehen- und Fußheberschwäche (N.peronaeus/N.tibialis-Läsion ⇨ Fallfuß, Steppergang)
⇒ <u>Arm:</u> Schmerz, Schwellung, Spannungsgefühl, Sensibilitätsstörungen, Muskelschwäche
⇒ Arterieller Puls meist noch vorhanden (fehlend ⇨ extremes manifestes Kompartmentsyndrom)

Diag: 1. Anamnese (Verletzungsmuster) und **klinische Symptomatik** entscheidend
Überprüfung der 4 "K": **Kontraktilität, Konsistenz, Kolorit, Kapillardurchblutung**
2. <u>Subfasziale Druckmessung:</u> Bei unklaren Fällen direkt mit Mikrotip-Drucksensor (früher über Flüssigkeitsdruckmessung); Normalwert: < 10 mmHg, eingeschränkte Perfusion bei 20 - 40 mmHg, Nekrosen bei > 40 mmHg (der Unterschied zwischen diastolischem RR und Kompartmentdruck sollte nicht weniger als 30 mmHg sein, sonst manifeste Mikrozirkulationsstörung)
3. Phlebographie: Wird oft durchgeführt um die DD Phlebothrombose auszuschließen. Beim Kompartmentsyndrom findet sich in der Phlebographie ein verengtes tiefes Venensystem.

Ther: • <u>Konservativ:</u> Bei drohendem Kompartmentsyndrom kühlen, hochlagern der Extremität, Antiphlogistika, Kontrollen!

• <u>Operativ:</u> Wichtig ist **frühzeitiges Eingreifen!**
 – Entlastung der betroffenen Muskelloge durch Faszienspaltung (= **Fasziotomie**) innerhalb der **ersten 6 Std.** u. **offene** Wundbehandlung
 – Zugang zu den Kompartimenten des Unterschenkels s. Abb., es sollten alle 4 Logen über mediane u. laterale Längsinzision eröffnet werden
 – Später im weiteren Verlauf Sekundärnaht oder Deckung des Defekts mit Spalthaut, bzw. Gittertransplant (mesh graft) bei größerer Fläche

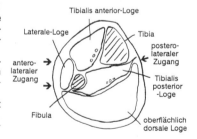

Tibialis anterior-Loge

Laterale-Loge

Tibia

postero-
lateraler
Zugang

antero-
lateraler
Zugang

Tibialis
posterior
-Loge

Fibula

oberflächlich
dorsale Loge

Prog: Nervenlähmungen sind nach dem 1. Tag irreversibel! ⇨ **frühzeitige Therapie!** (möglichst innerhalb von 4 Std.), auch die Infektionsrate steigt mit zunehmender Zeit stark an (bis zu 50 % nach dem 1. Tag)

Kompl: * <u>Cave!</u> **Rebound-Kompartmentsyndrom:** 6 - 12 Std. postop. erneute Muskelschwellung durch die operative Verbesserung der Durchblutung und somit der Kapillarpermeabilität
* **Muskel- und Weichteilnekrosen** ➪ Ther: Exzision des nekrotischen Gewebes
* **Muskelkontrakturen** (z.B. Krallen-Zehen-Stellung) ➪ Ther: Sehnenverlängerungen, Sehnenverlagerungen
* **Rhabdomyolyse** ➪ Crush-Niere (Myoglobinverstopfung, Nierenversagen), Hyperkaliämie, Schock ➪ intensivmedizin-pflichtige Erkrankung!
* **Nervenläsion** als Druckschaden (insb. gefährdet N.tibialis, N.peronaeus)

Proph: ♥ Atraumatische Operationstechnik
♥ Bei Osteosynthesen am Arm und Unterschenkel keine Fasziennähte
♥ Bei starken Schwellungen keinen Hautverschluss erzwingen, ggf. keine Hautnähte oder sogar Hautentlastungsschnitte
♥ Gipse spalten! und regelmäßige Gipskontrollen!
Pat. mit Beschwerden unter dem Gips immer ernst nehmen und kontrollieren!
Merke: "More is missed by not looking, than not knowing"

DD: – **Phlebothrombose** ➪ Diag: Phlebographie
– Phlegmasia coerulea dolens
– Thrombophlebitis
– Marsch-"Gangrän" (Muskelüberbelastung)

SUDECK-ERKRANKUNG

Syn: Morbus Sudeck, Sudeck-Dystrophie/-Syndrom, Algodystrophie, reflektorische Sympathikusdystrophie, sympathische Reflexdystrophie, **komplexes regionales Schmerzsyndrom (CRPS)**, Kausalgie, maximale Ausprägung der Frakturkrankheit

Ät: – Brüske oder wiederholte Repositionsmanöver (insb. bei Radiusfrakturen), einschnürende Verbände, langdauernder Frakturschmerz, langdauernde Operationen
– Lokale Entzündungen, Herpes zoster
– Langzeitmedikation mit Tuberkulostatika, Barbituraten
– In 20 % d.F. keine Ursache zu finden = idiopathisch

Path: ◆ Hypothese: **Neurovaskuläre Fehlregulation** mit inadäquater sympathischer vasomotorischer Reflexantwort ➪ lokale Perfusions- und Stoffwechselstörung, überschießende Entzündungsreaktion aller Weichteilschichten und des Knochens der betroffenen Extremität ➪ erneute Reizung nozizeptiver Axone (Circulus vitiosus)
◆ <u>Lok:</u> Vor allem Hand und Unterarm (insb. distale Radiusfraktur), Fuß, Unterschenkel

Epid: ◊ Bevorzugtes Alter: 40. - 60. LJ., Inzidenz ca. 15.000 Fälle/Jahr in Deutschland
◊ <u>Beginn:</u> Ein Tag bis zwei Monate nach schädigendem Ereignis, die Schwere des Traumas korreliert dabei nicht mit den möglichen Verlauf eines Morbus Sudeck
◊ <u>Dauer:</u> Stad. I: bis 3 Mo., II: 3 Mo. - 1J. (bis II ist eine Rückbildung möglich), III: irreversibel

Etlg:
Stadium I: **Entzündungsstadium** (schmerzhafte Funktionseinschränkung)
Stadium II: **Dystrophie** ➪ beginnende morphologisch bedingte Funktionseinschränkung
Stadium III: **Atrophie** ➪ bleibende starke Funktionseinschränkung bis zur völligen Unbrauchbarkeit, irreversibel

Klin: ⇒ Trias: motorische, sensorische und autonome Störung
⇒ <u>Stadium I:</u> Ruheschmerzen (insb. nächtlich stärker) und brennender, tiefer Bewegungs-

/Belastungsschmerz (nicht lokalisierbar), Schmerz auf Kältereiz eingeschränkte Gelenkbeweglichkeit, übersteigerte Berührungsempfindlichkeit, teigig geschwollene (verstrichene Hautfalten), ödematöse, überwärmte und livide, glänzende Haut ("rotes Stadium"), Hyperhidrosis, Hypertrichosis und vermehrtes Nagelwachstum

⇒ Stadium II: Beginnende Versteifung der Gelenke und Kontrakturen, beginnende Fibrosierung und Weichteilschrumpfung, beginnende Muskelatrophie blasse, kühle, glänzende Haut ("blaues Stadium")

⇒ Stadium III: Keine oder kaum Schmerzen, weitgehende Gebrauchsunfähigkeit der Extremität durch Gelenkeinsteifung, Weichteil- und Kapselschrumpfung und Muskelatrophie, Sehnenverkürzung, Muskelkraft stark reduziert blasse, dünne, atrophische, zyanotische, gespannte Haut ("weißes Stadium")

⇒ Typisch ist die Abhängigkeit vom Wetter (= 'Wetterfühligkeit')

Diag: 1. Anamnese und klinische Symptomatik / Untersuchung: Seitenvergleichende Hauttemperaturmessung, ggf. Thermographie, Schweißtest (Ninhydrintest)
2. Röntgen: Knöcherne Atrophie ⇨ **Demineralisation** (immer im Seitenvergleich röntgen)
Stadium I: In den erste zwei Wochen keine Veränderungen, dann diskrete kleinfleckige Demineralisation der gelenknahen Spongiosa
Stadium II: Rarefizierung der Kortikalis und zunehmende Demineralisation
Stadium III: Ausgeprägte Osteopenie (Glasknochen), bleistiftartige dünne Kortikalis
CT-Densitometrie zur Verlaufsbeobachtung
3. Knochenszintigraphie in Drei-Phasen-Technik (insb. in der Früh- u. Poolphase gute Beurteilbarkeit), bes. geeignet zur frühen Beurteilung des Stadium I

Ther: • **Erkennen und frühzeitig therapieren!** (Unterbrechen des Circulus vitiosus)
• Stad. I: Kurzfristige Ruhigstellung in Funktionsstellung (⇨ Schmerzausschaltung), konsequentes **Hochlagern, physikalische Therapie** mit Lymphdrainage, aktiven Übungen, ggf. Sympathikolyse durch Stellatum- od. Grenzstrangblockade
• Stad. II u. III: Vorsichtige **aktive** Bewegungsübungen der benachbarten Gelenke unter ausreichender Analgesie
• Med: Versucht werden **Nicht-Steroidale-Antiphlogistika, Calcitonin** (Calsynar®, 100 I.E./Tag s.c. für 2 - 6 Wo.), Sedativa (Diazepam), Lokalanästhetika, Analgetika, Kortikoide, Neuroleptika, rheologische Medikamente (Sympatholytika, Trental®), ß-Blocker
• Selbsthilfegruppen: Morbus Sudeck Selbsthilfegruppe, Postfach 73 01 62, 22121 Hamburg, Tel.: (0 40) 6 72 55 86

Prog: Stad. I u. II mit Therapie oder auch spontan rückbildungsfähig, Stad. III ist irreversibel

Kompl: * Ausweitung der Dystrophie ⇨ gesamte Extremität kann gefährdet werden
* Chronifizierung

Proph: ♥ Insb. bei Radiusfrakturen **schonende Reposition!**
♥ **Hochlagerung** der verletzten Extremität!
♥ Keine abschnürende Verbände/Gips

DD: – Posttraumatische Schmerzen in Verbindung mit Inaktivitätsosteopenie
– Gelenk-, Weichteilentzündungen, Kristallarthropathien, aktivierte Arthrosen
– Ermüdungsfrakturen, aseptische Knochennekrosen, Morbus Paget, Tumoren

EPIPHYSENFUGENVERLETZUNG

Syn: Epiphysenfugenlösung, Epiphysenfraktur

Ät: Direkte oder indirekte Gewalteinwirkung

Anatomie: Die Wachstumsfuge ist zwischen Epiphyse und Metaphyse lokalisiert. In ihr findet das Längenwachstum durch proliferierenden Knorpel und schließlich die Verknöcherung statt. Sie ist eine Schwachstelle gegenüber Scherkräfte. Die Apophyse ist die Ansatzstelle für die Muskelsehnen.

Metaphyse ——————
Verknöcherung ——————
Lok. d. Epiphysenlösung ——
knorpelige Umwandlung——
Wachstumszone ——————
Epiphysenkern ——————
Apophyse ——————

Path: ◆ Epiphysenfugenlösung durch Schermechanismus (Aitken 0) ➪ keine Zerstörung der Wachstumszone (Stratum germinativum), Prog: gut
◆ Aitken I durch Schermechanismus und zusätzliche Biegung/Torsion, Prog: gut
◆ Aitken II u. III durch Scher- und Stauchungsmechanismus ➪ abgesprengtes Fragment: Wachstumszone mitbetroffen + Gelenkbeteiligung ➪ operative Revision unumgänglich
◆ Aitken IV durch Stauchungsmechanismus ➪ Quetschung der Wachstumszone mit irreversibler Zerstörung ➪ Prog: Wachstumsstörungen, Fehlstellungen
◆ Apophysenausriss durch Zugtrauma ➪ meist knöcherner Muskelsehnenausriss, die Apophyse ist nicht am Längenwachstum beteiligt ➪ Prog: gut

Etlg: # Verlauf der die Epiphysenfugenlösung begleitenden Fraktur in Bezug auf die Epi- und Metaphyse (AITKEN, 1935; SALTER und HARRIS, 1963)

Aitken 0	= Salter I:	Epiphysiolyse ohne Begleitfraktur
Aitken I	= Salter II:	Partielle Epiphysiolyse mit Begleitfraktur gegen die Metaphyse = Aussprengung eines metaphysären Fragments
Aitken II	= Salter III:	Partielle Epiphysiolyse mit Begleitfraktur gegen die Epiphyse = Epiphysenfugenfraktur
Aitken III	= Salter IV:	Fraktur durch Epi- und Metaphyse
Aitken IV	= Salter V:	Axiale Stauchung der Epiphysenfuge = Crush-Verletzung

Aitken 0	**Aitken I**	**Aitken II**	**Aitken III**	Aitken IV

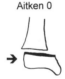

Apophysenverletzungen: Meist als Ausrissfraktur (z.B. Epikondylenausriss, Abriss der Tuberositas tibiae, Trochanter major od. minor)

Klin: ⇒ Oft wenig klinische Symptome ➪ Gefahr einer falschen Diagnosestellung!
⇒ Evtl. Ruhe- und Bewegungsschmerz, Schwellung, Hämatom

Diag: 1. Anamnese und klinische Untersuchung
2. Röntgen: Beurteilung schwierig, wegen der noch unvollständigen Ossifikation Epiphysenstauchungen (Aitken IV) sind kaum zu erkennen
➪ **bei unklarem Befund immer die gesunde Seite zum _Vergleich_ röntgen!**
3. Szintigraphie ggf. nach 2 Wochen bei V.a. Crush-Verletzung

Ther: ● Konservativ: Aitken 0 und I ohne wesentliche Dislokation: Gipsruhigstellung
● Operativ: Ind: Aitken 0 und I bei starker Dislokation oder Weichteilinterposition, Aitken-II- und III-Frakturen und Apophysenausriss
– Reposition und Spickdrahtosteosynthese und Ruhigstellung im Gips
– Spickdrahtosteosynthese, selten Zugschraube (Apophysenausriss) und Gipsruhigstellung

- Aitken IV keine kausale Therapie möglich, Ruhigstellung und Entlastung für 6 Wochen ⇨ insg. schlechte Prognose, häufig Wachstumsstörungen

Kompl: * **Wachstumsstörung** (insb. Aitken II, III) ⇨ Fehlwachstum durch halbseitig intakte Epiphysenfuge und halbseitig defekte Wachstumsfuge, Früh-Arthrosen durch die Fehlstellungen

* Wachstumshemmung (insb. Aitken IV), auch überschießendes Wachstum mögl.

* Epiphysiolyse: Bei starker Dislokation (Gefährdet insb. Femurkopf und Radiusköpfchen) ⇨ Zerstörung der Gefäßversorgung ⇨ Knochennekrose (z.B. Epiphysiolysis capitis femoris, Gefährdung des Hüftkopfes, bei Kindern 10 - 15. LJ., Ther: Fixierung des Kopfes mit Kirschner-Drähten)

GELENKVERLETZUNGEN

Etlg: # Gelenkprellung = Gelenkkontusion
Zerrung und Drehung = Distorsion
Verrenkung = Luxation
Bandriss = Ligamentruptur, Kapselzerreißungen
Gelenkknorpelverletzungen
Gelenkerguss
Gelenkfraktur = intraartikuläre Fraktur

Path: ♦ Gelenkprellung: Durch stumpfe Gewalteinwirkung ⇨ evtl. blutiger Gelenkerguss = Hämarthros bei Einriss der inneren Gelenkhaut (Synovialis) oder Verletzung von Gelenkstrukturen
♦ Gelenkdistorsion: Indirekte Gewalt ⇨ evtl. Teileinrisse des Bandapparates
♦ Luxation: Direkte oder indirekte Gewalt ⇨ Diskontinuität der Gelenkpartner
Häufigkeit: 45 % **Schultergelenk**, 20 % Ellenbogen, 10 % Hand, Hüfte, Sprunggelenk u. AC-Gelenk je 5 %
♦ Ligamentruptur: Direkte oder indirekte Gewalt ⇨ führt zur Instabilität des Gelenkes ⇨ vermehrte Aufklappbarkeit
♦ Gelenkfraktur = Fraktur läuft durch die Gelenkfläche, Knorpelabscherverletzung (Flake fracture) ⇨ Stufenbildung ⇨ Cave! ohne Korrektur posttraumatische Arthrosegefahr
♦ Gelenkknorpelverletzung: Anpralltrauma
Gelenkknorpelverschleiß: Durch Degeneration (Alter), chronische Überlastung oder Fehlbelastung bei unphysiologischer Fehlstellung, Stufenbildung in der Gelenkfläche bei Gelenkfrakturen (⇨ sekundäre, posttraumatische Arthrose)
♦ Gelenkerguss: Reaktion auf einen Reiz im Gelenkinnenraum ⇨ Diagnostische und therapeutische Gelenkpunktion durchführen (unter sterilen Kautelen!)

Diag: 1. Anamnese und klinische Untersuchung
2. Röntgen: Gelenk in mindestens 2 Ebenen (und benachbarte Gelenke mit abbilden), bei Verdacht auf Bandruptur ⇨ evtl. gehaltene Aufnahmen durchführen
3. Gelenkpunktion: Blutig (⇨ Trauma), serös (⇨ Entzündung), abakteriell (z.B. rheumatisch), eitrig (⇨ Infektion), Fettaugen (⇨ Fraktur der Gelenkfläche)
4. Arthroskopie: Knorpelschaden?, Meniskusschaden?, Bandrupturen?

GELENKINFEKTIONEN

Syn: **Gelenkempyem** (Infektion des Gelenkinnenraums), eitrige Synovitis / Synovialitis, Arthritis purulenta, ICD-10: M00 - M01

Ät: – **Trauma** mit Eröffnung des Gelenkes
  – Iatrogen! (**Punktionen, Injektionen, Arthroskopien, Operationen**)
  – Übergriff von periartikulären Infektionen, z.B. bei Osteomyelitis (s.u.), Panaritium, Phlegmone, Weichteilabszessen
  – Hämatogene Streuung sept. Herde (selten, Gonokokken, Tuberkulose, Sepsis)

Path: ♦ Entzündungsreaktion d. Synovialis durch bakt. Besiedlung d. Gelenkinnenraums ⇨ vermehrte Synovialflüssigkeitsproduktion ⇨ Gelenkerguss ⇨ Ausweitung auf paraartikuläres Gewebe (Sehnen, Bänder, Kapselapparat, Bursae, Weichteilgewebe) mögl. = Panarthritis
  ♦ Akute und chronische (wenig virulente Keime, gute Abwehrlage) Verlaufsform mögl.
  ♦ Keime: meist Staphylokokken (aureus u. epidermidis), E.coli und Streptokokken
  ♦ Lok: **Kniegelenk** am häufigsten, Schulter-, Ellenbogen-, Hand-, Hüft-, Sprunggelenk

Klin: ⇨ **Gelenkschwellung, Erguss, Überwärmung**, Rötung, starke Schmerzen
  ⇨ Fieber und schwere Allgemeinbeeinträchtigung mögl.
  ⇨ Bei chronischer Form: Rezidivierende Ergüsse, kaum Allgemeinsymptome

Diag: 1. Anamnese und klinische Untersuchung: Palpabler Erguss (tanzende Patella), große Schmerzhaftigkeit, Überwärmung und Rötung der Gelenkumgebung
  2. Labor: Erhöhung von BSG, CRP und PNM-Elastase, Leukozytose
  3. Röntgen: Akut evtl. erweiterter Gelenkspalt sichtbar, bei der chronischen Form evtl. Unregelmäßigkeiten der Gelenkfläche, subchondrale Sklerosierungen, Verschmälerung des Gelenkspaltes (schwierige Abgrenzung zur Arthrose)
  4. Gelenkpunktion: **Trübes, putrides Sekret** ⇨ Leukos > 100.000/ml im Ergusspunktat (Norm: < 180/ml), bakteriologische Untersuchung auf Erreger und Resistenz
  5. Arthrosonographie (insb. bei schwer zugänglichem Gelenk: Hüftgelenk)

Ther: ● Konservativ: Diagnostische und zugleich therapeutische Gelenkpunktion ⇨ Spülung des Gelenkinnenraums, evtl. Saug-Spüldrainage, Ruhigstellung des Gelenkes, systemische Antibiose
  ● Operativ: Ind: Früher Versagen der konservativen Therapie, heute wird primär bereits eine Arthroskopie und Spülung empfohlen
  – Heute Methode der Wahl: Diagnostische u. therapeutische **Arthroskopie mit Jet-Lavage** (Druckspülung mit großlumigem Ausgang), ggf. postoperative Saug-Spül-Drainage. Postop. kontinuierliche passive Bewegung des Gelenkes und systemische Antibiotikagabe für 2 – 6 Wochen.
  – Evtl. Synovektomie bei Rezidiven oder chronischem Empyem (auch operatives Mittel bei der konservativ nicht besserbaren chronischen Polyarthritis)
  – Ultima ratio bei nicht ausheilbaren Infektionen: Resektion der Gelenkflächen und Arthrodese (= Gelenkversteifung in Funktionsstellung)

Prog: Bei frühzeitiger Therapie, insb. mit arthroskopischen Spülung meist Restitutio ad integrum

Kompl: ✳ Übergriff der Gelenkentzündung auf das umgebende Gewebe = **Panarthritis** mit schlechter Prognose bezgl. der Gelenkfunktionserhaltung
  ✳ Zerstörung des Gelenkes mit Funktionsverlust, Ankylose (Gelenkversteifung)

DD: – Gelenkerkrankungen im Rahmen **rheumatischer Erkrankungen** (chronische Polyarthritis, Arthritis psoriatica, Vaskulitiden, Kollagenosen) ⇨ steriles Punktat!
  – Arthrose und insb. **aktivierte Arthrose** (entzündlicher Reizerguss bei vorbestehender Arthrose, Chondropathia patellae oder freiem Gelenkkörper)
  – **Arthritis urica** (Hyperurikämie = Gicht) ⇨ steriles Punktat mit Harnsäurekristallen
  – **Para-/ postinfektiöse Arthritis** als reaktive Arthritis bei Infektionen mit Yersinien, Borrelien (Lyme-Krankheit), Gonokokken, Streptokokken (rheumatisches Fieber), Hepatitis-B-Virus, Röteln, Mumps, Mononukleose, Coxsackie-Viren, Adeno-Viren, Filarien ⇨ im Gegensatz zur eitrigen Arthritis kein Nachweis der Erreger im Gelenkpunktat
  – Arthritis tuberculosa (hämatogen gestreuter TBC-Herd, befällt große Gelenke), Diag: steriles Punktat! Ther: Antituberkulotika, Ruhigstellung des Gelenkes, operative Entfernung von befallenen Gelenkanteilen

- Arthritis gonorrhoica (hämatogen gestreute Gonokokken) Ther: Antibiose
- Selten neoplastisch bedingter Gelenkerguss (z.B. Synovialom, Synovialsarkom, Leukosen, maligne Lymphome, paraneoplastisch, Metastasen)

BURSITIS

Syn: Schleimbeutelentzündung, entzündliche Form der Bursopathie, ICD-10: M71.9

Def: Entzündliche Reaktion der ausgestülpten Reserveräume/Verschiebeschichten der Gelenke

Ät: – **Traumatisch** bedingt oder mechanische Überbeanspruchung des Gelenkes (z.B. chronische Reizung der Bursa praepatellaris beim knienden Plattenleger)
- Entzündlich: Gelenkinfektion, lokale Entzündung (Furunkel)
- Hämatogene Streuung, z.B. Gonorrhoe, Tuberkulose
- Systemisch: bei Arthritiden, z.B. chronische Polyarthritis
- Metabolisch: Hyperurikämie, Hyperparathyreoidismus

Path: Reiz ⇨ seröser Erguss in den Bursae ⇨ chronisch: Wandverdickung, Reiskornphänomen durch Fibrinniederschlag, knorpelartige Leisten

Etlg: # Bursitis olecrani
Bursitis praepatellaris und infrapatellaris
Bursitis trochanterica und iliopectinea
Bursitis subdeltoidea und subacromialis
Bursitis subachillea

Klin: ⇒ Schwellung, Rötung, Überwärmung
⇒ Evtl. tastbare Fluktuation, Lymphangitis
⇒ Reflektorische, schmerzbedingte Bewegungseinschränkung des Gelenkes

Diag: 1. Anamnese und klinische Untersuchung: Lokale Überwärmung, Druckschmerz
2. Röntgen: Ausschluss knöcherner Verletzungen

Ther: • Konservativ: Akute Bursitis ⇨ Ruhigstellung (Gipsschiene, Druckverband), kühlende Umschläge (Ethacridinlactat, Rivanol®) für 7 - 10 Tagen. Vermeidung der chronischen Reizung. Evtl. Punktion und Kortikoidinstillation bei nicht bakteriell bedingter Entzündung. Med: NSA, z.B. Diclofenac (Voltaren®) od. Piroxicam (Felden®)
• Operativ: Ind: Chronisch rezidivierende Bursitiden, fluktuierende bakterielle Bursitis
- Akute eitrige Bursitis nur Entlastungsinzision (Bursektomie dann im Intervall)
- Exstirpation der Bursa, ggf. Einlage einer Antibiotikakette
- Postoperativ: Ruhigstellung des Gelenkes (Gipsschiene) für 10 Tage

Kompl: Op: Gelenkinfektion

DD: – Gelenkempyem, Gelenkerguss, z.B. aktivierte Arthrose
- Insertionstendopathien, Tendovaginitis, Xanthome der Bursa bei Hyperlipoproteinämien
- Baker-Zyste am Kniegelenk dorsal
- Neoplasma (sehr selten)

MUSKEL-/SEHNENVERLETZUNGEN

Etlg: # Muskelzerrung (Muskelfaserschädigung nur histologisch erkennbar)
Muskelriss (Muskelfaserriss, Muskelbündelriss)
Muskelquetschungen, Muskelkontusion
Faszienriss
Sehnenverletzungen, offen oder geschlossen

Path: ◆ **Muskelzerrung** und **-riss** (oft am Muskel-Sehnenübergang): Durch direktes (Fußtritt) oder indirektes Trauma (Überbelastung, "over-use-Syndrom") ⇨ plötzlicher Schmerz, Funktionsverlust
Ther: Konservativ ⇨ PECH-Regel (s.o.), Schonung
Operativ: Muskelnaht bei ausgedehnten Muskelrupturen
◆ **Muskelquetschungen/-kontusion:** Durch direktes Trauma (z.B. Überrollen) ⇨ Hämatom, Ödem, Cave: Kompartmentsyndrom!
Ther: Konservativ: PECH-Regel (s.o.), Schonung, NSA
Bei großen Hämatomen: Débridement, Faszienspaltung und Drainage der Muskelloge, Antibiose wegen Infektionsgefahr, Diurese wegen Crush-Nieren-Gefahr
◆ **Faszienriss:** Fraktur- oder Muskelquetschungsbegleitverletzung ⇨ Muskelhernie kann entstehen
Ther: Bei ausgedehnten Defekten Naht oder plastische Deckung
◆ **Sehnenverletzungen:** offen ⇨ meist an der Hand (Schnitt-/Stichwunden), Ther. s.u.
geschlossen ⇨ indirektes Bagatelltrauma bei degenerativ veränderter Sehne (z.B. Achillessehnenruptur, Quadrizepssehnenruptur), Insertionstendopathie (z.B. Epicondylitis, Patellaspitzensyndrom, Adduktorengruppe)

Diag: 1. Anamnese (Unfallhergang) und klinische Untersuchung
2. Sonographie
3. Röntgen: Weichteilaufnahmen, CT, NMR

DD: – Tibiakantensyndrom ("Schienbeinschoner-Syndrom)
– Entzündliche Fascio- oder Tendopathien
– Stressfrakturen

OSTEOMYELITIS

Syn: Knochenmarkentzündung, ICD-10: M86

Ät: – Endogene Osteomyelitis (primäre): **Hämatogene septische Streuung** bakt. Herde (Staphylokokken, Pseudomonas, Proteus und andere Hospitalkeime), z.B. bei Furunkeln, Phlegmonen, Abszessen, Tonsillitiden, Otitis, Panaritien, Pyodermien,
bei Säuglingen durch Nabelschnurinfektion, Impetigo, Pneumonie
– Exogene Osteomyelitis: **Posttraumatische** Osteomyelitis (offene Frakturen, direkte Penetration, per continuitatem), **iatrogen** (post operationem bei osteosynthetischer Versorgung, Endoprothesen/Gelenkersatz)

Path: ◆ Verlauf: Akute Entzündung und/oder chronische Form (> 6 Wochen) mögl.
◆ Risikofaktoren für eine Osteomyelitis: Direkte Verletzung (offene Fraktur oder operativer Eingriff), avitale Fragmente, schlechte Durchblutung, ausgedehnte Weichteilkontusion, Fremdkörper, schlechte Abwehrlage (Neoplasma, Zytostase, Immunsuppression), Systemerkrankungen (Diabetes mellitus, Arteriosklerose), Nikotin, Alkohol
◆ Keimspektrum: Staphylococcus aureus und epidermidis in 90 % d.F.

♦ Knochennekrosen im Bereich der Kortikalis durch die Entzündung und Verlegung der Aa.nutriciae können zur Absprengung von Knochenteilen führen = Sequester ⇨ dieser wird vom Organismus mit neugebildetem Knochen umgeben = 'Totenlade'

♦ Lok: Endogene Osteomyelitis: Überwiegend Diaphyse der langen Röhrenknochen, bei Säuglingen Prädilektion der Epiphyse mit häufiger Gelenkbeteiligung, bei Kindern Prädilektion der Metaphyse. Meist mehrere Herde sichtbar, vom Markraum ausgehend.

Epid: Endogene Osteomyelitis häufig bei Kinder und Jugendlichen (1. - 16. LJ.), im Erwachsenenalter sehr selten

Klin: ⇒ Akute Osteomyelitis: Hohes Fieber, Schüttelfrost, Leukozytose und Linksverschiebung

⇒ Lokale Druckschmerzhaftigkeit, begleitende teigige Weichteilschwellung

⇒ Lokale Fistelung und rel. wenige Allgemeinbeschwerden bei chronischer Osteomyelitis

Diag: 1. Anamnese und klinische Untersuchung
2. Labor: BSG und CRP erhöht, Leukozytose und Linksverschiebung
   Blutkulturen im Fieberschub abnehmen (aerob und anaerob)
3. Röntgen: Im akuten Stadium unauffällig oder Aufhellung im Bereich der Spongiosa, später Destruktionen, auch der Kortikalis und periostale Reaktion (Verdickung, periostale Auflagerungen), Sequesterbildung (⇨ evtl. konventionelle Tomographie, CT)
   Bei Fisteln Fisteldarstellung
4. Sonographie, MRT, **Skelettszintigraphie** in Drei-Phasen-Technik (= Radionukleidangiographie sofort, Frühaufnahme und Spätaufnahmen), **Leukozytenszintigraphie**
5. Intraoperativer Abstrich zur Keim- und Resistenzbestimmung

Ther: • Konservativ: Endogene Osteomyelitis: Ruhigstellung der Extremität, Bettruhe, hochdosierte Breitbandantibiose + Sanierung des septischen Streuherdes
• Operativ: Ind: Abszess, Sequester
  – Abszess: Inzision der Abszesshöhle, **Ausräumung**, Abstrich (⇨ Antibiogramm + Histologie), Einlage einer Drainage und Spülung, **systemische Antibiose**
  – Sequester oder Fisteln: Sequesterektomie, Markraumdrainage, Einlage von **Antibiotikaketten** (Gentamicin-haltige PMMA-Knochenzementkugeln an einer Kette aufgehängt Septopal®, Palacos-Ketten oder Sulmycin-Schaum)
  Defektauffüllung mit Spongiosaplastik (Spongiosa aus dem Beckenkamm) in einer späteren zweiten Sitzung (nach Sanierung des Infektes)
  – Osteomyelitis bei offenen Frakturen: Débridement der Weichteilwunde, Stabilisierung der Fraktur (frakturferner Fixateur), Drainage, ggf. Saug-Spüldrainage, Antibiotikaketten, systemische Antibiose. Nach Ausheilung Knochenkontinuitätswiederherstellung mit Spongiosaplastik und/oder Knochenspanverpflanzung.
  – Chronische Osteomyelitis: Ausschneidung der Fistel und des gesamten nekrotischen Gewebes u. evtl. vorhandener Sequester, je nach Befund Saug-Spüldrainage, Antibiotikaketten, systemische Antibiose. Spongiosaplastik in später zweiter Sitzung.
  – Osteomyelitis bei liegendem Osteosynthesematerial: Fest sitzendes Osteosynthesematerial kann versucht werden zu belassen, Nekrektomie, Spülung, Einlage von PMMA-Ketten, systemische Antibiose und mehrfache Revisionen bis steriler ein Lokalbefund vorliegt.
  Bei Instabilität der Fraktur oder Persistenz der Infektion Entfernung des Osteosynthesematerials, radikales Nekrektomie und Fixation mittels anderem Osteosyntheseverfahren (meist mit Fixateur externe). Später Spongiosaplastik in weiterer Op.

Kompl: * Markphlegmone, Sequesterbildung, osteolytische Destruktionen, Spontanfrakturen, Weichteilabszess
* Übergang der akuten Form in eine **chronische Osteomyelitis** (definitionsgemäß > 6 Wo.) mit chronischer Eiterung und Fistelung in 10 – 30 % d.F., evtl. Ausbildung einer Amyloidose
* Bei Säuglingen und Kleinkinder Gefahr des Übergriffs der metaphysären Entzündung auf die Epiphyse und auf benachbarte Gelenke ⇨ Gelenkempyem, Gelenkdestruktion, Fehlwachstum
* Bei Frakturen ⇨ **Defektheilungen** und Infektpseudarthrosenbildung mögl.

DD: Die Differentialdiagnose ist insb. schwierig bei V.a. chronische endogene Osteomyelitis
- **Knochenzysten** (z.B. juvenile Knochenzysten = Osteodystrophia fibrosa localisata)
- **Knochentumoren** (Osteoidosteom, eosinophiles Granulom, osteogene Sarkome, Ewing-Sarkom, Metastasen, usw. s. Kap. Knochentumoren)
- **Aseptische Knochennekrosen** (z.B. Morbus PERTHES des Hüftkopfes, Morbus OSGOOD-SCHLATTER der Tibiakopfapophyse, traumatische Osteochondrosis dissecans)
- Stressfrakturen
- Brodie-Abszess: Bei wenig virulenten Keimen und guter Abwehrlage des Organismus Abkapselung des septischen Herdes, Kinder bevorzugt, Ther: Operative Sanierung.
- **Osteomyelitis sicca** (GARRÉ): Sklerosierender, entzündlicher Prozess meist im Kieferbereich od. den langen Röhrenknochen durch wenig virulente Keime bedingt. Vermehrte reaktive Knochenneubildung (aufgetriebener, radiologisch sehr dichter Knochen).
- Chronisch rekurrente multifokale Osteomyelitis/Plasmazellenosteomyelitis: Kinder und Jugendliche ohne Erregernachweis
- Osteomyelitis tuberculosa (insb. Wirbelkörper, Femur), Spina ventosa (Syn: Winddorn = Auftreibung der Finger oder Zehendiaphyse) Ther: Tuberkulostatika, bei drohender path. Fraktur Ausräumung des Prozesses und Spongiosaplastik
- Osteomyelitis luetica/syphilitica (bei Neugeborenenlues, insb. an der Medialseite der Tibia) Ther: Behandlung der Lues mit Penizillin
- Morbus Paget (Osteodystrophia deformans, Ostitis deformans) Pat. > 50. LJ., Knochenverformung (insb. Kopf mit Facies leontina, Tibia als Säbelscheidentibia) durch Knochenapposition bei insg. gesteigertem Abbau, Spontanfrakturen, Schwerhörigkeit, rheumatoide Schmerzen, Herzinsuffizienz
  Rö: Aufgelockerte Verbreiterung der Kortikalis, evtl. sklerotischer Umbau des gesamten Knochens. Ther: Keine kausale Behandlung mögl., Med: Bisphosphonate
- Osteodystrophia fibrosa cystica generalisata bei Hyperparathyreoidismus mit Ausbildung multipler Knochenzysten in den langen Röhrenknochen
- Fibröse Dysplasie (JAFFÉ-LICHTENSTEIN-Syndrom) Ersatz des Knochenmarks durch Bindegewebe zw. 5. - 15. LJ. in Schüben mit Kompakta-Atrophie und Pseudozysten

AMPUTATIONEN VON GLIEDMASSEN

Def: Amputation = vollständige Absetzung eines endständigen Körperteiles ohne Möglichkeit der Kontinuitätswiederherstellung.

Ind: - **Arterielle Durchblutungsstörungen:** Stadium IV der **chronischen AVK** (häufigste Indikation, ca. 85 % d.F.), gangränöse Extremität (z.B. bei Diabetes mellitus, Ergotismus)
- Gefäßverletzung, akuter Gefäßverschluss
- Tumoren: Knochentumoren, Weichteiltumoren (Sarkome) ⇨ Amputationen zunehmend seltener erforderlich durch präoperative Chemotherapie (down staging)
- Traumatisch: Partielle, subtotale (Grad 4 einer offenen Fraktur) od. totale Amputation = Abtrennungswunde einer Gliedmaße ⇨ ggf. Versuch der Replantation (s.u.)
- Angeborene Fehlbildungen
- Gasbrandinfektion mit Gangrän einer Extremität

Etlg: # Oberschenkelamputation, Unterschenkelamputation, Fußamputation (Amputationslinien am Fuß = CHOPART und LISFRANC, siehe Kap. Fußwurzelfrakturen), Zehenamputation
Exartikulation im Kniegelenk, Exartikulation eines Beines im Hüftgelenk, Hemipelvektomie
Oberarmamputation, Unterarmamputation, Handamputation, Fingeramputation
Exartikulation eines Armes im Schultergelenk, interthorakoskapuläre Amputation
(Penisamputation, Mammaamputation = Ablatio mammae)

Klin: Je nach Grunderkrankung

Diag: 1. Anamnese und klinische Untersuchung, Gefäß-Doppleruntersuchung
2. Röntgen: DSA zur Klärung des Gefäßstatus
3. Labor: Je nach Schwere des Eingriffes ausreichend Konserven anfordern

Ther: • Operativ: Ind: ergibt sich durch die Grunderkrankung
– Allgemein: Knochenränder glätten, Gefäße gründlich versorgen (nicht zu weit proximal absetzen ➪ sonst Nekrosen), genügend Weichteilgewebe zur Knochendeckung, spannungsfreier Hautverschluss, mehrfache großzügige Drainagen.
– **Zehenamputation:** Exartikulation im Grundgelenk + Entknorpelung des Metatarsalköpfchens (Knorpel sezerniert sonst Flüssigkeit!)
– **Fußwurzelamputation:** Amputationen in der LISFRANC- oder CHOPART-Linie (s. Kap. Fuß)
– **Fußamputation:** Nach PIROGOW-SPITZY, Amputation in der CHOPART-Linie, Entfernung des Talus, anschließend Arthrodese zwischen Calcaneus, Tibia und Fibula
– Nach SYME Exartikulation im oberen Sprunggelenk und Resektion der beiden Malleolen
– **Unterschenkel-/Oberschenkelamputation** (s.Abb.): Herstellen eines ausreichend großen und gut durchbluteten myokutanen Lappens, der über dem Knochenstumpf vernäht wird (dabei sollte ausreichend Muskulatur auf dem Knochenstumpfende liegen, um dieses abzupolstern ➪ wichtig für den späteren Sitz einer Prothese). Knochenstumpfenden anschrägen ➪ zum Entschärfen der Absetzungskante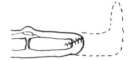
– **Kniegelenkexartikulation:** Einfacher als die Oberschenkelamputation mit weniger Komplikationen, volle Endbelastbarkeit
– **Hüftgelenkexartikulation/Hemipelvektomie:** Ind. insb. bei malignen Tumoren
– Finger-, Teilhand- und Teilhand-Daumen-Amputation
– Handgelenkexartikulation
– Unterarm-/Oberarmamputation
– Schultergelenkexartikulation, interthorakoskapuläre Amputation
• Postoperativ: Ausreichende Ruhigstellung, konische Wickelung des Stumpfes ➪ gutes Weichteilpolster
• Konsequente Therapie der Grunderkrankung, z.B. Blutzuckereinstellung, Nikotinverbot
• Prothetische Versorgung nicht zu früh anpassen, um eine Dehiszenz des Wundgebietes zu vermeiden, aber auch nicht zu spät, um den Pat. gut mobilisieren zu können.

Kompl: * **Wundheilungsstörungen** (bei AVK häufig durch die Grunderkrankung bedingt), Stumpfödem,
* Hautinfektionen (Mykosen), Hyperkeratosen, Ekzeme
* **Phantomschmerz** (Neurombildung, Minderperfusion), Ther: versucht werden Carbamazepin (Tegretal®), Calcitonin i.v., TENS (transkutane elektrische Nervenstimulation)
* Durchblutungsstörung des Stumpfes ➪ evtl. höhere Amputation notwendig
* Nicht genügend abgerundete Kanten des Knochenstumpfendes ➪ Druckläsionen

REPLANTATIONEN VON GLIEDMASSEN

Def: Wiederanbringen einer traumatisch amputierten Extremität/Anteile

Ät: Traumatische Amputation (Prognose nimmt von oben nach unten ab)
– Glatte Amputation (Schnittverletzung)
– Zerfetzende Amputation (häufigste Form, z.B. Kreissägenverletzung)
– Ausriss-Amputation (Motorradfahrer, Walzen etc.)

Path: ◆ Direkte Replantation ohne Gefäßnaht möglich bei: Nasenspitze, Ohrläppchen, Lippen, Zungenspitze, Fingerkuppen
◆ Lok: Am häufigsten obere Extremität (Finger, Hand) betroffen

Klin: ⇒ Schmerzen, Blutverlust bis hin zum Volumenmangelschock
⇒ Evtl. spritzende arterielle Blutung

Diag: 1. Anamnese (Unfallmechanismus, Verunreinigung) und klinische Untersuchung
2. Röntgen: Ausschluss weiterer knöcherner Verletzungen im Bereich proximal der Amputation. Ebenfalls Amputat röntgen zum Ausschluss von Amputattraumatisierung)
3. Labor: Ausreichend Konserven anfordern und kreuzen

Ther: • **Akut am Unfallort:** Sicherung der Vitalfunktionen, Ausschluss von schwerwiegenden Begleitverletzungen, Kontaktaufnahme mit einer geeigneten Klinik zur Replantation
Amputationsstumpf am Patienten: Steriler Kompressionsverband, keine Reinigung, keine Unterbindungen, keine Gefäßklemmen!
Amputat: Aufbewahren der Gliedmaße bei trockener Kälte (4 °C), z.B. in doppelwandigem Replantationsbeutel, keine Reinigung, kein Einlegen in Lösungsmittel!
• Operativ: Ind: Absolut: **Daumen, mehrere Langfinger** (bei Mehrfachamputation und Zerstörung von Fingern ggf. heterotope Replantation, sodass zumindest Ersatz-"Daumen u. Mittelfinger" erhalten bleibt),
Mittelhand u. Hand bei Kleinkindern
Relativ: Isolierter Langfinger, einzelne Endglieder
K-Ind: Ausgeprägte Destruktion des Amputates, Amputation distal der Nagelwurzel, vitale bedrohliche Begleitverletzungen, unsachgemäße Behandlung des Amputates (z.B. tiefgefroren, in Formalin eingelegt....)
Reihenfolge der Versorgung:
– Stabilisierung des Skelettsystems ⇨ Osteosynthese
– Sehnennaht
– Venen-, Arterien- und Nervennaht
– Weichteil- und Hautversorgung (evtl. Hautplastik, Kunsthaut od. offene Wundversorgung)
• Postoperativ: Ruhigstellung im Gips, Heparinisierung, rheologische Maßnahmen (Infusion mit HAES)

Prog: Stark abhängig von sorgfältiger Op-Technik, korrekter präoperativer Behandlung

Kompl: * Thrombosen im Replantat (arteriell/venös) ⇨ Revision, Vollheparinisierung
* Bildung von AV-Fisteln
* Nachblutungen
* Nekrose des Replantates
* Infektion
* Verwachsungen der Sehnen ⇨ Ther: Tendolyse
* Ausbleiben der Reinnervation ⇨ evtl. Nerventransplantation
* Pseudarthrosenbildung, Ankylosen, instabile Gelenke ⇨ Revision, evtl. Arthrodese

VERBRENNUNGEN / VERBRENNUNGSKRANKHEIT

Syn: Combustio, ICD-10: T20 - T32, je nach betroffener Region)

Ät: – Heiße, feste Körper, Flüssigkeiten, Dämpfe und Gase
– Flammeneinwirkung, brennende Kleidung, Explosionen (suizidale Handlungen)
– Strahlen (Sonne, Solarium, Röntgenstrahlen etc.)

– Mechanische Reibung
– Stromeinwirkung, Hochspannungstrauma (innere Hitzeeinwirkung)

Anatomie:

Die **Haut** besteht aus der **Cutis** und der **Subcutis**. Die Cutis wird unterteilt in die Epidermis (oberste Schicht mit ständiger Zellerneuerung aus dem Stratum basale) und das Corium (Syn: Dermis od. Lederhaut, bindegewebige Verschiebeschicht mit Nerven, Gefäßen und Hautmuskeln). Die Subcutis (Unterhaut) ist ein mit Gefäßen durchsetztes Fettgewebe. Die Dicke der Haut variiert je nach Körperstelle zw. 0,5 - 5 mm.

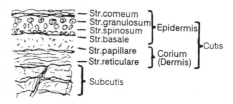

Path: ♦ Die Verbrennungen werden in 4 Schädigungsgrade eingeteilt:

Schädigungsgrad	Symptomatik	Intensität der Schädigung
1. Grades (= Combustio erythematosa)	Rötung, Schmerz Schwellung	Oberste Epidermis, z.B. Sonnenbrand, Restitutio ad integrum
2. Grades (= Combustio bullosa)	Rötung, Schmerz Blasen (subepidermal)	Epidermis und Teile des Corium (s.u.)
3. Grades: (= Combustio escharotica)	Nekrosen graue, weiße oder schwarze lederartige Haut, Analgesie	Epidermis, Corium u. Subcutis vollkommen zerstört, keine Spontanheilung
4. Grades:	Verkohlung	Tiefere Schichten betroffen (Muskulatur, Knochen)

Bei den **Verbrennungen 2. Grades** unterscheidet man Verbrennungen oberflächlich 2. Grades (Epidermis und obere Anteile des Corium betroffen), z.B. typische Brandblase ⇨ Restitutio ad integrum und tief 2. Grades (hier sind die tiefen Schichten des Corium mitbetroffen ⇨ Hypalgesie im Nadelstichtest), die mit Narbenbildung abheilen.

♦ Einschätzung des Ausmaßes der Verbrennung: **NEUNERREGEL** (für Erwachsene nach WALLACE), die %-Angaben der Abb. gelten jeweils für Vorder- und Rückseite zusammen:

Körperteil	0 - 1 Jahr	Kind	Erwachsene
Kopf	20 %	16 %	9 % (1x9)
Rumpf	30 %	32 %	36 % (4x9)
Arme	18 %	18 %	18 % (2x9)
Hand	1 %	1 %	(2 x 1 %)
Genitalregion	1 %	1 %	1 %
OS	15 %	16 %	18 % (2x9)
US + Fuß	15 %	16 %	18 % (2x9)

Zusammengefasst werden die Verbrennungsflächen 3./4. Grades, Verbrennungen 2. Grades zählen zur Berechnung der Gesamtverbrennungsfläche nur zur Hälfte.
♦ Die kritische / letale Verbrennungsfläche liegt heute bei ca. 50 - 70 % bei Erwachsenen, bei über 65-jährigen bei 30 - 40 %, bei Kindern bei ca. 60 - 80 % der Körperoberfläche.
♦ Neben dem Primärdefekt sind die **Sekundärläsionen** wichtig (sog. Nachbrand): In der Umgebung des irreversiblen Schadens kommt es zu reversiblen Störungen der Mikrozirkulation. Die Ausbildung eines irreversiblen Schadens in diesem Bereich hängt von der frühzeitigen Flüssigkeitstherapie ab.
♦ **Verbrennungskrankheit:** Verschiedene Regulationsstörungen von Organen und Organsystemen neben der lokalen Schädigung durch die Wärmeeinwirkung.

Schockgefahr und Gefahr der Entwicklung einer Verbrennungskrankheit besteht bei einer verbrannten Körperoberfläche von: **> 8 % bei Kleinkindern, > 10 % beim Kind** und **> 15 % bei Erwachsenen.**

Primäre Phase: **Schock** (1. - 3. Tag) durch **direkte Schädigung der Kapillaren** (Verbrennung im Bereich des Interstitiums) ⇨ **erhöhte Permeabilität** ⇨ Volumenverlust und

Entstehung eines Ödems ⇨ Mikrozirkulationsstörungen, Erniedrigung des HMV, metabolische Azidose, Eiweißverlust mit zusätzlichem Effekt auf die Ödementstehung (Senkung des kolloidosmotischen Drucks (KOD), generalisiertes Ödem) ⇨ Circulus vitiosus ⇨ Volumenmangelschock.
Daraus ergibt sich die primäre Therapie: Wasser- und Eiweißersatz
Zusätzlich: Beeinträchtigung der Abwehrlage, Toxinanfall infolge der Hitzekoagulation des Gewebes und Belastung innerer Organe sowie katabole Stoffwechsellage.
Sekundäre Phase: Rückresorption des Ödems (2 - 3 Wochen)

Epid: ◊ In Deutschland ca. 12.000 schwere Brandverletzungen/Jahr, davon ca. 10 % intensivpflichtige Verbrennungen. In Deutschland gibt es z.Zt. (Stand: 1/1999) insgesamt 179 Verbrennungsbetten, davon sind 52 Verbrennungsbetten für Kinder.

◊ 1/3 d.F. sind Arbeitsunfälle, der Rest der Verbrennungen erfolgt meist im häuslichen Bereich.

Klin: Abhängig vom Stadium der Verbrennung:
⇒ 1. Grades: **Erythem**, schmerzhaft
⇒ 2. Grades, oberflächlich: Erythem + **Blasenbildung**, stark schmerzhaft, starke Blutungsneigung auf Berührung, Hautanhangsgebilde intakt
⇒ 2. Grades, tief: Erythem + Blasenbildung, teils zerrissen, **Schmerzempfindung nimmt ab!**
⇒ 3. Grades: Verkohlte Haut, **Schmerzlosigkeit**
⇒ 4. Grades: Verkohlte Muskulatur, Faszien, Fettgewebe, Knochen

Diag: 1. Anamnese (Unfallhergang) und klinische Untersuchung (Pat. immer komplett entkleiden und untersuchen)
Nadelstichprobe: ab Verbrennungen 3.Grades besteht Analgesie, die Überprüfung sollte in regelmäßigen Abständen erfolgen, da die Einstufung der Verbrennung in Grade zu Beginn täuschen kann.
2. Röntgen: Bei V.a. Frakturen
3. Labor: Hb, Hkt, Gesamteiweiß, KOD und ZVD
4. Probeentnahme aus der verbrannten Haut zur exakten Bestimmung der Verbrennungstiefe (wichtig auch für die Op-Planung)
5. Laryngobronchoskopie und Trachealsekretgewinnung (Bakteriologie) zur Sicherung der Diagnose eines Inhalationstraumas.
6. Regelmäßige Wundabstriche und bakteriologische Untersuchung in der Intensivphase.

Ther: • **Akut:** Retten aus der Gefahrenzone, Sicherung der vitalen Funktionen, Abschätzung der Schädigungsausdehnung (Transport in eine Spezialklinik notwendig?), möglichst zwei großvolumige peripher-venöse Zugänge
– **Volumensubstitution**: Verbrennungen von 10 - 20 % der Körperoberfläche initial 1.000 ml Ringer-Laktat i.v., bei > 20 % 1.000 ml Ringer-Laktat + 1.000 ml HAES (mehrere Studien lehnen kolloidale Lösungen in der Akutphase ab und empfehlen nur Ringer-Laktat).
– **Schmerzbehandlung**: Morphin 2,5 - 5,0 mg i.v. oder Ketanest 0,25 - 0,5 mg/kg KG i.v. + evtl. Sedierung mit Diazepam (Valium®).
– **Lokaltherapie:** <u>Kühlung mit kaltem Wasser</u> (15 – 20 °C) zur Schmerzbekämpfung und Prophylaxe/Reduktion des Ödems so schnell wie möglich (nach einem Intervall von 1 Stunde kann nicht mehr mit einem positiven Effekt gerechnet werden, eine Schmerzlinderung tritt allgemein nach ca. 10 Min. ein, Cave: Bei großflächigen Verbrennungen und bei Kindern ist die Gefahr einer Auskühlung groß). Zum Transport sterile **Abdeckung der Brandwunden** mit Metalline-Tüchern. Cave: Akut <u>keine</u> Anwendung von Salben!
• Bei **V.a. Inhalationstrauma** (Verbrennungen im Gesichtsbereich, Rauchspuren im Mund- oder Rachenraum, Schwelbrand von Kunststoffen, Reiz- od. Giftgasintoxikationen): **Auxiloson®-Spray** (Kortikoid-Aerosol) initial 2 - 4 Hübe, danach alle drei Minuten ein Hub zur Lungenödemprophylaxe. Ggf. Intubation (nasal) und Beatmung.
• <u>Transport</u> In eine spezielle Verbrennungsklinik sollte erfolgen:

1. > 20 % dermaler (= 2. Grades) oder > 10 % subdermaler (= 3. Grades) Verbrennung
2. Drittgradigen Verbrennungen mit Gesichts-, Hand-, Fuß-, Gelenk- od. Genitalbeteiligung
3. Patienten mit einem Inhalationstrauma in jedem Fall! (in 30 % d.F. vorhanden)
4. Säuglinge, Kinder < 8. LJ. oder Erwachsene > 60. LJ. u. Verbrennungen > 5 %
5. Verletzungen durch Strom

Zentrale Vermittlungsstelle für Betten für Schwerbrandverletzte in Deutschland: 20097 Hamburg, Beim Strohhause 31, Tel.: **(0 40) 28 82-39 98 od. -39 99**

- **Erstversorgung in der Klinik:**
  Anlage eines großen venösen Zuganges / **ZVK**, Urinkatheter, Analgesie (Morphine i.v.), bzw. Analgosedierung (Fentanyl, Fentanyl® + Midazolam, Dormicum®), evtl. Intubation und Beatmung, falls nicht schon primär erfolgt (insb. beim Inhalationstrauma, evtl. nasale Umintubation), Reinigung des Pat. im Duschbad, Enthaarung der Verbrennungsareale.
  Tetanusprophylaxe! (aktiv und passiv) nicht vergessen.
  Steriles Bett, aseptische personelle Betreuung (isolierte Intensivbox), Raumtemperatur (ca. 30 – 32 °C, 60 - 95 % Luftfeuchtigkeit).
  Flüssigkeitsersatz entsprechend dem Ausmaß der verbrannten Körperoberfläche (s.o.) über ZVK: Parkland-Formel nach Baxter:

  4ml Ringer-Laktat-Lösung x % verbrannte Körperoberfl. x kgKG

  Die berechnete Menge gilt für 24 Std., die Hälfte der Menge sollte in den ersten 8 Stunden gegeben werden.
  Bei Kindern ist ein Flüssigkeitsersatz bis zur doppelten Menge notwendig.
  Urinausscheidung sollte **30 - 50 ml/Std.** betragen (Ausfuhrkontrolle! über suprapubischen od. transurethralen Katheter).
  Im weiteren Verlauf Substitution von Humanalbumin (bei Gesamteiweiß < 4 g/dl (große Verbrennungsflächen) Humanalbumin 5 %ig), Elektrolyten, Flüssigkeit, Kalorien u. Blutkonserven. Ausgleich des Säure-Basen-Haushaltes nach dem individuellen Bedarf erforderlich. Prophylaxe von Stressulzera im Magen/Duodenum durch H_2-Blocker + Anticholinergika (z.B. 3 Amp. Pepdul® + 2 Amp. Gastrozepin®/24h), Thromboseprophylaxe.

  Evtl. zick-zack-förmige Entlastungsschnitte der Haut
  = **Escharotomie** (evtl. auch der Oberflächenfazie) bei zirkulären Verbrennungen (Gefahr der Zirkulationsstörung, Nervenschädigung, Kompartment-Syndrom im Haut-/Faszienkompartment und der Atembehinderung am Thorax).

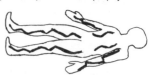

- **Oberflächenbehandlung der Brandwunde:**
  – Verbrennungen 1. Grades und oberflächlich 2. Grades heilen meist ohne Probleme aus und bedürfen keiner besonderen Therapie.
  Blasen werden frühzeitig eröffnet, Lokalbehandlung evtl. mit Sulfadiazin-Silber-Creme.
  – Offene Behandlung: **Trockene Wundverhältnisse** werden angestrebt und/oder zusätzliche Verschorfung durch die Gerbungsmethode (Aufbringen von 5 %iger Tannin-Lösung) od. Tupfungen mit Betaisodona®.
  – Geschlossene Behandlung: Applikation v. antimikrobiellen Salben (Sulfadiazin-Silber-Creme, Flammazine®) und Gazeverband (ein- bis zweimal tgl. Verbandswechsel).
- Operativ: Ind: ab 2.gradig tiefen Brandwunden nach Stabilisierung des Verletzten
  – Möglichst frühzeitige (2. - 4. Tag) **Nekrektomie und Eigenhauttransplantation** ist anzustreben.
  Tiefe 2.-gradige Verbrennungen: Tangentiale Abtragung.
  3.-gradige Verbrennungen: Komplette Abtragungen aller Nekrosen (ggf. bis zur Muskelfaszie = epifaszial und auch tiefer).
  – Transplantation: Ideal ist die Deckung mit Eigenhauttransplantat als Spalthauttransplantat (insb. im Gesicht, Händen und an den Gelenken zur Prophylaxe späterer Kontrakturen), bei unklaren Wundverhältnissen temporäre Deckung mit Allo- oder Xeno-Hauttransplantat (z.B. Epigard®, Schweinehaut oder Spenderhaut von Verstorbenen) bis sich eindeutig die Tiefe der Verbrennungen beurteilen lässt (ca. 7 - 10 Tage).
  Die Spalthaut wird an nicht verbrannten Körperstellen mit dem Reese-Dermatom ent-

nommen, die dem Hautmuster der verbrannten Region in etwa entsprechen soll.
- Große Flächen (Rumpf, Extremitäten) werden mit Spalthaut, die zu einem Gitter-transplantat (= Mesh graft, ca. 3- bis 6-fach größere Flächendeckung mögl.) verarbeitet wird, gedeckt (nicht im Gesicht und an den Händen).
- Zuchthaut: Wird bei extrem großen Verbrennungen benötigt (nicht genügend gesunde Haut für die Gewinnung von Spalthaut). In mehreren Zuchtschritten (über insg. 3 Wo.) wird aus zuvor entnommenen körpereigenen Keratinozyten (ca. 10 cm²) in vitro ein Zellrasen (sheet, bis 7.500 cm² können so gewonnen werden) angezüchtet, der dann transplantiert werden kann.

• Frühzeitige Krankengymnastik zur Verhinderung von Narben-/Gelenkkontrakturen, insb. an den Händen
• Bei passagere Niereninsuffizienz: Hämodialyse
• Psychologische Betreuung schwer Brandverletzter (Verarbeitung des Unfallschocks, des Schmerzerlebnisses, der entstellenden Narben, Selbstwertkrisen, Schwierigkeiten in der Partnerschaft, Sorge um Erhalt des Arbeitsplatzes)
• Selbsthilfegruppen: Selbsthilfegruppe für Brandverletzte, Dr. Ebelingstr. 26, 31020 Salz-hemmendorf, Tel.: (0 51 53) 10 39 und Elterninitiative brandverletzter Kinder e.V., Lauferstr. 30a, 90571 Schwaig, Tel. und Fax: (09 11) 5 07 57 18
Internet: http://www.rz.ruhr-uni-bochum.de/~ottthobe/burn.html

Prog: 1.-gradige Verbrennungen heilen narbenfrei ab, 2.-gradige Verbrennungen (oberflächliche) heilen meist ebenfalls ohne Narbe in ca. 14 Tagen ab, evtl. bleiben Pigmentstörungen.
Ab Verbrennungen tiefen 2. Grades/3. Grades ist bei größerer betroffener Fläche eine ope-rative Intervention notwendig.
Inhalationstraumen sind mit einer hohen Letalität belegt (bis 60 %).
Die kritische Verbrennungsfläche liegt bei ca. 50 - 70 % der Körperoberfläche bei Erwach-senen (je älter der Pat. umso schlechter die Prog.), bei Kindern bei ca. 60 - 80 % (bei Kin-dern heilen die Verbrennungen besser, sie sind in der Phase der Verbrennungskrankheit durch die Flüssigkeitsverschiebungen aber mehr bedroht).

Kompl: ∗ **Verbrennungskrankheit:** Schock, akutes Nierenversagen/passagere Niereninsuffizi-enz, Verbrennungslunge (ARDS), DIC, Multiorganversagen, Bronchopneumonie, Stress-blutungen aus Magen-/Duodenalulzera während der Intensivphase, reflektorischer Ileus, Perikarditis, Pankreatitis, immunologische Störungen
∗ **Inhalationstrauma:** Alveoläres Lungenödem, nekrotisierende Bronchitis, Atelektasen, Blutungen, CO-Intoxikation, steigender Lungenarteriendruck
∗ **Hochspannungstrauma:** Herzrhythmusstörungen (VES, Kammerflimmern), Nieren-versagen (Crush-Niere wg. Myoglobinurie durch die verborgenen tiefen Muskelnekrosen ⇨ nicht von einer kleinen Stromeintrittsmarke täuschen lassen! ⇨ frühzeitige Escharo-tomie u. Nekrektomien durchführen) ⇨ höhere Diurese (ca. 100 ml/Std. am ersten Tag) anstreben, osmotische Diuretika, Dopamin
∗ **Wundinfektion:** 50 % der Todesfälle resultieren aus Infektionen durch protrahierte Sepsis. Nach Ablauf von 3 Tagen sind Verbrennungswunden als infiziert anzusehen, daher wiederholte Abstriche. Keime: Staph. aureus, Pseudomonas aeruginosa, Candida albicans, Clostridien. Ther: Bei Entzündungszeichen Antibiose nach Antibiogramm
∗ Katabolie durch Reparationsvorgänge, Einschwemmung der Pyrotoxine aus der Haut bei Wiedereinsetzen der Zirkulation im Verbrennungsgebiet (Intoxikationsphase ab ca. 3. Tag)
∗ Kinder und Verbrühungen: **Keloid**bildungsneigung
∗ Verbrennungen 1. u. 2. Grades nach Abheilung evtl. Hypo- od. Hyperpigmentation mögl. (i.d.R. aber keine Narben)
Op: ∗ Hypertrophe Narben, Wulstnarben mit Spannungsgefühl, Bewegungseinbußen, Licht- und Hitzeempfindlichkeit, Juckreiz
Ther: Druckbehandlung nach JOBST durch spez. Trikotagen, die einen Druck auf die vernarbende Region ausüben (für ½ - 1 Jahr), Einreibung 2 x tgl. mit fettenden Salben.

DD: Verbrennungsähnliche Symptome an der Haut durch: Säure, Laugen, chemische Kampfstoffe und toxischer Genese (Lyell-Syndrom, Streptokokkentoxine)

UNTERKÜHLUNG / ERFRIERUNG

Syn: Unterkühlung: Hypothermie, ICD-10: T68
Erfrierung: Congelatio, ICD-10: T33 - T35

Def: Unterkühlung ist ein Absinken der Körperkerntemperatur unter 35° C.
Erfrierung ist ein lokaler Kälteschaden ohne Abkühlung des Körperkernes.

Ät: – Untertemperatur bei Kollaps, Hypothyreose, Kachexie, Medikamenten (z.B. Barbiturate)
– Hypothermie durch Trauma: **Kälteexposition** (Ertrinken, Bergsteiger, Alkoholiker, Drogen-abhängige)
– Neu-/Frühgeborene mit noch unreifer Temperaturregulation, schweres Schädel-Hirn-Trauma mit Zerstörung des Temperaturregelzentrums
– Künstliche (iatrogene) Hypothermie: Bei Herzoperationen, Transplantationen
– Erfrierung: Nasserfrierung (Einwirkung v. Kälte u. Feuchtigkeit), Wind
Momenterfrierung (z.B. durch flüssige Luft od. Kohlensäureschnee)
Lok: insb. Akren (Zehen, Finger, Ohren, Nase)

Etlg: Erfrierungen
\# Grad I (Congelatio erythematosa): Nur oberflächliche Epidermis betroffen
\# Grad II (Congelatio bullosa): Gesamte Epidermis betroffen
\# Grad III (Congelatio escharotica/gangraenosa): Bis unter die Dermis ⇨ Defektheilung

Klin: ⇒ Hypothermie: < 36° C Kältegefühl, Kältezittern
< 35° C Psychische Alteration mit Verwirrtheit, Desorientierung (Erregungsstadium)
< 33° C Beginnender Rigor, Apathie (Erschöpfungsstadium)
< 30° C Bewusstseinsverlust, Pupillenerweiterung, beginnende Lebensgefahr
(fortschreitende Lähmungsstadien)
< 28° C Kreislaufversagen durch Kammerflimmern od. Asystolie
< 27° C Muskelerschlaffung
< 18° C Isoelektrisches EEG

⇒ Erfrierungen I. Grades: Blässe der Haut, Sensibilitätsstörungen, später Erythem (Hyper-ämie) nach Wiedererwärmung, leichte Schmerzen, Juckreiz
⇒ Erfrierungen II. Grades: Blasenbildung mit blutig-serösem Inhalt, Haut schmerzhaft
⇒ Erfrierungen III.Grades: Hautnekrosen, Mumifikation von Akren (Zehen) od. Blutblasen mit darunterliegenden nassen Nekrosen

Diag: 1. Anamnese (Schädigungshergang, Alkohol, Drogen) und klinische Untersuchung, rektale Temperaturmessung
2. EKG: Hypothermie: J-Welle im EKG (zusätzl. Ausschlag im absteigenden Teil der R-Zacke), Verlängerung der Überleitungszeit, Herzrhythmusstörungen, terminal Kammer-flimmern od. Asystolie
3. Labor bei Hypothermie: Azidose, verminderte O_2-Sättigung, Hyperglykämie, CK-Erhöhung

Ther: • Leichte Unterkühlung: Passive Wiedererwärmung (warmer Raum, Entfernung nasser Kleidung, Wolldecken, heiße Getränke).
Stärkere Unterkühlung: Aktive Wiedererwärmung mit Applikation warmer Infusionslösun-gen (z.B. Glukose 5 %ig mit 40° C = aktive Erwärmung des Körperkernes) und warmem Bad (= aktive Erwärmung der Körperoberfläche, Cave: Gefahr der Azidose und Blut-druckabfalls durch den Einstrom des Blutes in die Peripherie, daher intensive Überwa-chung).
Muss ein Pat. reanimiert werden, so ist dies fortzusetzen, bis der Pat. eine normale Kör-perkerntemperatur erreicht hat (erst dann darf bei Misserfolg abgebrochen werden).
• Erfrierungen I. und II. Grades: Heilen spontan ab ⇨ I. Grades ohne Residuen, II. Grades evtl. mit Narbenbildung nach Ausbildung eines Schorfes am Boden der Blase.

Erfrierungen III. Grades: Alleinige Demarkation oder Nekrektomie (bei Mumifikationen von Zehen, Fingern ⇨ Amputation) und evtl. Defektheilung/Spalthauttransplantate wie in der Verbrennungschirurgie.
• Tetanusprophylaxe (aktiv und passiv) nicht vergessen (häufig schwere Tetanusinfektion)!

Kompl: ∗ Hypothermie: Herzrhythmusstörungen, Kreislaufversagen
∗ Erfrierungen: Wundinfektion

DD: Frostbeulen (Perniones): **Chronische** Frostschädigung mit teigig, lividen, rundlichen Schwellungen, insb. an Finger und Zehen, ICD-10: T69.1

POLYTRAUMA

Syn: Mehrfachverletzung, ICD-10: T06.8

Def: **Gleichzeitige Verletzung von mindestens 2 Körperregionen oder Organsystemen, wobei wenigstens eine Verletzung oder die Kombination mehrerer lebensbedrohlich ist.**

Ät: – Insb. **Verkehrsunfälle** (70 % d.F.) als Fußgänger, Fahrrad- / Motorradunfälle, PKW-Kollision
– Arbeitsunfälle, Unfälle im häuslichen Bereich, Sturz aus großer Höhe, Unfälle bei Extremsportarten

Path: ♦ Schwere der Verletzung wird bestimmt durch: **Schädel-Hirn-Verletzung, Thoraxtrauma, stumpfes Bauchtrauma, innere Blutungen**
♦ **Blutverlust** bei geschlossenen Frakturen: Becken bis 4 Liter, Oberschenkel bis 2 Liter, Unterschenkel bis 1 Liter, Arm 0,5 Liter. Einseiteige Pleura-/Lungenverletzung bis 2 Liter, intraabdominelle Blutung bis 5 Liter!
♦ Verletzungskrankheit: Systemische Reaktion auf das Polytrauma (ähnlich dem Postaggressionssyndrom), Oxygenierungsstörung, hämodynamische Störungen (insb. der Mikrozirkulation und Gerinnung), endokrinologische Reaktionen (insb. Katecholamin-Anstieg) ⇨ Schock, Multiorganversagen

Epid: ◊ M > w (2:1)
◊ Prädisp.alter: 20. – 30. LJ.

Etlg: # Schweregrade der Mehrfachverletzung nach SCHWEIBERER (1974)

Schweregrad I: Kein Schock, normaler pO_2, Letalität gering Leichtes gedecktes SHT, kombiniert mit Extremitätenfrakturen, stabile Frakturen von Wirbel, Beckenrand oder -ring, Wunden und Weichteilverletzungen
Schweregrad II: Leichte Schocksymptomatik, pO_2 wenig erniedrigt, Letalität 5 - 10% SHT II. Grades, Trümmerfrakturen, offene Frakturen II. u. III. Grades, komplexe Beckenfrakturen, ausgedehnte Weichteilverletzungen
Schweregrad III: Schwerer Schock, pO_2 < 60 mmHg, Letalität ca. 30 % SHT III. Grades, Thorax- und/oder Bauchverletzungen, offene oder geschlossene Extremitätenfrakturen, Wunden mit gefährlichen Blutungen

Es gibt noch eine Reihe weiterer Scores für das Polytrauma, die für die einzelnen Organsystemverletzungen Punkte vergeben, die Patienten in Kategorien einteilen und daraus eine Prognoseabschätzung angeben. Die gebräuchlichsten sind der ISS (Injury Severity Score), PTS (Polytraumaschlüssel der MHH, Hannover), MOF (Multiple Organ Failure) und APACHE-II-Score (Acute physiology and chronic health evaluation).

Diag: 1. Anamnese (Unfallhergang) und klinische Untersuchung ⇨ schnelle Beurteilung welche Notfalleingriffe durchgeführt werden müssen. Weiter Diagnostik erst nach Stabilisierung des Patienten (Kreislaufsituation, Gerinnungsstatus).

2. Röntgen: Immer **gesamtes Achsenskelett röntgen** = HWS + BWS + LWS in 2 Ebenen, **Becken, Schädel** in 2 Ebenen und **Thorax**. Abdomenübersicht, Extremitäten od. retrograde Urethrographie je nach klinischem Befund.
   CT-Schädel zum Ausschluss von intrakraniellen Blutungen
   CT-Thorax ➪ orientierende Schichten zum Ausschluss von Kontusionen
3. Sono-Abdomen: Intraabdominelle Blutungen (freie Flüssigkeit?), Organrupturen ➪ ggf. CT-Abdomen bei schlechter Beurteilbarkeit oder Peritoneallavage
4. Labor: **Blutgruppe und Kreuzprobe!** (Blutkonserven), Blutbild (Hb, Hkt), Blutgasanalyse, Elektrolyte, Gerinnungsstatus, Nierenretentionswerte

Ther: • Akut (Unfallort): **Sicherstellung der Vitalfunktionen, Schockbehandlung** (2 große venöse Zugänge, Ringer-Laktat- und HAES-Infusion), ggf. Reanimation, evtl. Anlage einer Anti-Schock-Hose (MAST)
Frühintubation und hyperventilatorische Beatmung, Entlastung eines Spannungspneumothorax, Kompression starker äußerer Blutungen, Ruhigstellung von Frakturen, Schmerzbehandlung, Ankündigung und Transport in die Klinik

• Intensivtherapie (in der Klinik): Anlage eines ZVK (ZVD-Messung), rechtzeitige Substitution mit Blutkonserven (ausreichend viele Konserven von der Blutbank anfordern und kreuzen lassen!, bei vital-bedrohlicher Blutung auch ungekreuzte, blutgruppengleiche Konserven od. "0 – negativ" infundieren), Flüssigkeitssubstitution, Azidoseausgleich (BE x 1/3 x kgKG, davon die Hälfte), 1.000 mg Methylprednisolon i.v., Bilanzierung der Ein- und Ausfuhr, Überwachung der Gerinnung (ggf. Substitution von AT III und FFP = fresh-frozen-plasma)

• Operativ: Stufenplan nach SCHWEIBERER et. al (1987)

1.Phase: Unaufschiebliche **Notoperationen** (vitale Indikation = Sofort-Op), z.B.:
– Anlage einer Thoraxdrainage im 2. ICR in der Medioklavikularlinie (Thoraxtrauma mit V.a. intrathorakaler Blutung, Rippenserienfrakturen oder Pneumothorax)
– Entlastungspunktion bei Herzbeuteltamponade
– Laparotomie bei Milz- / Leberruptur, intraabdomineller Massenblutung
– Versorgung bei unstillbarer Blutung aus großen Gefäßen oder im Nasen-Rachenraum
– Kraniotomie bei epiduraler (arterieller) Blutung, subduraler Blutungen (venös, meist nicht akute Trepanation notwendig)
– Rückenmarkentlastung bei drohendem Querschnitt
– Vital gefährdete Extremitäten (III. - IV.-gradig offene Frakturen)

2. Phase: Primär **definitive chirurgische Versorgung schwerer Verletzungen** (möglichst noch am 1.Tag = Früh-Op), z.B. bei:
– Schädelimpressionsfrakturen, offene Schädel-Hirn-Verletzungen, Epiduralhämatom
– Anhaltende thorakale Blutung (> 0,5 l/Std. oder 2 l/Tag)
– Verletzungen der ableitenden Harnwege, Magen oder Darm
– Instabile Beckenringfrakturen
– Augenverletzungen
– Offene Extremitätenfrakturen (II. - III.-gradig offene Frakturen)

3. Phase: Primär definitive chirurgische Versorgung leichterer Verletzungen (innerhalb ca. 1 Woche nach abgeschlossener, intensivmedizinischer Stabilisierung des Patienten = Spät-Op), z.B.:
– Osteosynthese von Gesichtsschädelfrakturen, plastische Operationen
– Osteosynthese von Beckenfrakturen und Extremitätenfrakturen

• Bei absehbarer Langzeitbeatmung frühzeitige Tracheotomie (s.u.)
• Frühzeitige intensive krankengymnastische Betreuung

Prog: Letalität zw. 10 und 40 % (negativ prognostisch bedeutsam ist insb. das Vorliegen einer intraabdominellen Massenblutung und schweres SHT)

Kompl: ∗ Schocklunge (ARDS), Ateminsuffizienz, Schockniere, Herz-Kreislaufversagen, **Multiorganversagen**

∗ Verletzungskrankheit, Postaggressionssyndrom und posttraumatisches Immundefektsyndrom, Verbrauchskoagulopathie, Blutungen, Kompartment-, Crush-Syndrom

* Infektionen (Pneumonie, Pleuritis, Peritonitis), Sepsis mit hoher Letalität
* Zerebrale und/oder spinale Funktionsstörungen

TRACHEOTOMIE

Syn: Luftröhrenschnitt, engl. tracheotomy

Ind: – **Längerfristige Beatmung** bei respiratorischer Insuffizienz (Intensivpatienten, Polytrauma, Schädel-Hirn-Trauma, Koma) ⇨ Vermeidung der Komplikationen durch Langzeitintubation
– Sicherung der Atemwege (bei neurologischer Störung, Schlaganfall, Atemlähmung, Poliomyelitis)
– Operationen des Larynx, Laryngektomie (im Rahmen der Tumorchirurgie durch HNO-Arzt ⇨ Anlage eines endgültigen Tracheostomas)
– Notfalltracheotomie: **Verlegung der Atemwege** im Bereich des Mundes/Larynx, z.B. durch Wespenstich, Glottis-Ödem, Quincke-Ödem, Fremdkörper, Trauma

Etlg: # Koniotomie (Notfalltracheotomie, Interkrikothyreotomie, Inzision zw. Schild- und Ringknorpel)
Obere/hohe Tracheotomie (2. - 3. Trachealspange)
Untere/tiefe Tracheotomie (4. - 5. Trachealspange)

Ther: • Operativ:
– Kopf max. rekliniert gelagert
– **Tracheotomie:** Hautinzision und Darstellung der Trachealvorderwand in der Mittellinie (ggf. Spaltung des Schilddrüsenisthmus), Eröffnung der Trachea und Anlage eines plastischen Stomas
– Perkutane dilatierende Tracheostomie (Punktionstracheostomie): Punktion der Trachea und dilatieren des Einganges über Führungsdraht bis auf Kanülengröße, erster Kanülenwechsel nach 7 - 10 Tagen
– Koniotomie **(Notfalltracheotomie)**: Durchtrennung des Lig.cricothyroideum (= Lig.conicum) zwischen Schild- und Ringknorpel

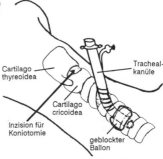

• Trachealtubus mit Ballon (= Cuff, muss mit Luft geblockt werden, zur Kontrolle ist an dem Anschluss ein kleiner Ballon), Fixierung mittels Band um den Hals
• Bei endgültigem Tracheostoma Wechsel auf eine Silberkanüle nach abgeschlossener Wundheilung, ggf. auch als Sprechkanüle (hat eine Klappe, die sich beim Ausatmen verschließt und die Luft dann durch kleine Öffnungen in Richtung Larynx entweichen kann ⇨ Phonation möglich)
• Verschluss eines Tracheostomas: Unkompliziert von alleine od. mittels Naht

Kompl: * Verletzung der Schilddrüse, Blutung, Infektion
* Verletzung der Trachealhinterwand und Ösophagus, tracheo-oesophageale Fistel
* Dislokation des Tubus
* Tracheomalazie (zu stark geblockter Ballon)
* Trachealstenose

SCHULTERGÜRTEL

ANATOMIE:

Knöcherne Bestandteile: Clavicula u. Scapula
Ligamentäre Bestandteile: Lig.sternoclaviculare, Lig.costo-
claviculare und Lig.interclaviculare des Sternoklavikularge-
lenks
Lig.acromioclaviculare u. Lig.coracoclaviculare (aus Lig.tra-
pezoideum und Lig.conoideum) des Akromioklavikulargelenks (= ACG).

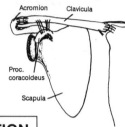

STERNOKLAVIKULARGELENKLUXATION

Ät: Direkte oder indirekte (seitliche) Gewalteinwirkung auf die Klavikula, ICD-10: S43.2

Etlg: # Luxatio praesternalis (häufigste Form): nach vorne oben
Luxatio suprasternalis: nach oben
Luxatio retrosternalis: nach hinten unten
Einteilung nach ALLMANN (1967) bezgl. der Klinik und Röntgen

Grad I	Kontusion oder Distorsion des Gelenkes ohne wesentliche Dislokation
Grad II	Subluxation des Gelenkes durch **Teilzerreißung** der sternoklavikulären Bänder
Grad III	Komplette **Zerreißung aller Bandstrukturen**, deutliche Stufenbildung, radiologisch leere Gelenkpfanne

Klin: ⇒ Bewegungsschmerz, Druckschmerz über dem Sternoklavikulargelenk
⇒ Luxatio praesternalis: Tastbarer Vorsprung am Sternalrand
⇒ Luxatio retrosternalis: Tastbare Eindellung am Sternalrand

Diag: 1. Anamnese und klinische Untersuchung
2. Röntgen: Normale p.a. Thoraxübersicht und Seitenbild bringen
oft keinen sicheren Nachweis ⇨ Tomographie durchführen
Rö. nach ROCKWOOD: Bei liegendem Patienten,
Aufnahme in 40°-Winkel auf das Sternum (s. Abb.):
⇨ Lux. praesternalis projiziert sich nach oben,
⇨ Lux. retrosternalis projiziert sich nach unten.

Ther: • Konservativ: 1.) Reponieren in Lokalanästhesie
2.) **Rucksackverband** für 4 - 5 Wochen (dieser übt Zug nach hinten aus),
frühfunktionelle Behandlung
• Operativ: Ind: Versagen der konservativen Therapie, funktionelle Beeinträchtigung, retrosternale Luxation
– Op nach BUNELL: Fixation von Sternum und Klavikula, heute modifiziert mit **PDS-
Banding** (Kordel, die sich nach ca. 3 - 5 Monaten selbst auflöst), früher durchgeführt
mit Draht und Faszienstreifen, entsprechend des Verlaufes des Lig.sternoclaviculare
– Resektion und Arthrodese als Ultima ratio bei sehr alten Patienten

Kompl: * Verletzung von Trachea, Ösophagus, Duct.thoracicus, große Gefäße, Contusio cordis,
Myokardverletzung insb. bei der Luxatio retrosternalis
* Mitverletzung des Akromioklavikulargelenks
* Reluxation ⇨ Operation notwendig

KLAVIKULAFRAKTUREN

Syn: Schlüsselbeinbruch, ICD-10: S42.0

Ät: – Meist indirekte Gewalteinwirkung: Sturz auf den Arm ⇨ eher Klavikulaschaftfraktur
– Direkte Gewalteinwirkung: Stoß, Schlag, Schuss ⇨ eher laterale Frakturen

Epid: Eine der häufigsten Frakturen im Kindes- und Erwachsenenalter

Etlg: # Mediale Fraktur
Fraktur in **Schaftmitte** (am häufigsten, ca. 80 %)
Laterale Fraktur (lateral des Lig.coracoclaviculare)

Klin: ⇒ Weichteilschwellung, Schmerz
⇒ Functio laesa des Schultergürtels
⇒ Krepitation
⇒ Bei med. Fraktur: Mediales Fragment steht nach oben ab durch Zug des M.sterno-cleidomastoideus (laterales Fragment ist fixiert durch das Lig.coracoclaviculare)

Diag: 1. Anamnese und klinischer Befund, DMS prüfen!
2. Röntgen: Klavikula a.p. und tangential (wie Rö. nach Rockwood, s.o.)

Ther: • Konservativ:
Mediale Fraktur und Fraktur in Schaftmitte: Redressierender Rucksackverband für ca. 3 - 4 Wo.
Laterale Frakturen: Desault-Verband für ca. 3 - 4 Wochen
Evtl. geschlossene Reposition bei starker Dislokation in Bruchspaltanästhesie
• Operativ: Ind: Sehr selten gegeben (bei nur ca. 1 - 2 % der Klavikulafrakturen)
1. Begleitverletzung des Plexus brachialis oder A.,V.subclavia
2. Nicht konservativ reponierbare starke Stufenbildung
3. Sehr weit laterale Fraktur mit AC-Gelenkinstabilität
4. Pseudarthrosenbildung nach konservativer Therapie
5. Offene Fraktur
– Med. Fraktur und Fraktur in Schaftmitte
⇨ kleine DC-Platte oder Rekonstruktionsplatte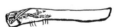

– Laterale Fraktur: Spickdrähte und Zuggurtung

Kompl: * Pseudarthrosenbildung
* Plexus- und Gefäßirritationen durch zu starke Kallusbildung od. hypertrophe Pseudar-throse

AKROMIOKLAVIKULARGELENKLUXATION

Syn: Luxatio acromioclavicularis, Schultereckgelenkluxation, ACG-Luxation, ICD-10: S43.1

Anatomie: Lig.coracoclaviculare übernimmt 80 % der Kraft im Schultereckgelenk, das Lig.acromioclaviculare nur 20 % ⇨ bei Ruptur des Lig.coracoclaviculare (= Tossy III) größere Instabilität

Ät: Sturz auf die Schulter bei abduziertem Arm, starke Hebelwirkung am Schultergürtel

Etlg:

Tossy I: Überdehnung oder Zerrung der Ligg.acromioclaviculare u. coracoclaviculare
Tossy II: **Ruptur** des Lig.acromioclaviculare u. Überdehnung des Lig.coracoclaviculare ⇨ **Subluxation** im Schultereckgelenk
Tossy III: Ruptur der Ligg.acromioclaviculare **und** coracoclaviculare ⇨ **Luxation** im Schultereckgelenk

Tossy I   Tossy II   Tossy III mit Klaviertastenphänomen

   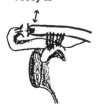   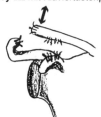

Nach ROCKWOOD werden noch 3 weitere Formen unterschieden:
Typ I – III wie bei Tossy
Typ IV: wie bei Tossy III, die Clavicula ist nach dorsal disloziert
Typ V: wie bei Tossy III, Ablösung des M.deltoideus u. trapezius vom distalen Klavikulaende, AC-Gelenkspalt 2 – 3 x so weit wie auf der Gegenseite, Radiologisch ist der Arm und die Scapula nach inferior disloziert
Typ VI: wie bei Typ V, die Clavicula ist unter das Coracoid disloziert

Luxationsmöglichkeiten: - Lux. supraacromialis (häufigste) ⇨ nach oben
                        - Lux. infraacromialis (selten) ⇨ nach unten
                        - Lux. retrospinata (selten) ⇨ nach hinten

Klin: ⇒ Schmerz im Schultereckgelenk bei Bewegung, evtl. Schwellung
⇒ "Klaviertastenphänomen" (Tossy III): Federnder Widerstand der nach oben abstehenden Klavikula mit sichtbarer Stufenbildung (gering auch bei Tossy II mögl.)

Diag: 1. Anamnese (Traumamechanismus) und klinischer Befund, Prellmarke über dem ACG
2. Röntgen: Schultergürtel a.p. zum Frakturausschluss, dann Aufnahme mit Belastung (sog. Panoramaaufnahme): Gewichtszug (5 - 15 Kg) an den Armen ⇨ Subluxation und Luxation wird im Seitenvergleich sichtbar

Ther: • Konservativ: Bei Tossy I, II und III bei älteren Pat., z.B. mit Desault-/Gilchrist- oder Tapeverband
• Operativ: Ind: Junge Pat. (< 35. LJ.) mit Tossy III
– Op nach BUNELL ⇨ heute modifiziert mit **PDS-Banding** (= Zuggurtung mit resorbierbarer Polydioxanon-Kordel) zwischen Akromion und Klavikula u. Korakoid und Klavikula und **Naht der Bänder**
– Alternativ Bandnaht und temporäre Arthrodese mit Spickdraht für 6 Wochen oder Hakenplatte nach WOLTER-Platte
– Postoperativ: Gilchrist-Verband (Abb. s.u.) für eine Woche, danach krankengymnastische funktionelle Mobilisation bis 90° für 6 Wochen (kein Gips)

Kompl: ∗ Persistierende Schmerzen
∗ Bewegungseinschränkung oder Instabilität im Schultereckgelenk

SKAPULAFRAKTUREN

Syn: Schulterblattfrakturen, engl. fracture of the scapula, ICD-10: S42.1

Ät: – Starke direkte Gewalteinwirkung: Sturz auf die Schulter
– Indirektes Trauma: Sturz auf den Arm
– Luxationen des Schultergelenkes, insb. nach unten ⇨ Pfannenrandausbruch

Etlg: # Stück- oder Trümmerfraktur der Skapula (Skapula-Körperfrakturen)
# Abrissfraktur des Akromions
# Abrissfraktur des Proc.coracoideus
# Frakturen durch die Pfanne = Gelenkfrakturen
# Stauchungsfraktur der Pfanne
# Pfannenrandausbrüche (kommen bei Schultergelenkluxation vor)
# Skapulahalsfrakturen mit dislozierter (nach vorne unten abgekippter) Pfanne ⇨ > 45°
abgekippt = Op-Ind.

Klin: ⇒ Schmerzen bei Bewegung im Schultergelenk, lokaler Druckschmerz
⇒ Bewegungseinschränkung
⇒ Evtl. Absinken der Schulter ⇨ sichtbare Veränderung der Schulterkontur

Diag: 1. Anamnese und klinischer Befund
2. Röntgen: Schultergelenk in 2 Ebenen, evtl. Schrägaufnahmen

Ther: • In der Regel konservativ: Ruhigstellung für 14 Tage im Desault-Verband oder Gilchrist-
Bandage, danach Mobilisation
• Operativ: Ind: Bei dislozierter Pfanne, starke Akromiondislokation, Pfannenrandausbruch
– Reposition und Plattenosteosynthese

Kompl: * Skapulahalsfraktur + ACG-Luxation ⇨ instabile Schulter (floating shoulder)
* Verletzung des N.axillaris, Plexus brachialis, N.suprascapularis
* Thoraxverletzung

SCHULTERGELENKLUXATION

Syn: Engl. shoulder dislocation, ICD-10: S43.0

Anatomie: Auf Grund des **großen Oberarmkopfes** und der dazu relativ zu **kleinen Pfanne** (Grö-
ßenverhältnis 3:1) kommt es in diesem Gelenk leicht zu **Luxationen**, da die Fixierung
des Oberarmkopfes nur durch eine Muskelsehnenhaube (= **Rotatorenmanschette**:
M.supraspinatus, M.infraspinatus, M.teres minor und M.subscapularis) erfolgt. Es fehlt
eine knöcherne Führung, ein stabilisierender Bandapparat ist nur schwach ausgebildet.
Nur geringe Pfannenvergrößerung durch das knorpelige Labrum glenoidale (Limbus).
Es ist daher das beweglichste aber auch gleichzeitig anfälligste Gelenk des Körpers.
Bewegungsmaße des Schultergelenkes:
Ante-/Retroflexion: 170 - 0 - 40°, Ab-/Adduktion: 160 - 0 - 45° bei gleichzeitiger Außen-
rotation: 190 - 0 - 45° die Abduktion erfolgt dabei bis 70° nur aus dem Schultergelenk,
ab 70° wird die Abduktion durch Rotation des gesamten Schultergürtels bewirkt, Rota-
tion: 70 - 0 - 70°. Die Bewegung des Armes über die Horizontale hinaus (= ab 90°) wird
Elevation genannt.

Ät: – Traumatische Luxation: Indirekt bei hebelnder Bewegung des Humerus (Außenrotation +
Abduktion), z.B. Sturz auf den (nach hinten) ausgestreckten Arm
– Habituelle Luxation (ohne Gewalteinwirkung, gewohnheitsmäßige Lux.): Erstluxation ohne
adäquates Trauma. Ursachen: Angeborene Dysplasie oder Fehlstellung der Gelenkpfanne,
Muskel-Kapsel-Band-Schwäche, Torsionsfehler des Humerus
– Rezidivierende Luxation: Nach adäquatem Ersttrauma mit Entstehung prädisponierender
Faktoren: Verletzung des Pfannenrandes, Erweiterung der Gelenkkapsel, Schädigung des
Kapsel-Bandapparates, Impression des Humeruskopfes

Epid: Häufigste Luxationen des Menschen! (50 % aller Luxationen)

Etlg: **# Luxatio anterior/subcoracoidea** ⇨ nach vorne, Kopf steht ventral unter dem Proc.coracoideus (80 %)

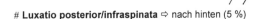

 # Luxatio inferior/axillaris ⇨ nach unten (15 %)

 # Luxatio posterior/infraspinata ⇨ nach hinten (5 %)

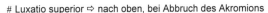

Luxatio superior ⇨ nach oben, bei Abbruch des Akromions
Luxatio erecta ⇨ Kopf steht kaudal der Pfanne mit fixiertem eleviertem Arm
Luxatio intrathoracica (bei extremem Trauma mit Fraktur mehrerer Rippen) ⇨ in den Thoraxraum

Klin: ⇒ Federnde Fixation im Schultergelenk, Spontan- und Bewegungsschmerz
⇒ Leere Gelenkpfanne, tastbarer Oberarmkopf außerhalb der Pfanne
⇒ Abgeflachte Kontur des M.deltoideus, hervorstehendes Akromion

Diag: 1. Anamnese (Unfallmechanismus) und klinischer Befund (DMS dokumentieren!)
2. Röntgen: Immer in mind. zwei Ebenen:
   – **Schultergürtel a.p.**
   – **Transskapuläre Aufnahme** (Kopf projiziert sich normalerweise genau auf die Pfanne ⇨ ideal zur Beurteilung einer Luxation)
   – 45° verdreht (glenoidal-tangential): Gelenkspalt genau einsehbar
   – Axial-axillär: Rö. bei abduziertem Arm ⇨ nur bei intaktem Schultergelenk durchführen!
   – Transthorakal (Luxationsbeurteilung nur eingeschränkt möglich, wird heute nur noch durchgeführt wenn die transskapuläre Aufnahme nicht mögl. ist)
   – Bei rezidivierenden Luxationen: Arthro-CT im Doppelkontrastverfahren zum Ausschluss von Dysplasien oder Arthro-NMR (Beurteilung des Labrum glenoidale)

Ther: • **Konservativ:** Wichtig! **VOR REPOSITION IMMER RÖNTGENKONTROLLE!** um Frakturen oder Fissuren auszuschließen und DMS kontrollieren und dokumentieren!
Die sofortige Reposition sollte unter Sedierung und Analgesie, evtl. auch unter Narkose durchgeführt werden (die relaxierte Muskulatur erleichtert das Reponieren).
Methoden:
   – Reposition nach ARLT: Dauerzug am Arm über eine Stuhllehne als Hypomochlion
   – Reposition nach HIPPOKRATES: Zug am Arm, gegenstemmen mit der Ferse oder besser mit der Faust als Hypomochlion (= Umlenkpunkt) in der Axilla des Pat.
   – Reposition nach KOCHER: Obsolet! (nur Lux. anterior) reponieren durch Außenrotation ⇨ Traumatisierungsgefahr
   – Selbsteinrichtung nach ISELIN (insb. bei habitueller Luxatio anterior): Durch Zug und Rotation an einem fixierten Gegenstand
• Nach der Reposition für 2 - 3 Wochen (junge Pat., < 40. LJ.) Ruhigstellung mit **Gilchrist-Bandage** (s. Abb.) oder Desault-Verband.
Merke: **Je älter** der Pat. **um so kürzer** die Ruhigstellung (> 40. LJ. nur 1 - 2 Wo. wegen Gefahr der Schultergelenk-Einsteifung)
• Allgemein: Krankengymnastik zur Stärkung der schulterstabilisierenden Muskulatur, meiden von extremen Bewegungen.

Gilchrist-Bandage

- Operativ: Ind: Offene Reposition bei Gefäß-Nerven-Verletzungen, bei nicht Gelingen der konservativen Repositionsversuche und bei rezidivierenden Luxationen
  - Rezidivierende Luxation: Op n. EDEN-HYBBINETTE (s.u.)
  - Sehnen- und Faszienplastiken und Gelenkkapselstraffung (verschiedene Methoden mögl., je nach den zugrundeliegenden luxationsfördernden Faktoren)

Kompl: * **Hill-Sachs-Läsion:** Dorso-kraniale keilförmige Knochen-Knorpel-Impression am Humeruskopf, bei der Luxatio anterior
  Ther: Subkapitale Derotationsosteotomie nach WEBER: 25 - 30° Außenrotation des Schaftes (zum Kopf) verhindert das Einrasten der Kerbe am Pfannenrand

  * Reverse Hill-Sachs-Läsion: Ventro-kraniale keilförmige Knochen-Knorpel-Impression am Humeruskopf, bei der Luxatio posterior

  * **Bankart-Läsion:** Abriss des Labrum glenoidale inferior (Limbus) ⇨ führt zur rezidivierenden Schultergelenkluxation
  Ther: Op nach BANKART: Bei kleinem Defekt Refixation des Limbus
  Op nach EDEN-HYBBINETTE: Anlagerung eines Knochenspans am vorderen unteren Pfannenrand und Raffung des M.subscapularis bei größerem Defekt
  Neu: Arthroskopische Op. mit Refixation (arthroskopische Naht) des Labrum glenoidale inferior am Pfannenrand (postop. Gilchrist-Verband für 2 Wochen)

  * S.L.A.P.-Läsion (superiorer Labrum Schaden von anterior bis posterior), Ther: arthroskopische Op. mit Refixation des Labrum superior

  * Abrissfraktur des Sehnenansatzes am Tuberculum major (Neer VI s.u.) bei der Lux. anterior od. des Sehnenansatzes am Tuberculum minor (Neer VI s.u.) bei der Lux. post.

  * Komplette Oberarmkopfluxationsfraktur ⇨ kann zu Kopfnekrose führen (Neer VI s.u.)

  * Plexus-brachialis- und Gefäßverletzung, insb. bei Lux. inferior und erecta

  * Verletzung des N.axillaris (⇨ Parese des M.deltoideus)

  * Einsteifung oder Bewegungseinschränkung der Schulter bei zu langer Ruhigstellung!

ROTATORENMANSCHETTENRUPTUR

Syn: Periarthropathia humeroscapularis pseudoparetica, engl. rotator cuff rupture, ICD-10: S46.0

Anatomie: Die Rotatorenmanschette (Muskelsehnenhaube) aus **M.supraspinatus, M.infraspinatus, M.teres minor** und **M.subscapularis** fixiert den Oberarmkopf in der Pfanne.

Def: Zerreißung der Supraspinatussehne oder Abrissfraktur des Tuberculum majus (Ansatz der Muskeln der Rotatorenmanschette [außer M.subscapularis ⇨ Tuberculum minus])

Ät: – **Degenerativ** (> 50. LJ.) bei Bagatelltraumen („Gelegenheitsursache")
  – Traumatisch: Gewaltsame passive Bewegung (Sturz auf die Schulter), Luxation (selten)

Klin: ⇒ "Pseudoparese" des Armes: Abduktion nicht möglich, bzw. kraftloses Herabfallen des passiv gehaltenen Armes bei 90° Abduktion (drop arm syndrome), evtl. Schultersteife
  ⇒ Druckschmerz über dem Tuberculum majus und im Bereich der Supraspinatussehne
  ⇒ Falls Abduktion möglich (Teilruptur): Abduktionsschmerz

Diag: 1. Anamnese und klinischer Befund
  2. Sonographie (erfahrener Untersucher): Verschmälerung der Rotatorenmanschette, Hämatom, Dehiszenz
  3. Röntgen: Schulter in zwei Ebenen zum Ausschluss einer knöchernen Abrissfraktur, evtl. Hochstand des Humeruskopfes sichtbar (da die rupturierte Rotatorenmanschette den Kopf nicht mehr in der Pfanne hält und der M.deltoideus den Oberarm nach oben zieht, verringert sich der Abstand zum Akromion ⇨ pathologisch ist ein Abstand < 6 mm)
  Arthrographie des Schultergelenkes: Bei Rotatorenmanschettenruptur Übertritt des Kon-

trastmittels in die Bursa subacromialis als sicheres Zeichen. Sehnenruptur durch Kontrastmittelanreicherung im Rupturspalt möglicherweise sichtbar.
4. Arthro-CT oder NMR (insb. T2-gewichtet) und auch Arthroskopie mögl.

Ther: • Konservativ: Bei Teileinrissen oder alten Patienten frühfunktionelle Behandlung (Krafttraining und Koordinationsschulung), Antiphlogistika, Infiltrationen mit Lokalanästhetika, Kryotherapie, Elektrotherapie
• Operativ:
 – Bei Sehnenruptur ⇨ Op nach MCLAUGHLIN: Befestigung der Sehne mittels Durchflechtungsnaht und transossäre Fixierung an einer Knochenkerbe am Tub.majus durch zwei Bohrkanäle (s. Abb.).
 – Ausrissfraktur des Tuberculum majus: ohne Dislokation Ruhigstellung mit Gilchrist-Bandage, sonst Osteosynthese mittels Zugschraube/Zuggurtung
 – Postop.: 4 - 6 Wo. Ruhigstellung mit Schulterkissen in Abduktionsstellung

DD: – Periarthropathia humeroscapularis (degenerative Veränderungen der Sehnen, Bursae und Bänder, ggf. mit Verkalkungen bis zur fibröse Schultersteife = frozen shoulder)
 – Einengung des Recessus subacromialis (häufiges Krankheitsbild) infolge Quellungszustände oder Verkalkung der Supraspinatussehne (Impingement-Syndrom) oder Bursits subacromialis; Ther: Injektion von Lokalanästhetika und Kortikoiden. Arthroskopische oder offene Op mit subakromialer Dekompression durch Abschleifen des Akromions von unten und Durchtrennung des Lig.coracoclaviculare (= Akromioplastik n. NEER), postop. KG!

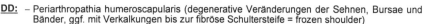

OBERE EXTREMITÄT

HUMERUSKOPFFRAKTUR

Syn: Oberarmkopffraktur, subkapitale Humerusfraktur (unpräzise Bezeichnung), ICD-10: S42.2

Anatomie: Früher wurde zwischen anatomischem und chirurgischem Hals unterschieden. Heute wird der Oberarmkopf nach Neer in 4 Segmente eingeteilt (s. Abb.). Wichtig ist die Kenntnis der **Blutversorgung:** Sie erfolgt über die Sehnenansätze am Tub. majus u. minus und über die A.arcuata (die bei den Frakturen häufig zerrissen ist). Die Richtung der möglichen Segmentdislokationen sind mit Pfeilen eingezeichnet.

Def: Typische Fraktur des alten Menschen. Meist liegt eine **subkapitale Humerusfraktur** in Höhe des Collum chirurgicum vor.

Ät: – Meist indirektes Trauma: Sturz auf die ausgestreckte Hand oder Ellenbogen
 – Tumormetastasen, primäre Knochentumoren oder maligne Lymphome im Kopfbereich ⇨ pathologische Frakturen

Klin: ⇒ Schmerzhafte Bewegungseinschränkung
⇒ Druckschmerz über dem Oberarmkopf
⇒ Evtl. Bluterguss in der Axilla, lateraler Thoraxwand und medialem Oberarm

Diag: 1. Anamnese und klinischer Befund (DMS prüfen und dokumentieren)
2. Röntgen: In 2 Ebenen a.p. und transskapuläre Aufnahme
3. NMR bei Tumorverdacht im Kopfbereich

Etlg: # Nach NEER (1970): Teilt die Frakturen in 6 Klassen und differenziert innerhalb der Gruppen nach der Anzahl der betroffenen Segmente:
– Gruppe I: **Minimale Verschiebung** (Kopf < 45° abgekippt bzw. Fragmente < 1 cm verschoben)
– Gruppe II: Disloziertes Fragment 1 (> 1 cm disloziert) = Fraktur am **Collum anatomicum** ⇨ Kopfkalotte wegen fehlender Durchblutung stark gefährdet! ⇨ bei jungen Menschen und unverzüglicher Op ⇨ Prog. gut
– Gruppe III: Fraktur am **Collum chirurgicum** mit Dislokation > 45° abgekippt bzw. Fragmente >1cm verschoben
a) Aufgestaucht und > 45° abgekippt ⇨ konservative Therapie, junge Pat. Op
b) dislozierter Kopf ⇨ instabil ⇨ Reposition und Spickdrahtfixierung
c) Trümmerzone im Oberarmhalsbereich (Zone 4) ⇨ Bündelnagelung
– Gruppe IV: **Tuberculum majus – Abrissfraktur** (= 2 Segmente), zusätzlich können noch weitere Frakturen vorliegen (⇨ 3-4 Segmente)
– Gruppe V: **Tuberculum minus - Abrissfraktur** (und 2 - 4 Segmente)
– Gruppe VI: **Luxationsfrakturen** Lux.anterior: Tub.majus Abriss Lux.posterior: Tub.minus Abriss (und 2 – 4 Segmente)

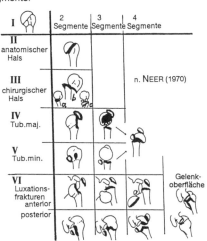

	2 Segmente	3 Segmente	4 Segmente
I			
II anatomischer Hals			
III chirurgischer Hals			n. NEER (1970)
IV Tub.maj.			
V Tub.min.			
VI Luxationsfrakturen anterior posterior			Gelenkoberfläche

Epiphysenfugenbeteiligung (bei Kinder und Jugendlichen): Nur als Aitken I vorkommend (Epiphysenfugenlösung mit metaphysärem Keil)

Ther: • Konservativ (80 %): Bei eingestauchter, wenig dislozierter Fraktur im Collum chirurgicum = **subkapitale Humerusfraktur! Keine Reposition!**
⇨ Gilchrist- oder Desault-Verband für 8 Tage, bzw. bis zur Schmerzfreiheit und regelmäßige Röntgenkontrolle, danach funktionell mit Pendelbewegungen und zunehmend aktiven Bewegungsübungen

• Operativ (20 %): Ind: Irreponible Frakturdislokation, Luxationsfraktur, Abrissfrakturen des Tuberculum majus mit subakromialer Interposition, offene Frakturen, Paresen des N.radialis
– Wenn möglich Versuch der geschlossenen Reposition und Fixation mit Spickdrähten (Entfernung nach 3 Wochen) ⇨ Ruhigstellung für 1 Woche im Desault-Verband
– Sonst offene Reposition und Fixation mit Spickdraht, Zugschraube, Zuggurtung, T-Platte oder Kleeblattplatte
– Subkapitaler Trümmerbruch: Aufsteigende Bündelnagelung
– Bei irreversibler Zerstörung des Kopfes (Knochennekrose, Tumormetastasen, Trümmerfraktur) ⇨ Oberarmkopfprothese nach NEER (Metall) od. MATHYS (Kunststoff) mit Fixationsschraube am Schaft (zur Rotationssicherung)

• Epiphysenfugenbeteiligung: in der Regel konservativ, bei Interposition der Bizepssehne Op: Offene Reposition und Spickdrahtosteosynthese

Prog: Eingestauchte Fraktur ⇨ konservative Therapie mit guter Prognose
Mehrsegmentfrakturen, Trümmerfrakturen und Luxationsfrakturen ⇨ Prognose hängt von der Güte der Operation ab und **verschlechtert sich mit der Anzahl der Segmente** (4 Segment-Frakturen haben eine zweifelhafte Prognose, wegen möglicher Einschränkung der

Blutversorgung des Kopfes ⇨ Kopfnekrose)
Epiphysenfugenfrakturen/-lösungen ⇨ Wachstumsstörungen möglich

Kompl: * Begleitverletzung des Plexus brachialis, N.axillaris oder A.axillaris
* Kopfnekrose bei fehlender Blutversorgung (s.o.)
* Schmerzhafte Schultersteife
* Kindesalter: Wachstumsstörung bei Schädigung der Wachstumsfuge (selten)

OBERARMSCHAFTFRAKTUR

Syn: Humerusfraktur, Oberarmbruch, engl. fracture of the humerus, ICD-10: S42.3

Ät: – Direktes Trauma: Schlag auf den Oberarm
– Indirektes Trauma: Sturz auf den Arm, Ellenbogen, Hand

Etlg: # Proximales Drittel
Mittleres Drittel: Hier Gefährdung des kreuzenden N.radialis
Distales Drittel

Klin: ⇒ Druckschmerz und Bewegungsschmerz
⇒ Evtl. neurologische Ausfallzeichen einer N.radialis-Läsion (Fallhand, Sensibilitätsstörung im zugehörigen Dermatom am dorsalen Unterarm und Handrücken Dig. I - III)

Diag: 1. Anamnese und klinischer Befund: DMS, N.radialis-Funktion
2. Röntgen: Oberarm in 2 Ebenen mit den angrenzenden Gelenken

Ther: • Funktionell: Nach SPECHT = lediglich manuelle Schienung der Fraktur (durch KG) bei funktioneller Beübung des Armes (Patienten-Compliance wichtig), nach PÖLCHEN = milde Extension und KG
• Konservativ: Desault-/Gilchrist-Verband oder breite Baycast-Manschette (Sarmiento-Brace) oder Hanging-cast = Gewichtsextension ⇨ konservativ insg. gute Heilungstendenz der Oberarmschaftbrüche (insb. auch bei den Kindern)
• Operativ: Ind: 1.) II.- u. III.-gradig offene Frakturen
2.) N.radialis oder Gefäßbeteiligung
3.) Beidseitige Oberarmschaftfraktur oder Rippenserienfraktur
4.) Pseudarthrosenbildung
5.) Muskelinterponat im Frakturspalt
6.) Relative Ind: Fraktur im distalen 1/3
– Marknagelung mit Oberarmnagel nach SEIDEL (mit prox. und dist. Verriegelung), TLN = telescopic locking nail (Marknagel mit der Möglichkeit der Kompression des Frakturspaltes) oder mit ÜHN = unaufgebohrter Humerusnagel (auf- od. absteigend eingebracht)
– Bündelnagelung aufsteigend (od. absteigend) nach HACKETHAL: Über ein Loch über der Fossa olecrani Einbringen von 3 - 6 Nägeln (Ø 3 mm) oder modifiziert mit Rush-pins (Ø 3,2 mm) in die Markhöhle (insb. bei Torsions-, Biegungs-, Etagen- oder Trümmerfrakturen) unter Bildwandlerkontrolle ⇨ Frakturstabilisierung durch elastische Verklemmung in der Markhöhle
– Bei Kindern: Intramedulläre Schienung mit Prevot-Stift
– Plattenosteosynthese mit dorsaler Verplattung mind. 6-Loch breite LC-DC-Platte (bei N.radialis-, Gefäßbeteiligung und offenen Fraktur)
– Fixateur externe unilateral (z.B. bei Polytrauma)

Prog: Im allgemeinen sehr gute Heilungstendenz der Oberarmschaftbrüche. Starke Bildung von Fixationskallus schon nach kurzer Zeit, der sich dann teilweise wieder zurückbildet = Knochenremodelling.

Kompl: * **N.radialis-Verletzung** ⇨ Fallhand (der M.triceps brachii ist meist nicht betroffen, da der innervierende Ast sich schon zuvor im Bereich der Axilla abgezweigt hat)
* Verletzung der A.axillaris oder A.brachialis
* Pseudarthrose

DISTALE OBERARMFRAKTUR

Syn: ICD-10: S42.4

Anatomie: Die Gelenkfläche am Humerus für die Ulna wird gebildet durch die **Trochlea** (Teil des Condylus humeri ulnaris [medial]), für den Radius durch das **Capitulum humeri** (Teil des Condylus humeri radialis [lateral]). Die Epikondylen dienen als Muskelsehnenansätze und liegen außerhalb der Gelenkfläche (s. Abb.).

re.Humerus, Ventralansicht

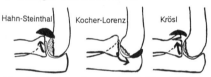

Ät: – Indirektes Trauma: Sturz auf den gestreckten Arm ⇨ **Extensionsfraktur**
– Direktes Trauma: Sturz oder Schlag auf den Ellenbogen ⇨ Flexionsfraktur (selten)

Etlg: Nach MÜLLER
Gruppe A: Extraartikulär ⇨ **Supra- oder perkondyläre Fraktur** ohne Gelenkbeteiligung ⇨ **Abrissfrakturen der Epikondylen**
Gruppe B: Intraartikulär unikondylär ⇨ **Condylus** humeri radialis (lateralis)- oder ulnaris (medialis)-Fraktur
Gruppe C: Intraartikulär bikondylär ⇨ **"Y"-förmiger Gelenkbruch**, Gelenktrümmerfraktur

Trochlea- oder Capitulum humeri-Absprengung (bei Überstreckungstrauma, sehr selten): Fraktur nach HAHN-STEINTHAL, Fraktur nach KOCHER-LORENZ, Fraktur nach KRÖSL (s. Abb.) ⇨ = tangentiale Abscherfraktur

Hahn-Steinthal   Kocher-Lorenz   Krösl

Kind: – Suprakondyläre Extensionsfraktur (häufigste) oder Flexionsfraktur (Häufigkeitsgipfel zw. 5. u. 10. LJ.)
– Abrissfraktur des Epicondylus humeri ulnaris (⇨ N.ulnaris Läsion mögl.) mit und ohne Dislokation nach unten oder in den Gelenkspalt oder in Verbindung bei einer Ellenbogengelenkluxation
– Abrissfraktur des Knochenkerns des Capitulum humeri (Kocher'sche Fraktur) = Aitken III (Fraktur meta-epiphysär)

Klin: ⇨ Schmerzhafte Bewegungseinschränkung des Ellenbogengelenkes
⇨ Rasche Schwellung
⇨ Starkes Blutungshämatom bei Verletzung der A.radialis möglich
⇨ Nervenbeteiligung von N.ulnaris, N.medianus (insb. bei Dislocatio ad peripheriam) und N.radialis möglich

Diag: 1. Anamnese und klinischer Befund
2. Röntgen: A.p. und 2 zusätzliche Ebenen (je 45° versetzt) um mögliche Trochlea- oder Capitulum humeri-Absprengungen zu übersehen
Im Kindesalter bei Unklarheit seitenvergleichende Aufnahme
Röntgenzeichen: **Positives Fettkörperzeichen** = sichtbare Vorwölbung der ventralen

oder dorsalen Gelenkkapsel bei suprakondylären Frakturen als indirektes Zeichen für eine Fraktur (suprakondyläre Humerus- od. Radiusköpfchenfraktur), **suprakondyläre Nase:** bei Rotationsfehlern Überstehen des prox. Fragments

Schweregrad suprakondylärer Frakturen nach BAUMANN (bezgl. radiologischer Kriterien):

I.°   Fissur, minimale Verschiebung ⇨ konservative Therapie

II.°   Verschiebungen mit gegenseitigem Kontakt der Bruchstücke ⇨ Reposition und perkutane Spickdrahtosteosynthese

III.°   Fragmente ohne Kontakt ⇨ Reposition und perkutane Spickdrahtosteosynthese, falls dies nicht gelingt offene Reposition und Spickdrahtosteosynthese

3. Bei Frakturen mit Gelenkbeteiligung Arthroskopie zur Beurteilung der Gelenkstufe

Ther: • Konservativ:
Nur bei nicht dislozierten Frakturen indiziert ⇨ Oberarmgips für 4 - 6 Wo.
Kind: Suprakondyläre Frakturen ⇨ Extension und Flexion im Ellenbogengelenk, dann Fixation des Repositionsergebnisses in max. Flexionsstellung im Ellenbogengelenk an einer Halsschlinge aufgehängt (= Verfahren nach BLOUNT-CHARNLEY)

• Operativ: Ind: Dislozierte Frakturen
– Unikondyläre Frakturen ⇨ Schraubenosteosynthese
– Bikondyläre Frakturen ("Y"-Fraktur) ⇨ Plattenosteosynthese der Kondylen + Zugschraube zur Trochlea ⇨ OA-Gips für 4 Wochen (falls Fraktur nicht übungsstabil, sonst kürzer), Metallentfernung nach ca. 2 Jahren
– Trochlea- oder Capitulum humeri-Absprengungen: Reposition und Fixation der Fragmente mittels Spickdraht von der Gelenkfläche aus (der überstehende Spickdraht wird genau auf dem Gelenkniveau abgeknipst) ⇨ OA-Gips für 4 Wochen und Spickdrahtentfernung
– *Kind:* Bei Epiphysenfugenbeteiligung Reposition und Fixation der Fragmente mit Spickdrähten von den Epikondylen aus evtl. + Vicryl-Zuggurtung ⇨ OA-Gips für 4 Wochen und Metallentfernung

Kompl: ∗ Starke Verkalkungstendenz und Kallusbildung in diesem Gelenk ⇨ Bewegungseinschränkung, Irritation von Nerven
∗ Kind: Fehlwachstum bei Epiphysenfugenbeteiligung, Rotationsfehler
∗ Begleitverletzungen:
A.radialis bei supra- oder perkondylären Frakturen, insb. des Kindes
N.ulnaris bei Frakturen im Bereich des Condylus oder Epicondylus humeri ulnaris
N.medianus bei supra- oder perkondylären Frakturen
N.radialis bei supra- oder perkondylären Frakturen
∗ Volkmann-Muskelkontraktur (ischämische Kontraktur)
∗ Cubitus valgus (X-Stellung) bei Capitulum humeri Abrissfraktur, Panner-Erkrankung = aseptische Knochennekrose des Capitulum humeri

---

BIZEPSSEHNENRUPTUR

Anatomie: Proximal: - M.biceps caput longum (lange Bizepssehne, ICD-10: S46.1) Ursprung am Tuberculum supraglenoidale scapulae, zieht durch das Schultergelenk durch den Sulcus intertubercularis humeri am Oberarm
- M.biceps caput breve (kurze Bizepssehne, ICD-10: S46.2) Ursprung am Proc.coracoideus scapulae

Distal: Ansatz beider Bizepsköpfe an der Tuberositas radii und Fascia antebrachii, ICD-10: S46.2

Ät: – Lange (proximale) Bizepssehne: degenerative Veränderungen ⇨ Ruptur bei Bagatelltraumen
– Distale Bizepssehne: traumatisch

Etlg: # Ruptur der **langen Bizepssehne** (proximal), selten der kurzen Bizepssehne
Ruptur der distalen Bizepssehne

Klin: ⇒ Ruptur der langen (proximale) Bizepssehne: Sichtbarer Muskelbauch/-wulst kurz oberhalb
der Ellenbeuge (= distaler Oberarm) zu sehen
⇒ Ruptur der distalen Bizepssehne: Sichtbarer Muskelbauch am proximalen Oberarm
⇒ Verminderte Kraft bei Flexion im Ellenbogengelenk

Diag: 1. Anamnese und klinischer Befund
2. Sonographie: Gute Darstellbarkeit des Muskelbauches
3. Röntgen: Ausschluss knöcherner Verletzungen

Ther: • Konservativ: Lange Bizepssehnenruptur
• Operativ: Ind: distale Ruptur immer, lange Bizepssehnenruptur nur bei Beschwerden od.
deutlicher Minderung der groben Kraft
– "Schlüsselloch"-Op nach FROIMSON: Bizepssehne wird in einem Bohrloch im Sulcus
intertubercularis fixiert oder
– Versetzung der langen Bizepssehne auf den Proc.coracoideus oder
– Adaptation der langen Bizepssehne an die kurze Bizepssehne
– Distale Ruptur: Transossäre Fixation der dist. Bizepssehne an der Tuberositas radii
– Postoperativ: Schonung für 5 - 8 Wochen, volle Belastbarkeit nach ca. 3 Monaten

ELLENBOGENLUXATION

Anatomie: Das Ellenbogengelenk setzt sich aus zwei
Gelenkkomplexen zusammen:
1. Humero-ulnar-Gelenk = Scharniergelenk
⇨ Flexion und Extension (150 - 0 - 5°)
Stabilisation durch med. u. lat. Seitenband
und Muskelsehnenmantel
2. Radio-ulnar- u. humero-radial-Gelenk =
Kugelgelenk für Flexion u. Extension und
Pro- und Supination (⇨ Rotation 90 - 0 -
90°). Stabilisation des radio-ulnar-Gelenk
durch das Lig.anulare radii um das Radiusköpfchen herum (s. Abb.)

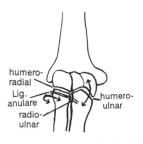

humero-
radial
Lig.
anulare
radio-
ulnar
humero-
ulnar

Def: Luxation im humero-ulnar- (häufigste) oder im radio-ulnar-humeral-Gelenk, ICD-10: S53.1

Ät: – Indirektes Trauma: Sturz auf den abstützenden gestreckten (oder leicht gebeugten) Arm
– Kleinkind: Zug und Pronation am Arm des Kindes ⇨ Subluxation des Radiusköpfchens

Epid: ◊ Zweithäufigste Luxation des Menschen (nach der Schultergelenkluxation)
◊ Subluxation des Radiusköpfchens meist 2. - 6. LJ.

Etlg: # Humero-ulnare Luxation: - Dorsale = hintere Luxation (häufigste Form)
- Dorso-laterale (radiale) = seitliche Luxation ⇨ nach radial
- Ulnare (dorso-mediale) Luxation ⇨ nach ulnar
- Ventrale = vordere Luxation
- Divergierende Luxation ⇨ Ruptur der Membrana interossea
Radio-ulnare Luxation: Isolierte Luxation des Radiusköpfchens ⇨ meist mit proximaler
Ulnaschaftfraktur kombiniert (Monteggia-Fraktur)
Subluxation des Radiusköpfchens (bei Kindern) = Pronatio dolorosa, CHASSAIGNAC-
Lähmung ⇨ teilweises Herausluxieren des Radiusköpfchens aus dem Lig.anulare radii ⇨
Einklemmung des Bandes zwischen Radius und Capitulum humeri, Pseudoparese

Klin: ⇒ Tastbares Hervorstehen des Olekranons, federnde Fixation im Gelenk
⇒ Schmerzhafte Bewegungseinschränkung oder -blockade (Streck- oder/und Beuge-/Rotationshemmung)
⇒ MONTEGGIA-Fraktur: tastbares Radiusköpfchen in der Ellenbeuge, Achsenknickung der Ulna

Diag: 1. Anamnese und klinischer Befund, DMS prä- und postoperativ (neurologischer Status!)
2. Röntgen: Ellenbogengelenk in mindestens 2 Ebenen zum Ausschluss knöcherner Verletzungen, posteriore fat pat als Hinweis auf eine Läsion

Ther: • Konservativ: Geschlossene Reposition in Narkose durch Zug am U-Arm bei fixiertem O-Arm ⇨ Rö-Kontrolle der Stellung und zum Ausschluss knöcherner Begleitverletzungen ⇨ Ruhigstellung im O-Armgips in 90°-Stellung für 3 Wochen
Kind: Subluxation ⇨ Reposition durch Zug am U-Arm, Rotation und gleichzeitigem Druck auf das Radiusköpfchen
• Operativ: Ind: instabiles Gelenk, offene Luxation, Luxationsfrakturen, Repositionshindernis oder Reluxationsneigung
– Reposition in Narkose, erforderliche Osteosynthese bei Frakturen, Bandrekonstruktion
– Postoperativ: Ruhigstellung im O-Armgips

Kompl: * **Luxation + Fraktur:** z.B. Epicondylus-ulnaris oder –radialis-Abrissfraktur, insb. bei Kinder u. Jugendlichen; Proc.coronoideus-Abrissfraktur; MONTEGGIA-Fraktur; Olekranonfraktur; Radiusköpfchenfraktur ⇨ immer in mind. 2 Ebenen röntgen zum Frakturausschluss!
* Verletzung des N.radialis od. N.ulnaris, A.brachialis-Läsion
* Evtl. bleibende Bewegungseinschränkung, Reluxation, Radiusköpfchennekrose
* Periartikuläre Verkalkung und Verknöcherung, Proph: NSA, z.B. 2 x 50 mg Indometacin (Amuno®) für 14 Tage

---

OLEKRANONFRAKTUR

Syn: Ellenhakenbruch, ICD-10: S52.0

Ät: – Direktes Trauma: Schlag oder Sturz auf das gebeugte Ellenbogengelenk
– Indirektes Trauma: Schermechanismen (selten)

Path: Olekranon bricht von der Ulna ab und wird durch den Zug des M.triceps brachii nach kranial **disloziert** (⇨ 99 % dieser Frakturen sind disloziert, s. Abb.)

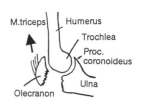

Klin: ⇒ Tastbarer Spalt durch Zug des M.triceps brachii
⇒ Fehlende Kraft bei Streckung des Armes (Prüfung gegen Widerstand)
⇒ Schmerzhafte Bewegungseinschränkung

Diag: 1. Anamnese und klinischer Befund
2. Röntgen: Ellenbogengelenk in 2 Ebenen

Ther: • Konservativ: Nur bei nicht dislozierter Fraktur (Kindesalter)
• Operativ: Ind: Operation (fast) obligat:, da Dislokation
– Zugang von radial aus, um den N.ulnaris zu schonen
– Abrissfraktur ⇨ **Zuggurtungsosteosynthese** oder Schraube
– Trümmerfraktur ⇨ kleine Platte, evtl. in Kombination mit Zuggurtung

Kompl: Pseudarthrosen, Arthrose im Ellenbogengelenk

PROC.CORONOIDEUS-FRAKTUR

Syn: ICD-10: S52.0

Ät: Meist als Begleitverletzung bei Ellenbogengelenkluxation vorkommend

Klin: ⇒ Instabilität des Gelenkes
⇒ Evtl. Blockierung des Gelenkes bei Interposition des Fragmentes in den Gelenkspalt

Diag: 1. Anamnese und klinischer Befund
2. Röntgen: Ellenbogengelenk in 2 Ebenen

Ther: • Konservativ: Ind: Bei nicht dislozierter Fraktur
• Operativ: Reposition und Zugschraubenosteosynthese oder Kirschner-Draht bei Interposition oder großem Fragment.
Wichtig: **Gelenkfläche muss wiederhergestellt werden!**

Kompl: * Ohne Proc.coronoideus ⇒ Instabilität des Ellenbogengelenkes
* Arthrose

RADIUSKÖPFCHENFRAKTUR

Syn: ICD-10: S52.1

Ät: Sturz auf die ausgestreckte Hand

Etlg: # Meißelfraktur = Spaltbruch
Stauchungsfraktur
Trümmerfraktur
Kind: Epiphysäre Fraktur (Aitken I) = Radiushalsfraktur

Klin: ⇒ Druckschmerzen unterhalb des Epicondylus lateralis, Schwellung, Hämatom
⇒ Schmerz bei Rotation des Unterarms
⇒ Evtl. Instabilität im Ellenbogengelenk

Diag: 1. Anamnese und klinischer Befund
2. Röntgen: Ellenbogengelenk in 2 Ebenen, evtl. Fettkörperzeichen (s. Kap. distale OA-Fraktur)

Ther: • Konservativ: Nicht dislozierte und gut reponible Frakturen (keine Fraktur in der Gelenkfläche) ⇒ OA-Gipsschiene für 14 Tage
• Operativ: Ind: > 1/3 der Gelenkfläche abgebrochen od. Dislokation > 2 mm
– Meißelfraktur ⇒ kleine Zugschraube von lateral
– Trümmerfraktur ⇒ Resektion des Radiusköpfchens
– *Kind:* > 40 - 50° gekippt oder um mehr als ½ disloziert ⇒ offene Reposition und Spickdrahtosteosynthese oder transartikuläre temporäre Arthrodese

Kompl: * Bewegungseinschränkung (Pro- und Supination)
* Instabilität im Ellenbogengelenk bei Köpfchenresektion
* Arthrose
* *Kind:* Wachstumsstörungen

UNTERARMFRAKTUREN

Ät: – Direkte oder indirekte Gewalteinwirkung
– *Kind:* Unterarmprellung Cave! Grünholzfraktur

Etlg: # Nach der Lokalisation: Fraktur im proximalen, mittleren und distalen Drittel
Fraktur von **Radius**, ICD-10: S52.3 od. **Ulna**, ICD-10: S52.2 = Parierfraktur isoliert od.
Fraktur von beiden = (komplette) **Unterarmschaftfraktur**, ICD-10: S52.4
Luxationsfrakturen:
1. MONTEGGIA-Fraktur (prox. Ulnafraktur + Radiusköpfchen-
luxation, s. Abb.)
2. GALEAZZI-Fraktur (dist. Radiusfraktur + Ulnaluxation, s.u.)
Offene Frakturen gerne an der **Ulna**, da an der Streckseite
des UA kaum ein Weichteilmantel vorhanden ist (z.B. bei Pa-
rier-/Abwehrbewegungen)
Kind: Häufig Grünholzfrakturen (inkomplette Fraktur)

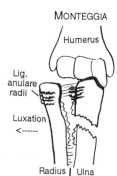

MONTEGGIA

Humerus

Lig. anulare radii

Luxation

Radius | Ulna

Membrana interossea

Klin: ⇒ Ist nur ein Knochen frakturiert, können klinische Zeichen völ-
lig fehlen
⇒ Schmerzhafte Bewegungs-/Rotationseinschränkung
⇒ Druckschmerz, Schwellung, Hämatom

Diag: 1. Anamnese und klinische Untersuchung
2. Röntgen: Unterarm in 2 Ebenen + Kontrolle von Hand- u.
Ellenbogengelenk zum Ausschluss weiterer Frakturen/Lux-
ationen

Ther: • Konservativ:
Erwachsene: Nicht dislozierte Frakturen: Gips oder Orthese für 4 Wochen ⇨ Arm beüben
Kind: Grünholzfrakturen ⇨ OA-Gips (90 % der kindlichen Frakturen können konservativ
behandelt werden). Leichte Achsenfehlstellungen werden durch das Wachstum ausgegli-
chen, nicht allerdings Rotationsfehlstellungen.
Häufige Röntgenkontrollen, da die Gefahr der Dislokation nach Reposition erheblich ist.
• Operativ: Ind: Dislozierte, nicht reponierbaren Frakturen, Trümmerfrakturen
– Radius-Fraktur: DC-Platte (dorso-radial angebracht, damit die Rotation nicht einge-
schränkt wird)
– Ulna-Fraktur: DC-Platte (dorso-ulnar angebracht)
– Trümmer-/Defektfraktur: evtl. Fixateur externe, Spongiosaplastik
– Komplette Unterarmfraktur: Plattenosteosynthese an Ulna und Radius
– MONTEGGIA-Fraktur: an der Ulna eine DC-Platte + Naht des Lig.anulare radii ⇨ Gips in
Supinationsstellung
– *Kind:* Op bei erheblicher Achsenfehlstellung oder nicht möglicher Reposition ⇨ Fixation
durch Kirschner-Drähte oder elastische Markraumschienung mit Titanstiften für 3 Mo-
nate
– **Cave!** immer Rö-Kontrolle nach Reposition: Das Spatium interosseum muss frei blei-
ben ⇨ sonst später Hemmung der Rotationsbewegung mögl.

Kompl: * Einschränkung der Rotation bei Alteration (z.B. durch Schrumpfung, Kallus) der Mem-
brana interossea
* Pseudarthrose
* Kompartment-Syndrom, ischämische Muskelnekrosen

DISTALE RADIUSFRAKTUR

Syn: ICD-10: S52.5

Anatomie: Bei der Reposition muss die Anatomie beachtet werden. Die **BÖHLER-Winkel** des dist. Radius sollten nach Reposition in beiden Ebenen wieder in physiologischer Stellung stehen (Rö-Kontrolle intraoperativ).

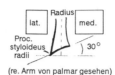
(re. Arm von palmar gesehen)

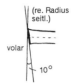
(re. Radius seitl.)

Ät: – Sturz auf die dorsalflektierte (= extendierte) Hand ⇨ **Extensionsfraktur** (COLLES) mit Dislokation des distalen Fragments nach radial und dorsal
– Sturz auf die flektierte Hand ⇨ Flexionsfraktur (SMITH) mit Dislokation des distalen Fragments nach radial und volar
– Luxationsfraktur (GALEAZZI-Fraktur) ⇨ Fraktur des distalen Radiusschaftes + Luxation des distalen Ulnaköpfchens ⇨ völlige Instabilität des distalen Unterarmes

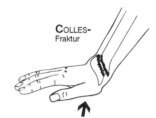
COLLES-Fraktur

Epid: ◊ **Colles-Fraktur = häufigste Fraktur** des Menschen (insg. 25 % aller Frakturen)
◊ Altersgipfel: 6. - 10. LJ. und 60. - 70. LJ.

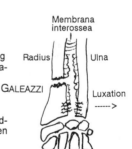
SMITH-Fraktur

Etlg: # **Colles** - Fraktur = Radius-Fraktur loco typico (= Extensionsfraktur)
Smith-Gayrand – Fraktur = Flexionsfraktur
Distale Radiustrümmerfraktur
Galeazzi-Fraktur = Luxationsfraktur

Klin: ⇒ Weichteilschwellung, Druckschmerz
⇒ Eingeschränkte Beweglichkeit im Handgelenk
⇒ Fehlstellungen:
– Colles: Bajonett-Stellung infolge der radialen Abknickung
Fourchette-Stellung = Gabel-Stellung infolge der dorsalen Abknickung
– Smith: Vermehrte Abknickung nach volar

Membrana interossea

Radius   Ulna

GALEAZZI

Luxation
----->

Diag: 1. Anamnese (Unfallhergang?) und klinische Untersuchung
2. Röntgen: Unterarm (mit Ellenbogen) in 2 Ebenen + Handgelenk mit Handwurzelknochen ⇨ Stellung des distalen Radius beurteilen:
   Abkippung nach dorsal ⇨ Colles-Fraktur,
   nach volar ⇨ Smith-Fraktur
   ⇨ Mögl. Zusatzverletzungen: Os scaphoideum-Fraktur oder Luxationen der Handwurzelknochen od. Abriss d. Proc.styloideus ulnae ausschließen
   ⇨ Luxation von Radius oder Ulna?

Ther: • Konservativ (bei **90 %** aller dist. Radiusfrakturen mögl.):
– Colles: Geschlossene Reposition in Bruchspaltanästhesie durch axialen Zug an der Hand und volare Flexion, ggf. dorsaler Druck auf das distale Fragment ⇨ Stellungskontrolle unter dem Bildwandler, dorsale Unterarmgipsschiene für 4 - 6 Wochen
Wichtig: **Regelmäßige Rö-Kontrolle zur Erkennung erneuter Dislokation!** am 1. Tag, 3. Tag, 1. Woche, 2. Woche, 4. Woche und nach 6 Wochen
– *Kind:* Meist Aitken-I-Fraktur oder Epiphysenfugenlösung (Aitken 0) ⇨ konservativ

- Operativ: Ind: 2./3.-gradig offene Frakturen, konservativ nicht zu stabilisierende Reposition (ausgeprägte Trümmerzone, starke Dislokation), SMITH-, GALEAZZI- und Trümmerfrakturen müssen operiert versorgt werden
  - COLLES: **Reposition + Spickdrahtosteosynthese** vom Proc.styloideus radii aus, Gips, Entfernung der Spickdrähte nach 6 Wochen
  - SMITH: volare Abstütz-T-Platte
  - GALEAZZI: DC-Platte + Radio-ulnar-Gelenk-Bandnaht ⇨ Gips in Pronationsstellung
  - Komplexe Trümmerfrakturen: Fixateur externe prox. und dist. der Fragmente (sehr weit distal gelegen: Dann gelenküberbrückend vom Radius auf Os metacarpale II) für 6 - 8 Wo., mit früh beginnender Krankengymnastik, evtl. mit Bewegungsfixateur
  - *Kind:* Spickdrahtosteosynthese bei kons. nicht stabilisierbarer Reposition

Kompl:
* Bewegungseinschränkung
* Infektion von großen Hämatomen oder bei offenen Frakturen
* Sudeck-Erkrankung: Insb. nach brüsker Reposition, häufige Nachrepositionen
* Sekundäre Dislokation (bis 2 Wochen nach der Reposition möglich)
* Posttraumatisches Karpaltunnelsyndrom, Daumenstrecksehnenruptur
* Posttraumatische Arthrose ⇨ Ther: konservativ, nur bei Pat. mit schwerer körperlicher Arbeit ist eine Arthrodese zu empfehlen

Op:
* Verletzung des N.radialis (sensibel) bei der Spickdrahtosteosynthese

HAND UND HANDWURZEL

ANATOMIE:

Die Handwurzel (= **Carpus**) besteht aus 8 Knochen, die die Beweglichkeit im Handgelenk sicherstellen (Bezeichnung der Handwurzelknochen s. Abb., Os scaphoideum = klinisch oft Os naviculare genannt).

Bewegungsmaß der Handwurzel: Extension/Flexion 60 - 0 - 70°, Radialab-/Ulnarabduktion: 25 - 0 - 30°

Der **Karpaltunnel** (Canalis carpi) ist ein Kanal, der sich durch das über die Handwurzelknochen gespannte Lig.carpi transversum (= Retinaculum flexorum) bildet. In ihm verlaufen die langen Beugesehnen und der N.medianus.

Gelenke der Phalangen (Bewegungsmaße s. Anhang)
1.) MCP = Metacarpo-Phalangealgelenk
2.) PIP = proximales Interphalangealgelenk
3.) DIP = distales Interphalangealgelenk

OS LUNATUM-LUXATION

Syn: Mondbeinluxation, **perilunäre Luxation**, ICD-10: S63.0

Def: Luxation des Os lunatum selbst oder Verrenkungen der übrigen
Handwurzelknochen in Beziehung zum Mondbein = perilunäre Luxation

Ät: Indirektes Trauma: Sturz auf die Hand

Epid: Seltene Verletzung, mit schwerer funktioneller Beeinträchtigung, wenn sie übersehen wird.

Etlg: # Perilunäre Luxation nach dorsal
Perilunäre Luxation nach volar
Transstylo-perilunäre Luxation (mit Abriss des Proc.styloideus radii)
Transnaviculo-transcapitato-perilunäre Luxation
Perilunäre Luxation + Os scaphoideum-Fraktur = DE QUERVAIN-Fraktur
Os lunatum-Fraktur + Kahnbeinluxation

Klin: ⇒ Schmerzhafte Bewegungseinschränkung im Handgelenk
⇒ Parästhesien N.medianus (Dig. I - III) mögl.
⇒ Evtl. Bajonettstellung der Hand (nach dorsal abgekippt)

Diag: 1. Anamnese (Unfallhergang) und klinischer Befund
2. Röntgen: Handgelenk in zwei Ebenen ⇨ Vorspringen des Os lunatum nach dorsal oder
volar (im Seitenbild), Ausschluss knöcherner Verletzungen

Ther: • Konservativ: Reposition in Leitungsanästhesie (vertikaler Dauerzug der Hand gegen den
Oberarm für 15 Min., dann Druck von palmar bei volarer Luxation ⇨ Gipsschiene für 6
Wo.)
• Operativ: Ind: N.medianus-Beteiligung oder nicht Gelingen der Reposition
– Offene Reposition und temporäre Spickdrahtfixation

Kompl: * Schädigung des N.medianus, posttraumatisches Karpaltunnelsyndrom
* Os lunatum – Nekrose

OS SCAPHOIDEUM-FRAKTUR

Syn: Kahnbeinfraktur, **Os naviculare-Fraktur** (Os naviculare ist eigentlich nicht korrekt, das
Kahnbein wird in der Klinik aber oft so bezeichnet), ICD-10: S62.0

Ät: Indirektes Trauma: Sturz auf die ausgestreckte (extendierte) Hand

Epid: Häufigste Fraktur der Handwurzel (ca. 50 - 80 %)

Etlg: # Nach BÖHLER:
– Horizontaler Schrägbruch (schräg zur Navicularelängsachse, orthogonal zur Radius-
längsachse)
– Querbruch (quer zur Navicularelängsachse)
– Vertikaler Schrägbruch (schräg zur Navicularelängsachse, parallel zur Radiuslängsach-
se, sind selten)
Proximales Drittel (20 - 30 % d.F.), mittleres Drittel (60 - 80 %), distales Drittel (selten,
diese heilen jedoch am besten, da die Blutversorgung von distal aus erfolgt)
DE QUERVAIN-Fraktur: Mit Luxation des Os lunatum

Klin: ⇒ Druckschmerz in der Tabatière und Tabatièrenkontur verstrichen
⇒ Bewegungsschmerz im Handgelenk

Diag: 1. Anamnese und klinische Untersuchung
2. Röntgen: Handgelenk in 2 Ebenen, Navikulare-Serie (4 Ebenen) u. evtl. Tomographie

des Kahnbeins. Oft ist der Nachweis schwierig ⇨ Kontrolle nach 2 Wochen (evtl. mit Szintigraphie)

Ther: • Konservativ: Ind: Bei nicht dislozierten Frakturen. Böhler-Gips: OA-Gips mit Einschluss von Daumen- u. Zeigefingergrundgelenk für 4 - 6 Wochen, dann für 4 - 6 Wo. UA-Gips

• Operativ: Ind: Dislozierte Frakturen
  – Zugang von der Tabatière aus
  – Dislozierte Frakturen: Reposition und Schraubenosteosynthese (ggf. + Spongiosaplastik, insb. bei verzögerter Bruchheilung oder Op der Pseudarthrose)
  – Pseudarthrose: MATTI-RUSSE-I-Plastik (Einfalzen eines kortikospongiösen Spanes, hier muss postoperativ 3 Monate ruhiggestellt werden)
  – DE QUERVAIN-Fraktur: Reposition des Os lunatum und Zugschraubenosteosynthese (Spezialschraube nach HERBERT) des Os scaphoideum
  – Postoperativ: OA-/UA-Gips für 4 - 8 Wo., evtl. Magnetbehandlung zur Beschleunigung der Knochenheilung

Prog: Die Os scaphoideum-Frakturen heilen nur **sehr langsam** und neigen gerne zur Pseudarthrosenbildung. Häufig sind Zweitoperationen notwendig.

Kompl: * **Pseudarthrose!** ⇨ Qp: Zugschraube oder Spanverblockung n. MATTI-RUSSE (s.o.)
* Kahnbeinnekrose (bzw. Nekrose eines Fragmentes)
* Instabilität des karpalen Gelenkes

MITTELHANDFRAKTUREN

Syn: ICD-10: Dig. I: S62.2, Dig. II - V: S62.3, multiple Dig.: S62.4

Ät: – Direkte Gewalteinwirkung
– Indirekte Gewalteinwirkung: Sturz auf die Hand, Faustschlag (MCP V)

Etlg: # Frakturtyp: Stauchungsfraktur, Biegungsfraktur, Gelenkfraktur
Lok: Basis-, Schaft- und Köpfchenfraktur mit od. ohne Gelenkbeteiligung
Os metacarpale I - Basisfrakturen (am Daumensattelgelenk = am Os MCP I mit oder ohne Beteiligung der Gelenkfläche des Os MCP I zum Os trapezium):

Winterstein

– **Winterstein-Fraktur:** Extraartikuläre (= ohne Gelenkbeteiligung), basisnahe Schrägfraktur
– **Bennett-Luxationsfraktur:** Intraartikuläre (= mit Gelenkbeteiligung), basisnahe Schrägfraktur mit **Subluxation im Daumensattelgelenk** (Dislokation nach radial und proximal durch Muskelzug)
– **Rolando-Fraktur:** Intraartikuläre, basisnahe "Y"- oder "T"-Fraktur (= 3 Fragmente) mit Subluxation im Daumensattelgelenk (Dislokation s.o.)

Bennett

Klin: ⇒ Druckschmerzhaft, Bewegungsschmerz, Schwellung
⇒ Tast- oder sichtbare Deformität

Diag: 1. Anamnese und klinische Untersuchung
2. Röntgen: Hand in zwei Ebenen

Rolando

Ther: • Konservativ:
– Extraartikuläre basisnahe Frakturen: Unterarm-Daumengipsschiene für 4 Wo.
– Nicht dislozierte Schaftfrakturen: Volare Unterarm-Gips-schiene für 4 Wo.
• Operativ:
– Dislozierte Schaftfrakturen mit Miniplatte oder perkutaner Kirschnerdrahtosteosynthese

– Subkapitale Frakturen bei starker Abkippung und intraartikulären Köpfchenfrakturen: Mini-T-Platte
– Bennett- und Rolando-Fraktur: Kleine Zugschraube oder Kirschner-Draht

Kompl: * **Rotationsfehler** (Test: Bei Beugung der Finger müssen diese in Richtung auf das Os scaphoideum stehen), Achsenknick, Verkürzung
* Gelenkkontrakturen, Pseudarthrose

SEITENBANDRUPTUR-HAND

Def: Wichtigste: Ruptur des ulnaren Seitenbands in Höhe des Daumengrundgelenks, daneben noch Ruptur der radialen Seitenbänder am Zeigefinger, ICD-10: S63.4

Ät: Indirektes Trauma: **Abscherung des Daumens** nach radial (z.B. Skistock-Verletzung = Ski-Daumen)

Etlg: # Ulnares Seitenband am Daumengrundgelenk
Seitenbänder der Langfinger am Grundgelenk, PIP-, DIP-Gelenk

Klin: ⇒ Druckschmerz, Weichteilschwellung, Hämatom
⇒ Gelenkinstabilität

Diag: 1. Anamnese und klinische Untersuchung: Kein Schlüsselgriff zw. Daumen und Zeigefinger
2. Röntgen: Hand in 2 Ebenen, Gelenkabschnitt in 2 Ebenen, evtl. gehaltene Aufnahmen ⇨ vermehrte Aufklappbarkeit

Ther: • Funktionell: Schienung durch Pflasterverband mit dem benachbarten Finger
• Konservativ: Langfinger-Sehnenbandruptur ⇨ Gipsverband für 4 Wo. in Funktionsstellung
• Operativ: Ind: Knöcherne Bandausrisse, Seitenbandausriss am Dig. I und II
– Durchflechtungsnaht der Sehne und transossäre Fixation

Kompl: Ohne Therapie: Wackeldaumen mit Instabilität

PHALANGENFRAKTUR

Syn: ICD-10: Dig. I: S62.5, Dig. II - V: S62.6, multiple: S62.7

Ät: Direktes Trauma: Schlag, Stoß, Quetschung

Etlg: # Basis-, Schaft- und Köpfchenfraktur mit und ohne Gelenkbeteiligung
Nagelkranzfraktur (insb. bei Quetschung)

Klin: ⇒ Schwellung, Druckschmerz
⇒ Bewegungseinschränkung

Diag: 1. Anamnese und klinische Untersuchung
2. Röntgen: Finger in 2 Ebenen

Ther: • Konservativ: Dorsale 2-Finger-Gipsschiene in Beugestellung für 2 - 3 Wochen
Nagelkranzfraktur: Bei Hämatom Nageltrepanation zur Hämatomentlastung (Nagel nicht entfernen, da dieser als Schiene dient)

• Operativ: Ind: Instabilen Frakturen
  – Reposition und Fixation mit Miniaturplatte oder Spickdrahtosteosynthese

Kompl: Rotationsfehlstellung

PHALANGENLUXATION

Syn: Fingerluxation, ICD-10: S63.1

Ät: Direktes Trauma: Schlag oder Stoß auf den gestreckten Finger

Klin: ⇒ Federnde Fixation, Bajonett-Stellung
  ⇒ Knopflochdeformität (bei Strecksehnenruptur)

Diag: 1. Anamnese und klinische Untersuchung
  2. Röntgen: Betreffendes Gelenk in zwei Ebenen

Ther: • Konservativ: Reposition des Fingers in OBERST-Leitungsanästhesie, Prüfung der Seiten-
  bandführung ⇨ Ruhigstellen für 2 - 3 Wochen in Funktionsstellung, z.B. mit Faustver-
  band od. Böhler-Schiene
  • Operativ: Ind: Interposition von Beugesehne oder Kapselanteilen insb. am Finger-
  grundgelenk
  – Operative Revision und Reposition

HAND-SEHNENVERLETZUNGEN

Syn: ICD-10: S63.4

Anatomie: MCP = metacarpo-phalangeal-Gelenk
PIP = proximales interphalangeal-Gelenk
DIP = distales interphalangeal-Gelenk
Die Strecksehnen haben eine gegensei-
tige kreuzende Verbindung (Connexus
intertendineus). Die Beugesehnen kreu-
zen untereinander und werden durch
Ringbänder am Knochen fixiert.

Ät: – **Trauma:** Bagatelltrauma (z.B. Volleyball) ⇨ Strecksehnenabriss am Fingerendgelenk
  Überstreckung der Finger ⇨ Beugesehnenriss
  Luxationstraumen, Begleitverletzung bei Frakturen
  – Scharfes Trauma mit direkter Durchtrennung (z.B. Messerverletzung, Glasscherben)
  – Degenerativ: Rheuma, Ischämie bei Durchblutungsstörungen

Etlg: # **Beugesehnenverletzung** ⇨ schwierig zu behandeln, wegen der Sehnengleitkanäle,
  Ringbändern, bindegewebigen Bändern mit Blutversorgung (Vincula tendinum) und der
  schlecht verschieblichen Haut (⇨ Hilfsschnitte notwendig)
  # **Strecksehnenverletzung** (oft mit knöchernem Ausriss = Busch-Fraktur)

Klin: ⇒ Durchtrennung der oberflächlichen Beugesehnen: Fehlende Beugung im Fingermittelge-
  lenk (PIP)
  ⇒ Durchtrennung der tiefen Beugesehnen: Fehlende Beugung im Fingerendgelenk (DIP)

⇒ Strecksehnenausfälle machen nicht immer eine deutliche Klinik wegen der Kreuzung im Connexus intertendineus (Kompensationsmöglichkeit)

⇒ Strecksehnendurchtrennung am Endglied: Fehlende Endgliedstreckung

⇒ Strecksehnendurchtrennung am Mittelgelenk: Knopflochdeformität (s. Abb.) wegen fehlendem Zug am PIP und Zug am DIP ⇨ Überstreckung im DIP und Beugung im PIP (s. Abb.)

⇒ Strecksehnendurchtrennung am Grundgelenk: Streckung aufgehoben

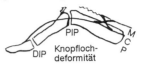

Diag: 1. Anamnese und **Wichtig!** klinische Untersuchung mit Funktionsprüfungen (**DMS** dokumentieren!)
2. Röntgen: Hand, Finger in zwei Ebenen zum Ausschluss knöcherner Verletzungen, knöcherner Sehnenausrisse
3. Bei jedem scharfen Trauma (Schnittverletzung) darstellen des Wundgrundes ⇨ Sehnenverletzungen, Nervenverletzung?

Ther: • Konservativ: Bei knöchernem Strecksehnenausriss ⇨ Stack-Schiene für 6 Wo. oder operative Fixation des Fragmentes mit einem Kirschner-Draht

• Operativ: Sehnennähte erfordern eine sehr **gute Operationstechnik!**
– KIRCHMEYER-KESSLER-Naht: End zu End-Adaptation der Sehnenstümpfe
– Transossäre Ausziehnaht: Durchflechtungsnaht an der Sehne und Fixation durch einen transossären Bohrkanal, der Faden wird dabei weiter durch die Haut gezogen und dort fixiert.
– Pulvertaft-Naht: Durchflechtung einer Sehne durch eine Sehne (z.B. bei Sehnentransplantation)
– Z-Sehnenverlängerung (bei größeren Sehnendefekten)
– LENGEMANN-Naht: Das proximalen Ende der Sehne wird durch die Haut fixiert mit einer Drahtnaht mit kleinen Widerhaken (⇨ verhindert Belastung der Sehne)
– Sehnentransplantation: Autologe Transplantation von Sehnen (z.B. Sehne des M.palmaris long., M.plantaris) bei alten Rupturen
– Sehnentransposition: Verlagerung einer unwichtigen Sehne an eine wichtigere Stelle (z.B. Dig.IV-Sehne als Ersatz für fehlende Daumensehne)
– Postoperativ: Bei Beugesehnen-Op ⇨ **Frühmobilisation** (ab 1. postop.-Tag) um die Gleitfähigkeit der Sehne im Sehnenlager zu sichern ⇨ dynamische Schiene nach KLEINERT mit Fixierung der Finger in Beugestellung an Gummizügeln (Streckung aktiv mögl., Beugung passiv durch die Zügel) für 3 - 6 Wo., Belastung beginnend ab 6. Wo.
Strecksehnen-Op ⇨ evtl. temporäre Arthrodese (verhindert Flexion = Zug auf die Sehne) für ca. 6 Wochen und Ruhigstellung mit Stack-Schiene oder Gipsverband

Kompl: ∗ Verwachsungen zwischen Sehne und Sehnengleitlager ⇨ Bewegungseinschränkung, Beugekontraktur ⇨ Ther: Tendolyse nach ca. 6 Mo.
∗ Sehnennekrose bei Beschädigung der sehr feinen Blutversorgung
∗ Ruptur im Anastomosenbereich

TENDOVAGINITIS STENOSANS

Syn: QUERVAIN-Krankheit, **schnellender Finger**, engl. trigger finger, ICD-10: M65.4

Ät: – Chronisch degenerativ
– Rheumatisch
– Entzündlich durch lokale Noxen (Tierpfleger)
– Angeborene Fehlbildung der Hand, auch bei Pätau-Syndrom (multiple Fehlbildungen, Trisomie 13)

Path: ♦ **Chronisch entzündliche Veränderungen** im Bereich der Sehnenscheiden, Ringbänder (Lig.annulare) oder Retinacula ⇨ Vernarbungen mit Verengung des Sehnenhüllgewebes ⇨ Hemmung der Sehnengleitfähigkeit oder selten Verdickung der Sehnen selbst

♦ Schnellender Finger: Bei Beugung tritt die Sehne aus dem Gleitlager der Flexorensehnenscheide aus, bei der Zurückbewegung des Fingers (Extension) kann die Sehne nur noch erschwert in den Sehnengleitkanal zurückkehren, es kommt zu einem Stocken der Bewegung, die bei forcierter Kraftanstrengung (oder passiv mit Hilfe der anderen Hand) zu einem Ruck (Schnellen des Fingers) und Streckung führt.

♦ Lok: Tendovaginitis stenosans: Meist Daumen-Sehnen des M.extensor pollicis brevis u. abductor pollicis longus und evtl. Begleithypertrophie des Retinaculum extensorum Schnellender Finger: Beugesehnenscheiden, insb. auch am Daumen ⇨ meist im Bereich der Hohlhand tastbare Verdickung

Epid: ◊ **W** > m

◊ Prädisp.alter: Im Durchschnitt 40. - 50. LJ.

Klin: ⇒ Tendovaginitis stenosans: Schmerzen bei Extension/Abduktion des Daumens mit Ausstrahlung in Handgelenk u. Unterarm, Druckschmerzhaftigkeit im Sehnenverlauf u. im Bereich d. Retinaculum extensorum

⇒ Schnellender Finger: Schnapp-Phänomen des Daumens/Fingers bei Extension sichtbare/tastbare Verdickung im Sehnenverlauf, druckschmerzhaft

Diag: Anamnese und klinische Untersuchung: Finkelstein-Test (Ulnarabduktion bei gebeugtem Daumen und Faustschluß der übrigen Finger ⇨ Schmerz über erstem Sehnenfach)

Ther: • Konservativ: Kortikoideinspritzungen

• Operativ: Durchführung der Op in intravenöser Regionalanästhesie

– Tendovaginitis stenosans: Längsspaltung der Sehnenringbänder / des Retinaculum extensorum (je nach Lokalisation) und/oder der Sehnenscheide

– Schnellender Finger: Spaltung der Sehnenscheide und/oder Abtragung der Sehnenverdickung

Prog: Op führt bei 80 % d. Pat. zur völligen Beschwerdefreiheit

Kompl: * Op: Verletzung von Gefäßen, Nerven und Sehnen, Sensibilitätsstörung im Versorgungsgebiet des N.radialis superficialis

* Postop.: Nach Abtragung der Sehnenverdickung Gefahr von spontanen Sehnenrupturen oder Luxation einer Sehne aus dem eröffneten Sehnenfach

DD: – Tendinitis, Tendovaginitis hypertrophicans (bei Radialislähmung an den Strecksehnen des UA), Tendovaginitis purulenta (Panaritium)

– Styloiditis radii (DD zur Entzündung u. Hypertrophie im Bereich d. Retinaculum extensorum)

– Ganglion, Sehnenscheidenhygrom

DUPUYTREN-KONTRAKTUR

Syn: Beugekontraktur der Finger durch Palmarfibromatose, ICD-10: M72.0

Ät: – **Ungeklärt**, konstitutionelle Bindegewebeveränderung (erbliche Disposition)

– Prädisp: Diabetes, Alkoholismus, Leberzirrhose, Myokardschäden, Epilepsie, Trauma mit Verletzung d. N.ulnaris, Induratio penis plastica, rheumatische Erkrankungen

Path: ♦ **Fibromatose** der Palmaraponeurose (= Dupuytren-Kontraktur), des neurovaskulären Bündels und der Fettgewebsanhanggebilde ⇨ Verhärtung, Schrumpfung

Die gleiche Entität gibt es an der Plantaraponeurose am Fuß (= Morbus Ledderhose)
♦ Lok: Meist an der Hand (Palmaraponeurose), ulnarseitig (Dig. IV, V)
♦ In der ½ - 2/3 d.F. beidseits

Epid: ◊ **M** >> w (5:1), Prädisp.alter: 50. - 70. LJ., bei genet. Disposition auch früher
◊ ca. 1 - 2 % d. Bevölkerung, praktisch nur weiße Bevölkerung betroffen

Etlg: Bezüglich der Klinik nach ISELIN (1965)

Stadium 0:	Kleine Indurationen/Knoten ohne Funktionsbeeinträchtigung der Hand
Stadium I:	Knoten/Stränge mit beginnender Streckhemmung der Fingergrundgelenke
Stadium II:	Kontraktur im Fingergrundgelenk bis 30°, beginnende Streckhemmung im Fingermittelgelenk
Stadium III:	Kontraktur einzelner Fingergelenke, in einem Gelenk > 30°
Stadium IV:	Extreme Beugekontraktur, Krallenstellung, Gefühls- und Durchblutungsstörungen

Klin: ⇒ Derb tastbare Knoten-/Stranggebilde in der Hohlhand
⇒ Beugekontraktur im Grund- und Mittelgelenk, Krallenfinger, Hyperextension des Finger-endgliedes, Beugestellung der gesamten Mittelhand (Endzustand)
⇒ Trophische Störungen, Ödeme an den Händen

Diag: Anamnese und typischer klinischer Befund

Ther: • Konservativ: Stadium 0 u. I manuelle Dehnungen durch Krankengymnastik, Nachtschienen, Kortikoideinspritzungen ⇨ können den Prozess aber meist nicht stoppen
• Operativ: Ind: Ab Stadium II
  – Darstellung der Palmaraponeurose, Entfernung des gesamten Fasziengewebes, auch noch gesunder Anteile zur Rezidivprophylaxe (= Entfernung der gesamten Palmaraponeurose = Palmarektomie)
  – Bei Befall d. Beugesehnen: Zusätzlich Sehnenverlängerung
  – Ultima ratio: Amputation des Fingers (bei Stad. IV evtl. notwendig)

Prog: Bei kompletter Palmarektomie gut, sonst Rezidivgefahr

Kompl * Op: Hämatom, Wundrandnekrose, Sensibilitätsstörungen
  * Verletzung von Sehnen, Nerven und Gefäßen
  * Sudeck-Dystrophie
  * Narbenkontrakturen
  * Rezidiv!

DD: – Sudeck-Dystrophie der Hand nach Trauma oder Repositionsmanövern
– Narbenkontrakturen

BECKEN

ANATOMIE:

Os ilium = Darmbein = kranialer Pfeiler
Os ischii = Sitzbein = dorsaler Pfeiler
Os pubis = Schambein = ventraler Pfeiler

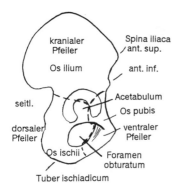

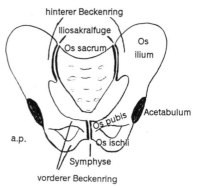

Symphyse: Discus interpubicus + Ligg.pubica
Iliosakralfuge: Lig.sacroiliacum ventrale et dorsale
Vorderer Beckenring: Os pubis + os ischii
Hinterer Beckenring: Os ilium

BECKENVERLETZUNGEN

Syn: Engl. pelvic fractures, ICD-10: S32

Ät: Sehr heftiges Trauma, Gewalteinwirkung: Verkehrsunfälle, Überrolltrauma, Sturz aus großer Höhe (Suizidversuch), Verschüttung unter schweren Lasten (Hauseinsturz)

Etlg: # Beckenrandfrakturen: Beckenschaufelfraktur, Steißbeinfraktur, Sitzbeinfraktur, Abrissfrakturen an den Sehnenmuskelansätzen: Tuber ischiadicum (Adduktoren), Spina iliaca anterior superior (M.sartorius), Spina iliaca anterior inferior (M.rectus femoris)

    # Beckenringverletzungen (s. Abb.):

    – Einseitige Beckenfraktur am vorderen Beckenring (Schambein + Sitzbein) oder hinteren Beckenring (Os ileum)

    – Beidseitige vordere Beckenringfraktur = Schmetterlingsfraktur

    – Komplette Beckenringfraktur (MALGAIGNE-Fraktur) = vorderer und hinterer Beckenring auf einer Seite vertikal frakturiert

    – Symphysenruptur (meist in Verbindung mit Verletzung des hinteren Beckenringes)

    – Iliosakralgelenkruptur

    – Sakrumfraktur

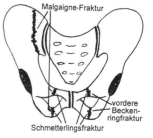

Beckenfrakturen, Einteilung nach MÜLLER (1978), Kriterium: Stabilität im Becken

Typ I	**Stabile Beckenringverletzung:** Einseitige vordere Beckenringfraktur oder nicht dislozierte Schmetterlingsfraktur oder Symphysenlockerung
Typ II	**Instabile inkomplette Beckenringverletzung:** Doppelseitige dislozierte Beckenringfraktur mit oder ohne Symphysensprengung oder Symphysensprengung + einseitige vordere Beckenringfraktur
Typ III	**Instabile komplette Beckenringverletzung:** MALGAIGNE-Fraktur oder hintere Beckenringfraktur + Symphysensprengung oder vordere Beckenringfraktur + Iliosakralgelenkruptur oder Symphysen- + Iliosakralsprengung (= "totale Beckenluxation")

AO-Einteilung (Arbeitsgemeinschaft Osteosynthese) der Beckenfrakturen, Kriterium: Beckenstabilität und unterbrochener vertikaler Kraftfluss von der LWS auf die Hüftgelenke:

Typ A: Stabilität im hinteren Beckenring intakt, vertikaler Kraftfluss stabil (z.B. Randfrakturen, vordere Beckenringfrakturen)

Typ B: Beeinträchtigte Stabilität im hinteren Beckenring, Rotationsinstabilität einer Beckenseite ⇨ Asymmetrie d. Beckenringes, aber vertikaler Kraftfluss stabil (z.B. einseitige Os-sacrum-Fraktur/Iliosakralgelenkruptur + vordere Beckenringfrakturen)

Typ C: Komplette Instabilität des hinteren Beckenringes, Rotationsinstabilität einer Beckenseite ⇨ Asymmetrie des Beckenringes und vertikaler Kraftfluss unterbrochen (z.B. beidseitige Iliosakralverletzung + vordere Beckenringfrakturen)

Klin: ⇒ Isolierte einseitige vordere Beckenringfraktur häufig asymptomatisch

⇒ Stauchungs-, Kompressions-, Bewegungsschmerz

⇒ Eingeschränkte Hüft- und Hüftgelenkbeweglichkeit

⇒ Asymmetrische Beckenkontur, Beckenschiefstand, Beinverkürzung

⇒ Hämatom: Perineal, inguinal

⇒ **Cave! Miktionsstörungen** ⇨ kein Blasenkatheterismus bei V.a. Verletzung der ableitenden Harnwege

Diag: 1. Anamnese und klinische Untersuchung: Periphere Pulse, rektal-digitale Untersuchung, RR- und **Hb-Kontrolle** bei V.a. Blutung (mehrere Liter Blutverlust mögl.)

2. Röntgen: Beckenübersicht a.p., Obturator- und Ala-Aufnahme (s.u. bei V.a. Azetabulum-Beteiligung)
Evtl. CT zum Ausschluss einer Iliosakralgelenksprengung

3. Bei V.a. Verletzung der ableitenden Harnwege ⇨ **Ausscheidungsurographie** od. retrograde Urethrographie durchführen! Kein transurethraler Katheterismus (Gefahr zus. Verletzung), wenn Katheter erforderlich ⇨ suprapubischer Katheter

Ther: • Konservativ: Einseitige vordere Beckenringfraktur ⇨ 7 Tg. Bettruhe, KG, Analgesie
Schmetterlingsfraktur ⇨ 2 Wo. Bettruhe
Symphysenruptur: Frühfunktionelle Behandlung
(Früher bei Diastase ⇨ Rauchfuß-Beckenschwebe = Hüfte schwebt in der Luft an überkreuzenden Aufhängern ⇨ Druck auf die Fragmente)

• Operativ: Ind: Offene Frakturen, urologische Komplikationen, starke Blutung
– Notfall-Op: Fixateur externe/Beckenzwinge
– Malgaigne-Fraktur: Bei nicht ausreichender Reposition = Diastase der Fragmente ⇨ Plattenosteosynthese
– Symphysenruptur: Bei konservativ nicht reponierbarer Diastase oder Begleitverletzungen ⇨ Drahtcerclage, Plattenosteosynthese, evtl. auch Fixateur externe
– Abrissfrakturen ⇨ dislozieren durch den Muskelzug ⇨ Zugschraube zur Fragmentfixation

Prog: Abhängig von der schwere der Begleitverletzungen, Letalität bei offenen Frakturen bis 50 %

Kompl: ∗ Schwere intra- und retroperitoneale **Blutungen** (A. und V.iliaca com. und ihre Äste, präsakraler Venenplexus, A. und V.femoralis sowie aus dem spongiösen Knochen) ⇨ **hämorrhagischer Schock**

* Da meist heftiges Trauma ⇨ häufig Zusatzverletzungen: **Polytrauma**, SHT und insb. intrapelvine Verletzungen: **Blasen-** (meist extraperitoneal) und/oder **Harnröhrenverletzung** (Urethra meist im Bereich der 1 – 2 cm langen Pars membranacea rupturiert), Darmperforationen, septische Komplikationen

* Pseudarthrosenbildung (selten)

AZETABULUMFRAKTUR

Syn: Hüftpfannenfraktur, engl. acetabular fracture, ICD-10: S32.4

Ät: – Schweres direktes Trauma
– Indirektes Trauma: Knieanprall (z.B. Anprall am Armaturenbrett bei einem Auffahrunfall = dashboard-injury)
– Häufig in Verbindung mit/durch eine **Hüftgelenkluxation** = Luxationsfraktur mit Verletzung entsprechender Struktur (z.B. dorsale Lux. ⇨ dorsale Pfannenrandfraktur)

Etlg: # Nach JUDET u. LETOURNEL (1964)

Typ 1: Dorsaler Pfannenrand frakturiert (häufigste Form)
Typ 2: Dorsaler Pfeiler frakturiert
Typ 3: Pfannenbodenquerfraktur (Fraktur beider Pfeiler)
Typ 4: Ventraler Pfeiler frakturiert

(nach WEISE u. WELLER (1987) gibt es noch Typ 5 - 8 = kombinierte Frakturen)
Fraktur des Pfannendaches/kranialer Pfeiler

Klin: ⇒ Stauchungs-, Zug-, Druckschmerz
⇒ Bewegungseinschränkung
⇒ Hämatom
⇒ Bei Luxationsfrakturen: fixierte Rotationsfehlstellung, Beinverkürzung, mögl. Begleitverletzungen: N.ischiadicus - N.peronaeus-Läsion durch Überdehnung

Diag: 1. Anamnese und klinische Untersuchung
2. Röntgen: Beckenübersicht a.p. und Hüftgelenk a.p., evtl. CT
Obturator-Aufnahme (45° angehobenes Becken auf der kranken Seite) ⇨ Beurteilung des dorsalen Pfannenrandes + vorderer Pfeiler
Ala-Aufnahme (45° angehobenes Becken auf der gesunden Seite) ⇨ Beurteilung des vorderen Pfannenrandes + hinterer Pfeiler

Ther: • Konservativ: Nicht dislozierte stabile Frakturen ⇨ frühfunktionelle Behandlung bei Entlastung des Hüftgelenkes für 3 - 4 Monate
• Operativ: Ind: Junge Patienten, insb. bei Fraktur des hinteren Pfeilers, dislozierte Frakturen mit Stufenbildung in der Gelenkfläche, Fragment im Gelenk
– Hinterer Pfeiler: Dorsale Platte
– Luxationsfrakturen: Reposition der Luxation und Rekonstruktion der Pfanne/Pfannenrand
– Insg. 3 - 4 Monate postop. Entlastung des Hüftgelenkes

Prog: Sehr schwerwiegende Fraktur, die in einer Spezialklinik versorgt werden sollte.

Kompl: * Unbehandelt **posttraumatische Arthrose!** (insb. bei Stufenbildung in der Gelenkfläche), Knorpelkontusionsschäden

* Läsion des N.ischiadicus/N.peronaeus
* Hüftkopfnekrose (bei Zerstörung der A.lig.capitis femoris), insb. bei Luxationsfrakturen, z.B. Typ 3 durch zentrale Luxation des Hüftkopfs, da das Azetabulum aufgesprengt ist
* Periartikuläre Verkalkungen ⇨ Bewegungsbehinderung

HÜFTGELENKLUXATION

Syn: Luxatio coxae, engl. hip joint dislocation, ICD-10: S73.0

Anatomie: Das Hüftgelenk wird gebildet aus Acetabulum und dem Femurkopf. Stabilisiert wird das Gelenk durch die Ligg.iliofemorale, ischiofemorale und pubofemorale, die am Pfannenrand ansetzen. Durch die tiefe Gelenkpfanne besteht eine gute Knochenführung.
Gefäßversorgung des Hüftkopfes: A.circumflexa femoris lat. et med. und A.lig.capitis femoris.
Bewegungsmaße: Flex-/Extension 130 - 0 - 20°, Ab-/Adduktion 40 - 0 - 30°, Außen-/Innenrotation 40 - 0 - 50°

Ät: Heftiges Trauma: Stauchung oder hebelnde Bewegung am Femur

Etlg: # **Hintere Luxation:** (75 % d.F.) Klin: Bein innenrotiert
Luxatio iliaca ⇨ oben
Luxatio ischiadica ⇨ hinten
Vordere Luxation: Klin: Bein außenrotiert
Luxatio suprapubica ⇨ vorne oben
Luxatio obturatoria ⇨ vorne unten
Zentrale Luxation ⇨ innen (nur möglich bei Fraktur des vorderen + hinteren Pfeilers)
Luxation + Fraktur an der Gelenkpfanne (Acetabulum) oder am Femur (Femurkopfimpressionsfraktur, Pipkin-Frakturen, Oberschenkelhalsfraktur)

Klin: ⇒ Federnde Fixation des Gelenkes, Beinfehlstellung
⇒ Bewegungsschmerz

Diag: 1. Typische Anamnese (Auffahrunfall, Sturz aus großer Höhe) und klinische Untersuchung
2. Röntgen: Hüftgelenk in mindestens 2 Ebenen!
Ala- und Obturator-Aufnahme, insb. auch nach der Reposition zum Ausschluss einer knöchernen Verletzung am Acetabulum
CT zum Ausschluss einer Femurkopffraktur

Ther: Die **Reposition** einer Hüftgelenkluxation ist wegen der Durchblutung des Kopfes **dringlich!**
* Konservativ: Reposition in Vollnarkose und mit Muskelrelaxanzien ⇨ frühfunktionelle Behandlung mit KG, Belastung ab 6. Wo, Vollbelastung ab 3. Monat
* Operativ: Ind: Interponat im Gelenk, dislozierte Azetabulumfrakturen, zentrale Luxation
  – Bei Interponat im Gelenk ⇨ offene Mobilisation des Interponates
  – Zentrale Luxation: Früher Dauerzug über Wellerschraube nach außen unten (s. Abb.), heute besser Extension suprakondylär

Prog: In 5 – 10 % d.F. Hüftkopfnekrose. **Frühe Reposition** bessert die Prognose!

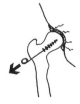

Kompl: * Luxationsfrakturen mit Beteiligung des **Pfannenrandes** oder des Femurkopfes (= Pipkin-Frakturen)
* Hüftkopfnekrose bei Gefäßzerreißung
* Dehnungsschäden N.ischiadicus, N.femoralis
* Hüftkopfknorpelschäden ⇨ Gefahr posttraumatischer Arthrose

UNTERE EXTREMITÄT - FEMUR

ANATOMIE:

Der Femur setzt sich aus 4 Abschnitten zusammen:
1. Hüftkopf und Schenkelhalsregion
2. Trochanterer Abschnitt
3. Femurdiaphyse = Oberschenkelschaft
4. Supra- und diakondylärer Abschnitt

Winkel: **Collum-Diaphysen-Winkel**: Erwachsene: 125 - 130°, Neugeborene u. Säuglinge bis 143°
Antetorsion-Winkel: 10 - 15° (Kopf ist nach vorne gedreht), Neugeborene bis 32°

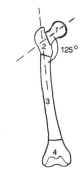

HÜFTKOPFFRAKTUREN

Syn: Femurkopffraktur, Caput-femoris-Fraktur, ICD-10: S72.0

Ät: – Begleitverletzung bei einer Hüftgelenkluxation
– Indirekte Gewalteinwirkung (Stauchung)

Etlg: # Nach PIPKIN (1957): Frakturverlauf in Bezug auf das Lig.capitis femoris

Typ I:	Horizontale Fraktur distal des Lig.cap.femoris
Typ II:	Vertikale Fraktur, Lig.capitis femoris im abgesprengten Knochenfragment enthalten
Typ III:	Typ I od. II + Schenkelhalsfraktur
Typ IV:	Typ I od. II + dorsokraniale Pfannenrandfraktur

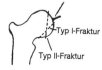

Impressionsfrakturen am Kopf

Klin: ⇒ Beinfehlstellung, federnde Fixation im Gelenk wie bei Hüftgelenkluxation
⇒ Bewegungsschmerz, evtl. Hämatom

Diag: 1. Anamnese und klinische Untersuchung
2. Röntgen: Beckenübersicht und Hüftgelenk a.p., Ala- und Obturator-Aufnahme

Ther: • Konservativ: Bei kaudalen Kopffrakturen ⇒ Entlastung für 6 Wo.
• Operativ:
– Sehr schwierig, wegen Kopfdurchblutung
– Sekundär: **Prothetischer Gelenkersatz** (mit HEP [Hemi-Endoprothese = nur Kopf] oder Kopf- + Pfannenprothese = TEP = Total-Endoprothese)

Prog: Problematisch wegen Kopfdurchblutung durch das Lig.capitis femoris

Kompl: * Posttraumatische Arthrose
* Knorpelschäden
* Hüftkopfnekrose

HÜFTKOPFNEKROSE

Ät: – Septische Knochennekrose: direkte oder indirekte (hämatogene) Infektion
– Aseptische Knochennekrose: posttraumatisch, Durchblutungsstörung (Perthes-Krankheit des Kindes), toxisch: Kortikoide, Dialyse, Alkohol oder idiopathisch

Path: Trauma, Infektion, Dysregulation ➪ Gefäßverschlüsse ➪ ischämische Nekrose

Epid: Perthes-Krankheit: **m** > w (= 4:1), Prädisp.alter: 3. - 9. LJ., häufigste aseptische Knochennekrose (weitere aseptische Knochennekrosen siehe Orthopädie-Bücher)

Etlg: # Septische Hüftkopfnekrose = **Koxitis** (bakteriell)
Aseptische Hüftkopfnekrosen

Klin: **Belastungsschmerz**

Diag: 1. Anamnese und klinische Untersuchung
2. Röntgen: Hüfte in 2 Ebenen ➪ Kopfentrundung und -abflachung, Zystenbildung, Osteopenie, subchondrale Sklerose, Verbreiterung des Gelenkspaltes, Kopffragmentation und -arthrose

Ther: • Konservativ: Konsequente Entlastung unter Umständen für Jahre, z.B. mit Thomas-Schiene (stützt im Becken ab ➪ Entlastung des Hüftgelenks)
• Operativ:
– Knochenspanbolzung, Bohrung ➪ um Durchblutung vom Schenkelhals aus zu verbessern. Bei Pat. > 50. LJ. totalendoprothetischer Hüftgelenkersatz (TEP)
– Perthes-Krankheit: intertrochantäre Variations-Umstellungsosteotomie (n. SALTER) ➪ Entlastung des Hüftkopfes ➪ Fördert die Revaskularisierung des Kopfes

Prog: Konservative Therapie ➪ 50 % d.F. präarthrotische Deformitäten!

Kompl: Deformität ➪ später **Arthrose** im Hüftgelenk

DD: – Tumoren (z.B. Ewing-Sarkom, Metastasen)
– Koxarthrose ➪ Gelenkspalt verkleinert!

KOXARTHROSE

Syn: Hüftgelenkarthrose, Arthrosis deformans coxae, engl. coxarthrosis, ICD-10: M16

Ät: – Degenerativ (z.B. bei Adipositas, Überlastung, hohes Alter)
– Traumatisch/posttraumatisch (Hüftkopffraktur, Schenkelhalsfraktur)
– Mechanische Fehlbelastung (z.B. angeborene Hüftluxation, Coxa vara, Coxa valga, Durchblutungsstörung des Hüftkopfes

Epid: Prädisp.alter: Ältere und sehr alte Menschen (> 70. LJ. „Malum coxae senile")

Etlg: # Primäre Koxarthrose (ca. 25 % d.F.): Ätiologie unbekannt, Beginn im 50. - 60. LJ.
Sekundäre Koxarthrose (ca. 75 % d.F.): Fehlstellungen (Coxa vara, valga, plana), posttraumatisch (Hüftkopffrakturen), Durchblutungs- od. Stoffwechselstörung (Perthes-Krankheit, Diabetes, Gicht, Alkoholabusus), entzündlich

Klin: ⇒ Bewegungsschmerz, Belastungsschmerz, **morgendlicher Einlaufschmerz**
⇒ Gangbild: Schmerz-/Schonhinken

⇒ Aktivierte Arthrose mit Entzündungszeichen (s.u.)

Diag: 1. Anamnese und klinische Untersuchung: Kapseldruckschmerz, Trochanterklopfschmerz, Einschränkung der Abduktion und Innenrotation
2. Röntgen: **Beckenübersicht** (beidseits?), Hüfte a.p. und axial, ggf. CT
   – Verschmälerung des Gelenkspaltes, Randausziehungen an den Gelenkflächenrändern (Osteophyten)
   – Entrundung des Kopfes, Geröllzysten
   – Gelenkverformung, Fehlstellungen
   – Vergrößerung der Pfannendachsklerosierungszone (Sourcil), DD: bei Hüftkopfnekrose nicht vorkommend

Ther: • Konservativ:
   – Allgemeine Maßnahmen: Entlastung des Gelenkes, bei Adipositas ⇨ **Gewichtsabnahme!**
   – Physikalische Therapie: Wärme-/Kälteanwendungen, Massagen, Ultraschall, Bäder, krankengymnastische Bewegungsübungen, Gehschulung, Schwimmen, Radfahren
   – Medikamente: **NSA**, Kortikosteroide als Salben, intraartikuläre Injektionen u. systemisch
   – Orthopädische Hilfen: Einlagen od. Schuherhöhung bei Fehlstatik, Gehstock
• Operativ: Ind: Fortgeschrittene therapieresistente Koxarthrose
   Mittel der Wahl ist heute der **endoprothetische Ersatz**
   – **Totalendoprothese (TEP):**
   Zementierte Prothese = mittels Knochenzement (Palacos) eingebrachter Schaft und Pfanne; Ind: alte Menschen; Vorteil: sofortige Belastbarkeit ⇨ frühe Mobilisierung möglich (Gehen mit 2 Gehhilfen ab 2. Wo. postop.); Nachteil: Gefahr der (aseptischen) Prothesenlockerung
   Zementfreie Prothese: Schaft und Pfanne halten durch Verklemmung (pressfit) + schwammartige Metalloberfläche ("Spongiosametall" aus Titan), in die der Knochen einwächst; Ind: Pat. < 60. LJ.; Vorteil: Lange Haltbarkeit, keine Allergie gegen den Knochenzement mögl., gut auszubauen bei Lockerung; Nachteil: Entlastung (20 kg) für 4 Wo., danach Teilbelastung (Gehen mit 2 Gehhilfen) für weitere 2 - 8 Wo., damit der Knochen einwachsen kann.
   Heute häufig Verwendung eines **Hybridsystems = Kombination** eines zementierten Schaftes und einer unzementierten Pfanne
   Postop.: Indometacin oder Ibuprofen zur Prophylaxe periartikulärer Verkalkungen, Heparingabe (z.B. Nadroparin, Fraxiparin®) für 6 Wo., sofort mobilisierende KG
   – Bei Fehlstellungen evtl. Femurkorrekturosteotomie (Umstellungsosteotomie)
   – Arthrodese (bis auf Ausnahmen heute obsolet)

Prog: Die endoprothetische Versorgung hat heute eine sehr gute Langzeitprognose.

Kompl: * **Aktivierte Arthrose** = Arthrose mit Zeichen einer abakteriellen Entzündung = Reizzustand: Überwärmung, Druckschmerz, Erguss, Weichteilschwellung
   * Muskuläre und kapsuläre Kontrakturen, Einsteifung des Gelenkes
   * Varus- oder Valgus-Fehlstellungen
   * Einbruch der Gelenkflächen
   Op: * Prothesen: Beinlängendifferenz, aseptische **Prothesenlockerung**, Implantatbruch
   * Periartikuläre Verkalkungen (Proph: niedrigdosierte Radiotherapie (10 Gy) + NSA (Indometacin, Amuno® oder Ibuprofen, Ibuprofen®), ggf. operative Revision bei Beschwerden)
   * Gefäß- / Nervenschädigung, **Infektion**
   * Luxationsneigung des Hüftgelenkes
   * Eingriff mit einer postoperativen hohen Thrombosegefahr

DD: – Hüftkopfnekrose (keine Pfannenbeteiligung)
   – Rheumatologische Erkrankungen
   – Koxitis (DD insb. zur aktivierten Arthrose)

SCHENKELHALSFRAKTUREN

<u>Syn:</u> Femurhalsfraktur, engl. fracture of the femur neck, ICD-10: S72.0

<u>Ät:</u> Direktes Trauma durch Sturz auf den Oberschenkel, bzw. Hüfte

<u>Epid:</u> ◊ Fraktur des alten, **osteoporotischen** Menschen (> 70. LJ.)
◊ **W** >> m

<u>Etlg:</u> # **Mediale Schenkelhalsfrakturen** (liegen innerhalb der Gelenkkapsel):
– **Adduktionsfrakturen** (80 - 90 % d.F.)
– **Abduktionsfrakturen** (selten, meist stabil mit Einstauchung des Kopfs)
<u>Einteilung nach PAUWELS (1935):</u> Nach dem Winkel zwischen der Horizontalen und der Frakturlinie im a.p.-Bild

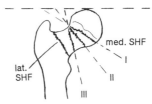

| Pauwels Grad I: | Pauwels-Winkel < 30° |
| keine Scherkräfte, gute konservative Heilungstendenz | |

| Pauwels Grad II: | Pauwels-Winkel 30 - 50° |

| Pauwels Grad III: | Pauwels-Winkel > 50° |
| erhebliche Scherkräfte, instabile Fraktur | |

med. SHF

lat.
SHF

Laterale Schenkelhalsfraktur (selten, liegen außerhalb der Gelenkkapsel)

<u>Path:</u> ♦ Adduktionsfrakturen ⇨ Varusstellung der Fragmente ⇨ fehlende Verkeilung der Bruchfragmente ⇨ Op.-Indikation
♦ Abduktionsfrakturen ⇨ Valgusstellung der Fragmente ⇨ Einstauchung der Bruchfragmente ⇨ frühfunktionelle Therapie

<u>Klin:</u> ⇒ Adduktionsfrakturen ⇨ keine Einstauchung ⇨ schmerzhafte Bewegungseinschränkung, Beinverkürzung (je nach Dislokation der Fragmente), Außenrotationsfehlstellung
⇒ Abduktionsfraktur ⇨ Einstauchung ⇨ wenig klinische Symptome, evtl. Stauchungs- und Klopfschmerz der Hüfte

<u>Diag:</u> 1. Anamnese und klinische Untersuchung
2. <u>Röntgen:</u> Beckenübersicht a.p. und Hüftgelenk in 2 Ebenen, evtl. Tomographie oder Szintigraphie bei fraglichem Befund

<u>Ther:</u> • <u>Konservativ:</u> Abduktionsfrakturen (eingestaucht) für 7 Tage Bettruhe, KG und dann zunehmende Belastung
• <u>Operativ:</u> Ind: Adduktionsfraktur, Dislokation, instabile Frakturen (Pauwels III)
– Junge Pat.: Kopferhaltende Osteosynthese mit 2 - 3 Zugschrauben
– Gamma-Nagel (Verriegelungsnagel): Ähnlich einer DHS, jedoch ohne Platte, sondern mit intramedullärem Kraftträger im Femur, der zusätzlich verriegelt wird (s. Abb.)
– DHS = Dynamische Hüftschraube (s.u.)
– 130° Winkelplatte oder 95° Winkelplatte mit Zementunterfütterung (= Verbundosteosynthese)
– <u>Alte Patienten:</u> Femurkopfprothese (HEP = Hemi-Endoprothese, zementiert) od. TEP (bei zusätzlich arthrotisch veränderter Pfanne)

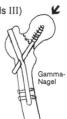

Gamma-
Nagel

<u>Prog:</u> Die Prognose hängt davon ab, ob der Bruch eingestaucht (⇨ konservative Therapie) oder disloziert ist. Bei den med. Schenkelhalsfrakturen ist die Frakturheilung um so schlechter, je größer der Pauwels-Winkel ist (fehlende Kompression der Fragmente).

<u>Kompl:</u> * Hüftkopfnekrose (insb. mediale Schenkelhalsfraktur wegen gestörter Blutversorgung)
* Schenkelhalspseudarthrose (insb. Pauwels III)
* Prothesen, s.o.

FEMURFRAKTUREN

Syn: Oberschenkelfraktur, engl. fracture of the femur, ICD-10: S72.3

Ät: – Direktes Trauma: Sturz auf die Hüfte
– Abrissverletzungen: Sportverletzung (Stoß, Überbelastung)

Epid: Pertrochantäre und subtrochantäre Oberschenkelfraktur ist die typische Fraktur des alten Menschen (Osteoporose)

Etlg: # Pertrochantäre Oberschenkelfraktur: stabil oder
instabil (medialer Tragpfeiler zerstört ⇨ keine Kraftableitung)
Abrissfrakturen des Trochanter major oder minor ⇨ dislozieren durch die Muskel-Sehnen-Ansätze
Subtrochantäre Oberschenkelfraktur
Diaphysäre Oberschenkelfraktur = Oberschenkelschaftfraktur

Klin: ⇒ **Beinverkürzung, Außenrotation**
⇒ Schmerzhafte Bewegungseinschränkung, lokaler Druckschmerz
⇒ Oberschenkelschaft: Schwellung, Hämatom, Bewegungsschmerz, evtl. abnorme Beweglichkeit, Crepitatio, Functio laesa ⇨ Cave: **Blutverlust!** (2 - 3 l möglich ⇨ Schockgefahr)

Diag: 1. Anamnese und klinische Untersuchung
2. Röntgen: Beckenübersicht a.p., Hüftgelenk, Oberschenkel u. Kniegelenk in 2 Ebenen

Ther: • Operativ: Ind: In der Regel ist heute die operative Osteosynthese anzustreben
– **DHS** = dynamische Hüftschraube (s. Abb., Pohl'sche Laschenschraube) = extramedullärer Kraftträger, die Kompression auf den Frakturspalt erfolgt durch das Gleiten der Schraube in der Führung der Platte. Vorteil: Sofort belastungsstabil
– Gamma-Verriegelungsnagel (s.o.), ggf. mit langem Schaft
– Pertrochantär: 130° Winkelplatte ⇨ Teilbelastung für 4 Wo.
Subtrochantär: Kondylenplatte (95° Winkel)
– Ender-Nagelung = intramedullärer Kraftträger, Ind: sehr alte Patienten (nur kleiner und wenig traumatisierender Eingriff), Einschlagen von 3 - 5 langen Rundnägel von einem Fraktur-distalen Zugang oberhalb des medialen Femurkondylus.
– Dislozierte Abrissfrakturen ⇨ Zuggurtungsosteosynthese, Zugschraube
– Oberschenkelschaftfrakturen:
 ▪ **Marknagel** (insb. bei Frakturen im mittleren 1/3), auch als **UFN** (s.u.) ⇨ dynamische intramedulläre Verklemmung
 ▪ **Verriegelungsnagel** (für Frakturen im proximalen oder distalen 1/3) ⇨ beidseitige Verriegelung ⇨ statische intramedulläre Verklemmung + Sicherung gegen Rotationsfehler, kann nach 6 Wo. durch Entfernen der (meist) prox. Verriegelung dynamisiert werden
 ▪ Plattenosteosynthese (selten): Breite laterale Platte (für offene Frakturen und bei Kindern mit offener Epiphysenfuge, da sich die Marknagelung hier verbietet)
– Trümmerfraktur: Fixateur externe (insb. bei offenen Frakturen) oder Verriegelungsnagelung mit beidseitiger Verriegelung ⇨ statische Verklemmung, auch unter Verwendung des **UFN** = <u>u</u>nreamed <u>f</u>emur <u>n</u>ail = unaufgebohrter Femurnagel (dieser kann auch bei offenen Frakturen verwendet werden)

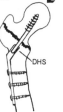

DHS

• Konservative Verfahren sind heute nicht mehr üblich, früher bei stabiler pertrochantärer Fraktur ⇨ Extension für 2 - 3 Mo. (⇨ lange Immobilisation bedingt viele Komplikationen, daher obsolet ⇨ heute Op-Ind. gegeben);
Oberschenkelschaftfrakturen ⇨ Extension für 6 Wo.+ Gips für 6 Wo. (ebenfalls obsolet)
Nicht dislozierte Abrissfrakturen ⇨ Bettruhe für 1 Woche
• Kinder: Bis 4. LJ. Overhead-Extension für 4 Wo. (schnelle Bruchheilung), bis 6. LJ. Ex-

tensionsbehandlung u. Lagerung auf Braun-Schiene od. Weber-Tisch für 4 Wo.
Op: Bei II.- od. III.-gradig offenen Frakturen, Gefäß- od. Nervenschäden, Muskelinterponat, älteren Kindern ⇨ Reposition und Plattenosteosynthese od. Fixateur externe (intramedulläre Kraftträger werden wegen offener Epiphysenfugen und des noch weichen Knochens selten verwendet, evtl. Prevot-Stifte)

Prog: i.d.R. gut

Kompl: * Blutverlust in den Oberschenkel durch ausgedehnte Hämatome aus dem Frakturspalt und Muskelzerreißung bis zu 3 Liter ⇨ **Schockgefahr!** (⇨ immer Infusion anlegen und Kontrolle von RR und Hb)
* Rotationsfehler

SUPRA/DIAKONDYLÄRE OBERSCHENKELFRAKTUREN

Syn: ICD-10: S72.4

Ät: Direktes Trauma: Knieanprall (z.B. Armaturenbrett = dashboard-injury)

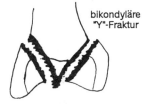

bikondyläre "Y"-Fraktur

Etlg: # Suprakondylär = ohne Gelenkbeteiligung
Diakondylär ohne Gelenkbeteiligung
Diakondylär mit Gelenkbeteiligung:
– Monokondylär
– Bikondylär ⇨ "Y"- (s. Abb.), "T"-Fraktur

Klin: ⇒ Bewegungsschmerz, Druckschmerz
⇒ Evtl. Hämatom in der Kniekehle, häufig blutiger Kniegelenkerguss
⇒ Fehlstellung: Proximales Fragment luxiert nach medial durch Zug der Adduktoren, das distales Fragment nach dorsal durch Zug des M.gastrocnemius (s. Abb.) ⇨ Durchspießung der Fragmente durch den Weichteilmantel mögl.

Diag: 1. Anamnese und klinische Untersuchung
2. Röntgen: Oberschenkel + Kniegelenk in 2 Ebenen + Beckenübersicht

Ther: • Operativ: Ind: Bei Gelenkbeteiligung obligat!
– 90° Winkelplatte (Kondylenabstützplatte) oder neu LISS-Platte (anatomisch vorgeformt, wird über eine kleine Stichinzision eingeschoben, die Schrauben werden perkutan eingedreht ⇨ geringere Traumatisierung, bessere Durchblutung)
– DCS (dynamische Condylenschraube)
– Retronail (Spezialnagel, der retrograd eingebracht wird und als intramedullärer Kraftträger wirkt), suprakondylär auch normaler Marknagel möglich
– "Y"-Fraktur: 2 Zugschrauben zur Adaptation des Kondylenmassives + 90° Kondylenplatte zur Fixierung am Femurschaft
• Kind: Spickdraht- u. Zugschraubenosteosynthese ⇨ Metallentfernung nach ca. 4 - 6 Wo.

Kompl: * Knieanpralltrauma ⇨ häufig kombiniert mit Hüftgelenkverletzungen!
* Verletzung der A.poplitea und des N.tibialis durch Zug des M.gastrocnemius am distalen Fragment (⇨ Fragment kippt nach dorsal ab) möglich
* Posttraumatische Arthrose bei Gelenkbeteiligung
* Bewegungseinschränkung im Kniegelenk durch Kapselschrumpfung und Muskelverwachsungen

DD: Fabella (= Sesambein oberhalb des lateralen Oberschenkelkondylus)

UNTERE EXTREMITÄT - KNIEGELENK

ANATOMIE:

Das **Kniegelenk** ist ein "Scharniergelenk" mit zusätzlicher Gleitachse und in Beugestellung auch ein Drehgelenk (Dreh-Scharnier-Gelenk = Trochoginglymus).

Bewegungsmaße: Extension/Flexion: 5 - 0 - 140° aktiv, passiv bis 160°, Außen-/Innenrotation (in Beugestellung): 40 - 0 - 10°

Menisken: Gleichen die Inkongruenz der Gelenkflächen aus, lat. Meniskus (kreisförmig), med. Meniskus (halbmondförmig) fixiert am medialen Seitenband

Bandapparat: (Kreuzbänder) Lig.cruciatum anterius (LCA, v. hinten lateral oben nach vorne medial unten) und Lig.cruciatum posterius (LCP, v. vorne medial oben nach mitte/hinten lateral unten)
Seitenbänder: Lig.collaterale fibulare (lateral), Lig.collaterale tibiale (medial)

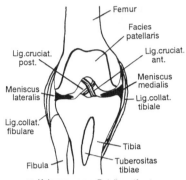

re. Knie von vorne, Patella entfernt

Muskuläre Stabilisierung: Streckseitig M.quadriceps mit Patella, lateral Tractus iliotibialis (des M.glutaeus max. u. tensor fasciae latae) + M.biceps femoris, medial M.semimembranosus + Pes anserinus (Mm. sartorius-, gracilis-, semitendinosus-Sehnen)

KNIE-BANDVERLETZUNGEN

Syn: ICD-10: S83, Zerrung und Überdehnung = Distorsion; Zerreißung = Ruptur

Ät: Trauma: Abduktions-, Adduktions-, Rotationstrauma, Kniegelenkluxation (z.B. Ski, Fußball)

Epid: Inzidenz der Kreuzbandrupturen ca. 32/100.000/Jahr in Deutschland

Klin: ⇒ Schmerzhafte Bewegungseinschränkung, evtl. Instabilität des Kniegelenkes
⇒ Druckdolenz an den Kollateralbändern, evtl. Erguss und Weichteilschwellung
⇒ Evtl. Hämarthros
⇒ Instabilitätsgefühl („Giving-way-Symptomatik")

Diag: 1. Anamnese und klinische Untersuchung (Wichtig! immer im Seitenvergleich)
– **Seitenbänder:** Seitliche **Aufklappbarkeit** bei Ab- (⇨ med. Seitenband) und Adduktionsprüfung (⇨ lat. Seitenband) in Streckstellung und 30° Beugung
– **Vorderes Kreuzband (LCA):** Vordere **Schublade**
Hinteres Kreuzband (LCP): Hintere Schublade (ausgeprägt zeigt sich das Schubladenphänomen jedoch erst bei Mitverletzung des Seitenbandapparates): Durchführung der Tests: in 60 - 90° Beugestellung durch Zug am US nach vorne od. hinten (auch als sog. Lachman-Test in 20 - 30° Beugestellung)
– Pivot-shift-Test positiv (in Streckstellung luxiert bei LCA-Insuffizienz die Tibia nach ventral, bei Beugung bei ca. 30° dann ruckartige Rückverlagerung nach dorsal)
– **Rotationsinstabilität:** Schublade in Außen- oder Innenrotationstellung (Formen: anterolat., anteromed., posterolat., posteromediale Instabilität)
2. Röntgen: Kniegelenk in mind. 2 Ebenen zum Ausschluss knöcherner Begleitverletzun-

gen, Abrissfragmente in der Interkondylargrube (bei Kreuzbandausriss) od. laterale Kantenabrisse am Tibiaplateau (bei Seitenbandausriss, Hughston-Kapselzeichen). Gehaltene Aufnahmen ⇨ pathologisch bei > 3 mm Aufklappbarkeit (evtl. Seitenvergleich)

3. Kniegelenkpunktion: Hämarthros, Fettaugen im Punktat ⇨ V.a. Knorpel-Knochenläsion
4. NMR: Sehr gute Beurteilbarkeit der Kreuzbänder
5. Arthroskopie: Beurteilung von Kreuzbändern, Menisken, Knorpelflächen, Seitenbändern und Kapselapparat (auch arthroskopische Op der Kreuzbänder dann mögl.)

Ther: • Konservativ: Bei Distorsionen kurzfristige Ruhigstellung (einige Tage), dann intensives muskuläres Aufbautraining (M.quadriceps femoris und Ischiokruralmuskulatur)

• Operativ: Ind: Komplexe Bandrupturen (Kreuz- + Seitenbänder), knöcherner Ausriss eines Kreuzbandes, Instabilität des Kniegelenkes (Giving-way-Symptomatik)
  – Frische Bandrupturen: Interligamentäre Naht oder transossäre Refixation (bei Riss am Bandansatz), bei knöchernem Ausriss Fixation mit Schraube
  – Alte Kreuzbandrupturen od. chronische Knieinstabilität: Kreuzbandersatzplastik mit einem autologen Teil des Lig.patellae mit jeweils kleinem Knochenblock prox. u. distal (auch als arthroskopische Op mit dem Einsatz von Zielgeräten für die Bohrung in Tibia und Femur) und Fixierung mit speziellen Schrauben = Interferenzschrauben (neuerdings auch mit bioresorbierbaren Schrauben), s. Abb.
  – Postoperativ: Ruhigstellung für 2 Wochen, danach Mobilisation zuerst bis 60° Beugung für 6 Wo. ohne Belastung mit (motorischer) Bewegungsschiene, dann bis 90° und Teilbelastung für 4 Wo. (mit Knieorthese, z.B. Donjoy-Schiene), anschließend volle Belastung und Bewegung. Davon unabhängig ab 1. postop. Tag: Auftrainieren des M.quadriceps.

Bohrkanal

Interferenzschraube

Prog: 1/3 der Patienten mit Kreuzbandverletzung kompensieren durch Muskeltraining sehr gut, 1/3 d.F. müssen Aktivitäten einschränken, 1/3 d.F. entwickeln Komplikationen.

Kompl: * Unhappy-Triad-Verletzung: Mediale Seitenband-Zerreißung + vordere Kreuzbandruptur + mediale Meniskusläsion (⇨ antero-mediale Instabilität), Op-Indikation!
* **Meniskusläsion**
* **Knorpel-**, Knorpel-Knochen-Schäden ⇨ posttraumatische Arthrose mögl.
* Nekrose des Kreuzbandapparates bei ausgedehnter Zerreißung
* Maisonneuve-Fraktur: Knöcherner Ausriss des lat. Bandapparates zur Fibula od. prox. Fibulafraktur + Längsriss der Membrana interossea mit Ruptur der Syndesmosen + Innenknöchelfraktur oder Riss des Lig.deltoideum (= Sonderform einer hohen Weber C-Sprunggelenkfraktur, s.u.)

Op: * Arthrofibrose, Zyklopsentwicklung (Pseudotumor)
* Ruptur der Restpatellarsehne nach Entnahme eines Teiles der Patellarsehne (7 – 12 mm werden entnommen) als Transplantat für den Kreuzbandersatz

KNIEGELENKLUXATION

Syn: Engl. luxation of the knee, ICD-10: S83.1

Ät: – Starke direkte entgegenwirkende Gewalteinwirkung auf OS und US
– Angeborene laterale Subluxation (Missbildungen, Lageanomalie in utero), sehr selten

Path: Verrenkung zwischen Oberschenkelrolle und Tibiakopf nach ventro- od. posterolateral ⇨ meist Ruptur der Kreuzbänder u. medialen Seitenbandes, häufig auch Begleitverletzung der A.poplitea und N.peronaeus od. N.tibialis

Epid: Die Kniegelenkluxationen sind sehr selten (2 % aller Luxationen)

Etlg: # Vordere Luxation
　　　# Hintere Luxation

Klin: ⇒ Selten federnde Fixation, meist **totale Instabilität**
　　　⇒ Fehlstellung, Deformität

Diag: 1. Anamnese und klinische Untersuchung: auf Durchblutungsstörungen und neurologische Ausfälle achten (DMS)
　　　2. Röntgen: Kniegelenk in 2 Ebenen

Ther: • Operativ: Ind: Immer gegeben, da Begleitverletzungen von Nerven, Gefäßen und **Band-läsionen** (Komplexinstabilität) fast obligat vorhanden sind
　　　– Sofortige offene Reposition, Versorgung der Begleitverletzungen, Oberschenkelgips für ca. 6 Wochen, Krankengymnastik

Kompl: ＊ Begleitverletzungen: **Bandläsionen** sind fast obligat zu erwarten!, **Gefäß- und Nerven-schäden** beachten!, Kapselzerreißung, Knorpel-Knochenläsionen, Meniskusläsionen
　　　＊ Bei ausgedehnten Begleitverletzungen kann eine Instabilität oder neurologische Ausfälle (N.peronaeus-Lähmung) bestehen bleiben
　　　＊ Bei Knorpelläsionen ⇨ posttraumatische Arthrose möglich

MENISKUSLÄSION

Syn: Meniskusriss, engl. meniscus tear, ICD-10: S83.2

Anatomie: Die Menisken sind Zwischenknorpel im Kniegelenk, bestehend aus Faserknorpel. Funktion: Gleichen die Inkongruenz der Gelenkflächen aus. Lateraler Meniskus (kreisförmig, frei), medialer Meniskus (halbmondförmig, fixiert am medialen Seitenband)

Ät: – **Degenerativ** (häufigste Ursache) ⇨ ein Bagatelltrauma kann zur Läsion führen, Prädisp: kniende Tätigkeit (Fliesenleger, Bergbau), Leistungssportler
　　　– Traumatisch: **Torsionstrauma** ⇨ Dreh- und Scherkräfte an den Menisken
　　　– Als Begleitverletzung bei "unhappy-triad" (s.o.) od. Tibiakopffraktur
　　　– Angeboren: Scheibenmeniskus (insb. lat. Meniskus) ⇨ Beschwerden im Kindesalter

Path: ◆ Kreiselbewegungen (insb. Außenrotation) im Kniegelenk bei fixiertem Unterschenkel führen im Kniegelenk zu Dreh- und Scherkräften an den Menisken. Durch die Fixierung des **medialen Meniskus** am tibialen Seitenband ist dieser besonders gefährdet für Einrisse (95 % der Meniskusverletzungen) oder kann komplett abreißen.
　　　◆ Häufig sind Längsrisse im Meniskus = sog. **Korbhenkelrisse** (s. Abb.), seltener Querrisse

Klin: ⇒ **Schonhaltung** des Knies in Beugestellung, Streckungsschmerz
　　　⇒ Kniegelenkschwellung, evtl. rezidivierende Kniegelenkergüsse ⇨ "tanzende Patella"
　　　⇒ Eingeklemmte Meniskusanteile können zur federnden **Streckhemmung** bei 20 - 30° führen
　　　⇒ Evtl. Hämarthros

Diag: 1. Anamnese (Unfallhergang?) und klinische Untersuchung:
　　　– Druckschmerz über dem betreffenden Gelenkspalt

– **Steinmann-Zeichen I:** Rotation des US in Beugestellung führt zu Schmerzen im Gebiet des geschädigten Meniskus: Außenrotationsschmerz ⇨ Innenmeniskus, Innenrotationsschmerz ⇨ Außenmeniskus

– **Steinmann-Zeichen II:** Wanderung des Schmerzes und der Druckempfindlichkeit im Kniegelenkspalt von ventral nach dorsal bei Beugung im Kniegelenk

– **Böhler-Zeichen:** Ab- (Außenmeniskus) oder Adduktionsschmerz (Innenmeniskus) im betroffenen Meniskusgebiet

– **Apley-Zeichen:** Pat. in Bauchlage, Knie 90° angewinkelt ⇨ Kompressions- und Rotationsschmerz (wie Steinmann I) im Kniegelenk

– **Payr-Zeichen:** Yoga-Sitz ⇨ Schmerz im Kniegelenk (Innenmeniskus)

2. Sonographie
3. **Röntgen:** Kniegelenk in 2 Ebenen zum Ausschluss knöcherner Verletzungen
   Doppelkontrast-Arthrographie: Spalt im Meniskus sichtbar (geübter Untersucher)
4. NMR: Gute Darstellbarkeit der Menisken
5. **Arthroskopie** ⇨ sichere Diagnosestellung und gleichzeitig Ther. möglich

Ther: • Konservativ: Erstmalige Einklemmung: Versuch der Reposition durch "Ausschütteln" bei aufgeklapptem Gelenkspalt der betroffenen Seite

• Operativ:
   – Arthroskopische Op: Je nach Situs Entfernung von abgesprengten Meniskusanteilen, Entfernen eines kleinen Korbhenkels (partielle Meniskektomie), Meniskektomie bei größeren Schäden
   – Bei Korbhenkelrissen arthroskopische Refixation des Korbhenkels durch Meniskusnaht mögl. (U-Nähte mit resorbierbarem PDS-Faden in inside-out oder outside-in-Technik)
   – Offene Op = Arthrotomie: Reinsertion mittels Naht bei Abriss des med. Meniskus vom med. Kapselbandapparat
   – Meniskektomie bei arthroskopisch schwierigem Situs
   – Postoperativ: Kurze Ruhigstellung für einige Tage, dann isometrische Übungen für M.quadriceps für 2 Wo., danach zunehmende Belastung und Beugung im Kniegelenk

Kompl: ∗ Nach Meniskektomie: Postoperative konsekutive Arthrose
   ∗ Rezidivierende Kniegelenkergüsse bei verbliebenem Restmeniskus (insb. Hinterhorn nach arthroskopischer Meniskektomie)
   ∗ Verletzung v. A.poplitea, N.peronaeus, Kniegelenkinfektion, tiefe Beinvenenthrombose
   ∗ Baker-Zyste: Dorsale Synovialis-Ausstülpung infolge einer (meist med.) Meniskusläsion

DD: – Meniskuszyste (Syn: Meniskusganglion): zystisch-degenerative Veränderung meist am lateralen Meniskus mit prolabieren des zystischen Gewebes aus dem Gelenkspalt
   – Hypertropher Hoffa-Fettkörper
   – Chondropathie, Gonarthrose
   – Knorpel-Knochenverletzungen
   – Plica mediopatellaris

KNIE-KNORPELSCHÄDEN

Syn: Chondropathie, Chondromalazie, (retropatellare) Arthrose, Gonarthrose, ICD-10: M24.1

Ät: – Kontusion, Quetschung (Anpralltrauma), Patellaluxation, Abschertrauma = Flake fracture
   ⇨ Knorpelfissuren, Knorpelfragmentation
   – Stufen in der Gelenkfläche, Knorpelimpression (z.B. Tibiakopffraktur)
   – Degenerativ: Überbelastung (z.B. kniende Tätigkeit - Fließenleger), Fehlstellung (Genu varum, valgum, recurvatum), Inkongruenz der Gelenkflächen, Fehlbelastung

Path: Lok: Bevorzugt an der Retropatellarfläche und an den Femurkondylen

Epid: Retropatellare Knorpelschäden insb. bei **jungen Patienten** (20 - 30. LJ.)

Klin: ⇒ Bewegungsschmerz, z.B. beim Knie beugen (z.B. insb. Treppensteigen)
⇒ Reizerguss, evtl. Hämarthros, Schonhaltung (⇨ Atrophie des M.quadriceps), Bewegungseinschränkung
⇒ Abgelöste Knorpelstücke ⇨ freie Gelenkkörper ⇨ Einklemmung mögl.

Diag: 1. Anamnese und klinische Untersuchung: Zohlen-Zeichen (Schmerz bei aktivem Heben des Beines bei mit der Hand des Untersuchers kranial fixierten Patella)
2. Röntgen: Knie in 2 Ebenen, Patella-Tangentialaufnahme, Patellagleitlager (subchondrale Veränderungen, Gelenkstufen, freier Gelenkkörper?), evtl. Arthrographie
3. Diagnostische Kniegelenkpunktion: Evtl. Hämarthros mit Fettaugen im Punktat
4. **Arthroskopie** (Mittel der Wahl)

Ther: • Konservativ: Lokale Eisanwendung, Kräftigung d. M.quadriceps, Antiphlogistika, bei Adipositas Gewichtsreduktion
Entlastung für 4 - 8 Wochen bei Knorpelkontusionen
• Operativ: Ind: Frischer Knorpelschaden, insb. mit knöcherner Beteiligung
– Sorgfältige Reposition von ausgesprengten Knorpel-, Knorpel-Knochenstücken (zuvor mehrfaches Anbohren des Knochens (Bohrung nach PRIDIE) ⇨ fördert Kapillar- und Bindegewebeeinsprossung), Fixation mit Fibrinkleber und Spickdrähten oder resorbierbaren Stiften, die auf Knorpelniveau abgeknipst werden
– Impressionsfrakturen mit Stufenbildung werden angehoben (s.u.)
– Patella: Medialisierung und Vorverlagerung des Lig.patellae oder laterale Retinakulumspaltung (lateral release, Ansatz des M.vastus lat.) ⇨ Patella wird von ihrem Gleitlager abgehoben/verschoben (auch als arthroskopische Op)
– Postoperativ: Ruhigstellung für einige Tage, danach frühfunktionelle Bewegungsübungen unter **Entlastung** für ca. 8 – 12 Wochen

Kompl: Posttraumatische Arthrose

DD: – Meniskusläsionen
– Plica mediopatellaris (medial-shelf-syndrome): Synovialfalte medial der Patella ⇨ bei Hypertrophie Einklemmung + Schmerzen; Ther: Arthroskopische Resektion
– Arthritis, rheumatische Gelenkerkrankungen, Arthrose
– Osteochondrosis dissecans (KÖNIG-Syndrom, subchondrales nekrotisches Knochenfragment, meist medial ⇨ Mausbett und freier Gelenkkörper [Gelenkmaus] mögl.)

BAKER-ZYSTE

Syn: Popliteazyste, Kniegelenkhygrom, Arthrozele, engl. Baker's cyst, ICD-10: M71.2

Def: Ausstülpung der dorsalen Gelenkkapsel am Kniegelenk = Synovialzyste/Synovialhernie

Ät: – Primäre Zyste = angeboren, idiopathisch
– Sekundäre Zysten: **Kniebinnentrauma** (z.B. Läsion des medialen Meniskus), degenerativ (Gonarthrose, Chondropathie), systemische Erkrankungen (z.B. rheumatoide Arthritis) ⇨ Stimulation der Produktion von Synovialflüssigkeit

Etlg: # Distensionszyste = Zyste mit Verbindung zum Kniebinnenraum
Dissektionszyste = Ruptur einer Zyste u. Austritt von Synovialflüssigkeit in die Kniekehle

Klin: ⇒ Dorsale Schwellung, Fluktuation, rezidivierende posteriore Schmerzen im Kniegelenk, insb. bei Streckung

⇒ Evtl. begleitender Kniegelenkerguss

Diag: 1. Anamnese (Knietrauma?) und klinische Untersuchung (tastbare Schwellung)
2. Sonographie (Darstellung der Zyste), Duplexsonographie zum Ausschluss eines Gefäßprozesses
3. Röntgen: Kniegelenk in 2 Ebenen zum Ausschluss knöcherner Verletzungen
4. **Arthroskopie** bei allen sekundären Zysten zur Diagnostik der Grunderkrankung

Ther: • Operativ: Ind: Mit der Diagnose stets gegeben, da keine spontane Rückbildung
  – Arthroskopie in gleicher Sitzung durchführen und ggf. Ther. der Grunderkrankung (z.B. Teilresektion des Meniskus, Knorpelshaving)
  – Querinzision dorsal in der Kniekehle, Präparation und Resektion der Zyste und Verschluss des Zystenstumpfes am Kniegelenk

Prog: Nach operativer Exstirpation primärer Zysten sehr gut, bei sekundären Zysten sind Rezidive mögl. (insb. wenn die Grunderkrankung am Kniegelenk nicht mitbehandelt wurde)

Kompl: Op: Erguss, Hämatom, Hypästhesie am Unterschenkel, Rezidiv

DD: – Zyste der Bursa des M.semimembranosus od. M.biceps femoris, Ruptur des M.gastrocnemius
  – Phlebothrombose, arterielles Aneurysma, Hämangiom
  – Lipome, Liposarkom

PATELLALUXATION

Syn: Engl. dislocation of the patella, ICD-10: S83.0

Ät: – Habituell: Konstitutionelle Bindegewebsschwäche, Formveränderung der Patella (Abflachung), Patellahochstand, Genu valgum, abgeflachter lateraler Femurkondylus ⇨ Luxation durch Bagatelltrauma
  – Angeboren (meist beidseitig, Hypoplasie der Patella u. Genu valgum ⇨ Luxation nach lat.)
  – Erworben: Wachstumsstörungen durch Trauma, Osteomyelitis, Tumor
  – Traumatisch (grobe Gewalt) ⇨ kombiniert meist mit Knochen-, Knorpel-, Muskel- und/oder Bandverletzungen, rezidivierend traumatisch

Klin: ⇒ Knieschmerz mit Ergussbildung
  ⇒ Deformität des Gelenkes: Tastbare, nach **lateral** luxierte Kniescheibe

Diag: 1. Anamnese und klinische Untersuchung
2. Röntgen: Knie in 2 Ebenen zum Ausschluss knöcherner Begleitverletzungen
  nach Reposition: Patella axial zum Ausschluss von Knorpel-/Knochenschäden
3. Evtl. Arthroskopie: Zur Feststellung, ob Knorpelschäden an der Retropatellarfläche durch Trauma/Reposition entstanden sind

Ther: • Konservativ: Reposition in Überstreckung des Kniegelenkes ⇨ Ruhigstellung für 2 - 4 Wo. im Gipstutor, KG: Muskelaufbautraining des M.quadrizeps (insb. des M.vastus med.)
  • Operativ: Ind: Rezidivierende Luxationen, verschiedene Op-Methoden mögl.:
  – Laterales Release, Raffnähte des medialen Retinakulum und proximale Rekonstruktion
  – Op nach ALI KROGIUS: Gestielter Streifen des Lig.patellae von med. wird lateral angenäht ⇨ der laterale Wulst verhindert die Luxation
  – Op nach LANZ: Verpflanzung des Sehnenansatzes des M.gracilis an die mediale Seite der Patella ⇨ Zug nach medial
  – Op nach GOLDWEIGHT: Verlagerung und Fixation der lat. Patellasehnenhälfte nach med.
  – Nach Wachstumsabschluss (Erwachsene): Op nach ELMSLIE-TRILLAT: Verlagerung der

Tuberositas tibiae nach medial, evtl. zusätzlich Korrekturosteotomie bei ausgeprägtem Genu valgum

Kompl: * Arthrose im femuropatellaren Gleitlager bei rezidivierenden Luxationen
* Ruptur des fixierenden Bandes = Retinakulum der Patella an den Femurkondylen bei heftiger Luxation, meist Zerreißung medial (s. Abb.)

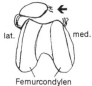

lat.   med.

Femurcondylen

DD: Hypermobile Patella, Ther: KG Muskelaufbautraining

PATELLAFRAKTUR

Syn: Fraktur der Kniescheibe, engl. fracture of the patella, ICD-10: S82.0

Ät: – Direktes Trauma: Anpralltrauma oder Sturz auf das Knie
– Indirekte Gewalteinwirkung durch extreme Kontraktion des M.quadriceps femoris

Path: ♦ Durch den Zug des M.quadriceps dislozieren die Patellafrakturen (Abrissfrakturen, Querfraktur) = Traktionsfraktur ⇨ klassische Indikation für die Zuggurtungsosteosynthese
♦ Durch die Retinacula patellae beidseits seitlich der Kniescheibe (von M.vastus lat./Tractus iliotibialis und M.vastus med. zu den Tibiakondylen ziehend) ermöglichen noch eine gewisse Streckung (sog. Reservestreckapparat)

Etlg: # Obere und untere Polabrissfrakturen = knöcherner Ausriss
Fissuren oder osteochondrale Absprengungen (auch bei Luxation)
Querfraktur (häufigste, 80 % d.F.), Längsfraktur, Schrägfraktur
Mehrfragmentbruch, Sternfraktur, Trümmerfraktur

Klin: ⇒ Weichteilschwellung, tastbarer Frakturspalt
⇒ Schmerzhaft eingeschränkte Kniestreckung (Zerreißung des Streckapparates)
⇒ Hämarthros

Diag: 1. Anamnese und klinische Untersuchung
2. Röntgen: Knie in 2 Ebenen + Patella axial, Patellagleitlager

Ther: • Konservativ: Nicht dislozierte Frakturen (Fissuren, Längsfraktur, subaponeurotische Frakturen) Ruhigstellung in einer Gipshülse für ca. 4 Wo.
• Operativ: Ind: Jede dislozierte Fraktur muss operiert werden, da durch den Zug des M.quadriceps keine Knochenadaptation möglich ist.
– **Zuggurtungsosteosynthese:** Einbringen von 2 Spickdrähten, über deren Enden eine 8er-förmige Zerklage gelegt wird (s. Abb.)
– Längsfraktur und Schrägfraktur: Zugschraubenosteosynthese
– Trümmerfrakturen: Spickdrähte und umlaufende Zerklage + 8er-förmige Zerklage oder Adaptation der Fragment mit resorbierbarem Nahtmaterial über Bohrkanäle, evtl. auch Patellektomie
– Postoperativ: Frühmobilisation

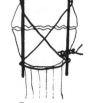

Zuggurtungs-osteosythese

Kompl: * Posttraumatische Chondropathie d. Retropatellarfläche (⇨ Arthrose)
* Knorpelverletzungen der Femurkondylen, Verletzung der Bursa

DD: – **Patella bipartita** und tripartita meist im oberen äußeren Quadranten (DD zur Längsfraktur)
– Ruptur der Quadrizepssehne, Zerreißung des Lig.patellae, Abrissfraktur der Tuberositas tibiae (= Streckapparatverletzung)

STRECKAPPARATVERLETZUNG

Syn: ICD-10: S76.1

Anatomie: Der Streckapparat besteht aus dem **M.quadriceps femoris**, seiner Sehne, die zur Patella zieht, aus der Patella selbst und dem Lig.patellae, das von der Patella bis zum Ansatz an der Tuberositas tibiae zieht.
Die Retinacula patellae beidseits seitlich der Kniescheibe (von M.vastus lat./Tractus iliotibialis und M.vastus med. zu den Tibiakondylen ziehend) sind an der Streckung im Kniegelenk ebenfalls beteiligt (sog. Reservestreckapparat)

Ät: – Quadrizepssehnenruptur: Meist degenerativ bedingt + starke Anspannung des M.quadriceps
– Extrem starke Anspannung des M.quadriceps ⇨ Lig.patellae-Ruptur, Patellafraktur oder Abrissfraktur der Tuberositas tibiae möglich

Path: Durch den Zug des M.quadriceps führt eine Zerreißung des Streckapparats an einer Stelle zu starker **Dehiszenz** ⇨ Op-Indikation stets gegeben

Etlg: # Quadrizepssehnenruptur
Patellafraktur (s.o.)
Zerreißung des Lig.patellae
Abrissfraktur der Tuberositas tibiae

Klin: ⇒ Streckausfall = aktive Streckung im Kniegelenk nicht möglich
⇒ Tastbare Dehiszenz im Bereich der Quadrizepssehne oder Lig.patellae
⇒ Quadrizepssehnenruptur: Patellatiefstand
Lig.patellae-ruptur + Abrissfraktur. d. Tuberositas tibiae: Patellahochstand
⇒ Weichteilschwellung und Bluterguss

Diag: 1. Anamnese und klinische Untersuchung
2. Röntgen: Kniegelenk a.p. und seitlich
3. Sonographie: Darstellung muskulärer oder ligamentärer Dehiszenzen

Ther: • Operativ: Ind: Durch die Dehiszenz obligat gegeben
– Quadrizepssehnenruptur: Frische Ruptur ⇨ End-zu-End-Naht + Augmentation
– Bei ausgeprägte Degeneration: Plastische Rekonstruktion
– Lig.patellae-Zerreißung: End-zu-End-Naht bei interligamentärer Ruptur, transossäre Reinsertion bei Riss nahe an der Tuberositas tibiae
– Abrissfraktur der Tuberositas tibiae: Zuggurtungsosteosynthese über Spickdrähte, Trümmerfragment ⇨ transossäre Reinsertion des Lig.patellae
– Postoperativ: Kniestreckungsimmobilisation für 5 - 6 Wo. durch Oberschenkeltutor, danach KG-Mobilisation, volle Belastbarkeit nach 3 - 4 Mo.

DD: Abrissfraktur der Tuberositas tibiae: Morbus OSGOOD-SCHLATTER = aseptische Knochennekrose der Tuberositas tibiae (= Schienbeinkopfapophyse) im Kindesalter ⇨ konservative Therapie mit Entlastung oder BECK-Bohrung

UNTERE EXTREMITÄT - UNTERSCHENKEL

Anatomie: Tibia und Fibula sind durch die Membrana interossea verbunden. Ventro-medial ist die Tibia nur von Haut bedeckt ⇨ hier leicht **offene Frakturen** und Heilungsstörungen mögl. Die Muskelgruppen des US sind von straffen Faszien umgeben ⇨ **Muskellogensyndrome** als Komplikation möglich. Im Bereich des Sprunggelenkes sind Tibia und Fibula zusätzlich über Bänder verbunden = vordere und hintere Syndesmose.

Tuberositas tibiae — Tibiakopf

prox.1/3

Membrana interossea — mittl. 1/3

dist.1/3

d
a
p
h
y
s.

T
e
i
l

Syndesmose — Pilon tibiale
Außenknöchel — Innenknöchel
Fibula Tibia

TIBIAKOPFFRAKTUR

Syn: ICD-10: S82.1

Ät: Trauma: Direkt auf das Kniegelenk oder indirekt durch Sturz auf das Bein (z.B. von der Leiter ⇨ führt zur Impressionsfraktur)

Path: Meist Stauchungskräfte entlang der Längsachse des Beines durch Sturz auf das Bein ⇨ **Impression** und Frakturierung der Kondylen, die nach seitlich abgesprengt werden

Etlg: # Spaltbrüche ohne Dislokation
Spaltbrüche mit Dislokation = Depressionsbrüche: Mono- / bikondylär ("V" / "Y"-Bruch)
Impressionsfraktur
Kombiniert: Impressionsfraktur + Spaltbruch (Depressionsbruch)
Trümmerfrakturen

Klin: ⇒ Weichteilschwellung und Hämatom, fast immer **Hämarthros** ⇨ Abpunktieren! (evtl. mit Fettaugen im Punktat)
⇒ Schmerzhafte Bewegungseinschränkung, Druckschmerz

Diag: 1. Anamnese und klinische Untersuchung
2. Röntgen: Kniegelenk in 2 Ebenen, zur sicheren Diagnose u. Op-Vorbereitung bei Impressionsfrakturen ist die **Tomographie** des Tibiakopfes notwendig

Ther: • Konservativ: Nicht dislozierte Spaltbrüche ⇨ Tutor für 3 - 4 Wo., danach KG, volle Belastung nach ca. 2 - 3 Mo.
Ein Hämarthros sollte auf jeden Fall abpunktiert werden.
Trümmerfrakturen: Extension, Ligamentotaxis
• Operativ: Ind: Alle dislozierten Frakturen
Wichtig ist, dass nach der Reposition die Gelenkfläche exakt steht! (einige Kliniken kombinieren daher die Op. mit einer Arthroskopie zur Kontrolle der Gelenkfläche)
– Impressionsfrakturen > 3 mm: Anhebung und Unterfütterung d. Impression mit Spongiosa von einem Knochenfenster aus + Einbringen zweier Abstützschrauben, evtl. unter gleichzeitiger arthroskopischer Kontrolle (bessere Beurteilung der Gelenkfläche)
– Kondylenfrakturen: Plattenosteosynthese mit T-Abstützplatte
– Impressions-Depressionsbruch: Anhebung u. Unterfütterung der Impression + Plattenosteosynthese mit T-Platte als Fixations- und Abstützplatte

– Trümmerfrakturen: Fixateur externe, evtl. auch Hybridfixateur
– Postoperativ: Frühfunktionelle Mobilisation unter Entlastung des Kniegelenkes für ca. 3 Mo. mit KG, Bewegungsschiene

Kompl: ∗ Zusätzliche traumatische Kapsel-Band-Rupturen, Knorpelläsionen, Meniskusquetschung
∗ Fibulaköpfchenfraktur, Läsion des N.peronaeus
∗ Posttraumatische Arthrose bei bestehendem Gelenkflächendefekt
∗ Postoperativer Infekt mit Osteomyelitis und Gelenkempyem
∗ Kompartmentsyndrom

UNTERSCHENKELFRAKTUREN

Syn: ICD-10: S82

Anatomie: Durch die **geringe Weichteildeckung** (insb. am med. Anteil der Tibia) kommt es häufig zu **offenen Frakturen** und postoperativen Komplikationen. Der Unterschenkel wird eingeteilt in ein proximales, mittleres und unteres Drittel.

Ät: Trauma: Anprall (Stoßstangenverletzung) ⇨ Biegungsbruch, Stauchung, Torsion (Skiunfall)

Etlg: # Isolierte Fibulafraktur
Isolierte Tibiafraktur
Fraktur von Tibia und Fibula = (komplette) Unterschenkelschaftfrakturen

Klin: ⇒ Häufig Weichteilschäden ⇨ offene Fraktur mit Hautwunde, Hämatom, Weichteilschwellung, sichtbare Knochenenden, Knochensplitter
⇒ Gut tast- und sichtbare Fehlstellung, Krepitation, Schmerz bei Bewegung

Diag: 1. Anamnese und klinische Untersuchung
2. Röntgen: US in 2 Ebenen + Kniegelenk und Sprunggelenk

Ther: • Funktionell: Isolierte Fibulafraktur evtl. mit Unterschenkelzinkleimverband oder Unterschenkelgehgips für 4 Wo. od. ohne Verband und Entlastung bis Pat. beschwerdefrei
• Konservativ: Isolierte nicht dislozierte Tibiafraktur u. nicht dislozierte Unterschenkelschaftfrakturen: Fixation im Oberschenkelliegegips für ca. 6 Wo., danach Gehgips für 4 Wo. oder z.T. auch Ruhigstellung nur im Sarmiento-Brace mögl.
• Operativ: Ind: 2. + 3.-gradig offene Frakturen, dislozierte Frakturen, Trümmerfrakturen, fehlende Knochenbruchheilung (> 4 Mo.), Polytrauma (Pflegeerleichterung)
In der Regel wird nur die Tibia operativ versorgt, ggf. muss zuerst auch einmal die Fibula mit einer Platte versorgt werden (korrekte Einstellung der US-Länge).
– Frakturen im proximalen Drittel: Laterale + mediale Platte für Tibia od. Fixateur externe
– Frakturen im mittleren Drittel: Besonders gut geeignet für die (gebohrte) **Marknagelung** der Tibia (auch mit dem UTN, s.u.), postoperativ: Belastung schon nach wenigen Tagen mögl. Auch möglich: laterale Platte der Tibia
– Frakturen im distalen Drittel: Marknagelung und distale Verriegelung oder mediale Platte für Tibia
– Etagenfraktur: Verriegelungsnagel (Marknagel + Verriegelung mittels Schrauben proximal und distal ⇨ statische Verriegelung) für Tibia od. Fixateur externe
– Trümmerfraktur und 2.-/3.-gradig offene Frakturen: Fixateur externe als unilateraler Klammerfixateur, Monofixateur od. V-förmigen Fixateur oder zeltförmiger Fixateur (Nachteil: muss durch die lateralen Weichteile geführt werden), evtl. zusätzliche Versorgung der Fibula mit Plattenosteosynthese.
Vermehrt wird auch hier heute der unaufgebohrte Tibianagel (UTN = <u>u</u>nreamed <u>t</u>ibial <u>n</u>ail) je nach Befund mit zusätzlicher Verriegelung eingesetzt.
Sekundär ist bei verzögerter Heilung ein anderes Osteosyntheseverfahren (Platten,

Spongiosaplastik) zusätzlich notwendig. Bei großen Defekten ggf. Kallusdistraktion.
– Plattenosteosynthese postoperativ: 4 Wo. Entlastung, danach Teilbelastung, Vollbelastung nach ca. 10 - 12 Wochen.

Kompl: * Cave! **Kompartment-Syndrom** durch Raumforderung in den straffen Muskellogen des Unterschenkels (s. allg. Traumatologie)
* Verletzung des N.peronaeus
* Verzögerte Knochenbruchheilung und Pseudarthrosenbildung, insb. bei devitalen Fragmenten
* Implantatbruch (bei UTN und den gebohrten Marknägeln)
* Achsenfehler ⇨ Arthrose durch Fehlbelastung

PILON-TIBIALE-FRAKTUR

Syn: Pilonfraktur (französisch pilonner = stauchen), distale Tibiagelenkfraktur, engl. intra-articular fracture of distal tibia, ICD-10: S82.3

Ät: Heftiges Trauma: Sturz aus großer Höhe

Path: ♦ **Axiale Gewalteinwirkung** auf das distale Tibiaplateau ⇨ Kompressions- / **Stauchungsfraktur** im Bereich des Pilon tibiale mit Beteiligung der Gelenkfläche (Knorpelkontusion, Spongiosadefekt od. Trümmerfraktur)
♦ *Kind:* Häufig Frakturen mit Beteiligung der Epiphysenfuge (Aitken 0 - III)

Etlg: Nach WEBER

> Typ A: Vordere + hintere Absprengung der distalen Tibia, zentrale Spongiosakompression
> Typ B: Vordere Absprengung der distalen Tibia
> Typ C: Hintere Absprengung der distalen Tibia

Klin: ⇒ Bewegungs-, Druck- und Stauchungsschmerz, schmerzhafte Bewegungseinschränkung
⇒ Weichteilschwellung

Diag: 1. Anamnese (typischer Unfallhergang) und klinische Untersuchung
2. Röntgen: Unterschenkel und Sprunggelenk in 2 Ebenen

Ther: • Konservativ: Nicht disloziette, stabile Frakturen **ohne** Gelenkflächenbeteiligung ⇨ Gips für ca. 8 Wochen mit Entlastung des Gelenkes, dann KG und steigende Belastung oder alternativ frühfunktionelle Behandlung mit Sprunggelenkschiene und Vollbelastung ab dem 3. Tag
• Operativ:
– Offene Reposition, anatomische Wiederherstellung der Gelenkfläche, evtl. Spongiosaunterfütterung (mit Beckenkammspongiosa), Stabilisierung mit Zugschrauben, Plattenosteosynthese (sog. Pilon-Platten od. DC-Platte), evtl. auch Fixateur externe
– Postoperativ: Gipsruhigstellung für 4 - 6 Wochen, dann funktionell ohne Belastung, nach 8 Wochen Beginn mit Teilbelastung
– Bei völlig irreponiblen Frakturen (Trümmerfrakturen) oder posttraumatischer Arthrose ist eine sekundäre Arthrodese (= Versteifung des Gelenkes) indiziert
– *Kind:* Aitken 0 und I geschlossene Reposition und Gips für 4 Wochen
Aitken II und III offene Reposition und Spickdrahtosteosynthese, Entfernung der Drähte nach ca. 4 Wochen, Gips für insg. 6 Wochen

Kompl: * Mitverletzung von Fibula, Talus, Calcaneus
* **Posttraumatische Arthrose** durch verbliebene Gelenkflächeninkongruenz, Knorpelverletzung (Flake fracture = osteochondrale Fraktur)
* *Kind:* Bei nicht exakter Reposition der Epiphysenfuge ⇨Wachstumsstörungen

SPRUNGGELENKFRAKTUREN

Syn: Knöchelfrakturen, Malleolarfrakturen, malleoläre Frakturen, ICD-10 Innenknöchel: S82.5, Außenknöchel: S82.6

Anatomie: Außenknöchel = distale Fibula, Innenknöchel = dist. Tibia. Der Außenknöchel hat die wichtige Leitfunktion für das obere Sprunggelenk und muss erhebliche Scherkräfte über den Bandapparat auffangen.

Bewegungsmaße: Dorsal-/Plantarflexion: 30 - 0 - 50°
Pro-/Supination: 20 - 0 - 35°

Bandapparat: Vordere u. hintere Syndesmose (Lig.fibulotibiale) und die Membrana interossea verbinden die Tibia mit Fibula.
Lig.deltoideum: Verbindet Tibia mit Talus
Lig.fibulotalare ant. u. post. verb. Fibula m. Talus
Lig.fibulocalcaneare verbindet Fibula mit Calcaneus

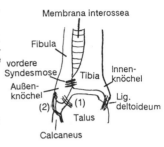

Membrana interossea

Fibula
vordere Syndesmose
Außenknöchel
Tibia
Innenknöchel
(2) (1) Lig.deltoideum
Talus
Calcaneus

(1) Lig.fibulotalare ant.
(2) Lig. fibulocalcaneare

Ät: Trauma und Luxation durch "Fußumknicken"
- Supinations-/Adduktionstrauma ⇨ Innenknöchelfrakturen und eher Weber A, B
- Pronations-/Abduktionstrauma ⇨ eher Weber C
- Distorsionstrauma ⇨ Maisonneuve-Fraktur

Epid: ◊ Häufigste Fraktur an der unteren Extremität

Etlg: # Nach WEBER bzw. DANIS (1949): Außenknöchelfraktur im Verhältnis zur Syndesmose

Weber A:	Fraktur **unterhalb der Syndesmose**/des Gelenkspaltes, Syndesmose intakt
Weber B:	Fraktur **in Höhe der Syndesmose**, meist Teilruptur der Syndesmose
Weber C:	Fraktur **oberhalb** der Syndesmose, **Syndesmose immer zerrissen**, Membrana interossea bis zur Fraktur rupturiert

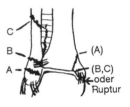

C
B — (A)
A — (B,C)
oder
Ruptur

Die Frakturen sind häufig kombiniert mit Abscher- (A) oder Abrissfraktur (B, C) des unteren Teils des Innenknöchels oder Zerreißung des Lig.deltoideum
und/oder einer Abscher-/Abrissfraktur (B, C) an der dorsalen Tibiakante (hinterer Teil des Innenknöchels) durch den Zug der hinteren Syndesmose = hinteres **Volkmann-Dreieck**

Maisonneuve-Fraktur: Sonderform der Weber C-Fraktur = hohe Weber C-Sprunggelenkfraktur als subkapitale Fibulafraktur (oder knöcherner Ausriss des Lig.collaterale fibulare am Knie) + Längsriss der Membrana interossea und Ruptur der Syndesmosen + Innenknöchelfraktur oder Riss des Lig.deltoideum

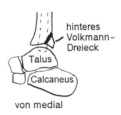

hinteres Volkmann-Dreieck
Talus
Calcaneus
von medial

Sprunggelenkluxationsfraktur = bimalleoläre Fraktur ⇨ Sprengung der Sprunggelenkgabel, völlige Instabilität

Klin: ⇒ Hämatom und Druckschmerz über dem Außen- und evtl. Innenknöchel
⇒ Schmerzhafte Bewegungseinschränkung
⇒ Sprengung der Sprunggelenkgabel ⇨ Fuß ist seitlich versetzt zum US

Diag: 1. Anamnese und klinische Untersuchung
2. Röntgen: Sprunggelenk in 2 Ebenen, evtl. gehaltene Aufnahmen zum Ausschluss von

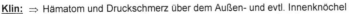

Bandverletzungen (nicht bei Frakturen!), im Zweifel zum Ausschluss von proximalen Frakturen ganzer Unterschenkel in 2 Ebenen

Ther: • Konservativ: Weber A (= ohne Syndesmosenruptur) u. ohne Dislokation ⇨ Unterschenkelgips für ca. 6 - 8 Wochen

• Operativ: Ind: Weber B + C (dislozierte Weber A-Frakturen)
  – Außenknöchel: Osteosynthese mit Zugschraube und dorsolateral angebrachter 1/3 Rohr-Platte oder nur mit Schrauben. Naht der Syndesmose und mögl. anderer Bandrupturen, evtl. Fixation der Stellung der Syndesmose durch temporäre Stellschraube für 6 Wo.
  – Innenknöchel: Abscherfraktur od. Volkmann-Dreieck mit Zugschraube, Abrissfraktur mit Zuggurtungsosteosynthese
  – Sprunggelenkgabelsprengung: Osteosynthese der Frakturen wie oben und zusätzlich Stellschraube (fixiert Tibia an Fibula) für ca. 6 Wochen
  – Postoperativ: Ruhigstellung für ca. 6 Wochen (wegen den Bandrupturen), Bewegungsübungen ohne Belastung (Dorsalflexion im Gips), dann Teilbelastung ab 6. Woche, Vollbelastung ab 8. Woche

Kompl: * Knorpelabscherungen am Talus = Flake fracture, Abrissfraktur des Volkmann'schen Dreieckes ⇨ posttraumatische Arthrose

* Gelenkinstabilität bei nicht versorgten Bandrupturen

* Gefäß- und/oder Nervenläsionen

SPRUNGGELENKDISTORSION/AUSSENBANDRUPTUR

Ät: Typisches **Umknicktrauma** (Volley-, Basketball, Ski oder Stolpern)

Path: ♦ Trauma i.d.R. in Supination und Adduktion ⇨ Überdehnung bis Ruptur des Außenbandapparates (lateral) am OSG
Als erstes rupturiert das Lig.fibulotalare anterius (90 % d.F.), als nächstes dann meist das Lig.fibulocalcaneare (60 % d.F.)
♦ Trauma in Pronation ⇨ Weber-Frakturen, evtl. mit Riss des Lig.deltoideum

Fibula — Tibia
hintere Syndesmose / vordere Syndesmose
Lig.fibulotalare post. — Lig.fibulo-talare post.
Lig.fibulotalare anterius
Os naviculare
Os cuboideum
Calcaneus
Lig.fibulocalcaneare

Epid: Häufigste Bandverletzung des Menschen

Etlg: # Akute OSG-Distorsion = Überdehnung und Zerrung, ICD-10: S93.4
Chronische rezidivierende Distorsion = Außenbandapparatinsuffizienz
Ligamentruptur = Bandriss (als Einband-, Zweibandverletzung od. komplette Außenbandverletzung), ICD-10: S93.2

Klin: ⇒ **Weichteilschwellung, Bewegungseinschränkung** und **Hämatom** (bei Verletzung der Bänder und/oder Gelenkkapsel)
⇒ Druckschmerz über dem Außenknöchel und Überdehnungsschmerz (Supination)
⇒ Chronische Instabilität: Rezidivierendes Umknicken, Instabilität, Belastungsschmerzen

Diag: 1. Anamnese und klinische Untersuchung: Prüfung des Talusvorschubes und der seitlichen Aufklappbarkeit (immer im Vergleich zur Gegenseite), Druckschmerz über dem Verlauf der Bandstrukturen, Hämatom
2. Röntgen: **Sprunggelenk in 2 Ebenen nativ** zum Ausschluss knöcherner Verletzungen
Gehaltene Aufnahmen: Nach Abschwellung des Gelenkes (also nicht akut nach dem Trauma, sondern Tage später, wenn zur Diagnose noch notwendig) und möglichst im

Seitenvergleich mit der gesunden Seite durchführen, pathologisch: a.p. > 8° laterale Aufklappbarkeit [Taluskippung], Seitenbild > 8 mm Talusvorschub
Ggf. Arthrographie bei unklarem Befund

3. OSG-Sonographie: Indirekter Nachweis von Bandläsionen durch Darstellung von Hämatomen mit/ohne Gelenkraumverbindung, evtl. inhomogene Bandstruktur sichtbar

Ther: • Akut: Kühlen, Kompression, Hochlagerung und Entlastung der Extremität

• Konservativ/Funktionell: Distorsionen ohne Instabilität ⇨ elastischer Stützverband
Bei geringer Instabilität: Ruhigstellung mit Unterschenkelsteigbügelgips für 10 Tage + Heparinisierung, dann für ca. 20 Tage Gehgips oder besser **Orthesen** (Aircastschiene, MHH-Schiene n. ZWIPP), Tape-Verband od. Adimed®-Schuh zur Verkürzung der Gipsruhigstellung. Danach für 1 Monat pronierende Stützverbände (z.B. Malleotrain®, Elodur®). Krankengymnastik (Muskelaufbautraining, Schulung der Eigenreflexe).
Nachteil der kons. Ther.: hohe Pat.-Compliance nötig, evtl. verbleibende Restinstabilität ⇨ dann ggf. Op.

• Operativ: Ind: Gravierende Instabilität des Sprunggelenkes (chronische Instabilität, Reruptur), osteochondraler Bandausriss, knöcherne Begleitverletzungen
– Zeitpunkt: Op sofort (bis 6 - 8 Stunden) oder nach ca. 4 - 6 Tagen (Abschwellung des Op-Gebietes durch Hochlagerung und Ruhigstellung)
– Op: Adaptation der Bänder: Interligamentäre Ruptur ⇨ **End-zu-End-Naht,** knochennaher Riss ⇨ Naht an Bandstumpf/Periost, mit kleinem knöchernem Ausriss (insb. Jugendliche) ⇨ Minischraube od. **transossäre Refixation**
– Chronische Bandinstabilität: Bandplastik als Periostzügelplastik nach KUNER (mit einem Perioststreifen von der Fibula, der umgeschlagen wird und als „Band" verwendet wird) oder mittels autologer Sehne (Peronaeus brevis) nach WATSON-JONES oder Plantarissehnentransplantation nach WEBER
– Postoperativ: Ruhigstellung im Unterschenkelliegegips (Steigbügel) für ca. 1 - 2 Wo. in Dorsalflexion- und leichter Pronationsstellung (⇨ Bänder entlastet), dann Unterschenkelgehgips für weitere 3 - 4 Wochen, danach für 1 Monat pronierende Stützverbände (s.o.), volle Belastung (Sport) erst nach insg. 3 Monaten mögl.

Kompl: * Supinationstrauma ⇨ Abscherfraktur am Innenknöchel ausschließen
* Ausriss der Sehne des M.peronaeus brevis am Ansatz des 5. Mittelfußknochen oder Peronaeus-Sehnen-Luxation am Außenknöchel nach ventral
* Schlottergelenk / **chronische Instabilität**
* Weichteil Impingement (⇨ Engensymptomatik)
* Posttraumatische Arthrose bei Knorpelschäden oder Fehlbelastung
* Second-stage-Ruptur (= erneute Ruptur bei schlechter Ausheilung einer früheren Ruptur)

Op: * Reruptur = Ruptur eines früher operativ versorgten und gut ausgeheiltem Band

DD: – Sprunggelenkfraktur, Maisonneuve-Fraktur
– Syndesmosenruptur, Peronealsehnenluxation

ACHILLESSEHNENRUPTUR

Syn: Achillessehnenriss, engl. Achilles' tendon rupture, ICD-10: S86.0

Anatomie: Die Achillessehne (= Tendo calcaneus) verbindet den M.triceps surae (M.gastrocnemius, M.soleus) mit dem Tuber calcanei. Sie ist die stärkste Sehne des Menschen.
Länge: 10 – 12 cm, Durchmesser: 0,5 – 1 cm

Ät: – **Degenerative Veränderungen + indirektes Trauma** (extreme Muskelanspannung)
Prädisp.: Hyperurikämie, chronische Polyarthritis, längere Glukokortikoidmedikation, Im-

munsuppressiva
- Selten direktes Trauma: Schnittverletzung, Stoß, Schlag

Epid: ◊ **M** >> w (5 : 1)
◊ Prädisp.alter: 30 - 50. LJ. und > 50. LJ.
◊ Inzidenz: 16.000/Jahr in Deutschland

Etlg: # **Komplette Ruptur** (meist 2 – 6 cm über dem Kalkaneusansatz) oder Teilruptur der Sehne (selten)
Abrissfraktur der Achillessehne am Kalkaneus = Entenschnabelfraktur (selten)

Klin: ⇒ **Peitschenartiger reißender Schmerz** im Augenblick der Ruptur, hörbares Geräusch
⇒ **Tastbare Dehiszenz** im Verlauf der Sehne (Delle), Druckschmerzhaftigkeit
⇒ Schwellung, Hämatom

Diag: 1. Anamnese und klinische Untersuchung: Zehenspitzenstand kann nicht durchgeführt werden, tastbare Lücke im Verlauf der Achillessehne
THOMPSON-Test: Zusammenkneifen der Wade führt zur (mechanischen) Plantarflexion bei intakter Sehne, Plantarflexion fehlt bei rupturierter Sehne
2. Röntgen: Fersenbein in 2 Ebenen zum Ausschluss eines knöchernen Entenschnabelbruches
3. Sonographie: Darstellung der Achillessehne (die Ruptur imponiert als Lücke)

Ther: • Konservativ: Wird zunehmend durchgeführt mit Gips in Spitzfußstellung für 1 Woche (sonographische Kontrolle, ob in der 20° Spitzfußstellung die Sehnenenden aneinanderliegen) dann (oder gleich von Anfang an) **Spezialschuh** (mit ventraler Verstärkung und Absatzerhöhung um 3 cm ⇨ verhindert die Dorsalflexion, Adipromed®Vario-Stabil) für 6 Wochen Tag + Nacht und dann noch 2 Wochen nur tagsüber, ab 4. Woche KG mit isometrischem Krafttraining, Sportfähigkeit nach 3 – 4 Monaten.
• Operativ: Ind: War bisher stets gegeben (Therapie ist z.Zt. im Wandel) mit unverzüglicher Versorgung! (Ausnahme davon waren sehr alte Patienten mit schlechten Weichteilverhältnissen ⇨ Ruhigstellung im Gips in Spitzfußstellung)
- Sehnenruptur: Medialer Zugang, feinadaptierende Naht oder **Durchflechtungsnaht** (8er-förmige Gänge durch die beiden Sehnenenden mit PDS = resorbierbare Polydioxanon-Kordel) evtl. + Umkipplastik bei alten Pat. (ein Teil der proximalen Sehne wird gestielt, umgekippt und auf das distale Ende aufgenäht).
Die Naht wird neuerdings z.T. auch perkutan durchgeführt (⇨ geringeres Op-Trauma).
Ebenfalls möglich ist eine zusätzliche (oder auch alleinige) Fibrinklebung.
- Entenschnabelfraktur: Reposition und Verschraubung oder Zuggurtung
- Postoperativ: Unterschenkelgips für 3 - 4 Wochen in 30° Spitzfußstellung (⇨ Entlastung der Sehne), dann Unterschenkelgehgips in Neutralstellung für 2 - 4 Wochen. Volle Belastbarkeit frühestens nach 3 Monaten, evtl. Erhöhung der Absätze zur Entlastung der Sehne. Alternativ frühfunktionelle Nachbehandlung ohne Gips mit KG und Teilentlastung für 3 Wochen und Absatzerhöhung.
- Alte Sehnenrupturen: Sehnenplastik und längerfristige Ruhigstellung

Prog: Die konservative (ambulante) **frühfunktionelle Therapie** hat eine fast gleich gute Prognose wie die operative Therapie und wird daher zunehmend angewendet. Bei Leistungssportlern wird noch die operative Ther. bevorzugt.
Nach Ausheilung bleibt die Sehne an der Rupturstelle ungefähr doppelt so dick im Vergleich zur Gegenseite.

Kompl: ∗ Reruptur (2 %, meist in den ersten 3 Monaten, Rate etwas höher bei der konservativen Ther.)
∗ Tiefe Beinvenenthrombose
∗ Tendinosis calcanei mit Verkalkungen

TALUSLUXATION

Syn: ICD-10: S93.3

Def: Luxation im OSG (zwischen Talus und Tibia/Fibula = eingelenkig), subtalare Luxation im USG (zwischen Talus und Calcaneus/Os naviculare = zweigelenkig) oder dreigelenkige totale Talusluxation

Path: ◆ Trauma mit extremer Plantarflexion ⇨ hintere Luxation im OSG
◆ Sturz aus großer Höhe: Luxation nach innen hinten im USG

Etlg: # Vordere und hintere Luxation
Seitliche Luxationen sind wegen der straffen Führung des Talus in der Malleolengabel nur als Luxationsfrakturen (mit Knöchelfraktur) möglich
Subtalare Luxation: Talus verbleibt in der Malleolengabel, es luxieren alle subtalaren Anteile des Fußes (Calcaneus, Os naviculare)

Klin: ⇒ Federnde Fixation, Deformität
⇒ Schwellung, schmerzhafte Bewegungseinschränkung

Diag: 1. Anamnese und klinische Untersuchung
2. Röntgen: Sprunggelenk und Fußwurzel in 2 Ebenen zum Ausschluss knöcherner Verletzungen

Ther: • Konservativ: Reposition in Analgesie und Muskelrelaxation, evtl. Narkose ⇨ Entlastung des Sprunggelenkes für 4 - 6 Monate!
• Operativ: Ind: Begleitverletzungen von Knochen oder Bändern

Kompl: ∗ Durch Gefäßschaden ⇨ Talusnekrose (insb. bei dreigelenkiger Luxation)
∗ Posttraumatische Arthrose bei Knorpelläsionen

TALUSFRAKTUR

Syn: Sprungbeinfraktur, ICD-10: 92.1

Anatomie: Gefäßversorgung des Talus: A.sinus tarsi aus der A.dorsalis pedis und A.canalis tarsi aus der A.tibialis posterior ⇨ die posttraumatische Durchblutung ist wichtig für die Beurteilung der Entstehung einer Talusnekrose

Talusrolle

Corpus — Taluskopf
Talushals

Ät: Heftiges Trauma: Axiale Gewalteinwirkung (z.B. Sturz von Leiter, Auffahrunfall), Abschertrauma evtl. mit Luxation des OSG und/oder USG

Etlg: Nach MARTI und WEBER, 1978 (bezüglich der Nekrosegefahr)

Typ I:	Fraktur im Kopf/distalen Halsbereich ⇨ keine Nekrosegefahr
Typ II:	Undislozierte Körper- oder Halsfrakturen ⇨ selten Nekrosegefahr
Typ III:	Dislozierte Körper- oder prox. Halsfrakturen ⇨ häufig Nekrosen
Typ IV:	Halsfrakturen mit Luxation des Corpus tali aus der Malleolengabel ⇨ Bandrupturen + Gefäßverletzungen obligat, immer Nekrosen

Klin: Schwellung und Hämatombildung, schmerzhafte Bewegungseinschränkung

Diag: 1. Anamnese und klinische Untersuchung
2. Röntgen: Sprunggelenk in 2 Ebenen, CT (evtl. mit 3-D-Rekonstruktion)
3. Evtl. Arthroskopie nach Konsolidierung der Fraktur zur Beurteilung der Gelenk-/Knorpelfläche

Ther: • Konservativ: Fraktur ohne Dislokation und Gelenkflächenbeteiligung ⇨ Ruhigstellung im Liegegips und Entlastung für 3 Monate
• Operativ: Ind: Dislozierte Frakturen mit Stufenbildung der Gelenkfläche
– Schwieriger Zugang: Osteotomie des Innenknöchels als Zugang zum Talus, dann Reposition und Schraubenosteosynthese des Talus, anschließend Wiederherstellen des Innenknöchels mittels Zuggurtung
– Schwere Trümmerfrakturen ⇨ Entfernung des Talus und Arthrodese zwischen Tibia und Calcaneus
– Postoperativ: Entlastung für mind. 3 – 6 Monate!, je nach Nekrosegefahr

Kompl: ∗ Aufgrund des Pathomechanismus Sturz ist eine Kompressionsfraktur der **Wirbelsäule** möglich und muss ausgeschlossen werden!
∗ Knorpelfrakturen/-impressionen (Flake fracture) am Talus ⇨ posttraumatische Arthrose
∗ Gefäß (A.tibialis posterior) und Nervenverletzung
∗ Aufgrund der relativ schlechten Blutversorgung und Revaskularisation des Talus ist dieser für eine **posttraumatische Knochennekrose** stark gefährdet! Pseudarthrose, Infekte

KALKANEUSFRAKTUR

Syn: Fersenbeinfraktur, ICD-10: S92.0

Ät: Trauma: Sturz aus **großer Höhe** auf das Bein (z.B. Leiter)

Path: ♦ Absturztrauma ⇨ axiale Stauchung ⇨ Kompressions-fraktur des relativ weichen Kalkaneus durch den härteren Talus.
Aufgrund des Pathomechanismus ist eine Kompressionsfraktur der **Wirbelsäule** mögl.!
♦ Ausmaß der Kompression kann an dem Tuberge-lenkwinkel (nach BÖHLER, s. Abb.) abgelesen werden, physiologisch: 35°
⇨ bei Kompression Abflachung bis 0° (s. Abb.) oder sogar ein negativer Tubergelenkwinkel möglich

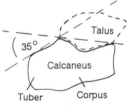

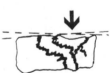

Epid: Häufigste Fraktur der Fußknochen

Etlg: Nach VIDAL

Typ I:	Glatte Fraktur (Spaltbrüche, Entenschnabelbruch s.u.), USG nicht beteiligt! ⇨ gute Prognose
Typ II:	Glatte Fraktur, USG beteiligt aber nur geringe Dislokation
Typ III:	Trümmerfraktur, USG erheblich zerstört ⇨ zweifelhafte Prog.

Klin: ⇒ Schwellung, Hämatom, Deformität, schmerzhafte Bewegungseinschränkung
⇒ Druckschmerz, Kompressionsschmerz, Fersenbeinklopfschmerz

Diag: 1. Anamnese und klinische Untersuchung
2. Röntgen: Sprunggelenk in 2 Ebenen, Fersenbein tangential, CT (evtl. mit 3-D-Rekonstruktion)

Ther: • Konservativ: Wenn eine Wiederherstellung der Gelenkfläche nicht möglich ist (alte Patienten, schlechte Weichteilverhältnisse) ⇨ Entlastung des Gelenkes unter Hochlagerung zur Abschwellung, dann frühfunktionelle Behandlung, Entlastung des Beines für ca. 3 Monate (z.B. mit ALLGÖWER-Gehapparat: Gewicht wird am Tibiakopf abgefangen)

• Operativ:
  – Bei umschriebener Impression: Anhebung und Unterfütterung der Gelenkfläche mit Spongiosa, Stabilisierung des Repositionsergebnisses mit Spickdrähten, H- od. T-Platte od. Schrauben, Gips für 4 Wochen und Entlastung 3 - 4 Monate je nach Stabilität
  – Bei rezidivierenden therapieresistenten posttraumatischen Beschwerden evtl. subtalare Arthrodese

Kompl: ＊ Durch Abflachung des Tubergelenkwinkels ⇨ posttraumatischer Plattfuß, posttraumatische Arthrose, die Schmerzen verursachen kann ⇨ Anpassen von Einlagen und orthopädischem Schuhwerk notwendig

＊ Begleitverletzungen der Wirbelsäule ausschließen!

＊ Trophische Störung bis hin zur Sudeck-Dystrophie

＊ Selten posttraumatische Knochennekrose des Kalkaneus

DD: Aseptische Knochennekrose des Kalkaneus (Haglund)

FUSSWURZELFRAKTUREN/LUXATIONEN

Anatomie: Os naviculare, Os cuboideum, Os cuneiforme mediale, intermediale u. laterale

Gelenklinien (gleichzeitig **Amputationslinien**):
Chopart-Linie: Zwischen Talus u. Calcaneus und dem Os naviculare u. cuboideum
Lisfranc-Linie: Zwischen Os cuboideum u. Ossa cuneiformia und den Ossa metatarsalia

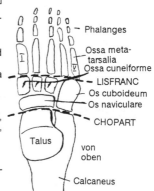

Phalanges
Ossa metatarsalia
Ossa cuneiforme
LISFRANC
Os cuboideum
Os naviculare
CHOPART
Talus
Calcaneus
von oben

Ät: – Luxationen: Sturz auf die Fußspitze, ICD-10: S93
– Frakturen: Direktes Trauma (Schwerer Gegenstand, Quetschung) oder indirektes Trauma (Sturz) als Quer-, Schräg- und Trümmerfrakturen, ICD-10: S92.4

Klin: ⇒ Luxation: Tastbare Deformität, federnde Fixation
⇒ Frakturen: Hämatom, Schwellung, schmerzhafte Bewegungseinschränkung ⇨ Fersengang noch möglich

Diag: 1. Anamnese und klinische Untersuchung
2. Röntgen: Fußwurzelknochen in 2 Ebenen, ggf. Schrägaufnahmen

Ther: • Konservativ: Luxationen müssen in Vollnarkose reponiert werden (auch dann manchmal schwierig ⇨ offene operative Reposition) anschließend Ruhigstellung für 6 Wo. im US-Gips

• Operativ: Ind: Dislozierte Frakturen und Luxationsfrakturen
  – Anatomisch korrekte Reposition, Fixation mit Spickdrahtosteosynthese oder kleiner Schraube ⇨ postoperativ US-Gips für 6 Wochen

Kompl: Posttraumatische Arthrose, Knochennekrose, Plattfuß

DD: Aseptische Knochennekrose (Köhler-I- und -II-Krankheit)

MITTELFUSSFRAKTUREN

Syn: Metatarsalfrakturen, ICD-10: S92.3

Ät: – Direktes Trauma (Schwerer Gegenstand, Quetschung z.b. Überrollen eines Autos)
– Indirektes Trauma: Forcierte Supination (z.B. Abrutschen vom Gehsteig) ⇨ Os metatarsale
V knöcherner Ausriss an der lat. Basis durch den plötzlichen Zug der M.peronaeus-brevis-
Sehne und Plantaraponeurose
– Ermüdungsbruch: Marschfraktur (meist II. - III. Mittelfußknochen)

Etlg: # Quer-, Schräg- und Trümmerfrakturen
Serienfrakturen (= mehrere Mittelfußknochen frakturiert)

Klin: Schwellung, Hämatom, Bewegungsschmerz, Belastungsschmerz

Diag: 1. Anamnese und klinische Untersuchung
2. Röntgen: Fuß in 2 Ebenen, ggf. Schrägaufnahmen. Bei V.a. auf Marschfraktur ohne
Frakturnachweis im Rö. ggf. Szintigraphie

Ther: • Konservativ: Nicht dislozierte Frakturen, Marschfrakturen: Unterschenkelgehgips für 6
Wochen
• Operativ: Ind: Dislozierte und offene Frakturen, Luxations-, Serienfrakturen
– Dislozierte Einzel- oder Serienfrakturen: Nur die Randstrahlen (Os metatarsale I und V)
werden mit Miniplatten versorgt, II - IV erhalten axiale Spickdrähte
– Os met. V-Fraktur mit Gelenkbeteiligung ⇨ Zuggurtungsosteosynthese
– Postoperativ: Gipsruhigstellung für 4 - 6 Wochen

Kompl: ∗ Ausgeprägte Weichteilschwellung od. Infektion, insb. bei Verletzungen durch Quetschung ⇨ Gefahr eines Kompartment-Syndroms oder einer Sudeck-Dystrophie, dies
kann zur Amputation führen
∗ Posttraumatische Arthrose, Pseudoarthrose und Senkfuß mit Belastungsschmerzen
mögl.

ZEHENFRAKTUREN/LUXATION

Ät: – Luxation: Hängenbleiben, Aufsprung auf die Zehenspitze, ICD-10: S93.1
– Fraktur: Direktes Trauma (Schwerer Gegenstand - Quetschung, Überfahren), ICD-10: Dig. I:
S92.4, Dig. II - V: S92.5

Klin: ⇒ Luxation: Deformität (Bajonettstellung), federnde Fixation
⇒ Fraktur: Schwellung, Bewegungsschmerz, Hämatom, Krepitation

Diag: 1. Anamnese und klinische Untersuchung
2. Röntgen: Vorfuß in 2 Ebenen

Ther: • Konservativ: Luxation ⇨ Reposition, anschließend Dachziegelverband für 2 - 3 Wochen
(ebenfalls bei nicht dislozierten Frakturen)
• Operativ: Ind: Dislozierte oder offene Frakturen, Gelenkbeteiligung
– Spickdrahtosteosynthese oder Kleinstfragmentplatte (T-Platte)
– Ausgedehnte Trümmerbrüche: Entfernung der Trümmer kommt einer Amputation
gleich
– Postoperativ: Ruhigstellung im US-Gehgips für 4 Wo.

Kompl: * Subunguales Hämatom (bei Quetschung häufig) sollte frühzeitig entlastet werden (Anbohren des Nagels oder Punktion mit glühender Nadel)
* Nekrosen, Infektion bei fehlender Durchblutung ⇨ können zur Amputation führen

---

HALLUX VALGUS

Syn: Metatarsus primus varus, ICD-10: M20.1

Def: Abspreizung des Metatarsus I nach med. (sieht aus wie eine Exostose, ist aber keine) und Abknickung der Großzehe im Großzehengrundgelenk zur Kleinzehenseite hin (nach lat.)

Ät: – **Belastungsdeformität**, häufig mit Spreizfuß (Pes transversus) kombiniert
– Enges, spitzes Schuhwerk mit hohen Absätzen

Epid: W >> m, Prädisp.-Alter: 40. - 60. LJ.

Klin: ⇒ Verhornte und oft entzündete Haut über dem dist. Metatarsalende der Großzehe
⇒ Schmerzen, Schwellung, **Pseudoexostose**
⇒ Evtl. Kombination mit Hallux rigidus (Teilversteifung durch arthrotische Veränderungen am Grundgelenk ⇨ dann gelenkresezierende Op)

Diag: 1. Anamnese und typischer klinischer Befund
2. Röntgen: Belastungsaufnahme des Vorfußes in 2 Ebenen

Ther: • Konservativ: Nachtschiene (spreizen die Großzehe nach med. ab), Schuhpolsterung, bei Hallux rigidus Abrollballen am Schuh über dem Fußballen (erleichtert das Gehen)
• Operativ: Ind: Chronische Beschwerden
– Op n. MCBRIDE (gelenkerhaltend): Verlagerung der M.adductor hallucis-Sehne nach med. an das Metatarsalköpfchen, evtl. + Keilosteotomie an der Basis des Metatarsus
– Op n. HOHMANN (gelenkerhaltend): Osteotomie des Metatarsale I-Köpfchens + med. Kapselraffung + Verlagern der M.abductor hallucis-Sehne an die Grundphalanx
– Op n. KELLER-BRANDES (gelenkresezierend): Resektion der prox. Hälfte der Grundphalanx und Interposition eines Kapselperiostlappens (zw. Metatarsus und dem Rest der Grundphalanx)
– Op n. HUETER-MAYO (gelenkresezierend): Resektion des Metatarsalköpfchens und Interposition eines Kapselperiostlappens (wie bei Keller-Brandes Op)
– Postoperativ: Verbandschuh mit versteifter Sohle und sofortige Vollbelastung

Prog: Die operativen Verfahren haben eine gute Prognose, ein Rezidiv ist selten.

Kompl: * Op: Pseudarthrosen bei den Osteotomie-Verfahren (daher Kombination der Osteotomie mit Osteosynthese, z.B. Miniplatte)
* Rezidiv

RUMPFSKELETT

ANATOMIE:

Wirbelsäule: **7 HWK** (Abkürzung: C), **12 BWK** (Th), **5 LWK** (L), **Os sacrum** (S, Syn: Kreuzbein, bestehend aus 5 fusionierten WK), **Os coccygis** (Syn: Steißbein, Kuckucksbein, 3 - 5 Wirbelkörperrudimente, nach ventral gekrümmt).
C_1 = Atlas mit Lig.transversum atlantis um den Dens axis, C_2 = Axis mit dem ventral gelegenem Dens axis, C_7 = Vertebra prominens (gut tastbar).

Form: HWS Lordose, BWS Kyphose, LWS Lordose, Os sacrum Kyphose. Wirbelsäule als federndes System mit Disci intervertebrales zur Kompensation von Stauchungen.

Beweglichkeit: Am größten in der HWS in allen Ebenen, gering in der BWS (schräg gestellte Dornfortsätze und Ansatz der Rippen), in der LWS gut für Beugung und Streckung, sonst ebenfalls gering (insb. fast keine Rotation).

Bänder: Von ventral nach dorsal: Lig.longitudinale ant. (an den Wirbelkörpern ventral) und post. (an den Wirbelkörpern dorsal), Lig.flavum (am Wirbelbogen ventral), Lig.interspinale u. supraspinale (zw./über den Dornfortsätzen) und Ligg.intertransversarii (zw. den Querfortsätzen).

Rippen:

12 Rippenpaare: Die 7 oberen Rippen = **Costae verae** gehen mit den Rippenknorpeln (Cartilagines costales) direkt bis zum Sternum und sind dort gelenkig verbunden (Articulatio sternocostalis).
Die Rippen 8 bis 10 = **Costae spuriae** sind knorpelig an der nächst oberen Rippe befestigt und bilden den Rippenbogen (Arcus costalis).
Die Rippen 11 und 12 = **Costae fluctuantes** sind rudimentär und enden frei in der Bauchmuskulatur.

Costa: Aus Caput (am Wirbelkörper ansetzend mit Articulatio capitis costae), Collum (reicht bis in die Höhe des Querfortsatzes mit Querfortsatzgelenk = Articulatio costotransversaria) und Corpus.
An der Innenseite/Unterkante der Rippen verlaufen die Interkostalnerven und -gefäße.

HWS-TRAUMA

Syn: HWS-Beschleunigungsverletzung, HWS-Schleudertrauma, engl. whiplash injury = Peitschenschlagverletzung, HWS-Distorsion, posttraumatisches Zervikalsyndrom, ICD-10: S13.4

Def: Verbiegung/**Überbiegung** der Wirbelsäule durch Zug- und Scherkräfte mit od. ohne Kopf-Kontakt-Wirkung (z.B. Verkehrsunfälle, per Definition: Schleudertrauma = **Auffahrunfall von hinten**, sonst **HWS-Distorsion** genannt)

Ät: – Schleudertrauma = **Beschleunigungsverletzung**: Auffahrunfall von hinten (non-contact injury)
– **Distorsion** der HWS durch direkte Gewalteinwirkung = mit Kopf-Kontakt (z.B. Lenkradanprall, Schlägerei, Sturz, Sprung in flaches Wasser)

Path: ♦ **Überbiegung** (= Distorsion): Nach ventral = **Hyperflexion** und/oder nach dorsal = **Hyperextension** führt zur Distorsion und Subluxation der kleinen Wirbelgelenke ⇨ Schmerz in den Gelenken und daraus resultierende reflektorische Myogelosen (Muskelverspannungen im betroffenen Segment)
♦ Lok: $C_4 – C_6$

Epid: Inzidenz: mit 70 - 190 Fällen/100.000/Jahr häufiges Krankheitsbild, meist Grad I u. II

Etlg: Schweregrade nach ERDMANN

Grad I:	**HWS-Distorsion ohne neurologische Ausfälle** Röntgen: unauffällig, beschwerdefreies Intervall > 1 Std.
Grad II:	Gelenkkapselrisse, Muskelzerrungen, retropharyngeales Hämatom ohne neurologische Ausfälle, Röntgen: **HWS-Steilstellung** beschwerdefreies Intervall < 1 Std.
Grad III:	Frakturen, Luxationen, isolierter Bandscheibenriss, Bandrupturen **neurologische Defizite**, Röntgen: abnorme Aufklappbarkeit, Fehlstellung kein beschwerdefreies Intervall

Klin:
⇒ Allgemein: Die Beschwerden haben häufig ihr Maximum erst nach 1 - 3 Tagen (typischer **Crescendo-Verlauf**) und ein beschwerdefreies Intervall im Durchschnitt von 5 Std. bis zu den ersten Symptomen

⇒ **Nacken-** und **Kopfschmerzen** von dumpf-drückendem/ziehendem Charakter (Spannungskopfschmerz) und Bewegungsschmerz, evtl. in den Hinterkopf, Schulter oder Arme ausstrahlend

⇒ Bewegungseinschränkung (schmerzbedingte Zwangshaltung) und tastbare Myogelosen (Muskelhartspann) in der Schulter-Nacken-Region

⇒ Parästhesien in Armen/Händen

⇒ Schwindel, Übelkeit, Erbrechen, Müdigkeit, Schlafstörungen, Tinnitus, Konzentrationsstörungen

Diag:
1. Anamnese (typischer Unfallhergang)
2. Neurologische Untersuchung: Druck- und Klopfschmerzhaftigkeit über der HWS, tastbare Myogelosen, eingeschränkte segmentale Beweglichkeit, neurologische Ausfälle und Status dokumentieren!
3. Röntgen: HWS (a.p. und seitlich), evtl. zusätzlich Schrägaufnahmen (Beurteilung der Foramina intervertebralia), Zielaufnahmen und konventionelle Tomographie des betroffenen Segments zum **Frakturausschluss**, ggf. Funktionsaufnahme in In- und Reklination HWS-Schleudertrauma-Zeichen: **Steilstellung**, Gefügestörung, verbreiterter prävertebraler Weichteilschatten (Einblutung!)
CT zur Beurteilung des Wirbelkanals bei neurologischem Defizit (Ausschluss von Kalibereinengungen durch Fragmente, Protrusionen oder intraspinalem Hämatom), ggf. NMR bei V. a. auf Hämatom od. Ödem des Myelons, ggf. Doppler-Sonographie bei V.a. Verletzung der Halsgefäße

Ther:
• Konservativ: Grad I und II: Schanz-Verband (Halskrawatte) je nach Schwere für 1 – 2 Wo., trockene Wärmeanwendung (Rotlicht, Heißluft), Massage und intensive krankengymnastische Nachbehandlung (detonisierende Übungen, Kräftigungsübungen) Neuraltherapie mit Hautinfiltration ("quaddeln" mit Lidocain, Xyloneural®) im Bereich der Myogelosen
Med: NSA (z.B. Diclofenac, Voltaren®) od. Acetylsalicylsäure (Aspirin®), Muskelrelaxanzien (z.B. Tetrazepam, Musaril®),
• Operativ: Ind: Grad III (Wirbelfrakturen, Bandscheibenriss) ⇨ Ther. s. jeweiliges Kapitel

Prog: Grad I gut, Ausheilung im Durchschnitt nach 3 Wo. Grad II u. III oft **lange Ausheilungszeit** von Monaten bis Jahre möglich, 20 % d.F. haben noch nach Jahren Kopfschmerzen.

Kompl: ∗ Hyperflexion (Überbiegung nach ventral) ⇨ **Wirbelkörperfrakturen**, Ruptur des Lig.longitudinale posterius

∗ Hyperextension (Überbiegung nach dorsal) ⇨ Wirbelbogen- oder Wirbelgelenkfortsatzfrakturen, Ruptur des Lig.longitudinale anterius

∗ **Bandscheibenverletzung**, Bandscheibenzerreißung, Wirbelluxation, Dens-axis-Fraktur, atlantookzipitale Dislokation

∗ Commotio spinalis, Contusio spinalis, Quetschungen des Rückenmarks (Compressio spinalis) bis hin zum spinalen Schock mit Querschnittsyndrom, posttraumatische zervikale Myelopathie

* Spinalnerv-Verletzung mit neurologischen Ausfällen und meist brennenden Schmerzen
* Retropharyngeales Hämatom ⇨ **Schluckbeschwerden** möglich
* A.vertebralis-Abscher-Syndrom (Dissektion der A.vertebralis) bis hin zum Territorialinfarkt im Versorgungsgebiet ⇨ Klin: Sehstörungen
* A.carotis-int.-Dissektion bis hin zum Territorialinfarkt im Versorgungsgebiet ⇨ Halbseitensymptomatik
* Gleichzeitiges Schädel-Hirn-Trauma
* <u>Cave:</u> Psychogene Fixierung der Beschwerden, ggf. Ausbildung einer Entschädigungs-/Rentenneurose durch erhoffte Schadenersatzansprüche

WIRBELSÄULENFRAKTUREN

<u>Syn:</u> ICD-10: T08. Möglich sind Wirbelkörperfrakturen, Wirbelkörperkompressionsfraktur (= crush fracture), Wirbelbogenfrakturen, Wirbelgelenkfortsatzfrakturen, Quer- und Dornfortsatzbrüche, Luxationsfrakturen sowie zusätzlich Wirbelluxationen, Bänder- und Bandscheibenverletzungen

<u>Ät:</u> – <u>Indirektes Trauma:</u> Sturz auf die ausgestreckten Beine, Gesäß (**Sturz aus großer Höhe**) oder Kopf (**Badeunfall** mit Kopfsprung in zu flaches Wasser oder herabfallende Lasten) ⇨ Stauchung der Wirbelsäule
  – Extreme Verbiegung/Überbiegung der Wirbelsäule, z.B. **Verkehrsunfall** mit Lenkradanprall
  – <u>Direktes Trauma:</u> Schlag, Stich-, Schussverletzung
  – **Pathologische Frakturen** (Knochenmetastasen, Plasmozytom, Myelosen, Leukämien, hochgradige Osteoporose)

<u>Path:</u> ♦ **Stauchungsfrakturen:** Betreffen die Wirbelkörper ⇨ **Wirbelkörperkompressionsfraktur** (s. Abb.)
  <u>Lok:</u> Th12 und L1, seltener L2, C5-7 und untere LWS
  ♦ **Überbiegungen:** Nach ventral (Hyperflexion) können zu Wirbelkörperfrakturen, Ruptur des Lig.longitudinale posterius mit und ohne Wirbelluxationen führen.
  Nach dorsal (Hyperextension) können zu Wirbelbogen- oder Wirbelgelenkfortsatzfrakturen, Ruptur des Lig.longitudinale anterius mit und ohne Wirbelluxationen führen.
  <u>Lok:</u> C4-6 (aber meist nur HWS-Distorsion ohne Frakturen, s.o.)
  ♦ <u>Frakturen der HWS bei Überbiegungen:</u>
  Jefferson-Fraktur: Atlasberstungsfraktur (C1)
  Hanged man-Fraktur (bei Erhängen oder Hochgeschwindigkeitsunfällen): Abriss der Axisbogenwurzel (C2) u. Luxation des Axiskörpers nach ventral
  Densfraktur (C2) mit und ohne Kompression des Myelons
  Tear-drop-Fraktur: Absprengung eines Knochenfragments bei extremer Überbiegung aus der Wirbelkörpervorder- oder -hinterkante
  ♦ <u>Pathologische Frakturen:</u> Entstehen durch Bagatelltrauma bei Vorerkrankung (z.B. Knochentumor, Metastase, extreme Osteoporose)

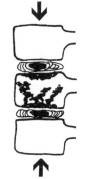

<u>Klin:</u> ⇨ Stabile Verletzungen können gelegentlich völlig symptomlos sein!
  ⇨ Druck-, Klopf- und **Stauchungsschmerz** im betroffenen Abschnitt
  ⇨ Evtl. sichtbarer Gibbus (= Buckelbildung), tastbare Lücke in der Dornfortsatzreihe, paravertebrales Hämatom
  ⇨ Motorisches Defizit oder schmerzbedingte Bewegungseinschränkung, Schonhaltung, Myogelosen (Muskelhartspann)
  ⇨ Neurologisches Defizit: Unterhalb der Läsion pathologische Reflexe, motorische und sensible Ausfälle bis hin zum kompletten Querschnittssyndrom

⇒ Weitere Klinik wird von den möglichen Komplikationen (s.u.) und von den Begleitverletzungen bestimmt

⇒ Cave: Bei **polytraumatisierten Patienten** od. Schädel-Hirn-Trauma werden Wirbelsäulenfrakturen häufig übersehen!

Etlg: # **Wirbelfrakturen** als Wirbelkörperfrakturen, Wirbelbogenfrakturen od. Wirbelfortsatzfrakturen mögl. ⇨ stabil (90 %) oder instabil (10 %)

Frakturen mit Beteiligung von Bandscheiben und **Ligamentzerreißungen** und Luxationen

Os sacrum-Frakturen

Wirbelsäulenverletzung nach WOLTER (ABCD0123-Schema), 1985

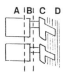

Verletzungsort der Wirbelsäule:
A Ventrale Säule (Etlg. nach DENIS, s. Abb.): Wirbelkörper
B Mittlere Säule (nach DENIS): Wirbelkörperhinterwand u. Bogenwurzel
C Hintere Säule (nach DENIS): Wirbelbögen und Fortsätze
D Diskoligamentäre Strukturen

Einengung des Spinalkanales:
0 Keine Einengung des Spinalkanales
1 Einengung um bis zu 1/3
2 Einengung um bis zu 2/3
3 Einengung um mehr als 2/3

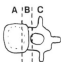

Diag: 1. Anamnese (Unfallhergang, Richtung des Traumas) und neurologische Untersuchung, wichtig: neurologischer Status dokumentieren!
2. Röntgen: **Gesamte Wirbelsäule** (a.p. und seitlich) und **Becken**, evtl. Schrägaufnahmen der HWS (= 3. u. 4.-Ebene ⇨ zeigt Foramina intervertebralia, Zielaufnahmen (z.B. transorale Aufnahme bei V. a. Densfraktur) und ggf. konventionelle Tomographie des betroffenen Segments
CT (oder Myelographie, falls kein CT vorhanden) zur Beurteilung von Frakturlinien und des *Wirbelkanals* (Kalibereinengung durch Fragmente, Protrusionen, intraspinales Hämatom?)
3. NMR: Gute Beurteilung des Myelons und begleitender Weichteilschädigung mögl.

Ther: • Akut: Am Unfallort: Vitale Funktionen sichern, **HWS-Schutz** durch Stiff-neck-Orthese (Vertebrace®), Lagerung auf der Vakuummatratze, schonender Transport, z.B. mit Rettungshubschrauber
Bei sicherer Rückenmarkbeteiligung Gabe von Methylprednisolon 30 mg/kgKG (zum Schutz des Myelons vor sekundärem Schaden, möglichst noch am Unfallort geben)
• Konservativ: bei Wirbelsäulenvorderkantenabbruch, frühbelastbare Frakturen in guter Stellung ohne Dislokation ⇨ funktionelle Therapie, Stützkorsett, im HWS-Bereich evtl. Extensionsbehandlung (Halo-Fixateur/Weste)
• Operativ: Ind: Wirbelsäulenverletzung mit **neurologischem Defizit** (zunehmende Lähmungen), Verlegung des Spinalkanales um mehr als 1/3 (meist bei Frakturen der Wirbelsäulenhinterkante), grobe Dislokationen (Luxationen und Luxationsfrakturen, Kyphose >20°, Kompressionen > 50 %) und Instabilität, offene Rückenmarkverletzung
– Ziel: **Stellungskorrektur** und **Stabilisierung der Wirbelsäule**, Revision, Dekompression u. **Rekalibrierung des Wirbelkanals**. Bei HWS-Verletzungen sollte die Intubation zur Op endoskopisch durchgeführt werden, um eine zusätzliche Traumatisierung zu vermeiden
– Methoden: Vordere (ventrale) oder/und hintere (dorsale) Fusion (= **Spondylodese**, je größer die Instabilität, um so eher muss ventral und dorsal fusioniert werden) durch **Spanverblockung** (vom Beckenkamm, nach Entfernen der zerstörten Bandscheibe bei ventraler Fusion) + Plattenosteosynthese (an den Wirbelkörpern), Spongiosaanlagerung, Drahtcerclage (an den Fortsätzen) od. Wirbelsäulenfixateur (als *Fixateur interne)*
– Densfrakturen: Verschraubung von ventralem Zugang aus, ist dies nicht möglich werden der HWK C1 + C2 miteinander von dorsal verschraubt

- Postoperative Bettruhe für 2 Wochen mit isometrischer Krankengymnastik, dann Mobilisierung im Bewegungsbad, angepasstes Korsett u. Gehen im Gehwagen ab 4. Wo.
- Metallentfernung nach 6 - 12 Monaten
• Nachbehandlung durch frühzeitige und umfassende Rehabilitation, z.B. in einem Querschnittsgelähmten-Zentrum
• Selbsthilfegruppen: Selbsthilfegemeinschaft Wirbel e.V., Am Oelpfad 1 - 3, 44263 Dortmund, Tel.: (02 31) 41 70 29, Internet: http://www.free.de/wirbel und Bundesverband Selbsthilfe Körperbehinderter e.V., Postfach 20, 74236 Krautheim/Jagst, Tel.: (0 62 94) 6 81 10, Internet: http://www.bsk-ev.de

Prog: Rückbildung eines primär kompletten Querschnitts in ca. 20 % d.F. unabhängig von der Therapie (operativ oder konservativ).

Kompl: * C1/C2: Fraktur des Dens axis, Ruptur des Lig.transversum atlantis, Verrenkung des Atlas/Axis ⇨ **Impression des Myelons**
* Commotio, Contusio spinalis, spinaler Schock: **Neurologische Ausfälle** (ca. 1/3 d.F.) bis komplette Querschnittslähmung, Vasodilatation distal der Querschnittsläsion, Priapismus, schlaffe Blasen- und Mastdarmlähmung (Insuffizienz durch erniedrigten Sphinktertonus)
* **Retropharyngeales Hämatom** bei Wirbelkörperfrakturen im Bereich der HWS oder bei HWS-Schleudertrauma ⇨ Schluckbeschwerden möglich
* **Retroperitoneales Hämatom** bei Wirbelkörperfrakturen im Bereich der BWS/LWS (thorakolumbaler Übergang) ⇨ Irritation des Sympathikus bis hin zum paralytischen Ileus
* Wirbelkörperhinterkantenverletzung ⇨ **Rückenmarkverletzung** mögl.
* Hohe Rückenmarkschädigung ⇨ Atemdepression
* Plötzliche Sehstörung (A.vertebralis-Abscher-Syndrom)
* Intraspinale Blutungen durch Verletzung von Meningeal- und Spinalgefäßen, Chylothorax bei Verletzung des Duct.thoracicus
* Lumbale Querschnittslähmung bei Verletzung der A.radicularis magna (Adamkiewicz-Arterie, kommt direkt aus der Aorta abdominalis in Höhe Th12)
* Bei Stauchungsfrakturen (Sturz aus großer Höhe): Auf zusätzliche Fraktur des Kalkaneus, im Beckenbereich und der Schädelbasis achten!
* Ausheilung mit posttraumatischer Höhenminderung od. keilförmiger Deformierung bei Kompressionsfrakturen od. Skoliose- und Gibbusbildung (vermehrte Kyphose)

Op: * Schädigung des Myelons (neurologische Verschlechterung) ⇨ gute Op-Planung und guter Operateur wichtig!
* Dorsale Fusionen: Weichteiltrauma, Denervierung der autochthonen Rückenmuskulatur
* Pseudarthrose der Spanverblockung, insb. bei Schraubenlockerung (bei ventr. Fusion mit Gefahr der Ösophagusperforation) oder Implantatbruch

DD: - Fehlender angeborener Schluss eines Wirbelbogens, Spina bifida, anlagebedingte Wirbeldeformitäten, Wirbelgleiten = Spondylolisthesis
- Atlanto-axiale Luxation bei rheumatoider Arthritis
- Querschnittslähmung: atraumatisch ⇨ Infektion, Tumoren, Gefäßmissbildung, intraspinale Blutung, iatrogene Schäden

RIPPEN-/RIPPENSERIENFRAKTUR

Def: Einfache **Rippenfraktur** , ICD-10: S22.3
Rippenstückfraktur = eine Rippe 2x frakturiert ⇨ frakturiertes Segment frei beweglich
Rippenserienfraktur, ICD-10: S22.4 = Fraktur von mindestens 3 Rippen in derselben Ebene

Ät: – Stumpfes Trauma (z.B. Lenkradaufprall, Gurtprellung bei Verkehrsunfall)
– Perforierende offene Thoraxverletzung (z.b. Pfählungsverletzung, Schussverletzung)
– Iatrogen bei Lungeneingriffen (Fraktur durch Rippensperrer)

Path: ♦ Einspießung der Bruchenden bei Rippenfrakturen ⇨ Gefahr der Gefäß- und Lungenverletzung
♦ Lok: Meist mittlerer Bereich des Thorax (**Costae 5-9**)

Klin: ⇨ **Schmerzen** bei Atmung und Husten, Thoraxkompressionsschmerz, lokaler Druckschmerz
⇨ **Schmerzbedingte Schonatmung**, Dyspnoe und evtl. sichtbare Zyanose
⇨ Evtl. palpable Stufe, Hautemphysem

Diag: 1. Anamnese (Unfallhergang?) und klinische Untersuchung: Seitendifferente Atemexkursionen, paradoxe Atmung?, Prellmarken
Auskultation: Seitendifferente Atemgeräusche?
2. Röntgen: Thorax-Übersicht (p.a. und seitlich) zum Ausschluss intrathorakaler Begleitverletzungen (Pneumothorax, Blutungen, Lungenverletzung, Schocklunge, Sternumfraktur), zusätzlich knöcherner Thorax und evtl. Zielaufnahmen einzelner Rippen.
Cave: **Ein zunächst negativer Röntgenbefund schließt eine Rippenfraktur nicht aus!** ⇨ ggf. später Knochenszintigraphie
3. Pulsoxymetrie bereits präklinisch durch den Notarzt (zur Erkennung einer Hypoxie)
4. Sonographie: Ausschluss abdomineller Begleitverletzungen (Milz-, Leberruptur bei Frakturen der unteren Rippen)

Ther: • Konservativ: Ausreichende Analgesie
• Operativ: Ind: Instabiler Thorax (Rippenserien-, Rippenstückfrakturen)
– Osteosynthese mittels Platten
– Bülau-Drainage zur Therapie/Vermeidung von Pneu- und Spannungspneumothorax

Prog: Einfache Frakturen heilen in ca. 3 - 6 Wochen aus.

Kompl: * Rippenserienfraktur, Rippenstückfraktur: **Thoraxinstabilität** und paradoxe Atmung (inspiratorische Einziehung und exspiratorische Auswärtsbewegung des verletzten Thoraxanteiles, insb. bei beidseitigen Frakturen) ⇨ "Pendelluft" (Totraumatmung), respiratorische Insuffizienz ⇨ Ther: Bülau-Drainage und Intubation, maschinelle Beatmung mit PEEP, Op des instabilen Thorax
* **Pleuraverletzung** ⇨ Hämato-, Pneumo-, Spannungspneumo-, Hämatopneumothorax
* Frakturen der unteren Rippen: **Milzruptur, Leberruptur**
* Ausbildung einer Pleuraverschwartung (⇨ respiratorische Insuffizienz mögl.) ⇨ Ther: Frühdekortikation der Verschwartung
* Lungenkontusion ⇨ respiratorische Insuffizienz, hämorrhagischer Lungeninfarkt, ARDS
* Contusio cordis ⇨ zum Ausschluss EKG, Echokardiographie, Labor (CK)
* Pneumoniegefahr durch die Schonatmung

DD: – **Rippenprellung**
– Sternumfrakturen (als Impressions- oder Stückfraktur)
– Rippenusuren: Bei Pancoast-Tumor (druckbedingt) oder Aortenisthmusstenose (druckbedingt durch Umgehungskreislauf über die Interkostalarterien, die dabei dilatieren)

GESICHT

GESICHTSSCHÄDELFRAKTUREN

Syn: ICD-10: S02

Ät: – **Direktes Trauma** (z.B. Verkehrsunfälle, Lenkradanprall, Tätlichkeitsdelikte, Sportunfälle)
– Pathologische Frakturen (bei Tumoren, z.B. Basaliom, Spinaliom, Zungenbodenkarzinom, Mundbodenkarzinom, Parotistumor oder Entzündungen)

Path: ♦ Je nach Unfallmechanismus werden Biegungs-, Stauchungs-, Abscher- oder Abrissfrakturen unterschieden ➪ Quer-, Längs-, Schräg-, Trümmer- oder Defektfrakturen
♦ <u>Lok:</u> Häufig **Nasenbein, Unterkiefer**, Kiefergelenk, Oberkiefer, Jochbogen/-bein, Orbitaboden, Siebbein

Etlg: # **Nasenbeinfraktur**
Mandibulafrakturen (insb. Collum- u. Kieferwinkelfrakturen)
Kiefergelenk-, Kiefergelenkfortsatzfrakturen, Kiefergelenkluxation
Jochbein-/-bogenfrakturen (häufig zusätzlich bei Mittelgesichtsfrakturen)
Frakturen des Processus alveolaris maxillae (eine komplette Absprengung des Alveolarkamms = LeFort-I-Fraktur)
Orbitawandfrakturen (insb. Orbitaboden = blow-out-Fraktur, oder bei Jochbeinfrakturen)
Mittelgesichtsfrakturen (Oberkieferfrakturlinien) nach LEFORT

LeFort I:	Fraktur verläuft quer durch die Maxilla u. durch beide Sinus maxillares, Absprengung des Alveolarkamms (auch als GUÉRIN-Fraktur bezeichnet)
LeFort II:	Fraktur verläuft durch den Processus zygomaticus maxillae in die Orbita, von dort durch den Proc.frontalis maxillae auf die Gegenseite, sog. **Pyramidenfraktur**. Die Sinus maxillares sind nicht eröffnet.
LeFort III:	Fraktur verläuft durch die lat. Orbitawand in die Orbita, dann durch den Proc.frontalis maxillae auf die Gegenseite. Jochbogen meist mitfrakturiert, Ethmoidalzellen eröffnet = Abriss des Gesichtsschädels von der Schädelbasis. Evtl. zusätzlich Schädelbasisfrakturen.

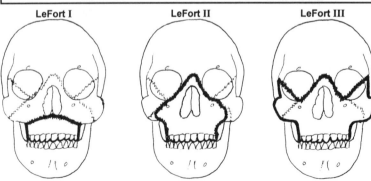

LeFort I   LeFort II   LeFort III

Klin: ⇒ Allgemein: Hämatom, Blutung, Schwellung, Sensibilitätsstörungen

⇒ Nasenbeinfraktur: Schief-, Sattel- oder Plattnasendeformität, abnorme Beweglichkeit, Nasenbluten, behinderte Nasenatmung, Einschränkung des Riechvermögens

⇒ Kieferfrakturen: Frakturzeichen, Stufenbildung, Okklusionsstörung

⇒ Kiefergelenkfrakturen: Funktionsbeeinträchtigung der Kieferöffnung/Schluss ⇨ Kieferklemme, evtl. Blutung aus dem äußeren Gehörgang

⇒ Mittelgesichtsfrakturen: Okklusionsstörungen, Stufenbildung, Abflachung des Mittelgesichts, abnorme Beweglichkeit, Krepitation, evtl. Rhinoliquorrhoe
LeFort I: Basale Absprengung der Maxilla
LeFort II: Pyramidale Absprengung der Maxilla + knöcherne Nase
LeFort III: Absprengung des gesamten Mittelgesichtskeletts von der Schädelbasis

⇒ Jochbeinfrakturen: Stufenbildung am Infraorbitalrand, Abflachung der Jochbeinkontur

⇒ Orbitawandfrakturen: Stufenbildung im Bereich der Orbitalränder, Verlagerung des Bulbus ⇨ Doppelbilder

Diag: 1. Anamnese (Unfallhergang) und klinische Untersuchung ⇨ insb. bei polytraumatisierten Patienten an nicht so offensichtliche Begleitverletzungen denken: SHT, stumpfes Thorax- oder Abdominaltrauma, Extremitätenfrakturen

2. Röntgen: **Schädelübersicht** in 2 Ebenen, Spezialaufnahmen z.B. für Kiefergelenk, Orthopantomogramm (OPG), Orbita, NNH aufgeblendet, Nasenbein isoliert seitlich
CT bei Augenbeteiligung oder Schädelhirntrauma

Ther: • Akut: Fremdkörper präklinisch belassen, sterile Abdeckung, bei Augenverletzungen beide Augen steril abdecken
Indikation zur Intubation und Beatmung großzügig stellen, wegen Gefahr der Aspiration

• Konservativ:
– Kiefergelenkluxation: Reposition in Allgemeinnarkose
– Nasenbeinfraktur: Reposition und Fixierung mit Nasengips u. Nasentamponade

• Operativ: Ind:
– Unterkieferfrakturen: Drahtbogenkunststoffschiene, die an den Zähnen befestigt wird, Miniplatten-Osteosynthese und Drahtbogenkunststoffschiene bei Mehrfachfrakturen
Unterkieferfraktur = offene Fraktur ⇨ immer Antibiotikaprophylaxe!
– Mittelgesichtsfrakturen: Miniplatten-Osteosynthese, Drahtbogenkunststoffschiene mit intermaxillare Verdrahtung (Immobilisation zur Sicherung der Okklusion), kraniofaziale Aufhängung
– Jochbeinfrakturen: Miniplatten-Osteosynthese
– Orbitawandfrakturen: indirekte Reposition bei Korrektur einer gleichzeitigen Jochbeinfraktur
Blow-out-Fraktur: Stabilisierung mit lyophilisierter (gefriergetrockneter) Dura oder Abstützung durch transantrale Tamponade

Kompl: ∗ Schädelkalotten-, **Schädelbasisfrakturen, intrakranielle Blutungen**, SHT, Commotio oder Contusio cerebri, Ausbildung einer Liquorfistel (s.Kap. Neurotraumatologie),
∗ Begleitende Weichteilzerstörung
∗ Arterielle Blutungen aus dem Mittelgesicht (Verletzung der A. maxillaris)
∗ **Verlegung der oberen Atemwege, Aspiration**
∗ Okklusionsstörung zwischen Ober- und Unterkiefer
∗ Doppelbilder bei Orbitawandfrakturen, Augenverletzung/-perforation
∗ Bruchspaltosteomyelitis (insb. Unterkiefer)
∗ Polytraumatisierte Patienten ⇨ nicht durch die ggf. entstellenden Gesichtsschädelverletzungen von vital bedrohlichen Verletzungen ablenken lassen!

Op: ∗ Bei nicht exakter Rekonstruktion ⇨ Okklusionsstörungen, persistierende Doppelbilder, Ausbildung einer Pseudarthrose, Deviationen des Unterkiefers bei Mundöffnung, ästhetische Entstellungen

TUMOREN DES SKELETTES UND DER WEICHTEILE

KNOCHENTUMOREN

Path: ◆ Primäre Knochentumoren: Ausgangsgewebe kann der Knorpel, Knochen, Knochenmark, Periost oder Bindegewebe sein.
◆ Etlg. der Knochentumoren/Knochenveränderungen nach ihrer bevorzugten Lokalisation

Epiphyse	Chondroblastom, Riesenzelltumor (nach Schluss der Epiphysenfuge)
Metaphyse	Osteosarkom, Chondrosarkom, Fibrosarkom, nichtossifizierendes Fibrom, Riesenzelltumor (vor Schluss der Epiphysenfuge), solitäre Knochenzysten
Diaphyse	Plasmozytom, Ewing-Sarkom, Retikulosarkom

◆ TNM-Klassifikation: T1 Tumor überschreitet die Kortikalis nicht
T2 Tumor infiltriert jenseits der Kortikalis
◆ Metastasierung von malignen Knochentumoren: Osteosarkome metastasieren früh, insb. in die Lunge; Ewing-Sarkom: Lunge, Lk, übriges Skelett
◆ Knochenmetastasen anderer Primärtumoren: Meist erstes Zeichen einer diffusen Organmetastasierung. Bevorzugte Lok: Wirbelkörper (insb. BWS + LWS, pathologische Frakturen jedoch selten), Femur, Becken, Humerus, Rippen, Tibia, Schädel. Meist multipel vorkommend.

Epid: Benigne Knochentumoren u. tumorähnliche Knochenveränderungen sowie das Osteosarkom und das Ewing-Sarkom kommen insb. zw. 10. u. 30. LJ. vor, sonstige maligne Knochentumoren und Metastasen meist in höherem Alter (> 30. LJ. bis 60. LJ.)

Etlg: # **Benigne Knochentumoren** (in Klammern bevorzugte Lok., nach Häufigkeit geordnet)
– **Osteochondrom** (Syn: Kartilaginäre Exostose, Lok: Metaphysen v. Femur u. Humerus)
– **Osteoid-Osteom** (Femur, Tibia)
– **Chondrom** (Syn: Enchondrom, Lok: Phalangen von Hand und Fuß)
– **Chondroblastom** (Epiphyse von Femur u. Humerus)
– **Hämangiom** (Schädel, Wirbelkörper)
– **Osteom** (insb. Nasennebenhöhlen)
– **Benignes Osteoblastom** (untere Extremität)
– **Chondromyxoidfibrom** (Tibia u. Femur)
Maligne Knochentumoren, ICD-10: C40 [Extremitäten] - C41 [sonstige Knochen]
– **Plasmozytom** (Wirbelkörper, Rippen, Schädel u. Becken)
– **Osteosarkom** (Metaphyse langer Röhrenknochen, insb. bei Kinder- und Jugendlichen)
– **Chondrosarkom** (proximaler Humerus, Femur u. Tibia und Rippen, Becken u. Scapula)
– **Ewing-Sarkom** (untere Extremität, Becken, insb. bei Kinder- und Jugendlichen)
– **Fibrosarkom** (Femur u. Tibia)
– **Riesenzelltumor** (Syn: Osteoklastom, semimaligne, Epiphyse langer Röhrenknochen)
– **Malignes Non-Hodgkin-Lymphom**, Retikulumzellensarkom (alle Knochen mögl.)
Knochenmetastasen anderer Primärtumoren (= sekundäre Knochentumoren)
– **Mammakarzinom** (osteolytisch/osteoplastisch = mit Knochenabbau und -neubildung)
– **Nierenzellkarzinom** (osteolytisch = mit Knochenabbau)
– **Bronchialkarzinom** (osteolytisch = mit Knochenabbau)
– **Prostatakarzinom** (*osteoplastisch* = mit Knochenneubildung, selten path. Frakturen)
– **Schilddrüsenkarzinom** (osteolytisch = mit Knochenabbau)

Tumorähnliche Knochenveränderungen

- **Nicht ossifizierendes Knochenfibrom** (Metaphyse d. unteren Extremität, exzentrisch)
- **Solitäre Knochenzyste** (proximaler Humerus, Femur u. proximale Tibia)
- Aneurysmatische Knochenzyste (lange Röhrenknochen, Wirbelkörper)
- Eosinophiles Granulom (Schädelkalotte)
- Fibröse Dysplasie (Femur)
- Hyperparathyreoidismus (sog. "Brauner Tumor", Wirbelkörper, Rippen u. Becken)

Klin: ⇒ Benigne Knochentumoren sind meist asymptomatisch (Zufallsbefund)
⇒ Häufiges Leitsymptom: **Knochenschmerzen**
⇒ **Tastbarer Tumor**/Schwellung
⇒ Evtl. **pathologische Fraktur** (= Fraktur nach Bagatelltrauma)
⇒ Bei Lok. im Schädel od. Wirbelbereich ⇨ evtl. neurologische Ausfälle
⇒ Evtl. schubartiges Fieber (Ewing-Sarkom)
⇒ Osteom: Rhinologische oder ophthalmologische Beschwerden

Diag: 1. Anamnese und klinische Untersuchung
2. Röntgen: Betroffene Region in mehreren Ebenen ⇨ umschriebene Transparenzerhöhung (Osteolyse), Sklerosierungssaum, Spiculae (feine Knochenzacken), Kortikalisunterbrechung, zwiebelschalenartige Struktur mit CODMAN-Dreieck (Periostsporn am Rand) bei malignen Tumoren. Plasmozytom: Mottenfraß im Schädel.
Evtl. zusätzlich konventionelle Tomographie, CT (Knochendestruktion) u. NMR (Weichteilinfiltration), Angiographie (pathologische Gefäße, Möglichkeit der Embolisation).
3. Labor: Evtl. Erhöhung der alkalischen Phosphatase und der BSG, evtl. Anämie **Bence-Jones**-Eiweiß im Urin beim Plasmozytom
4. Szintigraphie: Vermehrte oder verminderte Anreicherung ⇨ immer mit dem entsprechenden Röntgenbefund vergleichen
5. **Biopsie** (als offene Biopsie, intraoperativer Schnellschnitt)

Ther: • Radiatio: Ewing-Sarkom, Plasmozytom gut strahlensensibel, palliativ bei Osteosarkom, palliativ schmerzlindernd und rekalzifizierend bei Knochenmetastasen (insg. 40 - 50 Gy, 2 Gy/Tag)
• Chemotherapie: Evtl. präoperativ zur Tumorverkleinerung beim Osteosarkom mit Methotrexat + Bleomycin, Cyclophosphamid, Dactinomycin, Citrovorum Faktur, Vincristin u. Adriamycin (sog. T7-Schema). Ebenfalls bei Plasmozytom gut einsetzbar.
• Operativ: Ind: Jeder unklare Befund sollte abgeklärt werden ⇨ operative Biopsie
- Benigne Knochentumoren ⇨ lokale Ausräumung
- Maligne Knochentumoren ⇨ Resektion im Gesunden (prox. u. distal 5 cm Sicherheitsabstand) und Osteosynthese/Einlage einer Spongiosaplastik oder Rekonstruktion z.B. durch eine entnommene Fibula oder Clavicula oder Tumorprothesenimplantation
- Pathologische Frakturen bei singulären Metastasen ⇨ Metastasenresektion und stabilisierende Osteosyntheseverfahren oder Tumorprothesenimplantation
- Ultima ratio: Exartikulationen, Amputationen

Prog: Benigne Knochentumoren und tumorähnliche Knochenveränderungen haben eine sehr gute Prognose (100 % 5-JÜR). Maligne Knochentumoren haben heute mit Chemotherapie und Operation eine 50 % Heilungsrate, Knochenmetastasen 4- bis 20-monatige Überlebensrate (am besten beim Mammakarzinom, am schlechtesten beim Bronchialkarzinom).

Kompl: * Sehr selten maligne Entartung benigner Knochentumoren mögl.
* Eosinophiles Granulom ⇨ Übergang in HAND-SCHÜLLER-CHRISTIAN-Krankheit
* Plasmozytom: Paraproteinämie, Nierenfunktionsstörung, Amyloidose
* Pathologische Frakturen

DD: - Osteomyelitis, Osteitis, Knochenabszesse, Knochentuberkulose, Myositis ossificans
- Osteochondrosis dissecans (traumatische Ursache mit subchondralen Knochendefekten)

WEICHTEILTUMOREN

Ät: – Benigne Weichteiltumoren: Teilweise familiäre Disposition
– Maligne Weichteiltumoren: Ionisierende Strahlung, chemische Noxen (Dioxin), chronische Entzündungen

Path: ♦ Unterschieden werden periphere Weichteiltumoren (**Extremitäten**, Rumpf, Hals und Kopf) und zentrale Weichteiltumoren (Mediastinum, Retroperitoneum, Abdomen)
♦ TNM-Klassifikation: T_1 = Tumor < 5cm (T_{1a} = oberflächlich, T_{1b} = tief), T_2 = Tumor > 5cm in größter Ausdehnung (T_{2a} = oberflächlich, T_{2b} = tief), N_1 = regionäre Lk-Metastasen
♦ Metastasierung: Lokal in Haut, Knochen, Lymphknoten, Fernmetastasen in Lunge, Skelett

Epid: ◊ Zwei Häufigkeitsgipfel: um **10. LJ.** (Rhabdomyosarkome) und um 70. LJ. (Histiozytome)
◊ Nur ca. 1 von 100 Weichteiltumoren ist maligne. Inzidenz: maligne 1 - 4/100.000/Jahr

Etlg: # Benigne Weichteiltumoren (ca. 95 % aller Weichteiltumoren): Lipom, Fibrom, Leiomyom, Rhabdomyom, Hämangiom, Lymphangiom, Neurofibrom, Schwannom, Mesenchymom
Maligne Weichteiltumoren, ICD-10: C49: **Weichteilsarkome** ⇨ Liposarkom, Fibrosarkom, Leiomyosarkom, Rhabdomyosarkom, malignes fibröses Histiozytom, malignes Synovialom (Synovialsarkom), malignes Hämangioperizytom, Angiosarkom, Neuroblastom, primitiver neuroektodermaler Tumor, malignes Schwannom, malignes Paragangliom, malignes Mesenchymom, Mesotheliom, undifferenzierte Weichteiltumoren

Klin: ⇒ Sicht- und tastbare **Schwellung**, evtl. Schmerzen
⇒ Maligne Tumoren: Müdigkeit, subfebrile Temperaturen, Leistungsverlust

Diag: 1. Anamnese und klinische Untersuchung führend
2. Röntgen: Ossäre Destruktionen, Knochentumor?, evtl. Weichteilaufnahme in Mammographietechnik zum Nachweis von Verkalkungen ·
3. Sonographie (solider Tumor, DD: Zystische Veränderungen)
4. CT u. insb. **NMR** (genaue Beurteilung d. Tumorausdehnung/Infiltration), ggf. Angio-NMR
5. Biopsie nur wenn primär inoperabler Befund, sonst immer Totalentfernung indiziert

Ther: • Chemotherapie: Bei Histiozytom, Lipo-, Leio-, Rhabdomyosarkom und undifferenzierten Weichteilsarkomen präoperativ (zur Verkleinerung des Tumorvolumens = **down staging**) u. adjuvant (= postop.) einsetzbar (z.B. Adriamycin, Cisplatin, Ifosfamid), auch als isolierte hypertherme Extremitätenperfusion (mit Tumor-Nekrose-Faktor TNF-α + Melphalan bei 40 - 42 °C über die vorübergehend ausgeschaltete A.+V.femoralis bzw. A.+V.axillaris)
• Strahlentherapie: Palliativ bei Inoperabilität oder als Nachbestrahlung nach Op
• Operativ: Ind: Stets gegeben (K-Ind: Fernmetastasen)
– Benigne Tumoren: Exstirpation mit der Kapsel
– Maligne Tumoren: Radikale Tumorentfernung („no touch"-Exzision weit im Gesunden, 4 cm Sicherheitsabstand), besser **Kompartimentresektion** (= en bloc Entnahme von Muskelgruppe + Faszie mit anschließender plastischer Weichteilrekonstruktion), ggf. auch Amputation (Amputationen werden zunehmend durch down staging der Tumoren mittels präop. = neoadjuvante Zytostatikatherapie und/oder Radiatio vermieden)

Prog: Maligne Weichteiltumoren haben eine hohe Rezidivrate (lokale Exzision bis 50 %, Kompartimentresektion 10 - 20 %, Amputation 6 - 8 %), 5-JÜR 40 – 60 %

Kompl: * Rezidiv bei benignen und malignen Weichteiltumoren
* Maligne Entartung gutartiger Weichteiltumoren extrem selten

DD: – "Tumorartige" nicht-neoplastische Läsionen: Lipomatosen, Fibromatosen, noduläre Fasciitis, proliferative Myositis, ossifizierende Pseudotumoren, Myositis ossificans, tumoröse Kalzinose (Morbus Teutschländer)
– Keloid, Xanthom
– Desmoid, Hamartom, Neurofibromatose v. Recklinghausen

NEUROCHIRURGIE

ANATOMIE UND PHYSIOLOGIE:

<u>Liquorsystem:</u> I. u. II. Ventrikel = **Seitenventrikel** sind jeweils über ein Foramen interventriculare (MONROI) mit dem unpaaren **III. Ventrikel** verbunden. Dieser ist über den Aquaeductus cerebri (SYLVII) mit dem **IV. Ventrikel** verbunden.

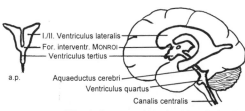

I./II. Ventriculus lateralis
For. interventr. MONROI
Ventriculus tertius
a.p.   Aquaeductus cerebri
Ventriculus quartus
Canalis centralis

Inhalt des gesamten Liquorsystemes ca. **150 ml**, davon ca. ¼ in den Ventrikeln, der Rest umgibt das Gehirn und das Rückenmark.

<u>Liquorproduktion:</u> Pro Tag ca. 500 ml im **Plexus choroideus**, insb. in den Seitenventrikeln.

<u>Liquorabfluss:</u> Vom IV. Ventrikel über die unpaarige Apertura medialis (MAGENDII) nach hinten und die (paarige) Aperturae laterales (LUSCHKAE) nach vorne in die basalen Zisternen (Cisterna cerebellomedullaris und pontis) und von dort um das Gehirn und das Rückenmark in das **Cavum subarachnoidale**. Resorption über die **Granulationes arachnoidales** (PACCHIONI-Granulationen, Foveolae granulares) in das Venen- und Lymphsystem, insb. im Bereich des Sinus sagittalis sup.

<u>Liquordruck:</u> 15 - 25 cm H_2O [Wassersäule] im Sitzen gemessen (6 - 20 cm H_2O im Liegen = ca. 10 mmHg od. 0,5 - 2,0 kPa), Syn: intrakranieller Druck

<u>Liquorpunktionsbefunde:</u> Spez.Gewicht 1,005 - 1,015, Protein < 42 mg/dl, Glucose ca. 50 % der Blutglukose, **Zellzahl** 0/3 - **12/3** Zellen (= 0 - 4 Zellen pro mm^3 = µl), Na^+, K^+, Cl^- wie im Blut.

KRANIOSYNOSTOSEN

<u>**Syn:**</u> Stenozephalie, Kraniostenose, Schädeldysostose, Dyszephalie, engl. stenocephaly, dyscephaly, ICD-10: Q75.0

Anatomie: Knöcherner Schädel: Insg. 21 Knochen + Mandibula, für Kraniosynostosen wichtig sind die Schädelnähte (s. Abb.): (zwei) **Os frontale** getrennt durch Sutura frontalis, die aber bereits im 2. LJ. verknöchert = ein Os frontale. Zwischen Os frontale u. Os parietale die Sutura coronalis.

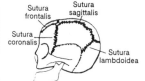

Sutura frontalis
Sutura sagittalis
Sutura coronalis
Sutura lambdoidea

Zwei **Os parietale** getrennt durch Sutura sagittalis
Os occipitale abgegrenzt durch d. Sutura lambdoidea
<u>Fontanellen:</u> Große anteriore (Fonticulus ant., Stirnfontanelle, verknöchert im 2. LJ.) und kleine posteriore (Fonticulus post., Hinterhauptsfontanelle, bereits bei Geburt verknöchert)

<u>**Path:**</u> ♦ **Vorzeitige pathologische Verknöcherung** von Schädelnähten ⇨ **kompensatorisches Wachstum** noch offener Nähte ⇨ **Deformität** des Schädels (**Dyskranie**)
♦ Physiologisch ist der Schluss der Schädelnähte vom 2. bis zum 40. LJ.

<u>**Etlg:**</u> Bei vorzeitiger Verknöcherung können unterschieden werden:

Synostosierung der Sutura sagittalis (Pfeilnaht) ⇨ **Langschädel** (Ska-phozephalus), häufigste Form

Beidseitige Synostosierung der Sutura coronalis (Kranznaht) ⇨ **Breit-schädel** (Brachyzephalus)

Einseitige Synostosierung der Sutura coronalis ⇨ **Schiefschädel** (Pla-giozephalus)

Synostosierung der Sutura frontalis (Stirnnaht) ⇨ **Kiel-/Kahn-/Dreiecksschädel** (Sphenozephalus, Trigonozephalus, Oozephalie)

Synostosierung der Sutura sagittalis, coronalis u. lambdoidea ⇨ **Turm-schädel**, Spitzschädel (Akrokranium, Turrizephalus, Oxyzephalus)

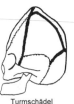
Turmschädel

Synostosierung aller Nähte (Pansynostosis) ⇨ abnorm kleiner Schädel, erhöhter intrakranieller Druck

Synostosierung der drei Schädelbasisknochen ⇨ Tribasilarsynostose, mangelnde Gehirnentwicklung

Klin: ⇒ Schädeldeformität

⇒ Gefahr der geistigen Minderentwicklung durch intrakranielle Drucksteigerung

Diag: 1. Anamnese und klinische Untersuchung: Schädelform als Hinweis auf die betroffene Naht
2. Röntgen: Schädelübersicht

Ther: • Operativ:
– **Wiedereröffnung** der vorzeitig verknöcherten Schädelnähte im 2. Lebenshalbjahr
– Ggf. zusätzlich Volumenvermehrung des Schädels durch Osteotomie erforderlich (sog. fronto-orbitales Advancement)

Prog: Bei rechtzeitiger operativer Ther. gut.

Kompl: * Epileptische Anfälle, Hirndruckentwicklung
* Evtl. auch vergesellschaftet mit vererbten Poly- und Syndaktylien = zusätzliche Verwachsungen von Fingern od. Zehen (APERT-Syndrom, CHOTZEN-, NOACK-, PFEIFFER-und CARPENTER-Syndrom = Akrozephalopolysyndaktylie-Syndrome)

DD: – Dysostosis craniofacialis (CROUZON-Syndrom): Kleeblatt-/Turmschädel durch Synostosierung von Sutura sagittalis u. coronalis sowie Gesichtsdeformierungen, aut.-dom. vererbt
– Dolichozephalus (hoher und schmaler Langschädel, hoher Gaumen) bei kongenitaler Myopathie

HYDROZEPHALUS

Syn: Volksmund: "Wasserkopf", engl. hydrocephalus, ICD-10 erworben/angeboren: G91/Q03

Def: Progressive **Erweiterung der liquorhaltigen Räume** des Gehirns

Etlg: Nach der Genese
Hydrocephalus occlusus ⇨ Abflussstörung aus dem Ventrikelsystem
Hydrocephalus malresorptivus / aresorptivus ⇨ Resorptionsstörung des Liquors
Hydrocephalus hypersecretorius ⇨ Vermehrte Liquorproduktion
Hydrocephalus e vacuo ⇨ Vergrößerung d. Liquorräume durch primär hirnatrophischen Prozess
Idiopathischer Normaldruckhydrozephalus ⇨ Vergrößertes Ventrikelsystem unklarer Genese (engl. idiopathic normal pressure hydrocephalus of the elderly, 60. - 70. LJ.)

Nach der Lokalisation
Hydrocephalus internus: Vergrößerung der Ventrikelräume (z.B. bei Hydrocephalus occlusus)

Hydrocephalus externus: Vergrößerung der äußeren Liquorräume (Zisternen und Subarachnoidalraum)

Hydrocephalus communicans: Vergrößerung der inneren u. äußeren Liquorräume bei erhaltener Verbindung (bei Hydrocephalus malresorptivus und e vacuo)

Ät: – Hydrocephalus occlusus (= Verschlusshydrozephalus): Blockade des Foramen MONROI = Foramen interventriculare (Zysten oder Tumoren im Bereich des III.Ventrikels), Stenose des Aquädukts (Entzündungen, Tumoren im Bereich der Vierhügelregion), Okklusion der Aperturae LUSCHKAE od. MAGENDII (Tumoren im Bereich der hinteren Schädelgrube, entzündliche Verklebungen, Ventrikelblutung unter der Geburt, ARNOLD-CHIARI-Syndrom = Herniation von Gehirnteilen in das Foramen magnum infolge eines Zuges von kaudal durch Meningomyelozele, DANDY-WALKER-Krankheit = Atresie der Apertura MAGENDII und LUSCHKAE durch zystische Verdickung und Ausbuchtung von Kleinhirnanteilen)

– Hydrocephalus malresorptivus: Resorptionsstörung durch Verklebung der basalen Zisternen, des Subarachnoidalraumes oder insb. der Granulationes arachnoidales, nach **Subarachnoidalblutung**, eitriger Meningitis, SHT

– Hydrocephalus hypersecretorius: Entzündliche Prozesse, toxische Reize, Plexuspapillom

– Hydrocephalus e vacuo: Hirnatrophischer Prozess durch Untergang von Hirnsubstanz, frühkindliche Enzephalitis, Abszesse

Path: ♦ Hydrocephalus occlusus ⇨ Hirndruck proximal der Abflussstenose erhöht

♦ Hydrocephalus malresorptivus et hypersecretorius ⇨ Hirndruck oft über lange Zeit noch normal, dann erhöht

♦ Hydrocephalus e vacuo ⇨ Hirndruck normal

Klin: ⇨ Allgemein: Kopfschmerzen, Übelkeit und Erbrechen, psychische Veränderungen (Merkfähigkeits- und Konzentrationsstörungen)

⇨ Spätere Trias: **Gangstörungen** (kleinschrittiger Gang und Starthemmung, aber normale Motilität der oberen Körperhälfte = "Parkinsonismus der unteren Körperhälfte"), **Blasenstörung** mit Harninkontinenz, psychoorganische Veränderungen mit **dementieller Entwicklung** (Verlangsamung, Gedächtnisschwäche, Störung des Antriebs, Erschöpfbarkeit)

⇨ Endstadium: Bewusstseinstrübung, akinetischer Mutismus bis hin zum Koma

⇨ Hydrocephalus e vacuo: Psychische Veränderungen u. dementieller Verfall im Vordergrund da hirnatrophischer Prozess

⇨ Säuglinge und Kleinkinder (bis 4. LJ.): Schädelnähte sind noch nicht synostosiert ⇨ "der Kopf gibt nach" ⇨ gespannte Fontanellen, erweiterte **klaffende Schädelnähte** (s. Abb.), **Zunahme des Kopfumfangs** bis zum ballonförmigen Schädel ("Wasserkopf"), Sonnenuntergangszeichen (= Pupillen sind nach unten gerichtet und verschwinden unter dem Unterlid), ohne Ther. Entwicklung von Spastik, Nystagmus, motorische und geistige Retardierung

klaffende Schädelnähte

Diag: 1. Anamnese (vorangegangenes Trauma, Meningitis, Blutungen, Fremdanamnese: psychische Veränderungen?) und neurologische Untersuchung: Spiegelung des Augenfundus: Stauungspapille? (dann auch vergrößerter blinder Fleck in der Perimetrie), Kopfumfang bei Säuglingen im Verlauf messen

2. Röntgen: **CCT** ⇨ Größe der Ventrikel, der Zisternen und der äußeren Liquorräume, periventrikuläre Ödemzonen. Ventrikulographie bei V. a. Aquäduktstenose.

3. NMR: Veränderungen im Marklagerbereich, periventrikuläre saumartige Hyperintensität durch Übertritt von Liquor in das Hirnparenchym

4. Sonographie: Bei noch nicht verknöcherten Fontanellen (die große Stirnfontanelle verknöchert physiologisch zw. 1. und 2. LJ.) und pränatal mögl. ⇨ Ventrikelweite messbar

5. Neurologisches Konsil mit EEG: Allgemeinveränderungen, verlangsamte Grundaktivität

6. Liquordruckmessung über einen lumbalen Katheter

7. Liquorszintigraphie: Aktivitätsverhalt in den Ventrikeln bei Resorptionsstörung des Liquors (24 Std. nach Injektion der radioaktiven Isotope ist normalerweise keine Aktivität mehr im Ventrikelsystem nachweisbar)

Ther: • Konservativ: Hydrocephalus e vacuo ⇨ keine Therapie möglich und erforderlich
• Operativ: Ind: Hydrocephalus occlusus et malresorptivus = Druckhydrozephalus
  – Behandlung einer mögl. Grunderkrankung, z.B. Tumorentfernung
  – **Liquorableitendes System: Katheter + Ventil** (verhindert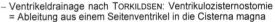
    Rückfluss mit Ballonpumpe zur Funktionskontrolle) vom **Ven-**
    trikel (über eine Bohrlochtrepanation wird ein Katheter in das
    Vorderhorn eines Seitenventrikels eingeführt, das Ventil wird
    unter der Kopfhaut plaziert) in den **rechten Herzvorhof** (ven-
    trikulo-atrialer **Shunt** über die V.jugularis ext., auch ventriku-
    lo-aurikuläre Drainage/Ventrikuloaurikulostomie genannt,
    nach Spitz-Holter, s. Abb.) oder in das **Peritoneum** (ventri-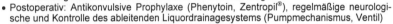
    kulo-peritonealer Shunt)
    ventrikulo-
    atrialer Shunt
  – Ventrikeldrainage nach Torkildsen: Ventrikulozisternostomie
    = Ableitung aus einem Seitenventrikel in die Cisterna magna
• Postoperativ: Antikonvulsive Prophylaxe (Phenytoin, Zentropil®), regelmäßige neurologi-
  sche und Kontrolle des ableitenden Liquordrainagesystems (Pumpmechanismus, Ventil)
• Selbsthilfegruppen: Arbeitsgemeinschaft Spina bifida u. Hydrocephalus e.V., Münsterstr.
  13, 44145 Dortmund, Tel.: (02 31) 86 10 50 - 0, Fax: - 50, Internet: http://www.asbh.de

Prog: Bei rechtzeitiger Ventrikeldrainage gute Langzeitprognose, die klinischen Symptome bilden
sich rasch zurück, wenn noch kein Hirnschaden entstanden ist. Eine Revisionsoperation ist
nach 5 J. in 25 % d.F. erforderlich.

Kompl: * Shunts: Ventilinsuffizienz, Verlegung des Shuntvolumens, Thrombosen, Infektion des
Liquorraumes, Meningitis/Enzephalitis, Nierenstörungen, epileptische Anfälle, Hirnblu-
tung bei Unterdruck (Ventilfunktion fehlerhaft oder zu häufige Ballonbetätigung)
* Intrazerebrale Blutung oder ischämischer Hirninfarkt, subdurale Hämatome

DD: – Säuglinge u. Kleinkinder: Makrozephalie (idiopathisch, familiär, Marmorknochenkrankheit,
Neurofibromatosis generalisata) und Megalenzephalie (frühkindlicher Hirnschaden mit Ge-
hirnvergrößerung) bei Thesaurismosen [Stoffwechselerkrankungen mit Ablagerungen], z.B.
Mukopolysaccharidosen, Zellweger-Syndrom = aut.-rez. zerebro-hepato-renales Syndrom)
– Otitischer Hydrozephalus: Nach Otitis media oder Mastoiditis durch Sinusvenenthrombose,
Ther: Mastoidektomie u. Antibiose, Ventrikeldrainage nur selten notwendig
– Infantile Zerebralparese durch frühkindlichen Hirnschaden mit spastischen Lähmungen,
Athetose, Epilepsie, psychomotorischer Entwicklungsverzögerung, evtl. Mikrozephalie
– Ventrikelblutung = hypertone Massenblutung mit Einbruch in das Ventrikelsystem
– Atrophische Hirnerkrankung, senile Demenz, vaskuläre Enzephalopathie (Binswanger-
Krankheit)

BASILÄRE IMPRESSION

Syn: Basale Impression, engl. basal impression, basiläre Invagination, Konvexobasie, Platybasie,
ICD-10: Q75.8

Ät: – Anlagebedingte Entwicklungsstörung
– Sekundär durch Knochenerweichung: Osteomalazie (z. B. Rachitis), Osteoporose, Osteodystrophia deformans (Paget-Krankheit), Osteolysen (z. B. durch Knochentumoren), Chon-
drodystrophie, rheumatische Erkrankungen, Hyperparathyreoidismus

Path: Impression (der Kondylen und des Dens axis) in der **hinteren Schädelgrube** im Bereich des
Foramen magnum ⇨ Einengung des Gehirns im Hinterhauptbereich und Einengung des
Foramen magnum

Epid: Symptomentwicklung häufig erst im 30. - 40. LJ.

Klin: ⇒ Äußerlich: **Kurzer Hals**, eingeschränkte Beweglichkeit des Kopfes/HWS
⇒ Bei geringer Impression keine Symptome (50 % d.F.)
⇒ Anfallsartige **okzipitale Kopfschmerzen**, Schwindel, Übelkeit und Erbrechen mögl.
⇒ Symptomatisch: **Ausfall kaudaler Hirnnerven** (Kaumuskel-, Gaumensegelparese, Schluckstörungen, Zungenlähmung), Nystagmus bei Hirnstammaffektion, spastische Paraparese und Pyramidenbahnzeichen, Sensibilitätsstörungen, sensible Ataxie (Hinterstrangbahnen), HORNER-Syndrom
⇒ Provokation/Verstärkung der Symptome evtl. durch Drehbewegung des Kopfes

Diag: 1. Anamnese und neurologische Untersuchung: Gesteigerte Muskeleigenreflexe, pathologische Reflexe, Sensibilitätsstörungen, Stauungspapille (= Hydrozephalus)?
2. Röntgen: Schädelübersicht in 2 Ebenen, HWS-Aufnahme mit Dens-axis-Darstellung, konventionelle Tomographie des zerviko-okzipitalen Übergangs
CT des zerviko-kranialen Übergangs und CCT (insb. Beurteilung des Hirnstamms)

Ther: • Operativ: Resektion eines Teils des okzipitalen Knochens hinter dem Foramen magnum ⇨ Erweiterung des Foramen magnum
• Bei Hydrozephalus Shunt-Anlage

Prog: Langsam progredienter Verlauf, akute Verschlechterung bei HWS-Trauma mögl.

Kompl: * **Hydrozephalus occlusus** durch Behinderung der Liquorpassage
* Adhäsion der Meningen, Durchblutungsstörung der A.vertebralis/A.basilaris
* Zusätzliche Fehlbildungen: Atlasassimilation, Atlasdysplasie, KLIPPEL-FEIL-Syndrom, ARNOLD-CHIARI-Syndrom, Syringomyelie mögl.

DD: – Hirntumoren im Bereich der hinteren Schädelgrube oder des zervikalen Rückenmarks
– Multiple Sklerose, amyotrophische Lateralsklerose, funikuläre Myelose
– Atlasassimilation: Verschmelzung des Atlas mit dem Os occipitale, meist verbunden mit einer Verkleinerung des Foramen magnum, Ther: bei Symptomatik, wie bei basilärer Impression

DYSRHAPHISCHE STÖRUNGEN

Syn: Dysrhaphiesyndrome, Myelodysplasie, engl. dysrhaphic syndromes, spinal dysrhaphism, ICD-10: Q05

Def: Angeborene Entwicklungsstörung **(Hemmungsmissbildung)** der Neuralanlage ⇨ unvollständiger Verschluss des Neuralrohres **(Neuralrohrdefekt)**

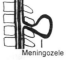
Meningozele

Ät: – Meist sporadisch
– Familiäres Auftreten mögl.

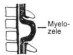
Myelo- zele

Etlg: # **Spina bifida (dorsalis) occulta** (knöcherner **Spalt des Wirbelbogens**, lumbo-sakral oder zerviko-thorakal, ohne Öffnung = Rückenmarkhäute sind über dem Spalt geschlossen)
Spina bifida (dorsalis) aperta (= Rückenmarkhäute eröffnet)
– **Dermalfistel**
– **Meningozele**
Myelozele, Meningomyelozele, Meningomyelozystozele, Hydromyelozele

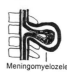
Meningomyelozele

Fisteln od. Zysten, z.B. Syringomyelie (Höhlenbildung im Myelon, s.u.)
Tethered-spinal-cord-Syndrom (tethered = angeheftet, Syn: Filum terminale-Syndrom, Cord-traction-Syndrom)

Schädeldachdefekte, Gesichtsspalten, Kranioschisis
KLIPPEL-FEIL-Syndrom (Blockwirbelbildung der HWS + Spina bifida cervicalis, w > m)
DANDY-WALKER-Krankheit (Zyste bei Aplasie des Kleinhirnunterwurms)

Epid: ◊ Inzidenz/Prävalenz: 0,1 % haben eine klinisch manifeste Spina bifida (aperta) bei Geburt, eine occulta kommt bei bis zu 15 % der Bevölkerung vor (und ist meist klinisch stumm)
◊ Lok: Häufigste L5/S1, aber auch okzipital/zervikal od. zervikal/thorakal mögl.

Klin: ⇒ Spina bifida occulta: Häufig **Zufallsbefund** im Röntgen **ohne entsprechende Klinik**, wenn symptomatisch: Rückenschmerzen, Sphinkterschwäche, Enuresis nocturna, Wadenmuskelatrophie, Pes equinovarus (Klumpfuß) mögl., lokal: Hautveränderungen mit Hypertrichose, Teleangiektasien, Lipome mögl.

⇒ Dermalfistel: Verbindung zwischen Dura/intraduralem Raum und Cutis mit kleiner knöcherner Spaltbildung. Häufig zusätzliche Missbildungstumoren (Dermoid, Teratome), Kompl: Infektion, Ther: frühzeitige Fistelentfernung (noch im Säuglingsalter)

⇒ Meningozele: Vorwölbung der Dura aus dem Spinalkanal, das Rückenmark und die Spinalnerven sind aber an Ort und Stelle. Intakte äußere Haut, keine neurologischen Ausfälle. Ther: Abtragung des Duralsacks und schichtweiser Wundverschluss

⇒ Myelozele (Rückenmark ohne Meningen liegt offen) und Meningomyelozele (Spaltbildung und Vorwölbung der Dura + Rückenmark mit äußerem Hautdefekt) ⇨ das **Rückenmark liegt offen** außerhalb des Wirbelkanals, **neurologische Ausfälle** obligat: Blasen- und Mastdarmstörungen, reithosenförmige sensible Ausfälle der Beine, schlaffe Parese der Beine, Beugekontrakturen im Hüftgelenk, X-Beine, Klumpfuß, trophische Störungen an den Füßen

⇒ Thetered-spinal-cord-Syndrom: Mit der Wirbelsäule verwachsener od. fixierter (z.B. durch intraspinales Lipom) Conus medullaris/Filum terminale ⇨ die Beweglichkeit des Rückenmarks ist eingeschränkt. Neurologische Ausfälle mit distalen Beinparesen und Sensibilitätsstörungen, Lumbalgie/Ischialgie, Miktionsstörungen, trophischen Ulzera an den Füßen, Fußdeformitäten, Skoliose, Naevi in der Lumbosakralregion

⇒ KLIPPEL-FEIL-Syndrom: Verschmelzung von 2 - 3 HWK zu einem **Blockwirbel** ⇨ abnorm **kurzer Hals** mit tiefer Haargrenze, häufig kombiniert mit Spina bifida cervicalis, evtl. auch mit Atlasassimilation und basilärer Impression. Neurologische Ausfälle mit Hirnstammsymptomatik, inkompletter Querschnittslähmung, Hydrozephalus meist erst im mittleren Lebensalter

⇒ DANDY-WALKER-Krankheit: Atresie/Verlegung der Apertura MAGENDII und LUSCHKAE des IV. Ventrikels durch zystische Ausbuchtung im Bereich des Kleinhirnwurms ⇨ **Hydrocephalus** occlusus mit Hirndruckzeichen, meist um das 20. LJ. beginnend

Diag: 1. Anamnese (familiäres Auftreten?) und neurologische Untersuchung: **Lokalbefund** bei Hautdefekt, manchmal lokal **Hypertrichose** od. Hauteinziehung über dem Defekt, neurologische Ausfälle
2. Röntgen: Lumbosakraler Übergang, ggf. CT, NMR

Ther: • Spina bifida occulta: i.d.R. keine Ther. erforderlich, Op nur bei neurologischen Ausfällen
• Offene Myelozele und Meningomyelozele: **Sofortige Op** nach der Geburt wegen der **Infektionsgefahr** und der Ausbildung eines ARNOLD-CHIARI-Syndroms. Schonende Zurückverlagerung des Rückenmarks in den Spinalkanal und schichtweiser Wundverschluss / plastische Deckung
• Thetered-spinal-cord-Syndrom: Durchtrennung der bindegewebigen Verwachsungen/ Neurolyse zwischen Conus medullaris/Filum terminale und der Wirbelsäule
• KLIPPEL-FEIL-Syndrom: Laminektomie im Bereich des Blockwirbels, ggf. partielle Resektion der oberen Rippen zur Verbesserung der Beweglichkeit der HWS
• Bei Hydrozephalus Shunt-Op
• Hilfsmittel: z.B. Orthesen für Gangentwicklung, Harnableitung bei neuropathischer Blase, Krankengymnastik nach BOBATH und VOJTA zur Bewegungsschulung, psychosoziale Begleitung von Kind und Eltern
• Schwangerschaft: hat ein Kind einen Neuralrohrdefekt wird bei erneuter Schwangerschaft für die Mutter die Einnahme von **Folsäure** (5 mg/Tag, Folsan®) empfohlen
• Selbsthilfegruppen: Arbeitsgemeinschaft Spina bifida u. Hydrocephalus e.V. (s.o.)

Prog: Leichte Formen einer Spina bifida haben eine gute Prog., bzw. sind klinisch stumm. Bei schweren Formen ist der Verlauf davon abhängig wieviel Myelon geschädigt ist.

Kompl: * Zusätzliche Komplikationen und Missbildungen häufig: Hydrozephalus, urogenitale Missbildungen (z.B. einseitige Nierenagenesie), Fußdeformitäten (Pes equinovarus = Klumpfuß), Hüftdysplasien, Ventrikelseptumdefekt, Lippen-Kiefer-Gaumenspalten, Gesichtsdysmorphien

  * **ARNOLD-CHIARI-Syndrom** = Herniation von Gehirnteilen, insb. der Medulla oblongata in das Foramen magnum durch Zug der kaudal verwachsenen Myelozele/Meningomyelozele beim Wachstum der Wirbelsäule mit daraus folgender Liquorwegeverlegung (IV. Ventrikel) ⇨ **Hydrozephalus occlusus**, Missbildung des Kleinhirnes, Einklemmungssymptome bis hin zum Tod, Ther: Liquorableitung

  * Sekundäres Tethered-spinal-cord-Syndrom (= angeheftetes Band): Verwachsungen des Conus medullaris/Filum terminale nach Op von Meningomyelozelen mit neurologischen Ausfällen an der unteren Extremität (s.o.)

DD: – Assimilation = lumbosakrale Übergangswirbel, meist symptomlos, evtl. Lumbalgien
  Lumbalisation: 1. Sakralwirbel ist frei = überzähliger Lendenwirbel
  Sakralisation: 5. Lendenwirbel ist mit dem Kreuzbein teilweise oder ganz verschmolzen
  – Spondylolisthesis = Abgleiten der Wirbelsäule nach ventral durch Spaltbildung an den Wirbelgelenken, meist bei LWK 5 und häufig ohne Symptome (Zufallsbefund)

SYRINGOMYELIE

Syn: Syrinx = die Flöte, engl. syringomyelia, ICD-10: G95.0

Ät: – Anlagebedingte Fehlbildung (dysrhaphische Störung, fehlender Schluss des Neuralrohres) durch gestörte Embryogenese
  – Selten durch Meningitis, Blutungen im Rückenmark, posttraumatisch nach Rückenmarkkontusion/SHT (= symptomatische Syringomyelie/Syringobulbie)

Path: ♦ Fehlbildung des Rückenmarks mit **Höhlenbildung** in der **grauen Substanz** ⇨ Zerstörung von Rückenmarkgewebe (zentrale Rückenmarkschädigung), die Nervenbahnen (weiße Substanz) sind nicht betroffen, werden jedoch sekundär durch den Druck geschädigt
  ♦ Evtl. Wucherung von Gliazellen (Gliosis spinalis) und Ausbildung von Septen in der Syrinx
  ♦ Lok: Meist im **HWS**- und **oberen BWS**-Bereich, sehr selten in der LWS

Epid: ◊ **M** > w (2 : 1)
  ◊ Manifestationsalter: Beginn der Symptome meist im 20. - 40. LJ.

Etlg: # Syringomyelie = Höhlenbildung im Rückenmark
  # Syringobulbie = Höhlenbildung im Bereich der Hirnnervenkerne (Medulla oblongata, Pons)

Klin: ⇒ Motorisch: Auf der Höhe der Syringomyelie **schlaffe**, atrophische (periphere) **Lähmung** (= Untergang der Vorderhornzellen) meist der **Hände**/Arme, darunter **spastische** (zentrale) **Paraparese der Beine** (= Schädigung der Pyramidenbahnen) ⇨ im Endstadium inkomplette Querschnittslähmung
  ⇒ Dissoziierte Sensibilitätsstörung: **Aufgehobener Schmerz-** und **Temperatursinn** (Schädigung der Commissura alba) insb. an den Armen (in den betroffenen Segmenten), bei erhaltener Tiefensensibilität u. Berührungsempfinden
  ⇒ **Diffuse Dauerschmerzen** in den Armen, Schultern und Thorax (= Untergang der Hinterhornzellen)
  ⇒ Vegetativ (Untergang der sympathischen Seitenhornzellen): **Trophische Störungen** vorwiegend im Bereich der oberen Extremität mit brüchigen Fingernägel, teigig ge-

schwollener Haut (sog. Tatzenhand, main succulente), Knochenentkalkung, Arthropathien, Kyphoskoliose, Störung der Schweißsekretion, HORNER-Syndrom (Miosis, Ptosis, Enophthalmus)

⇒ Syringobulbie: horizontaler rotierender Nystagmus ohne subjektiven Schwindel, Paresen d. Kau-, Gaumen- u. Zungenmuskulatur, Dysarthrophonie, Sensibilitätsstörung im Gesicht

Diag: 1. Anamnese (Schmerzen im Arm, häufige Verbrennungen, schlecht heilende Wunden an den Händen?) und neurologische Untersuchung: BSR, TSR, RPR abgeschwächt od. völlig erloschen, Muskelatrophien an Händen/Armen, ASR, PSR gesteigert, pathologische Reflexe an den Beinen. Syringobulbie: Abgeschwächter/aufgehobener Kornealreflex.
2. Neurologisches Konsil: EMG: Faszikuläre Zuckungen der paretischen Muskulatur an der oberen Extremität, LP: Normalbefund, allenfalls leichte Eiweißvermehrung
3. **MRT:** Deutliche Darstellung der Höhlenbildung im Rückenmark

Ther: • **Keine kausale Ther.** mögl., Krankengymnastik gegen Spastik der Beine
• Med: Gegen Spastik Baclofen (Lioresal®), gegen Schmerzen Analgetika
• Operativ: Ind: progrediente Symptomatik
 – **Syringostomie** = Einlage eines Katheters von der Höhle zum spinalen Subarachnoidalraum (= syringosubarachnoidaler Shunt) von einem dorsalen Zugang aus

Prog: Chronischer Verlauf über Jahre.

Kompl: ∗ **Verbrennungen** an den Armen/Händen bis hin zu **Verstümmelungen** durch den aufgehobenen Temperatursinn und die schlechte Heilungstendenz durch die trophischen Störungen (schmerzlosen Fingereiterungen = MORVAN-Syndrom)
∗ **Spontanfrakturen** an entkalkten Knochen
∗ Blasenlähmung bei lumbaler Syringomyelie
∗ Gleichzeitig dysrhaphische Störungen, ARNOLD-CHIARI-Syndrom, NOONAN-Syndrom, DANDY-WALKER-Krankheit, fixierter Tortikollis mögl.

DD: – Hydromyelie = vergrößerter Zentralkanal, mit Ependym ausgekleidet
– Diplomyelie = angeborene Rückenmarkverdoppelung, meist thorakal und klinisch stumm
– Rückenmarktumoren, A.spinalis-anterior-Syndrom, zervikale Myelopathie, amyotrophische Lateralsklerose (hat keine Senibilitätsstörungen)
– Polyneuropathie, "Schulter-Arm-Syndrom", z.B. Periarthropathia humeroscapularis

HIRNDRUCK / HIRNÖDEM

Syn: Gutartige intrakranielle Drucksteigerung ICD-10: G93.2, Hirnödem ICD-10: G93.6

Ät: – **Raumfordernde Prozesse** (Tumoren, intrazerebrale Massenblutung, Hämatom, Abszess)
 + **Hirnödem perifokal** (in der Umgebung) um Hirntumoren, Blutungen
– Hirnödem **postischämisch** (nach Apoplex, zytotoxisch bedingt), bei Intoxikationen, nach Starkstromunfall
– Sinusvenenthrombose
– Verlegung der ableitenden Liquorwege ⇨ **Hydrozephalus** occlusus/communicans
– Benigne intrakranielle Hypertension ("Pseudotumor cerebri") unklarer Genese (Ausschlussdiagnose)

Path: ♦ Hirnödeme um Raumforderungen entstehen durch mechanische Schädigung der Blut-Hirn-Schranke im Bereich der Kapillaren und Störung des Sauerstofftransportes (vasogenes Ödem). Maligne Tumoren und Metastasen haben ausgeprägtere Ödeme als benigne Raumforderungen.
♦ Lok: Hirnödeme vorwiegend im Marklager (weiße Hirnsubstanz)

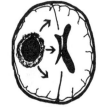

♦ Anfängliche Kompensation des gestiegenen Hirndruckes durch Abnahme des intrakraniellen Blut- und Liquorvolumens (funktionelle Reserve) ⇨ danach steiler Anstieg

♦ Intrakranieller Druckanstieg ⇨ Kompression und **Verlagerung** des Ventrikelsystems (= Mittellinienverlagerung, Falxherniation), tentorielle **Herniation** des medialen Temporallappens nach kaudal in den Tentoriumschlitz und die Cisterna ambiens, bei weiterer Druckzunahme lebensbedrohliche Herniation der Medulla oblongata in das Foramen magnum

Etlg: # Vasogenes Hirnödem (um Raumforderungen)

Zytotoxisches Hirnödem (nach Apoplex durch Gewebezerfall)

Klin: ⇨ **Kopfschmerzen**, Übelkeit, **Erbrechen**, Schwindel, Zwangshaltung des Kopfes

⇨ Singultus (Zeichen der Hirnstammschädigung)

⇨ Bewusstseinsstörung, Somnolenz bis Koma (bei Einklemmung des Hirnstammes)

⇨ Atemstörungen (Biot-Atmung intermittierend mit Atempausen)

⇨ Neurologische Defizite, Sehstörungen (Abduzensparese)

⇨ Psychopathologische Symptome: Verlangsamung, Affektverflachung

⇨ Druckpuls (durch Blutdruckanstieg als Erfordernishochdruck, sog. Cushing-Reflex)

Diag: 1. Anamnese, Fremdanamnese und neurologische Untersuchung: Augenhintergrund zeigt eine Vorwölbung der Papille (= **Stauungspapille**), Gesichtsfeldausfälle (vergrößerter blinder Fleck), auslösbare Greifreflexe (Hand und Mund), Druckschmerzhaftigkeit der Trigeminus-Austrittspunkte

2. Röntgen: **CCT** zur Diagnose des Grundleidens, perifokale Ödeme meist gut sichtbar

3. Neurologisches Konsil mit EEG: Herdbefund und Allgemeinveränderungen mögl. **KEINE Lumbalpunktion!** wegen der Gefahr der Einklemmung bei Druckabfall durch die Punktion (daher vor Lumbalpunktion immer Augenhintergrund zum Ausschluss einer Stauungspapille spiegeln!)

4. Epidurale Druckmessung mittels Drucksonde

Ther: • Konservativ: 30° **Oberkörperhochlagerung**, milde **Hyperventilation** (Ziel: pCO_2 30 mmHg), **Osmotherapie** mit Mannitol (4 x 50 ml/Tag) über zentralen Zugang
  Med: **Glukokortikoide** (4 x 4mg/Tag Dexamethason, Fortecortin®) präoperativ und einige Tage postoperativ bei vasogenem Ödem (Hirntumoren). Bei inoperablen Gehirntumoren auch als Glukokortikoid-Dauermedikation mit ¼ der Dosis
  Barbiturate als kurzfristige Medikation zum Abfangen von Druckspitzen

• Operativ: Operable Raumforderungen entfernen
  − Liquorableitung durch Shunt-Anlage bei inoperablem Tumor im Bereich von Hirnstamm od. Kleinhirn
  − Trepanation (osteoklastisch, ca. 12 cm großer Durchmesser) bei Versagen der kons. Ther.

Prog: Abhängig von der Grunderkrankung

Kompl: * Bei Steigerung des Hirndruckes auf die Höhe des arteriellen Blutdruckes kommt es zum zerebralen Kreislaufstillstand und damit zum Hirntod

* Massenverschiebungen (Herniation von Gehirnteilen) führt zu Einklemmungserscheinungen: In den Tentoriumschlitz (Klin: Strecksynergismen) oder das Foramen magnum (Klin: Apnoe bei Affektion des Atemzentrums in der Medulla oblongata)

NEUROTRAUMATOLOGIE

Syn: **SHT** = Schädel-Hirn-Trauma, **SHV** = Schädel-Hirn-Verletzung, engl. head injury, Commotio cerebri, Contusio cerebri, Compressio cerebri, *intrakranielle Verletzung* ICD-10: S06

Ät: – **Stumpfe Gewalt** (Sturz, Schlag, Anprall) ⇨ geschlossenes SHT
50 - 70 % **Verkehrsunfälle**, gefolgt von häuslichen Unfällen, Arbeits- u. Sportunfällen
– **Perforierende Verletzung** (Pfählungs-, Schussverletzung, extrem starker Aufprall) ⇨ offenes SHT

Etlg: # **Geschlossenes SHT** (Dura intakt)
Offenes SHT ⇨ Mitverletzung der **Dura** mater (= Verbindung zw. Gehirn u. Außenwelt)
Jede offen Gehirnverletzung ist a priori als infiziert anzusehen!
Hirntrauma:
– **Commotio** cerebri: Gehirnerschütterung (ohne bzw. mit nur minimalen pathoanatomischen Veränderungen ⇨ evtl. geringgradige Gliaproliferationen), ICD-10: S06.0
– **Contusio** cerebri: Hirnprellung (immer mit pathoanatomisch fassbaren Gewebeschädigungen = sog. *Rindenprellungsherden*), ICD-10: S06.3
– **Compressio** cerebri: Hirnquetschung, Hirnkompression durch Hämatome oder umschriebene Ödeme, ICD-10: S06.2
Frakturen des Schädels: **Schädelkalottenfraktur, Schädelbasisfraktur** (insb. der Frontobasis), Frakturformen: Lineare- (Berstfraktur), sternförmige- und **Impressionsfrakturen**

Path: ♦ Contusio cerebri: Beschleunigungs-, Rotations- od. Verzögerungstrauma führt zu **Coup** = Stoßherd durch den Anprall und **Contrecoup** = Gegenstoßherd durch Sog ⇨ **Rindenprellungsherde** (meist frontal, temporal und occipital) ⇨ Parenchymnekrosen, diese werden durch Gliaproliferationen ersetzt ⇨ **Glianarbe**. Daneben entstehen traumatische Ödeme ⇨ Zirkulationsstörungen, Hypoxie mit sekundären, reaktiven Gewebsschäden.
♦ Frakturen: Berstfrakturen (Gewalteinwirkung flächig von der Seite)
Impressionsfrakturen (lokale, spitze Gewalteinwirkung, Schussverletzung)
♦ Schädelbasisfrakturen (engl. basal skull fracture): ICD-10: S02.1
– Frontobasale Frakturen ⇨ Eröffnung v. Sinus frontalis, ethmoidalis od. sphenoidalis mögl.
– Laterobasale Frakturen ⇨ Fraktur im Bereich des Felsenbeins (quer od. längs)

Epid: ◊ Inzidenz: 200/100.000 ⇨ 280.000 SHT in Deutschland pro Jahr, davon 1/3 schwere SHT mit 10.000 Todesfällen und ca. 4.500 dauerhaften Pflegefällen
◊ **M > w**, bis zum Alter von 45. LJ. häufigste Todesursache in Deutschland
◊ 25 - 30 % der Pat. mit einem SHT haben ein **Polytrauma** (z.B. mit Pneumothorax, intraabdominellen Blutungen und Organverletzungen, Frakturen)

Klin: ⇒ Schädelprellung: Kopfschmerzen, evtl. Schwindel od. Übelkeit, keine Bewusstseinsstörung, keine neurologischen Symptome
⇒ Commotio cerebri: **Bewusstlosigkeit** (für Sekunden bis max. 1 Std.) und posttraumatische = **anterograde Amnesie** (Zeit während und nach dem Unfall, die Erinnerungslücke kann mehrere Stunden umfassen, evtl. auch eine Zeit kurz vor dem Unfall = kurze retrograde Amnesie), Übelkeit, **Erbrechen**, Kopfschmerzen, Schwindel, Nystagmus
⇒ Contusio cerebri: **Bewusstlosigkeit** > 1 Std. (bis zu Tagen), amnestischer Dämmerzustand (> 24 Std.), **neurologische Ausfälle** je nach Lokalisation der Anprallherde (epileptische Anfälle, Atem- und Kreislaufstörungen, traumatische Anosmie, Paresen, Augenmotilitätsstörungen) bis hin zum Koma
⇒ Schädelkalottenfrakturen: Evtl. tastbarer Frakturspalt, Impression
⇒ Schädelbasisfrakturen: Brillen- od. Monokelhämatom, retroaurikuläre Blutungen, Hämatotympanon, **Liquorrhoe** aus Nase (frontobasale Frakturen) od. Ohr (laterobasale Frakturen), Ausfall v. Hirnnerven (z.B. Anosmie, Augenmotilitätsstörungen)
⇒ Tentorielle Einklemmung: Bewusstseinstrübung bis Koma, Pupillenerweiterung, fehlende Lichtreaktion, Pyramidenbahnzeichen, Strecksynergismen, Cheyne-Stokes-Atmung

⇒ Zur schnellen Einschätzung des Schweregrades eines SHT: **Glasgow Coma Scale**

Augenöffnen:	Spontan	4 Punkte
	Auf Ansprechen	3 Punkte
	Auf Schmerzreiz	2 Punkte
	Kein Augenöffnen	1 Punkt
Körpermotorik:	Bewegung auf Aufforderung	6 Punkte
	Gezielte Abwehr auf Schmerzreize	5 Punkte
	Flexionsbewegungen auf Schmerzreize	4 Punkte
	Abnormale Flexionsbewegungen auf Schmerzreize und spontan (Dekortikationshaltung = Beugesynergismen)	3 Punkte
	Extension auf Schmerzreize und spontan (Dezerebrationshaltung = Strecksynergismen)	2 Punkte
	Keine (auch nicht auf Schmerzreize)	1 Punkt
Verbale Reaktion:	Pat. orientiert und beantwortet Fragen	5 Punkte
	Pat. desorientiert, beantwortet aber Fragen	4 Punkte
	Inadäquate verbale Antwort auf Ansprechen	3 Punkte
	Unverständliche Laute	2 Punkte
	Keine	1 Punkt

Gesamtpunktzahl der 3 Gruppen = höchster Score ("normal") sind 15, tiefster Score 3 Punkte
> **Leichtes SHT (I. Grades, als Anhalt: Bewusstlosigkeit bis 30 Min.): 13 - 15 Punkte**
> **Mittelschweres SHT (II. Grades, Bewusstlosigkeit bis 1 Std.): 9 - 12 Punkte**
> **Schweres SHT (III. Grades, Bewusstlosigkeit > 1 Std.): 3 - 8 Punkte**

Diag: 1. Anamnese (Unfallereignis, Eigenanamnese soweit möglich, Dauer der Amnesie und Fremdanamnese) und klinische Untersuchung: sichtbare äußere Verletzungen, Bewusstseinslage, Neurostatus mit Pupillenreaktion, Untersuchung häufig erschwert bei SHT mit Alkoholeinwirkung
2. Röntgen: Immer **Schädelübersicht** in 2 Ebenen und bei Bewusstlosigkeit zusätzlich **Halswirbelsäule** in 2 Ebenen + Dens axis durchführen
   CCT: Bei **Bewusstlosigkeit** od. V. a. intrakranielle Raumforderung immer **CCT** (nativ) durchführen ⇨ Nachweis von Kontusionsherden (hypodense Läsionen), intrakraniellen Blutungen, Hämatomen, Hirnödem, Schädelbasisfrakturen (⇨ koronares CCT / Knochenfenster fahren), intrakranieller Luft (⇨ Duraverletzung = offenes SHT!)
3. Neurologisches Konsil mit LP: Bei Kontusion evtl. blutiger od. xanthochromer Liquor
   Liquornachweis durch ß-Transferrin-Bestimmung (z.B. bei Sekretion aus der Nase)
   Liquorszintigraphie zum Nachweis und Lokalisation einer Liquorfistel
   EEG: Allgemeinveränderung, ggf. Herdbefund, insg. aber sehr unspezifisch und diagnostisch wenig Aussagekraft
4. Epidurale Drucksonde zur Messung des Hirndruckes in seltenen Fällen notwendig

Ther: • **Akut:** Sicherung der vitalen Funktionen an der Unfallstelle, **frühzeitige Intubation**, kontrollierte Beatmung und Schockbehandlung (Infusion)
   Minimierung zerebraler Sekundärschäden durch:
   ⊃ **Oberkörperhochlagerung** (bis 30°), nicht bei protrahiertem Schock
   ⊃ Anlage einer **Halskrawatte** (Stiff neck-Orthese, Vertebrace®) bei bewusstlosem Patient
   ⊃ Kontrollierte moderate **Hyperventilation** (⇨ Hirndrucksenkung)
   ⊃ Analgosedierung (z.B. mit Benzodiazepin, Midazolam + Fentanyl)
   ⊃ Fremdkörper präklinisch in der Wunde in situ belassen
   ⊃ Anlage eines sterilen Verbandes bei offenen, blutenden Schädel-Hirn-Verletzungen
   Primärtransport in die nächste geeignete Klinik mit Intensivstation, CCT u. ggf. Neurochirurgie (bei polytraumatisierten Pat. ist es evtl. erforderlich, diese erst in das nächstgelegene Akutkrankenhaus zur Stabilisierung der Vitalfunktionen zu bringen und die Patienten dann sekundär bei Bedarf in ein **neurochirurgisches Zentrum** zu verlegen)
• **Konservativ:**
   – Commotio cerebri: **Stationäre Überwachung für 24 Std.**, Bettruhe für einige Tage, symptomatische Therapie bei Kopfschmerzen (ASS, Aspirin®) und Übelkeit od. Erbre-

chen (Metoclopramid, Paspertin®)
- Bewusstlose Pat.: Kontrollierte Beatmung (mit milder Hyperventilation zur Hirndruck-prophylaxe, Zielwert: 30 - 35 mmHg pCO2), Osmotherapie mit 4 x /tgl. Mannitol (hirn-drucksenkend), parenterale Ernährung, Elektrolyte- und Flüssigkeitssubstitution, gute Blutdruckverhältnisse, Krankengymnastik zur Verhinderung von Gelenkkontrakturen
- Frakturen: Lineare Frakturen und Schädelbasisfrakturen ohne Dislokation bedürfen meist keiner Therapie (lediglich stationäre Beobachtung wegen mögl. meningealer Hä-matombildung). Otogene Liquorrhoe bei Felsenbeinlängsfraktur konservativ (Antibioti-kaschutz).
- **Operativ:** Ind: **Nach Stabilisierung der vitalen Funktionen** ist eine offene Fraktur immer eine Notfall-Op-Ind.
  - Kopfschwartenverletzung ⇨ primärer Wundverschluss
  - Impressionsfrakturen (geschlossen) ⇨ Hebung der Impression
  - Offene Impressionsfrakturen ⇨ Entfernung stark verschmutzter Fragmente, Deckung des Defektes (= Verschluss der Dura mit lyophilisierter [= gefriergetrockneter] Dura), systemische Antibiose
  - Schädelbasisfrakturen: Op-Ind. bei Mitbeteiligung v. Hirn-nerven od. frontobasaler Liquorfistel ⇨ Duraverschluss der Liquorfistel, ggf. Debridement der Nasennebenhöhlen und systemische Antibiose
  - Blutungen, Hydrozephalus, Hirndruck ⇨ Ther. siehe jewei-liges Kapitel
- **Rehabilitationsbehandlung** über Wochen bis Monate, mög-lichst **früh** beginnen mit mobilisierender Krankengymnastik, physikalischer Therapie, Ergotherapie (Wiedererlangung von Fähigkeiten und Fertigkeiten, die posttraumatisch gestört sind), logopädischer Behandlung
- Selbsthilfegruppen: Schädel-Hirn-Patienten in Not e.V., Bay-reuther Str. 33, 92224 Amberg, Tel.: (0 96 21) 6 48 00, Inter-net: http://www.medizin-forum.de/schaedel-hirn/ und Kura-torium ZNS für Unfallverletzte mit Schäden des Zentralen Ner-vensystems e.V., Rochusstr. 24, 53123 Bonn, Tel.: (02 28) 9 78 45 - 0, Fax: - 55

Prog: Je länger die Bewusstlosigkeit und je älter der Pat. um so schlechter die Überlebenspro-gnose (grober Anhalt, schlechte Prog. bei: 60. LJ. 1 Wo., 15. LJ. 3 Wo. Bewusstlosigkeit). Nach schwerem SHT bleiben ca. 2/3 d. erwachsenen Pat. berufsunfähig. Jugendliche ha-ben eine bessere Prognose, hier bleiben nur ca. 1/5 d. Pat. arbeitsunfähig.

Kompl: * Postkommotionelle Beschwerden: Oft noch über Wochen (bis Jahre) Kopfschmerzen, Schwindel, Konzentrationsstörungen, Gedächtnisstörungen, Reizbarkeit, Ermüdbarkeit, Lichtempfindlichkeit, Alkoholintoleranz
* Contusio cerebri: Durch das Shifting des Gehirns beim SHT ⇨ **Kontusion/Ruptur klei-ner Gefäße** ⇨ kleine Einblutungen in das Parenchym (charakteristischerweise im Be-reich der Windungskuppen), sog. Rhexisblutungen, evtl. auch intraparenchymatöse Hämatome
* Bei Verletzung meningealer Gefäße (Kalottenfraktur) ⇨ **epidurales Hämatom**
* Hirnkontusion oder abgerissene Hirnvenen ⇨ **Subduralhämatom**, als Spätkomplikation auch das **chronische subdurale Hämatom** (nach einem längeren symptomfreien Inter-vall), Sinusvenenthrombose
* Sekundäre Entwicklung eines **Hirnödems** (ab ca. 12 Std. bis zum 3. Tag)
* Posttraumatischer Hydrozephalus, Hygrome
* **Dissektion** der A.carotis int. oder A.vertebralis durch das Trauma mit der Gefahr einer späteren Thrombusembolisation und Gefäßinsult
* Impressionsfraktur, Rindenprellungsherde ⇨ epileptogener Fokus (traumatische Früh-anfälle mit erhöhtem Risiko für eine traumatische Spätepilepsie)
* Okzipitale Impressionsfrakturen ⇨ Verletzung des Sinus sagittalis sup.
* Blow out-Fraktur: Sprengung des Orbitabodens ⇨ Einklemmung von Augenmuskeln

* Schädelbasisfrakturen: Karotis-Kavernosus-Fistel (➪ arteriovenöse Verbindung zwischen A.carotis int. und Sinus cavernosus) mit pulssynchronem Ohrgeräusch, Chemosis (= Ödem) der Konjunktiven, Exophthalmus, Affektion der HN III - VI
* Liquorfistel: **Frontobasale** (Verbindung zum Nasen-Rachen-Raum) oder **laterobasale** (Verbindung zum Mittelohr) Liquorfistel ➪ Gefahr der **aufsteigenden Infektion** mit **Meningitis, Meningoenzephalitis, Hirnabszess**
* Offenes SHT:
  – **Pneumenzephalon** = Eintritt von Luft + Infektionskeime bei offenem SHT
  – Infektion: Eitrige **Meningitis**, subdurales Empyem, Pyozephalus internus (Eiter im Ventrikelsystem ➪ Okklusivhydrozephalus), Enzephalitis, Hirnabszess (Frühabszess in unmittelbarer Folge des SHT), Mark-/Hirnphlegmone (diffuse Eiterung in der Hirnsubstanz)
  – Spätabszesse und Meningitis (noch nach mehr als 10 Jahren) durch Eitererreger in der Nähe von z.B. Knochensplittern, Geschossfragmenten etc.
  – Duranarbe ➪ **posttraumatische Epilepsie** (Manifestation in den ersten 2 Jahren nach Trauma), lokaler Hydrozephalus e vacuo und Durchblutungsstörungen
* Postkontusionelle Beschwerden: Wie bei den postkommotionellen Beschwerden, jedoch intensiver und länger anhaltend, zusätzlich oft neurologische Defizite (z.B. aphasische Störungen, Paresen, Seh-, insb. Fusionsstörungen, epileptische Anfälle, Dystonien), posttraumatische Enzephalopathie (z.B. "Boxer-Enzephalopathie" Dementia pugilistica) mit hirnorganischem Psychosyndrom (HOPS, traumatische Psychose), KORSAKOW-Syndrom, Delir mögl.
* Koma: Einteilung d. World Federation of Neurosurgical Societies (Brüsseler Klassierung)

Koma I	Bewusstloser Patient, normale Reaktion auf Schmerz, Pupillenmotorik o.B., Augenmotorik erhalten, evtl. Anisokorie, Atmung intakt
Koma II	Bewusstloser Patient mit Paresen od. verlangsamter unkoordinierter Reaktion auf Schmerz, Pupillenmotorik intakt od. Anisokorie, Augenmotorik erhalten, Atmung intakt
Koma III	Bewusstloser Patient mit Streckkrämpfen, Pupillenmotorik intakt od. Anisokorie, evtl. mit Störungen der Augenmotorik, Atmung intakt
Koma IV	Bewusstloser Patient mit initial beidseitig weiten Pupillen, noch erhaltene Spontanatmung, Hypotonie u. Reaktionslosigkeit auf Schmerzreize aller Extremitäten, keine Augenmotorik
Hirntod	Keine Hirnstammreflexe (keine Spontanatmung, etc.), weite / lichtstarre Pupillen bds., keine Augenmotorik, spinale Reflexe können erhalten sein

* Dezerebrationssyndrom (**apallisches Syndrom**, Enthirnungsstarre, engl. persistent vegetative state) = neurofunktionelle Entkoppelung des geschädigten Großhirn vom intakten Hirnstamm, geht meist aus einem Koma hervor. Ät: **SHT, akute Hypoxie** bei kardiopulmonaler Insuffizienz, Reanimation, ausgedehnte Hirnblutung, Hirnkompression bei Hirndruck, Verschlusshydrozephalus od. tentorieller Herniation (Kontrolle im CCT: Weite der Cisterna ambiens?, evozierte Potentiale).
Klin: Apallisches Syndrom = **Koma** mit **"offenen Augen"** aber ohne Blickkontakt, keine Fixierung von Objekten (Coma vigile), Beuge- oder Streckhaltung der Arme, Streckstellung der Beine, evtl. orale Automatismen, pathologische/frühkindliche (primitive) Reflexe, Störung von Atmung, Temperatur- und Kreislaufregulation, Infektanfälligkeit. Dieser Zustand kann jahrelang andauern.
Ther: Intensivtherapie, dann spezialisierte Langzeitpflegeeinrichtungen
Prog: insg. schlecht (Rückbildung innerhalb von 12 Mon. mit meist erheblichen Defekten mögl., danach eher unwahrscheinlich), durchschnittliche Überlebenszeit 2 - 5 J., Tod durch Komplikationen wie Thrombosen od. pulmonale Infekte
* Locked-in-Syndrom (durch Hirnstammkontusion, Ponsblutung): Tetraparese, Hirnnervenlähmung, nur noch **vertikale Augenbewegung** und blinzeln/Lidschluss bei voll erhaltenem! Bewusstsein mögl. (Großhirn ist intakt), sehr schlechte Prog.
* Dissoziierter Hirntod: **Zerebraler Tod** mit Stillstand der Atmung, Koma, weite starre Pupillen, Ausfall des Kornealreflexes, fehlende Reaktion auf Schmerzreize, Diag: Null-Linien-EEG od. intrazerebraler Perfusionsstillstand in der Angiographie

DD: Für einen komatösen Patienten, der ohne sicheren Anhalt für ein SHT gefunden wird:
- Vigilanzstörungen durch internistische Erkrankungen: Herz-Kreislauf-Insuffizienz, Coma diabeticum, Intoxikationen, spontane intrakranielle Blutungen
- Neurologisch: Grand-mal-Epilepsie, akinetischer Mutismus

HIRNABSZESS

Ät: – **Offenes Schädel-Hirn-Trauma** (direkte Keimverschleppung)
- Fortgeleitete Infektion: Eitrige Sinusitis frontalis, Schädelknochenosteomyelitis, otogene Infektion, eitrige Mastoiditis
- **Hämatogene Streuung** (z.B. bronchopneumonische Infekte, Endokarditis), oft multiple Herde (Mikroabszesse in der grauen Substanz)
- Iatrogen: Nach neurochirurgischen Eingriffen, Trepanation bei Blutung od. Hydrozephalus

Path: ♦ Keimspektrum: Staphylokokken, Streptokokken, Pneumokokken
♦ Prädisp: Schlechte Abwehrlage des Organismus, z.B. Diabetes mellitus, Sarkoidose, konsumierende Prozesse, Tumoren, HIV-Infektion, Tuberkulose, Immunsuppression, Chemotherapie

Etlg: # Epiduraler Abszess
Subdurales Empyem
Hirnabszess (abgekapselter Prozess)
Phlegmonöse Enzephalitis (Hirnphlegmone)

Klin: ⇒ Meningitische Reizung, **Kopfschmerzen**, Lichtscheu, Übelkeit ⇨ **rasche Entwicklung als DD zu Hirntumoren**
⇒ Fieber, **Bewusstseinstrübung**, psychische Verlangsamung
⇒ Epileptische Anfälle, Hemiparesen, Hirndruckzeichen bei chronischem Prozess

Diag: 1. Anamnese (vorangegangenes Trauma od. Infektion) und klinische Untersuchung: Meningismus?
2. Neurologisches Konsil: Liquorpunktion: trüber Liquor, Pleozytose, Eiweiß vermehrt, Glukose erniedrigt, Laktat erhöht (nur wenn der Abszess in den Liquorraum eingebrochen ist, sonst Normalbefund), EEG: Herd mit Deltawellen, Allgemeinveränderungen
3. Röntgen: **CCT** ⇨ unscharfer, hypodenser Herdbefund, nach Kontrastmittelgabe typisches **ringförmiges Enhancement** (Kontrastmittelanreicherung in der Abszesskapsel)
4. Bei unklarem Befund stereotaktische Biopsie über Bohrlochkraniotomie

Ther: • Konservativ: Akute Abszesse noch ohne Kapsel werden breit, systemisch **antibiotisch** abgedeckt ⇨ 3er-Kombination mit Cephalosporin (z.B. Cefotaxim, Claforan®) + Penicillin + Aminoglykosid (z.B. Tobramycin, Gernebcin®) i.v.
• Operativ: Ind: sichere, bakterielle abgekapselte Abszesse, Empyem
– Bei Abszessen und Empyem Kraniotomie und Ausräumung des Abszessgebietes, möglichst mit der Abszesskapsel, evtl. Einlage einer Spüldrainage + systemische Breitspektrumantibiose
– Operative Sanierung des Keimherdes (z.B. Mastoiditis, offenes SHT)

Prog: Letalität 10 %

Kompl: * Septische Ausbreitung, Einbruch in das Ventrikelsystem (Pyozephalus internus) bis zur phlegmonösen Enzephalitis (Hirnphlegmone) mit einer sehr schlechten Prognose (Hirnschwellung, Einklemmungszeichen)
* Septische Thrombophlebitis der intrakraniellen Venen
* Spätabszesse noch nach Jahren mögl. (z.B. bei Geschosssplittern)

DD: – **Eitrige Meningitis**, tuberkulöse Meningitis, Enzephalitis durch Viren
– Phlegmone der Kopfschwarte
– Osteomyelitis des Schädelknochens
– Hirntumoren

INTRAKRANIELLE BLUTUNGEN

Etlg: Von außen (Schädelknochen) nach innen (Gehirn) geordnet:
Epiduralblutung, Epiduralhämatom, ICD-10: I62.1
Subduralblutung, Subduralhämatom, ICD-10: I62.0
Subarachnoidalblutung, ICD-10: I60
Intrazerebrale Blutung, ICD-10: I61 = intraparenchymatöse Massenblutung (machen ca. 15 % d. apoplektischen Insulte aus) und intraventrikuläre Blutung

Ät: – Traumatisch: Als Früh- oder Spätmanifestation nach **SHT** als subdurale Blutung (50 % d.F.), epidurale Blutung (30 % d.F.), Subarachnoidalblutung (10 % d.F.) oder intraparenchymatöse Blutung (10 % d.F.)
– Spontan: **Arteriosklerose, arterielle Hypertonie**, Angiome, Aneurysmen (insb. Subarachnoidalblutung), Gerinnungsstörungen (Hämophilie, Antikoagulanzientherapie, HELLP-Syndrom), **Tumorblutungen**, Vaskulitiden

Diag: 1. Anamnese, Fremdanamnese bei bewusstlosem Patient, Beginn und Entwicklung der Bewusstlosigkeit? und klinische Untersuchung
2. Röntgen: Schädelübersicht in 2 Ebenen ⇨ Frakturausschluss
CCT (Methode der Wahl) zunächst nativ ⇨ zeigt Blutung und evtl. Einbruch in das Ventrikelsystem, evtl. zerebrale Angiographie (arterielle DSA)
3. Neurologisches Konsil mit Liquorpunktion: Gefahr der Hirnstammeinklemmung bei der Punktion durch erhöhten Hirndruck bedenken! ⇨ blutiger Liquor bei Einbruch einer Blutung in das Liquorsystem

Ther: • Konservativ: Kleine intrazerebrale Blutungen werden lediglich beobachtet und kontrolliert
• Operativ: Ind: Progrediente Eintrübung oder primär bewusstlose Patienten und nachgewiesene Blutung ⇨ Notfall-Op; intrazerebrale Hämatome > 4 - 9 cm
– Kraniotomie und Entlastung
– Bei Hydrozephalus occlusus ⇨ Ventrikeldrainage

Kompl: * Einbruch einer Blutung in das Ventrikelsystem ⇨ Hydrocephalus occlusus, bzw. Hydrocephalus malresorptivus bei Verklebung der Pacchioni-Granulationen
* Cave: 2 - 3 Tg. nach Trauma/Aneurysmablutung ⇨ zerebraler Vasospasmus, Proph: Kalziumantagonist Nimodipin (Nimotop®) für 14 Tage
Op: * Insb. bei Ausräumung großer intrazerebraler Blutungen ⇨ neurologische Ausfälle

DD: – Zerebrovaskuläre Insuffizienz und **apoplektischer Insult** (**ischämisch** bedingt durch arterielle Embolie oder Thrombose)
– **Arteriovenöse Gefäßmissbildungen (Angiome)**: Mit oder ohne intrazerebrale Blutung/ Hämatom (rindennah), als: arteriovenöse Rankenangiome, Kavernome (Gefäßräume mit Bindegewebssepten), venöse Angiome, Teleangiektasien, kraniozerebrale Angiome, Mikroangiome, erbliche Phakomatosen (Sturge-Weber-Krabbe-Syndrom mit Naevus flammeus im Trigeminusbereich und meningealen Angiomen)
Epid: M > w (= 2:1), < 30. LJ.; Klin: Epilepsie, neurologische Ausfälle, Steal-Syndrom durch Shuntvolumen Diag: Angiographie und NMR (nach 2 - 3 Wochen gute Sensitivität, akut schlecht = Angiom ist von Hämatom noch nicht abgrenzbar)
Ther: Operative Entfernung (ca. 6 Wo. nach der akuten Blutung), ggf. bei Inoperabilität Embolisation oder stereotaktische Radiatio

- **Karotis-Kavernosus-Fistel:** Kurzschluss zwischen A.carotis int. und Sinus cavernosus durch Verletzung bei einer Schädelbasisfraktur oder spontan
  Klin: Pulsierender Exophthalmus, Chemosis (Schwellung der Konjunktiven), konjunktivale Injektion, Stauungsblutungen in die Netzhaut und Glaskörper, pulssynchrones Ohrgeräusch, pulssynchrones Auskultationsgeräusch über dem Augenbulbus der betroffenen Seite, Affektion der Hirnnerven III - VI; Diag: Angiographie
  Ther: Interventioneller Verschluss mittels Ballonkatheter (ggf. mehrere Ballons)
- **Sinusvenenthrombose**
- Hypertensive Enzephalopathie (Status lacunaris)
- Hirntumoren (insb. Meningeome, intrazerebrale Metastasen und Glioblastom)

EPIDURALBLUTUNG

Syn: Epiduralhämatom, ICD-10: I62.1

Ät: – **Schädel-Hirn-Trauma** mit Schädelfraktur, insb. temporal (80 % d.F.)
– Selten bei Knochentumoren mit Gefäßarrosion

Path: ♦ Lok: Riss einer **A.meningea** (meist media, temporoparietal) durch Trauma, selten auch epidurales Hämatom durch Blutung aus einem Frakturspalt, einem verletzten Venensinus oder verletzten PACCHIONI-Granulationen mögl.
♦ Die Blutung liegt zwischen Schädelknochen und der Dura mater (die Dura wird dabei abgehoben)

Epid: ◊ Meist jüngere Patienten (20. - 45. LJ.)
◊ **M** > w (= 5:1)

Klin: ⇒ **Kurzes freies Intervall:** Commotio cerebri mit Bewusstlosigkeit - dann wach (kurzes freies Intervall für Minuten bis Stunden) - danach zunehmende Bewusstlosigkeit = sekundäre Verschlechterung der Bewusstseinslage durch Compressio cerebri
⇒ Kontralaterale Paresen, **homolaterale Pupillenerweiterung** (Hirnnerv-III-Lähmung), Hirnnerv-VI-Parese, Streckkrämpfe

Diag: 1. Anamnese (Trauma) und klinische Untersuchung: Bewusstseinslage, Anisokorie
2. Röntgen: Schädelübersicht ⇨ temporale Fraktur oder Schädelbasisfraktur
   CCT (nativ): hyperdense, scharf abgegrenzte, linsenförmige konvexe Raumforderung unter der parietalen Schädelkalotte
   ggf. Angiographie
3. Neurologisches Konsil mit EEG: Abflachung d. betroffenen Halbseite

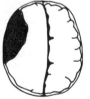

Ther: • Operativ: Ind: **sofortige Op** indiziert
– Notfallmäßige Trepanation und Entlastung des Hämatoms
– Bei notfallmäßiger Op in einem peripheren Krankenhaus ⇨ KÖHNLEIN-Bohrung = Entlastungslöcher vor und hinter dem Ohr auf der betroffenen Seite in der Höhe der Augenbrauen bohren

Prog: Bei rechtzeitiger Entlastung des Epiduralhämatomes günstig. Letalität 30 %, 20 % d. Pat. bleiben behindert.

Kompl: Hirndruck, Einklemmung des Hirnstammes in den Tentoriumschlitz ⇨ Dezerebrationssyndrom mit Streckhaltung

DD: Subduralblutung

SUBDURALBLUTUNG

Syn: Subduralhämatom, ICD-10: I62.0

Ät: – Starkes SHT
– Antikoagulanzien- oder Lyse-Therapie

Path: ♦ Zerreißung von **Brückenvenen** (spannen sich zwischen Gehirnoberfläche und den Venensinus aus)
♦ Hämatom liegt zwischen Dura mater u. der Gehirnoberfläche/Arachnoidea (Leptomeninx)

Etlg: # **Akutes Subduralhämatom** ⇨ starkes SHT mit ausgeprägten Kontusionen
Chronisches Subduralhämatom ⇨ nach Bagatelltrauma, meist ältere Pat. (60. - 80. LJ.), auch bei Antikoagulanzien- (Marcumar®) od. Streptokinasetherapie (dann auch beidseitig mögl.)

Klin: ⇒ Akut: Starkes SHT ⇨ Pat. oft initial schon bewusstlos, kontralaterale Hemiplegie, Streckkrämpfe, ipsilaterale Ophthalmoplegie, Mydriasis
⇒ Chronisches Subduralhämatom (Symptome erreichen ihr Maximum erst nach 2 - 3 Monaten nach einem Bagatelltrauma) ⇨ Kopfschmerzen, Druckgefühl, Merkschwäche, Konzentrationsstörungen, Desorientiertheit, "Alterspsychose"

Diag: 1. Anamnese (Trauma vor längerer Zeit bei chron. Form) und klinische Untersuchung, Bewusstseinslage
2. **CCT** (nativ): Konkave, sichelförmige, nicht scharf begrenzte Form subduraler Hämatome entlang der Schädelkalotte, Mittellinienverlagerung, je nach Alter des Hämatoms (von frisch - alt) hyper-, iso- oder hypodens, oft auch verschiedene Dichte bei kleinen frischen Blutungen in das Hämatom

Ther: • Akutes Subduralhämatom ⇨ notfallmäßige Kraniotomie, Duraeröffnung und Entlastung
• Chronisches Subduralhämatom ⇨ Bohrlochkraniotomie, Eröffnung der Hämatomkapsel und Ausräumung, Spülung u. subdurale Drainage für 2 - 4 Tage

Prog: Akutes Subduralhämatom meist schlechte Prognose (Mortalität bis zu 90 %), chronisches Subduralhämatom sehr gute Prognose (meist keine neurologischen Ausfälle)

Kompl: Ein chronisches Subduralhämatom bildet nach einiger Zeit eine Kapsel aus

DD: – Pachymeningeosis haemorrhagica interna = subdurales Hämatom bei Alkoholikern
– Subdurales Hygrom (Flüssigkeitsansammlung n. traumatischer Verletzung d. Arachnoidea)

SUBARACHNOIDALBLUTUNG

Syn: SAB = Subarachnoidalblutung, engl. subarachnoid haemorrhage, ICD-10: I60

Ät: – **Angeborene Aneurysmen** (Manifestationsalter früh, in Japan erbliche Disposition): Fehlbildung der Tunica media der Gefäßwand ⇨ umschriebene Ausstülpung der Gefäßwand
– **Arteriovenöse Angiome** (insb. im A.cerebri med.-Gebiet über d. Konvexität einer Hemisphäre) = angeborene Gefäßmissbildung mit Kurzschluss zwischen erweiterten Arterien und Venen ohne zwischengeschalteten Kapillaren
– Arteriosklerotische Aneurysmen (Manifestationsalter: Senium)
– Selten entzündliche Gefäßerkrankung, bakterielle Embolie der Vasa vasorum ("mykotische" Aneurysmen), Arrosion durch Hirntumoren oder Metastasen, hämorrhagische Diathese

Path: ◆ Lok: **Hirnbasisarterien** (Circulus arteriosus cerebri WILLISII, s. Abb.), frontobasal die A.communicans ant., A.carotis int., A.cerebri media u. anterior, seltener vertebrobasilär
◆ In 85 % im vorderen Anteil des Circulus arteriosus cerebri, meist an den **Gabelungsstellen**
◆ Ausbreitung der Blutung im Subarachnoidalraum
◆ In 10 - 15 % d.f. findet sich ein Zweitaneurysma, auch multiple Aneurysmen mögl.

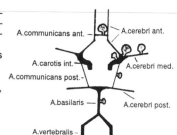

Epid: ◊ Prädisp.alter: 30. - 60. LJ., w > m
◊ Inzidenz: 10 - 15/100.000/Jahr

Klin: ⇒ Kleine, nicht rupturierte Aneurysmen oder Angiome können klinisch stumm sein
⇒ Rezidivierende Kopfschmerzen mit flüchtigen neurologischen Hirnnervenausfällen bei nicht rupturierten Aneurysmen oder Angiomen
⇒ Schlagartiger **Vernichtungskopfschmerz** ("wie noch nie") okzipital/nuchal od. diffus (2/3 d.F. ohne besonderes Ereignis, 1/3 d.f. nach besonderer Anstrengung, z.B. Pressakt, Heben schwerer Lasten, Koitus)
⇒ 1/3 d. Pat. initial bewusstlos, 1/3 benommen
⇒ Übelkeit, Erbrechen, Schweißausbruch, **Meningismus**, Lasègue-Zeichen pos., Babinski pos. (50 % d.F.), neurologische Ausfälle je nach Lok. (Hemiparesen, Aphasie, fokale Anfälle, Blasenstörung, Gangataxie, einseitige Ophthalmoplegie, Hirnnervenstörungen, insb. II., **III.** (N.oculomotorius häufig betroffen wegen der Nähe zur A.carotis int., A.com. ant. u. A.cerebri post.), IX., X. u. XI., Sehstörungen, psychoorganische Symptome)

Etlg: Nach HUNT u. HESS (1968) bezgl. der Klinik des Patienten

Grad I	Patient wach, **minimale Kopfschmerzen**, evtl. leichter Meningismus
Grad II	Patient wach, starke Kopfschmerzen, **Meningismus**
Grad III	Patient **somnolent** und desorientiert
Grad IV	Patient **soporös** bis komatös, ausgeprägte **fokale neurologische Ausfälle** (Halbseitensymptome, Dysphasie) oder beginnende Dezerebrationserscheinungen, Pupillenreaktion und Schmerzreaktion noch vorhanden, vegetative Dysregulation
Grad V	Patient tief **komatös, Dezerebration**, evtl. Einklemmungserscheinungen, keine Pupillenreaktion

Diag: 1. Anamnese, bzw. Fremdanamnese bei Bewusstlosigkeit und klinische Untersuchung: Augenhintergrund: papillennahe, lachenförmige Blutungen
2. Röntgen: **CCT:** nativ ⇨ Nachweis von Blut in den basalen Zisternen, ggf. auch NMR **Angiographie** zur genauen Aneurysmalokalisation (insb. für geplante Op.), bei 10 % d. Pat. lässt sich auch damit keine Blutungsquelle finden ⇨ diese Pat. haben aber i.d.R. eine gute Prog. (Letalität lediglich 5 %)
3. Neurologische Untersuchung mit Liquorpunktion: **blutiger Liquor**, bei älterer SAB (> 8 Std.) xanthochromer (gelblicher) Liquor mit Nachweis von freiem Hämoglobin, Siderophagen (hämosiderinspeichernde Erythrophagen)
4. EKG-Veränderungen (ST-Strecke, U-Welle, Ursache dafür nicht bekannt)
5. Transkranieller Doppler: Diagnostik u. Verlaufskontrolle der blutungsbedingten Spasmen
6. Evtl. Anlage einer epiduralen Drucksonde zur Kontrolle des Hirndrucks

Ther: • Akut: Sicherung der Vitalfunktionen, Analgetika (Buprenorphin, Temgesic®) und Tranquilizer (Diazepam, Valium®), Bettruhe, ggf. Intubation und maschinelle Beatmung
• Bei sicherer SAB ⇨ Verlegung des Pat. in eine neurochirurgische Klinik
• Operativ: Ind: Bei Grad I - III **Frühoperation** in den ersten 48 - 72 Std., Grad IV und V nach 2 - 3 Wochen (keine Gefäßspasmen mehr)
– Kraniotomie, Darstellung des Aneurysmas und Anbringen eines **Aneurysma-Clips**
– Inoperable Aneurysmen werden interventionell transvaskulär Ballon-embolisiert, bzw. bei Aneurysmen < 10 mm können diese über den Angiographiekatheter mit mehreren

kleine Platinspiralen, die in das Aneurysma eingebracht werden, verschlossen werden
- Prophylaxe zerebraler Vasospasmen nach Subarachnoidalblutung mit Kalziumantagonist Nimodipin (Nimotop®) für 14 Tage (initial 1 mg/Std. für 2 Stunden, dann 2 mg/Std.)
- Selbsthilfegruppen: Verein für Hirn-Aneurysma-Erkrankte e.V., Egerländer Straße 40c, 86368 Gersthofen, Tel.: (08 21) 47 30 23, Internet: http://www.medizin-forum.de/selbsthilfe/aneurysma

Prog: Frühmortalität 15 % d.F., bei Nachblutung sehr schlechte Prognose (Mortalität bei Rezidiv ca. 60 - 70 %!), Gesamtmortalität ca. 30 - 45 %, Grad I - III Mortalität 6 - 8 %.
Die Überlebenschance durch Op wird etwa verdoppelt!

Kompl: * **Nachblutung** (in den ersten 14 Tagen) mit hoher Mortalität (60 %)
* **Gefäßspasmen** (Beginn ab 2. - 3. Tag, Maximum zw. 7. u. 10. Tag, Dauer bis 3 Wo., Kontrolle durch transkranielle Dopplersonographie) mit der Gefahr der Ischämie
* Hirntamponade durch die Blutung in das Ventrikelsystem, Liquorraum ⇨ hohe Letalität
* **Hydrozephalus** communicans occlusus + aresorptivus durch Verklebungen im Bereich der PACCHIONI-Granulationen ⇨ Ther: Ventrikeldrainage

DD: – **Arteriovenöse Angiome** (arteriovenöse Gefäßmissbildungen) ohne Blutung, Epid: M > w (= 2:1), Symptome meist in der Pubertät beginnend, insb. mit fokalen Anfällen, Diag: NMR u. Angiographie, Ther: Interventionelle (präoperative) Embolisation + operative Entfernung, fokale stereotaktische Radiatio (bei inoperablen Angiomen)
– Migräneanfall

INTRAZEREBRALE BLUTUNG

Syn: Hirnmassenblutung, hämorrhagischer Insult, ICD-10: I61

Ät: – 80 % haben eine **arterielle Hypertonie, Arteriosklerose** ⇨ hypertensive Krise als Auslöser
– Traumatisch: Meist in Verbindung mit epiduralen-/subduralen Hämatomen bei starkem Schädel-Hirn-Trauma
– Selten: Hämorrhagische Diathese, Antikoagulanzientherapie, Alkoholismus, sekundäre Einblutung in einen ischämischen Hirninfarkt oder Hirntumor / Metastase (Melanom, Nierenzellkarzinom), blutendes Angiom, perinatale Blutung

Path: Lok: 65 % d. Hämatome liegen medial od. lateral der **Capsula interna** im Bereich der **Stammganglien** (Thalamus), temporoparietales oder temporofrontales Marklager, parietookzipital, seltener Kleinhirn/Hirnstamm (10 % d.F.)

Epid: ◊ Prädisp.alter: 50. - 70. LJ., **m > w**
◊ Intrazerebrale Blutungen machen ca. 15 % der apoplektischen Insulte aus (Rest sind ischämische Insulte, s.o.)

Klin: ⇒ **Kopfschmerzen**, Erbrechen
⇒ ca. 50 % d. Pat. **bewusstlos** und Streckkrämpfe ⇨ schlechte Prognose
⇒ Je nach Lokalisation neurologische Ausfallserscheinungen (**Halbseitensymptomatik**, Hirnstammsymptomatik s.u. Kap. Hirnstammsyndrome)
⇒ Thalamusnahe Herde: Brennende halbseitige Schmerzen, Temperaturempfinden gestört, ipsilaterales HORNER-Syndrom
⇒ Subthalamische Herde: Störung der thermoregulatorischen Schweißsekretion (Läsion d. ungekreuzten, absteigenden zentralen Sympathikusbahnen), Lichtüberempfindlichkeit
⇒ Pseudobulbärparalyse = Schädigung der supranukleären Bahnen zu den Hirnnervenkernen mit Zwangslachen, Zwangsweinen, Dysarthrie, Steigerung des Masseterreflexes (Läsion ist im 1. Motoneuron od. im Trac.corticonuclearis lokalisiert)
⇒ Operkularsyndrom (pathologischer Prozess im Bereich des Operculum über der Insula) mit Gesichtslähmung, Schluckstörung, Gaumensegelparese, Zungenparese

Diag: 1. Anamnese und klinische Untersuchung: Pyramidenbahnzeichen, Pupillenstörung (miotische, aber noch auf Licht reagierende Pupillen)
2. Röntgen: **CCT** nativ immer durchführen ⇨ Raumforderung (oft auch erst nach Tagen sichtbar) + perifokales Ödem, im Verlauf später Zystenbildung. Wichtig ist die Abgrenzung zum ischämischen Insult!
Ggf. Angiographie zur Blutungslokalisation
3. Neurologisches Konsil mit Liquorpunktion: Bei ventrikelnaher oder oberflächlicher Blutung xanthochromer, bei Ventrikeleinbruch blutiger Liquor

Ther: • Konservativ: Kleine Hämatome werden nur **beobachtet** und kontrolliert, bei größerem perifokalem Ödem Glycerosteril i.v.

• **Mobilisierende Krankengymnastik** und optimale Lagerung zur Vermeidung von Kontrakturen und Lungenfunktionsstörungen, ggf. logopädische Behandlung

• Psychosomatische Begleitung, Gesprächstherapie, da die Pat. häufig depressiv sind

• Operativ: Ind: große Hämatome
– Bei neurochirurgische Ausräumung (insb. bei Kleinhirnhämatomen)
– Externe Ventrikeldrainage bei Ventrikeleinbruchsblutung mit Liquorstau

Prog: Kleine Hämatome resorbieren sich von selbst in ca. 2 Monaten.
Intrazerebrale Blutungen mit initial bewusstlosem Pat. haben eine schlechte Prognose.

DD: – **Ischämischer Insult**
– Angiome, Gefäßmissbildungen, Hirntumoren, Tumormetastasen
– Hypertensive Krise mit neurologischen Symptomen, Ther. akut Nifedipin (Adalat®)

HIRNTUMOREN

Syn: Intrakranielle Tumoren, engl. brain tumours, *bösartige Neubildung der Meningen und des Gehirns,* ICD-10 Einteilung je nach Lok.: alle Hirntumoren C71.0 - C71.9, Meningeome C70.0 - C70.9

Ät: Genaue Ätiologie letztlich unklar, diskutiert werden u.a.
– Spontane Neubildung, onkogene Viren, Karzinogene
– Entwicklungsgeschichtliche Fehlbildungen
– Familiäre, genetische und hormonale Faktoren

Epid: ◊ Inzidenz: 10 – 13 : 100.000/Jahr
◊ Altersgipfel: Bei der Mehrzahl der Gehirntumoren zwischen 40. - 70. LJ. und im Kindesalter (ca. jeder 12. Hirntumor kommt bei einem Kind unter 15 Jahren vor)
◊ *Kinder:* Zweithäufigste Tumoren! (nach den Leukämien)

Etlg: **Nach der entwicklungsgeschichtlichen Herkunft**
Neuroepitheliale Tumoren (ca. 50 % d.F., auch als **Gliome** zusammengefasst): Astrozytome, Glioblastome, Oligodendrogliome, Medulloblastome, Neurinome, Gangliozytome u. –blastome, Spongioblastome, Ependymome, Plexustumoren, Pinealome
Mesodermale Tumoren (ca. 20 %): Meningeome, Sarkome, Angioblastome
Ektodermale Tumoren (ca. 10 %): Hypophysenadenome, Kraniopharyngeome
Missbildungstumoren (ca. 2 - 3 %): Angiome, Epidermoide, Dermoide, Teratome
Metastasen (ca. 6 - 20 %): Bronchialkarzinom, Mammakarzinom, Nierenzellkarzinom, malignes Melanom, Lymphome, Prostatakarzinom, Karzinome des Magen-Darm-Traktes
Klinische Etlg. in Beziehung zur Lage zum Tentorium cerebelli (= bildet eine Trennlinie zw. Großhirn und Hirnstamm mit Kleinhirn):
⋏ Supratentoriell ⇨ Klin: häufig Herdsymptome
⋎ Infratentoriell ⇨ Klin: häufig Störung der Liquorpassage, Kleinhirnfunktionsstörungen

Häufigkeitsverteilung der bevorzugten Tumoren in Bezug zur Lage zum Tentorium cerebelli

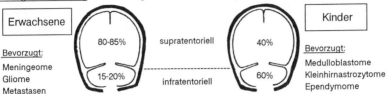

Erwachsene		Kinder

Bevorzugt:
Meningeome
Gliome
Metastasen

80-85% supratentoriell 40%

15-20% infratentoriell 60%

Bevorzugt:
Medulloblastome
Kleinhirnastrozytome
Ependymome

Die TNM-Klassifikation für Hirntumoren wurde 1998 gestrichen, da sie kaum angewandt wurde und sich nicht bewährt hatte.

Klin: **Frühsymptome einer intrakraniellen Raumforderung** ⇨ immer Diagnostik durchführen!
⇒ Neu aufgetretene, ungewohnte **Kopfschmerzen**
⇒ Neu aufgetretene **epileptische Anfälle** (besonders jenseits des Kindesalters)
⇒ **Wesensänderung, Verhaltensänderungen**, Ermüdbarkeit, Konzentrationsstörungen, Antriebslosigkeit, Dysphorie
⇒ Neurologische Herdsymptome: Hemiparesen, Sensibilitätsstörungen, Sehstörungen, Sprachstörungen, Geruchsstörungen, Apraxie

Alarmsymptome von Hirntumoren:
➲ Störungen des Bewusstseins
➲ Doppelbilder (Hirnstamm-Affektion)
➲ Atem- und Kreislaufregulationsstörungen (Medulla oblongata)
➲ Stauungspapille
➲ Positives Babinski-Zeichen

Allgemeine klinische Symptome der Hirntumoren in Abhängigkeit von d. Lokalisation

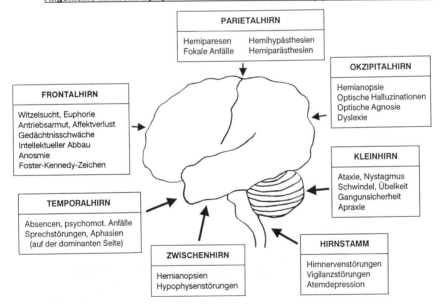

PARIETALHIRN
Hemiparesen   Hemihypästhesien
Fokale Anfälle   Hemiparästhesien

OKZIPITALHIRN
Hemianopsie
Optische Halluzinationen
Optische Agnosie
Dyslexie

FRONTALHIRN
Witzelsucht, Euphorie
Antriebsarmut, Affektverlust
Gedächtnisschwäche
Intellektueller Abbau
Anosmie
Foster-Kennedy-Zeichen

KLEINHIRN
Ataxie, Nystagmus
Schwindel, Übelkeit
Gangunsicherheit
Apraxie

TEMPORALHIRN
Absencen, psychomot. Anfälle
Sprechstörungen, Aphasien
(auf der dominanten Seite)

ZWISCHENHIRN
Hemianopsien
Hypophysenstörungen

HIRNSTAMM
Hirnnervenstörungen
Vigilanzstörungen
Atemdepression

"Klinische Malignität" (= intrakranielle Komplikationen unabhängig von der Dignität) von Hirntumoren wird bestimmt durch folgende Auswirkungen:
1. Primäre Raumforderung + **weitere Raumforderung** (insb. durch das perifokale Ödem)

2. **Massenverschiebungen** und Herniationen (s. Abb.) ⇨ **Einklemmungssymptome** bis hin zur Dezerebration

3. Beeinträchtigung der **Liquorzirkulation** (Hydrozephalusbildung)

4. Direkte oder indirekte Beeinträchtigung der **Durchblutung** ⇨ Apoplex mögl., Hirnmassenblutung durch Gefäßarrosion im Tumorgebiet ("apoplektisches Gliom")

5. Direkte oder indirekte Beeinträchtigung der **vitalen Zentren** im Hypothalamus und Hirnstamm (insb. bei infratentoriellen Tumoren)

6. Vorschädigungen (z.B. TIA, Infarkte)

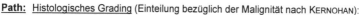

Path: Histologisches Grading (Einteilung bezüglich der Malignität nach Kᴇʀɴᴏʜᴀɴ):

G1 - **gut differenziert** (I)   G3 - **schlecht differenziert** (III)

G2 - **mäßig differenziert** (II)   G4 - **undifferenziert** (IV)

Diag:
1. Anamnese (auch Fremdanamnese), Alter des Pat.
2. Neurologische Untersuchung: Reflexstatus, neurologische Defizite, Augenhintergrund spiegeln (Stauungspapille als Hirndruck-Zeichen?)
3. EEG, evtl. mit Brain-mapping ⇨ fokale Herde, Allgemeinveränderungen
4. Röntgen: Schädel in 2 Ebenen: Wolkenschädel, Sellaerweiterung, Entkalkung des Dorsum sellae, Mittellinienverlagerung einer verkalkten Glandula pinealis?
   CCT, NMR ⇨ Raumforderung, perifokales Ödem, Verkalkungen
   Angiographie ⇨ Vaskularisierung des Tumors
5. Stereotaktische Biopsie (nach vorheriger exakter Ausmessung im CT) mit Zielgerät über ein kleines Bohrloch (in Lokalanästhesie mögl.) ⇨ Histologie (bei sehr großen, primär inoperablen Tumoren indiziert, um die Diagnose zu sichern)
6. Intraoperatives Monitoring: Durchgeführt werden z.B. NLG, VEP, SEP zur Kontrolle möglicher Ausfälle, evtl. auch intraoperative Reizungen des Kortex zur Bestimmung wichtiger Zentren (um diese dann zu umgehen)

Ther:
- Konservativ: Radiatio (50 Gy) und ggf. Chemotherapie durch intraoperative Einlage von BCNU (1,3-bis(chloro-ethyl)-1-nitrosourea, Carmustine) in das Tumorbett
  - Med: Glukokortikoide zur Behandlung des Hirnödems 4 x 4 mg Dexamethason/Tag (Fortecortin®)
  - Wurden präoperativ Antiepileptika wegen zerebralen Anfällen gegeben, sollten diese postoperativ noch ein 1/2 Jahr weiter gegeben und dann ausgeschlichen werden
- Operativ: Subtotale oder möglichst **totale Tumorexstirpation**: Kraniotomie und makro- oder **mikrochirurgische Op**, neuerdings auch endoskopisch (mit speziellen Miniendoskopen und Spezialinstrumenten/Laser, z.B. für Op am Ventrikelsystem bei Okklusivhydrozephalus) mögl.
  - Postoperativ: Intensivtherapie für meist 1 - 2 Tage
  - Liquordrainage bei Hydrozephalus und Gefahr der Einklemmung
- Allgemeine Verhaltensregeln nach Hirntumoren-Op: Längere Ruhephasen, ausreichend Schlaf, kein Alkohol, Nikotin oder Drogen, zentral wirksame Medikamente haben meist einen stärkeren Effekt

Kompl: Einblutung in das Tumorgebiet ("apoplektisches Gliom") mit akuter klinischer Verschlechterung des Zustandes des Pat.

DD:
- **Missbildungstumoren: Germinome, Teratome, Epidermoide** (25. - 45. LJ., Lok: Schädelbasis), **Dermoide** (Kindesalter, Lok: parapontin, parapituitär, Oberkiefer-Augen-Schlusslinie), **Hamartome** (fehlerhaftes embryonales Gewebe ohne Proliferationstendenz), Ther: Totalexstirpation ⇨ Prog. im Allgemeinen gut
- Li-Fraumeni-Syndrom: Familiäres Krebssyndrom mit TP53-Gendefekt (aut.-dom., Chrom. 17p13.1) ⇨ Risiko für Hirntumoren (Astrozytome), Mammakarzinom, Sarkome, Leukämien
- **Arachnoidalzysten,** enthalten Liquor-ähnliche Flüssigkeit. Lok: Zisternen, Sylvii-Furche (= Sulcus lat.), Großhirnkonvexität, CCT: Raumforderung niedriger Dichte (oft Zufallsbefund), Ther: Nur bei Symptomatik erforderlich ⇨ Marsupialisation (Zysteneinnähung) oder Ableitung über einen Shunt in das Peritoneum
- **Kolloidzysten** (meist im III.Ventrikel ⇨ können das Foramen interventriculare Mᴏɴʀᴏɪ

verschließen ⇨ Verschlusshydrozephalus mit Dilatation der Seitenventrikel, Ther: bei Größe > 2 cm Zugang auf der nicht-dominanten Hirnseite und Exstirpation)
- Entzündlich: Enzephalitis, Hirnabszesse, Tuberkulome, Granulome bei Sarkoidose, Gummata, parasitäre Zysten (z.b. Hydatidenzysten, Zystizerkose)
- Vaskulär: Zerebrovaskuläre Insuffizienz, intrakranielle Blutungen, intrazerebrale Hämatome, chron. subdurales Hämatom, Gefäßmissbildungen (Phakomatosen), Angiome, Sinusvenenthrombose
- Umschriebene hirnatrophische Prozesse

ASTROZYTOME

Anatomie: Tumor aus der Reihe der Neurogliazellen = Gliom. Astrozyten sind die größten Gliazellen mit zahlreichen zytoplasmatischen Zellfortsätzen. Sie bilden das Stützwerk des Nervengewebes.

Path: ♦ Dignität: Je nach Entdifferenzierung G I - III, G IV = Glioblastom (Einteilung bezüglich der Malignität nach KERNOHAN)
G I u. II ⇨ langsames Wachstum, in der Randzone gelegentlich infiltrierend wachsend, geringer Masseneffekt
G III ⇨ schnelles Wachstum, starkes perifokales Ödem
♦ Histo: Gliazellen mit bläschenförmigen Kernen, je nach Malignität buntes Bild aber mit weniger Zellen und Mitosen/Atypien als das Glioblastom
Fibrilläre Astrozytome: Bipolare, faserreiche Astrozyten
Protoplasmatische Astrozytome: Große Zellen mit homogen-eosinophilem Zytoplasma
♦ Lok: Marklager von **Frontalhirn** und Temporallappen bevorzugt, seltener Parietal- od. Okzipitallappen

Epid: ◊ Prädisp.alter: Insg. Gipfel um 40. LJ., Astrozytome G I u. II mittleres Lebensalter, G III höheres Lebensalter
◊ **M > w (= 2:1)**
◊ 25 % der primären Hirntumoren sind Astrozytome (häufigster primärer Hirntumor)

Etlg: # Nach der Dignität: G I bis IV nach KERNOHAN
Das Astrozytom G IV entspricht dabei histologisch dem Glioblastoma multiforme
Nach dem pathoanatomischen Aspekt: Fibrilläre Astrozytome ⇨ feste Konsistenz
Protoplasmatische Astrozytome ⇨ weiche Konsistenz
Sonderformen: Pilozytisches Astrozytom in Klein-, Mittelhirn oder Hypothalamus, Spongioblastom im Fasciculus opticus oder Chiasma (Optikusgliom) bei jugendlichen Pat. (5. – 15. LJ.). Dignität entspricht meist G I

Klin: ⇒ Bei den niedrig malignen Astrozytomen Beschwerdeentwicklung über einen langen Zeitraum möglich, z.B. Kopfschmerzen, psychische Alterationen
⇒ **Anfälle**, insb. fokale Epilepsie, z.B. Jackson-Anfälle
⇒ Später: Neurologische Herdsymptome, z.B. Hemiparesen, Hemianopsie, Sprachstörungen (Aphasie), Ataxie

Diag: 1. Anamnese und klinische, neurologische Untersuchung (s.o.)
2. Röntgen: Im **CCT** oft Zone verminderter Dichte, mit dem Grad der Entdifferenzierung nimmt die Kontrastmittelanreicherung zu, zystische Strukturen möglich, Kalzifizierungen kommen gelegentlich vor.
Im frühen Stadium niedrig maligner Astrozytome kann der radiologische Nachweis noch negativ sein!
3. Bei sehr kleine hypodense Raumforderungen im CCT ohne Kontrast-Enhancement ggf. Biopsie und CT-Verlaufskontrollen

Ther: • Operativ: Ind: Grundsätzlich indiziert, oft aber wegen der intrazerebralen Lokalisation an wichtigen Stellen nicht durchführbar
- Resektion im Gesunden, wenn neuroanatomisch ohne großen Funktionsverlust möglich
• Radiatio postoperativ bei G III u. IV mögl.

Prog: 5-JÜR bei G I 40 %, bei G II 20 %, bei G III 5 %, G IV s. Glioblastome
Bei niedrig malignen Astrozytomen auch Dauerheilung mögl.
Auch radikal entfernte Astrozytome können rezidivieren (noch nach bis zu 20 Jahren).

Kompl: * Übergang (maligne Entartung) in ein Glioblastom mögl.
* Gliomatose des Gehirns = plurifokale Herde unterschiedlicher Malignität
* Rezidiv noch nach Jahrzehnten mögl.
Op: * Bleibende neurologische Defizite, je nach Resektion wichtiger Strukturen

DD: – Spongioblastome (auch Mittellieniengliome genannt): Benignes Astrozytom G I - II mit Lok: in Fasciculus **opticus** oder Chiasma (Opticusgliom), **Hypothalamus** bei jugendlichen Pat. (5. – 15. LJ.), Ther: Oft wegen der Lage in der Mittellinie unmöglich
– Pilozytisches Astrozytom: Bei jugendlichen Pat. (macht 25 % der Hirntumoren im Kindes- und Jugendalter aus), Lok: **Kleinhirn** (auch als Kleinhirnspongioblastom bezeichnet), Mittelhirn oder Hypothalamus. Ther: Totalexstirpation
– Oligodendrogliome stellen sich röntgenologisch gleich dar

GLIOBLASTOME

Syn: Glioblastoma multiforme, Astrozytom G IV, entdifferenziertes Glioblastom, Gliosarkom, Schmetterlingsgliom (beidseitig im Marklager)

Path: ♦ Glioblastoma multiforme entspricht histologisch dem **Astrozytom G IV**
♦ Dignität: **Hoch maligne,** rasches Wachstum, Bildung von neuen Gefäßen und arteriovenösen Anastomosen, starke Neigung zu **perifokalem Hirnödem** ⇨ schnelle Entwicklung von Hirndruck und Massenverschiebungen
♦ Histo: **Vielgestaltiges Bild** mit Zellpolymorphie, mehrkernigen Riesenzellen, Nekrosen, Blutungen und zystischen Tumorzerfallshöhlen (**Leopardfellstruktur** d. Schnitte)
♦ Lok: **Marklager** (auch beidseits vom Corpus callosum ausgehend = Schmetterlingsgliom) der frontalen und parietalen Großhirnhemisphären, Stammganglienbereich, auch diffus

Epid: ◊ Prädisp.alter: 40. - 60. LJ., **m > w** (= 2:1)
◊ ca. 15 % aller primären Hirntumoren sind Glioblastome

Klin: ⇒ Beschwerdenentwicklung kurzfristig innerhalb von Wochen - Monaten, rasche Entwicklung einer Hirndrucksymptomatik mögl.
⇒ Kopfschmerzen, Hemiparesen, zerebrale Herdsymptome und Krampfanfälle, Bewusstseinsstörungen

Diag: 1. Anamnese und klinische, neurologische Untersuchung: **Stauungspapille,** neurologische Ausfälle
2. Neurologisches Konsil mit EEG: Herdbefund und mittelschwere Allgemeinveränderungen
3. Röntgen: **CCT** zeigt Raumforderung mit **ausgeprägtem Randödem,** zentralen Nekrosen (erniedrigte Dichte, evtl. zystische Strukturen), unregelmäßige (ringförmige) Anreicherungen im Kontrast-CT, Verlagerungen der Ventrikel / Mittellinie
4. Angiographie: Arteriovenöse Kurzschlüsse (pathologische Gefäße), Blutungen

Ther: • Konservativ/palliativ: Radiatio mit Hochvoltbestrahlung, Chemotherapie, Glukokortikoide
• Operativ: Ind: Grundsätzlich indiziert, oft aber wegen der intrazerebralen Lokalisation an

wichtigen Stellen **nicht durchführbar**. Auch radikal entfernte Glioblastome neigen häufig zu Rezidiven.
– Versuch der operativen Tumorenukleation
– Ggf. intraoperativ Einlage von BCNU (1,3-<u>b</u>is(<u>c</u>hloro-ethyl)-1-<u>n</u>itroso<u>u</u>rea, Carmustine) in das Tumorbett als adjuvante Chemotherapie
• Postoperativ: Radiatio

Prog: **Extrem schlechte** Prognose, **5-JÜR nahe <u>0 %</u>**, mittlere Überlebenszeit nur 5 - 12 Monate

Kompl: * Frühe Hirndruckentwicklung, rasche Progredienz
* Einblutung in das Gliom ("Apoplektisches Gliom") mit zusätzlicher akuter Verschlechterung der Symptomatik
<u>Op:</u> * Durch die intraparenchymatöse Lage sind neurologische Defizite durch die Op meist nicht zu umgehen

---

OLIGODENDROGLIOME

Anatomie: Die Oligodendrozyten bilden die Myelinlamellen im Bereich der weißen Substanz des ZNS (analog den Schwann-Zellen der peripheren Nervenfasern)

Path: ♦ <u>Dignität:</u> Meist ausgereift, gefäßarm, gut abgegrenzt, langsames Wachstum (G I - II)
⇨ **Verkalkungen** sprechen für langsames Wachstum, nur geringes Hirnödem
Höher maligne Oligodendrogliome sind den Astrozytomen / Glioblastom ähnlich
♦ <u>Histo:</u> Zellen hell, mit großem Zytoplasmaraum, häufig verkalkt, **Honigwabenstruktur**
♦ <u>Lok:</u> **Frontalhirn**, Temporal- und Parietalhirn. Im Jugendalter gern auch im Thalamus

Epid: ◊ Prädisp.alter: 35. - 45. LJ., m > w
◊ ca. 10 % der primären Hirntumoren sind Oligodendrogliome

Klin: ⇒ Bei den wenig malignen Oligodendrogliomen Beschwerdenentwicklung über lange Zeit (Jahre) möglich, z.B. Kopfschmerzen, psychische Alterationen, oft ist ein **fokaler Anfall** dann das Erstsymptom (50 % d.F.)
⇒ Später: Neurologische Herdsymptome (z.B. Hemiparesen, Ataxie, Sprachstörungen je nach Lokalisation)

Diag: 1. Anamnese und neurologische Untersuchung
2. <u>Röntgen:</u> **CCT** ⇨ Raumforderung häufig mit **Verkalkungen** (40 % d.F.)

Ther: • <u>Operativ:</u> Ind: Grundsätzlich indiziert, wegen der intrazerebralen Lokalisation an wichtigen Stellen aber oft nicht möglich
– **Tumorexstirpation** in toto oder zumindest partielle Exzision
• Radiatio nur bei hoch malignen Oligodendrogliomen mögl.

Prog: Wie bei den Astrozytomen, niedrig maligne zeigen längere Überlebenszeiten, hoch maligne haben eine Überlebensrate wie Glioblastome. Längerfristige Remission möglich, aber Rezidivrate insgesamt hoch.

Kompl: * Einblutung in das Gliom ("Apoplektisches Gliom"), dann mit akuter Verschlechterung der Symptomatik
<u>Op:</u> * Da radikale Op meist nicht mögl. ⇨ hohe **Rezidiv**rate

DD: Astrozytome (sind im Röntgen schwer von den Oligodendrogliomen zu differenzieren)

MEDULLOBLASTOME

Path: ◆ Dignität: Hoch maligne (G IV), infiltrierend wachsend
◆ Frühe Metastasierung über den Liquor cerebrospinalis
◆ Histo: Kleine runde u. ovale Zellen mit sehr schmalem Zytoplasmasaum, zell- und **mitosenreich**, embryonale Geschwulst (entdifferenziertes Gliom), Pseudorosetten ohne Blutgefäß in der Mitte
◆ Lok: Hintere Schädelgrube vom unteren Teil des Vermis cerebelli = **Kleinhirnwurm** ausgehend (90 % d.F.) ⇨ früh Okklusivhydrozephalus

Epid: ◊ Prädisp.alter: Kindesalter 3. - 10. LJ., m > w (= 2:1)
◊ ca. 5 % aller primären Hirntumoren sind Medulloblastome. Bei Kindern und Jugendlichen 20 % der Hirntumoren

Klin: ⇒ Kurze Anamnese mit schneller Symptomentwicklung aufgrund früher Liquorstauung ⇨ Übelkeit, **Erbrechen**, Kopfschmerz
⇒ **Ataxie** durch zerebellare Funktionseinschränkung
⇒ Nackensteifigkeit als Zeichen einer beginnenden Einklemmung
⇒ Vergrößerter kindlicher Schädel
⇒ Selten: Hirnnervenausfälle

Diag: 1. Anamnese (kurz: Woche - Monate) und klinische Untersuchung: **Stauungspapille?**
2. Röntgen: Schädelübersicht zeigt Vergrößerung mit klaffenden Nähten
   CCT ⇨ in der Mittellinie des Kleinhirnes gelegene leicht hyperdense Raumforderung, deutliches Kontrastmittelenhancement hinter dem Bereich des IV. Ventrikels, Hydrocephalus internus, evtl. Tumorabsiedlungen in den Liquorräumen
3. Ggf. NMR und Angiographie über die A.vertebralis
4. Neurologisches Konsil mit Liquorpunktion: ggf. Nachweis von Tumorzellen

Ther: • Operativ: Ind: Grundsätzlich gegeben, insb. bei akutem Verschlusshydrozephalus
   – Versuch der radikalen Tumorexstirpation
   – Hydrozephalus ⇨ Entlastung durch Liquorableitung
• Zusätzlich: Radiatio (40 - 50 Gy) und evtl. systemische Polychemotherapie oder intrathekale Zytostase

Prog: Mit maximaler Therapie 30 - 50 %ige 5-JÜR

Kompl: * Hydrocephalus internus occlusus ⇨ Einklemmungsgefahr der Medulla oblongata
* Vom Kleinhirnwurm ausgehend in Kleinhirnhemisphären, Hirnstamm und Medulla oblongata infiltrierend wachsend
* Metastasierung über den Liquor cerebrospinalis (Abtropfmetastasen) ⇨ Seitenventrikel oder Spinalkanal (⇨ Rückenmarks-/Kaudasymptome mögl.)

DD: – Kleinhirnastrozytome (Spongioblastom des Kleinhirnes, pilozytisches Astrozytom)
– Allgemeine DD des Hydrozephalus occlusus, hier z.B. Dandy-Walker-Syndrom

PINEALOME

Syn: Epiphysentumoren, engl. pinealoma, ICD-10: D44.5

Anatomie: Corpus pineale (Glandula pinealis, Zirbeldrüse, Epiphysis cerebri) liegt auf der Lamina tecti (Vierhügelplatte des Mesencephalon)

Path: ◆ Dignität: Hochdifferenziert = gutartig, abgekapselt (= Pinealozytom) bis bösartig = ana-

plastisch, infiltrierend (= Pinealoblastom)
♦ Histo: Häufig verkalkend
♦ Lok: Vom Corpus pineale ausgehend, kann das Mittelhirn und den Aquädukt komprimieren (s. Abb.)

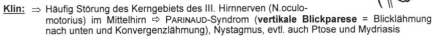

Epid: ◊ Prädisp.alter: 10. - 30. LJ., **m >> w (12:1)**
◊ Sehr seltener Hirntumor

Klin: ⇒ Häufig Störung des Kerngebiets des III. Hirnnerven (N.oculomotorius) im Mittelhirn ⇨ PARINAUD-Syndrom (**vertikale Blickparese** = Blicklähmung nach unten und Konvergenzlähmung), Nystagmus, evtl. auch Ptose und Mydriasis
⇒ **Pubertas praecox** mögl.
⇒ Kopfschmerzen, psychoorganische Symptome (Verlangsamung, Affektverflachung) bei Behinderung des Liquorabflusses und resultierendem Hirndruck

Diag: 1. Anamnese
2. Neurologische Untersuchung, Stauungspapille bei Hirndruck
3. Röntgen: **CCT** ⇨ hyperdense, scharf begrenzte Raumforderung am Hinterrand des III. Ventrikels mit Verkalkungen, evtl. Angiographie
4. Liquorpunktion

Ther: • Bei Hydrozephalus Ventrikeldrainage
• Radiatio (70 % der Tumoren sind strahlensensibel)
• Operativ: mikrochirurgische Exstirpation

Prog: Mittlere Überlebensrate 4 Jahre, langfristige Remission bei kompletter Entfernung mögl.

Kompl: * Verlegung des Aquaeductus SYLVII ⇨ Liquorzirkulationsstörung mit **Hirndrucksymptomatik** (Hydrocephalus occlusus internus)
* Ektope Pinealome durch Abrissmetastasierung in den III. Ventrikel

DD: – Germinome, Germinoblastome, Epidermoide, Teratome ebenfalls in dieser Region häufig, Ther. wie bei den Pinealomen
– Lipome, Arachnoidalzysten

NEURINOME

Syn: Neurilemmome, Schwannome, häufigstes: **Akustikusneurinom**, ICD-10: D33.3

Anatomie: Die Schwann-Zellen (= Neurolemm) bilden die Myelinscheiden um periphere Nervenfasern und Hirnnerven.

Path: ♦ Ausgehend von den Schwann-Zellen eines Hirnnerven oder peripheren Nerven, neuroepithelialer Tumor
♦ Dignität: G I - II (= relativ benigne), **expansiv verdrängend, sehr langsam wachsend**, selten kommen auch hoch maligne Schwannome vor
♦ Histo: Spindelkernige Zellen, **palisadenförmige** od. fischzugförmige Anordnung der Zellen (s. Abb.), derb weißliche Schnittfläche
♦ Lok: Am häufigsten **VIII. Hirnnerv** (N.vestibulocochlearis = statoacusticus, vom Vestibularisanteil ausgehend, 50 % aller Neurinome) betroffen, vom Meatus acusticus int. bis zum **Kleinhirnbrückenwinkel** wachsend
Selten: V. Hirnnerv (N.trigeminus) oder XII. Hirnnerv (N.hypoglossus) betroffen
Peripher: Hinterwurzel des Rückenmarkes, periphere Nerven
♦ Bei Neurofibromatosis generalisata (Recklinghausen) ⇨ doppelseitige Manifestation mögl.

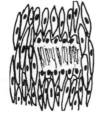

Epid: ◊ Prädisp.alter: 35. - 60. LJ.

◊ W > m (= 2:1)

Etlg: Nach dem Ort der Entstehung und dem Wachstum der Akustikusneurinome
Laterale Akustikusneurinome: nur im inneren Gehörgang = intrameatales Wachstum
Mediolaterale Akustikusneurinome: innerer Gehörgang/Porus + Kleinhirnbrückenwinkel = intrameatales + extrameatales Wachstum
Mediale Akustikusneurinome: direkt im Kleinhirnbrückenwinkel entstehend = extrameatales Wachstum

Nach der Größe des Akustikusneurinoms:
- Intrameatale Tumoren < 8 mm ⇨ diagnostische Schwierigkeiten (⇨ NMR)
- Intrameatal-intrakranielle Tumoren < 2,5 cm
- Intrakraniell-intrameatale Tumoren > 2,5 cm

Klin: Allgemein: Symptome entwickeln sich langsam über Jahre

Akustikusneurinom:
⇒ Progrediente **einseitige Hypakusis** (= Hörminderung), **Tinnitus** (Ohrgeräusche)
⇒ **Schwindel**, Gleichgewichtsstörungen, evtl. Fallneigung zur betroffenen Seite
⇒ **Ataktische Störungen**, insb. **Gangunsicherheit**, Nystagmus und kontralaterale Pyramidenbahnzeichen bei Druck auf die Pons oder Kleinhirn, okzipitale Kopfschmerzen
⇒ Evtl. diskrete einseitige (periphere) Fazialisparese, Gesichtszuckungen
⇒ Hyp- und Parästhesien im Versorgungsgebiet des V. Hirnnerven (N.trigeminus), Paresen der kaudalen Hirnnerven (IX. – XI.) bei großen Tumoren
⇒ Bei sehr großen Tumoren ⇨ Kopfschmerzen, Zwangshaltung des Kopfes zur erkrankten Seite, Hirndruckzeichen durch Liquorstop

Periphere Neurinome:
⇒ Schmerzen, sensible/sensorische Ausfälle, Parästhesien

Diag: 1. Anamnese (**meist sehr lange** schon geringe Veränderungen, z.B. des Hörvermögens)
2. Neurologische Untersuchung: **Einseitiger** Hörverlust, Ausfall des Kornealreflexes, Spontannystagmus und evtl. Fehlen des kalorischen Nystagmus (= einseitiger Vestibularisausfall), negatives Recruitment (= Fowler-Test ⇨ Lautstärkeangleichung für beide Ohren bei sehr lauten Tönen gelingt bei Akustikusneurinom nicht), Stauungspapille (Hirndruck)?
3. Röntgen: Nach *Schüller, Towne* und *Stenvers* (HNO-Spezialaufnahmen) zeigen eine Erweiterung des inneren Gehörganges (Porus acusticus int.)
   CCT (nur 50 % der Tumoren sichtbar, leicht hyperdens ⇨ Diagnostikum der Wahl **NMR**)
4. **NMR** zeigt homogenen, leicht hyperintensen Tumor (in 95 % d.F. Nachweis erfolgreich)
5. Liquorpunktion: **Typische Eiweißvermehrung** (> 100 mg/dl) bei größeren Akustikusneurinomen (Störung der Blut-Liquor-Schranke)
6. **AEP** (Akustisch evozierte Potentiale, auch BERA = Brainstem evoked response audiometry genannt): Verlängerte Latenz bei Überleitung des akustischen Reizes zum Gehirn
7. EMG: Denervierungszeichen der mimischen Muskulatur (N.facialis-Alteration)
8. HNO-Konsil: Audiogramm zeigt Hörverlust, Gleichgewichtsprüfung zeigt vestibuläre Untererregbarkeit

Ther: • Operativ: Ind: Grundsätzlich gegeben
   – Zugang translabyrinthär od. transtemporal bei kleinen, auf den inneren Gehörgang beschränkten Akustikusneurinomen, bei größeren Akustikusneurinomen transkranieller (subokzipitaler) Zugang
   – Tumorexstirpation mit der Tumorkapsel
   – Periphere Schwannome: Tumorexstirpation
• Selbsthilfegruppe: Vereinigung Akustikus-Neurinom e.V., Leinenweberstr. 13, 31655 Stadthagen, Tel.: (0 57 21) 7 63 66

Prog: Insgesamt **sehr gut**. Gehörerhaltung ca. 20 %, Fazialiserhaltung 40 - 80 %, Mortalität 0-5 %

Kompl: * Op: Verletzung des N.facialis bei Akustikusneurinom, Liquorfistel
* Kleinhirnbrückenbefall macht ggf. größeren Eingriff nötig ⇨ neurologische Ausfälle mögl.

DD: – Meningeome, Epidermoidzyste, Arachnoidalzyste in der Region d. Kleinhirnbrückenwinkels
– Neurofibrome, Neurofibromatose v. RECKLINGHAUSEN
– Hörverlust/Gleichgewichtsstörungen: Hörsturz, kongenitales Cholesteatom, Morbus Ménière
⇨ **bei jedem einseitigen Hörverlust sollte an ein Akustikusneurinom gedacht werden!**

EPENDYMOME

Syn: ICD-10: D43.2 (benigne) und C71.9 (maligne)

Anatomie: Ependym = Einschichtige Zellauskleidung des Ventrikelraumes und Spinalkanales

Path: ♦ Dignität: Von G I - IV mögl., **Abtropfmetastasen** über den Liquorweg häufig
♦ ¼ d. Pat. haben Chromosomenaberrationen (Chrom. 22, 1, 11q, 6q)
♦ Histo: Girlandenförmige Tumorzellanordnung mit typischen tumorzellfreien Bezirken, blumenkohlartige Oberfläche
♦ Lok: Vom Ependym der Ventrikel ausgehend, im Ventrikelsystem wachsend ⇨ bevorzugt im **IV. Ventrikel**, Seiten- od. III. Ventrikel und Spinalkanal

Epid: Prädisp.alter: Kinder 8. - 15. LJ., seltener Erwachsene

Klin: ⇒ Liquorzirkulationsstörung früh ⇨ **Hirndrucksymptomatik**, Übelkeit und Erbrechen
⇒ Zwangshaltung des Kopfes
⇒ Ataxie

Diag: 1. Anamnese
2. Neurologische Untersuchung
3. **CCT** zeigt leicht hyperdensen Tumor von der Ventrikelwand ausgehend mit Zysten und Verkalkungen

Ther: • Operativ: Radikale Exstirpation und Radiatio
• Bei Hydrozephalus Anlage eines Shunts

Prog: Frühe Metastasierung über den Liquorweg ⇨ häufig Rezidive, 5-JÜR 20 - 50 %

Kompl: Hydrozephalus occlusus

DD: – Ependymkolloidzysten (embryonale Fehlbildung im Bereich des III. Ventrikels, insb. in der Nähe des Foramen interventriculare MONROI, daher auch Monro-Zyste genannt)
– Plexuspapillome

PLEXUSPAPILLOME

Syn: Chorioidepitheliom, ICD-10: D33.0 (I. – III. Ventrikel), D33.1 (IV. Ventrikel)

Anatomie: Liquorproduktion pro Tag 500 ml durch den **Plexus choroideus** in den Ventrikeln. Inhalt des Ventrikelsystems 150 ml. Abfluß über den IV. Ventrikel in die Apertura med. (LUSCHKAE) u. lat. (LUSCHKAE) u. die Zisternen (Cisterna cerebellomedullaris u. pontis).

Path: ♦ Dignität: Gutartig, langsam wachsend
♦ Histo: Blumenkohlartig geformt
♦ Lok: Papillom ausgehend vom Plexus choroideus im IV., Seiten- od. III. Ventrikel

♦ Liquorzirkulationsstörung (**intermittierender Hydrocephalus occlusus** durch Verlegung der Liquorwege bei bestimmten Kopfhaltungen) od. Überproduktion (Hypersekretion) von Liquor cerebrospinalis ⇨ Hirndrucksymptomatik

Epid: Prädisp.alter: Fast ausschließlich im Kindesalter, sehr seltener Tumor

Klin: ⇒ Anfallsweise Kopfschmerzen mir Übelkeit und Erbrechen

⇒ Atem- und Kreislaufstörungen, Urinabgang, Ataxie, Myoklonien, Paresen der kaudalen Hirnnerven

Diag: 1. Anamnese
2. Neurologische Untersuchung
3. Röntgen: **CCT** ⇨ hyperdense Raumforderung im Ventrikelsystem, Verkalkungen mögl., Erweiterung des Ventrikelsystems
4. Liquorpunktion: Starke Eiweißvermehrung

Ther: <u>Operativ:</u> Exstirpation über einen okzipitalen Zugang

Prog: Gute Prognose bei kompletter Entfernung

DD: – Ependymkolloidzysten (embryonale Fehlbildung im Bereich des III. Ventrikels, insb. in der Nähe des Foramen interventriculare MONROI, daher auch Monro-Zyste genannt)
– Ependymome

MENINGEOME

Syn: ICD-10 je nach Lok.: C70.0 - C70.9

Anatomie: Mesodermaler Tumor mit Ursprung von den Hirnhäuten (insb. von den **Granulationes arachnoidales** ausgehend).

Ät: – Spontanes Auftreten
– Deletion d. Chromosoms 20 häufig

Path: ♦ Dignität: **benigne** (G I - II, selten III - IV)
♦ **I.d.R. sehr langsam wachsend** über Jahre (manchmal Zufallsbefund bei Obduktion)
♦ Histo: Konzentrische Anordnung von Tumorzellen (Zwiebelschalenformationen) mit Verkalkungen, sog. Psammomkörper, im Zentrum

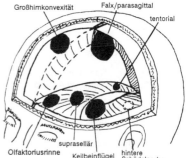

Großhimkonvexität   Falx/parasagittal
tentorial
supraselIär
Olfaktoriusrinne   Keilbeinflügel   hintere Schädelgrube

♦ **Lok (s. Abb.):** **Parasagittalregion** (Dura-Falx-cerebri-Winkel, neben dem Sinus sagittalis sup.), medialer oder lateraler **Keilbeinflügel**, Großhirnkonvexität, Tuberculum sellae, Olfaktoriusrinne, hintere Schädelgrube, selten im Spinalkanal oder Foramen magnum
♦ **Vom Gehirn gut abgegrenzt** (mesodermaler Tumor), von der Arachnoidea ausgehend, mit der Dura verhaftet, das Gehirn verdrängend wachsend, gut vaskularisiert (über erweiterte Durageſäße), evtl. mit reaktiven Hyperostosen (sog. Spiculae) / Infiltration des Schädelknochens
♦ Meningeome **en plaque** wachsen epidural ⇨ intraossäre Ausbreitung und führen zu lockerer Knochenauftreibung (häufig im Keilbeinflügel)

Epid: ◊ Das Meningeom ist der **häufigste intrakranielle Tumor** (ca. 20 %)
◊ Häufigkeitsgipfel: 40. - 60. LJ., **w > m** (= 2:1)

Etlg: <u>Nach der Histologie:</u>

Endotheliomatöses (= meningeotheliomatöses) Meningeom: solide, bindegewebig, runde Zellkerne, häufigste Form
Fibromatöses Meningeom: Zwiebelschalenformation, spindelkernig, faserreich
Psammöses Meningeom: kalkhaltige Psammomkörper
Angiomatöses Meningeom: mit angiomatösen Formationen, viele Kapillaren
Gemischtzelliges Meningeom: Kombination der o.g. Merkmale
Anaplastisches Meningeom: maligne Form (G III od. IV, selten, ca. 2 - 6 % d.F.), häufig frontal lokalisiert, in jedem Alter möglich., rasch progredient mit schlechter Prognose

Klin: ⇒ **Langsam progrediente Kopfschmerzsymptomatik**

⇒ **Anfälle** (symptomatische Epilepsie, fokal bei Großhirnkonvexitätsmeningeomen oder auch generalisiert möglich, insb. bei basaler Lok.)

⇒ **Psychische Veränderungen** fremdanamnestisch erhebbar (Verwandte, Arbeitskollegen etc.), z.B. Dysphorie, zunehmende Aggressivität, inadäquate Reaktionen, Wesensänderung, später Antriebsverlust, Apathie

⇒ Einseitige- oder Paraparese der Beine (Mantelkantensyndrom), ggf. Blasenstörungen bei Falxmeningeom

⇒ Geruchsstörungen bis Anosmie und Amaurosis mit Pupillenstarre bei Olfaktoriusrinnenmeningeomen

⇒ FOSTER-KENNEDY-Syndrom (ipsilaterale Optikusatrophie, kontralaterale Stauungspapille) bei Keilbeinflügelmeningeomen

⇒ Sehstörungen (Visusverschlechterung, Gesichtsfeldeinschränkung) bei medialen Keilbeinflügelmeningeomen, Tuberculum sellae-Meningeomen
Exophthalmus durch Verkleinerung der Orbita bei Hyperostose des Keilbeinflügels

⇒ Hörminderung bei Einbruch in das Innenohr bei Kleinhirnbrückenwinkelmeningeomen

⇒ Querschnittslähmung bei Lokalisation im Rückenmark

Diag: 1. Anamnese (Dauer, neurologische od. psychische Veränderungen) und Fremdanamnese
2. Neurologische Untersuchung: Tastbare Hyperostosen?
3. EEG: Zeigt bei Lokalisation auf der Großhirnkonvexität einen Fokus
4. Röntgen: **CCT** ⇨ nativ homogene, leicht hyperdense Raumforderung, mit KM starke Hyperdensität, zum Gehirn scharf abgegrenzt, mit Beziehung zu den Meningen oder zum Schädelknochen (ossäre osteoplastische Auftreibungen), ggf. Verkalkungen im Tumor, perifokales Ödem
5. Angiographie: Typisches Gefäßbild mit deutlichen umgebenden und eindringenden Gefäßen (Gefäßnabel) ausgehend von Aa.meningeae / **A.carotis externa** mit insg. sehr guter Vaskularisation, homogene Tumoranfärbung (in der kapillären Phase)

Ther: • Operativ: Ind: Grundsätzlich gegeben
– Präoperativ Embolisation der zuführenden Gefäße
– Totalexstirpation des Tumors mitsamt seiner Matrix
• Postoperative Radiatio bei Teilresektion nur bei den anaplastischen Formen indiziert
• Wurden präoperativ Antiepileptika wegen Anfällen gegeben, sollten diese postoperativ noch ein ½ Jahr weiter gegeben und dann ausgeschlichen werden

Prog: Prognose nach operativer Therapie **sehr gut**. Rezidiv nach Totalexstirpation in ca. 15% d.F.

Kompl: * Maligne Entartung, Aussaat als Meningeomatose mögl.
Op: * Verletzung von Gehirnstrukturen bei ungünstiger Lage (Keilbeinflügel, Tuberculum sellae, hintere Schädelgrube)
* Rezidiv durch verbliebene Zellnester (z.B. im Knochen oder an großen venösen Blutleitern, die nicht im Gesunden reseziert werden können)

DD: – Meningeales Sarkom (Fibrosarcoma durae matris): Lok: Meist supratentoriell, sehr selten vorkommend, maligne, rasch progredient mit schlechter Prognose
– Meningeales Melanom
– Meningeom en plaque ⇨ DD: Osteodystrophia fibrosa Jaffé-Lichtenstein

HÄMANGIOBLASTOME

Syn: Angioblastome, LINDAU-Tumor, ICD-10: D18.0

Ät: Familiäre Disposition oder spontanes Auftreten

Path: ◆ Gehören zu den mesodermalen Tumoren
◆ Histo: Netz kapillärer Gefäße + Zysten (mit eiweißreicher Flüssigkeit)
◆ Lok: **Kleinhirnhemisphäre**, Großhirn, Pons, Rückenmark

Epid: ◊ Prädisp.alter: 35. - 45. LJ.
◊ **M** > w

Klin: ⇒ Zerebellare Ataxie (beinbetont), intermittierende Liquorzirkulationsstörungen mit Einklemmungszeichen, Kopfschmerzen, Nystagmus
⇒ Bei Frauen evtl. Auftreten der Symptome während einer Schwangerschaft
⇒ Paraneoplastisches Syndrom: Erythropoetin-Sekretion ⇨ Polyglobulie

Diag: 1. Anamnese und neurologische Untersuchung: Stauungspapille?
2. Liquorpunktion: Eiweißvermehrung
3. Röntgen: **CCT** nativ ⇨ hypodense Zysten, mit KM oder in der Vertebralisangiographie ⇨ kräftiges Enhancement im Wandbereich (Gefäßanteil)

Ther: • Operativ: Tumorentfernung in toto
• Ggf. präoperative Embolisation der zuführenden Gefäße

Prog: Gut, Rezidivrate bei ca. 20 %

Kompl: Subarachnoidale Blutung

DD: Hippel-Lindau-Syndrom (gehört zu den Phakomatosen, vermutlich dom. erblich) = Kombination mit Angiomatosis retinae cystica, Nieren-, Leber- (Leberkavernome) und Pankreaszysten

HYPOPHYSENTUMOREN

Syn: Hypophysenkarzinome; Hypophysenadenome, dazu gehören: Prolaktinom, Morbus Cushing = Kortikotropinom, Nelson-Syndrom, Akromegalie und hormoninaktive Hypophysenadenome; ICD-10: maligne C75.1, benigne D35.2

Anatomie: Die Hypophyse setzt sich zusammen aus der **Adenohypophyse** (Lobus anterior und **Pars intermedia** = Hypophysenzwischenlappen) und der **Neurohypophyse** (Lobus posterior). Die Neurohypophyse ist über das Infundibulum (= Hypophysenstiel) mit dem Hypothalamus des Diencephalon verbunden.

Physiologie:
Die Adenohypophyse produziert folgende Hormone (Syn. in Klammer):
– **ACTH** (**A**dreno**c**ortico**t**ropes **H**ormon, Kortikotropin) wirkt auf die Nebennierenrinde
– **TSH** (**T**hyreoidea**s**timulierendes **H**ormon, Thyreotropin) wirkt auf die Schilddrüse
– **FSH** (**F**ollike**l**stimulierendes **H**ormon, Follitropin), ein Gonadotropin
– **LH** (**L**uteinisierendes **H**ormon, ICSH = **i**nterstitial **c**ell **s**timulating **h**ormone), ein Gonadotropin
– **Prolaktin** wirkt direkt auf Brustdrüsenwachstum und Laktation
– **STH** (**S**omato**t**ropes **H**ormon, GH = **g**rowth **h**ormone) direkt wirkendes Wachstumshormon
– **MSH** (**M**elanozyten**s**timulierendes **H**ormon, Melanotropin, Melanophorenhormon aus der Pars intermedia) wirkt auf Melanin-Synthese und Pigmentdispersion

Neurohypophyse: Erhält die Hormone aus den Nuclei supraoptici und paraventriculares des Hypothalamus über neurosekretorischen Transport. Diese werden in der Neurohypophyse gespeichert (HERRING-Körper) und bei Bedarf abgegeben:
- **ADH** (Antidiuretisches Hormon, Adiuretin, Vasopressin) wirkt antidiuretisch durch Wasserrückresorption in den Sammelrohren der Niere und wirkt außerdem direkter vasokonstriktorisch
- **Oxytocin** wirkt auf die Muskulatur des Uterus und der Brustdrüse (Milchejektion)

Path: ♦ Dignität: G I, Tumoren der Hypophyse sind meist benigne = **Adenome**
♦ Lok: Hypophysentumoren gehören zu den ektodermalen Hirntumoren, sie entstehen in der Regel in der **Adenohypophyse**
Lokale Ausbreitung (s. Abb.) ⇨ Anheben des Diaphragma sellae (⇨ Kopfschmerzen), Druck auf das Chiasma opticum (⇨ Gesichtsfeldausfall: Bitemporale Hemianopsie oder einseitig temporal), Druck auf den III. Ventrikel
♦ Nelson-Syndrom (ACTH + MSH-produzierender Tumor) entsteht in 10 % d.F. nach Adrenalektomie. Der Hypophysentumor hat bei diesen Pat. wahrscheinlich schon vor der Adrenalektomie bestanden und wächst dann durch CRH (= corticotropin releasing hormone)-Überstimulation des Hypothalamus. Das Hormon MSH führt dabei zur Hyperpigmentierung der Haut

Epid: ◊ Prädisp.alter: Adenome 30. - 50. LJ., w = m
◊ Hypophysenadenome machen ca. 5 % der Hirntumoren aus

Etlg: # Dignität: Hypophysenadenom (benigne)
Adenokarzinom der Hypophyse, selten ⇨ invasiv wachsend, frühe Metastasierung
Größe: Adenome des Hypophysenvorderlappens
< 10mm = **Mikroadenome**
> 10mm = **Makroadenome**
Hormonverhalten: Adenome des Hypophysenvorderlappens
- **Hormonaktiv: Prolaktinom** (häufigstes, ca. 45 - 50 % d.F.), **Akromegalie** (STH, 20 %), **Morbus Cushing** Kortikotropinom, ACTH, 5 - 10 %), Nelson-Syndrom (ACTH- + MSH-produzierender Tumor, selten)
- **Hormoninaktiv** (gleichzeitig hypophysäre Insuffizienz, ca. 25 - 30 % d.F.)
Färbeverhalten in der Histologie: Adenome des Hypophysenvorderlappens
- Basophile Adenome: **ACTH**, FSH, LH, TSH-produzierende Adenome
- Eosinophile Adenome: **Prolaktin, STH**-produzierende Adenome
- Chromophobe Adenome: **hormoninaktive** Adenome

Klin: ⇒ **Kopfschmerzen, Gesichtsfeldstörungen:** Einseitige oder **bitemporale Hemianopsie,** Visusabnahme bis zur Optikusatrophie bei Druck des Tumors auf das Chiasma opticum, bei weiterer Ausbreitung Kompression des Sinus cavernosus ⇨ Augenmuskelparesen durch Alteration des N.oculomotorius
⇒ Prolaktinom: Frauen ⇨ Oligo-/Amenorrhoe, Galaktorrhoe, Libidoverlust
Männer ⇨ Libido- u. Potenzverlust
⇒ Akromegalie: Wachstum der Extremitäten (Hände, Füße) und des Gesichtsschädels (Nase, Kinn), Arthrose der Gelenke, Karpaltunnelsyndrom, Hirsutismus, Hyperhidrose, Hautfibrome, Struma diffusa, Herzhypertrophie, Diabetes mellitus, sekundärer Hypogonadismus. *Kinder:* Gigantismus
⇒ Cushing-Syndrom: Stammfettsucht, Striae medullaris, Mondgesicht, Büffelnacken, arterielle Hypertonie, kleinflächige Hautblutungen (Ekchymosen), Glukoseintoleranz, Osteoporose, Myopathie
Zusätzlich: Frauen: Zyklusstörungen, Amenorrhoe, Hirsutismus
Männer: Libidoverlust, Impotenz
Kinder: Verzögertes Wachstum, verspätete Pubertät
⇒ MSH-produzierende Tumoren: Hyperpigmentation der Haut
⇒ TSH-produzierende Tumoren: Thyreotoxische Krise

⇒ **Hypophysäre Insuffizienz** (Panhypopituitarismus = komplette Hypophysenvorderlappeninsuffizienz = Morbus Simmonds oder partieller Hypopituitarismus):
- **sekundärer Hypogonadismus** (Libido- u. Potenzverlust, Oligo-/Amenorrhoe)
- sekundäre Hypothyreose (Kälteempfindlichkeit, Obstipation, rauhe Haut)
- sekundäre Nebennierenrindeninsuffizienz (Adynamie, Hypotonie)
Weitere Zeichen: Fehlen der sekundären Geschlechtsbehaarung, Falten um Mund und Auge, verminderte Leistungsfähigkeit, Antriebsarmut, blasse Hautfarbe (durch Anämie)
⇒ Ausfall der Neurohypophyse ⇨ Diabetes insipidus

Diag: 1. Anamnese, endokrine Symptome und klinische Untersuchung
2. Röntgen: Schädelübersicht, Sella-Zielaufnahme u. konventionelle Tomographie ⇨ **erweiterte Sella turcica** ("Ballonsella"), Auflockerung der Schädelbasis bei großem Adenom
CCT mit koronaren Schichten ⇨ erweiterte Sella, mit KM Enhancement des nativ hypodensen Tumors
Angiographie präoperativ
3. NMR ⇨ Nachweis von intrasellären Mikroadenomen
4. Labor: STH, LH, FSH, ACTH, Cortisol, TSH, Prolaktin
- Morbus Cushing ⇨ ACTH und Cortisol erhöht
- Prolaktinom ⇨ Prolaktin erhöht (> 100 ng/ml)
- Akromegalie ⇨ STH erhöht (> 5 µg/ml)
5. VEP (visuell evozierte Potentiale) und Perimetrie (= Gesichtsfeldbestimmung) zur Verlaufskontrolle der Gesichtsfelddefekte

Ther: • Konservativ: Mikroadenome (< 7 mm), die Prolaktin produzieren, können mit Prolaktinhemmer (Bromocriptin, Pravidel® od. Lisurid, Dopergin®) behandelt werden ⇨ Zyklusnormalisierung, Schwangerschaft mögl.
Primäre Radiatio nur bei sehr alten Patienten mit zu hohem Op-Risiko indiziert
Kommt es unter der konservativen Bromocriptin-Therapie bei Prolaktin-produzierendem Mikroadenom zur Schwangerschaft ⇨ regelmäßige Prolaktin-Serumspiegel-Kontrollen und Visus- sowie CCT-Kontrolle zw. 20. und 30. Schwangerschaftswoche
• Operativ: Ind: Makroadenome (> 10 mm)
- Zugang: **Transsphenoidal** (über den Nasen- oder Mundvorhof zur Keilbeinhöhle, deren Vorder- und Hinterwand (= Sellaboden) eröffnet wird)
- Transkraniell ⇨ bei großen Adenomen, die para- oder retrosellär oder nach frontal ausgedehnt sind
- Mikrochirurgische Entfernung: Bei Mikroadenomen Entfernung des Adenoms unter Schonung der restlichen Hypophyse
- Prolaktin-produzierende Makroadenome: Vorbehandlung und Nachbehandlung mit Bromocriptin, operative Entfernung wie oben
- Makroadenome mit invasivem Wachstum ⇨ Nachbestrahlung
• Selbsthilfegruppen: Netzwerk Hypophysen- & Nebennierenerkrankungen, Krankenhausstr. 12, 91054 Erlangen, Tel.: (0 91 31) 85 61 02, Internet: http://www.uni-erlangen.de/glandula

Prog: Auch nach Op sind Rezidive mögl., Op-Risiko bei mikrochirurgischem Eingriff 1 %, Heilungsrate ca. 80 %.

Kompl: ∗ **Hypophyseninsuffizienz** bei sehr großen Adenomen, Diabetes insipidus
∗ **Verschlusshydrozephalus** bei Kompression des Foramen interventriculare MONROI
∗ Hämorrhagische Infarzierung, Tumorblutung ("Hypophysenapoplexie")
Op: ∗ **Hypophyseninsuffizienz** bei der Op von Makroadenomen (bei Mikroadenomen kann die Hypophysenfunktion meist erhalten werden)
∗ Nachbestrahlung ⇨ Entwicklung einer Hypophyseninsuffizienz mit einer Latenz von 3 - 5 Jahren

Proph: ♥ Bei Patienten mit Hypophyseninsuffizienz müssen folgende Hormone substituiert werden (eine Kontrolle des Hormonstatus erfolgt 4 - 8 Wo. und ½ Jahr postoperativ): Kortison, L-Thyroxin, Testosteron bei Männern, Östrogen bei Frauen

♥ Bei Diabetes insipidus: Desmopressin-Nasenspray (Minirin®)

DD: – Kraniopharyngeome (Erdheim-Tumor, insb. im Kindes- u. Jugendalter), Meningeome
– Morbus Cushing: Nebennieren-Adenom, -Karzinom, -Hyperplasie, paraneoplastisch (klein-zelliges Bronchial-Karzinom, Schilddrüsen-, Leber-, Mamma-, Inselzellen-Karzinom), medi-kamentös bedingt (Cushingoid durch Überschreiten der sog. Cushing-Schwellen-Dosis bei Steroiden), Störung des hypophysären/hypothalamischen Regelkreises
– Hormonproduzierende Tumoren: Karzinoide, Paraneoplasie
– Sheehan-Syndrom: Kollaps des Hypophysenvorderlappens unter der Geburt ⇒ Hypophy-seninsuffizienz

KRANIOPHARYNGEOME

Syn: Erdheim-Tumor, Schminke-Tumor, Rathke-Taschen-Tumor, ICD-10: D44.4

Ät: – Missbildungstumor
– Virusgenese mit Epstein-Barr-Virus-Infektion

Path: ♦ Dignität: G I (benigne), Kalkeinlagerungen und Zysten (cholesterinreiche Flüssigkeit) häufig, haben eine feste Kapsel, langsames Wachstum, gehören zu den Missbildungstu-moren **(embryonales Gewebe = dysontogenetischer Tumor von Resten des Duct.craniopharyngeus** = RATHKE-Tasche mit epithelartigen Zellen)
♦ Histo: Zystische Schnittfläche mit Mikroverkalkungen
♦ Lok: Gehen vom **Rachendach** aus und liegen intra-oder suprasellär (oder selten in beiden Gebieten = sanduhrförmig)

Epid: ◊ Prädisp.alter: 10. - 25. LJ.
◊ Etwas mehr Männer betroffen (= 3:2)

Klin: ⇒ **Kopfschmerzen**, insb. in der Stirnregion
⇒ **Hypophysenvorderlappeninsuffizienz, Diabetes insipidus**
⇒ **Gesichtsfeldausfälle:** Skotome, Quadrantenanopsie, Chiasmasyndrom ➪ bitemporale Hemianopsie bis zur beidseitigen Optikusatrophie
⇒ Hypothalamuskompression (Babinski-Fröhlich-Syndrom ➪ Adipositas, Hypogenitalismus, Minderwuchs, Sehstörungen)
⇒ Verschlusshydrozephalus (internus) bei Kompression des Foramen MONROI (Übelkeit, Stauungspapille)
⇒ *Kinder:* Verzögertes Wachstum (STH-Mangel durch Hypophysenvorderlappeninsuf-fizienz), vergrößerter Schädel mit klaffenden Schädelnähten

Diag: 1. Anamnese und klinische Untersuchung: Stauungspapille, Gesichtsfeldausfälle?
2. Röntgen: Schädel zeigt **aufgeweitete Sella** mit fleckigen intra-/suprasellären Kalk-einlagerungen
CCT: Solider/zystischer Tumor mit **Verkalkungen** und KM-Enhancement
3. Augen-Konsil: Perimetrie

Ther: • Operativ: Transkranieller frontotemporaler Zugang, Totalexstirpation
• Evtl. Nachbestrahlung bei nicht vollständiger Entfernung (insg. 53 Gy)

Prog: Gut bei Totalexstirpation

DD: Hypophysentumoren, Meningeome

RETIKULUMZELLSARKOME

Syn: **Primäre ZNS-Lymphome**, primär malignes Lymphom des ZNS (gehören nach der Kiel-Klassifikation zu den sonstigen Non-Hodgkin-Lymphomen), ICD-10: C83.3

Path: ◆ Dignität: **Hoch maligne** (G IV), diffus infiltrierend wachsend, gehäuft bei **HIV-Infektion** oder Immunsuppression (z.B. nach Transplantationsmedikation) vorkommend
◆ Fast 100%iger Nachweis von Epstein-Barr-Virus-DNA, in 50 % d.F. auch humanes Herpes-Virus-8
◆ Histo: Meist **B-Zell-Lymphome** mit **undifferenzierten Blasten**
◆ Lok: Insg. keine bevorzugte Lokalisation, am häufigsten im Frontal- oder Parietallappen, **diffuse Absiedlungen** im Marklager und in den Liquorräumen

Epid: M = w und in jedem Alter vorkommend, sehr selten

Epid: ◊ Prädisp.alter: HIV-assoziiert um 30. LJ. (m > w), sonst > 50. LJ. (m = w)
◊ Sehr selten (in den letzten Jahren jedoch zunehmend), ca. 2 % aller Hirntumoren

Klin: ⇒ Abhängig von der Lokalisation, häufig **psychopathologische Veränderungen** und zerebelläre Symptome
⇒ Die neurologischen Defizite sind rasch progredient, fortgeschritten Hirndruckzeichen

Diag: 1. Anamnese (HIV-Infektion, Immunsuppression) und klinische Untersuchung
2. Röntgen: CCT multiple KM-anreichernde iso- bis hyperdense Raumforderungen, geringes Begleitödem, im NMR häufig weitere Absiedlungen zu erkennen
3. Liquorpunktion (Pleozytose und Eiweißerhöhung) und immunzytologische Untersuchung
4. Hirnbiopsie: Versuch der Gewinnung einer Histologie
5. Augen-Konsil: Spaltlampenuntersuchung zum Ausschluss eines intraokulären Befalls

Ther: Konservativ: Kombiniert systemische und ggf. auch intrathekale (über einen Ventrikelzugang) **Chemotherapie** mit Cytosin-Arabinosid + Methotrexat und **Strahlentherapie** (40 Gy)
Unter Gabe von Glukokortikoiden kann sich zeitweise der Tumor zurückbilden.
Keine Op. indiziert, da diffuse Lok. und keine Überlebenszeitverlängerung

Prog: Insg. **schlecht**, auch unter Kombinationstherapie nur kurze Remissionszeiten (15 - 18 Monate), 5-JÜR ca. 30 %, bei HIV-assoziiertem Lymphom extrem schlecht (3 Monate)

Kompl: * Liquoraussaat maligner Zellen und intraokuläre Lokalisation
* Kombinationstherapie: Leukenzephalopathie

DD: Lymphome als intrakranielle Metastasen

MONSTREZELLENSARKOM

Path: ◆ Dignität: Hoch **maligne** (G IV) mit Infiltration der Dura mater und extrakranieller Metastasierung, sehr seltener Hirntumor
◆ Lok: Hirnstamm

Epid: Prädisp.alter: 10. - 20. LJ., etwas mehr Männer betroffen

Klin: Hirnstammsymptome (Hirnnervenausfälle, Verschlusshydrozephalus)

Diag: 1. Anamnese (schnelle Entwicklung der Symptome) und klinische Untersuchung: Hirnnervenstatus
2. Röntgen: CCT

Ther: Versuch der Exstirpation und Radiatio, insg. aber schlechte Prog.

INTRAZEREBRALE METASTASEN

Syn: *Sekundäre bösartige Neubildung des Gehirns und der Gehirnhäute* ICD-10: C79.3

Ät: In der Reihenfolge ihrer Häufigkeit
- **Bronchialkarzinom** (Männer, insb. Kleinzeller)
- **Mammakarzinom** (Frauen)
- Leukosen, Lymphome
- Nierenzellkarzinom
- **Malignes Melanom** (höchste relative Metastasierungsrate in das ZNS)
- Karzinome des Urogenitaltraktes (insb. Prostatakarzinom, Hodentumoren, Chorionkarzinom, ebenfalls hohe relative Metastasierungsrate in das ZNS)
- Schilddrüsenkarzinome
- Karzinome des Magen-Darm-Traktes (selten, metastasieren meist zuerst in die Leber)
- *Kinder:* Neuroblastom, Wilms-Tumor

Path: ♦ Dignität: **Maligne,** meist sind die zerebralen Metastasen entdifferenzierter als der Primärtumor mit vielen Gefäßen und Nekrosen
♦ In 50 - 75 % d.F. sind die Metastasen bei klinischer Manifestation bereits **multipel** (und damit inoperabel)
♦ Die Metastasierung erfolgt meist **hämatogen,** selten per continuitatem im Bereich des Rückenmarks bei Bronchial- oder Mammakarzinomen oder cerebral bei Tumoren des Gesichts oder des Halses
♦ Lok: **Marklager** des Groß- (¾ d.F.) und Kleinhirnes (¼), an den **Hirnhäuten** (Meningeosis carcinomatosa od. leucaemica, insb. bei fortgeschrittenem Stadium mit Bevorzugung der Hirnbasis)

Epid: ◊ Die Metastasen machen je nach Alter **5 - 20 %** aller Hirntumoren aus
◊ Prädisp.alter: 40. - 60. LJ., m > w

Klin: ⇒ Keine spezifischen Symptome, sie sind abhängig von der Lokalisation, entwickeln sich im Allgemeinen **schnell** mit Bewusstseinstrübung, Verwirrtheit, organischen Psychosen
⇒ Supratentoriell ⇨ Kopfschmerzen, epileptischer Fokus, neurologische Ausfälle (Hemiparesen, Hemihypästhesie, Aphasie)
⇒ Infratentoriell (Kleinhirn) ⇨ Ataxie, Nystagmus, Dysarthrophonie, Störung der Feinmotorik, Verlegung der Liquorwege durch Okklusion ⇨ Hydrozephalus mögl.
⇒ Meningeosis leucaemica od. carcinomatosa ⇨ Hirnnervenausfälle, Meningismus, Kopfschmerzen, Liquorstauung

Diag: 1. Anamnese: Bekannter Primärtumor, auch schon länger zurückliegend?
2. Neurologische Untersuchung: Ausfälle?
3. **Diagnostik entsprechend des Primärtumors** und Staging bezgl. anderer Metastasierungsstationen: Rö-Thorax, Sono-Abdomen, Skelett-Szintigraphie, Gastroskopie, Koloskopie, gynäkologische Untersuchung
4. EEG: Herdbefund und Allgemeinveränderungen mögl.
5. Röntgen: **CCT** mit KM starkes Enhancement und ausgeprägtes **perifokales Ödem,** die Metastasen können solide sein, aber auch zystische Formationen (Nekrosen, hämorrhagische Infarzierungen, ringförmige Kontrastmittelanreicherung) enthalten
6. Liquorpunktion: Zum Ausschluss eine Meningeosis carcinomatosa ⇨ Tumorzellen im Liquor?, hoher Eiweißgehalt
7. Histo: Kann bei der Suche eines unbekannten Primärtumors und dem Nachweis einer Meningealkarzinose hilfreich sein sowie Bestimmung von Tumormarkern (CEA, ß-Glukuronidase, β_2-Mikroglobulin)

Ther: • Konservativ: Bei radiosensitiven Primärtumoren (z.B. Lymphomen) ⇨ Radiatio (55 Gy)
• Polychemotherapie wenn der Primärtumor chemosensibel ist, intrathekale Chemotherapie bei Meningeosis carcinomatosa mit Methotrexat + Cytosin-Arabinosid

- Med: **Steroide** (Dexamethason, Fortecortin® 4 x 4 mg/Tag p.os) zur Verminderung des Hirnödems
- Operativ: Ind: **Solitäre** Metastase ohne weitere disseminierte systemische Metastasen und wenn die Prognose des Primärtumor nicht infaust ist
  - Solitäre Großhirnmetastase ⇨ transkranieller Zugang und Resektion
  - Solitäre Kleinhirnmetastase ⇨ subokzipitaler Zugang und Resektion
  - Postoperativ evtl. Nachbestrahlung
  - Bei Hydrozephalus/Hirndruck ⇨ Anlage eines Ventrikulo-atrialen/peritonealen Shunts

Prog: Abhängig vom Primärtumor, insgesamt aber **sehr schlecht**, nur ca. 5 %ige 5-JÜR (mittlere Überlebenszeit ohne Op 3 Mo., mit Op 6 - 8 Mo.). Eine extrem schlechte Prognose liegt bei einer Meningealkarzinose vor (mittlere Überlebenszeit 1 Monat, mit intrathekaler Chemotherapie um 6 Monate).

Kompl: * **Meningeosis** blastomatosa / carcinomatosa / sarcomatosa / leucaemia (= Meningealkarzinose), Befall der Liquorräume (insb. bei Lymphomen, Leukämie, Bronchial-, Mammakarzinomen und Melanomen), Ther: intrathekale Chemotherapie und Radiatio
* Hirnmassenblutung durch Arrosion von Gefäßen
Op: * Neurologische Defizite durch die Resektion

DD: – Primäre Hirntumoren
- Hirnabszess, Granulome, parasitäre Raumforderungen
- Multiple Sklerose
- Metastasen im Bereich des knöchernen Schädels (osteoklastisch = osteolytisch oder osteoplastisch)

SPINALE TUMOREN

Syn: Rückenmarktumoren, engl. spinal cord tumours, ICD-10: Gutartig D33.4, bösartig C72.0

Anatomie: Je nach Lokalisation im Rückenmark können unterschiedliche Bahnen (efferente Bahnen = absteigend/motorisch od. afferenten Bahnen = aufsteigend/sensibel) mit verschiedener Klinik betroffen sein. Segmental kann auch die graue Substanz geschädigt werden mit neurologischen Ausfällen des betroffenen Segmentes.

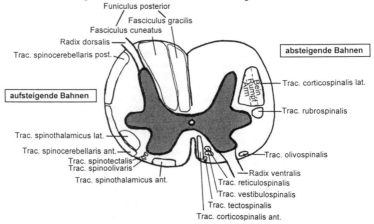

Funiculus posterior
Fasciculus gracilis
Fasciculus cuneatus
Radix dorsalis
Trac. spinocerebellaris post.
absteigende Bahnen
Trac. corticospinalis lat.
aufsteigende Bahnen
Trac. rubrospinalis
Trac. spinothalamicus lat.
Trac. spinocerebellaris ant.
Trac. spinotectalis
Trac. spinoolivaris
Trac. spinothalamicus ant.
Trac. olivospinalis
Radix ventralis
Trac. reticulospinalis
Trac. vestibulospinalis
Trac. tectospinalis
Trac. corticospinalis ant.

Etlg: Nach der Häufigkeit der **primären Tumoren:**

Neurinome (im Hals- u. Brustmark, meist von der Radix dorsalis ausgehend, als "Sanduhrgeschwulst", wenn intradural und aus dem Foramen intervertebrale herauswachsend), Neurofibrome (multipel)

Meningeome (im Hals- u. Brustmark, Ausdehnung meist dorsolateral über mehrere Segmente erstreckend)

Ependymome (intramedullär)

Gliome: Astrozytome, Oligodendrogliom, Glioblastom (alle intramedullär)

Metastasen:

Metastasen in den Wirbelkörpern sind häufig aufgrund des hohen Knochenmarkanteils in den Wirbelkörpern (= alle liegen extramedullär, extradural), ausgehend von Bronchial-, Mamma-, Prostata-, Uterus-, Magen-, Nieren- oder Schilddrüsenkarzinom, Plasmozytom, Sarkome, Pancoast-Tumor

Metastasen anderer Primärtumoren im Rückenmark (intramedullär) oder einer Meningeosis carcinomatosa (extramedullär, intradural) sind sehr selten

Path: ♦ Allgemein: Spinale Tumoren sind seltener als intrakranielle (1:6) und häufiger in der Dignität gutartig

♦ Kompression ⇨ direkte, primäre **Markerweichung** und durch Minderdurchblutung (= sekundäre) bei Kompression der spinalen Arterien

♦ Lok: 50 % im Bereich des **Thorakalmarkes**, 25 % lumbal, 25 % zervikal
Intramedullär (10 %), meist Gliome und Ependymome
Extramedullär - intradural (60 %), meist Neurinome und Meningeome
Extramedullär - extradural (30 %), meist maligne Wirbelkörperprozesse

Epid: ◊ Prädisp.alter: 30. - 60. LJ.
◊ Primäre Rückenmarktumoren sind mit einer Inzidenz von 1/100.000 sehr selten.

Klin: ⇨ Metastasen: Radikuläre (segmentale, gürtelförmige) **Schmerzen** einer Körperseite bei Tumor in der Nähe einer sensiblen Rückenmarkwurzel (Radix dorsalis), evtl. Provokation durch Husten od. Pressen, bei Progredienz schlaffe Lähmung (Wurzelkompressionssyndrom, radix ventralis) der dem Segment zugeordneten Muskulatur (typisch für extramedulläre, extradurale Prozesse = Wirbelprozesse durch maligne Knochenmetastasen) sowie spastische Lähmung, Sensibilitätsstörung unterhalb der Läsion und Blasenentleerungsstörung (absteigende Bahnen)

⇨ **Querschnittslähmung** langsam progredient entwickelnd, spinale Automatismen bei Tumoren zentral im Rückenmark ⇨ spastische Parese, Hyperreflexie, Pyramidenbahnzeichen, Blasenlähmung

⇨ A.spinalis-anterior-Syndrom mit Blasenstörung bei Tumor ventral im Spinalkanal = segmental schlaffe Parese und kaudal spastische Paresen und bilaterale dissoziierte Sensibilitätsstörung (= Störung des Schmerz- und Temperaturempfindens durch Schädigung des Trac.spinothalamicus, intaktes Druck- und Berührungsempfinden sowie Tiefensensibilität, da intakte Hinterstränge)

⇨ Brown-Séquard-Syndrom bei lateralen Tumoren im Spinalkanal = ipsilaterale spastische Parese und dissoziierte Sensibilitätsstörung (ipsilaterale Störung der Tiefensensibilität und kontralaterale Störung von Schmerz- und Temperatursinn)

⇨ Störung der Tiefensensibilität bei dorsalen Tumoren im Spinalkanal

⇨ Halsmarktumoren: Nacken- u. Hinterkopfschmerzen, Schmerzen in den Armen/Händen, positives Nackenbeugezeichen, hohe Querschnittslähmung (oberhalb HWK 6) mit Tetraparese der Arme und Beine, ggf. Hirndruckentwicklung u. Lähmung kaudaler Hirnnerven

⇨ Pancoast-Tumor: Von der Lungenspitze ausgehend auf den Armplexus und später auf die untere Halswirbelsäule übergreifend ⇨ Armschmerzen, Plexuslähmung, HORNER-Syndrom (Ptosis, Miosis, Enophthalmus), später Querschnittssymptomatik

⇨ Brustmarktumoren: Paraparese der Beine, gürtelartige Schmerzen im betroffenen Segment, strumpfhosenförmige Sensibilitätsstörung

⇨ Lumbalmarktumoren: Periphere Lähmung der Beine

⇒ Konussyndrom (Syn: Conus medullaris-Syndrom): Tumoren im Bereich des Conus medullaris (in Höhe LWK 1 - 2) mit schlaffem Sphincter ani, Urin- und Stuhlinkontinenz, Ausfall des Analreflexes, perianalen Sensibilitätsstörungen und Reithosenanästhesie (keine Paresen der Beine, Lähmung der Mm.glutaei)

⇒ Kaudasyndrom (Syn: Cauda equina-Syndrom): Tumoren im Bereich der Cauda equina (in Höhe LWK 3 bis S5) mit peripherer schlaffer Lähmung der Beine (je nach Höhe der Raumforderung), doppelseitigem Ischiasschmerz, reithosenartiger Hypästhesie, Blasen- und Mastdarmentleerungsstörung, Impotentia coeundi (erektile Impotenz und Ejakulationsunfähigkeit).

Diag: 1. Anamnese (längerdauernde Beschwerden?) und klinische Untersuchung: Paresen, Sensibilitätsstörungen, Pyramidenbahnzeichen

2. Röntgen: Wirbelsäulenabschnitt in 2 Ebenen, HWS in 4 Ebenen (mit Foramina intervertebralia, sog. Schrägaufnahmen), ggf. Myelographie (Füllungsdefekte) und **CT** (Wirbelkörpermetastasen osteolytisch oder auch osteoplastisch bei Mamma- u. Prostatakarzinomen), spinale Angiographie bei Gefäßprozessen

3. **NMR** zur genauen Höhenlokalisation insb. von intramedullären Tumoren

4. Knochenszintigraphie: Bei V. a. Wirbelsäulenmetastasen

5. Neurologisches Konsil mit SEP des N.tibialis und N.medianus und Liquorpunktion: Eiweißvermehrung bei Neurinomen und bei Liquorstop, maligne Zellen im Punktat

Ther: • Med: Glukokortikoide (Dexamethason, Fortecortin® 4 x 4 mg/Tag p.os) zur Minderung eines Ödems

• Operativ:
– Ependymome und Gliome: Versuch der operativen Entfernung und postoperative Radiatio
– Neurinome und Meningeome: Operative Entfernung
– Wirbelsäulenmetastasen: Radiatio, Chemotherapie je nach Primärtumor, ggf. partielle osteosynthetische Wirbelsäulenverblockung (Resektion, Ersatz mit autologem Knochenspan, Fixateur interne) zur Stabilisierung und Schmerzlinderung
– Pancoast-Tumor: Präoperative Radiatio, Operation, postoperative Radiatio bei meist nicht vollständiger Tumorentfernung
– Postoperativ: Krankengymnastik, Reha-Maßnahmen, Hilfsmittel

Prog: Neurinome haben eine sehr gute, Wirbelsäulenmetastasen eine schlechte Prognose.

Kompl: ∗ Kompression der spinalen Arterien (insb. d. A.spinalis ant.), insb. bei extramedullären Tumoren ⇨ akute Querschnittssymptomatik durch **sekundäre Markerweichung** mögl.

∗ Destruktion der Wirbelkörper bei Wirbelsäulenmetastasen ⇨ pathologische Frakturen, Knickkyphose, Subluxation mit akuter Querschnittssymptomatik mögl.

∗ Querschnittslähmung: Kontrakturen der spastischen Muskulatur, Inaktivitätspneumonie, paralytischer Ileus, Harnwegsinfekte, Dekubitus

Op: ∗ Meningeale Narben mit neurologischen Ausfällen

DD: – "Einfacher" Rückenschmerz (Myogelosen), Bandscheibenprotrusion, Bandscheibenprolaps
– Granulome der Wirbel, Spondylitis tuberculosa mit Gibbus
– Dermoide, Epidermoide (meist extradural), Lipome intradural
– Epidurale Abszesse (hämatogene Streuung, Staphylococcus aureus): Rückenschmerzen, Schonhaltung der Wirbelsäule, paravertebrale Myogelosen, Querschnittslähmung bei intraspinaler Ausbreitung, Ther: operative Ausräumung und systemische Antibiose
– Entzündliche Myelitis (Querschnittsmyelitis)
– Spinale Gefäßprozesse: spinale Angiome, arteriovenöse Fehlbildungen, Varicosis spinalis, Hämangioblastom, vaskuläre Myelopathie
– Zervikale Myelopathie, Syringomyelie, Arachnopathie (Verwachsungen der Arachnoidea)
– Spastische Spinalparalyse (Erb-Charcot-Krankheit) durch Degeneration des 1. motorischen Neurons im Cortex mit Paraspastik, Hyperreflexie, Pyramidenbahnzeichen
– Funikuläre Myelose, amyotrophische Lateralsklerose, spinale Form der Multiplen Sklerose
– Chronische Polyneuropathie der Cauda equina (Elsberg-Syndrom)

WURZELKOMPRESSIONSSYNDROME

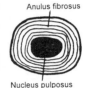

Anulus fibrosus

Nucleus pulposus

Syn: Spinale radikuläre Syndrome, Bandscheibenvorfall, Bandscheibenprotrusion, Bandscheibenprolaps, Nucleus pulposus-Prolaps (NPP),
Diskusprolaps, Diskushernie, Hernia nucleus pulposus, *Bandscheiben-
schäden* ICD-10: Zervikal M50.2, thorakal + lumbal M51.2

Anatomie: Die Bandscheiben (Disci intervertebrales) bestehen aus einem
faserverstärkten bindegewebigen **Ring** (Anulus fibrosus) und
einem zentralen **Gallertkern** (Nucleus pulposus).

Ät: – Degenerative Prozesse (Degeneration der Bandscheiben,
spondylotische Veränderungen)
– Traumatisch (z.B. HWS-Schleudertrauma, Wirbelfrakturen)
– Knochenmetastasen, Rückenmarktumoren

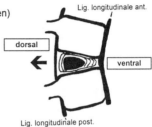

Lig. longitudinale ant.

dorsal

ventral

Lig. longitudinale post.

Path: ♦ **Protrusio** ⇨ Vorwölbung einer Bandscheibe, z.B.
mechanisch durch Verbiegung der Wirbelsäule
nach ventral (s. Abb.)
♦ **Diskusprolaps** ⇨ Vorfall einer Bandscheibe, bzw.
des gallertigen Nucleus pulposus (dieser durchbricht dabei den Anulus fibrosus). Dadurch **Einengung** des **Foramen intervertebrale mit dem Spinalnerven** (lateraler Prolaps) oder Einengung und
Kompression des Spinalkanales (medialer Prolaps)
♦ **Arthrotische Veränderungen** an den Grund- und Deckplatten der Wirbelkörper (Spon-
dylose, Osteochondrose) oder Zwischenwirbelgelenken (Spondylarthrose) oder den Un-
kovertebralgelenken der HWS (Unkarthrose) ⇨ **Osteophyten** (Randwülste) ⇨ Einengung
der Foramina intervertebralia oder des Spinalkanales (= Wirbelkanalstenose)
♦ **Lok:** NPP ⇨ 90 % **lumbal**, 10 % **zervikal**, 0,2 % thorakal
♦ **Lumbal:** (ICD-10: M51.2) **L5** häufigstes und **S1** häufig, L4-Syndrom seltener ⇨ alle meist
Bandscheibenvorfälle
L4-Syndrom ⇨ Bandscheibe zwischen LWK 3 und 4 betroffen (die Nervenwurzel selbst
tritt zwischen LWK 4 u. LWK 5 seitlich aus, wird aber im Verlauf ein Segment höher ge-
schädigt)
L5-Syndrom ⇨ Bandscheibe zwischen LWK 4 und 5 betroffen
S1-Syndrom ⇨ Bandscheibe zwischen LWK 5 und Os sacrum (S1) betroffen
♦ **Zervikal:** (ICD-10: M50) **C6** und **C7** je ca. 35 %, C8-Syndrom 25 % ⇨ alle eher spondyloti-
sche Veränderungen als Bandscheibenvorfälle
C6-Syndrom ⇨ Spondylose/Bandscheibe zwischen HWK 5 und 6 betroffen
C7-Syndrom ⇨ Spondylose/Bandscheibe zwischen HWK 6 und 7 betroffen
C8-Syndrom ⇨ Spondylose/Bandscheibe zwischen HWK 7 und BWK 1 betroffen

Epid: Bandscheibenprozesse: schon junge Erwachsene betroffen, mit dem Alter zunehmend

Etlg # Nach der Lokalisation der Schädigung (s. Abb.):
- Medialer Prolaps: Kompression auf das Rückenmark
⇨ Myelopathie, Kaudasyndrom
- Mediolateraler Prolaps: Kompression auf das
Rückenmark und Spinalnerv
- Lateraler Prolaps: Kompression auf den Spinalnerv
⇨ Radikulopathie
Nach der Art der Schädigung:
Soft disc = Nucleus pulposus-Prolaps
Hard disc = Kompression von Spinalnerven oder dem
Spinalkanal durch knöchernen Prozess, z.B. Spondyl-
arthrose mit Osteophyten der Wirbelplatten od. kleinen
Wirbelgelenke

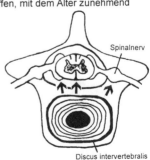

Spinalnerv

Discus intervertebralis

Klin: ⇒ <u>Allgemein:</u> **Schmerzen** (LWS: Lumbalgie, Ischialgie, HWS: Nackenschmerzen), Parästhesien ("Ameisenlaufen"), sensible (im betreffenden Dermatom Hypästhesie und Hypalgesie) und motorische **Ausfälle** (Paresen der Kennmuskeln, Abschwächung anderer Muskeln), Reflexabschwächung/-verlust.

⇒ Zusätzliche Provokation radikulärer Syndrome, z.B. durch Kopfverkippung, Lasègue-Manöver (Dehnungsschmerz), Husten mögl.

⇒ **Cave!** Alarmzeichen sind beginnende **Lähmungen**, plötzliches Verschwinden des Schmerzes mit zunehmender Hypästhesie (⇨ *Wurzeltod*) oder **Blasen-** (Retention)/ **Mastdarmstörungen** (Sphinkterlähmung)!

ZERVIKALE RADIKULÄRE SYNDROME

Wurzel	Sensibilitätsstörung	Kennmuskeln	Kennreflex
C6	Radialseite Ober- und Unterarm, Dig. I	M.biceps M.brachioradialis	Bizepssehnen-reflex
C7	Vorderarmmitte Dig. II bis IV	M.triceps	Trizepssehnenreflex
C8	Ulnarseite Unterarm Dig. IV u. V	Mm.interossei	(TSR)

LUMBOSAKRALE RADIKULÄRE SYNDROME

Wurzel	Sensibilitätsstörung	Kennmuskeln	Kennreflex
L4	Außenseite Oberschenkel Innenseite Unterschenkel	M.quadriceps M.tibialis ant.	Patellarsehnen-Reflex
L5	Außenseite Unterschenkel Fußrücken, Großzehe	M.extensor hallucis long., M.ext.digitorum M.gluteus medius	Tibialis posterior-Reflex
S1	Unterschenkel laterodorsal laterale Fußkante	M.triceps surae M.gluteus max.	Achillessehnen-Reflex

Diag: 1. Anamnese (Trauma, Rotationsbewegung, schweres Heben, Sprung aus großer Höhe, frühere Lumbago od. Ischialgien, chiropraktische Behandlung, Lähmungen, Störung der Blasen- und Mastdarmfunktion?) und klinische Untersuchung: Tastbare Myogelosen (Muskelverspannungen mit Circulus vitiosus: Verspannung führt zu Schmerz, der wiederum zu mehr Verspannung), Klopfschmerzhaftigkeit, schmerzhafte Bewegungseinschränkung u. Schiefhaltung (Skoliose) od. Steilhaltung (HWS) der Wirbelsäule. **Kennmuskelschwäche, Sensibilitätsstörung** im betroffenen Segment (s. Abb.) und **Muskeleigenreflexabschwächung**

Lasègue-Zeichen (= Flexion im Hüftgelenk bei L5- u. S1-Syndrom) od. umgekehrtes Lasègue-Zeichen (= Hyperextension im Hüftgelenk bei L4-Syndrom) positiv (= schmerzhaft). Schober- (LWS) od. Ott-Zeichen (HWS) vermindert

L4: Bein anheben, z.B. um auf einen Stuhl zu steigen, nicht mögl.

L5: Steppergang (Fallfuß) ⇨ Hackengang nicht mögl., M.gluteus med.-Schwäche ⇨ Stehen auf dem Bein der betroffenen Seite nicht möglich (bei beidseitigem Ausfall ⇨ Trendelenburg-Hinken)

S1: Stehen auf den Zehenspitzen (Plantarflexion) nicht möglich auf der betroffenen Seite, Bügeleisengang (Abrollen und anheben des Fußes erschwert)

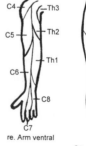

re. Arm ventral

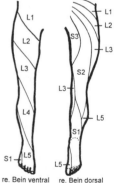

re. Bein ventral   re. Bein dorsal

2. Röntgen: Betroffener Wirbelsäulenabschnitt nativ in 2 Ebenen (a.p. u. seitlich), bzw. bei HWS in 4 Ebenen (zusätzlich 2 Aufnahmen, sog. Schrägaufnahmen von den re. u. li. Foramina intervertebralia ⇨ spondylotische Randzacken, Einengung der Foramina?) CT (bessere knöcherne Beurteilung) od. NMR (bessere Weichteil-/Myelonbeurteilung) im betroffenen Segment
Myelographie od. Myelo-CT zur Beurteilung der Nervenwurzeln

3. Neurologische Untersuchung mit **EMG** und **NLG**: Bestimmung der Erregungsleitung der betroffenen Nervenwurzel, SEP: verzögerte Überleitung und Schweißsekretionstest: bei radikulären Syndromen normal, da sich die sympathische Innervation der Schweißsekretion außerhalb der Nervenwurzel dem peripheren Nerv anlegt (bei peripheren Nervenläsionen pathologisch = vermindert).

Ther: • Konservativ: Bettruhe, lokale Wärmeapplikation, Analgetika/Antiphlogistika (z.B. Diclofenac od. Ibuprofen), Neuraltherapie mit Xylocain- od. Lidocain-Injektionen (Xyloneural®) i.c. paravertebral, Myotonolytika (z.B. Tetrazepam, Musaril®) für 2 - 3 Wochen, elektrische Nervenstimulation (TENS), Massagen, intensive **Krankengymnastik** und Bewegungstherapie (**aktives Rückentraining**), Haltungsschule ⇨ Stärkung der Rücken- und Bauchmuskulatur, Vermeiden von Fehlhaltungen und -belastungen (z.B. beim Tragen von schweren Lasten)
LWS: **Stufenbett** (= Würfel unter den Unterschenkeln, so dass diese rechtwinklig zu den Oberschenkeln liegen ⇨ Entlastet die Wirbelsäule)
HWS: Halskrawatte (Schanz-Verband) vorübergehend zur Entlastung der Wirbelsäule

Stufenbett

• Chemonukleolyse des Nukleus pulposus mit Chymopapain mögl., N: Anaphylaxie
• Operativ: Ind: Nachgewiesener NPP mit eindeutigen **motorischen Ausfällen, Blasen-** od. **Mastdarmstörungen** ⇨ Notfall-Op. innerhalb von 24 Std.!
Nur relative Op-Ind: therapieresistenter Schmerz oder rezidivierende Beschwerden
– LWS: Mikrochirurgische Op mit 3 - 4 cm langer Längsinzision, Darstellung des Wirbelkanals (Entfernung des Lig.flavum), Entfernung des prolabierten Bandscheibensequesters
– HWS-Hard disc: Erweiterung der Foramina intervertebralia (Foraminotomie)
– HWS-Soft disc: Zugang v. ventral, Entfernung des Bandscheibensequesters, ggf. Verblockung mit kortikospongiösem Span
– Wirbelkanalstenose: Laminektomie (Entfernung eines Teils des Wirbelbogens)

Prog: Op mit guter Prognose (75 % d. Pat. werden beschwerdefrei), Rezidiv in 5 % d.F., die konservative Therapie neigt häufiger zu Rezidiven.

Kompl: * Zervikale radikuläre Syndrome: Parese der Zwerchfellmuskulatur (C4) mögl.
* Konussyndrom (Syn: Conus medullaris-Syndrom, betrifft unteren Teil des Myelons): Lähmung der Mm.gluteae, Reithosenanästhesie, Blasen- und Mastdarmlähmung
* Kaudasyndrom (Syn: Cauda equina-Syndrom, betrifft die Nervenfaserbündel gebildet von L2-S5): Schlaffe Parese und Sensibilitätsstörung der Beine (Kontrakturen, Dekubitus), Blasen- und Mastdarmlähmung (Harnwegsinfekte, Restharnbestimmung)
* **Wurzeltod** ⇨ dem Pat. geht es plötzlich "besser", da die Schmerzen weg sind
Op: * Blutung oder Verletzung des Myelons oder der Spinalnerven, Diszitis
* Rezidiv
* Postdiskotomiesyndrom: Meist diffuse und bilaterale radikuläre/pseudoradikuläre oder vertebragene Beschwerden (durch Arthrose der Wirbelgelenke, die durch die fehlende Bandscheibe und die damit verbundene Höhenminderung vermehrt belastet werden)

DD: – Zervikale radikuläre Syndrome:
Plexusläsion (obere = Erb-Duchenne-Lähmung ist DD zu C5 u. C6, untere = Klumpke-Déjerine-Lähmung DD zu C7 u. C8)
Periphere Nervenläsion (N.radialis ist DD zu C6, N.medianus - DD zu C7, N.ulnaris – DD zu C8)

Zervikale Myelopathie = chronische Schädigung des Myelons im HWS-Bereich (s.u.)
Syringomyelie
– Lumbosakrale radikuläre Syndrome:
Plexusläsion (Plexus lumbosacralis)
Periphere Nervenläsion (N.femoralis ist DD zu L4, N.peronaeus - DD zu L5, N.tibialis - DD zu S1)
Spondylolisthesis (Wirbelgleiten, meist LWK 5)
Syndrom des engen Spinalkanals (mit Kaudasyndrom) bei < 10 mm im a.p. Bild
– Spinale Tumoren, Blutungen/Hämatome/Angiome im Spinalkanal
– Entzündlich: Discitis intervertebralis, TBC, Abszesse, Neuroborreliose
– Juxta-Facett-Zysten: Synovialzysten der Intervertebralgelenke od. Lig.flavum-Zysten
– Facettensyndrom: Schmerz ausgehend von den kleinen Wirbelgelenken ohne neurologische Ausfälle
– Amyotrophische Lateralsklerose, funikuläre Myelose
– Polymyalgia rheumatica
– Psychogener Rückenschmerz

PERIPHERE NERVENLÄSIONEN

Syn: Verletzungen sind im ICD-10 je nach Lokalisation von S04 - S94 kodiert, Mononeuropathien, z.B. Engpasssyndrom an der oberen Extremität ICD-10: G56, an der untere Extremität G57

Anatomie: Ein Nerv besteht aus einem od. mehreren Bündeln von parallelverlaufenden Nervenfasern = **Axone** (diese sind bei markhaltigen Nerven von einer Myelinscheide umgeben). Die einzelne Nervenfaser wird von einem bindegewebigen **Endoneurium** umgeben. Die Nervenfasern sind zu Faszikeln zusammengefasst von dem bindegewebigen **Perineurium** und ggf. von einem **Epineurium** bei mehreren Nervenfaserbündeln umgeben.

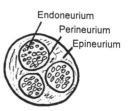

Endoneurium
Perineurium
Epineurium

Ät: – Äußere **Druckeinwirkung**, z.B. "Parkbanklähmung", in Narkose oder Koma, **Engpasssyndrome** (Karpaltunnel, Supinatorloge, Sulcus ulnaris, Guyon-Tunnelsyndrom, Tarsaltunnel, s.u.), bestimmte Tätigkeiten (Berufs-/Beschäftigungslähmungen), Kallusbildung an Frakturen, Kompartmentsyndrom (= ischämische Muskelkontraktur), Hämatome
– Zug in axialer Richtung = Zerrung des Nerven, z.B. bei Gelenkluxationen, Frakturen mit starker Fehlstellung
– Heftige **Quetschung**, Scharfe **Durchtrennung** (Stich- od. Schnittverletzung), vollständige Zerreißung/Zerstörung (Defekt**fraktur**, Schuss- od. Splitterverletzungen, Amputation)
– **Iatrogene** Läsion: **Injektionen** ("Spritzenlähmung", insb. N.ischiadicus), **operativ** z.B. radikale Tumorchirurgie, schlecht sitzender und eng anliegender **Gips**, Strahlenfibrose
– Lokale Infektion, Abszess
– Ischämische Schädigung (Ischämie der Vasa nervorum)

Path: Einteilung nach SEDDON (1943), Kombinationen und Teilstörungen sind mögl.

Neurapraxie =	Funktionsstörung des Nerven ohne Kontinuitätsverlust (z.B. durch Druckschädigung), gute Regeneration, Erholung meist in 1 - 4 Monaten
Axonotmesis =	Axone unterbrochen, Perineurium erhalten ⇨ Waller-Axondegeneration, Regeneration möglich (Erholungszeit 4 - 18 Monate)
Neurotmesis =	Axone und Nervenhüllgewebe durchtrennt, häufig Neurombildung, ohne Op keine Regeneration

Epid: Häufigste periphere Nervenläsion in Friedenszeiten ist die Ulnarislähmung.

Etlg: Nervenverletzung nach SUNDERLAND (1951)

Grad I: Leitfähigkeitsverlust bei erhaltenem Axon, vollständig reversibel

Grad II: Axon durchtrennt, distaler Anteil degeneriert, erhaltenes Endoneurium, vollständig reversibel

Grad III: Axon unterbrochen und degeneriert + Endoneurium durchtrennt, nur langsame und unvollständige Erholung (typische Läsion bei Zug)

Grad IV: Vollständige Zerstörung der internen Struktur des Nervs, nur Peri-/Epineurium ist erhalten. Indikation für chirurgische Versorgung (Nervennaht)

Grad V: Kontinuitätsverlust des Nervs, Besserung nur mit chirurgischem Vorgehen (Nervennaht, autologe Nerventransplantation)

Klin: ⇒ **Schlaffe motorische Paresen** und/oder **sensible Ausfälle (scharf begrenzt** im Versorgungsgebiet des betroffenen Nerven)
⇒ Schmerzen, Parästhesien, Dysästhesien
⇒ Vegetative Störungen, z.B. aufgehobene Schweißsekretion, livide Hautfarbe

Diag: 1. Anamnese: Verletzungshergang, Lokalisation, Vorschäden (Diabetes mellitus, Alkoholabusus, Drogen, toxische Substanzen, Medikamente) und klinische Untersuchung: Sensible Ausfälle, Haltungsbesonderheiten, motorische Paresen, muskuläre Atrophien, Muskeleigenreflex-Ausfall, vegetative Störungen ⇨ Schweißsekretionstest (Ninhydrin) Beweglichkeit aktiv u. passiv prüfen ⇨ aktive **Kraftgrade**: 5 = normale Kraft, 4 = Bewegung gegen leichten Widerstand, 3 = Anheben gegen Schwerkraft, 2 = Bewegung unter Aufhebung d. Schwerkraft, 1 = Kontraktionen ohne Bewegung, 0 = keine Muskelaktivität
2. Neurologisches Konsil mit EMG: Akut keine Potentiale, **Denervierungspotentiale** (Fibrillationspotentiale = **pathologische Spontanaktivität** bei Kontinuitätsunterbrechung nach 1 - 2 Wo. durch Überempfindlichkeit der denervierten Muskelfasern auf Acetylcholin), Reinnervationspotentiale (sog. Riesenpotentiale bei Regeneration nach einigen Monaten). NLG: Vermindert (Druckschädigung) bis aufgehoben (Kontinuitätsunterbrechung)
3. Röntgen bei V. a. knöcherner Verletzung und ggf. lokal CT/NMR zur Lokalisationsdiagnostik bei unklarem Befund

Ther: • Konservativ: Korrekte Lagerung, ggf. Schienen zur Ruhigstellung, Elektrostimulation (Reizstrom bei völlig denerviertem Muskel), **krankengymnastische Bewegungsübungen** sowie physikalische Therapie zur Vermeidung von Kontrakturen und Gelenkversteifungen. Hilfsmittel: z.B. spezielles Besteck, Greifwerkzeuge, Orthesen
Med: Kausale Ther. nicht mögl., bei Parästhesien kann α-Liponsäure (Thioctacid®) oder Carbamazepin (Tegretal®) versucht werden. Vit.-B-Präparate (werden häufig gegeben) letztlich aber nur bei Vitaminmangel indiziert.
• Operativ: Ind: Grad IV + V, primäre Naht nur bei frischer sauberer Schnittverletzung sonst als sekundäre Naht ca. 4 - 8 Wochen nach dem Trauma
– Frische Schnittverletzung: Mikrochirurgische Nervenadaptation (Koaptation) durch **spannungsfreie** End-zu-End-Anastomose von einzelnen Perineurium-Faszikelgruppen
– Bei Defekten (oder nicht möglicher spannungsfreier End-zu-End-Adaptation): Defektüberbrückung durch autologe Nerventransplantate (z.B. N.suralis)
– Engpasssyndrome (s.u.): Dekompression des Nerven, Neurolyse bei fibrotischem Gewebe um den Nerven
– Überprüfung von NLG u. EMG zur Beurteilung d. Koaptationsergebnisses nach 6 Mon.

Prog: Axonale Regeneration nach mikrochirurgischer Rekonstruktion **1 - 3 mm/Tag** (⇨ Regeneration dauert Monate): HOFFMANN-TINEL-Zeichen = von distal nach proximales Beklopfen der Haut über dem Nervenverlauf ⇨ "Elektrisieren" über den frisch ausgesprossten marklosen Axonen zeigt Erfolg und Stand der Regeneration an.

Kompl: ∗ Ausbildung von Kontrakturen
∗ **Neurombildung**: Ungeordnete Aussprossung der Nervenenden ⇨ Schmerzen, Ther: Neuromresektion. Pseudoneurom durch Vermehrung von endoneuralem Bindegewebe.
∗ Phantomschmerz: Nach Amputationen häufig (zentrales Engramm der Gliedmaße?), bei elektiver Amputation werden Lokalanästhetika zur Prophylaxe eingesetzt

* Kausalgie: Entsteht durch Kurzschlüsse zwischen vegetativen und sensiblen Fasern bei unvollständiger Nervenläsion. Klin: intensiver Schmerz, durch äußere Reize provozierbar, Parästhesien, **vegetativ trophische Störungen**, Ther: Haloperidol (Haldol), Akupunktur, Sympathikusblockade od. -resektion

Op: * Nach axonaler Regeneration können falsche Muskelgruppen vom Nerv angesprochen werden **(Synkinesen** = pathologische Mitbewegungen) ⇨ Bewegungen müssen neu gelernt und geübt werden (z.B. Fazialistraining)

DD: – Spinale Muskelatrophie, amyotrophische Lateralsklerose (ohne sensible Störungen), intraspinale Raumforderungen, Syringomyelie
– Radikuläre Beschwerden, Plexus-Verletzungen
– Polyneuropathie (mehrere Nerven betroffen)
– Sudeck-Syndrom (insb. am UA) = sympathische Reflexdystrophie
– Kompartment-Syndrom (insb. UA und US)
– Psychogene Lähmungen (konversionsneurotisch, dissoziative Bewegungsstörung)

KARPALTUNNELSYNDROM

Syn: CTS (engl. carpaltunnel syndrome), Medianuskompressionssyndrom, Karpalkanalsyndrom, genuine Daumenballenatrophie, ICD-10: G56.0

Anatomie: Der Karpaltunnel (**Canalis carpi**) wird gebildet aus den Handwurzelknochen und dem darüber gespannten **Lig.carpi transversum** = Retinaculum flexorum (vom Os hamatum + Os pisiforme [= Eminentia carpi ulnaris] zum Os trapezium + Os scaphoideum [= Eminentia carpi radialis] ziehend) = osteofibröser Kanal. Er enthält alle Sehnen der langen Fingerbeuger (außer dem M.palmaris longus) und den **N.medianus**.

Ät: – Hämatome, Tendosynovitis, Polyarthritis, Dermatomyositis, Sklerodermie, Arthrose der Handwurzelknochen, Überbeanspruchung (z.B. Schneider, Tischler, Gehen an Armstützen), Tumoren im Karpaltunnel, abnorme Muskel- od. Sehnenverläufe
– Schnitt-, Quetschverletzungen an der Beugeseite des Handgelenkes
– Frakturen/Luxationen d. Handwurzelknochen od. d. distalen Radius, Hyperextensionstrauma im Handgelenk
– Endokrin-metabolisch: Schwangerschaft (Ödemneigung), hormonelle Umstellung (Klimakterium), hormonale Kontrazeptiva, Urämie, Hyperurikämie, Diabetes mellitus, Myxödem (Hypothyreose), Akromegalie, Amyloidosen, Paraproteinämie bei Myelosen, Mukopolysaccharidosen, Alkohol ⇨ ödematöse Verquellung des Karpaltunnelbinnenraumes
– Iatrogen: Arteriovenöse Fistel zur Hämodialyse (dilatierte Venen)

Path: ♦ **Kompression des N.medianus** im Karpaltunnel (Druckläsion, Engpasssyndrom), evtl. + Fibrose des Epineurium (umhüllendes Bindegewebe des Nerven ⇨ Einschnürung des N.medianus)
♦ Funktion des N.medianus-Endastes: Motorisch an der Hand: M.abductor pollicis brevis, M.opponens pollicis ⇨ bei Läsion Daumenballenmuskelatrophie (Thenaratrophie), sensibel: Ventral Dig. I - III und radiale Seite des Dig. IV, dorsal Endglied Dig. II, III (s. Abb.)

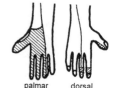

palmar   dorsal

Epid: ◊ Re. > li. und auch beidseits mögl., **w > m**
◊ Prädisp.alter: 40. – 50. LJ. und während der Schwangerschaft

Klin: ⇒ **Schmerzen, Parästhesien** der Finger I - III, insb. **nachts** (mit Ausbreitung auf den Arm mögl., sog. **Brachialgia paraesthetica nocturna**), die Pat. versuchen häufig Linderung durch Ausschütteln der Hand zu erreichen
⇒ Morgendliche Steifigkeit der Finger, evtl. Schwellung der Hand/Finger, trophische Störungen (z.B. Hypohidrosis)

⇒ **Thenarmuskelatrophie** im fortgeschrittenen Stadium (keine Schwurhand!, da das Karpaltunnelsyndrom eine distale Medianusläsion ist, die Schwurhand tritt nur bei prox. Schädigung auf)
⇒ Einteilung nach GERL u. FUCHS (1980)

Stadium I:	Schmerzen u. Parästhesien
Stadium II:	Taubheitsgefühl
Stadium III:	Taubheitsgefühl + partielle Thenarmuskelatrophie
Stadium IV:	Komplette Plegie und Atrophie des M.abductor pollicis brevis

Diag: 1. Anamnese (nächtliche Schmerzen, Vorerkrankungen, Trauma, Stoffwechselstörungen), und klinische Untersuchung: **HOFFMANN-TINEL-Zeichen:** Beklopfen des Karpaltunnels führt zu Dysästhesien (elektrisierender Schmerz), Phalen-Test: starke Extension od. Flexion im Handgelenk für ca. 1 Min. kann ebenfalls Parästhesien auslösen
N.medianus-motorische Prüfung: **Flaschenzeichen** (M.abductor pollicis brevis-Parese ⇨ Flasche kann nicht richtig umfasst werden, s. Abb.), **opponieren** des Daumens mögl.? (s. Abb.), Thenaratrophie?

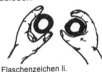
Flaschenzeichen li.

2. Röntgen: Ausschluss knöcherner Verletzung des Handgelenks
3. Labor: Ausschluss internistischer Erkrankungen (s.o. Ät.)
4. Neurologisches Konsil: EMG, NLG (Verlängerung der sensiblen und motorischen Nervenleitgeschwindigkeit sowie Denervierungszeichen in der Thenarmuskulatur)

Opponieren des Daumens

5. Sonographie und CT: Vermessung des Karpaltunnels mögl.
6. Schweißsekretionstest (Ninhydrintest): im Innervationsgebiet an der Hand vermindert

Ther: • Konservativ: Nächtliche Ruhigstellung mit einer dorsalen Unterarmschiene, Glukokortikoid-/ Lokalanästhetikaeinspritzungen (Lok: radial der Palmarissehne, die oberflächlich liegt und gut sichtbar ist, da sie ganz außerhalb des Retinaculum flexorum liegt, im Bereich der Handwurzel eingehen), Antiphlogistika (z.B. Diclofenac, Voltaren®)
• Operativ: Ind: Möglichst frühzeitig (ab Stad. II), um bleibende Schäden (Muskelatrophien) zu verhindern. Op in i.v.-Regionalanästhesie und Blutsperre.
– Spaltung des Lig.carpi transversum (wird heute auch als *endoskopische Op* durchgeführt, bringt jedoch keine eindeutigen Vorteile und ist teurer)
– Evtl. zusätzlich Neurolyse (Entfernung komprimierenden Gewebes zur Entlastung des N.medianus, z.B. bei Fibrose des Epineurium)

Prog: Gut bei frühzeitiger Therapie

Kompl: ∗ Muskelatrophie der Thenarmuskulatur
Op: ∗ Verletzung des N.medianus od. von Beugesehnen, Sudeck-Syndrom, Rezidiv

DD: – Durchblutungsstörungen (AVK, Ergotismus, Raynaud-Syndrom)
– Vertebragene Schmerzen (**C7-Syndrom**)
– Läsion des N.medianus an anderer Stelle: Pronator-teres-Syndrom (prox. Ulna), N.interosseus-ant.-Syndrom, kongenitale Thenaratrophie
– Loge-de-Guyon-Syndrom (Läsion des *N.ulnaris* im Handgelenksbereich)

SUPINATORTUNNELSYNDROM

Syn: M.supinator-Engpasssyndrom, engl. supinator tunnel syndrome, ICD-10: G56.3

Ät: – Mechanische Dauerbeanspruchung (Pro- + Supination, z.B. Tennisspielen)
– Traumatisch: Frakturen, Hämatom, entzündliche Prozesse
– Tumoren: Neurinom, Lipome, Fibrome

Path: **Druckschädigung** (Engpasssyndrom) des **Ramus profundus** des **N.radialis** beim Durchtritt durch den M.supinator am Unterarm

Klin: ⇨ Zunehmend progrediente Kraftminderung bis **Lähmung der Extensoren** am Unterarm (meist an den ulnaren Fingern beginnend) ⇨ partielle Fallhand, bzw. Fallfinger (keine komplette Fallhand, da der M.extensor carpi radialis longus noch innerviert ist)
⇨ Keine Sensibilitätsstörungen (rein motorische Parese des Ramus profundus)

Diag: 1. Anamnese (repetitive Bewegungen?) und klinische Untersuchung: Fallhand/Extensorenschwäche, Druckschmerz prox. über dem M.supinator
2. Neurologisches Konsil: EMG, NLG (Verlängerung der Nervenleitung)
3. Röntgen: Ausschluss eines knöchernen Prozesses im Bereich der Kubitalregion

Ther: • Konservativ: Ruhigstellung (OA-Gipsschiene), NSA
• Operativ: Ind: Versagen der konservativen Therapie
– Darstellung des N.radialis beim Durchtritt durch den M.supinator
– Spaltung der Frohse-Arkade ⇨ **Dekompression** des R.prof.n.radialis, ggf. Neurolyse
– Postoperativ: OA-Gips für 3 Tage

Prog: Gut

DD: – **Radialislähmung** anderer Genese (s.o.): Plexus-brachialis-Läsion, Krückenlähmung, Humerusschaftfraktur, Parkbanklähmung ("paralysie des ivrognes"), Blei-Intoxikation
– C6-Syndrom
– Epikondylitis, Muskel- und/oder Sehnenverletzung (insb. M.extensor pollicis long. = "Trommlerlähmung")

N.ULNARIS-ENGPASSSYNDROME

Syn: Ulnarisparese, engl. paralysis of the ulnar nerve, ICD-10: G56.2

Anatomie: **N.ulnaris** (C8-Th1, Fasciculus medialis)
Motorisch: M.flexor carpi ulnaris, M.flexor prof. dig. IV u. V, Mm.
interossei u. lumbricales (Streckung der Mittel- u. Endglieder der
Finger), M.adductor pollicis, M.abductor u. M.opponens dig. V
Sensibel: Palmar: ulnare Hälfte Dig. IV und Dig. V, dorsal: Dig.
IV u. V (s. Abb.)

palmar   dorsal

Ät: – **Sulcus-ulnaris-Syndrom** Ulnarisrinnensyndrom, **Drucklähmung**, z.B. durch häufiges Aufstützen auf den Ellenbogen, nächtliches Schlafen auf dem angewinkelten Ellenbogen, bettlägerige od. bewusstlose Pat.), ellenbogengelenknahe Frakturen, Ellenbogengelenkarthrose, Cubitus valgus od. Sulcus-ulnaris-Anomalien (⇨ Luxation d. N.ulnaris aus d. Sulcus)
– **Loge de Guyon** (liegt zwischen Os pisiforme und dem Hamulus ossis hamati): Kompression im Canalis n.ulnaris am Handgelenk bei Hyperextension, z.B. **Radfahrerlähmung**
– Distale Humerusfraktur, Schnitt od. Stichverletzungen am ulnaren Teil des Handgelenkes

Klin: ⇨ **Krallenhand** (überstreckte Grundphalangen. leichte Beugung der Mittel- und Endphalangen, insb. an Dig. IV u. V mit Abduktionsstellung)
und sichtbare Muskelatrophien an den Spatia interossea u. Hypothenar
(Dig. V)
⇨ Parästhesien Dig. IV ulnar u. V sowie an der Handkante, nächtliche
Schmerzen im Handgelenk

Krallhand

Diag: 1. Anamnese: Ellenbogenbeschwerden, Handgelenksbelastung?
Neurologische Untersuchung: HOFFMANN-TINEL-Zeichen pos. über der jeweiligen Läsionsstelle. Fingerspreizen (bei aktiv od. passiv gestreckten Fingern) nicht mögl. Froment-

Zeichen (Festhalten eines Papierblattes ist erschwert)
2. NLG: Verzögerte Nervenleitgeschwindigkeit
3. Röntgen: Ellenbogen und Handgelenk in 2 Ebenen, Tangentialaufnahme des Sulcus ulnaris

Ther: • Konservativ: Physiotherapie, Polsterung des Sulcus ulnaris zur Nacht
• Operativ: Neurolyse, bei Sulcus-ulnaris-Syndrom evtl. auch endoskopische Op. und ggf. Verlagerung des Nerven aus dem Sulcus ulnaris nach ventral in die Ellenbeuge

Prog: Druckläsionen haben eine gute Rückbildungstendenz.

DD: – C8-Syndrom (zusätzlich M.triceps-brachii-Parese)
– Plexus-brachialis-Verletzung
– Anatomische Anomalie am Oberarm: Processus supracondyloideus (Knochensporn oberhalb des Epicondylus med., Struther-Ligament) ⇨ Nervenreizung

---

TARSALTUNNELSYNDROM

Syn: Hinteres Tarsaltunnelsyndrom, engl. tarsal tunnel syndrome, ICD-10: G57.5

Anatomie: N.tibialis (aus N.ischiadicus) zieht mit seinem Endast hinter/unter dem Malleolus med. unter dem **Retinaculum musculorum flexorum** (Lig.laciniatum) zum Fuß

Ät: – Meist posttraumatisch (Sprunggelenkfraktur, OSG-Distorsion, Talus-Luxationsfraktur)
– Abnormer Gefäßverlauf (A.tibialis post.), rheumatische Ödeme
– Ohne spezielle Ursache

Path: Druckschädigung (Engpasssyndrom) des **N.tibialis** unter d. Retinaculum musculorum flexorum (Lig.laciniatum)

Klin: ⇒ Schmerzen und Sensibilitätsstörung am med. Fußrand und Fußsohle, Verstärkung meist beim Gehen
⇒ Diskrete Kraftminderung bis Parese der Fußsohlenmuskulatur, Senkung des Fußgewölbes, Krallenstellung der Zehen

Diag: 1. Anamnese (Trauma?) und klinische Untersuchung: Druckschmerz hinter dem Malleolus med. und im Verlauf des N.tibialis, pos. HOFFMANN-TINEL-Zeichen
2. Neurologisches Konsil: EMG, NLG (N.tibialis am med. Malleolus, M.abductor dig.min.: Verlängerung der Nervenleitgeschwindigkeit)
3. Schweißsekretionstest (Ninhydrin): Verminderte od. fehlende plantare Schweißsekretion

Ther: • Konservativ: Entlastung des med. Fußgewölbes durch Einlagen, therapeutische Leitungsblockade mit Lokalanästhesie (Bupivacain, Carbostesin®) im Bereich des Malleolus med.
• Operativ: Ind: Versagen der konservativen Therapie
– **Spaltung des Retinaculum musculorum flexorum,** ggf. Neurolyse
– Postoperativ: einige Tage elastischer Kompressionsverband, Hochlagerung des Fußes

DD: – Tibialislähmung anderer Genese: S1-Syndrom, proximale N.ischiadicus-Läsion, Tibiafraktur
– Posttraumatische arthrotische Beschwerden, Muskel- oder Sehnenverletzungen, Schmerzen bei Fußdeformitäten (z.B. Senkfuß, Fersenschmerz (Tarsalgie)
– Vorderes Tarsaltunnelsyndrom: Kompression (z.B. durch zu enges Schuhwerk) des N.peronaeus prof. am Fußrücken unter dem Lig. retinaculum extensorum ⇨ Sensibilitätsstörung am Spatium interosseum Dig. I dorsal, Parese der Mm.ext.dig.brev.
– Morton-Neuralgie: Verdickung (Neurom) im Bereich der Nn.digitales plantares communes ⇨ elektrisierende Schmerzen zw. Metatarsus (meist) III u. IV an der Fußsohle, Ther: Entlastende Polsterung oder chirurgische Resektion des Neuroms

KINDERCHIRURGIE

ÖSOPHAGUSATRESIE

Def: Fehlen der Speiseröhre / bzw. bindegewebiger Strang, in 90 % kombiniert mit einer ösopha-go-trachealen Fistel, ICD-10: Q39

Ät: Kongenitale Fehlbildung

Path: ♦ Differenzierungsstörung in der 4. - 6. Gestationswoche
♦ Häufig **kombiniert** (in über 40 % d.F.) mit kardiovaskulären, gastrointestinalen (Duo-denal- od. Analatresie) od. urologischen **Fehlbildungen** oder Wirbel- od. Extremitäten-missbildungen und Frühgeburtlichkeit (in ca. 30 % d.F.)
♦ Lok: Meist **Ösophagusatresie Typ III B** (90 % d.F.) mit Fistel zw. Trachea und/oder Magen, der Ösophagus endet blind.

Epid: ca. 1:3.000 Geburten

Etlg: Formen der Ösophagusatresie nach VOGT, 1922 (s. Abb.)
Typ I (selten) u. II (ca. 8 %): Komplette Atresie des Ösophagus ohne Fistel
Typ III (90 % d.F.): **Komplette Atresie des Ösophagus mit** verschiedenen **Fistel**möglichkeiten
H-Fistel (ca. 4 %): Fistel zwischen Ösophagus u. Trachea bei durchgängigem Ösophagus

Ohne Fistel   Mit Fistel

I   II   IIIA   **IIIB**   IIIC   H-Fistel

Klin: ⇒ Neugeborenes: **Schaumig-blasiger Schleim vor dem Mund**, Hustenanfälle, Dyspnoe, vorgewölbtes Abdomen (durch Luftübertritt in den Magen bei gastro-trachealen Fisteln)
⇒ Mutter: Polyhydramnion (= vermehrtes Fruchtwasser [> 2.000 ml], da der Foetus dieses nicht verschlucken kann) als Hinweis auf eine Ösophagusatresie

Diag: 1. Anamnese und klinische Untersuchung: **Sondierung des Ösophagus**
2. Röntgen: Thorax in 2 Ebenen, Ösophago-/Bronchographie mit wasserlöslichem! Kon-trastmittel
3. Endoskopie: insb. zur Erkennung einer H-Fistel

Ther: • Präoperativ: Bis zur Op halbsitzende Position des Kindes, kontinuierliches Absaugen von Speichel, evtl. Frühintubation
• Operativ: Ind: grundsätzlich gegeben
– Zugang: 4. ICR rechts

- Typ III: End-zu-End-Anastomose der beiden Ösophagussegmente und Verschluss der trachealen Fistel
- Bei weit klaffenden Ösophagussegmenten (Typ I u. II): Anlage einer Magenfistel zur Ernährung. Interposition eines Kolontransplantates oder Bougierungstherapie des oberen Blindsackes zur Ausdehnung und späteren End-zu-End-Anastomose.
- H-Fistel: Durchtrennung der Fistel und Verschluss von Ösophagus und Trachea
- Postoperativ: Nahrungsaufbau ab dem 10. postop. Tag

Prog: Bei reifen Neugeborenen fast 100 %ige Heilungschance, bei zusätzlichen Fehlbildungen, Lungenkomplikationen und Frühgeborenen liegt die Überlebensrate bei 40 %

Kompl: * **Aspirationspneumonie, Atelektasen**
* Peptische Läsionen im Respirationstrakt durch Magensekret bei gastro-trachealer Fistel
Op: * Anastomoseninsuffizienz (Nahtinsuffizienz)
* **Anastomosenstenose** ⇨ Bougierung
* Gastro-ösophagealer Reflux (bei nicht spannungsfreien Anastomosen)
* Ösophago-tracheale Rezidivfistel

DD: – Kongenitale Ösophagusstenose, Megaösophagus, Mekoniumileus
– Kardiaanomalien (insb. Kardiainsuffizienz ⇨ gastroösophagealer Reflux)
– Doppelter Aortenbogen mit Kompression des Ösophagus

PYLORUSSTENOSE

Syn: Spastisch-hypertrophe Pylorusstenose, Magenpförtnerkrampf, ICD-10: Q40.0

Anatomie: Der Pylorus (Pförtner) ist der Schließer (M.sphincter pylori) des Magens und trennt diesen vom Duodenum ab.

Path: ◆ Spasmus und Hypertrophie der Ringmuskulatur des Pylorus und der pylorusnahen Magenanteile
◆ Enteraler Säureverlust durch das Erbrechen ⇨ **metabolische Alkalose** (hypochlorämisch) ⇨ verminderte Ventilation zum Kompensationsversuch

Epid: M >> w (5:1), 3 auf 1.000 Neugeborene

Klin: ⇨ Symptome ab ca. 3. Lebenswoche: **Erbrechen im Strahl** od. Bogen (nach den Mahlzeiten = spastisches Erbrechen). Das Erbrochene riecht stark sauer und ist <u>nicht</u> gallig.
⇨ **Sichtbare Magenperistaltik** im Oberbauch, **tastbarer Tumor**
⇨ Greisenhaftes Aussehen und Stirnrunzeln der Säuglinge
⇨ Seltener Stühle (Hungerstuhl, Pseudoobstipation), verminderte Urinproduktion
⇨ Zunehmende Dehydratation, Gewichtsverlust, Dystrophie, Exsikkose
⇨ Verminderte Atmung zur Kompensation der metabolischen Alkalose
⇨ Atemstörungen, Bewusstseinseintrübung, Muskelhypotonie (= Coma pyloricum)

Diag: 1. Anamnese und klinische Untersuchung
2. Sonographie
3. Labor: **Metabolische hypochlorämische Alkalose** (pH > 7,45, HCO_3 > 28 mmol/l u. kompensatorischer CO_2-Anstieg), erhöhter Hkt, Hypokaliämie
4. <u>Röntgen:</u> Abdomenübersicht im Hängen ⇨ großer Magenschatten mit Luftblase, KM-Gabe: Verzögerter Übertritt in das Duodenum, feiner Pyloruskanal, Eindellung im Antrumbereich durch die Pylorushypertrophie

Ther: ◆ <u>Akut:</u> Flüssigkeits- und Elektrolytsubstitution, Korrektur des Säure-Basen-Haushaltes

- Konservativ: Bei leichten Fällen indiziert: Häufige kleine Mahlzeiten, sitzende Lagerung, Spasmolytikum (Methylscopolamin) vor jeder Mahlzeit, evtl. Sedierung
- Operativ: Ind: schwere Fälle nach Stabilisierung des Säuglinges
  - Pyloromyotomie nach WEBER u. RAMSTEDT: extramuköse Durchtrennung der Pylorusmuskulatur
  - Postoperativ: Langsamer Nahrungsaufbau beginnend ab 6 Std. postop.

Prog: Leichte Fälle einer Pylorusstenose heilen in einem Zeitraum von 3 Monaten oft spontan aus. Nach operativer Therapie sehr gute Prognose, Op-Letalität < 1 %

Kompl: **Coma pyloricum** durch metabolische Alkalose, Verlust von Chlor- und Kaliumionen, Exsikkose ⇨ Atemstörungen, Bewusstseinseintrübung, Muskelhypotonie

DD: – Hiatushernie, Kardiainsuffizienz (Roviralta-Syndrom = Kombination von Pylorushypertrophie und Hiatushernie/Kardiainsuffizienz), gastroösophagealer Reflux
- Duodenalatresie
- AGS (adrenogenitales Syndrom): Auch Erbrechen, zus. Genitalveränderungen, Elektrolytverschiebungen (Hyperkaliämie)
- Malrotation, Invagination
- Habituelles Erbrechen (Fütterungsfehler), Infektionen des MDT, intestinale Allergien, Stoffwechselstörungen, zerebrales oder reflektorisches Erbrechen

DARMATRESIEN

Ät: – Duodenalstenose: Atresie (= vollständige Unterbrechung), Membran, Pankreas anulare
- Lokale Schädigungen (z.B. nekrotisierende Enterokolitis) ⇨ Vernarbungen
- Invagination, Volvulus, Thrombosen ⇨ Dünndarmatresien

Epid: ◊ Duodenalatresie: 1:5.000 Geburten (gehäuft bei Trisomie 21)
◊ Dünndarmatresie: 1:7.000 Geburten
◊ Rektum-/Analatresie: 1:3.000 Geburten, m = w
◊ Häufig Kombination mit anderen urogenitalen Missbildungen (bis 70 % d.F.)

Etlg: # Duodenalatresie, ICD-10: Q41.0
Jejunoileale Atresie (= Dünndarmatresie), ICD-10: Q41.1
Kolonatresie, ICD-10: Q42.9
Rektum- und Analatresie ohne und **mit** Fisteln (Vulva/Vestibulum vaginae, Perineum, Vagina, Harntrakt), ICD-10: Q42.0 - Q42.3
Hoher anorektaler Verschluss: oberhalb der Puborektalschlinge (40 %) ⇨ Fisteln zu Blase, oder Scheide (meist keine äußere Fistel sichtbar)
Tiefer anorektaler Verschluss: unterhalb der Puborektalschlinge (60 %) ⇨ Fisteln zum Damm oder Vestibulum

Klin: ⇒ Duodenalatresie: Polyhydramnion der Mutter
Erbrechen: **Gallig** ⇨ Stenose distal der Papilla Vateri, nicht gallig ⇨ proximal d. Papille
Geblähter Oberbauch bei gleichzeitig eingezogenem Unterbauch,
bei Pankreas anulare zusätzlich Ikterus, Pankreatitis mögl.
⇒ Dünndarmatresie: galliges Erbrechen, geblähtes Abdomen
⇒ Kolonatresie: galliges/mekoniumhaltiges Erbrechen, geblähtes Abdomen, kein Mekoniumabgang
⇒ Rektum-/Analatresie: kein Mekoniumabgang, Verschluss des Anus sichtbar od. Anus fehlt, bei Fisteln Stuhl aus Harnröhre oder Vagina

Diag: 1. Anamnese und klinische Untersuchung: Anale Inspektion, Fistelsuche, Sondierung des Ösophagus

2. **Röntgen:** Abdomen und Thorax **in Kopfhängelage**
Duodenalatresie: **Double bubble** (Doppelspiegel durch Darstellung v. Magen u. Duodenum, übriger Darm ist luftleer)
Ab Dünndarmatresie: Spiegel
Rektum-/Analatresie: Abdomen seitlich n. Wangensteen in Kopftieflage, Kontrastdarstellung durch Punktion des Rektums (⇨ wie weit liegt das Rektum im Verhältnis zum M.puborectalis?), Fisteldarstellung (falls Fistel vorhanden)
3. **Sonographie**

Ther: • Akut: Bei jedem Verschluss legen einer Magensonde und kontinuierliche Absaugung zur Aspirationsprophylaxe, Ausgleich von Wasser- und Elektrolythaushalt
• Operativ: Ind: Jede Atresie muss operativ beseitigt werden
– Duodenalatresie: Duodeno-Duodenostomie (Seit-zu-Seit), bei Duodenalmembranen Duodenotomie und Exzision der Membran
– Dünndarmatresie: Resektion des betroffenen Abschnittes und End-zu-End-Anastomose
– Rektum-/Analatresie:
▪ Bei Unreife oder zusätzlicher Fehlbildungen ⇨ zunächst Anus praeternaturalis, dann endgültige Op im Alter von 6-12 Monaten
▪ Abdomino-perinealer Durchzug nach REHBEIN, Abdomino-sacro-perinealer Durchzug bei den hohen Formen
▪ Anoplastik bei den tiefen Formen und postoperative Langzeit-Bougierung

Prog: Anorektale Verschlüsse: Bei tiefer Form fast immer Kontinenzerhalt mögl., bei hoher Form in 50 % d.F., alle Atresieformen haben heute eine ca. 95 %ige Überlebensrate

Kompl: * Aspiration von Erbrochenem ⇨ Aspirationspneumonie
* Rektum-/Analatresie ⇨ tiefer Ileus (wenn keine Fistel vorhanden ist)
Op: * Rektum-/Analatresie: Kontinenzverlust ⇨ Ther: Evtl. Grazilisplastik

DD: – Ileus (bei Appendizitis, Adhäsionen, Briden, Mesenterialzyste, Meckel-Divertikel)
– Eingeklemmte Leistenhernie
– Spastisch hypertrophe Pylorusstenose
– Malrotation (Ther: Umwandlung der Malrotation in eine Nonrotation = Op nach LADD mit Durchtrennung des Ladd-Bandes, welches das Duodenum einengt),
– Volvulus (Darmverschlingung) ⇨ kann zur Nekrose des gesamten Dünndarmes führen
– Invagination, Darmduplikatur
– Mekoniumileus, Mekoniumpfropfsyndrom
– Megakolon = Morbus Hirschsprung, Mikrokolon
– Analstenose ⇨ Ther: Bougierung

INVAGINATION

Ät: – 90 % d.F. idiopathisch (funktionelle Störung?)
– Mögliche auslösende Ursachen: Meckel-Divertikel, Darmpolypen, Darmduplikatur, Hämatome (Purpura Schönlein-Henoch), vergrößerte mesenteriale Lk (Virusinfektion?), Adhäsionen, Tumoren

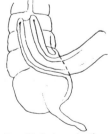

Path: ♦ **Einstülpung** eines Darmteiles in den folgenden kaudalen Darmteil ⇨ Abschnürung der Mesenterialgefäße mit Ödem, Stauungsblutung, Darmnekrose durch Ischämie
♦ Lok: Am häufigsten ileozäkale Invagination (das Ileum stülpt sich in das Zäkum, s. Abb.), auch multipel mögl.

ileozäkale Invagination

Epid: ◊ Prädisp.alter: 1. - 2. LJ., 80 % zwischen 6. und 12. Lebensmonat
◊ M > w (3:2)

Klin: ⇒ 1. Peritonealer Schock: **Akute kolikartige Schmerzen und Erbrechen aus voller Gesundheit**, verfallener Gesichtsausdruck, angezogene Beine (Schonhaltung), schweißbedeckte Haut
2. Symptomfreies Intervall
3. Mechanischer Ileus und rektaler Blutabgang (= Ombrédanne), aufgetriebener Bauch, galliges Erbrechen
⇒ Tastbarer Invaginatstumor

Diag: 1. Anamnese und klinische Untersuchung:
Palpation ⇨ tastbarer **walzenförmiger Tumor**
Rektale digitale Untersuchung ⇨ **blutiger Schleim** am tastenden Finger
2. Ultraschall: **Kokarden**-Phänomen
3. Röntgen-Abdomen: Kolon-KE (mit Gastrografin) ⇨ Abbruch des Kontrastmittels

Ther: • Konservativ: Einlauf mit NaCl-Lösung unter Ultraschallkontrolle oder Kolon-KE als therapeutische (und diagnostische) Maßnahme
• Operativ: Ind: Bei Versagen der konservativen Therapie unverzügliche Op!
– Operative Desinvagination (Reposition des prox. Darmabschnittes, Hutchinson-Handgriff)
– Resektion und End-zu-End-Anastomose bei nicht reponierbarer Invagination oder Infarzierung/Darmnekrose
– Postoperativ: Flüssigkeits- und Elektrolytsubstitution

Prog: Gut

Kompl * Abschnürung der Mesenterialgefäße
* Ischämie des betroffenen Darmabschnittes ⇨ Darmnekrose
* Mechanischer Ileus
* Peritonitis

DD: – Meckel-Divertikel
– Akute Gastroenteritis, Toxikose, Enterokolitis
– Purpura Schönlein-Henoch
– Tumoren, andere Ileusursachen

MEGAKOLON / MORBUS HIRSCHSPRUNG

Syn: Megacolon congenitum (= Morbus Hirschsprung), ICD-10: Q43.1

Path: ♦ Morbus Hirschsprung: Kurze oder langstreckige **Aganglionose** ⇨ funktionelle Stenose durch Ruhehypertonus (Sphinkterachalasie), ungeordnete Peristaltik ⇨ proximale Dilatation durch Aufstau
♦ Lok: Morbus Hirschsprung: 90 % Rektum und Sigma
Idiopathisches Megakolon: Stenosebereich unmittelbar am Anus

Epid: ◊ Morbus Hirschsprung: 1:2.000 – 1:5.000 Geburten, **m** >> w (= ca. 4:1), familiäres Vorkommen bekannt, Manifestation bereits im Neugeborenenalter mögl.
◊ Idiopathisches Megakolon: Kleinkindesalter

Etlg: # **Fehlen von Ganglienzellen**
– **Morbus Hirschsprung** (Aganglionose)
– Neuronale Kolondysplasie

Megakolon mit Ganglienzellveränderungen
- Chagas-Krankheit
- Degenerative Veränderungen

Megakolon ohne Ganglienzellveränderungen
- Sekundäres/**symptomatisches Megakolon** bei Atresien, Stenosen, Tumoren, Analstrikturen, zerebralen Schäden, neuromuskulären Schäden, Hypothyreose
- **Idiopathisches Megakolon** (psychogen?), segmentale Kolondilatation

Klin: ⇒ Morbus Hirschsprung: Chronische Obstipation, chronischer tiefer Ileus
Neugeborene: Mekoniumverhaltung, Erbrechen, Auftreibung des Leibes, sichtbare Peristaltik
Paradoxe Diarrhoe (explosionsartige Durchfälle) durch bakterielle Zersetzung und Verflüssigung des Stuhles
⇒ Idiopathisches Megakolon: Kleinkinder haben meist nur wenig Beschwerden, Obstipation mit unwillentlichem Stuhlabgang (Überlaufinkontinenz)

Diag: 1. Anamnese und klinische Untersuchung:
Rektal-digital ⇨ Morbus Hirschsprung: enger Enddarm, kein Stuhl enthalten
Idiopathisches Megakolon: Mit Stuhl prall gefüllte Ampulla recti
2. **Röntgen:** Abdomen, **Kolon-KE** ⇨ **enges Segment** und trichterförmiger Übergang in den dilatierten Megakolonanteil
3. **Elektromanometrie** ⇨ fehlende propulsive Wellen im verengten Darmabschnitt und fehlende Internusrelaxation
4. Koloskopie und Biopsie ⇨ Histologie (Ganglienzelldefekt, **gesteigerte Acetylcholinesteraseaktivität**)

Ther: • Konservativ: Therapieversuch mit Einläufen (Cave! Perforationsgefahr)
Bougierung akut (Ileus) u. evtl. auch Langzeitbougierung
• Operativ: Ind: Heilung bei Morbus Hirschsprung nur durch Op mögl., endgültige Op im Alter von 2 - 3 Monaten
- Morbus Hirschsprung: Resektion des aganglionären Darmabschnittes und tiefe kolorektale End-zu-End-Anastomose (REHBEIN-Op) oder Durchzugsoperation.
- Ileus: Akut Kolostomie und später Resektion (= zweizeitige Op)
- Partielle Sphinktermyektomie
- Postoperativ: Regelmäßige Nachkontrollen

Prog: Bei frühzeitiger Diagnose und Therapie im allgemeinen gut. Op-Letalität: ca. 2 %

Kompl: * Hämorrhagische, nekrotisierende **Enterokolitis, Darmperforation** durch Kotsteine
* Bakterielle Zersetzung des aufgestauten Stuhles ⇨ **profuse Durchfälle**
* Begleitmissbildungen der Harnorgane in 10 - 15 % d.F.
Op: * Darmperforation bei Bougierung
* Rezidivierender Subileus und Enterokolitiden

DD: - Zuelzer-Wilson Syndrom: Komplette Aganglionose des Kolons od. des gesamten Darmes
- Mekoniumileus, anorektale Verschlüsse

MEKONIUMILEUS

Syn: Engl. meconium ileus, ICD-10: P75

Anatomie: Mekonium ist der erste Stuhlgang des Neugeborenen. Er setzt sich aus intrauterin gebildetem Stuhl zusammen.

Ät: Früheste Manifestation einer **Mukoviszidose** (Syn: zystische Fibrose, häufigstes Erbleiden!, aut.-rez., Defekt auf Chrom. 7)

Path: ◆ Erhöhte Viskosität des mukösen Drüsensekrets und verminderte Resorption intestinaler Sekrete durch Fehlen der Pankreasenzyme ⇨ zähklebriges Mekonium
   ◆ Lok: Verschluss im terminalen Ileum, Dilatation der proximalen Dünndarmabschnitte

Epid: Mukoviszidose: 1:2.000 Kinder betroffen, 10 – 15 % davon entwickeln einen Mekoniumileus als Neugeborene

Klin: Neugeborenenileus: Aufgetriebenes Abdomen in den ersten Lebenstagen, galliges-, evtl. fäkulentes Erbrechen, fehlender Mekoniumabgang

Diag: 1. Anamnese und klinische Untersuchung: tastbare Mekoniummassen im Abdomen
   Rektal-digital: normaler Anus, aber fehlender Stuhl im Enddarm
   2. Röntgen: Abdomenübersicht im Hängen ⇨ geblähtes Jejunum, fleckige Verschattungen mit Luftbläschen (meist keine Spiegel), evtl. Kolon-KE zur Diag. u. Ther., das Kolon ist insg. eher klein = Mikrokolon
   3. Schweißtest: Erhöhter NaCl-Gehalt im Schweiß ist beweisend für die Mukoviszidose
   4. Mekoniumtest: Schnelltest zur Früherkennung der zystischen Fibrose (erhöhter Albumingehalt im Mekonium), gehört zur Vorsorgeuntersuchung **U2**

Ther: • Konservativ: Gastrografineinlauf zur Diagnostik und Therapie, Pankreasfermente
   • Operativ: Ind: Versagen des konservativen Therapieversuches
   – Laparotomie, Resektion des veränderten Ileumabschnitts und Anlage einer Ileostomie
   – Evtl. Anlage einer doppelläufigen Enterostomie bei Komplikationen
   – Anlage einer Doppelschlauchdrainage und postoperativ Spülung des aboralen Schenkels
   • Behandlung der Grundkrankheit Mukoviszidose: Prophylaxe pulmonaler Komplikationen (Bronchiektasen), Substitution von Pankreasfermenten bei Mukoviszidose

Prog: Insg. eher schlecht, 50 % der Kinder sterben in den ersten 6 Monaten, meist an pulmonalen Komplikationen.

Kompl: * Wandnekrose ⇨ Überdehnungsperforation ⇨ **Mekoniumperitonitis**
   * Mekoniumvolvulus, sekundäre Atresien

DD: – Mekoniumpfropfsyndrom (verzögerte Passage u. Mekoniumverhärtung unklarer Genese)
   – Andere intestinale Ileusursachen (z.B. Dünndarmatresie, Darmlageanomalien, kongenitales Megakolon)

OMPHALOZELE

Syn: Nabelschnurbruch, Exomphalos, Hernia funiculi umbilicalis, ICD-10: Q79.2

Def: Kongenitale Hemmungsmissbildung, bei der die Baucheingeweide eine extraperitoneale Lage beibehalten. Sie liegen in einem von Amnion überzogenen Bruchsack, der innen mit Peritoneum ausgekleidet ist.
   Zusätzliche Missbildungen sind häufig (obligat sind Rotationsstörungen des Darmes)

Epid: Häufigkeit 1:6.000

Ther: • Konservativ: Kleine Omphalozelen ⇨ Mebromin-Pinselungen (Mercuchrom®)
   • Operativ: Ind: größere Omphalozelen
   – Bruchpfortenverschluss durch Naht der muskuloaponeurotischen Bauchdecken
   – Bei sehr großen Omphalozelen kein Primärverschluss, da ein erhöhter Bauchinnen-

druck die Atmung beeinträchtigen könnte ⇨ in erster Op Deckung mit Haut (oder lyophilisierter Dura, Kunststoffnetze) erst später Verschluss der Bauchdecken, bzw. Bauchhöhlenerweiterungsplastik

Kompl:
* Ligatur von vorliegendem Darm beim Abnabeln
* Ruptur der Omphalozele
* Peritonitisgefahr bei der Mumifikation des Nabelschnurrests

DD:
– Nabelhernie (Persistenz der physiologischen Nabelhernie im 1. LJ.)
– Gastroschisis: Prolaps von Darmanteilen durch eine Lücke (meist rechtsseitig) neben dem Nabel. Therapie wie oben; Häufigkeit: 1:30.000
– Urachusfistel (Syn: Vesikoumbilikalfistel, persistierender Urachus): Involutionsfehlbildung des Urachus, der als embryonaler Allantoisgang von dem Blasenscheitel zum Nabel zieht; Klin: nässender Nabel, Granulombildung am Nabelgrund; Ther: Exzision des Ganges
– Nabelfisteln: Involutionsfehlbildung des Duct.omphaloentericus, s. Kap. Dünndarm

LIPPEN-KIEFER-GAUMEN-SPALTEN

Ät:
– Erbliche Disposition (Wiederholungsrisiko bei betroffenen Verwandten 1.Grades: 4 %)
– Embryopathie, Virusinfektion, Intoxikationen, Hypoxie, Medikamente (Zytostatika, Phenytoin, Glukokortikoide), Nikotin, Vitaminmangel, Überdosen von Vit. A u. E, ionisierende Strahlung
– Amniotische Membranen/Stränge (entstehen durch Ruptur des Amnions, selten: 1:10.000 Schwangerschaften), die mit dem Foetus verwachsen und durch Traktion zu Lippenkiefergaumenspalten oder Enzephalozelen führen

Path:
♦ **Ein- oder beidseitige Hemmungsfehlbildung** seitlich der Mittellinie bei der Verschmelzung der Gesichtsfortsätze in der 5. – 8. Embryonalwoche. Die linke Seite ist dabei doppelt so häufig befallen wie die rechte Seite.
♦ Häufig in **Kombination mit anderen Fehlbildungssyndromen**: Robin-Syndrom/Sequenz (Mikrogenie, Glossoptose und Gaumenspalte), Zungenbändchen, Retroposition der Mandibula, Mittelohrzysten
♦ Kiefer- und Gaumenspalten haben Verbindung zum Nasenraum ⇨ Phonationsstörungen

Epid:
◊ Häufigkeit: 0,8 % (Gaumenspalten) - 3 %. (Lippenspalten), m > w (3:2)
◊ Häufigste angeborene Fehlbildung des Kopfes und des Halses, zweithäufigste angeborene Anomalie des Körpers (nach den Gliedmaßenfehlbildungen)

Etlg:
Lippenspalte (Syn: Cheiloschisis, Labium fissum, Labium leporinum, "Hasenscharte"): Nichtverwachsensein der O-Lippe, meist seitl. der Mittellinie, ICD-10: Q36
Kieferspalte (Gnathoschisis)
Lippenkieferspalte (Cheilognathoschisis, ICD-10: Q37.1)
Gaumenspalte (Palatoschisis, Uranoschisis, Uranokoloboma, Palatum fissum, ICD-10: Q35): Spalte des hinteren embryonalen Gaumens
 – Nur weicher Gaumen betroffen (Velumspalte)
 – Weicher und harter Gaumen betroffen (typische Gaumenspalte)
Lippenkiefergaumenspalte (LKG-Spalte, Cheilognathopalatoschisis, "Wolfsrachen", ICD-10: Q37.5): Spalte des vorderen und hinteren embryonalen Gaumens
Gesichtsspalten (selten, 5:100.000 Geburten):
 – Schräge Gesichtsspalte (Meloschisis): Wangenspalte (zw. O-Lippe und Auge)
 – Quere Gesichtsspalte (Makrostoma): Vergrößerung (meist einseitig) der Mundspalte zw. Ober- und Unterkieferfortsatz

Diag:
1. Typisches klinisches Bild
2. Präoperative Mindestforderung: Körpergewicht > 4,5 kg, Alter > 10. Wo., Hb > 10,0 g/dl

Ther: • Operativ:
- Lippenplastik (Op ab 3. Lebensmonat): Z-, W- oder O-förmige Schnittführung um den Defekt herum, exakte Ausrichtung, Zusammenführung und Naht des Lippenrotes
- Op bei Gaumenspalte nur am weichen Gaumen mit Veloplastik im ersten Lebensjahr
- LKG-Spalten: Beim Neugeborenen Einlage eines Obturators (Kunststoff-Gaumenplatte, damit Trinken mögl. ist), dann Lippenplastik + Verschluss des weichen Gaumens mit 3 - 4 Monaten, dann je nach Befund Urano-/Pharyngoplastik (Op am harten Gaumen/Kiefer im 2. - 4. LJ. oder auch im 8. LJ. vor Durchbruch der Eckzähne) mit **Osteoplastik** (= Verschluss der Spalte unter Verwendung eines Knochentransplantates aus autologer Beckenkammspongiosa).
- • **Logopädische Übungsbehandlung** zur Sprachförderung
- • **Kieferorthopädische Korrekturen**/Operationen im Jugendalter (nach Abschluss der Dentition der bleibenden Zähne, ca. 11. LJ.) der meistens vorhandene Kieferanomalien
- • Kosmetische Operationen, prothetischer Zahnersatz im Jugend- und Erwachsenenalter je nach Befund notwendig
- • Informationen: Dt. Gesellschaft für plastische und Wiederherstellungschirurgie, Kösliner Str. 12, 38642 Goslar und Selbsthilfevereinigung für Lippen-Gaumen-Fehlbildungen e.V., Hauptstr. 184, 35625 Hüttenberg, Tel./Fax: (0 64 03) 55 75

Prog: Abhängig von der Güte und dem richtigen Zeitpunkt der Operationen

Kompl: * Erhebliche **Ernährungsschwierigkeiten** des Neugeborenen, insb. bei nicht intaktem Gaumen (kein Saugen mögl.)
* **Infektanfälligkeit** des Respirations- und Verdauungstraktes
* Bei Gaumenspalten häufig Mittelohrerkrankungen wegen der **gestörten Tubenfunktion** ⇨ **Hörminderung**, Sero-/Mukotympanon, Otitis media, Adhäsionen, Retraktionen, Cholesteatom ⇨ Ther: Paukenröhrchen zur Belüftung
* **Sprechstörungen** (Rhinophonia aperta, Palatolalie)
* Defekte in der Zahnreihe/Zahnbogen und Zahnentwicklung, Dysgnathie
Op: * Deformitäten, Wachstumsstörungen

Proph: ♥ Prophylaktische Gabe von Vit. B_1 in den ersten 2. Schwangerschaftsmonaten soll die Inzidenz von Spaltenbildungen senken. Außerdem Vermeidung von Alkohol, Nikotin, Drogen und Medikamenten während der Schwangerschaft.

DD: – Lippen- / Kieferkerbe (Mikro-Form, keine Spaltbildung)
- Mediane (falsche) Oberlippenspalte
- Gesichtsspalte ohne topographische Zuordnung zu einer Hemmungsfehlbildung der Fortsatzverschmelzung, z.B. mittlere Unterlippen- oder Nasenspalte

TUMOREN IM KINDESALTER

Ät: – Endogene Faktoren: Chromosomale Erkrankungen, Immundefekte, Fehlbildungen
- Exogene Faktoren: Chemische Kanzerogene, Strahlung, onkogene Viren

Path: ♦ 1/3 der Tumoren im Neugeborenen und Kindesalter sind embryonalen Ursprungs
♦ Karzinome sind im Gegensatz zu Erwachsenen eine Rarität

Epid: ◊ Inzidenz aller maligner Erkrankungen im Kindesalter (bis zum 15. LJ.) 10 - 15/100.000/Jahr (⇨ insg. ca. 1.500 Fälle/Jahr). Auch heute noch 2.-häufigste Todesursache bei Kindern nach der Neugeborenenperiode.
◊ Statistische Zentrale für Deutschland: Mainzer Kindertumorregister, Am Pulverturm 13, 55131 Mainz

<u>Etlg:</u> # 38 % **Leukämien** (insb. akute Formen = ALL, AML)
15 % **ZNS-Tumoren** (häufige ZNS-Tumoren beim Kind: Medulloblastom, Retinoblastom, Astrozytom, Ependymom, Kraniopharyngeom)
20 % **Embryonale Tumoren:** 8 % **Neuroblastome**
7 % **Weichteilsarkome** (z.B. Rhabdomyosarkom)
6 % **Nephroblastome = Wilms-Tumor**
12 % **Maligne Lymphome** (Morbus Hodgkin und Non-Hodgkin-Lymphome)
6 % **Knochentumoren** (z.B. Osteosarkom, Ewing-Sarkom)
3 % **Keimzelltumoren,** 3 % **Histiozytosen**
Rest: ca. 0,5 - 2 % epitheliale Tumoren (Karzinome), Hepatoblastome, sonstige

<u>Prog:</u> Heilungschancen maligner Erkrankungen im Kindesalter heute **sehr gut** (je nach Tumor 30 - 80 % Heilung!), das Risiko für Sekundärneoplasien durch Radiotherapie, Chemotherapie und bei genetischer Disposition zu Mehrfachmalignomen liegt bei ca. 2 - 3 %

WILMS-TUMOR

<u>Syn:</u> **Nephroblastom,** ICD-10: C64

<u>Path:</u> ♦ Embryonales Adenosarkom (bösartiger Mischtumor) mit rhabdomyoblastischen und heteroblastischen und auch verschieden differenzierten Anteilen von **Nierengewebe**
♦ <u>Lok:</u> meist **einseitig,** beidseitiger Befall in 5 - 10 % d.F.
♦ <u>Hämatogene Metastasen:</u> **Lunge,** Leber, Gehirn, Knochen
♦ Familiärer Wilms-Tumor mögl. (aut.-dom. erblich, Chrom. 11p13 und 11p15,5) und **Kombination mit angeborenen Missbildungen** häufig (Aniridie in 30 % d.F., Hemihypertrophie, Viszeromegalie, EMG-Syndrom [= Exomphalos-Makroglossie-Gigantismus-Syndrom = WIEDEMANN-BECKWITH-Syndrom], große Naevi, Anomalien der Geschlechtsorgane und Harnwege)

<u>Epid:</u> ◊ Häufigster Nierentumor im Kindesalter, 6 – 8 % der Tumoren im Kindesalter
◊ Häufigkeitsgipfel: **2. - 5. LJ.,** m = w

<u>Etlg:</u> SIOP-Klassifikation (International Society of Paediatric Oncology) in Anlehnung an die NWTS-Studie (National Wilms Tumor Study der USA)

Stad. I	Tumor auf eine Niere beschränkt, intakte Kapsel
Stad. II	Tumor überschreitet die Nierenkapsel, infiltriert in Fettgewebe oder Blutgefäße, Tumor ist aber chirurgisch vollständig entfernbar
Stad. III	Peritoneale Metastasierung, Tumor ist wegen Befall lebenswichtiger Organe nicht mehr komplett resektabel
Stad. IV	Hämatogene Fernmetastasen (Lunge, Leber, Knochen, Gehirn usw.)
Stad. V	Beidseitiger Nierenbefall (simultan oder konsekutiv)

<u>Klin:</u> ⇒ **Sichtbare abdominelle Schwellung,** Bauchschmerzen
⇒ Hämaturie, bzw. Mikrohämaturie (20 % d.F.)
⇒ Evtl. Obstipation, Durchfall, Erbrechen, Hypertonie, Harnwegsinfekte, Gewichtsabnahme, Fieber, Blässe

<u>Diag:</u> 1. Anamnese und klinische Untersuchung: Halbseitig lokalisierter Bauchtumor, die Mittellinie meist nicht überschreitend (Cave: Vorsichtige Palpation wegen der Rupturgefahr!)
2. <u>Sonographie:</u> Solider Tumor oder Zysten?, Abgrenzung von den Nachbarorganen
3. <u>Röntgen:</u> i.v.-Ausscheidungsurographie (deformiertes und verlagertes Nierenkelchsystem, evtl. auch stumme Niere) und CT-Abdomen, evtl. Kavographie u. NMR
Rö-Thorax ⇨ Ausschluss pulmonaler Metastasierung
Ggf. Skelettszintigraphie bei V.a. Skelettmetastasen

4. Labor: Mikrohämaturie

Ther: • Operativ: Ind: Kleine Tumoren sofort, größere nach tumorverkleinernder präoperativer
Behandlung
➤ Stad. I: Nephrektomie + Chemotherapie
➤ Stad. II: Nephrektomie + Radiatio + Chemotherapie
➤ Stad. III - V: präoperative tumorreduzierende Radiatio + Chemotherapie, dann Nephrektomie + postoperative Radiatio + Chemotherapie
  – Op: Transabdomineller Zugang, Nephrektomie, intraabdominelle Metastasenentfernung, Entfernung paraaortaler und parakavaler Lymphknoten
  – Bei bilateralem Nephroblastom wird der größere Nierentumor durch Nephrektomie entfernt, die andere Niere wird erhalten und der Tumor dort enukleiert
  – Chemotherapie mit Vincristin + Adriamycin (+ Actinomycin D + Ifosfamid/Cyclophosphamid) je nach Stadium präoperativ und über einen Zeitraum von 5 – 10 Monaten

Prog: Over-all-Prognose: **75 % Heilungsrate** (Stad. I 100 %!, Stad. II 80 - 90 %, 50 - 60 % bei
Stad. III - IV)

Kompl: * V.cava-Tumorthrombus (über die Nierenvene in 5 % d.F.)
* Chemotherapie: Übelkeit, Erbrechen, Enteritiden, Haarausfall, Schleimhautulzera, Infektanfälligkeit durch Knochenmarkdepression
* Radiatio: Beckendeformitäten, WS-Skoliose, Lungenfibrose, Myokardschäden

DD: – Andere Nierentumoren: Mesoblastisches Nephrom (gutartig), hellzelliges Nierenkarzinom
(bösartig)
– Andere maligne Raumforderungen: **Neuroblastom**, Rhabdomyosarkom, Hepatoblastom,
Gonadentumor
– Andere Nierenerkrankungen: **Hydronephrose**, Polyzystische Nieren, Nierenvenenthrombose, Nebennierenblutung

---

NEUROBLASTOM

Syn: Sympathoblastom, Sympathikoblastom, engl. neuroblastoma, ICD-10: C47.9

Path: ♦ Ausgehend von Sympathikusganglienzellen (**Grenzstrang**) oder sympathischen Neuroblasten des **Nebennierenmarkes**. Tumor embryonalen Ursprungs.
Oft sekretorische Aktivität von Katecholaminen.
♦ Lok: Halsbereich, Brustkorb, **abdominal-paravertebral** (60 % d.F.), Becken
♦ Metastasierung: **Frühzeitig** in Leber (Typ Pepper), Knochenmark u. Knochen (Typ Hutchinson), Lymphknoten, Haut
Bei Diagnosestellung haben 50% d.F. bereits Metastasen (= Stadium IV)!

Epid: ◊ Dritthäufigster Tumor im Kindesalter, Altersgipfel: 1. - 4. LJ., m = w
◊ Inzidenz (bis zum 15. LJ.): 15/100.000 Kinder, ca. 130 Fälle pro Jahr in Deutschland

Etlg: # **Histologisches Grading** (n. Hughes, 1974)
Grad I: Tumorgewebe aus undifferenzierten und reifen Ganglienzellen
Grad II: Tumorgewebe aus undifferenzierten und mit einigen ausgereiften Elementen in
Richtung auf Ganglienzellen
Grad III: Tumorgewebe ausschließlich aus undifferenzierten Zellen ohne Ausreifungszeichen
Internationale Stadieneinteilung des Neuroblastoms (INSS 1993, modifiziert nach der
ursprünglichen Einteilung von Evans 1971): Ausbreitung des Tumorbefalles

Stad. I:	Tumor auf Struktur des Ursprungs beschränkt, komplette Entfernung
Stad. IIa:	Unilateraler Tumor, keine Lk-Metastasen, inkomplette Entfernung
Stad. IIb:	Unilateraler Tumor, ipsilaterale Lk-Metastasen, inkomplette Entfernung
Stad. III:	Tumor überschreitet Mittellinie mit oder ohne kontra- od. bilateralen Lk-Metastasen, nicht resektabel
Stad. IV:	Fernmetastasen (entfernte Lk, Knochen, Knochenmark, Leber usw.)
Stad. IV-S:	Tumor Stad. I od. II im 1. LJ., aber Metastasen in Haut, Leber und/oder Knochenmark, aber nicht im Knochen (S = sine Knochen)

Klin: ⇒ Tastbarer, höckeriger, derber **Bauchtumor**

⇒ Schwächegefühl, Inappetenz, Gewichtsverlust, Erbrechen, Durchfall oder Obstipation

⇒ Fieber, Anämie, Knochenschmerzen ⇨ Zeichen einer Metastasierung

⇒ Evtl. Blutdruckkrisen (Hormonproduktion), periorbitale Ekchymosen (Hautblutungen)

⇒ Evtl. Horner-Syndrom (Ptosis, Miosis, Enophthalmus) od. Rekurrensparese

⇒ Evtl. Tracheal- oder Bronchuskompression ⇨ respiratorische Symptome oder obere Einflussstauung

⇒ Selten Querschnittssymptomatik (bei Einwachsen in den Wirbelkanal über die Foramina intervertebralia = sog. Sanduhrtumor), opsomyoklonisches Syndrom (kurze, schnelle und unregelmäßige Augenbewegungen [dancing eye-syndrome], Ataxie)

Diag: 1. Anamnese und klinische Untersuchung
2. Röntgen: Abdomenübersicht ⇨ charakteristische feine **schollige Verkalkungen** in Höhe der 10./11.Rippe
IVP ⇨ verdrängtes Nierenbeckenkelchsystem
Sonographie, CT-Abdomen, NMR zur Lokalisationsdiagnostik
Bei V.a. intraspinalem Tumor Myelographie
3. Labor: Evtl. Anämie, Ferritinerhöhung, evtl. erhöhte Katecholamine ⇨ 24-Std.-Urin auf Katecholamine (Vanillinmandel- und Homovanillinsäure) untersuchen
Tumormarker: NSE (neuronspezifische Enolase), Ferritin- und LDH-Erhöhung im Serum
4. Evtl. Tc-Skelettszintigraphie, MIBG-Szintigraphie zur Metastasensuche und Knochenmarkpunktion (Metastasen)

Ther: • Operativ: Ind: Versuch der Resektion des Haupttumors in allen Stadien indiziert
– Stad. I: Tumorexstirpation
– Stad. II: Tumorexstirpation bzw. -biopsie + Chemotherapie
– Stad. III und IV: Präoperative Chemotherapie + Radiatio, dann Tumorexstirpation/-biopsie + Chemotherapie über 1½ Jahre
– Stad. IV (jenseits des 1. LJ.) evtl. auch supraletale Radiochemotherapie und anschließende Knochenmarktransplantation

Prog: Insg. schlecht, da Diagnosestellung meist erst spät (50 % sind bereits im Stad. IV bei Diagnosestellung); im Säuglingsalter (Stad. IV-S) insg. günstiger als im Kleinkindalter, im Stadium IV-S wurden darüber hinaus spontane Remissionen beobachtet (daher ist zuwarten möglich).
Stad. I – II u. IV-S ca. 90 %ige Heilungsrate, Stad. IV nur 10 - 20 % Heilungsrate.

Kompl: * Mediastinale Tumoren ⇨ respiratorische Insuffizienz
* Querschnittssymptomatik bei Einwachsen in den Wirbelkanal
* Nierenarterienverletzung bei Op

Proph: ♥ Neuroblastom-Screening (derzeit in Erprobung): Filterpapierteststreifen für Harn (wird mit der **U6** = 10. – 14. Lebensmonat ausgegeben und dann in Testzentren eingeschickt und mittels Chromatographie auf Vanillinmandel- und Homovanillinsäure ausgewertet)

DD: – Benignes Ganglioneurom
– Rhabdomyosarkom, Schwannom, malignes Schwannom

BEGUTACHTUNG

Gliederung eines Gutachtens:
- **Vorgeschichte**: Frühere Erkrankungen, Unfallgeschehen, bisheriger Heilungsverlauf
- **Klagen**: Unterscheiden nach spontan geäußerten Symptomen und auf Nachfragen
- **Befund**: Klinische Untersuchung, Angabe der Bewegungsmaße nach der Neutral-Null-Methode
  + erforderliche Diagnostik, z.B. Röntgen
  Ggf. Zusatzgutachten (z.b. neurologische Begutachtung)
- **Beurteilung**: Diagnose, ursächlicher Zusammenhang zw. Unfallereignis u. Körperschaden, MdE und voraussichtliche Dauer, ggf. Erforderlichkeit weiterer ärztlicher Maßnahmen

Formen: ♦ Gesetzliche Unfallversicherung (Sozialversicherungsrecht), besteht seit d. Jahr 1884
  ♦ Private Unfallversicherung / Haftpflichtversicherung

Gesetzliche Unfallversicherung: Wird von den Arbeitgebern durch Beiträge an die Berufsgenossenschaften finanziert.

Umfasst nur Arbeitsunfälle, Wegeunfälle zur Arbeit und Berufskrankheiten.

BG(= Berufsgenossenschaft)-Verfahren: Ein **Arbeitsunfall** liegt vor, wenn die versicherte Person bei der versicherten Tätigkeit einen Unfall (zeitlich begrenztes, plötzlich von außen einwirkendes Ereignis) mit einem Körperschaden erleidet. ⇨ Vorstellung bei D(= Durchgangs)-Arzt, der einen D-Arzt-Bericht erstellt und über die Weiterbehandlung entscheidet (durch Hausarzt oder besondere Heilbehandlung durch D-Arzt oder bei bestimmten Verletzungen für das Verletzungsartenverfahren durch zugelassene Kliniken [sog. §6-Verfahren]).

Es gilt die Lehre von der **wesentlichen Bedingung** (eine Glegenheitsursache reicht nicht aus).

Verschlimmerung: Vorübergehend, dauernd, richtungsgebend ⇨ neues Gutachten

Die **Minderung der Erwerbsfähigkeit (MdE)** bezieht sich auf den **allgemeinen Arbeitsmarkt** (nicht auf den speziellen Beruf des Patienten, dies wäre die "Berufsunfähigkeit") = abstrakte Schadensberechnung.

Liegen mehrere Gesundheitsschäden vor, werden die MdE-Werte nicht addiert, sondern in der Gesamtheit mit der Bildung einer **Gesamt-MdE** bewertet.

Eine MdE < 10 % gilt als nicht messbar und nicht relevant.

MdE muss noch mind. 20 % sein für eine Rentenleistung (13 Wochen nach Arbeitsunfall).

Dauerrente frühestens ab 2. Jahr, bis dahin erfolgt eine Übergangsrente. Die Erwerbsunfähigkeit liegt vor, wenn der Pat. keine regelmäßige Tätigkeit mehr ausüben kann oder nicht mind. 1/7 eines Bezugeinkommens erzielen kann (§ 44 (2) SGB VI).

Private Unfallversicherung / Haftpflichtversicherung:

Umfasst Arbeitsunfälle und Freizeitunfälle.

Es reicht die hinreichende Wahrscheinlichkeit.

Der **Invaliditätsgrad** (= Beeinträchtigung der **Arbeitsfähigkeit**) richtet sich nach dem Grad der Behinderung in dem speziellen Beruf des Patienten.

Die Entschädigungssätze für Verlust oder Minderung der Gebrauchsunfähigkeit von Gliedmaßen und Sinnesorganen werden als **Gliedertaxe** bezeichnet.

Literaturverzeichnis:
Bundesministerium für Arbeit und Sozialordnung (Hrsg.): Anhaltspunkte für die ärztliche Gutachtertätigkeit im sozialen Entschädigungsrecht und nach dem Schwerbehindertengesetz. Köllen, Bonn, 1996
Verband Deutscher Rentenversicherungsträger (Hrsg.): Sozialmedizinische Begutachtung in der gesetzlichen Rentenversicherung. Fischer, Stuttgart, 1995
Fritze E. (Hrsg.): Die ärztliche Begutachtung. Steinkopff, Darmstadt, 1996
Krösl W., Zrubecky G.: Die Unfallrente. Enke, Stuttgart, 1992
Marx H.H. (Hrsg.): Medizinische Begutachtung. Thieme, Stuttgart, 1992
Schönberger A., Mehrtens G., Valentin H.: Arbeitsunfall u. Berufskrankheit. Schmidt, Berlin, 1993

BEWEGUNGSMAßE

Die klinische Bestimmung der Bewegungsmaße erfolgt nach der **NEUTRAL-NULL-METHODE**, engl. neutral position method. 0° entspricht dabei einer normalen Ausgangslage im Gelenk.

Pathologische Veränderungen der Bewegungsmaße:
Ist z.b. wegen Kontrakturen ein physiologisches Bewegungsmaß nicht möglich, so steht 0° am Anfang, bzw. am Ende der Zahlenreihe, Beispiele: Streckhemmung im Ellenbogengelenk bei 20° ⇨ 0-20-150°, unbewegliche Kontraktur im Ellenbogengelenk bei 40° ⇨ 0-40-40°

Bei Kindern und Jugendlichen und hypermobilen Patienten können die Bewegungsmaße ohne pathologische Bedeutung erheblich überschritten werden.

⇨ Wichtig: Bewegungsmaße immer im **Seitenvergleich** bestimmen sowie **Verlaufskontrolle**!

HWS
Inklination/Reklination:	40-0-40°
Rotation (links-rechts):	70-0-70°
Seitwärtsneigung:	45-0-45°

BWS + LWS (im Sitzen)
Ante-/Retroflexion:	50-0-50°
Rotation (links-rechts):	40-0-40°
Seitwärtsneigung:	40-0-40°

Schultergelenk
Ante-/Retroversion:	170-0-40°
Ab-/Adduktion:	160-0-45°
in Außenrotationsstellung	190-0-45°
Innen-/Außenrotation:	70-0-70°

Ellenbogengelenk
Extension/Flexion:	5-0-150°
Unterarm Pro-/Supination	90-0-90°

Handgelenk
Extension/Palmarflexion:	60-0-70°
Radialab-/Ulnarabduktion:	25-0-30°

Daumengelenke
Im Sattelgelenk Ab-/Adduktion:	40-0-30°
Ext./Flexion im Grundgelenk	0-0-50°
Ext./Flexion d. Interphal.Gelenk	20-0-80°

Fingergelenke
Im MCP Ab-/Adduktion je:	30-0-0°
Extension/Flexion von	
MCP,PIP,DIP jeweils:	0-0-90°

Ott-Zeichen (für BWS)
2 Punkte markieren: C7 (Vertebra prominens) + 30 cm darunter
⇨ bei max. Flexion 33 cm Abstand

Schober-Zeichen (für LWS)
2 Punkte: S1 + 10 cm darüber markieren
⇨ bei max. Flexion 15 cm Abstand

Hüftgelenk
Extension/Flexion:	20-0-130°
Ab-/Adduktion:	40-0-30°
Innen-/Außenrotation:	50-0-40°

Kniegelenk
Extension/Flexion:	5-0-140°
Innen-/Außenrotation:	10-0-40°

Sprunggelenk (OSG + USG)
Dorsalextension/Plantarflexion:	30-0-50°
Pro-/Supination:	20-0-35°

Großzehengelenk
Ab-/Adduktion:	0-0-15°
(> 15° ⇨ Hallux valgus)	
Metatarso-phal.Gelenk-	
Extension/Flexion:	45-0-70°
Interphalangealgelenkflexion:	0-0-90°

Zehengelenke
Extension/Flexion Gesamt:	20-0-80°

BLUT- UND LABORPARAMETER

Präoperatives Routinelabor

Blutbild (Hb, Hkt, Leukozytenzahl, Thrombozytenzahl), BSG, Elektrolyte (Na, K, Ca), Blutgerinnung (Quick [Norm: 70 – 130 %] bzw. INR [= international normalized ratio: 1,15 - 0,9], PTT), Leber-/Pankreaswerte (GOT, GPT, γ-GT, AP, Lipase, Amylase, Bilirubin), Nierenretentionswerte (Kreatinin, Harnstoff, Harnsäure), Gesamteiweiß, Blutzucker, Urin-Status, HIV-Test, Blutgruppe (Kreuzproben für Konserven bei größeren Eingriffen, siehe Kap. Operationsvorbereitungen). Aufklären über HIV-Test und Möglichkeit der Eigenblutspende! Bei V.a. malignen Tumor präoperativ die entsprechenden Tumormarker.

Postoperative Diagnostik: Blutbild und je nach Eingriff zusätzlich:

Schilddrüse: Kalzium
Leber/Pankreas: Leber- und Pankreasenzyme
Tumoren: Tumormarker

Lunge: Blutgasanalyse
Infusionstherapie: Elektrolyte

CHECKLISTE NACH INDIKATIONEN

Akutes Abdomen

Blutbild, Elektrolyte, Leber-/Pankreaswerte, Nierenretentionswerte, Gesamteiweiß, Blutzucker, Urin-Status, Blutgruppe und Konserven kreuzen

Leber

GPT, GOT, GLDH, GGT, AP, Cholinesterase, Gesamteiweiß, Quick (od. INR), Hepatoquick, übrige Gerinnung und AT-III, Bilirubin (direkt + indirekt)

Pankreas

Lipase, Amylase i. S, Amylase i. U., Bilirubin, Leberenzyme, LDH, Blutzucker, Blutgase
Prognoseparameter für den Verlauf einer Pankreatitis: Ca, CRP, α_2-Makroglobulin u. α_1-Antitrypsin

Niere

Kreatinin, Harnsäure, Harnstoff, Kalium
Urinstatus: Bakterien, Leukozyten, Blut/Erythrozyten, Nitrit, Eiweiß, pH, Glukose, Ketonkörper

Lunge

Blutgasanalyse (pO_2, pCO_2, pH, Standardbikarbonat, Base excess, O_2-Sättigung)

Myokardinfarkt

CK, CK-MB, Troponin T, GOT, LDH (bei älterem Infarkt) und HBDH, Myoglobin (quantitativ)

Endokrinologie

Schilddrüse: fT_3, fT_4, TSH
Nebenschilddrüse: Kalzium, Phosphat, Parathormon (u. Kalzitonin)
Nebenniere: Kalium, Cortisol, Adrenalin, Vanillinmandelsäure im Urin

Infektionen

Septischer Schock: Blutbild (insb. auf Leukozyten- u. Thrombozytenabfall achten), Blutgasanalyse, Na, K, Gerinnungsstatus (mit AT-III, Fibrinogen, Fibrinmonomere, Fibrinsplits), Blutkulturen auf Erreger und Resistenz

Meningitis (Liquorpunktion)

	ASPEKT	ZELLART	GLUKOSE	LAKTAT
bakteriell	trüb	v.a. Granulozyten (> 1.000/3)	erniedrigt	> 3.5
abakteriell	klar	v.a. Lymphozyten	normal	< 3.5

Alkoholintoxikation

Alkoholspiegel: Ab 5 Promille muss mit einem Atemstillstand gerechnet werden. Blutbild, Leber- und Pankreaswerte, Gerinnung, als Langzeitparameter CDT (= carbohydrate deficient transferrin)

Tumormarker

Bronchial-Karzinom: SCA, CEA, Cyfra 21-1, TPA, NSE (beim Kleinzeller)	**Erklärung:**
Karzinoid, neuroendokrine Tumoren: NSE, hCG, Chromogranin A, Serotonin	AFP = α-1- Fetoprotein (< 9 IU/ml)
Magenkarzinom: CA 19-9, CA 50, CA 72-4, CEA	CA = Kohlenhydrat-Antigen
Kolorektale-Karzinome: CEA, CA 19-9, CA 50	CASA = Cancer Associated Serum Antigen
Lebermalignome: AFP, CEA	CEA = Karzinoembryonales Antigen (< 3 ng/ml)
Pankreaskarzinom: CA 19-9, CEA, CA 50	Cyfra 21-1 = Cytokeratin filament 21-1
Keimzell-Tumoren: AFP, hCG, SP-1	hCG = humanes Choriongonadotropin
Ovarial-Karzinom: CA 125, CA 72-4, CASA	MCA = Mucin like Carcinoma Antigen
Prostata-Karzinom: PAP, PSA	NSE = Neuronen-spezifische Enolase
Mamma-Karzinom: CEA, CA 15-3, CA 19-9, MCA Prolaktin, Rezeptorstatus d.Tumors	PAP = Saure Prostata-Phosphatase PSA = Prostata-spezifisches Antigen
Schilddrüsenmalignome: Thyreoglobulin, CEA	SCA = Plattenepithelkarzinom-assoziiertes Ag.
C-Zell-Karzinom (medul. SD-Ca): Kalzitonin, CEA	SP-1 = Schwangerschaftsspezif. ß-1-Glykoprotein TPA = Tissue Polypeptid Antigen

Anmerkung: Die Tumormarker werden als **Verlaufs-, Kontroll-** und **Rezidivparameter** in der Tumordiagnostik benutzt (Kontrolle präoperativ erhöhter Werte). Mit den Tumormarkern ist allgemein **kein Routinescreening möglich** (Sensitivität und Spezifität ist zu gering) und sie sind damit zur Frühdiagnose maligner Tumoren nicht geeignet.

ZVD (zentraler Venendruck): 8 – 12 cm H_2O, am liegenden Pat. in 3/5 sagittaler Thoraxhöhe gemessen.

BLUT- UND SPEZIALKONSERVEN

Erythrozytenkonzentrat: Transfusion eines **EK** führt zur Erhöhung des Hb um ca. 1 g/dl. Eine Bluttransfusion ist gem. neuer Studien heute erst ab einem **Hb < 7 g/dl** indiziert (bei kardialen Erkrankungen ggf. auch schon bei < 10 g/dl indiziert). Zielwert ist ein Hb von 7 - 9 g/dl.

Vollblut: Frischblut das max. 72 Std. alt ist. Ind: Massivtransfusion, Austauschtransfusion

Gewaschene Erythrozyten: Sehr wenig Plasmabestandteile, wird für Pat. mit bekannten allergischen Transfusionsreaktionen verwendet.

Thrombozytenkonzentrate und Thrombozytenhochkonzentrate: Ind: Thrombozyten < 20.000/µl Zu Petechien u. Mukosablutung kommt es ab einer Thrombozytenzahl von < 10.000/µl od. einer Blutungszeit von > 15 Min. Bei Pat. mit multiplen Infektionen, Sepsis, intrakraniellen Tumoren, Tumorzerfall, Urämie oder zusätzlichen Gerinnungsstörungen u. anhaltendem Erbrechen können diese Symptome bereits bei einer Zahl von < 30.000/µl einsetzen. Op-Fähigkeit ist ab 30.000 - 100.000/µl gegeben.

Fresh frozen Plasma (**FFP**, Gefrorenes Frischplasma):
Ind: DIC, bei längerer Verweildauer eines Pat. am Cellsaver (intraoperative Autotransfusion), schnelles notfallmäßiges Anheben des Quick bei Marcumar-Patienten präoperativ

Eigenblutspende
Max. 2 Liter mögl., Vorgehen: 4 Wo., 3 Wo., 2 Wo. und 1 Wo. vor dem geplanten Eingriff jeweils 500 ml Blutspende (Konserven sind max. 5 Wo. lagerungsfähig, < 5 Tage vor Eingriff keine Spende mehr, damit dem Körper Zeit zur Regeneration bleibt), ab 1. Spende Eisen (z.B. ferro sanol®) substituieren. Über die Möglichkeit der Eigenblutspende **muss** aufgeklärt werden.

ICD-10

GEGENSTANDSKATALOG 3 - CHIRURGIE

INTERNET - ADRESSEN

Selbsthilfegruppen, Informations- und Kontaktstellen (alphabetisch sortiert)

AIDS-Hilfe e.V.	http://www.aidshilfe.de
Anonyme Alkoholiker	http://www.anonyme-alkoholiker.de
Blaues Kreuz	http://www.blaues-kreuz.org
Cancer Institue (USA)	http://rex.nci.nih.gov
CancerNet	http://www.meb.uni-bonn.de/cancernet
Colitis ulcerosa	http://www.dccv.de
Dialysepatienten Deutschlands e.V.	http://www.dialyse-online.de/dd
Drogen	http://www.meb.uni-bonn.de/giftzentrale/drogeidx.html
Fibromyalgie-Vereinigung e.V.	http://www.weiss.de/fibro.htm
Epilepsie Informationszentrum	http://www.izepilepsie.de
Herzklappen	http://www.medizin-forum.de/herzklappen
Herzstiftung e.V.	http://www.herzstiftung.de
Herztransplantation Südwest e.V.	http://www.team.solution.de/gsf/organspende
Hirn-Aneurysma-Erkrankte e.V.	http://www.medizin-forum.de/selbsthilfe/aneurysma
Hydrocephalus	http://www.asbh.de
Hypophysenerkrankungen	http://www.uni-erlangen.de/glandula
Körperbehinderte - Bundesverband e.V.	http://www.bsk-ev.de
Krebsforschungszentrum Heidelberg	http://www.dkfz-heidelberg.de
Krebshilfe e.V.	http://www.krebshilfe.de
Lungenstiftung e.V.	http://www.ruhr-uni-bochum.de/lungenstiftung
Minimale cerebrale Dysfunktion	http://www.mcd.de
Morbus Crohn Vereinigung	http://www.dccv.de
Multiple Sklerose Gesellschaft e.V.	http://www.dmsg.de
Muskelkranke e.V.	http://www.dgm.org
Nebennierenerkrankungen	http://www.uni-erlangen.de/glandula
Poliomyelitis e.V.	http://members.aol.com/poliomed
Schädel-Hirn-Patienten	http://www.medizin-forum.de/schaedel-hirn
Schlafapnoe / Schlafstörungen	http://bundesverband.schlafapnoe.wtal.de
Schlaganfall-Hilfe-Stiftung	http://www.dsk.de/rds/06234.htm
Selbsthilfegruppen – Deutsche Kontakt- und Infostelle	http://www.nakos.de (od. http://www.zdf.de/ratgeber/praxis/nakos)
Selbsthilfegruppen – Suchmaschine	http://www.medicine.de/html/deutsch/selbsthilfegruppen
Selbsthilfegruppen – Organisationen	http://www.selbsthilfe.solution.de
Spina bifida	http://www.asbh.de
Stoma-Selbsthilfegruppen	http://www.ilco.de
Stotterer-Selbsthilfe e.V.	http://www.hsp.de/~bvss
Sucht Fachverband e.V.	http://www.sucht.de
Tinnitus-Liga e.V.	http://www.tinnitus-liga.de
Transplantationen (Eurotransplant)	http://www.transplant.org
Umweltkrankheiten	http://www.umweltmedizin.de
Vergiftungen	http://www.meb.uni-bonn.de/giftzentrale/index.html
Wirbel e.V.	http://www.free.de/wirbel

Sonstige medizinische Adressen:

American Medical Association	http://www.ama-assn.org
Ärztezeitung, Deutschland	http://www.aerztezeitung.de
Bundesgesundheitsministerium	http://www.bmgesundheit.de
Bundeszentrale für gesundheitliche Aufklärung	http://www.bzga.de
CNN Health (Nachrichtendienst)	http://www.cnn.com/health
Deutsche Medizin-Server (Übersicht, Suchhilfe)	http://www.klinik.uni-frankfurt.de/findex/index.htm
Deutsche Zentralbibliothek für Medizin	http://www.uni-koeln.de/zentral/zbib-med
DIMDI	http://www.dimdi.de
J.F.Lehmanns Buchladen	http://www.jfl.de
Kassenärztliche Bundesvereinigung	http://www.kbv.de
Medizin Forum – allgemeine Gesundheitsaspekte	http://www.medizin-forum.de
Medline	http://www.dimdi.de od. http://www.ncbi.nlm.nih.gov/pubmed
National Library of Medicine (USA)	http://www.nlm.nih.gov
Pharmazeutische Adressen – Gelbe Liste	http://www.gelbe-liste.de/pharmadr.htm
Public Health	http://www.epi.mh-hannover.de
Psychologische Fragen	http://www.psychologie.de/homepage.phtml
Robert Koch-Institut	http://www.rki.de
Umweltinformationen (Umweltbundesamt u. BUND)	http://www.umweltbundesamt.de u. http://www.bund.net
Wirth-Anatomie Repetitorien	http://www.wirth-online.de
World Health Organisation	http://www.who.int

Suchmaschinen und Auskunftsdienste:

Die Deutsche Bibliothek	http://www.ddb.de
Dino (Suchmaschine)	http://www.dino-online.de
E-mail Adressensuche	http://mesa.rrzn.uni-hannover.de
Fahrplanauskunft Deutsche Bahn	http://www.bahn.de/fahrplan.htm
Gelbe Seiten	http://www.gelbe-seiten.de
Telefonauskunft	http://www.teleauskunft.de
Verzeichnis lieferbarer Bücher	http://www.buchhandel.de
Yahoo (Suchmaschine deutsch u. international)	http://www.yahoo.de u. http://www.yahoo.com

STICHWORTVERZEICHNIS

Das Verlagsprogramm der Medizinischen Verlags- und Informationsdienste:

CHIRURGIE für Studium und Praxis von M. Müller und Mitarbeitern. Beinhaltet die Allgemeinchirurgie und alle chirurgischen Spezialgebiete in einem klar strukturierten Kurzlehrbuch.

NEUROLOGIE UND PSYCHIATRIE für Studium und Praxis von C. Gleixner, M. Müller und S. Wirth. Das gesamte nervenheilkundliche Gebiet in einem Kurzlehrbuch, mit psychiatrischem Wörterbuch und herausnehmbarer Taschenkarte zu Untersuchung, Befund und psychiatrischer Anamnese.

Englischsprachige medizinische Auslandstätigkeit von Ch. Rücker. Ein Bewerbungsbuch und englischsprachiges Anamnesebuch, mit klinischem Kurzwörterbuch, Abkürzungsverzeichnis, großer aktueller Adressensammlung und herausnehmbarer Taschenkarte zu Anamnese und klinischer Untersuchung.

Bestellkarte für Freunde und Bekannte oder zur Bestellung einer neuen Auflage.

Für Bestellungen trennen Sie bitte die nebenstehende Postkarte ab und tragen Sie Ihren Namen und Adresse ein.

Auf der Rückseite vermerken Sie bitte die Anzahl der Exemplare und kreuzen Sie die gewünschte Zahlungsweise an.

Senden Sie die Postkarte dann ausreichend frankiert ab.

Am schnellsten erhalten Sie Ihre Bücher, wenn Sie der Bestellung einen Verrechnungsscheck beifügen und zusammen an die nebenstehende Adresse schicken.

Die Bestellung soll an folgenden Absender gehen:

Name

Vorname

Straße

PLZ, Wohnort

Telefon für evtl. Rückfragen

Datum und Unterschrift

Medizinische Verlagsdienste

Neutorplatz 4

D - 79206 Breisach a. Rh.

Hiermit bestelle ich

_____ Exemplar(e) **CHIRURGIE für Studium und Praxis** von M. Müller u. Mitarbeitern. Einzelpreis im Inland: DM 48,– [24,50 Euro] inkl. MwSt. und aller Porto- und Versandkosten, ab 5 Expl. DM 44,– [22,50 Euro] pro Expl., ab 10 Expl. DM 40,– [20,45 Euro] pro Expl. Einzelpreis im Ausland: DM 52,– [26,60 Euro] inkl. aller Porto- und Versandkosten, ab 10 Expl. DM 45,– [23,00 Euro] pro Exemplar.

_____ Exemplar(e) **NEUROLOGIE UND PSYCHIATRIE für Studium und Praxis** von Gleixner, Müller, Wirth. Einzelpreis im Inland: DM 44,– [22,50 Euro] inkl. MwSt. und aller Porto- und Versandkosten, ab 5 Expl. DM 40,– [20,45 Euro] pro Expl., ab 10 Expl. DM 36,– [18,40 Euro] pro Expl. Einzelpreis im Ausland: DM 48,– [24,50 Euro] inkl. aller Porto- und Versandkosten, ab 10 Expl. DM 42,– [21,45 Euro] pro Exemplar.

_____ Exemplar(e) **Englischsprachige medizinische Auslandstätigkeit** von Ch. Rücker. Einzelpreis im Inland: DM 26,80 [13,70 Euro] inkl. MwSt. und aller Porto- und Versandkosten, ab 5 Expl. DM 24,00 [12,30 Euro] pro Exemplar. Einzelpreis im Ausland: DM 30,00 [15,30 Euro] inkl. aller Porto- und Versandkosten.

☐ Ich lege der Bestellkarte einen **Verrechnungs- / Euroscheck** bei und erhalte die Lieferung **sofort!**

☐ Den Kaufpreis habe ich mit **Name und Adresse!** auf die Postbank Karlsruhe, Kto. 3004 72 - 757, BLZ 660 100 75, Empfänger: Med. Verlag, D-79206 Breisach überwiesen. Ich erhalte die Lieferung nach Eingang der Zahlung.